Hygiene

Ein Leitfaden für Studenten und Ärzte

Vorwort zur 5. Auflage

Die 5. Auflage des Taschenbuches Hygiene erscheint neun Jahre nach der letzten. In dieser Zeit führten zahlreiche wissenschaftliche Arbeiten zu wesentlichen neuen Erkenntnissen, insbesondere auf dem Sektor Umwelthygiene und Ökologie. Es war deshalb erforderlich das Buch im Rahmen der Möglichkeiten nochmals zu erweitern. Allerdings mußten zugunsten der neuen Texte einige Kürzungen erfolgen, hauptsächlich betrafen sie den Abschnitt Schutzimpfungen. Wir hielten diese Lösung für vertretbar, weil der Verlag für das Kapitel geeignete kurze Lehrbücher im Angebot hat.
Wir hoffen mit den aktualisierten Übersichten den Studierenden die zur Grundausbildung erforderlichen Kenntnisse vermitteln zu können und durch Vermehrung der Daten auch den Interessierten aus anderen Fachbereichen und den Verwaltungen die gewünschten Informationen zu geben.

Mainz/Heidelberg 1991 J. Borneff, M. Borneff

Inhaltsverzeichnis

Ziele und Bereiche der Hygiene

„Hygiene“ als ein Teilgebiet der Medizin stellt eine verhältnismäßig junge Wissenschaft dar, deren naturwissenschaftliche Grundlagen erst im 19. und 20. Jahrhundert geschaffen wurden. Allerdings finden sich gesundheitliche Grundregeln schon in Form kultischer Vorschriften vor allem im Talmud, im Koran und in der Bibel. Hygiene wurde jedoch erst zu einem regulären medizinischen Fach durch Arbeiten von *Frank, Koch, Pasteur, Grotjahn, Rubner, von Pettenkofer, Flügge* u. a. Leider ist aber heute der Begriff „Hygiene“ über den wissenschaftlichen Inhalt hinaus zum Synonym für Sauberkeit geworden. Die Aufgaben des wissenschaftlichen Faches gehen jedoch weit über diesen Rahmen hinaus, indem sie vor allem den Bereich der Präventivmedizin, d. h., die Erhaltung der menschlichen Gesundheit umfassen.

Was ist nun tatsächlich unter dem Begriff „Hygiene“ zu verstehen und welche Aufgaben sind uns hier gestellt? *Flügge* (o. Prof. 1881–1921 in Göttingen, Breslau bzw. Berlin) formulierte folgende Definition:

„Die Hygiene ist der Teil der medizinischen Wissenschaft, der sich mit der gewohnheitsmäßigen Umgebung des Menschen befaßt und diejenigen Momente in derselben zu entdecken und zu beseitigen sucht, welche Störungen im Organismus zu veranlassen und seiner Entwicklung zu höchster Leistungsfähigkeit entgegenzuwirken imstande sind.“

Hier wird also der Nachdruck auf ein Gebiet gelegt, das wir heute mit dem Begriff „Umwelthygiene“ bezeichnen. Inzwischen hat es sich als notwendig erwiesen, der Hygiene als Wissenschaft einen weiter gesteckten Aufgabenbereich zuzuweisen. *Gärtner* (Kiel) schrieb in diesem Sinne 1969: „Hygiene ist vorbeugende Arbeit für die Gesunderhaltung der einzelnen Menschen und Völker. Sie ist bestrebt, körperliche Erkrankungen und alle geistigen, seelischen und sozialen Störungen fernzuhalten. Ihr Ziel muß es sein, über die Abwehr schädlicher Einflüsse hinaus den Menschen und die menschliche Gesellschaft so widerstandsfähig wie möglich gegen die Entstehung körperlicher, geistiger und seelischer Erkrankungen und gegen die Erschütterungen der sozialen Struktur zu machen.“ Dieser Formulierung lag eindeutig die WHO-Definition des Begriffes „Gesundheit“ von 1946 zugrunde, welche in der ursprünglichen Form heute nicht mehr zu akzeptieren ist.

Für die Belange des medizinischen Unterrichtes ist es erforderlich, zu einer einprägsamen Formulierung zu gelangen, wozu sich in Anlehnung an *R. Müller* folgende Kurzfassung anbietet: „Die Hygiene versucht Krankheiten zu verhüten sowie das Wohlbefinden und die Leistungsfähigkeit aller zu erhalten bzw. zu steigern.“

Die moderne Definition des Aufgabenbereiches macht deutlich, daß der Umwelthygiene nach wie vor eine große Bedeutung zukommt.
Jenes Ziel kann jedoch nur dann erreicht werden, wenn Sozial- und Psychohygiene als weitere Wissenschaftszweige hinzukommen.
Unter Umwelthygiene ist nun derjenige Teil des Faches zu verstehen, der die Beziehung zwischen Gesundheit einerseits und Wasser, Boden, Luft, Kleidung und Wohnung andererseits behandelt. In Verkennung der tatsächlichen Aufgaben wird nicht selten Ökologie und Umwelthygiene in unzulässiger Weise miteinander vermischt. Beide Wissenschaftszweige bedienen sich zwar z. T. der gleichen Methoden und Verfahren, sie haben aber andere Zielsetzungen. In etwas überspitzter Form läßt sich das mit der Bemerkung verdeutlichen, daß die Ökologie den Schutz der Umwelt vor dem Menschen anstrebt, während die Umwelthygiene den Schutz des Menschen vor der Umwelt zum Ziele hat. Neben der Umwelthygiene wird heute als gleichgewichtig die Krankenhaushygiene sowie die Individualhygiene, Epidemiologie und Sozialhygiene (nicht zu verwechseln mit Sozialmedizin) betrachtet.
Zur Bearbeitung dieser Gebiete bedarf es im interdisziplinären Ansatz der Zusammenarbeit zwischen Hygiene, Physiologie, Toxikologie, Chemie, Physik, Biologie und insbesondere der Mikrobiologie.

1 Hygiene der Ernährung und der Nahrung

In hochzivilisierten Ländern ist heute die Nahrung durch die Mannigfaltigkeit des Angebotes charakterisiert, weshalb das Auftreten von Mangelerscheinungen wenig wahrscheinlich ist. *Kühnau* wies aber mit Recht darauf hin, daß die eingewurzelte Neigung des Menschen, sich selbst bei günstigen Ernährungsverhältnissen und breitem Angebot unter dem Einfluß von Tradition und falscher Erziehung einseitig zu ernähren, Mangelkrankheiten nicht ausschließt.

1.1 Gesundheitliche Schäden durch Nahrungsmittel

1.1.1 Lebensmittelinfektionen

Lebensmittel (einschließlich Trinkwasser) können für eine Reihe von Erregern ein geeignetes Transportmittel in den menschlichen Körper darstellen. Der Anteil an Erkrankungsfällen, der auf die einzelnen Erreger bzw. Toxine entfällt, läßt sich aus den deutschen Statistiken nur begrenzt entnehmen. Eine entsprechende Information vermitteln aber die Centers for Disease Control = CDC (*MacDonald* u. *Griffin* 1986, *WHO* 1980) (Tab. **1**).

Epidemiologie bakterieller Erreger

Tuberkelbakterien boviner Herkunft wurden in früheren Jahren in der Hauptsache durch Milch verbreitet. Seit 1963 haben wir in Deutschland Tbc-freie Rinderbestände. Im Zusammenwirken mit der Pasteurisierung der Milch wurde damit das Problem der lebensmittelbedingten Tuberkulose weitestgehend gelöst. Die Wiederzulassung des Verkaufs nichtpasteurisierter Milch ab Hof mag konform mit dem EG-Recht sein, gleichwohl handelt es sich um einen gravierenden hygienischen Rückschritt.
Brucellen kommen bei Haus- und Nutztieren, gelegentlich auch bei Wildtieren vor. Die Rinder stellen das Erregerreservoir für Brucella abortus dar, Brucella melitensis findet sich bevorzugt bei Schaf und Ziege, Brucella suis beim Schwein. Die Übertragung auf den Menschen erfolgt durch Kontakt- und Schmierinfektion; beschrieben wurden auch Milchinfektionen. Früher sind häufig regelrechte Epidemien aufgetreten, derzeit ist die Brucellose selten geworden, aus den vierteljährlichen Seuchenberichten des BGA ist zu entnehmen, daß pro Jahr etwa 30 Brucellosen zu registrieren sind. (USA 1983: Ausbruch mit 31 Fällen durch mexikanischen Ziegenkäse [*Thapar* u. *Young* 1986]).

Tabelle **1** Ausbrüche (A) und Fallzahlen (F) von Lebensmittelinfektionen und -intoxikationen in der BR Deutschland* und Aufschlüsselung von 220 (250) bestätigten, nahrungsmittelbedingten Ausbrüchen, USA 1982 (1981), Fallzahl 11 050 (8794).

	BR Deutschland				USA		
	1983–1985		1986**		A in %	F in %	Todesfälle in %
	A	F	A	F			
Bacillus cereus	1	2	–	–	3,6 (3,2)	1,8 (0,9)	0 (0)
Brucellen	–	–	–	–	0,5 (–)	<0,1 (–)	0 (–)
Campylobacter	2	125	2	18	0,9 (4,0)	0,3 (5,6)	0 (0)
Clostridium botulinum	25	42	13	62	9,5 (4,4)	0,3 (0,3)	*20,9* (3,1)
Clostridium perfringens	1	1	–	–	*10,0 (11,2)*	*10,8 (13,4)*	0 (6,3)
Escherichia coli	1	22	–	–	0,9 (–)	0,4 (–)	0 (–)
Salmonellen	42	1380	17	932	*25,0 (26,4)*	*18,6 (26,8)*	*33,3 (65,6)*
Shigellen	1	2	–	–	1,8 (3,6)	1,1 (4,1)	0 (0)
Staphylococcus aureus	17	689	5	131	*12,7 (17,6)*	6,0 *(33,9)*	0 (3,1)
A-Streptokokken	–	–	–	–	0,5 (0,8)	0,3 (3,5)	0 (0)
D-Streptokokken	–	–	–	–	– (0,4)	– (0,3)	– (0)
Vibrio cholerae 01	–	–	–	–	0,5 (–)	8,0 (–)	*45,8* (–)
Vibrio cholerae non 01	–	–	–	–	0,5 (0,4)	0,1 (<0,1)	0 (0)
Vibrio parahaemolyticus	–	–	–	–	1,4 (0,8)	0,4 (0,2)	0 (0)
Yersinia enterocolitica	–	–	–	–	0,9 (0,8)	1,7 (3,8)	0 (0)
andere	6	105	–	–	– (0,4)	– (0,6)	– (0)
Ciguatoxin	–	–	–	–	3,6 (6,0)	0,3 (1,8)	0 *(9,4)*
Schwermetalle	–	–	–	–	2,3 (0,8)	0,2 (<0,1)	0 (0)
Na-glutamat	–	–	–	–	1,4 (0,8)	0,1 (<0,1)	0 (0)
Pilzvergiftung	–	–	–	–	1,8 (4,4)	0,1 (0,3)	0 *(9,4)*
Scombrotoxin	–	–	–	–	8,2 (2,8)	0,5 (0,8)	0 (0)
Muschelvergiftung	–	–	–	–	0,5 (–)	<0,1 (–)	0 (–)
andere	–	–	–	–	3,6 (5,6)	0,7 (0,9)	0 (0)
Giardia lamblia	–	–	–	–	– (0,4)	– (0,7)	– (0)
Trichinellose	–	–	–	–	0,5 (2,8)	<0,1 (0,8)	0 (3,1)
Hepatitis A	2	4	–	–	8,5 (2,4)	2,9 (1,5)	0 (0)
Norwalk-Virus	–	–	–	–	0,9 (–)	*45,2* (–)	0 (–)

* Basis: freiwilliges Meldeprogramm des BGA
** vorläufige Daten nach Ernährungsbericht 1988

1988 (1987) wurden 201 (228) sporadisch aufgetretene *Typhusfälle* gemeldet, von Zeit zu Zeit kommt es aber immer wieder zu Epidemien mit Hunderten von Erkrankungen, zuletzt 1974 in Baden-Württemberg mit Kartoffelsalat als Vehikel. Insgesamt hat sich aber die hohe Morbidität der

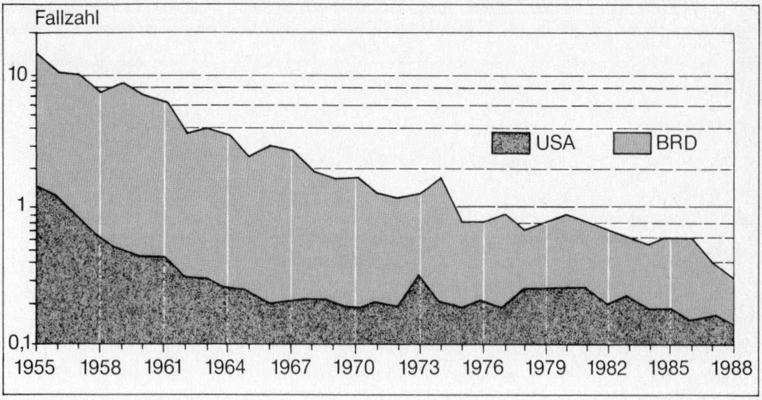

Abb. **1** Rückgang der Typhus-abdominalis-Erkrankungen pro 100000 der Bevölkerung.

Kriegs- und Nachkriegszeit (Abb. **1**) deutlich reduziert und derjenigen anderer westlicher Staaten angeglichen. Ein wesentlicher Teil der in den letzten 10 Jahren gemeldeten sporadischen Fälle wurde bei Reisen in tropische Gebiete erworben.
Die epidemiologischen Merkmale des Typhus abdominalis sind in der Tab. **2** zusammengestellt, aus der auch gleichzeitig die Abgrenzung zu den Gastroenteritis-Salmonellosen ersichtlich wird.

Die Bakterien gelangen auf natürlichem Wege mit *Stuhl und Urin*, u. U. mit Rachenschleim, Lungenauswurf und Muttermilch, extrem selten mit Abszeßeiter in die Außenwelt. Auch der erbrochene Mageninhalt vom Typhuskranken ist bisweilen infektiös. Von diesen verschiedenen Stoffen stellen mit Sicherheit die Darmentleerungen typhusinfizierter Personen die wichtigste Quelle dar. Zahlreiche Beobachtungen haben den Nachweis erbracht, daß die Keime nicht gleichmäßig, sondern schubweise mit dem Stuhl ausgeschieden werden.
Von fundamentaler Bedeutung ist das Vorkommen von *Ausscheidern* – es handelt sich um ca. 4% der Erkrankten – und den Keimträgern, die Bakterien ausscheiden, ohne manifest typhuskrank gewesen zu sein.
Allerdings ist eine scharfe Abgrenzung zwischen beiden Gruppen nicht möglich. Nicht zu unterschätzen ist auch die Gefährlichkeit der Urinausscheider, weil der Harn häufiger entleert wird als der Stuhl, und eine Verschmutzung viel schwieriger – wenn überhaupt – zu erkennen ist. Die Keimzahl kann dabei im Urin 10^6-10^9 pro ml betragen. Die Zahl der Urinausscheider erreicht allerdings nur etwa 1% der Stuhlausscheider.

Tabelle **2** Durch Salmonellen verursachte Erkrankungen des Menschen (nach *Albrecht* u. *Rottmann*).

Merkmal	Typhöse Salmonellosen	Gastroenteritische Salmonellosen
Erreger	Salmonella typhi, Salmonella paratyphi A, B, C	Enteritis-Salmonellen
Wirtspathogenität	menschenpathogen (= Anthroponose)	menschen- und tierpathogen (= Zooanthroponose)
Reservoir	Mensch („Ausscheider")	Tier
Übertragung	direkter oder indirekter Kontakt mit infizierten Menschen	überwiegend durch Salmonellen verunreinigte Lebensmittel
Infektiöse Dosis	wenige Erreger ausreichend	meist viele Erreger erforderlich
Inkubationszeit	lang (meist 10 bis 21 Tage)	kurz (wenige Stunden bis 3 Tage)
Krankheitsdauer	lang (meist 2 bis 4 Wochen)	kurz (meist nur wenige Tage)
Pathogenese	Enterotropismus, Allgemein-(zyklische) Erkrankung	Enterotropismus, lokale Entzündung des Darms (durch Erreger und/oder Toxine)
Seltene Verlaufsformen	Typhus ambulatorius	Allgemeinerkrankung besonders bei Säuglingen, kranken und alten Personen (mit und ohne lokale Absiedlung)
Immunität	bleibend	keine
Ausscheider	in etwa 5% der Erkrankungsfälle	selten
Therapie	Chemotherapie (Antibiotika, Sulfonamide)	Chemotherapie meist nur bei außergewöhnlichem (z. B. septischem) Verlauf
Impfung	oraler Lebendimpfstoff	vorerst nicht möglich

Neben den unerkannten Typhusausscheidern spielen in der Verbreitung der Infektion noch die *atypischen Typhusfälle*, die unter dem Bild anderer harmloser Erkrankungen wie Influenza, Bronchitis, Pneumonie verlaufen sowie der sog. Typhus ambulatorius eine Rolle. Auf die ebenso große epidemiologische Bedeutung der Typhusfälle im Kindesalter hat schon *R. Koch* verwiesen. Kinder erkranken häufig nur ganz leicht und bilden in der Kette der Infektionen oft die fehlenden Zwischenglieder. In der Praxis geht eine Epidemie immer von einem Menschen aus.

Transportmittel Nr. 1 ist das Wasser.

Diese akuten Epidemien haben in der Regel explosiven Charakter, also einen schnellen Anstieg und Abfall im Laufe von 1–2 Wochen. Nicht selten schließt sich an eine *Explosiv*epidemie im Abstand von 2–3 Wochen eine *Tardiv*epidemie an.

Transportmittel Nr. 2 sind die Nahrungsmittel.

Abschließend sei noch der Hinweis gegeben, daß die Häufung von Typhuserkrankungen in der Bevölkerung auch von der *Jahreszeit* abhängt. Man findet während der Monate Juli, August und September einen deutlichen Anstieg auf etwa das 4fache des Minimalwertes. In tropischen Gebieten muß auch heute noch mit einer relativ hohen Morbidität gerechnet werden. Für Reisende besteht daher die Indikation für eine Schutzimpfung.

Die Infektion mit *Yersinia enterocolitica* spielt sich beim Menschen hauptsächlich mit mesenterialer Lymphadenitis und Enterokolitis ab.
Gelegentlich kommt es zu Septikämien, Arthritiden und Erythema nodosum. Die Krankheit tritt weitaus häufiger auf als allgemein angenommen wird. *Bockemühl* u. Mitarb. (1978) fanden Yersinia enterocolitica bei 1,5% von 7054 Diarrhoe-Patienten. Die Übertragung der Erreger durch Lebensmittel ist durch den Nachweis in Fleisch, Milch und Milchprodukten, Fischen und Muscheln, aber auch im Flußwasser, Uferfiltrat und nichtdesinfiziertem Trinkwasser gesichert. Die ersten epidemiologisch erfaßten Erkrankungen ereigneten sich 1976 im Staat New York (218 Schulkinder hatten Fieber, heftige Leibschmerzen und z. T. Diarrhoe), ursächlich durch eine yersiniakontaminierte Schokoladenmilch hervorgerufen.

Der Pathogenitätsmechanismus der Infektion ist noch nicht aufgeklärt. Der Erreger erwies sich als thermolabil, er überlebt aber in der freien Natur ähnlich gut wie Salmonellen. Wichtig ist, daß er zu den *psychrotrophen Keimen* gehört, d. h., er vermag sich auch bei Kühlschranktemperaturen in den bevorrateten Lebensmitteln (Fleisch – bes. vom Schwein, Geflügel – Milcherzeugnissen) zu vermehren. Der Wachstumsbereich erstreckt sich von 0,5–42 °C. In Fleischwaren verhindert eine Pökelsalzkonzentration ab 2% (bei pH $\leq$ 5,0) die Vermehrung, im übrigen ist aber nach *Rechtman* u. Mitarb. (1985) die Kontamination von Fleischwaren aus Einzelhandelsgeschäften sehr hoch.

Die *Cholera* (Erreger: Vibrio cholerae, z. Z. als hämolytische Variante: Vibrio El Tor) tritt seit 1961 wieder epidemisch in den tropischen und subtropischen Gebieten von Asien und Afrika – bisher nicht in Nord- und

Mittelamerika – und sporadisch in verschiedenen Ländern der Erde auf. 1988 waren es weltweit 44 000 Fälle. Vereinzelt kam es auch in Südeuropa zu Epidemien (Spanien 1971, Italien 1973, Portugal 1974). Selbst in den USA wurden 1986 4 Fälle in Louisiana (New Orleans) und einer in Florida gemeldet (*WHO* 1986). Als Quelle wurde der Verzehr von Krebsen bzw. Austern aus dem Golf von Mexiko angenommen. Einzelne Fälle waren schon 1973, 1978, 1981 und 1984 und erneut 1987 aufgetreten. Im Februar 1991 kam es in Peru zu einer Explosivepidemie (bis 16. Februar >11 000 Erkrankungen, 77 Todesfälle).
Es wurde nachgewiesen, daß Vibrio cholerae O1 in Krabben noch nach 8, aber nicht mehr nach 10 Minuten Kochen überlebt (*WHO* 1986). Die verheerenden Seuchenzüge des vergangenen Jahrhunderts haben sich aber nicht wiederholt.

Die Übertragung erfolgt direkt durch Kontakt, gefährlicher ist die Ausbreitung durch Trinkwasser, wobei Explosivepidemien entstehen (Beispiel: Hamburg 1892, 17 000 Erkrankte, 8 500 Tote). Als Vehikel sind ferner Fische und Muscheln (Torre del Greco am Golf von Neapel 1973), fäkalgedüngte Gemüse und Salate angegeben worden. Wegen der geringen Resistenz der Erreger gegen Umwelteinflüsse konnte aber nur selten ein epidemiologischer Beweis geführt werden.

Bei einem Ausbruch in der Tschechoslowakei (und in bisher 4 Einzelfällen in Deutschland (*Höffler* u. *Ko* 1977) traten außerdem Enteritiserkrankungen durch *NAG-Vibrionen* (nicht im Choleraserum agglutinable Vibrionen) auf. Diese weltweit in Oberflächengewässern nachgewiesenen Keime produzieren ein dem Choleratoxin ähnliches Gift, die Flüssigkeitsausscheidung und der damit verbundene Elektrolytverlust sind jedoch geringer als bei der eigentlichen Cholera.

Die Infektion mit *Vibrio parahaemolyticus* erzeugt nach einigen Stunden Inkubationszeit Gastroenteritiden. Es handelt sich um ein gramnegatives, begeißeltes Stäbchen, das optimal bei 2% Kochsalzzusatz wächst. Nicht alle Stämme sind pathogen. Als Transportmittel kommen bevorzugt Fische und Muscheln in Betracht, gelegentlich auch gesalzene Gemüse. Die Mindestinfektionsdosis wird mit 10^7 lebenden Keimen angegeben. Auffallend ist, daß nur in Fernost, besonders Japan, Epidemien während der Sommermonate aufgetreten sind, während in der Bundesrepublik Deutschland, trotz des Nachweises dieser Vibrionen auf Fischen, bisher nur ein Erkrankungsfall registriert wurde (*Mihajlovic* u. Mitarb. 1982).

Campylobacter-Infektionen sind in der Veterinärmedizin als Ursache des seuchenhaften Verwerfens von Schafen und Rindern seit über 70 Jahren bekannt. Die unter verminderter Sauerstoffspannung wachsenden, oxidasepositiven, gramnegativen Bakterien zählte man ursprünglich zu den Vibrionen; aufgrund weitergehender biochemischer und serologischer Differenzierung bezeichneten *Sebald* u. *Véron* sie 1963 als eigene Gruppe. Die mikrobiologische Differenzierung ist jetzt morphologisch-biochemisch

möglich (Verfahren s. *Ullmann* 1986). Beim Menschen erzeugen Campylobacter jejuni und coli das Krankheitsbild der Gastroenteritis, außerdem führen opportunistische Campylobacter-Arten zu septischem Abort, Endokarditis, Perikarditis u. a. Krankheiten, bis heute jedoch nur in ca. 150 Fällen. Campylobacter jejuni wurde auch in den Fäzes gesunder Menschen und Tiere nachgewiesen. Campylobacter-Enteritiden äußern sich nach 2–5 Tagen Inkubationszeit in Fieber, wäßrigen Durchfällen und Bauchschmerzen. Der Stuhl enthält Schleim und einige Tage nach Beginn der Beschwerden auch Blut. Zur Behandlung der Erkrankung wird Erythromycin empfohlen.
Nach Abklingen der Symptome kann eine Ausscheidung der Erreger über mehrere Wochen persistieren. Die Campylobacter-Enteritis ist also in der Regel eine mild verlaufende Erkrankung, die spontan ausheilt, Todesfälle kommen allerdings vor. Die Häufigkeit asymptomatischer Verläufe wird mit 1,3–13% angegeben.

Nach *Kendall* u.*Tanner* (1982) sollen in der allgemeinen Praxis 20% der Konsultationen wegen Enteritis eine Campylobacter-Infektion zur Ursache haben. Die Autoren schätzen, daß 1,1% der Bevölkerung pro Jahr erkrankt. Im Vergleich mit anderen Erregern stehen die Campylobacter-Infektionen nach einer schwedischen Studie an der Spitze. (5571 Diarrhoe-Patienten: Campylobacter jejuni 6,9%, Salmonellen 4,1%, Shigellen 1,7%, Yersinia enterocolitica 2,1%. 0,25% der 2000 gesunden Kontrollpersonen waren Campylobacter-Ausscheider [*Walder* 1982].) Die Tab. 3 informiert über die Campylobacter-Ausbrüche in den USA 1978–1986, geordnet nach den Übertragungswegen (*Tauxe* u. Mitarb. 1988).

Nach dem bisherigen Wissensstand nimmt die Infektkette ihren Anfang bei Vögeln und Geflügel, durch deren Exkremente eine Kontamination von Gewässern und eine Infektion anderer Tiere, z. B. von Schafen und Schweinen, erfolgt. Die Infektionen des Menschen kommen fäkaloral entweder über Schmierinfektionen oder durch kontaminierte Nahrungsmittel zustande. Bei diesen handelt es sich vorzugsweise um Brathähnchen (*Wempe* u. Mitarb. [1983] beschrieben eine Kontaminationsrate von 68% bei den verkaufsfertigen Hühnern), Truthähne, Milch, seltener durch rohes Fleisch (*Turnbull* u. *Rose* 1982) und durch Trinkwasser (*Palmer* u. Mitarb. 1983). Auch der Kontakt mit Haustieren kommt ursächlich in Betracht. Unsicher ist bisher, ob eine Übertragung von Mensch zu Mensch möglich ist. (Übersichten zu den Campylobacter-Infektionen bei *Skirrow* 1982: Campylobacter enteritis; bei *Kist* 1983: Infektionen durch Campylobacter jejuni/coli.)

Campylobacter pylori ist eine eigene Spezies, die sich elektronenmikroskopisch auf der Oberfläche des Magenepithels unter der bedeckenden Schleimschicht fanden. Die Kolonisation des Magens ist im allgemeinen mit dem Befund einer chronischen Gastritis verbunden, unter normalen Bedingungen treten die Keime nicht auf. Campylobacter pylori verursacht auf direktem Wege keine Ulzera, scheint sie aber zu begünstigen und eine ihrer notwendigen Vorbedingungen zu sein. Die Infektionsquellen und Übertragungswege blieben bisher unklar, die Erreger konnten aus Wasser

Tabelle **3** Campylobacter-Ausbrüche in den USA 1978–1986.

Transportmittel	Zahl der Ausbrüche	Zahl der Erkrankten
Alle Lebensmittel	45	1308
rohe Milch	26	829
Geflügel	3	27
Eier	1	26
andere Lebensmittel	6	87
unbekannte	9	339
Alle wasserbedingten Ausbrüche	11	4983
öffentliche Versorgungen	7	4930
andere	4	53
Reisebedingte Ausbrüche	1	150
Summe	57	6441

oder Nahrung noch nicht isoliert werden; sie sind allerdings weltweit bei Patienten festgestellt worden.
Weitere Informationen s. *Schmidt* u. Mitarb. (1987) und *Börsch* u. *Schmidt* (1987).

Die *Listeriose* wurde erstmals 1926 beschrieben, es handelt sich um eine schwere, für immundefiziente Menschen gefährliche Krankheit (ca. 30% Letalität). Die Gesamtzahl (in allen Ländern) wird auf mehrere Millionen Fälle pro Jahr geschätzt. Aufmerksamkeit erregte 1981–1985 die Entstehung von 3 Listeriose-Gruppenerkrankungen durch verunreinigte Lebensmittel in den USA und Kanada (193 Erkrankte, 112 Todesfälle). Krautsalat, pasteurisierte Milch und ein Labkäse mexikanischer Art erwiesen sich als die Infektionsquellen. Ferner waren in der Schweiz von 1983–1987 31 Todesfälle an Listeriose nach Genuß von Weichkäse zu verzeichnen.

In der Folge wurde der Erreger vor allem in Käse gesucht, wobei sich die Keime bevorzugt auf Sorten mit schmieriger Oberfläche und weniger bei solchen mit Außenschimmel nachweisen ließen.
Terplan u. Mitarb. (1986) fanden bei 420 Käseproben immerhin 28mal Listerien. In roher und pasteurisierter Milch konnten sie dagegen nicht ermittelt werden. Zur Rohmilch zugesetzte Listerien wurden bei der Pasteurisierung abgetötet. Allerdings stellten *Doyle* u. Mitarb. (1987) fest, daß eine Kurzzeitbehandlung der Milch mit 72°C und 15 s Listeria monocytogenes nicht sicher inaktiviert. Ein ähnlicher Bericht über erfolglose Pasteurisierung (78°C, 15 s) liegt aus Madrid vor (*Garayzabal* u. Mitarb. 1986). Die Kontamination der Käse findet offenbar *während der Verarbeitung* statt. Für diesen Infektionsmodus spricht u. a. der Befund, daß 7–8% der Bevölkerung Listerien mit dem Stuhl ausscheiden.
Die Erreger wurden aber nicht nur in Käse, sondern auch in anderen Lebensmitteln (Speiseeis [USA], Fleisch, Gemüse) gefunden, was insofern nicht verwunderlich ist, als Listerien ubiquitär vorkommen. Das Gesundheitsrisiko ist für gesunde Personen ge-

ring, wegen der potentiellen Gefährdung von Resistenzgeminderten, Schwangeren und deren neu- oder ungeborenen Kindern sollten alle Maßnahmen zur Verminderung des Infektionsrisikos in Lebensmittelbetrieben getroffen werden (Übersicht s. *Seeliger* 1987).

Epidemiologie viraler Erreger

Die Übertragung von Virusinfektionen durch Lebensmittel ist bei einer Reihe von Erregern bewiesen, bei anderen wird sie vermutet.
Insgesamt handelt es sich aber im Vergleich zu bakteriellen Erkrankungen um *seltene* Ereignisse. Nach den Berichten der CDC in Atlanta entfallen auf einen virusbedingten Ausbruch etwa 30 bakteriell verursachte.

Erkrankungen des Menschen durch viruskontaminierte Lebensmittel sind z. B. bei Hepatitis-A- und Poliomyelitis- sowie Arboviren nachgewiesen. Begründeter Verdacht besteht bei Coxsackie- und ECHO-Viren, die bei Darmerkrankungen isoliert wurden, ferner bei Adeno- und Reoviren, Influenza-, Rotaviren (besonders bei Kindern) sowie Corona-, Newcastle- und Herpesviren. Die übertragenden bzw. der Übertragung verdächtigen Lebensmittel waren: Fische, Muscheln, Eier und Eiprodukte, Milch und Milchprodukte, Sandwiches und Fleisch.
Norwalk-Viren wurden in den USA bei 42% von 74 Diarrhoe-Ausbrüchen nichtbakteriellen Ursprunges (*Morbid. Mort. wkly Rep.* 1987) beschrieben. 1982 sind 103 Ausbrüche mit 1017 Fällen dokumentiert worden, alle Betroffenen hatten Muscheln verzehrt. Norwalk-Viren konnten als Hauptursache der Erkrankungen ermittelt werden (*Morse* u. Mitarb. 1986).
Die Kontamination der Lebensmittel kann *primär* oder *sekundär* erfolgen. Im ersten Fall ist das Tier vor der Schlachtung infiziert oder inapparent erkrankt. Je nach Art des Erregers sind dann Fleisch und/oder Organe virushaltig. Bei Fischen und Muscheln kann die primäre Virusbelastung auch mechanisch vor der Gewinnung des Lebensmittels zustande kommen. Dieses Risiko wird z. B. durch die Hepatitiserkrankungen nach Genuß von Austern, die im Mündungsgebiet abwasserführender Flüsse gezogen wurden, verdeutlicht. Der bisher größte Ausbruch fand in Shanghai durch Herzmuscheln statt, laut WHO-Bericht (1988) betraf diese Epidemie 292 301 Personen mit 9 Todesfällen innerhalb von 3 Monaten.

Die Rate der *virusinfizierten Schlachttiere* ist jedenfalls verhältnismäßig hoch. *Mahnel* u. *Bibrack* (1966) konnten aus 50 Schweinenieren 16mal Adenoviren isolieren. Die Tab. 4 gibt einen Überblick über das Vorkommen von viralen Zoonoseerregern in Schlachttieren.
Bei der sekundären, der nachträglichen Kontamination von Lebensmitteln werden die Viren während der Gewinnung, Lagerung, des Transports oder der Verarbeitung eingebracht. Virusausscheider können das Produkt direkt oder indirekt über Schmutz- und Schmierinfektionen verunreinigen. Hepatitis-A-Ausbrüche wurden mehrfach von derartigen Virusträgern verursacht, die in Gaststätten und Kantinen mit der Herstellung

Tabelle 4 Virusisolierungen aus Schlachttieren (nach *Mayr*).

	Rind							*Schwein*					
	Darm	Lunge	Niere	Leber/ Milz	Schleim- häute	Mus- kulatur	Milch	Darm	Lunge	Niere	Leber/ Milz	Mus- kulatur	Schleim- häute
Adenovirus	+	+	+	–	–	–	–	+	+	+	–	–	–
Aujeszky-Virus	–	–	–	–	–	–	–	–	+	–	–	–	–
Coronavirus	+	–	–	–	–	–	–	–	–	–	–	–	–
Coxsackie-Virus	–	–	–	–	–	–	–	+	+	–	–	–	–
Herpesvirus	–	+	–	+	–	+	+	–	+	–	–	+	–
Influenza-A-Virus	–	–	–	–	–	–	–	–	+	–	–	–	–
Kuhpockenvirus	–	–	–	+	+	–	+	–	–	–	–	–	–
MKS-Virus	+	+	+	+	+	+	+	+	+	+	+	+	+
Newcastle-Virus	–	–	–	–	–	–	–	–	–	–	–	–	–
Parainfluenzavirus	+	+	+	–	–	–	+	–	–	–	–	–	–
Reovirus	+	+	+	+	–	–	–	+	+	+	+	+	–
Rhinovirus	–	+	–	–	–	–	–	–	–	–	–	–	–
Rotavirus	+	–	–	–	–	–	–	+	–	–	–	–	–
Tollwutvirus	–	+	+	+	–	+	–	–	–	–	–	–	–
Vesikulär-disease-Virus	–	–	–	–	–	–	–	+	–	–	+	–	+
Vesikulär-Exanthemvirus	–	–	–	–	–	–	–	+	–	–	+	–	+
Zeckenenzephalitisvirus	–	–	–	–	–	–	+	–	–	–	–	–	–

der Speisen beschäftigt waren. Milch als Vehikel löste in der Tschechoslowakei über 600 Zeckenenzephalitiserkrankungen aus. Gefährlich ist besonders virusbelastetes Wasser, wenn es zur Nahrungsherstellung oder zur Reinigung von Geräten verwendet wird.
Neben akuten Infektionskrankheiten erzeugen Viren chronische und persistierende Infektionen. Zu erwähnen sind die durch „slow viruses" hervorgerufenen Krankheiten (z. B. lymphozytäre Choriomeningitis, subakute, sklerosierende Panenzephalitis). Möglicherweise gehören in diesen Formenkreis auch andere, noch ungeklärte Gehirnerkrankungen. Schließlich ist die Theorie zu erwähnen, wonach obligat tierpathogene Viren synergistisch mit einem im menschlichen Organismus persistierenden Virus zusammenwirken und latente Infektionen in eine akute Phase überführen.

Epidemiologie parasitärer Erreger

Trichinellose

In Deutschland wurde 1877 nach einem Vorschlag von *Virchow* die Trichinenschau des Fleisches eingeführt, welche die hohen Erkrankungszahlen an dieser schweren und gefährlichen Infektion erheblich reduzierte. Eine Ausrottung wurde aber nicht erreicht, die letzte Epidemie mit 146 Fällen trat im November 1982 in Bitburg/Eifel auf. Ursache war der Verzehr roher Mettwürste gewesen (*Feldmeier* u. Mitarb. 1984). Die retrospektive Analyse früherer Erkrankungen aus demselben Raum zeigte, daß es durch die gleiche Infektionsquelle bereits im August/September 1982 zu einer kleineren Epidemie gekommen war. Dem Regierungspräsidenten in Trier sind außerdem vom 15.8.1982–15.4.1983 231 Trichinellosefälle aus dem Raum Trier, Bitburg, Prüm und Wittlich gemeldet worden.
Die Trichinellose ist also keinesfalls so selten, wie meist angenommen wird. Immerhin läßt sich heute durch eine wirksame Therapie (Minzolum und Vermox forte) die Letalität deutlich senken. Außerdem brachte die Einführung des Stomacher-Verfahrens zur gleichzeitigen Untersuchung von 100 Schweinefleischproben eine Verbesserung der diagnostischen Sicherheit.

In den USA (*Bailey* u.*Schantz* 1987) erwiesen sich insgesamt 0,1% der untersuchten Schweine als trichineninfiziert, in den Middle Atlantic States waren es 0,58% und in den New England States 0,73%. 1985 wurden 43 Fälle registriert, wovon sich allein 15 auf den Genuß von *Grizzlybärenfleisch* zurückführen ließen. Die tatsächliche jährliche Fallzahl wird in den USA auf ein Vielfaches von 43 geschätzt. Der größte gemeldete Ausbruch betraf 1985 14 Personen, die Bärenfleisch aßen, das 3 Wochen lang eingefroren, dann in Würfel geschnitten und zusammen mit Gemüse für 1–2 Stunden gekocht worden war. 1986 waren es in den USA 39 Fälle.

Nach *Nitsche* (1973, 1980) liegen der Trichinenepidemiologie 2 Übertragungskreise zugrunde. Für den ersten Kreis stellen in der freien Wildbahn Füchse, Dachse und Wildschweine das Reservoir dar, im zweiten spielt das Hausschwein die Hauptrolle. Gemeinsam ist beiden Kreisen die Ratte als Tri-

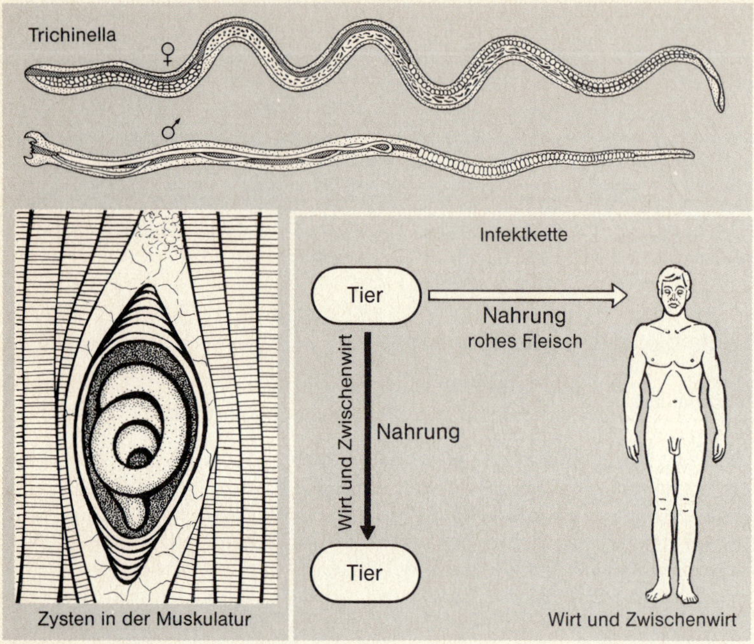

Abb. **2** Trichinen (nach Jawetz u. Mitarb).

chinenträger. Von den Wildschweinen sind immer noch etwa 1%, von Füchsen und Dachsen sogar etwa 4% mit Trichinen befallen. Infektiös ist bei der Trichinellose nur die in der Muskulatur des Schlachttieres eingekapselte Dauerform (Abb. 2). Nach Aufnahme von mehr als 70 lebenden Muskeltrichinen und einer Inkubation von 3–5 (1–31) Tagen kommt es zu den ersten Krankheitszeichen als Folge der Entwicklung der Darmtrichinen (Übelkeit, Leibschmerzen, Erbrechen, Durchfälle). Am 7. Tag gebiert die Trichine in der Regel etwa 2000 Larven, die in der 2. Woche lymphogen gestreut werden. Jetzt tritt das klassische Symptomenquartett auf: *Muskelschmerz, Lidödem, Fieber, Eosinophilie*. In der 3. Woche kapseln sich die Trichinen in der Muskulatur ein und verkalken dort ab dem 6. Monat. Die Letalität von 5–30% wird durch Komplikationen bedingt.

Täniasis

Wesentlich häufiger als die Trichinellose findet man eine Infektion mit Bandwürmern, wobei es sich in Deutschland ausschließlich um den *Rinderfinnenbandwurm* (Taenia saginata) handelt. Die Finnen des Schweinebandwurmes

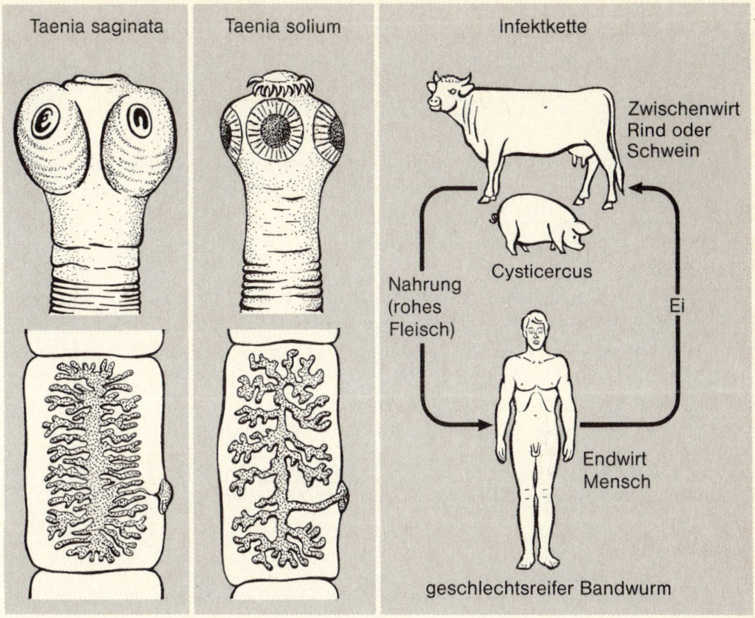

Abb. **3** Bandwurm.

(Taenia solium) sind in der Muskulatur zahlreich vorhanden und relativ groß, so daß sie bei der Fleischbeschau erkannt werden.

Bei der Taenia saginata (Abb. 3) ist der Wurm bis 10 m lang, der Kopf (Skolex) stecknadelkopfgroß, mit 4 Saugnäpfen, aber keinen Haken versehen. Reife Proglottiden sind eigenbeweglich, 2 cm lang und 0,4–1,5 cm breit. Der in ihnen mit der Lupe nach 1–2 Stunden Einlegen in Essigsäure erkennbare Uterus weist 20–30 Äste auf, also deutlich mehr als bei Taenia solium. Jede Proglottide enthält ca. 100000 Eier, die bei ihrem Zerfall in die Außenwelt gelangen. Die Bandwurmeier werden im Abwasser suspendiert und kommen bei dessen unsachgemäßer Verwendung oder direkter Einleitung in den Vorfluter über Futter oder Tränkwasser auf das Rind. Abhängig von der Temperatur sind sie z. B. auf Weideflächen bis 160 Tage lebensfähig. Im Darm des Rindes erfolgt die Freisetzung des Embryos, der nach Durchbohren der Darmwand im Blut erscheint. Die Finnenentwicklung findet in der Muskulatur statt. Das Tier ist also Zwischenwirt, während der Mensch nach Genuß finnigen Fleisches durch Entwicklung des Bandwurmes im menschlichen Darm als Hauptwirt fungiert. Nimmt der

Mensch Bandwurmeier auf, so können sich bei Taenia solium, weniger bei Taenia saginata, die Finnen in seinem Körper entwickeln, d. h., er ist in diesem Fall auch Zwischenwirt. Das Krankheitsbild nennt man *Zystizerkose*, wobei röntgenologisch die Verkalkungen erkennbar sind.

Die Übertragung erfolgt nach Genuß von rohem, nicht tiefgefrorenem oder ungarem Rindfleisch. Beim Kochen und Braten gehen die Finnen (eher als die Trichinen) zugrunde, das Räuchern ist dagegen in seiner abtötenden Wirkung unsicher. Im Gefrierfleisch (auf mindestens −18 °C gekühlt) sterben die Finnen gleichfalls ab.
Tiefgefrorenes Hackfleisch, dessen Abgabe nach der Hackfleischverordnung erlaubt ist, stellt also im Gegensatz zum frischen Produkt in dieser Hinsicht keine Gefahr dar. Der Bandwurmbefall wird anhand der Proglottiden im Stuhl diagnostiziert, während der Nachweis der runden, doppelt konturierten Eier weniger sicher ist.
Eosinophilie besteht bei höchstens 40−50% der Bandwurmträger.

(Vgl. BGA-Merkblatt Nr. 28 vom Juli 1985: Erkennung, Behandlung, Verhütung und Bekämpfung der Rinder-Bandwurminfektion beim Menschen.)

Askaridiasis

Eine Askaridiasis entsteht auf folgendem Wege: Der weibliche Wurm ist 20−30 cm lang, er legt täglich ca. 200 000 Eier (ca. 50×70 µm mit doppelkonturierter Schale), die mit dem Stuhl in die Außenwelt gelangen und dort bei Anwesenheit von Feuchtigkeit und Temperaturen von 12−28 °C innerhalb von 10−45 Tagen den Reifeprozeß durchlaufen (Abb. 4).
Das infektionstüchtige Ei enthält die unter dem Mikroskop erkennbare Larve, die im Duodenum ausschlüpft, sich häutet und nach dem Durchbohren der Darmwand mit dem Blutstrom über die Leber und das rechte Herz in die Lunge wandert. Dort wächst sie auf 1,5−3 mm heran und steigt, unterstützt vom Flimmerepithel der Trachea, bis zum Kehlkopf auf. Die Larve wird wieder verschluckt, sie häutet sich im Darm zum letzten Mal und wächst innerhalb von 6−8 Wochen zur Geschlechtsreife heran. Die Wanderung dauert insgesamt 10−14 Tage. Die Diagnose wird anhand der abgegangenen Würmer oder der Eier im Stuhlpräparat (Direktausstrich oder Anreicherung) gestellt.
Die Infektion erfolgt mit vegetabilischen Lebensmitteln, die mit Fäkalien oder ungeklärtem Abwasser gedüngt wurden und in unerhitztem Zustand zum Verzehr kommen. Die auf Rieselfeldern gezogenen Vegetabilien waren nach dem letzten Krieg in Darmstadt und an anderen Stellen die Ursache für eine Verwurmung von bis dahin unbekanntem Grad. Heute ist dort die Gefahr, wie auch sonst in Deutschland, weitgehend gebannt. Einzelfälle von Askaridiasis werden allerdings immer wieder beobachtet, hauptsächlich dort, wo die „Kopfdüngung“ im eigenen Garten noch praktiziert wird.

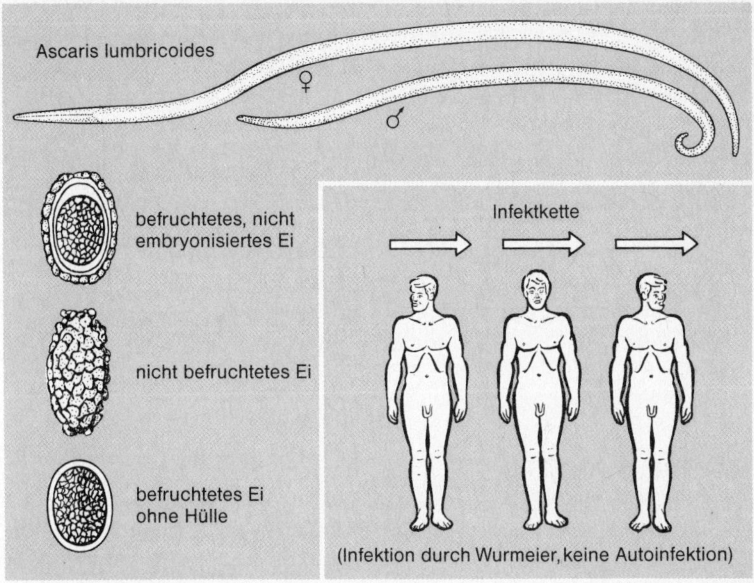

Abb. **4** Askariden.

Diphyllobothriasis

Der Fischfinnenbandwurm (Diphyllobothrium) ist heute noch seltener als die Taenia solium, da roher Fisch bei uns kaum verzehrt wird.
Zum Unterschied von den Tänien können sich hier mehrere Bandwürmer in einem Wirt entwickeln. Bei der Diagnose ist zu beachten, *daß die Proglottiden im Darm aufgelöst werden*, d. h., man hat im Stuhl nach Eiern zu suchen. Der Parasit kann schwere Allgemeinerscheinungen verursachen (perniziöse Anämie).

Anisakiasis

Straub beobachtete 1955 ein Krankheitssyndrom als dessen Ursache später die Larven von Anisakis sp. identifiziert wurden. Es handelt sich um Würmer, die Heringe, Makrelen, Kabeljau usw. als Zwischenwirt benutzen, während sich später der erwachsene Wurm in Raubfischen findet (*Möller* u. *Schröder* 1987). Gesunde Personen können nach Aufnahme der Larven schwere Koliken und Fieber bekommen. Die in der Darm- und Magenwand befindlichen Larven verursachen eosinophile Infiltrate und Ileus. Die menschlichen Infektionen entstanden aber nur bei wiederholtem Genuß frischer oder ungenügend gesalzener Fische (bes. sog. grüner Heringe) offenbar als Folge lokaler allergischer Reaktionen. Bei den in Deutschland üblichen

Verzehrgewohnheiten sind Erkrankungsfälle praktisch auszuschließen, in Holland ist ein Tiefgefriergebot für Matjes erlassen worden. Sofortige Verarbeitung der Fische nach dem Fang verhindert das Eindringen der Larven in die Muskulatur. Einlegen in Salzlaken (1:12 für 7 Tage), Temperaturen über 55 °C und Gefrieren unter −20 °C über ≥24 Stunden töten die Larven ab.

Die entsprechende EG-Richtlinie (*WHO* 1988b) besagt:
1. Die gefangenen Fische sind so bald wie möglich auszunehmen, sorgfältig zu waschen und die Filets auf Larven (ca. 2 cm lang) zu untersuchen.

2. Die Larven sind bei der Verarbeitung der Fische abzutöten
   – durch Erhitzung auf mindestens 65 °C oder
   – durch Salzen oder Pökeln bei Konzentrationen und Zeiten, welche die Larven sicher abtöten oder
   – durch Gefrieren auf −20 °C für 24 Stunden.

Amöbiasis

Erreger der Amöbiasis (Entamoeba histolytica) sind Parasiten, die man im Verdauungstrakt des Menschen, höherer Primaten und domestizierter Tiere findet. Die geschwürige Dickdarmerkrankung ist im akuten Stadium durch häufigen Stuhldrang und blutig-schleimige Durchfälle charakterisiert (invasive intestinale Amöbiasis).
Durch Verschleppung der Erreger aus der Darmwand in andere Organe können *metastatische Abszesse* entstehen (invasive extraintestinale Amöbiasis).
Die Diagnose wird anhand der subjektiven Symptomatik (Schmerzempfindlichkeit der Leber), dem Nachweis der Abszeßbildung durch Szintigraphie und Ultraschall sowie durch Immundiagnostik mit indirekter Immunfluoreszenz bzw. Latexagglutination gestellt.

Die häufigste Form der Amöbiasis ist der symptomlose Befall des Darmes mit kleinen vegetativen, sog. Minutaformen des Erregers.
Sie gelten als Vorstufen der widerstandsfähigen Zysten, die für die Ausbreitung der Erkrankung verantwortlich sind. Die Übertragung dieser oft wochen- und monatelang infektionstüchtig bleibenden Zysten erfolgt durch Kontakt, infizierte Wäsche, kontaminierte Nahrungsmittel, insbesondere Wasser, und durch Fliegen. Im Darm wandeln sich die Zysten wiederum in Minutaformen um, die mit dem Stuhl ausgeschieden werden, jedoch nicht infektiös sind. In den Darmgeschwüren sowie in den Abszessen wird die Gewebeform (Magnaform) angetroffen, die keine Zysten bildet.
Bei funktionstüchtiger Geweberesistenz des Darmes bleiben die Amöben auf die Minutaformen beschränkt; der Infizierte zeigt keine Krankheitssymptome. Die klimatischen Verhältnisse werden als disponierender Faktor diskutiert, da die Amöbenruhr in tropischen und subtropischen Gebie-

ten endemisch ist und in gemäßigten Zonen nur selten auftritt, obwohl der Erreger auch hier vorhanden ist.
Die Art der Ernährung scheint eine Rolle zu spielen; offensichtlich fördert kohlenhydratreiche, eiweißarme Kost die Entwicklung der Protozoen im Darm.
Kontrollmaßnahmen erstrecken sich vor allem auf die Verbesserung der Ernährungsgewohnheiten; Ausscheider sollten nicht mit der Herstellung und dem Vertrieb von Lebensmitteln beschäftigt sein.

Giardiasis

Die Infektion mit Giardia lamblia (oder Lamblia intestinalis) kann vor allem bei Kindern dysenterieähnliche Erscheinungen auslösen, jedoch ohne Beimischung von Blut im Stuhl. Der Erreger tritt in vegetativer, birnenförmiger Gestalt (Trophozoiten) oder als vierkernige Zyste auf. Die Trophozoiten saugen sich am Duodenalepithel fest und ernähren sich von gelösten Stoffen, besonders Kohlenhydraten.
Nachweisbar sind sie in stark durchfälligen Stühlen oder bei der Duodenalsondierung. Pathogenetisch scheint eine Resorptionsstörung und eine Schleimhautschädigung wirksam zu sein.
Der Zusammenhang mit der Lebensmittelhygiene ist insofern gegeben, als die ausgeschiedenen Zysten in das Trinkwasser gelangen können; außerdem ist ihre Verbreitung durch kontaminierte, roh zum Verzehr gelangende Nahrungsmittel möglich. Ferner können Fliegen an der Ausbreitung beteiligt sein, da die Protozoen den Darm der Fliegen unbeschädigt passieren. Lambliainfektionen kommen in allen Ländern der Erde vor, am häufigsten jedoch in tropischen Gebieten. Eine Gruppenerkrankung durch Giardia lamblia in einer Hamburger Kindertagesstätte wurde 1982 von *Horstmann* u. *Volkmer* beschrieben.

Toxoplasmose

Durch Toxoplasma gondii wird die konnatale Toxoplasmose (akut, subakut oder chronisch) in Form einer generalisierten Erkrankung ausgelöst, wobei die Schäden am Gehirn und Auge irreparabel sind.
Ferner gibt es eine erworbene Toxoplasmose.

Der Erreger ist eine *Darmkokzidienart der Katze*, deren Oozysten mit dem Kot ausgeschieden werden. In der Außenwelt erfolgt unter Sauerstoffzutritt die Reifung innerhalb von 48 Stunden; es entstehen Sporozoiten, die sich in unspezifischen Wirten (Mensch, Säugetiere, Vogelarten) zu *Trophozoiten* innerhalb von Pseudozysten entwickeln. In diesen Wirten läuft der ungeschlechtliche Zyklus ab, nur in dem Dünndarmepithel der Katze kommt es zur Ausbildung der Geschlechtsformen, aus denen wieder Oozysten entstehen. Der Mensch infiziert sich also sowohl durch orale Aufnahme reifer Oozysten als auch durch den Genuß von rohem Fleisch.

Die Häufigkeit der Toxoplasmose nimmt nahrungsbedingt mit dem Lebensalter zu, weil alle Schlachttiere infiziert sein können.

Der direkte Kontakt mit Katzen und frisch abgesetztem Katzenkot ist unbedenklich, da die Oozysten nicht gereift sind. Mit dem Urin oder Speichel ausgeschiedene Trophozoiten führen gleichfalls nicht zur Infektion, da diese Formen in der Außenwelt rasch absterben. Es besteht auch kein beachtenswertes Risiko durch Genuß von rohen Eiern oder von Milch. Die Hauptgefährdung des Menschen stellt zweifellos die pränatale, kongenitale Infektion dar. Die Mutter erwirbt dabei den Erreger vorzugsweise durch Genuß von rohem Fleisch. Schwangere sollten deshalb zu keiner Zeit der Gravidität rohes Fleisch essen. Noch nicht vollständig geklärt ist die Bedeutung der latenten Infektion der Mutter für die Frucht, epidemiologische Studien sprechen jedoch gegen ein Risiko für das Kind.

1.1.2 Lebensmittelintoxikationen

Mikrobielle Intoxikationen

Staphylokokken-Enterotoxikosen

Erkrankungen durch Staphylococcus-aureus-Infektionen sind in Form von Eiterungen und Sepsis lange bekannt, und auch bakterielle Lebensmittelvergiftungen wurden bereits 1894 von *Denys* in Belgien beschrieben.

Wirksam sind im ersten Fall die Gewebstoxine (Hämolysine, Leukocidine, Fibrinolysin) und im zweiten *Enterotoxine*, von denen 6 (Typen A–F) näher untersucht worden sind. Die Intoxikationen stehen in Deutschland nach der Zahl hinter den Salmonellosen, in den USA (s. Tab. **1**) sind zwischen beiden Erregern in der Häufigkeit der Ausbrüche ähnliche Unterschiede zu finden. Nach der Zahl der Fälle dominieren die Staphylokokken eindeutig. In England finden sich wesentlich weniger Staphylokokkenintoxikationen und überwiegend (59%) Salmonellosen (*Sheard* 1979). Die Relationen treffen heute wahrscheinlich nicht mehr zu (vgl. Campylobacter), ohnehin ist bei der enormen Dunkelziffer eine Abschätzung der tatsächlichen Verhältnisse kaum möglich. Das Toxin F wurde bei 94% der Patienten mit toxischem Schocksyndrom nachgewiesen, es könnte für die typischen klinischen Symptome dieses schweren Krankheitsbildes (s. Z. Chemother. 2/4 [1981] 27) verantwortlich sein, das aber nichts mit der Lebensmittelintoxikation zu tun hat.

Nach einer sehr kurzen Inkubationszeit von 30 Minuten bis 7 Stunden klagt der Patient über starke *Übelkeit und Leibschmerzen*, er hat *Speichelfluß* und *erbricht heftig*. Durchfall und Kreislaufkollaps können zwar ebenso auftreten, doch nicht mit der Intensität wie bei den Salmonellosen. Die Körpertemperatur ist nicht erhöht, verschiedentlich besteht Untertemperatur. Die Krankheitserscheinungen klingen nach 1–2 Tagen ab. Todesfälle sind kaum zu verzeichnen.

Die Lebensmittel können bereits vom Tier her kontaminiert sein, doch bilden diese tierpathogenen Staphylokokken nur selten Enterotoxine.
Meist verunreinigt der mit der Lebensmittelbearbeitung befaßte Mensch das Produkt. Die Kontamination durch *Sprech- und Hustentröpfchen* dürfte bei der hohen Zahl von Staphylokokkenträgern unter dem Küchenpersonal (zeitweise bis zu 50%) nahezu unvermeidbar sein – eine ausreichende Giftmenge wird bei 22 °C schon in 6 Stunden erzeugt (etwa 40% der aus klinischem Material vom Menschen stammenden Staphylokokken bilden Enterotoxin, 19% der aus Nasen- und Rachenabstrichen gesunder Personen und 12–25% der aus Lebensmitteln isolierten Keime erwiesen sich als Toxinproduzenten). Wirksame Toxinkonzentrationen sollen entstehen, wenn bei der Vermehrung Keimzahlen von mehr als 10^6 pro Gramm erreicht sind. Nach eigenen Beobachtungen kann es aber bereits bei ca. 1000 Staphylokokken pro Gramm Speiseeis zu Übelkeitserscheinungen kommen.

Am stärksten wirkt Enterotoxin A, das schon in Mengen von 1 µg Erbrechen hervorruft, von den anderen sind 10- bis 20fach höhere Konzentrationen erforderlich. Immerhin ist aus den USA eine Enterotoxin-B-Epidemie bekannt geworden, von der 300 Kinder betroffen waren, die hartgekochte Eier gegessen hatten. (Der zuvor an einem Nackenkarbunkel erkrankte Koch hatte die Eier 12 Minuten gekocht und anschließend in einem Wasserbad abgekühlt. Das mit Staphylokokken kontaminierte Kühlwasser war durch die intakte Schale in das Innere des Eies eingedrungen [*Merrill* u. Mitarb. 1984].)

Die Toxine werden im Bereich von 6,7–45,5 °C gebildet und die Entstehung von Toxin C wurde selbst bis pH 4,0 beobachtet.
Auch in gepökelten Fleischwaren kann Toxin erzeugt werden. Zu beachten ist, daß die Keimbestimmung negativ ausfallen kann, obgleich wirksame Enterotoxinmengen in dem untersuchten Lebensmittel vorhanden sind. Die Ursache ist in der geringeren Tenazität der Staphylokokken im Vergleich zu derjenigen des von ihnen gebildeten Enterotoxins zu suchen. *Pasteurisierungs- und selbst Kochtemperaturen führen nicht zur Inaktivierung der Toxine, erst eine Sterilisation ab 117 °C zerstört diese Gifte.*
Staphylokokkenintoxikationen werden in der Regel nur durch bestimmte Lebensmittel wie Kochschinken, Leberkäse, Blutwurst, Brathähnchen, Käse, Kartoffelsalat, besonders aber Kremfüllungen oder Speiseeis ausgelöst. Enthält ein Speiseplan bevorzugt diese Nahrungsbestandteile – wie z. B. in den USA – ist folglich auch mit einem höheren Anteil der Staphylokokkentoxikosen zu rechnen. Italienische Teigwaren sind als Ursache einer international verbreiteten Staphylokokkenvergiftung beschrieben worden (*Woolaway* u. Mitarb. 1986). Epidemiologische Vergleiche zeigten, daß Lebensmittelvergiftungen durch Staphylokokken vor allem in Gemeinschaftsverpflegungen auftraten.

Botulismus

Die Latenzzeit beträgt meist 12–36 Stunden, bei leichteren Vergiftungen treten die Störungen evtl. auch erst nach mehreren Tagen auf. Zu Beginn beobachtet man gelegentlich geringe gastroenteritische Störungen, doch findet man in der Regel Schwindel, Doppelbilder (Augenmuskellähmungen), Akkomodationslähmung und Ptose der Augenlider. Der neurotoxische Prozeß schreitet mit bulbären Lähmungen fort. Die Patienten bleiben bei Bewußtsein und sterben in schweren Fällen zwischen dem 4. und dem 10. Tag an einer Atemlähmung, Vaguslähmung oder Bronchopneumonie. Die Letalität ist hoch, sie hängt aber vom Serotyp und geographischen Bedingungen ab (10–70%). Eine deutliche Senkung der Letalität läßt sich erreichen, wenn frühzeitig das noch im Blut kreisende Toxin durch Austauschtransfusion entfernt oder durch polyvalentes Botulinusantitoxin (400–500 ml i. v.) neutralisiert wird.
Ob die schon an den neuralen Rezeptoren verankerten Toxinmoleküle durch Antikörper noch beeinflußbar sind, ist sehr fraglich.
Das anaerobe Clostridium botulinum produziert bei der Vermehrung in Nahrungsmitteln ein außerordentlich wirksames Ektotoxin, welches im oberen Teil des Darmes resorbiert wird. Der Erreger kommt auch normalerweise im menschlichen Darm vor, erzeugt aber unter den gegebenen Bedingungen kein Toxin; die Aufnahme der vegetativen Keime oder der Sporen ist also belanglos.

Eine Ausnahme stellt der *kindliche Botulismus* während der ersten 6–8 Lebensmonate dar. Die Krankheit, die erst 1976 erkannt wurde, setzt mit *Verstopfung* ein, gefolgt von kranialer und später peripherer *Lähmung*. Es werden aber auch Verläufe im Sinne des Sudden infant death syndrome angegeben (z. B. *Arnon* u. Mitarb. 1981). Von 58 in den USA beschriebenen Fällen gehörten 33 zu Typ A und 25 zu Typ B. Weiter wurden über 18 Fälle aus England und 19 aus Australien berichtet, in den USA waren es 1986 79 Fälle. Über die Herkunft der Sporen, die intestinal Toxin produzieren, liegen kaum Informationen vor. Es wird empfohlen, Säuglingen keinen Honig zu füttern. (*Flemming* u. *Stojanowic* [1980] untersuchten 92 Bienenhonigproben aus dem Handel; in keinem Falle ließen sich Clostridium-botulinum-Sporen ermitteln.) Bei Erkrankungsverdacht sollte der Toxinnachweis aus dem Stuhl versucht werden.

Die Anaerobiose als Voraussetzung für die Toxinbildung kann außer durch hermetischen Verschluß auch durch Sauerstoffzehrung der Begleitflora (nach dem Prinzip der Fortner-Platte) oder durch gewebseigene Enzyme entstehen. Eine Wachstumsunterdrückung erfordert pH-Werte von weniger als 4,6 und Temperaturen von unter 10 °C (bei Toxin vom Typ B sogar von weniger als 3 °C) bzw. die Anwesenheit von mehr als 10% Kochsalz oder 50% Rohrzucker.

Es gibt 8 verschiedene Typen des Clostridium botulinum und folglich unterschiedliche Gifte. In jedem Fall handelt es sich um *Neurotoxine*, welche die

Freisetzung des Azetylcholins durch die Blockierung der Exozytose der die Neurotransmittersubstanz enthaltenden Vesikel hemmen. Damit wird der Aufbau des Aktionspotentials verhindert. Die beim Menschen bekannt gewordenen Botulismusfälle gehören hauptsächlich zu den Typen A, B, E und F, Vergiftungen mit Typ C und D sind selten, sie kommen vorzugsweise bei Haus- und Wildtieren vor.
Die Toxine lassen sich im Tierversuch und mit empfindlichen serologischen Tests nachweisen.
Botulismustoxin ist *thermolabil*, bei 100 °C erfolgt die Inaktivierung augenblicklich, bei 80 °C werden 6 und bei 72 °C 18 Minuten benötigt. Unter Küchenbedingungen besteht hinreichende Sicherheit, *wenn das Lebensmittel 15 Minuten gekocht wurde.*
Ähnlich wie hartgekochte Eier beim Abkühlen durch die intakte Schale mit Staphylokokken kontaminiert werden können, gelingt dies auch experimentell mit Clostridium botulinum (*Lubin* u. Mitarb. 1985). Bei der Vergiftung des Menschen unterscheiden wir *animalisch* und *vegetabilisch* bedingte Botulismusfälle, also einerseits Intoxikationen nach Genuß von Wurst, Käse, geräucherten Fischen, andererseits nach eingedosten Bohnen, Erbsen, Zwiebeln, Mais, Tomaten, Kohl, Spinat, Spargel, Apfelmus, Oliven, Aprikosen, Birnen usw.
In der Mehrzahl entstanden bisher Vergiftungen (1987: 21 Fälle) durch im Haushalt hergestellte Konserven (bei 548 Ausbrüchen in 72%). Die hierbei üblichen Kochtemperaturen reichen nicht aus, um die Botulinussporen abzutöten. Allerdings sind stark säurehaltige Konserven im allgemeinen wenig gefährlich, weil die Vermehrung der Keime bei einem pH-Wert unter 4,6 sistiert (*Post* u. Mitarb. 1985).
Auch die Hitzeinaktivierung des Toxins wird durch saure oder stärker alkalische Reaktion beschleunigt. Keinesfalls wird der Verbraucher immer durch einen unangenehmen Geruch der Konserve gewarnt, manchmal ergibt sich nur ein leicht säuerlicher Geschmack. Verschiedentlich hat das dazu geführt, verdorbene Gemüse (z. B. Bohnen) ohne erneutes Kochen zu Salat zu verarbeiten.

Clostridium-perfringens-Vergiftung

Die Krankheitssymptome der Lebensmittelvergiftung durch Clostridium perfringens beginnen ca. 6 Stunden, spätestens 1 Tag nach dem Genuß des kontaminierten Lebensmittels. Der Patient gibt heftige Leibschmerzen und Übelkeit an. *Hauptsymptom* ist der *Durchfall*, nur gelegentlich ist er von Erbrechen und Kreislaufsymptomen begleitet. Gewöhnlich sind die Erscheinungen nach 1–2 Tagen wieder abgeklungen.
Nach der Tab. 1 steht die Clostridium-perfringens-Intoxikation in der Häufigkeit an 3. Stelle der Lebensmittelvergiftungen. Da es sich aber um kurzfristige Erkrankungen ohne Komplikationen handelt, sind gerade bei dieser Intoxikation weitaus höhere Zahlen anzunehmen. 1969 wurde z. B. von einer

Massenintoxikation mit 10 000 Fällen in den USA durch eine Gemeinschaftsverpflegung berichtet.
Krankheitsursache ist ein thermolabiles Enterotoxin mit einem Molekulargewicht von 36 000, das der Keim bei der Sporulation bildet. Es wird bei Lysis der restlichen vegetativen Zellen im Darm in Freiheit gesetzt. *Goldner* u. Mitarb. haben 1986 nachgewiesen, daß auch nichtsporenbildende Mutanten von Clostridium perfringens Toxin bilden können. Von den 5 serologisch und biochemisch unterschiedlichen Keimtypen (A–E) werden 12 differente Toxine produziert.
Vorherrschend sind bei uns die A_2-Lebensmittelvergiftungen. Der Nachweis der ursächlichen Beteiligung eines Lebensmittels – in Betracht kommen vor allem Fleischspeisen, Suppen, Soßen, die durch Fäkalien, Staub oder Erde verunreinigt wurden – läßt sich nur kulturell führen (Hitzeschock bei 80 °C zur Aktivierung der Sporenauskeimung und zur Inaktivierung der vegetativen Begleitbakterien). Verdacht besteht, wenn 10^6–10^8 Sporen pro Gramm vorhanden sind, geringe Keimzahlen haben keine Bedeutung.

Bacillus-cereus-Vergiftung

Nach einer Inkubationszeit von 1–18 Stunden kommt es, ähnlich wie bei Clostridium perfringens, zu *Durchfällen und Leibschmerzen*. Erbrechen tritt nur selten auf. Innerhalb von 1–2 Tagen klingen die Erscheinungen auch ohne besondere Behandlung wieder ab; der Verlauf der Erkrankung ist also im allgemeinen sehr mild.
In neuerer Zeit soll auch eine dem Krankheitsbild der Staphylokokkenintoxikation gleichende Form auftreten (Übelkeit, Erbrechen, akute Gastroenteritis). Es ist anzunehmen, daß in praxi lediglich Massenerkrankungen in die Medizinalstatistik eingehen.
Die Pathogenese unterscheidet sich von der einer Perfringensintoxikation. Bacillus cereus gibt während seiner Vermehrung im Lebensmittel ein Protein ab, das als Enterotoxin wirkt; es müssen sehr hohe Keimzahlen im Bereich von mehr als 1–10 Mill./g entstehen, um Symptome auszulösen. Als verantwortliche Lebensmittel werden Suppen und Soßen, Gemüse, Reis, Fisch- und Fleischerzeugnisse angegeben. Da es sich bei dem Keim um einen *normalen Bewohner* des Erdbodens handelt, ist unsaubere Arbeitsweise wahrscheinlich die Hauptursache für Intoxikationen. Die Kontamination der Speisen kann aber auch durch die meist *sporenhaltigen Gewürze* verursacht werden.
Zum Nachweis der ursächlichen Beteiligung eines Lebensmittels ist Bacillus cereus darin quantitativ zu bestimmen.

Mykotoxikosen

Die älteste Erkrankung dieses Formenkreises ist der *Ergotismus*, die Mutterkornvergiftung; Claviceps purpurea bildet in seinen Fruchtkörpern die Ergotalkaloide sowie Ergochrome, die besonders toxisch wirken. In die letzte Gruppe gehört z. B. Secalonsäure A, die schon in geringen Dosen Lebernekrosen verursacht.

1960 wurde in England bei einer Massenvergiftung von Truthühnern ein neues Toxin von Aspergillus flavus entdeckt, das man unter Bezug auf seine Herkunft *Aflatoxin* benannte.

Dieses Mykotoxin erzeugt vielfältige Störungen und Krankheiten, die von Blutveränderungen, Alterationen des Nervensystems, Leberschäden, Nierendysfunktion, Wachstumsbeeinträchtigungen bis zu hormonalen Störungen reichen. Besonders bedenklich ist die hohe *karzinogene Potenz* für verschiedene Organe. Die verschiedenen Effekte sind zum großen Teil durch die unterschiedliche chemische Struktur bedingt, denn neben den Aflatoxinen gibt es, wie die Abb. 5 ausweist, völlig anders strukturierte Mykotoxine.

Aus der Abb. 5 ist auch erkennbar, daß das Aflatoxin selbst kein einheitliches Gift darstellt. Das hochtoxische B_1 wirkt akut bei den meisten Spezies einschließlich der Primaten, wobei hauptsächlich Leberschäden (abnorme Gallengangswucherungen und Leberzirrhosen) entstehen. Die LD_{50} wird bei Eintagsküken mit 0,35 mg/kg, bei Hunden mit 0,1–1,0 mg/kg und bei Hamstern mit 10,2 mg/kg angegeben. Bemerkenswert gering ist auch die Karzinomdosis. 1,75 µg/kg einer Mischung von B_1 und G_1 im Futter, 3 Monate an Ratten verfüttert, ergaben nach einem Jahr bei einem Drittel der Tiere Lebertumoren. Das ultimale Karzinogen ist ein durch mikrosomale Oxidation in der Leber entstehendes 2,3-Epoxiderivat.

Im Tierversuch ließ sich ferner nachweisen, daß außer Aflatoxin auch Penizillinsäure, Sterigmatozystin, Zearalenon, Islanditoxin, Ochratoxin A und wahrscheinlich Patulin, Zyklopiazonsäure sowie Luteoskyrin toxisch wirken.

Die Toxizität der – inzwischen über 350 – Mykotoxine ist für zahlreiche Tierspezies bereits eingehend geprüft. Am empfindlichsten erwies sich die Regenbogenforelle. Die Bedeutung für den Menschen ist naturgemäß schwieriger zu beurteilen. Immerhin gibt es eine Reihe von Krankheiten bei denen der Zusammenhang mit Mykotoxinen erwiesen ist:

1. *Citroviridin*, ein Mykotoxin aus dem südostasiatischen Reispilz, erzeugt die Cardiac Beriberi. Es handelt sich um schwere kardiale Störungen, gastrointestinale Beschwerden und Dyspnoe, Atemstillstand (1908 in Japan 10000 Todesfälle).
2. *Fusarium sporotrichioides* verursacht die Kaschin-Beck-Erkrankung. (Brotgetreide führte in Ostsibirien, Nordchina und Nordkorea bei Kindern zu Wachstumsstörungen mit multiplen Osteoarthrosen und Epiphysenschäden.)
3. *Fusarium culmorum* produziert Trichothecene (LD_{50} bei der Ratte: 4 mg/kg p. o.), das die alimentäre toxische Aleukie hervorruft, die auf alkylierenden Effekten ähnlich wie bei Stickstofflost beruht (Hämorrhagien, Anämien, Thrombopenien, Knochenmarkschäden, Haut- und Schleimhautnekrosen, Sepsis).
4. *Aflatoxin B_1* ist das giftigste Mykotoxin, das mit großer Wahrscheinlichkeit für die hohen Leberkrebsraten in tropischen Ländern verantwortlich ist, besonders dort wo viele Erdnüsse angebaut und verzehrt werden. In den Tieflandgebieten von Kenia, Swasiland, Moçambique beträgt die Häufigkeit von primärem Leberkrebs pro 100000 Einwohner und Jahr 4,2–98 bei Aflatoxinaufnahmen von 10–222 µg/kg KG pro Tag. Aflatoxin B_1 wird ferner mit der Indian childhood cirrhosis, dem Reye-Syndrom und Kwashiorkor in Zusammenhang gebracht.

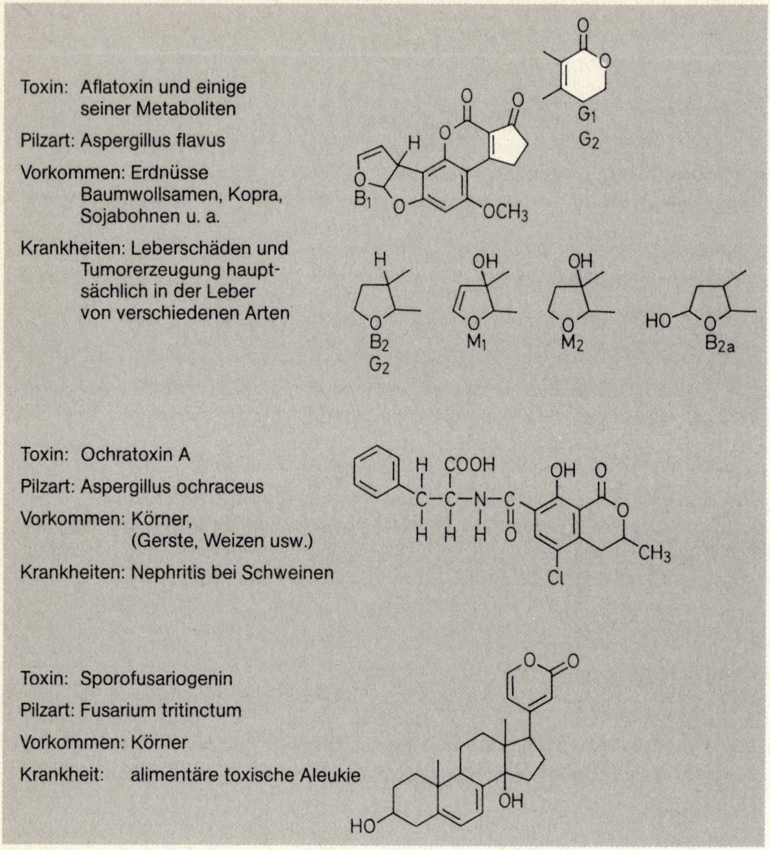

Abb. **5** Strukturbeispiele von einigen Mykotoxinen (nach Arrhenius). S. auch Ochratoxin A, Mitt. XII der DFG Senatskomm. z. Prüfung v. Lebensmittelzusatz- u. -inhaltsstoffen. VCH, Weinheim 1990.

Friedberg (1986) hat in einer Übersicht die Wirkung von 6 wichtigen Mykotoxinen zusammengestellt (Tab. 5).
In Mitteleuropa wird die Bevölkerung durch Mykotoxine kaum noch gefährdet, weil hier im Gegensatz zu Afrika und Asien eine Mischkost zum Verzehr gelangt. Es resultieren offenbar interferierende Prozesse. Besonders wichtig ist die Eiweißversorgung, denn reichlich Protein in der Nahrung übt einen protektiven Effekt gegen Mykotoxine aus. Gaben von Glutathion können schwere toxische Gewebsreaktionen bei Ratten mit Aflatoxin-B_1-induzierten Lebertumoren abschwächen (*Novi* 1983). Bedenklich sind jedoch manche „Diät“formen besonders mit kalt hergestellten und über Tage gelagerten Getreidezubereitungen.

Tabelle **5** Toxizität von Mykotoxinen.

Mykotoxin	LD_{50} in mg/kg	Symptome
Islanditoxin	0,5 (Maus, s.c.)	Lebernekrosen, -zirrhosen, Hepatome
Rubratoxin B	3 (Maus, i.p.)	Leberblutungen, -verfettung, Mißbildungen
Patulin	5 (Maus, i.p.)	Ödeme, Hämorrhagien, Kardiotoxizität, Immunsuppression
Cytochalasin E	9 (Ratte, p.o.)	Lebernekrosen, Kreislaufkollaps, Immunsuppression
Ochratoxin A	22 (Ratte, p.o.)	Leberverfettung, Nierennekrosen, Mißbildungen
Moniliformin	50 (Ratte, p.o.)	Hämorrhagien, Muskellähmungen, Myokardnekrosen, Nephrosen, Atemlähmung

Zu beachten ist ferner, daß mit dem Futter von Tieren aufgenommene Aflatoxine zu 1–2% mit der Milch – als Aflatoxin M_1 und M_2 – wieder abgegeben werden und so die Jungtiere und den Menschen gefährden können. Auch ein Übergang in das Fleisch und in die Eier ist möglich.
Häufig wird die Frage gestellt, ob es genüge, verschimmeltes Brot „auszuschneiden“, um den Rest noch verzehren zu können. Dies sollte auf keinen Fall geschehen, da die Aflatoxine diffundieren, im Experiment bis zu 7 cm rund um einen kleinen Pilzherd.
Widersprüchlich sind noch die Angaben über Käseschimmel (Penicillium caseicolum, Penicillium camemberti (Käsesorten mit Oberflächenschimmel) und Penicillium roqueforti (mit Schimmel durchsetzte Käsesorten). Die in der Käserei verwendeten Schimmelpilze selbst erzeugen keine Tumoren, Penicillium roqueforti kann aber zumindest in der Kultur bei Temperaturen von mehr als 25 °C Aflatoxin produzieren (*Bauer* 1980). Die aktuellen Konzentrationen im Käse sind jedoch so gering, daß mit Gesundheitsschäden nicht zu rechnen ist.
Frank (1976) gab den Hinweis, daß Marmeladen ab 60% Zuckergehalt die toxinbildenden Schimmel nicht zur Entwicklung kommen lassen, während verschimmeltes Obst, Tomaten, Pfirsiche, aber auch Kompott oder Fruchtsäfte mit Schimmelbewuchs bzw. Fruchtsäfte aus verschimmelten Früchten große Mengen an Patulin sowie an anderen Mykotoxinen enthalten können.

Das Problem der *Entgiftung* pilzbefallener und mit Mykotoxinen kontaminierter Lebens- und Futtermittel konnte nur teilweise gelöst werden. Die UV-Empfindlichkeit von Mykotoxinen nutzt man z. B. in Indien durch Sonnenbestrahlung von nichtraffinierten Speiseölen aus. Ansonsten ist das Verfahren nicht anwendbar.
Speiseöle und ölhaltige Nüsse können mit polaren Lösemitteln oder durch Behandlung mit Ammoniak entgiftet werden, wobei aber Reaktionsprodukte entstehen, über deren Toxizität noch keine ausreichenden Informationen vorliegen. Immerhin konnten

Schroeder u. Mitarb. (1985) mit ^{3}H-markiertem Aflatoxin B_1 nachweisen, daß die Ammoniakbehandlung die Genotoxizität von Mais um mehr als das 20fache reduziert. Zur Detoxifikation landwirtschaftlicher Produkte wurden ferner Methylamine, Kalziumhydroxid oder Wasserstoffperoxid, meist in Kombination mit Erhitzungsverfahren, vorgeschlagen. Geräte sind vorzugsweise mit Natriumhypochlorit zu entgiften (*Goldblatt* 1971, *Espey* 1972, *Codifer* u. Mitarb. 1976, *Giddey* u. Mitarb. 1977, *Bauer* u. Mitarb. 1987).

Zu beachten ist die *hohe Thermoresistenz* von Aflatoxin. Botulinustoxin wird bereits ab 72 °C inaktiviert. Enterotoxin von Staphylokokken übersteht 30 Minuten Kochen, die Mykotoxine ertragen sogar eine Sterilisation.

Die Hauptaufgabe besteht also zunächst in der Verhütung des Verderbs. Der Gesetzgeber bezeichnet verschimmelte Lebensmittel generell als nicht verkehrsfähig. Zum Schutz gegen Mykotoxikosen wurde eine *Aflatoxin-Verordnung* erlassen. (Aflafoxin-VO v. 30. November 1976 u. Änderung der Aflatoxin-VO v. 6. November 1990, BGBl. I, S. 2443.) Der Höchstwert für B_1 ist mit 2 µg/kg festgelegt.

Toxinfektionen

Salmonellosen

Die Typhusstatistik weist aus, daß die Morbidität von 1900 bis heute abgesunken ist, lediglich zwischen 1940 und 1950 war ein erneuter Anstieg zu verzeichnen. Bei den Salmonellenenteritiden kam es dagegen zu keinem Rückgang; es ist im Gegenteil eine deutliche Tendenz zur Zunahme erkennbar (Abb. 6), welche über die durch intensivierte Untersuchungstätigkeit bedingte Steigerung hinausgeht. 1983/84 war es lediglich zu einer vorübergehenden Abnahme gekommen. Es existiert eine beträchtliche Dunkelziffer, welche die Beurteilung erheblich erschwert.

Ursache der Zunahme der Salmonellenenteritiden war in erster Linie die Überschwemmung der Bundesrepublik durch zunächst unkontrolliert eingeführte, mit Enteritiserregern infizierter Lebens- und Futtermittel, wodurch es zur weiten Verbreitung bisher bei uns unbekannter, sog. exotischer Serotypen kam. 1987 waren 9,7% der Fischmehlimporte (341 000 t) salmonellenpositiv. Selbstverständlich ist bei Trockenprodukten die natürliche Absterberate der vegetativen Bakterien zu berücksichtigen. *Juven* u. Mitarb. (1984) ermittelten, daß die Salmonellen (Salmonella montevideo und Salmonella heidelberg) in Milchpulver am längsten lebensfähig blieben, gefolgt von Hühnerfutter, Fleisch- und Bohnenmehl sowie Kakaopulver. In allen Proben ergab sich spätestens nach 2 Wochen Lagerung bei 25 °C eine Keimreduktion von mindestens 5 log-Stufen. Offenbar reicht

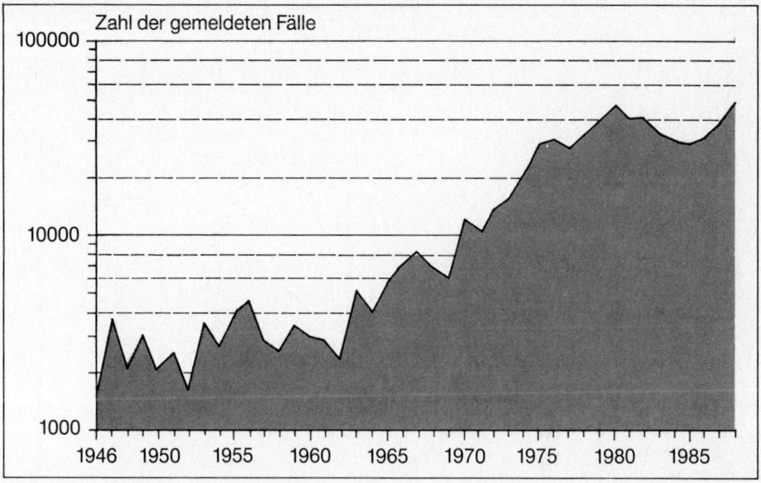

Abb. **6** Zahl der gemeldeten Salmonellenerkrankungen in der Bundesrepublik Deutschland (von 1946–1988).

aber die Restkeimzahl für die Verbreitung der Erreger doch aus. *Bockemühl* u. *Wohlers* fanden in 6,7% der untersuchten Gewürze, in 5,3% der Tees und 22,9% der Spargelpulver Salmonellen.

Bei den Salmonellosen kommen als Quelle neben dem ausscheidenden Menschen zahlreiche Tiere in Betracht. Die größte Bedeutung haben die primären Infekte des lebenden Schlachtviehs, die zumeist durch Verfütterung von infizierten Fisch- und Knochenmehlen zustande kommen. Es resultiert daraus die erste Infektkette: *Futtermittel-Tier-Mensch* (allerdings wurde durch die Importkontrolle für Deutschland die Situation bereits wesentlich gebessert). Die Erkrankungen beim Menschen erzeugen dann einen erhöhten Salmonellengehalt der Abwässer. Es entstehen eine 2. und eine 3. Kette: *Mensch-Abwasser-Mensch* bzw. *Abwasser-Pflanze-Mensch*. Häufig werden sich am Abwasser und den infizierten Pflanzen noch die Schlachttiere infizieren, wodurch es zu einem weiteren Keimrücklauf auf den Menschen kommt. Der Salmonellengehalt unserer Flüsse und flußnahen Küstengewässer bedingt auch zahlreiche Infektionen bei Vögeln, er war ferner die Ursache von Epidemien durch infizierte Krabben in Niedersachsen. Unsere eigenen Kontrollen verschiedener deutscher Flüsse haben aber in den letzten Jahren einen deutlichen Rückgang der Salmonellenbelastung erbracht. Der 1988 geführte Nachweis von Salmonellen an verschiedenen Badestränden der Nordsee wurde in seiner gesundheitlichen Bedeutung maßlos überschätzt. Eine 4. Kette ist schließlich noch zu nennen: *Eiprodukt-Nahrungsmittel-Mensch* (Abb. 7).

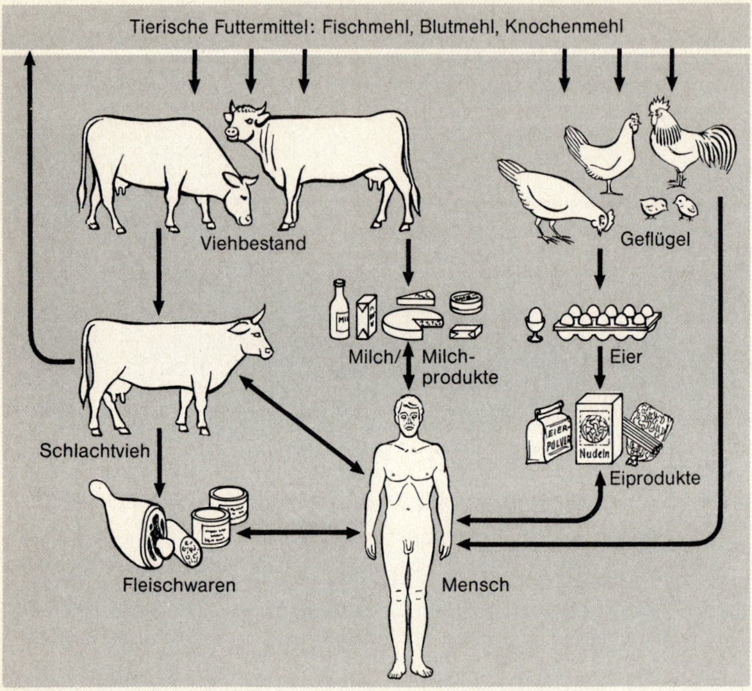

Abb. **7** Infektionswege der Salmonellen (nach Brodhage).

Als Überträger von Salmonellen haben von den Lebensmitteln nach wie vor das Fleisch und Feinkostsalate, ferner Eier (s. z. B. *Lin* u. Mitarb. 1988) und Mayonnaise (s. z. B. *Mitchell* u. Mitarb. 1989) die größte Bedeutung (Abb. **8**). Solche Befunde sind jedoch vor dem Hintergrund der täglichen Ernährungspraxis zu sehen. In einer 1984 von uns durchgeführten Haushaltsstudie wurden 6 Monate lang die täglichen Lebensmittel von 10 Familien bakteriologisch untersucht. Wir fanden zwar bei 40% der Fleischproben pathogene Staphylokokken, in keinem Falle aber Salmonellen.

Das Wachstum der Enteritiserreger wird durch mehrere Milieufaktoren beeinflußt. Zunächst müssen *Nährstoffe* vorhanden sein; ferner muß eine geeignete *Wasserstoffionenkonzentration* bestehen, da sich die meisten Keime nur innerhalb eines schmalen pH-Bereiches vermehren. Optimal ist meist pH 6,0–8,0. Unterhalb von pH 4,5 vermögen nur noch wenige, und zwar ausschließlich apathogene Keime zu existieren. Schimmelpilze wachsen allerdings im sauren Bereich sehr gut.
Ein entscheidender Faktor ist die *Temperatur*. Die für Lebensmittelvergiftungen verantwortlichen Bakterien vermehren sich nur über +5 °C mit einem Optimum bei den mesophilen Krankheitserregern im Bereich von 30–37 °C. Eine Ausnahme bilden Listerien und Yersinia enterocolitica, welche gut bei +3–4 °C wachsen.

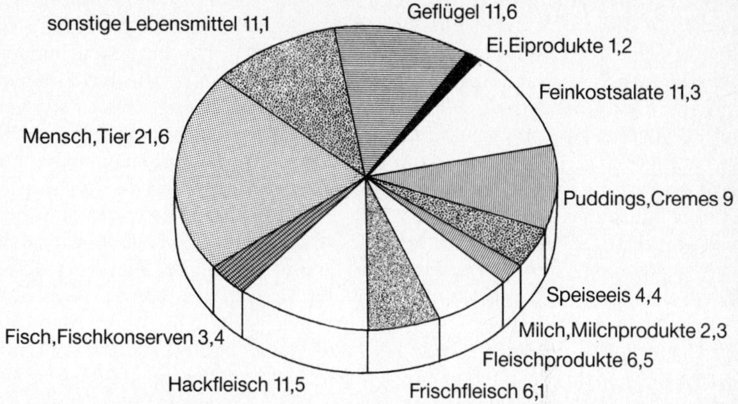

Abb. **8** Infektionsquellen bei Salmonellosen.

Bei Kühlraumtemperaturen besitzen die meisten Keimarten noch einen geringen Stoffwechsel, beim Gefrieren sistieren auch diese Lebensvorgänge. Es ist aber zu betonen, daß dies für Hefen und Schimmelpilze nicht in gleichem Maße gilt (s. Abschnitt „Konservierung", S. 104).
Die *Belüftung* spielt dagegen keine Rolle, denn die Darminfektionserreger sind alle fakultativ anaerob, d. h., die Vakuumverpackung von Lebensmitteln hat mit dem Schutz vor mikrobiellem Verderb nicht das Geringste zu tun. Entfernung des Sauerstoffs und Bebrütung bei mittleren Temperaturen fördert sogar das Wachstum von Botulismus- und Gasbranderregern. Von den übrigen Faktoren seien noch der *osmotische Druck* und die Salzkonzentration erwähnt.
Die Beurteilung der Gefährdung durch Lebensmittelvergiftungen erfordert außerdem die Kenntnis der *Vermehrungsphasen* von Mikroorganismen. Die allgemeine Bakteriologie lehrt, daß bei der Übertragung von Keimen in der logarithmischen Wachstumsphase in ein neues Medium diese ihre Phase beibehalten. Liegt dann die Teilungsgeschwindigkeit bei etwa 30 Minuten, so kommt es schon bei geringer Infektionsdosis innerhalb kurzer Zeit zu enormen Werten.

Aus diesen Tatsachen ergeben sich für die Lebensmittelhygiene einige wichtige Schlußfolgerungen: Je höher die Initialkeimdosis, desto schneller wird die Gefahrengrenze erreicht. Nach 17 Teilungsschritten entstehen aus einem Keim 100 000; liegt das Ausgangsniveau 2 Zehnerpotenzen höher, bedarf es nur noch 10 Teilungen, d. h., die Zeit bis zum Verderb reduziert sich auf fast die Hälfte.

Die Salmonellose kann als leichter Durchfall ohne wesentliche Beeinträchtigung des Allgemeinbefindens auftreten, verschiedentlich kommt es aber zu schwerem Brechdurchfall mit toxischem Krankheitsbild. Die Mortalität betrug 1986 0,1 auf 100 000 Einwohner (Vergleich Lungentuberkulose: 1,4), die Letalität errechnet sich mit 0,18% (*Pöhn* 1980). Die kürzesten Inkubationszeiten von wenigen Stunden entstehen, wenn das Lebensmittel bereits massiv Endotoxine enthält. Meist klagen die Patienten über Kopfschmerzen, mittelschweres bis schweres Krankheitsgefühl, schneidende Leibschmerzen und heftiges Erbrechen mit bald darauf einsetzenden Durchfällen. Mäßig hohes Fieber ist die Regel. Das Ausmaß des Wasserverlustes und die Störung des Mineralhaushaltes bestimmen die Schwere des Krankheitsbildes. Blutbeimengungen zum Stuhl sind nicht die Regel, sprechen aber andererseits auch nicht gegen die Diagnose. Der Puls ist klein und schnell, der Blutdruck abgefallen, die Zunge meist dick weiß belegt. Im Bereich des Bauches wird stets mehr oder weniger heftiger Druckschmerz angegeben. Charakteristisch sind ferner gurrende und plätschernde Darmgeräusche, besonders über dem auf- und absteigenden Dickdarm. Unter entsprechender Therapie ist die Erkrankung in der Mehrzahl der Fälle nach einer Woche überstanden.
Die Schwere des Verlaufs wird hauptsächlich durch die Zahl der aufgenommenen Erreger bestimmt. Nach den Literaturangaben entsteht eine Toxinfektion bei Anwesenheit von 100 000 oder mehr Salmonellen/g. Allerdings hängt die Minimaldosis von der Salmonellaspezies ab. *Nickerson* u. *Sinskey* (1972) geben für Salmonella bareilly 125 000 und für Salmonella anatum ca. 50 Mill. an. Bei Freiwilligenversuchen wurden mit anderen Salmonellen als minimale Infektionsdosen 10^5 bis 1,3 Milliarden ermittelt. Die Analyse einer Salmonella-eastbourne-Epidemie in Kanada und den USA durch Schokolade bewies aber, daß offenbar auch Kontaminationen von weniger als 100/g die Enteritis auslösen können (*Craven* u. Mitarb. 1975). Eine weitere „Schokoladenepidemie" durch Salmonella napoli wurde in England und Wales 1982 beobachtet (*Gill* u. Mitarb. 1983).
Die vorliegende Salmonellenart ist also nicht ohne Einfluß auf die Gefährdung. In der Bundesrepublik wurde in den letzten Jahren bei fast der Hälfte der Fälle Salmonella typhimurium festgestellt (*Pöhn* 1980), in den USA scheinen allerdings in der letzten Zeit andere Typen in den Vordergrund zu treten. Zumindest im Nordosten der USA kam Salmonella enteritidis häufiger als Salmonella typhimurium zur Beobachtung (*N. N.* 1987). In England stand dagegen – wie in Deutschland – Salmonella typhimurium an erster Stelle, daneben noch Salmonella hadar, Salmonella virchow und Salmonella agona (*Barrett* 1982).

Shigellosen

Shigellen sind gramnegative, unbewegliche Stäbchen, die sich serologisch in 4 Gruppen einteilen lassen (Shigella dysenteriae, boydii, flexneri, sonnei). Die Übertragung erfolgt in der Regel durch Kontaktinfektionen, allerdings spielen Lebensmittel ebenfalls eine Rolle. So soll 1941 die große E-Ruhr-Epidemie bei den deutschen Truppen an der Ostfront durch Brot verbreitet worden sein. Als weitere Lebensmittel werden genannt: Butter (Flexner-Ruhrepidemie mit über 100000 Fällen in Ost-Berlin), Milch, Gemüse, Obst, Salate, Krabben, Pizza u. a. Bekannt ist die Hinfälligkeit der Erreger (mit Ausnahme von Shigella sonnei) im Patientenstuhl, weshalb eine baldige Ausimpfung verlangt wird. Die Tenazität beträgt nur wenige Stunden. Andererseits existieren Berichte über ein mehrmonatiges Überleben in Milch und Mehl. Niedrige Temperaturen begünstigen die Tenazität.

Die minimale Infektionsdosis liegt deutlich niedriger als bei den Enteritissalmonellen. Nach einer Inkubationszeit von 1–7 Tagen bekommt der Patient Fieber, Leibschmerzen, Durchfälle, Erbrechen; Blut- und Schleimbeimengungen zum Stuhl sind charakteristisch.

Die Letalität ist am größten bei Shigella dysenteriae; die letzte Epidemie in Deutschland liegt bereits 50 Jahre zurück. Die weiteren Ruhrerreger erzeugten 1987 in Deutschland 1863 (gemeldete) Erkrankungen. Die meisten dieser Fälle rechnen jedoch zu den Lebensmittelinfektionen und nicht zu den Toxinfektionen. In diese Gruppe gehören lediglich diejenigen Erkrankungen mit kurzen Inkubationszeiten als Folge der Aufnahme sehr hoher Keimdosen. Aus Schweden liegt ein Bericht vor (Lancet 20.6.1987, S.1446), wonach Marokkoreisende nach Rückkehr an Shigellose erkrankten. Sie hatten Melonen mitgebracht, welche von den Händlern mittels Injektionsspritzen mit kontaminiertem Wasser aufgefüllt worden waren.

Escherichia coli

Aufgrund verschiedener Pathomechanismen unterscheidet man 4 Darmerkrankungen hervorrufende Escherichia-coli-Gruppen: enteropathogene (EPEC), enterotoxinproduzierende (ETEC), enteroinvasive (EIEC) und einen hämorrhagischen Stamm (O 157: H 7). Bekannt sind seit längerer Zeit vor allem „Dyspepsie-Koli", definierte Serotypen enterotoxinproduzierender Escherichia coli, welche bei Kleinstkindern Enteritis erzeugen. Die Pathogenese ist noch unklar, da diese Stämme mit den üblichen Testmodellen negativ reagieren. Durch Koli erkranken aber auch Erwachsene, wobei ein choleraähnliches Bild entsteht, das als Non-vibrio-Cholera oder als Traveller's diarrhea beschrieben wird. Nach den Beobachtungen von *Wittig* traten Enteritiden bei 10% einer Charterfluggruppe nach Sri Lanka auf. Eigene Ermittlungen in unserer Impfsprechstunde ergaben bei Reisen in tropische Gebiete sogar 50% Enteritishäufigkeit. Nach *Merson* u. Mitarb. (1976) erkrankten 49% von Kongreßteilnehmern in Mexiko-City, und *Gorbach* u. Mitarb. (1975) stellten bei Studenten, die nach Mexiko reisten, fest, daß 29% von ihnen Durchfälle bekamen. Es liegen aber auch Berichte über die ursächliche Beteiligung von Escherichia coli bei Durchfallerkrankungen im europäischen Raum vor (z. B. *Danielsson* u. Mitarb. [1979]: 60 Personen erkrankten nach Genuß von Shrimps und Pilzsalat, kontaminiert mit ca. 3000 Escherichia coli/g, die ein hitzelabiles Enterotoxin produzierten). Man kennt 2 Enteroto-

xine, wovon eines ein hitzelabiles (= LT) hochmolekulares Protein darstellt, das analog dem Choleratoxin wirkt, das andere ist niedermolekular, thermostabil (= ST) und nicht immunogen. Die Toxine müssen nicht gleichzeitig entstehen. Die Enterotoxinbildung ist an ein Plasmid gebunden; sie kann – wie die Antibiotikaresistenz – auf nichttoxigene Stämme durch R-Faktoren übertragen werden.
Die Inkubationszeit beträgt 4–6 Std.; die sich durch profuse Durchfälle mit starkem Flüssigkeitsverlust auszeichnende Enteritis klingt meist nach 1–2 Tagen wieder ab. Die Übertragung erfolgt in der Regel vom Menschen über ein Lebensmittel (rohe Vegetabilien, aber auch Fleischspeisen, Soßen, Pasteten) auf den nächsten Menschen. Infizierte scheiden beträchtliche Mengen des Erregers aus. Es liegt auf der Hand, daß mangelhafte Küchenhygiene die Übertragung begünstigt.

Opportunistische Enteritiserreger

Unter diesem Begriff faßt man Enterobacteriaceae der Gattungen Proteus, Citrobacter, Klebsiella, Enterobacter, Providencia und Edwardsiella zusammen, die Enteritiden vergleichbar den pathogenen Escherichia coli erzeugen. Verwendet wird auch oft der nicht sehr glücklich gewählte Begriff „unspezifische Lebensmittelvergiftung" (*Eschment* 1983). Da aber nicht jedes mit den genannten Bakterien kontaminierte Lebensmittel zu einer Erkrankung führt, ist anzunehmen, daß nur bestimmte Stämme bei empfänglichen Personen wirksam sind. Untersuchungen von *Danielsson* u. Mitarb. (1979) haben zum Beispiel ergeben, daß Koliforme in Lebensmitteln (die keine Enteritis ausgelöst haben) verhältnismäßig häufig auftreten (Tab. **6**).
Zu den opportunistischen Krankheitserregern zählt auch Chromobacterium violaceum mit hoher Mortalitätsrate (*Koburger* u. *May* 1982). (Chromobacterium lividum wird charakterisiert als psychrotropher, nichtpathogener Keim.) Beide Organismen werden hauptsächlich in Wasser und Boden gefunden, es liegen aber auch Berichte über ihre Isolierung aus Lebensmitteln vor (*Cox* 1975, *Thomas* u. *Sekhar* 1946).

Neben den Enterobacteriaceae gehören auch Pseudomonas und Aeromonas sp. zu den opportunistischen Enteritiserregern. Aus Pseudomonas aeruginosa konnte ein hitzelabiles Enterotoxin isoliert werden, und auch mit Aeromonas hydrophila gelang der entsprechende Nachweis (*Cumberbatch* u. Mitarb. 1979).

Die *Übertragung* erfolgt zumeist mit Fleisch, Milch, Fertiggerichten und Gemüsen, die mit Fäkalien von Mensch oder Tier verunreinigt wurden. Die Infektionen sind besonders im Krankenhaus zu fürchten, da resistenzgeminderte Patienten einem erhöhten Risiko unterliegen. Die früheren Vorstellungen über extrem hohe minimale Infektionsdosen müssen auch hier revidiert werden; *Danielsson* u. Mitarb. (1979) fanden z. B. Enteritiden nach Genuß von Speisen (Ochsenzunge) mit 50 000 LT-produzierenden Klebsiellen pro Gramm. Aus dieser Sicht sind die schwedischen Grenzwerte für Nahrungsmittel ($<$ 10 000 bei 37 °C und $<$ 1 000 bei 44 °C Koliforme/g) gerechtfertigt.

Tabelle **6** Koliforme in 86 Lebensmittelproben.

Genus/Spezies	Zahl der Stämme	%-Satz
Enterobacter	124	37
Escherichia coli	116	35
Klebsiella	60	18
Citrobacter	20	6
Serratia	13	4
Summe	333	100

Vergiftungen nach Fisch- und Muschelverzehr

Sogenannte Fischvergiftungen können ursächlich durch bakterielle Infektions- und Intoxikationserreger (z. B. Salmonellen, Choleravibrionen, Hepatitisviren) sowie durch reguläre Toxine ausgelöst werden.
1976 wurden in Europa 120 Fälle mit *Miesmuschelvergiftungen* registriert. Im Frühjahr 1987 ereigneten sich einige Fälle von Muschelvergiftungen in der Bundesrepublik Deutschland durch importierte Ware aus Spanien. In England und Wales wurden von 1976–1987 allein 2170 Fälle durch Herzmuscheln verursacht (Wkly epidemiol. Rec. 63 [1988] 133). Wenige Stunden nach dem Genuß entstehen Parästhesien im Mundbereich, periphere Lähmungserscheinungen, Ataxie und Schwindelanfälle. Die Symptome bilden sich nach 1–3 Wochen wieder zurück, etwa 10% der Erkrankten sterben in den ersten 24 Std. Es handelt sich hierbei um eine *Saxitoxinvergiftung*. Das relativ thermostabile Toxin wird von photosynthetisierenden Planktonarten (Gonyaulax) vor allem während der Sommer- und Herbstmonate produziert. Die Miesmuscheln, aber auch andere Arten, nehmen die Flagellaten auf und speichern das Toxin in der Darmdrüse und den Kiemen. Im menschlichen Organismus blockiert es den Ionentransport durch Nerven- und Muskelzellmembranen.
Eine Detoxifikation der Muscheln durch Auswaschen über 2 Wochen dürfte nicht genügen, auch Kochen reduziert nicht ausreichend. In den USA und Kanada werden deshalb stichprobenartige Toxinbestimmungen an den Fangplätzen der Muscheln vorgenommen (Mäusetests).
Aus dem Pazifik (1964–1977 3009 registrierte Fälle nach *Bagnis* u. Mitarb. [1979]), aus Westindien und aus Kuba (*Frenette* u. Mitarb. 1988), ebenso aus den USA liegen Berichte über *Ciguatoxinvergiftungen* vor (*Morris* u. Mitarb. [1982]: 3,6 Fälle auf 1000 Einwohner pro Jahr in St. Thomas, US, Virgin Island; in Gesamt-USA waren es 1982 etwas mehr als 30 Fälle). Auch dieses Gift scheint von Blaualgen zu stammen und von Fischen gespeichert zu werden.

Ciguatoxin ist thermostabil, es wirkt als Cholinesteraseblocker, wobei Erbrechen und Durchfälle, Lippenödeme, Schweißausbrüche, Schüttelfrost und Hautsensationen auftreten. Auffallend ist die Umkehrung der Heiß-Kalt-Empfindung.
Vergiftungen nach Fischverzehr werden wahrscheinlich am häufigsten durch *biogene Amine* (z. B. Kadaverin, Putreszin, Histamin, Serotonin) verursacht, die sich im Fischfleisch durch bakterielle Dekarboxylierung von Aminosäuren bei Anwesenheit von Proteus morganii u. a. anreichern.

Fischarten wie Makrelen und Thunfisch enthalten relativ viel Histidin, so daß reichlich Histamin entsteht, das man als Indikatorsubstanz benutzen kann. Offenbar sind aber auch andere Amine wirksam; das Krankheitsbild wird durch Monoaminooxidasehemmer verstärkt. Mit solchen *Skombroidvergiftungen* ist etwa ab 1 000 mg Histamin/kg Lebensmittel zu rechnen. Die Symptome (Hitzegefühl, Hautrötungen, Kopfschmerzen, teilweise enterale Symptomatik) beginnen innerhalb weniger Minuten bis zu einigen Stunden nach der Mahlzeit. *Yamani* u. Mitarb. (1981) erwähnen, daß in Berlin in der letzten Zeit häufiger Skombroidvergiftungen nach Verzehr von Thunfischsalat und -pizza beobachtet worden sind. Eine Übersicht zu der Bildung und dem Vorkommen, der Analytik und der toxikologischen Bewertung findet sich bei *Pfannhauser* u. *Pechanek* (1984). Bezüglich weiterer Fischvergiftungen, wie z. B. Kugelfischvergiftung, Barbencholera u. a., muß auf die Spezialliteratur verwiesen werden.
Eine gute Information zur Feststellung der Ausbrüche von Lebensmittelvergiftungen ermöglichen die entsprechenden Richtlinien des Bundesgesundheitsamtes im Bundesgesundheitsblatt 25 (1982) 290–293.

Chemische Schadstoffe (Rückstände)

Bei der Erzeugung von Lebensmitteln ist der Einsatz nicht nur von technischen Einrichtungen, sondern auch von chemischen Substanzen unvermeidbar. Hierzu gehören in erster Linie Pflanzenbehandlungsmittel, Düngemittel, Tierarzneimittel und Futterzusatzstoffe.
Grundsätzlich sollten die Substanzen nur kontrolliert eingesetzt werden und im Fertigprodukt nicht nachweisbar sein. Sofern es sich um schwer abbaubare oder langsam auszuscheidende und somit persistierende Verbindungen in den Lebensmitteln handelt, bezeichnet man diese als Rückstände (bes. Pflanzenbehandlungsmittel in Getreide, Obst und Gemüse; Tierarzneimittel in Fleisch, Milch oder Eiern und den daraus hergestellten Produkten).

Grundlagen der Beurteilung

Die toxikologische Bewertung solcher Rückstände stützt sich auf die Ergebnisse von Tierversuchen. Dabei ist zu beachten, daß Meßdaten aus dem

mittleren oder höheren Konzentrationsbereich nicht in den Spurenbereich extrapoliert werden dürfen. Es liegen Erkenntnisse vor, wonach in den niedrigen Bereichen auch bei lebenslanger Aufnahme keine Schäden nachzuweisen sind.
Die obere Grenze eines solchen Dosisbereiches in mg/kg KG der Versuchstiere wird als *„no effect level"* (NEL) bezeichnet. Für den Fall, daß auch Kinder, ältere und kranke Personen geschützt werden müssen und die Risiken bei der Übertragung der Resultate von Tierversuchen auf den Menschen zu berücksichtigen sind, wird ein *Sicherheitsfaktor* (SF) – meist 1/100 – eingeführt. Es resultiert die toxikologisch *„annehmbare Dosis"* (AD) für Stoffe mit im Tierversuch nachgewiesener Dosis-Wirkung-Beziehung.
AD = NEL×0,01 mg/kg.
Sofern ergänzende und hinreichende Beobachtungen am Menschen zur Verfügung stehen, ist die Festlegung des Sicherheitsfaktors auf 1/10 üblich.
Weitere Begriffe sind ADI (*acceptable daily intake*) und AWI (*acceptable weekly intake*) bei denen es sich um Umrechnungen auf eine begrenzte Zeit handelt.
Aus den AD-Werten lassen sich unter Beachtung der Verzehrsgewohnheiten die *„duldbaren Konzentrationen"* (DK) der zu beurteilenden Schadstoffe für einzelne Lebensmittel ermitteln, die einzuhalten sind, um Überschreitungen der AD-Werte zu vermeiden.

$$DK = \frac{NEL \times FV}{SF} \times \frac{KG}{VM \times ZSF}$$

DK = toxikologisch duldbare Konzentration für einzelne Lebensmittel (mg/kg);
NEL = „no effect level" (mg/kg Futter);
FV = Futterverzehr der Versuchstiere pro Tag (kg Futter/kg Lebendgewicht);
SF = Sicherheitsfaktor (10–2000), (meist 100);
KG = Körpergewicht eines Erwachsenen (50–80 kg);
VM = täglich verzehrte Menge des Lebensmittels, für das die DK ermittelt werden soll (kg);
ZSF = zusätzlicher Sicherheitsfaktor für besonders empfindliche Konsumenten (z. B. Kinder, Kranke): 2,5.

Rückstände in Fleisch- und Fleischerzeugnissen

Fleisch und seine Erzeugnisse erfordern – wegen des Einsatzes verschiedener Substanzen bei der Produktion bzw. Verarbeitung – besondere Beachtung. Zur Verwendung kommen vor allem antimikrobiell wirksame Stoffe (Antibiotika, Sulfonamide), Anabolika mit Sexualhormonwirkung, Psychopharmaka, β-Blocker und Antiparasitika.
Nicht weniger wichtig sind Kontaminationen des Futters, der Atemluft und des Tränkwassers, wobei das Futter eindeutig im Vordergrund steht. Es kann bereits aus geogenen Quellen verunreinigt sein, andererseits anthropogene Wirkstoffe (Herbizide, Fungizide, Insektizide, Rodentizide u. a.) enthalten. Schließlich können Verunreinigungen durch die Be- und Verarbeitung zustande kommen (Nitrat, Nitrit, Nitrosamine, polyzyklische Aromaten, bestimmte Schwermetalle).

Bei *Tierarzneimitteln* sind Rückstände dann unvermeidbar, wenn die Zeit zwischen ihrer Anwendung und der Schlachtung der Tiere zu kurz ist. Grundsätzlich wird eine Wartezeit bis zur Schlachtung von 5 Tagen vorgeschrieben, für definierte Präparate gelten besondere Vorschriften. Das Problem stellt sich besonders bei der Herdenbehandlung in der Massentierhaltung, sofern die geltenden Gesetze und Verordnungen (s. unten) nicht beachtet werden und die Kontrollen ungenügend sind.

Antibiotika werden nicht nur zur Therapie in Form von Fütterungsarzneimitteln eingesetzt, sondern teilweise auch als Masthilfsmittel (Futterzusatzstoffe) benutzt. Zu ihrem Nachweis dient ein Hemmstofftest mit Bacillus subtilis, womit sich allerdings Chloramphenicol und Sulfonamide nur in hohen Konzentrationen erfassen lassen, d. h. die Kontrollen sind zwangsläufig lückenhaft.
Erlaubt sind für nutritive Zwecke nur noch Zinkbacitracin und Flavophospholipol, die praktisch nicht resorbiert werden.

Hormone und Stoffe mit anaboler Wirkung sollen die Mastleistung, die Fleischbeschaffenheit sowie den Fleisch- und Fettansatz am Tierkörper verbessern. In der Tat besitzt Diethylstilboestrol (DES) eine gute anabole Wirkung, doch verbietet sich seine generelle Anwendung wegen der eindeutig kanzerogenen Eigenschaften.

Die Rechtsvorschriften bestimmen deshalb, daß östrogenwirksame Substanzen bei Jungrindern nur eingesetzt werden dürfen, wenn ihre orale Wirksamkeit die des DES nicht mindestens um den Faktor 5 im Mäuseuterustest unterschreitet. Zugelassene Präparate dürfen als Arzneimittel zur Therapie selbstverständlich verwendet werden. Bedauerlicherweise lassen sich die Mittel auch auf dem „grauen Markt" beschaffen. Die Einführung leistungsfähiger Nachweismethoden für DES in Urin, Kot und Muskulatur bewirkte zwar einen erheblichen Rückgang der positiven DES-Befunde (1979/80 40% der untersuchten Kälber positiv, 1983 <1%), gleichwohl sind 1980 unerlaubte Mengen bei verschiedenen Kalbfleischpräparationen für die Babykost ermittelt worden und 1988 gingen in der Bundesrepublik die Meldungen über einen „Hormonskandal" in Kälbermastbetrieben durch die Presse. Der Anreiz für eine mißbräuchliche Verwendung von östrogenwirksamen Verbindungen mit und ohne Steroidcharakter in der Schlachttiermast besteht also nach wie vor.
Als Masthilfsmittel könnten ferner *Thyreostatika* eingesetzt werden, doch ist ihre Verabfolgung zu diesem Zweck in der Bundesrepublik Deutschland verboten. Sie erzeugen einen erhöhten Wassergehalt der Muskulatur, d. h. deren Qualität würde verschlechtert. Es liegen keine Befunde vor, die auf einen häufigen Einsatz dieser Stoffe schließen lassen.

Psychopharmaka (Tranquilizer, Neuroleptika) werden bei der Haltung und dem Transport der Tiere (bes. Jungbullen, Schweine) zur Schlachtung eingesetzt. Ziel ist eine Verbesserung der Mastleistung, das Ruhigstellen der Tiere bei der Mast und eine Verminderung der Streßanfälligkeit. Die am häufigsten eingesetzten Mittel sind Phenothiazin- und Butyrophenonderivate sowie Benzodiazepine.

Da noch keine Routinemethoden zur Rückstandsanalytik existieren, ist damit zu rechnen, daß die Schweine bei der Schlachtung noch nicht abgebaute Arzneimittel im Organismus haben.

Als eine weitere Gruppe von Mitteln mit sedierender Wirkung sind *Magnesiumverbindungen* zu nennen, doch bestehen keine Unterlagen über das Ausmaß des Einsatzes. Zum Zwecke der Vermeidung von Streßsituationen beim Transport gelangen schließlich β-Rezeptoren-Blocker zum Einsatz. Außerdem sollen diese Mittel die Fleischqualität verbessern. Das Auftreten von Fleisch mit PSE-Eigenschaften (pale, soft and exudative meat) würde verringert. Ein routinemäßig brauchbares Nachweisverfahren fehlt auch hier.
Parasitizide haben die Aufgabe, Ekto- und Endoparasiten (Nematoden, Fasciola) in Nutzviehbeständen zu bekämpfen. Etwa 300 derartige Präparate stehen zur Verfügung, wovon ca. 80% auf die Mittel gegen Endoparasiten entfallen. Diese werden in der Regel mit dem Tränkwasser oder dem Futter verabfolgt, während Ektoparasiten im Aufgußverfahren behandelt werden. Die Wahrscheinlichkeit für die Entstehung von Rückständen im Fleisch ist äußerst gering, gleichwohl schreibt der FAO/WHO Codex alimentarius HöchstmengenWerte vor (Tab. 7).

Von den *Pflanzenbehandlungsmitteln* (Insektizide, Fungizide, Herbizide) finden sich schwer abbaubare Chlorkohlenwasserstoffe trotz des weitreichenden Verzichtes auf diese Gruppe bei der Schädlingsbekämpfung noch immer im Fleisch. Es sind daher Höchstmengen in Futtermitteln und in Lebensmitteln tierischer Herkunft festgesetzt worden. Organophosphorverbindungen und Karbamate werden im Tierstoffwechsel dagegen schnell abgebaut oder innerhalb von 1–2 Tagen ausgeschieden.
Herbizide machen in dieser Gruppe etwa 60% aus, sie werden bei 20% der Mais- und Rübenkulturen sowie bei 70–80% des Getreideanbaues eingesetzt. Rückstandsprobleme im Fleisch entstehen nur in sehr geringem Ausmaß, da zwischen der Anwendung auf den Feldern und der Ernte eine ausreichende Zeit verstreicht.
Mit *polychloriertem Biphenylen* (PCB) (s. auch Abschnitt „Schadstoffe im Trinkwasser", S. 208 ff) werden Lebensmittel über Lacke, Farben und sonstige Anstriche kontaminiert, außerdem besteht noch ein Risiko bei importierten Futtermitteln (Fischmehl). Es gibt bislang keine Höchstmengenverordnung. Aus der Mitt. X der DFG-Kommission zur Prüfung von Rückständen in Lebensmitteln sind die in Tab. 8 angeführten Konzentrationen auszugsweise angegeben.
Die Produktions- und Anwendungsbeschränkungen lassen erwarten, daß sich in der Zwischenzeit die Belastungen tierischer Lebensmittel zumindest nicht erhöht haben.

Auch aus *Kunststoffen* können chlorierte Kohlenwasserstoffe in Lebensmittel übertreten. Vor allem Weichmacher werden durch Fette und Alkohole herausgelöst. Die Verwendung solcher Weichmacher ist deshalb für Lebensmittel nicht mehr erlaubt. Kunst-

Tabelle **7** Höchstmengen in mg/kg im tierischen Lebensmittel.

Coumaphos	1*	Geflügel-, Rindfleisch
(Richtwerte)	0,5*	Milcherzeugnisse, Schaf-, Schweine-, Ziegenfleisch
	0,05	Eier
Diazinon	0,7*	Rind-, Schaf-, Schweinefleisch
	0,5*	Milcherzeugnisse
Mercaptophos	0,1*	Milcherzeugnisse
(vorl. Werte)	2*	Fleisch
Lindan	2*	Rind-, Schaf-, Schweinefleisch
	0,7*	Geflügelfleisch
	0,2*	Milcherzeugnisse
	0,1	Eier
Trichlorfon	0,1	Rind-, Schaf-, Schweinefleisch
	0,05	Vollmilch

* Werte beziehen sich auf den Fettgehalt

Tabelle **8** Gesamt-PCB-Gehalte in vom Tier stammenden Lebensmitteln (mg/kg Fettanteil) (ZEBS-Daten 1985).

Art der Probe	Anzahl der Proben*	Medianwert	Mittelwert
Rindfleisch	68/ 46	0,01	0,067
Rinderfett	167/122	0,01	0,064
Schweinefleisch	61/ 45	0,01	0,069
Schweinefett	30/ 29	0,01	0,065
Wurstwaren	112/ 87	0,01	0,062
Haarwild	104/ 78	0,01	1,202
Hühnereier	59/ 46	0,01	0,009
Milch**	112/ –	–	0,140
Butter**	847/ –	–	0,110
Käse**	623/ –	–	0,050

* Gesamtprobenzahl/Proben < 0,02 mg/kg
** nur positive Proben

stoffe dürfen auch keine Reste von Akrylnitril oder Isozyanaten aufweisen. Verpackungs- und Bedarfsgegenstände aus PVC müssen weniger als 1 mg Vinylchlorid (VC) pro kg enthalten. Damit kann der behördliche Grenzwert von 0,05 mg/kg VC Lebensmittel ohne Schwierigkeiten eingehalten werden. (Zum Problem der Migration s. auch *Shepherd* [1982].)

Die Imprägnierung von Einwickelpapier für Zitrusfrüchte mit *Biphenyl* als Fungistatikum wurde eine Zeitlang als harmlos angesehen. Für den Verbraucher dürfte diese Beurteilung auch weiterhin Gültigkeit haben, doch weisen Vergiftungsfälle bei Arbeitern einer finnischen Fabrik, die biphenylhaltiges Papier produzierte, darauf hin, daß eine Inhalationstoxizität besteht (zentrale und periphere Schäden des Nervensystems, Leberstörung).

Nitrat, Nitrit, Nitrosamine: Das Pökeln von Fleisch und Fleischerzeugnissen mit Nitrat wird bereits seit Jahrhunderten, mit Nitrit seit Zulassung des Nitritpökelsalzes (1934) vorgenommen. Heute werden über 90% aller Fleischerzeugnisse entsprechend behandelt. Die Erkenntnisse über Nitrit als Präkursor für Nitrosamine gaben Veranlassung für den Erlaß der „Verordnung über die Zulassung von Nitrat und Nitrit in Lebensmitteln" (max. Zusatz von 0,5% $NaNO_2$ zum Pökelsalz). Auf der anderen Seite ist ein Nitritzusatz wegen der Aromatisierung und vor allem wegen der Botulismusprophylaxe wünschenswert. Allerdings darf Nitritpökelsalz und KNO_3 nur bei Erzeugnissen verwendet werden, bei denen ein solcher Zusatz nach allgemeiner Verkehrsauffassung üblich oder technologisch unerläßlich ist.
Die Nitrosaminproblematik wird auf S. 386 ff erörtert. Die höchsten Konzentrationen von Dimethylnitrosamin wurden in Rohschinken nachgewiesen (< 5 µg/kg), am wenigsten waren Kochwürste belastet (< 0,2 µg/kg). Ende der 70er Jahre betrug die durchschnittliche tägliche Aufnahme durch Lebensmittel bei der männlichen Bevölkerung 1,1 µg/Person, wovon 10% auf Fleischerzeugnisse entfielen. Nach Mitteilung des Krebsforschungszentrums Heidelberg lag 1988 die Aufnahme bei der Hälfte von 1980.

Polyzyklische Aromaten: In der Bundesrepublik werden etwa 40% der Fleischerzeugnisse geräuchert, davon 20% in Form von Schwarzgeräuchertem. Bei diesem Konservierungsverfahren entstehen wie bei allen Verbrennungen polyzyklische, aromatische Kohlenwasserstoffe.
Da eine Reihe der Verbindungen im Tierversuch stark krebserzeugend wirkt (s. S. 380), hat der Gesetzgeber ihre Konzentration in geräucherten oder raucharomatisierten Fleischerzeugnissen begrenzt: *Benzo(a)pyren darf 1* µg/kg nicht überschreiten.
Bei verschiedenen Spezialitäten wird diese Grenze aber erheblich überschritten, die Häufigkeit schätzt man auf 2%. Ob die orale Zufuhr von Benzo(a)pyren beim Menschen die Krebsrate beeinflußt, dürfte sehr fraglich sein, ausserdem beträgt der Anteil an der gesamten durchschnittlichen, jährlichen Zufuhr mit geräuchertem Fleisch und Fisch einschließlich Pflanzenfetten und -ölen nicht mehr als 20%. Gleichwohl ist eine Reduktion der Schadstoffe wünschenswert. Sie kann u. a. durch Rauchtemperaturen von 400–700 °C erreicht werden, denn der Benzo(a)pyrengehalt des Rauches beträgt bei 400 °C nur 25% der Konzentration eines Rauches mit 1 000 °C.
Künstliche Wursthüllen sind undurchlässig für Rauch. Zur Raucharomatisierung wird vorwiegend geräuchertes Kochsalz eingesetzt, mit dem der Grenzwert von 1 µg/kg ohne Probleme einzuhalten ist.
Rückstände von *Reinigungs- und Desinfektionsmitteln* sind schwer zu vermeiden. Zwar lassen sich nichtoberflächenaktive Substanzen mit Trinkwasser nahezu vollständig entfernen, doch verbleiben bei grenzflächenaktiven Verbindungen Rückstände im Bereich von 6 mg/m^2.

Tabelle **9** Häufigste Werte (Perzentile zwischen 75 und mehr als 90) und Richtwerte für Pb, Cd, Hg und As (in mg/kg Frischgewicht) in Muskulatur, Leber und Niere von Rindern, Kälbern, Schafen und Schweinen.

	Blei		Kadmium		Quecksilber		Arsen
	Häufigste Werte	Richtwerte	Häufigste Werte	Richtwerte	Häufigste Werte	Richtwerte	Häufigste Werte
Muskulatur	< 0,05	–	< 0,005	–	< 0,005	–	< 0,005
Rind/Kalb	–	0,30	–	0,10	–	0,02	–
Schwein	–	0,30	–	0,10	–	0,05	–
Leber							
Rinder	< 0,50	0,80	< 0,40	0,50	< 0,05	0,10	< 0,05
Kälber	< 0,50	0,80	< 0,20	0,50	< 0,05	0,10	< 0,05
Schafe	< 0,10	–	< 0,10	–	< 0,05	–	< 0,02
Schweine	< 0,30	0,80	< 0,30	0,80	< 0,10	0,10	< 0,10
Niere							
Rinder	< 0,50	–	< 0,50	–	< 0,05	–	< 0,05
Kälber	< 0,50	–	< 0,40	–	< 0,05	–	< 0,05
Schafe	< 0,80	–	< 0,50	–	< 0,10	–	< 0,05
Schweine	< 0,40	–	< 0,50	–	< 0,10	–	< 0,05

Fleisch und Fett nehmen von solchen Flächen 70–90% der adsorptiv gebundenen Mengen – freilich über die Arbeitszeit nicht gleichbleibend – auf. Die gemessenen Konzentrationen verringerten sich bei der laufenden Fleischverarbeitung von anfangs 600 µg/kg auf 4 µg/kg Frischgewicht. *Es steht deshalb außer Frage, daß in der Lebensmittelhygiene ausschließlich weitestgehend untoxische Wirkstoffe zur Anwendung kommen dürfen.*
Die Analysendaten über *Schwermetalle* zeigten, daß bei Fleisch und Fleischprodukten Arsen, Blei, Kadmium und Quecksilber von Bedeutung sind. Von den belasteten Organen steht die Niere an der Spitze, gefolgt von der Leber und der Muskulatur. Lediglich bei kurzfristiger Aufnahme von Arsen, Blei und Quecksilber ist die Leber stärker belastet; Kadmium findet sich stets maximal in den Nieren. Die Tab. 9 informiert über die Perzentile zwischen 75 und mehr als 90 bei den Untersuchungsergebnissen. Ein Joint-Expert-Committee der WHO/FAO hat für Erwachsene Richtwerte veröffentlicht, die als vorläufig duldbare Höchstmengen pro Woche 3,0 mg Blei, 0,3 mg Quecksilber (bzw. 0,2 mg Methylquecksilber) und 0,5 mg Kadmium vorsehen. Die Zufuhr errechnet sich aus dem Pro-Kopf-Verbrauch eines Lebensmittels in kg innerhalb einer Woche und dem durchschnittlichen Schwermetallgehalt des betreffenden Lebensmittels in mg/kg. Die folgende Tab. **10** gibt eine entsprechende Information.

Die höchsten prozentualen Anteile an der Gesamtzufuhr haben bezüglich Blei nicht etwa das Fleisch, sondern das Obst (28%) und die Alkoholika (20%). *Sherlock* u. Mit-

Tabelle **10** Schwermetallgehalt in Lebensmitteln in µg/kg Feuchtgewicht (auszugsweise nach ZEBS 1984).

Lebensmittel	Blei Mittelwert	Kadmium Mittelwert	Quecksilber Mittelwert	Arsen Mittelwert
Milch	6	3	7	49
Eier	109	12	3	7
Rindfleisch	45	10	2	44
Schweinefleisch	37	10	5	3
Rinderleber	458	123	21	65
Fischkonserven	532	39	206	537
Blattgemüse	294	71	19	43
Wurzelgemüse	71	245	9	32
Kernobst	80	12	8	21
Weizen	35	56	26	0
Roggen	73	14	0	0
Kartoffeln	78	47	6	70
Wein	106	5	1	0
Bier	40	3	2	0
Rechnerische Aufnahme pro Woche in mg				
Mann (70 kg)	1,53	0,37	0,18	1,24
Frau (58 kg)	1,07	0,29	0,13	0,79
Toleranzgrenze in mg pro Woche	3,00	0,4–0,50	0,30	0,025–0,05

arb. (1986) stellten z. B. fest, daß ca. 90% von Dosen- und Flaschenbier ≤ 0,1 mg Pb/l enthielten (Grenzwert Mineralwasser 0,05 mg/l).
Wein war im Durchschnitt mit weniger als 0,25 mg/l belastet. Beide Getränke können gegebenenfalls einen deutlichen Beitrag zum Blutbleispiegel liefern. Mit Kadmium sind die Alkoholika (20%) und Gemüse sowie Kartoffeln (je 11%), mit Quecksilber Alkoholika (22%) und Fische (9%) kontaminiert. Diese Daten lieferten u. a. die Grundlage für verschiedene Höchstwertverordnungen, z. B. Quecksilber-VO für Fische vom 6. 2. 1975 (BGBl. I, S. 485), welche bei Thunfisch, Schwertfisch, Heilbutt, Haifisch, Makrele, Hecht, Aal, Lachs, Stör und Zander 1 mg Gesamtquecksilber pro kg Frischgewicht festlegt. Bei sonstigen Fischen, Krusten-, Schalen- und Weichtieren liegt die Grenze bei 0,7 mg.

Da die Blei- und Kadmiumgehalte in Nieren und Lebern von Schlachttieren von der Zusammensetzung und Zubereitung des Futters abhängen, wurden Höchstwerte für Tierfutter (Tab. **11**) festgelegt.

Die Schwermetallkonzentrationen in Muskulatur und Organen von Schlachttieren können außerdem bei der Be- und Verarbeitung beeinflußt werden (durch Behälter, Maschinen, Zusatzstoffe, Verpackungsmittel), allerdings sind heute die Quellen in der Regel unter Kontrolle. Zum Beispiel wurden bleigelötete Dosen weitgehend durch geschweißte Blechbehälter bzw. Kunststoffdosen ersetzt oder zumindest oberflächenbeschichtet.

Tabelle **11** Zulässige Höchstwerte an Arsen, Blei, Kadmium und Quecksilber in Futter (Alleinfutter von Nutztieren).

Tierart	Arsen** mg/kg Futter	Blei* mg/kg TS	Kadmium*** mg/kg TS	Quecksilber** mg/kg Futter
Rind	2	40	1,0	0,1
Jungbulle	2	30	1,0	0,1
Kalb	2	20	–	0,1
Schaf	2	–	–	0,1
Schwein	2	5,0	0,5	0,1

* Futtermittelverordnung vom 8. 4. 1981; Bezug auf Futtermittel mit 12% Restfeuchte bzw. 88% Trockensubstanz (TS)

** Richtlinie des Rates über die Festlegung von Höchstgehalten an unerwünschten Stoffen und Erzeugnissen in Futtermitteln

*** Empfehlungen der Arbeitsgruppe „Carry-over" im Bundesministerium für Ernährung, Landwirtschaft und Forsten, Bonn 1981

Grundsätzlich findet sich im Fleisch eine natürliche *Radioaktivität* im Bereich von 118–207 Bq/kg, die in der Hauptsache von Kalium (K), Rubidium (Rb) und ^{14}C stammt (1 Becquerel [Bq] = 27 pCi; 1 pCi = 0,037 Bq). ^{40}K ist an der natürlichen Radioaktivität in Fleisch mit etwa 66% beteiligt, das restliche Drittel wird vorwiegend von ^{87}Rb und ^{14}C gestellt. Bei Zusammentreffen der die ^{137}Cs-(Cäsium-)Akkumulation begünstigenden Faktoren, wie hohe Bildungshäufigkeit, hohe Niederschlagsmengen, Blattresorption bei Pflanzen, kann die Cs-Aktivität die natürliche Radioaktivität in der Muskulatur um ein Vielfaches übertreffen.

Während der Belastungsphase in den Jahren 1962/63 betrug die künstliche Radioaktivität in den Lebensmitteln nicht mehr als 30% der natürlichen. Da die Zufuhr an Radionukliden bei den Tieren fast ausschließlich über das Futter erfolgt, setzt eine für den Verbraucher meßbare Belastung eine ausreichende Resorption, Verweildauer und gewebsspezifische Akkumulation voraus. Die Bedingungen sind praktisch nur bei ^{137}Cs und ^{3}H gegeben. 1962/63 erreichten die Aktivitäten in der Muskulatur von Rindern im Mittel 36 Bq ^{137}Cs/kg Frischgewicht, vereinzelt sogar 215 Bq/kg. Nach 1964 kam es zu einem Rückgang, der 1978 durch die chinesischen Kernwaffenversuche vorübergehend unterbrochen worden ist. Anfang der 80er Jahre waren nur noch ca. 2% der Werte von 1962/63 zu messen. Wildfleisch war allerdings von dem Rückgang weitgehend ausgenommen.

Das Reaktorunglück in Harrisburg am 28.3.1979 hatte noch keine schwerwiegenden Folgen nach sich gezogen, anders dagegen Tschernobyl (26.–27.4.1986). Dort wurden vor allem ^{131}Jod (Halbwertszeit 8 Tage) und ^{137}Cs (Halbwertszeit 30 Jahre) sowie (weniger) ^{90}Sr (Strontium, Halbwertszeit 28 Jahre) freigesetzt. Im Fleisch von Weidetieren und Wild wurden bis zu 1 000 Bq/kg, in der Milch bis 300 Bq/l und in Blattgemüse bis zu 300 Bq/kg nachgewiesen.

Tabelle **12** Effektive Dosen aus Lebensmitteln.

Herkunft der Kontamination	Effektive Dosis (mSv*/a)	
Über natürlich radioaktive Stoffe	0,30	
davon Tritium/^{14}C		0,02
Kalium (^{40}K)		0,18
Radionuklide der Uran-, Radium- und Thoriumzerfallsreihe		0,10
Über Kernwaffenfallout (1964)	0,06	
Über Fallout als Folge des Tschernobylunfalles		
Bayern (1986); Hessen (1986)	0,16/0,04	
Bayern (1987); Hessen (1987)	0,10/0,04	

* 1 mSv = 100 mrem (Sv – Sievert ist die Äquivalentdosiseinheit)

Beispiele für die Meßergebnisse in Rheinland-Pfalz: 19.–25.6.1986 ^{137}Cs in Rehfleisch: 200–250 Bq/kg, am 18.7.1986: 50 Bq/kg; in Rindfleisch am 19.6.1986: 10–50 Bq/kg, am 15.7.1986: 7 Bq/kg.

Die Belastungen über Fleisch von Schlachttieren bestanden für etwa 3 Monate, diejenige von Wildtieren deutlich länger. Unter Annahme eines Verbrauches von 10 kg Fleisch, 30 kg Milch bzw. Milchprodukten sowie 5 kg Blattgemüse konnten theoretisch 25 000 Bq ^{137}Cs bei den betroffenen Personen zusammenkommen. Von erwachsenen Menschen werden 10% des aufgenommenen ^{137}Cs mit einer Halbwertszeit von 2 Tagen, die restlichen 90% mit einer von 100 Tagen abgegeben. Es errechnet sich eine Ganzkörperdosis von 60–65 mrem (roentgen equivalent man). (Der einmalige Verzehr von 100 g Nahrungsmittel mit einer Kontamination von 100 Bq ^{137}Cs/kg führt zu einer effektiven Dosis von 0,014 mrem, bei 100 Bq ^{131}J ergibt sich eine Schilddrüsendosis von 0,4 mrem.) *Wolf* (1986, 1987) betrachtet eine Speicherung von 25 000 Bq bei Einwohnern der Bundesrepublik Deutschland für unrealistisch, er gibt daher für die Ganzkörperdosis nur 3 mrem und eine Strahlenexposition des roten Knochenmarks von ca. 6,5 mrem an. Unter gleicher Abschätzung kommen ca. 1 mrem für ^{89}Sr (Halbwertszeit 51 Tage) und ^{90}Sr hinzu. Zur Gesamtbelastung rechnet auch diejenige über die Atemluft – sie bestand nur vom 1.–12.5.1986 – mit maximal 0,4 mrem und die Strahlenbelastung durch am Boden abgelagerte Radionuklide mit maximal 2,6 mrem.

Im Ernährungsbericht 1988 wurde ein Vergleich der Ingestionsdosen aus verschiedenen Quellen vorgenommen (Tab. **12**), der ausweist, daß die durch den Reaktorunfall bedingte Ingestionsdosis für das Jahr 1986 in weniger kontaminierten Gebieten unter 20%, in stärker kontaminierten etwa 50% der Ingestionsdosis als Folge der Zufuhr natürlich radioaktiver Stoffe betrug.

Zur Abschätzung des Risikos sei noch erwähnt, daß bei kurzzeitiger Ganzkörperbestrahlung mit durchdringungsfähiger Gammastrahlung bis 25 000 mrem im allgemeinen keine klinisch manifesten Schäden entstehen, immerhin erwarten *Holmberg* u. Mitarb. (1988) in Schweden 100–200 zusätzliche Krebstodesfälle. Die als Folge des Tschernobylunglückes maximal mögliche Ganzkörperbelastung errechnet sich andererseits mit nur 70 mrem, die maximale Schilddrüsenbelastung mit 300 mrem. Die Wiederholung eines derartigen Vorganges ist selbstverständlich mit allen Mitteln auszuschließen, seine hemmungslose Ausnutzung zur Durchsetzung von politischen Zielen war aber für jeden korrekten Wissenschaftler ein geradezu widerwärtiges Schauspiel.

Zusammenfassend läßt sich zu den Rückständen in tierischen Lebensmitteln sagen, daß als gesundheitlich problematisch anzusehen sind:
- Schwermetalle und Chlorkohlenwasserstoffe,
- kanzerogene Substanzen (Aflatoxine, Nitrosamine, polyzyklische Aromaten [PAH]) und
- Chemotherapeutika.

Die übrigen Stoffe beanspruchen weniger die Aufmerksamkeit des Hygienikers als mehr die des Staatsanwaltes.
Einige Schadstoffe (z. B. Tierarzneimittel, Futterzusatzstoffe) ließen sich bei korrekter Anwendung und Einhaltung der Wartezeiten weitgehend vermeiden, doch zeigt die Praxis, daß Zuwiderhandlungen nicht gerade zu den Ausnahmen gehören.
Die Schwermetalle unterschreiten die „annehmbaren Dosen" an Blei, Kadmium und Quecksilber. Da jedoch die Differenzen zwischen diesen Dosen und den tatsächlich aufgenommenen gering sind, sollte deren Senkung angestrebt werden.
Die mittleren Belastungen mit Chlorkohlenwasserstoffen unterschreiten die AD- bzw. ADI-Werte deutlich, so daß Schadwirkungen nicht anzunehmen sind. Theoretisch könnte allenfalls ein Risiko von Milchfett ausgehen.
Kanzerogene Substanzen gehören im Prinzip nicht in Lebensmittel, ihre Anwesenheit läßt sich aber nicht in allen Fällen vermeiden (s. Abschnitt „Exogene Krebsnoxen", S. 373).

(Die Daten stammen überwiegend aus der Mitt. X „Rückstände in Lebensmitteln tierischer Herkunft" der DFG-Kommission zur Prüfung von Rückständen in Lebensmitteln, 1983.)

Rückstände in Milch und Milchprodukten

Milch und Milchprodukte können vom Tier her (sekretorisch) kontaminiert sein oder bei der Gewinnung und Verarbeitung verunreinigt werden (postsekretorisch); dabei sind Anreicherungs- und Filterprozesse (Rückhalte-

Tabelle **13** Schwermetalle in Milch und Milcherzeugnissen in mg/kg Feuchtgewicht, häufigste Werte, in Klammer: Bereiche.

Element Substrat	Blei	Kadmium	Quecksilber	Arsen
Trinkmilch	0,02	0,0015	0,005	0,004
	(0,001–0,09)	(0,0005–0,07)	(0,0–0,025)	(0,0–0,018)
Kondensmilch*	0,18	0,018	–	–
	(0,001–2,8)	(0,001–0,086)	–	–
Butter*	0,121	0,025	–	0,009
	(0,01–0,45)	(0,0004–0,12)	(0,002–0,23)	(0,0–0,04)
Käse*	0,080	0,046	–	0,003
	(0,001–0,61)	(0,006–0,164)	(0,009–0,03)	(0,0–0,015)

* Die vergleichsweise hohen Mittelwerte in Milchprodukten sind nicht allein auf eine sekretorische Kontamination zurückzuführen, sondern werden weitgehend durch eine „Sekundärkontamination" verursacht

mechanismen) möglich. Von den *Chemotherapeutika* (β-Laktam-Antibiotika, Tetrazykline, Chloramphenicol, Sulfonamide u. a.) sind in den Anlieferungsmilchen die rückstandspositiven Proben von früher 3% auf 0–0,5% zurückgegangen. Sofern eine sachgerechte Anwendung erfolgt und die vorgeschriebenen Wartezeiten eingehalten werden, entstehen in der Milch keine derartigen Rückstände. Die Fasziolose wird heute mit hochwirksamen Heilmitteln behandelt. Die Rückstandsanalysen zeigten, daß in den Trinkmilchproben keines der Präparate nachzuweisen war. Auch die Anthelmintika werden nur in Spuren über die Milch ausgeschieden; Rückstände fanden sich nur stundenweise und in niedrigen Konzentrationen.

Beim Rind werden ferner routinemäßig *Ektoparasitizide* zur Bekämpfung von Milben, Läusen, Fliegen usw. eingesetzt. Insektizide auf Chlorkohlenwasserstoffbasis (Lindan = γ-HCH [Hexachlorzyklohexan]) dürfen am laktierenden Rind nicht angewendet werden. Die wichtigsten Ektoparasitizide gehören in die Gruppe der Phosphorsäureester. Die Wartezeiten liegen bei 0–5 Tagen.

Therapeutisch eingesetzte *Hormone* ergeben keine Rückstandsprobleme. Die Wartezeiten sind mit 0–1 Tag sehr kurz. Für den Einsatz der *Thyreostatika* besteht bei Milchvieh keine Indikation.

Von den *Pestiziden* stellte Hexachlorbenzol lediglich früher ein Rückstandsproblem dar, auch die übrigen Halogenkohlenwasserstoffe haben seit 1973 kontinuierlich abgenommen. Es verblieben nur noch Höchstmengenüberschreitungen in der Größenordnung von wenigen Prozent bei α- und β-HCH. Ursache ist der Einsatz von Lindan zur Ektoparasitenbekämpfung, bei der Euterpflege und die Aufnahme mit HCH-haltigen Futtermitteln. Das HCH wird auf noch nicht eindeutig geklärtem Wege in der Umwelt in die Isomeren

umgewandelt. Experimentell stiegen die Lindankonzentrationen in der Milch bereits 19 Stunden nach der Applikation am Tier.
Von den halogenierten Kohlenwasserstoffen sind noch die *PCB* zu erwähnen, deren Konzentrationen in der Milch als rückläufig angegeben werden. Offensichtlich wirken sich die Herstellungs- und Anwendungsbeschränkungen allmählich günstig aus.
Ähnlich unproblematisch ist die *Nitrat- und Nitritbelastung* der Milch. Für die Erzeugung von Schnittkäse wurde allerdings ein Nitratzusatz von 20 g/100 l Milch zugelassen. Nitrosamine waren in der Kuhmilch nicht nachweisbar, dagegen können sie bei der Käseherstellung entstehen (ca. 1 µg/kg).
Reinigungs- und Desinfektionsverfahren führen bei ordnungsgemäßer Durchführung nicht zu Rückständen in der Milch, lediglich Desinfektionsmaßnahmen am Tier (bes. Jodophore) können eine Belastung dieses Nahrungsmittels ergeben.
Über die *Schwermetallkonzentrationen* in Milch und ihren Erzeugnissen informiert die Tab. **13**, sie weist aus, daß im Regelfalle kein gesundheitliches Problem besteht.

Rückstände in der Frauenmilch

Der Nutzen des Stillens ist für die Entwicklung des Kindes höher einzuschätzen als das potentielle Risiko durch die in der Frauenmilch nachgewiesenen Rückstände. Eine Nutzen-Risiko-Analyse führte zu der Empfehlung einer 4monatigen Periode des ausschließlichen Stillens, in der Folge sollen steigende Mengen an Beikost gegeben werden. Als einzige Ergänzungen sind in den ersten Monaten 400 IE (= 10 µg) Vitamin D und 0,25 mg Fluorid täglich zu geben. Vom 5. Monat an nimmt der Nutzen des Stillens ab und das Risiko durch Rückstände zu. Es ist zu betonen, daß dieses Risiko nicht durch eine besonders rückstandsarme Ernährung während der Schwangerschaft und der Stillzeit verringert werden kann.
Allenfalls für Alkohol und Nikotin trifft das zu, keinesfalls jedoch für die persistenten *Organochlorverbindungen* und einige andere Schadstoffe (Tab. **14**).
Für länger als 4 Monate zu stillende Säuglinge hat die zuständige DFG-Kommission Richtwerte für die Frauenmilch erarbeitet, die einen Sicherheitsfaktor von 10 gewährleisten. Bezüglich PCB ist zu beachten, daß die Konzentrationen im Blut von gestillten Säuglingen bis etwa zum Ende des ersten Lebensjahres deutlich zunehmen und das 4fache derjenigen des mütterlichen Blutes erreichen können; bei Kindern, die mit industrieller Säuglingsnahrung gefüttert wurden, stieg die PCB-Menge dagegen nicht an (*Kodama* u. *Ota* 1980).
Wichtig ist noch die Feststellung, wonach die β-HCH-Gehalte in Norddeutschland deutlich höher als in West- und Süddeutschland liegen. Weitere Unterschiede ergaben sich bei der Stadt- und Landbevölkerung, wobei

Tabelle **14** „Richtwerte" für die Beurteilung des Risikos durch persistente Organochlorverbindungen in Frauenmilch für einen Säugling, der länger als vier Monate gestillt werden soll (Angaben in mg/kg Milchfett).

Rückstand	Tagesaufnahme Frauenmilch			
	850 ml	600 ml	400 ml	250 ml
Fett:	34,5 g	24,4 g	16,2 g	8,1 g
HCB*	1,2	1,6	2,4	4,9
α-HCH**	9,6	13,6	20,3	40,7
β-HCH	1,9	2,7	4,1	8,1
γ-HCH	19,1	27,1	40,7	81,3
HE***	1,0	1,4	2,0	4,1
Dieldrin	0,2	0,3	0,4	0,8
Gesamt-DDT	9,6	13,6	20,3	40,7
PCB****	1,9	2,7	4,1	8,1

* Hexachlorbenzol
** Hexachlorzyklohexan
*** Heptachlorepoxid
**** polychlorierte Biphenyle

letztere eine geringere Chlorkohlenwasserstoffbelastung aufwies. Noch größere Differenzen zeigten sich bei überregionalen Vergleichen. In Ländern des Ostblockes findet sich in Frauenmilch das 4fache an Chlorkohlenwasserstoffen wie in westlichen Industrieländern und in weniger entwikkelten Gebieten beträgt der Faktor 25–50.

In Deutschland sind die Belastungen für HCB und DDT, weniger für β-HCH, in den letzten 15 Jahren deutlich zurückgegangen. PCB hat zumindest nicht mehr zugenommen. Gleiches trifft für die Schweiz, Schweden, die USA und Kanada zu.

Beck u. Mitarb. (1987) untersuchten 30 Frauenmilchproben auf ihren Gehalt an *polychlorierten Dioxinen* (PCDD) und *-furanen* (PCDF). Sie erhielten für 2,3,7,8-TCDD (sog. Sevesogift) einen Mittelwert von 3,4 ng/l (1,6–6,9). Die Konzentrationen von weiteren 14 verwandten Stoffen bewegten sich (Mittelwerte) zwischen <1 und 530 ng/l. Die tägliche Aufnahme eines Säuglings (5 kg mit einer Stillmenge von 800 ml/d) an 2,3,7,8-TCDD wurde im Mittel auf 16 pg/kg KG/d und von den übrigen PCDD/PCDF auf 73 pg geschätzt.

Im Vergleich dazu fanden sich in der Kuhmilch um den Faktor 0,05 kleinere Mengen an PCDD. In tierischen Fetten (Butter, Schweinefett) ließen sich durchschnittlich 0,08 bzw. 0,03 ng/kg ermitteln, Ostseeheringe enthielten 4,7 ng/kg.

Für den Erwachsenen errechneten *Beck* u. Mitarb. (1987) ebenfalls 14,4 pg/kg KG/d. Im „Sachstandsbericht Dioxine" (Schmidt Verlag, Berlin 1985) wird eine tolerierbare Aufnahmemenge von 1–10 pg/kg KG/d vor-

Tabelle **15** Konzentrationsbereich einiger Schwermetalle in Frauenmilch (Angaben in mg/kg).

Arsen	0,00–0,05	Mangan	0,02–0,104
Blei	0,00–0,10	Molybdän	0,01–0,03
Kadmium	0,00–0,02	Nickel	0,01–0,10
Chrom	0,0003–0,00046	Quecksilber	0,005
Eisen	0,20–0,80	Selen	0,015–0,05
Kobalt	0,00–0,03	Thallium	0,035–0,09
Kupfer	0,20–0,70	Zink	1,60–7,20

Tabelle **16** Vergleich der „duldbaren Konzentrationen" mit den tatsächlich gemessenen Konzentrationen von Blei, Kadmium und Quecksilber in der Frauenmilch (mg/kg).

Schwermetall	Duldbare Konzentrationen	Tatsächliche Konzentrationen
Blei	0,04	0,03–0,05
Kadmium	0,007	0,005–0,01
Quecksilber	0,004	0,005

geschlagen, d. h., dieser Grenzwert wird sowohl bei der Ernährung von Säuglingen als auch von Erwachsenen deutlich überschritten. Es ist aber zu berücksichtigen, daß eine wissenschaftlich fundierte Risikobewertung wegen fehlender toxikologischer Daten derzeit nicht möglich ist.

Schwermetalle sind in der Frauenmilch regelmäßig nachzuweisen. Die Tab. **15** informiert über die durchschnittlichen Konzentrationen.
Einige der in Tab. **15** genannten Schwermetalle sind für den Säugling essentiell (Zink, Kupfer, Eisen). Blei, Kadmium und Quecksilber müssen dagegen auch in der Frauenmilch beachtet werden. Die tatsächlich vorhandenen Konzentrationen sind den „duldbaren Mengen" gegenüberzustellen (Tab. **16**).
Der Vergleich zeigt, daß die tatsächlichen Konzentrationen von den „duldbaren Konzentrationen" (DK) nicht wesentlich abweichen.
Frauenmilch und industriell gefertigte Säuglingsmilchnahrung sind also hinsichtlich Blei und Kadmium ähnlich belastet.
Von den *Mykotoxinen* interessiert besonders Aflatoxin B_1, das im Körper umgewandelt wird und zu 1–3% in der Milch als Aflatoxin M_1 erscheinen kann. In der Praxis wurde aber in der Bundesrepublik Deutschland keine derartige Kontamination ermittelt.
Nitrat, Nitrit sowie *polyzyklische Aromaten* spielen in der Frauenmilch keine Rolle, dagegen ist auf Arzneimittel zu achten. Aus der Tab. **17** können die bedingt und die nicht erlaubten Präparate ersehen werden.

Tabelle **17** Absolute und relative Kontraindikationen für einige Arzneimittel in der Stillzeit.

Nicht erlaubt	Bedingt erlaubt
Antikoagulantien	Acetylsalicylsäure
Azathioprin	Cephalosporine
Bestimmte Laxantien (z. B. Anthrachinon-Derivate)	Erythromycin
Carbamazepin	Ethambutol
Chinidin	Gentamycin
Chloramphenikol	Indometacin
Cyklophosphamid	Isoniazid
Ergotamin	Kortikosteroide
Goldsalze	Meprobamat
Imipramin	Naproxen
Jodide	Phenothiazin-Derivate
Lithiumsalze	Phenylbutazon
Nalidixinsäure	Phenytoin
Nylidrin	Propranolol
Primidon	Tetrazykline
Streptomycin	Theophyllin
Thyreostatika	
Trimethoprim	
Valproinsäure	

Die Empfehlung zur Begrenzung des Stillens auf 4 Monate blieb aber keinesfalls unwidersprochen. In verschiedenen Veröffentlichungen wird darauf hingewiesen, daß 6monatiges Stillen von Säuglingen aus belasteten Familien den Ausbruch von allergischen Erkrankungen nicht nur verzögern, sondern auch mehr oder weniger dauerhaft abzuschwächen vermag. Dies träfe zu für Kuhmilchprotein-Intoleranz, Pollinosen (z. B. Heuschnupfen), Asthma, wahrscheinlich aber nicht für das atopische Ekzem.

Rückstände in Fischen und Muscheln

Während in der Milch die *Schwermetalle* nur von geringer gesundheitlicher Bedeutung sind, stehen diese Kontaminanten bei Fischen im Mittelpunkt des Interesses. Erinnert sei an die Minamata-Krankheit, die 1963 japanische Forscher der Kumamoto-Universität als eine Folge der Aufnahme organischer *Quecksilberverbindungen* aufklären konnten. Die biologische Kette für Quecksilber (Hg) ist in Abb. 9 dargestellt.

Bei den im offenen Meer gefangenen Fischen liegt der Quecksilbergehalt in der Regel unterhalb des Grenzwertes von 1 mg/kg Frischgewicht. Die Überschreitungen bewegten sich bei den Anlandungen zwischen 0 und 3%, maximal 16,4%. Es besteht dabei eine deutliche Abhängigkeit vom Fanggebiet (bes. Küstennähe).

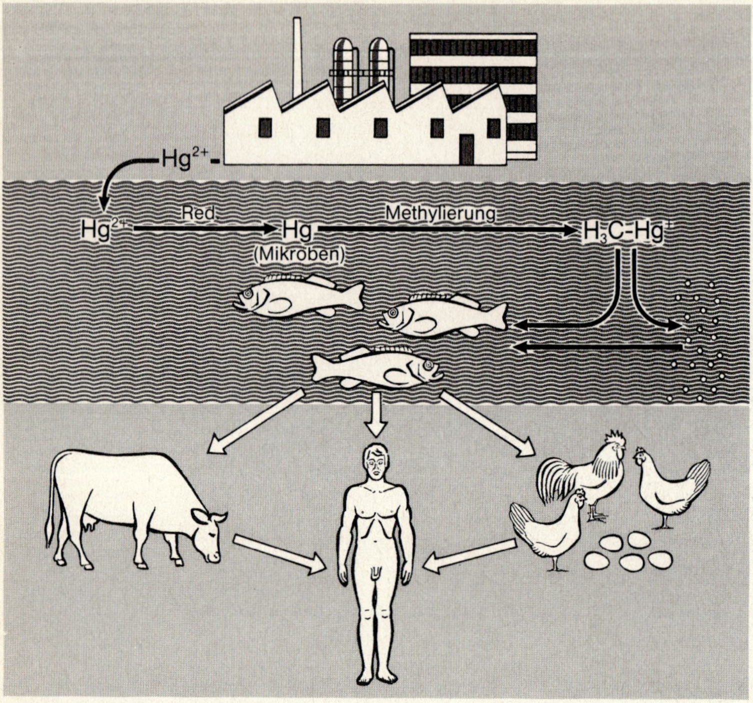

Abb. **9** Biologische Kette des Quecksilbers.

Im August 1988 wurde in den Medien von starken Quecksilberbelastungen der Nordsee berichtet. Nach eigenen Untersuchungen während der letzten 10 Jahre lagen die Hg-Konzentrationen im Meerwasser bei Helgoland aber stets unter der Nachweisgrenze (< 0,0005 mg/l). Zumindest ist daraus zu entnehmen, daß beträchtliche regionale Differenzen bestehen.

Während sich bei Quecksilber die Konzentrationen im Fischfleisch in der Größenordnung von 0,02–0,3 mg/kg bewegten, fand man *Blei* in Kabeljau, Hering und Scholle im Bereich von 0,01–0,1 und *Kadmium* von 0,001–0,08 mg/kg.
Bei Flußfischen wechselt die Kontamination von Ort zu Ort. Die Mittelwerte betrugen für Quecksilber 0,3 mg/kg, für Blei 0,1 mg/kg und für Kadmium 0,02 mg/kg. Fische aus dem Untermain und der Elbe erwiesen sich als massiv belastet.
Die Kadmiumgehalte von Muscheln lagen bei etwa dem 10fachen des Richtwertes für Süßwasserfische. Quecksilber fand sich zu etwa 40% als Methyl-

quecksilber (in Fischen zu ca. 80–98%). Bei der Verarbeitung läßt sich die Konzentration wegen der Bindung an höhermolekulare Proteine (z. B. Thioneine) nicht verringern.

Tributylzinn, das als Antifouling wegen seiner bioziden Eigenschaften zum Oberflächenschutz von Booten, Hafenanlagen usw. vielfach Verwendung findet, hat regional bei empfindlichen Meerestieren, wie Austern und anderen Muscheln, zu Schäden geführt. Es ließen sich aber bisher nach deren Verzehr keine Schädigungen der menschlichen Gesundheit feststellen.

Halogenkohlenwasserstoffe lassen sich in allen Fischen nachweisen, die Konzentrationen sind jedoch gering; Gesamt-DDT: ca. 0,005 mg/kg, PCB: 0,01–0,05 mg/kg in magerem Seefisch mit der Tendenz zur Abnahme. Durch die haushaltüblichen Garverfahren werden in Fettfischen die mittleren PCB-Konzentrationen von ca. 0,3 mg/kg auf die Hälfte reduziert. Unter Berücksichtigung des Fischverzehrs errechnet sich eine durchschnittliche PCB-Aufnahme von 0,7 mg/Kopf und Jahr (zum Vergleich: Milch ca. 4 mg/Kopf und Jahr).

Rückstände in pflanzlichen Lebensmitteln

Als Rückstände in Vegetabilien kommen Pflanzenbehandlungsmittel und Kontaminanten aus Emissionen von Industrien, Verkehr und Haushalten in Betracht. Auch natürliche Schadstoffe wie Mykotoxine sind unter bestimmten Voraussetzungen in Getreide u. a. Rohprodukten anwesend.
Bei den *Pflanzenbehandlungsmitteln* haben folgende Wirkstoffgruppen praktische Bedeutung:

Insektizide	Herbizide
Akarizide	Nematozide
Fungizide	Rodentizide

Die früher im Ackerbau eingesetzten Insektizide gehörten vornehmlich zur Gruppe der Halogenkohlenwasserstoffe, sie sind aber weitgehend durch organische Phosphorsäureester und Karbamate ersetzt worden. Lediglich Lindan (γ-Hexachlorzyklohexan) wird noch im Getreideanbau, nicht mehr bei der Lagerung verwendet. In den vergangenen Jahren kam es daher zur stetigen Verminderung der chlororganischen Rückstände. Geringe Mengen an Lindan, HCB, DDT, α-HCH sind aber vielfach noch anzutreffen. 1975 fanden sich (z. B. bei Weizen- und Roggenproben) Lindankonzentrationen über der Toleranzgrenze von 100 µg/kg, in den folgenden Jahren fielen die Meßwerte auf 10 und dann auf 1 µg/kg. Eine ähnliche Entwicklung stellte sich bei HCB ein: 1975 $\approx$ 1,3 µg/kg, 1978 $\approx$ 0,2 µ/kg. Auch Importgetreide wies eine ähnliche Tendenz auf. Standortabhängigkeiten zeigten sich nicht. Die Untersuchungen der Brotsorten führten zu ähnlichen Rückstandsresultaten wie die des Getreides selbst; während der Lagerung und Verarbeitung erfolgt offenbar keine zusätzliche Kontamination. Werden allerdings weitere Zutaten verwendet (z. B. Importprodukte), kann es zu höheren Rückstandsgehalten kommen.

Polychlorierte Biphenyle gelangen zwar nicht im Rahmen des Pflanzenschutzes zum Einsatz, sie stellen jedoch weitverbreitete Umweltkontaminanten dar (s. S. 208 ff). Alle untersuchten Getreideproben enthielten in der Tat PCB, im Mittel etwa 20 µg/kg. Auch hier zeigte sich als Folge der Restriktionen in der Anwendung von PCB ein allmählicher Rückgang. Da keine Einflüsse des Standortes erkennbar waren, mußte die Kontamination auf dem Luftweg erfolgt sein. Bei Lagerung in Silos mit PCB-haltigen Innenanstrichen ist an eine Aufnahme von PCB über die Gasphase zu denken.
Bei der Getreideverarbeitung gehen die PCB hauptsächlich in die Lipide, d. h., Kleie und Getreidekeime sind am stärksten kontaminiert.
Die Halbwertszeiten der *Organophosphate* und *Karbamate* betragen allenfalls 3–6 Monate. Im Getreidekorn fanden sich deshalb zum Zeitpunkt der Ernte in der Regel nur sehr geringe Rückstände (0,01–0,2 mg/kg). Wichtig ist ferner, daß im Gegensatz zu den Halogenkohlenwasserstoffen, Phosphorsäureester vom tierischen und menschlichen Organismus relativ rasch ausgeschieden werden.
Synthetische Pyrethroide haben wie die natürlichen aus Chrysanthemumarten eine schnelle Anfangswirkung. Sie bewährten sich im Obst-, Wein- und Ackerbau selbst bei sehr geringen Aufwandmengen (17–100 g/ha, sonstige Produkte 500–2000 g/ha). Die toxikologischen Eigenschaften und die schnelle Ausscheidung beim Warmblüter sind günstig zu bewerten, zumal auch keine teratogenen und mutagenen Eigenschaften zu ermitteln waren.

Etwa zwei Drittel der ausgebrachten Pflanzenbehandlungsmittel gehören in die Gruppe der *Herbizide* (Fungizide 15%, Insektizide 9%), die vor allem im Getreide- und Maisanbau benötigt werden. Die meisten sind für Warmblüter wenig toxisch, gleichwohl sind die Grenzwerte für Rückstände sehr niedrig angesetzt worden (Getreide 0,05–0,1 mg/kg, Atrazin in Mais: 0,4 mg/kg). Im Boden soll es nicht zur Kumulation kommen, doch ergaben die Grundwasseranalysen ein anderes Bild.

Die Herbizide setzen sich aus folgenden Stoffklassen zusammen:

Fettsäuren und -derivate	(z. B. Trichloressigsäure),
Aryloxyfettsäuren und -derivate	(z. B. chlorierte Phenoxyessigsäuren),
Karbamate	(z. B. Triallate),
Harnstoffderivate	(z. B. Linuron),
heterozyklische Verbindungen	(z. B. Triazine),
quartäre Ammoniumverbindungen	(z. B. Deiquat, Paraquat, Nitroverbindungen).

Chlorhaltige Phenoxyessigsäuren und -propionsäuren sind die am häufigsten eingesetzten Getreideherbizide, sie hinterlassen nur sehr geringe Rückstände. 2,4,5-T (2,4,5-Trichlorphenoxyessigsäure) wurde wegen seines Gehaltes an TCDD bekannt. Der Anteil an dieser Verunreinigung ist auf maximal 0,1 mg/kg gesenkt worden. Die Zulassung ist ausgelaufen.

Tabelle **18** Duldbare tägliche Aufnahme (ADI) und Richtwerte für Getreide.

	ADI	Richtwerte
Blei	0,43 mg	0,5 mg/kg
Kadmium	0,057–0,07 mg	0,1 mg/kg
Quecksilber	0,043 mg	0,03 mg/kg

Wachstumsregler werden zur Halmverkürzung und -verdickung benutzt, die erforderlichen Mengen liegen bei 1 kg/ha (jeweils 35% reiner Wirkstoff). Die Mittel finden sich zu ca. 3% im Getreidekorn, was einer Konzentration an Restmengen von ≈0,05 mg/kg entspricht. Die Substanzen lassen sich bevorzugt in Kleie und Grießkleie nachweisen.
Ethylenoxid hatte eine breite Anwendung als Insektizid, Rodentizid und Mikrobizid gefunden. Die verschiedensten Lebensmittel (Trockenobst, Pilze, Nüsse, Gewürze u. a.) wurden damit sehr effektiv behandelt. Der Nachweis der Kanzerogenität von Ethylenoxid hat die Anwendung im Rahmen der Lebensmittelbehandlung beendet.

Bei den pflanzlichen Lebensmitteln stehen die *Schwermetalle* Kadmium, Blei und Quecksilber im Vordergrund des Interesses.
Besonders Kadmium kann über die Wurzeln aus dem Boden aufgenommen werden. In der Regel weisen aber die Getreidekörner die geringsten Cd-Konzentrationen auf. Bestimmte Getreideprodukte (Kleie, Keime, Keimöle, Kleber) können allerdings stärker als die Getreidekörner kontaminiert sein. Da diese Produkte vielfach zur Tierfütterung verwendet werden, sind sie einer Höchstmengenverordnung für Futtermittel unterworfen worden. Für die vom Menschen zu verzehrenden Lebensmittel gelten die Richtwerte der Tab. 18.

Die Quecksilberbelastung des Getreides durch Saatbeizmittel gehört der Vergangenheit an und der natürliche Hg-Gehalt ist als sehr gering einzustufen (0,001–0,02 mg/kg). Dieses Quecksilber stammt hauptsächlich aus der Atmosphäre und weniger aus dem Boden. Der Richtwert wird im Durchschnitt deutlich unterschritten.
Bleikontaminationen entstehen durch Trocken- und Naßsedimentationen in Gebieten oder Bereichen mit hoher Luftbleikonzentration (Umgebung von Bleihütten, 50 m Randstreifen von Autostraßen). Die oberirdischen Pflanzenteile weisen Bleiwerte bis zu mehreren hundert Milligrammen pro kg auf. In Getreidekörnern lagen die Meßwerte aber unter 0,1 mg/kg.
Der Bleihöchstgehalt für Futtergetreide (10 mg/kg) wurde in der Vergangenheit in der Regel deutlich unterschritten.

Kadmium ist ein Schwermetall, das in die oberirdischen Pflanzenteile bevorzugt über die Wurzeln transportiert wird. 1974–1977 betrug der Durchschnittsgehalt von Weizen 0,05 mg/kg (5–10% >0,1 mg/kg), von Futtergetreide 0,03 mg/kg. Inlandroggen war um den Faktor 4 weniger kontaminiert. Gleiches traf für Hafer, Mais und Reis zu.
Untersuchungen über den Arsengehalt von Getreide und Getreideprodukten ergaben Werte von weniger als 0,02 mg/kg, in Reis dagegen bis zu 0,55 mg/kg.

Grundsätzlich ist bezüglich der *Getreideprodukte* festzustellen, daß in den zur Brotherstellung dienenden Mehlen nur 30–50% der im Ausgangsgetreide anwesenden Blei- und Quecksilbermengen nachweisbar waren, bei Kadmium bestanden geringere Unterschiede. Auch Backwaren erwiesen sich geringer kontaminiert als die Weizenkörner. Die Schwermetalle lassen sich teilweise (70% des Bleis, 50% des Quecksilbers, 20% des Kadmiums) durch Schälprozesse verringern. Gleichzeitig werden polyzyklische Aromaten, Pestizide u. a. Schadstoffe reduziert. Es wundert daher nicht, daß viele der als biologisch besonders wertvoll angepriesenen Brotsorten höhere Schadstoffbelastungen aufweisen als mit Auszugsmehlen hergestellte Backwaren.

Radioaktive Stoffe werden seit über 25 Jahren in Getreide und Getreideprodukten kontrolliert. Das aus Kernwaffenversuchen stammende ^{90}Strontium und das ^{137}Cäsium haben in den letzten Jahren stetig abgenommen. 1977 fanden sich im Mittel 1 Bq ^{137}Cs/kg und 0,5 Bq ^{90}Sr/kg im Inland- und Importgetreide, 1965 waren es noch 37 bzw. 15 Bq/kg gewesen. Getreide enthielt 1977 15–26 Bq/kg an Tritium und ^{14}C mit 100 Bq/kg. Der größte Beitrag zur natürlichen Radioaktivität von Getreide wird durch ^{40}K geliefert. Weitere Radionuklide ergaben insgesamt $\approx$0,4 Bq/kg. Getreide lieferte erst ab Herbst 1986 einen Beitrag zur Belastung der Organismen. In Bayern lag der Mittelwert der Proben aus der Ernte 1986 für Roggen bei 70 Bq/kg und für Weizen bei 10 Bq/kg, in Hessen bei 30 bzw. 3 Bq/kg.
Blattgemüse zeigte nur im Mai/Juni 1986 nennenswerte Aktivitäten an Cäsium (Bayern: Spinat 730 Bq/kg, Kopfsalat 160 Bq/kg; Hessen 140 bzw. 50 Bq/kg).

1.1.3 Beurteilung der Lebensmittelzusatzstoffe

§ 2 des Lebensmittelgesetzes hat zur Aufgabe, die unkontrollierte Verwendung nahrungsfremder Stoffe einzuschränken, gefährliche Stoffe auszuschließen und nur solche, deren Unbedenklichkeit erwiesen ist, zuzulassen. (Die im Jahre 1958 in das Lebensmittelrecht eingeführten Begriffe „fremder Stoff“ und „technischer Hilfsstoff“ sind aufgegeben worden.) Bei den Zusatzstoffen handelt es sich jedenfalls nicht immer um unerwünschte, sondern vielfach um notwendige Produkte.

Man unterscheidet hier *beabsichtigte* und *unbeabsichtigte* Zusätze.

Beabsichtigte Zusätze:

a) Stoffe zur biologischen Werterhöhung (bes. Vitamine, Mineralstoffe, Aminosäuren),
b) Stoffe zur Verbesserung des Aussehens und der Konsistenz (bes. Farbstoffe, Geliermittel, Emulgatoren),
c) Stoffe zur Geschmacks- und Geruchsverbesserung (bes. Süßungsmittel, Säuren, Würzen),
d) Stoffe zur Trinkwasseraufbereitung,
e) Stoffe zur Konservierung,
f) Stoffe zur Kennzeichnung.

Nichtbeabsichtigte Zusätze:

a) Stoffe aus der landwirtschaftlichen Erzeugung (bes. Pestizide),
b) Stoffe aus der Bearbeitung und Zubereitung (bes. Metalle, Extraktionsmittel, Bleichmittel),
c) Stoffe, die bei der physikalischen Behandlung entstehen (bes. bei Hocherhitzung der Fette).

Nach dem augenblicklichen Stand der Erkenntnis kann bei der Beurteilung von Zusatzstoffen auf Tierversuche nicht verzichtet werden. Sie dienen zur Beurteilung der akuten Toxizität, also der LD_{50} bei verschiedenen Applikationswegen an mehreren Tierarten.
Nach dem Ergebnis kann der geprüfte Stoff in *Giftklassen* eingeteilt werden (Tab. **19**).
Erforderlich sind ferner wiederholte Applikationen zur Ermittlung der subakuten bzw. subchronischen Wirkung nach den Prinzipien der Tab. **20**.
Wichtig ist vor allem die Bestimmung des no effect level (s. S. 37) an der empfindlichsten Tierart. Die Festlegung eines ADI-Wertes (s. S. 37) setzt chronische Toxizitätstests voraus (Tab. **21**).
Gegebenenfalls sind außerdem Untersuchungen auf Teratogenität, Mutagenität und Neurotoxizität vorzunehmen.

Die Verwendung von Zusatzstoffen zu Lebensmitteln ist durch die Zusatzstoff-Zulassungsverordnung vom 30.12.1981 (BGBl. I, S. 1633) geregelt. Sie erstreckt sich auf Konservierungsstoffe (§ 3), Schwefeldioxid (§ 4), Antioxidanzien (§ 5) und Farbstoffe (§ 6).

Eine Reihe von Zusatzstoffen, darunter Azetate, Askorbate, Chloride, Karbonate, Laktate, sind allgemein zugelassen, weitere dürfen beschränkt für jeweils genannte Verwendungszwecke eingesetzt werden. Hierzu gehören Backtrieb-, Bleich- und Dickungsmittel, Emulgatoren, Stoffe zur Geschmacksbeeinflussung, zur Säuerung und Süßung, Treibgase sowie Überzugsmittel.

Tabelle **19** Giftklasseneinteilung.

Giftklasse	Akute orale LD_{50} mg/kg Ratte o. a. Tierart
1	bis 5
2	5 bis 50
3	50 bis 500
4	500 bis 5000
5	5000 bis 15000

Tabelle **20** Subakute, subchronische Toxizitätsprüfung (nach *Ohnesorge*).

Tierarten	2 Spezies, davon 1 Nichtnager
Testzeit	bis 6 Monate
Applikation	oral, evtl. perkutan, inhalativ
Dosierungen	mindestens 3, davon 2 über, eine unter der Wirkungsschwelle
Substanz	technischer Wirkstoff, evtl. Metaboliten
Parameter	Befunde aus klinischen, hämatologischen, klinisch-chemischen, pathologischen Untersuchungen
Zweck	Zielorgane, Reversibilität, „no effect level“

Tabelle **21** Chronische Toxizität – Karzinogenitätstests.

Tierarten	3 (Maus, Ratte, Hunde)
Testzeit	mindestens 24 Monate
Applikation	oral
Dosierungen	3–4; max. tolerierte Dosis „no effect level“
Substanz	technischer Wirkstoff
Parameter	Befunde aus klinischen, hämatologischen, klinisch-chemischen, pathologischen Untersuchungen
Zweck	Abklärung chronisch-toxischer Effekte, Dosis-Wirkungs-Beziehungen, „no effect level“, Erkennung kanzerogener Eigenschaften

Von verschiedenen Ausnahmen abgesehen, sind die Zusätze kenntlich zu machen. Die allgemeinen und beschränkten Zulassungen gelten allerdings nicht für Fleisch und Fleischerzeugnisse, Milch und Milcherzeugnisse, Eiprodukte, Speiseeis, Kaugummi, Aromen und Trinkwasser.

Farbstoffe

Von den Lebensmittelzusätzen war insbesondere die Gruppe der Farbstoffe umstritten. Während noch vor Jahren das gefärbte Produkt mit dem Hinweis „das Auge ißt mit“ bevorzugt wurde, ist heute der Konsument mehr geneigt, ungefärbte oder allenfalls mit natürlichen Farbstoffen versetzte Lebensmittel zu kaufen. Das Bekanntwerden der kanzerogenen Eigenschaften des Dimethylaminoazobenzols („Buttergelb") hat daran sicher erheblichen Anteil. Die meisten Wissenschaftler sind der Auffassung, daß der Zusatz von Farbstoffen zu Lebensmitteln überflüssig ist, analog wäre das Bleichen zu bewerten.

Gleichwohl ist eine Reihe von Farbstoffen zugelassen. Die Verwendung von Laktoflavin, β-Karotin, Zuckercouleur, Silber und Gold ist allgemein für Lebensmittel gestattet, weitere 35 natürliche bzw. künstliche Farbstoffe mit EWG-Zulassungsnummer sind zur Färbung der Masse und Oberfläche von 16 Lebensmitteln bzw. -gruppen zugelassen. Gefärbt werden dürfen z. B. Seelachs, Krabben, Fruchtmark, Puddings, Zukkerwaren, Liköre, Schnittkäse.

Süßungsmittel

Das erstmals 1879 hergestellte *Saccharin* hat sich nach den bisherigen Erfahrungen beim Menschen in der üblichen Dosierung als verträglich erwiesen; aufgrund von Tierversuchen (allerdings mit extremen Dosen) wurde die Substanz jedoch als kanzerogen angesehen. Sowohl durch Einbringen von saccharinhaltigen Cholesterinpellets in die Blase als auch durch chronische Verfütterung von Saccharin an Ratten entstanden Blasenpapillome und -karzinome.

Bei Fütterungsversuchen mit trächtigen Ratten zeigten vor allem die männlichen Nachkommen bösartige Tumoren. Verantwortlich sollen hierfür die Verunreinigungen des Saccharins – z. B. das Toluolsulfonamid (= OTS) – sein. *Schmähl* (1978) forderte deshalb, das Saccharin so rein wie möglich zu produzieren (OTS < 10 ppm). Dies ist um so wichtiger, als Mutagenitätstests (Ames- und Drosophilatests) mit OTS und weiteren Analogen positiv verliefen (*Eckhardt* u. Mitarb. 1980) und Tierversuche mit hohen Dosen Papillome und z. T. Karzinome ergaben. Im Ames-Test (s. S. 379) verhielt sich Saccharin selbst negativ, doch konnten mutagene Effekte an Drosophila, Hamstern und Mäusen ermittelt werden (zit. n. *Forth* 1979).

Inzwischen ist die Produktion optimiert worden (Sherwin-Williams-Prozeß s. *Riggin* u. *Kinzer* 1983, *Riggin* u. Mitarb. 1983; Remsen-Fahlberg-Saccharin).

Schmähl u. *Habs* (1984) wiederholten die US-Versuche mit Saccharin (und Zyklamat). Die Ratten erhielten in 2 Generationen lebenslang 2- und 5%ige Konzentrationen der Süßstoffe in der Nahrung. Es entstanden keine Tumoren. *Anderstrom* u. *Johansson* (1983) fanden mit 5% Saccharin in der Nahrung bei Ratten nach Verletzung von deren Blase dort lediglich vermehrt hyperplastische Reaktionen.

Bei der Bewertung des Saccharins als Zusatzstoff ist vor allem die Dosis in Rechnung zu stellen. Positive Resultate wurden im Tierversuch mit 2–4 g/kg erzielt, d. h., daß im Vergleich zur durchschnittlichen täglichen Aufnahme etwa 1000mal mehr verabfolgt wurde. (Die tägliche Aufnahme von Saccharin liegt bei Diabetikern im Bereich von 5 mg/kg.)

Die Notwendigkeit des Einsatzes von Süßungsmitteln bei Diabetikern und Übergewichtigen ist unbestritten; man kann dies jedoch nur verantworten, wenn das kanzero-

gene Risiko auch epidemiologisch überprüft worden ist. In der Tat existiert eine solche Studie am Menschen, welche auf ein Blasenkrebsrisiko hinweist (*Howe* u. Mitarb. 1977), aber auch mehrere, die keinen Zusammenhang erkennen lassen (z. B. *Kessler* u. *Clark* 1978). Fütterungsversuche an Rhesusaffen mit der 100fachen Dosis im Vergleich zur reinen Saccharinbelastung des Diabetikers verliefen ebenfalls negativ.
In Deutschland wurde deshalb ein Verbot von Saccharin nicht in Erwägung gezogen.

Bei der Suche nach kalorienfreien Süßungsmitteln stieß man 1937 auf das *Zyklamat*, das etwa 2 Jahrzehnte in großem Umfang ähnlich wie Saccharin als Ersatz für Zucker verwendet wurde (USA-Produktion 1969 etwa 10000 t). In den USA und Kanada wurde Zyklamat wegen seiner möglichen kanzerogenen Nebenwirkungen 1970 von der Liste der künstlichen Süßstoffe gestrichen. Bei hohen Dosen waren im Tierversuch Harnblasentumoren entstanden, außerdem beobachtete man Darmstörungen und Beeinträchtigungen der Gewichtszunahme sowie eine deutliche Erhöhung der Chromosomenbruchrate in vitro. Als unerwünscht erwies sich auch die Bindung an Plasmaproteine.
Das Krebsforschungszentrum in Heidelberg konnte wie erwähnt die karzinogene Wirksamkeit von Zyklamat nicht bestätigen. Mutagenitätsstörungen ließen sich bisher allerdings nicht mit Sicherheit ausschließen; riskant bleibt auch die Toxizität des Abbauproduktes Zyklohexylamin (sympathikomimetische Wirkung, Reizung in den Atemwegen bei Inhalation).
In Deutschland wurde Zyklamat nicht verboten, auch die Verbannung vom amerikanischen Süßstoffmarkt ist in der Zwischenzeit wieder aufgehoben worden. Für diese Entscheidung sprechen Beobachtungen, z. B. an Diabetikern sowie gesunden Personen, die tägliche Zyklamatdosen bis zu 12 g über ein Jahr ohne erkennbare Schäden zu sich nahmen. Diese Daten müssen aber noch mittels epidemiologischer Untersuchungen erweitert werden. Ein derartiger Bericht wurde bereits von *Mehnert* (1979) vorgelegt, der bei 600 Diabetikern keine Relation zwischen Süß- und Zuckeraustauschstoffen und bösartigen Tumoren sowie anderen Folgeerkrankungen ermitteln konnte.
Die FAO/WHO hat die früheren (1982) ADI-Werte verdreifacht, danach kann ein Erwachsener 21 Mischsüßstofftabletten (Saccharin + Zyklamat) täglich zu sich nehmen.

Ein neuer Süßstoff, *Aspartame* (l-Asparyl-l-Phenylalaninmethylester), wurde 1965 entdeckt. Die Substanz wird im Körper verstoffwechselt und nicht wie Saccharin und Zyklamat unverändert mit dem Urin wieder ausgeschieden. Sie ist fast kalorienfrei, allerdings nicht zum Kochen und Backen geeignet (Saccharin ist hinreichend kochbeständig). In Getränken ist die Stabilität ebenfalls nicht ausreichend. Im Oktober 1985 hat der Gerichtshof vom District of Columbia festgestellt, daß die amerikanische Gesundheitsbehörde FDA die Sicherheit von Aspartame hinreichend untersucht hat. Es wurde akzeptiert, daß der Gebrauch für den Menschen normalerweise ungefährlich sei.

Der ADI-Wert beträgt 40 mg/kg KG. Die Handelspräparate heißen in Deutschland Canderel und NutraSweet, in Österreich Ekandi.

Acesulfam-K (Kalium-3,4-Dihydro-6-methyl-1,2,3-oxathiazin-4-on-2,2-dioxid, 200mal süßer als Rohrzucker) wurde 1967 von der Fa. Hoechst AG gefunden, ab 1985 durfte es als Tafelsüßstoff verkauft werden. Der Geschmack ist angenehm, es kann allein als Monosubstanz, ebenso aber auch in Kombination eingesetzt werden. Die Süße wird sehr schnell ohne Verzögerung

Tabelle **22** Relative Süßigkeit verschiedener organischer Verbindungen (Rohrzucker = 1) (nach *Linke* u. *Eveleigh*).

Verbindung	Süßigkeitsgrad
Rohrzucker	1
Laktose	0,40
Maltose	0,50
Galaktose	0,60
D-Glukose	0,70
D-Fruktose	1,10
Glyzerin	0,80
Chloroform	40
Saccharin (Na-Salz)	200–700
Zyklamat (Na-Salz)	30– 80
Naringin-dihydrochalkon	300
Hesperidin-dihydrochalkon	300
Neohesperidin-dihydrochalkon	2000
Monellin	3000
Asparyl-phenylalaninmethylester	100–200
Steviosid	300
2-Amino-4-nitrotoluol	300
1-Brom-5-nitroanilin	700
5-Nitro-2-ethoxyanilin	950
Perillaldehyd-anti-aldoxim	2000
5-Nitro-2-propoxyanilin (P-4000)	4000

wahrgenommen, sie flacht nicht so rasch ab, hält aber auch nicht unangenehm lange an. Der Süßstoff ist kalorienfrei, er greift nicht in Stoffwechselvorgänge des Körpers ein. Für Diabetiker ist er deshalb verträglich.
Die WHO betrachtet eine tägliche Dosis bis 9 mg/kg KG als unbedenklich. In Lebensmitteln zeichnet sich Acesulfam-K durch gute Stabilität aus.

Der Proteinsüßstoff *Thaumatin* wird aus der Katemfefrucht gewonnen, einer Staude, die in den westafrikanischen Küstenländern, im Sudan und in Uganda wächst. Es handelt sich um ein Peptid mit einem Molekulargewicht von ca. 20000–22000. Die Süßkraft ist 2000- bis 3000mal größer als von Zucker, sie geht aber bei Hitze- bzw. Säurebehandlung verloren.

Als vorteilhaft haben sich Mischungen verschiedener Süßstoffe erwiesen. Zum Beispiel erreicht man mit Saccharin + Zyklamat eine Verstärkung der Süßkraft des weniger süßen Zyklamates bei geringerem Nachgeschmack des reinen Saccharins.

Die Möglichkeiten für Süßstoffe sind mit den bisher genannten Substraten jedoch keinesfalls erschöpft, die Tab. 22 informiert über weitere, allerdings nur z. T. geprüfte Produkte.

Kochsalz

Natriumchlorid ist ein essentieller Mineralstoff, der bei Erwachsenen nach einer Empfehlung der Deutschen Gesellschaft für Ernährung täglich in einer Menge von 2–3 g zugeführt werden muß.
(Es gibt auch Hinweise, daß bereits weniger als 1 g pro Tag genügen würde.) Nach den in Heidelberg erhobenen Daten läßt die Natriumausscheidung auf einen mittleren Verzehr von 11,3 g Kochsalz pro Tag schließen (Ernährungsbericht 80, S. 9). In vielen Einzelfällen dürfte aber dieser Wert noch erheblich überschritten werden. Nach dem Kochsalzgehalt der verzehrten Lebensmittel ist zu schließen, daß die Zufuhr bei Männern in der Bundesrepublik Deutschland 7,4 g und bei Frauen 8,3 g beträgt. Die Hauptmenge stammt aus Brot und Backwaren (40%) sowie aus Fleisch und Fleischwaren (30%). Nicht kalkulierbar ist die Salzanwendung im Haushalt und in den Gastwirtschaften und andererseits der Verlust im Kochwasser.

Eine überhöhte Natriumaufnahme kann die Entstehung der Hypertonie fördern. Transkulturelle Studien zeigten, daß Primitive und Angehörige nicht industrialisierter Gesellschaften bei denen der Nahrung kein Salz zugesetzt wird, keine Hypertonie bekommen.
Andererseits ließ sich bei Kashmiris, die gesalzenen Tee bevorzugen, ein Zusammenhang mit erhöhtem Blutdruck aufzeigen (*Mir* u. Mitarb. 1986). Einer der epidemiologischen Hinweise ist in der Abb. **10** dargestellt. Insgesamt gibt es mehr als 50 Studien zu dieser Fragestellung. In der Mehrzahl wird eine hohe Kochsalzzufuhr als eine der Ursachen der essentiellen Hypertonie anerkannt. Die zur Manifestation der Hochdruckerkrankung führenden Vorgänge sind allerdings derzeit noch nicht ausreichend aufgeklärt. Die Vorstellung geht dahin, daß infolge eines genetischen Defektes beim Hypertoniker dessen Nieren einen höheren Perfusionsdruck benötigen, um bei gesteigerter Na-zufuhr den extrazellulären Elektrolytgehalt im Gleichgewicht zu halten. Die Transportvorgänge für Natrium, Kalium und Kalzium sind in den Erythrozyten u. a. Zellen beeinträchtigt, es entsteht eine Zunahme des intrazellulären Natriumgehaltes als Folge eines verminderten Natriumeffluxes.
Jedenfalls erhoben *Fitzgibbon* u. Mitarb. (1982) Befunde, wonach Veränderungen im Membrantransport des Natriums eine Rolle bei dem Blutdruckverhalten spielen. Es wird angenommen, daß normotenside Personen, welche eine verringerte Effluxrate aufweisen, bei hoher Natriumzufuhr eine essentielle Hypertonie entwickeln.
Nicht alle Studien ließen einen Zusammenhang zwischen Kochsalzzufuhr und Hypertonie erkennen, was dann zu Zeitungsmeldungen wie *„Kochsalz spielt keine Rolle bei der Entstehung von Bluthochdruck."* führte. Den Bemühungen des Bundesgesundheitsrates *„...es ist aus wissenschaftlicher Sicht empfehlenswert, den Kochsalzverzehr in der Bundesrepublik Deutschland generell auf etwa 5 g/d zu senken..."* (s. Bundesgesundheitsbl. 28 [1985] 244) wird damit bedauerlicherweise von nichtkompetenter Stelle entgegengewirkt.

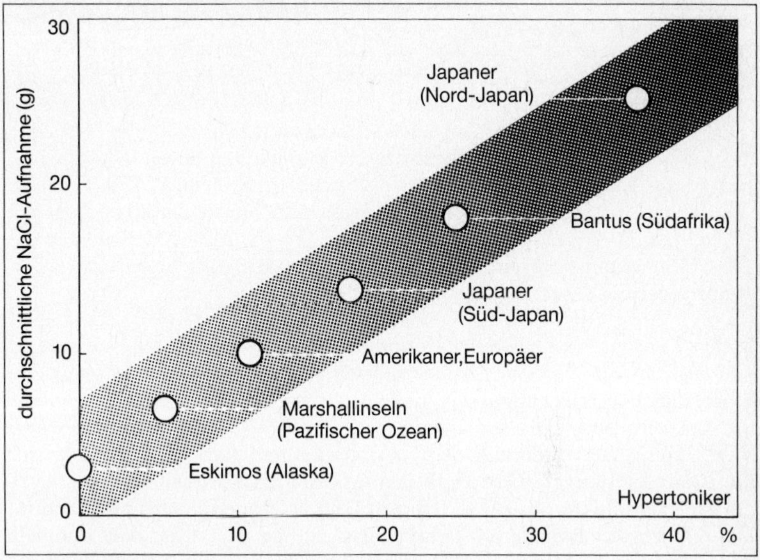

Abb. **10** Korrelation zwischen Kochsalzaufnahme und Hypertonie (nach einer Darstellung aus dem Hypertension Bulletin, Ciba-Service, USA).

Es sollte nicht übersehen werden, daß bei einer Reihe von Studien wesentliche Kriterien unbeachtet blieben. Zum Beispiel zeigte sich ein deutlicher Einfluß des Alters der Probanden. *Myers* u. Mitarb. (1982) stellten bei 25% der jungen Personen eine Empfindlichkeit gegen Natrium fest. *Pomrehn* u. Mitarb. (1983) konnten bei 2000 Schulkindern keine Beziehung von Natrium im Trinkwasser zum Bluthochdruck finden; zum gleichen Schluß kamen *Gillum* u. Mitarb. (1981) bei einer Interventionsstudie bezüglich des Natriums in der Nahrung. *Calabrese* u. *Tuthill* (1985) stellten bei Studenten bereits höhere Blutdruckwerte bei Natriumtrinkwasserwerten von 107 mg/l im Vergleich zu anderen fest, die nur mit 8 mg/l versorgt wurden und *Hofmann* u. Mitarb. (1983) ermittelten bei Säuglingen einen im Mittel um 2,1 mmHg niedrigeren Blutdruck in der Versuchsgruppe mit 3fach geringerer Natriumzufuhr im Vergleich zur Kontrollgruppe.

Die negativen Resultate lassen sich mit dem begrenzten Vorkommen der genetisch fixierten Empfindlichkeit zumindest z. T. erklären. Im statistischen Mittelwert gehen dann die Einzelfälle unter.
Außerdem ist die minimale Salzaufnahme bei Populationen, die keine positiven Relationen zwischen Blutdruck und Alter aufweisen, regelmäßig mit einer hohen – blutdrucksenkenden – Kaliumzufuhr verbunden.

Aufgrund der Ergebnisse der verschiedenen Studien besteht Veranlassung, auf eine Einschränkung der Kochsalzaufnahme hinzuwirken.
Für Hochdruckkranke wird auf jeden Fall eine Grenze von 5 g Kochsalz pro Tag empfohlen, was durch weitgehenden Verzicht des Verzehrs gesalzener Produkte und den Ersatz des Kochsalzes durch Gewürze zu erreichen ist. Auch Gesunde sollen unbedingt dieser Empfehlung folgen. Die Anwendung von Kochsalzersatzpräparaten empfiehlt sich nicht, da die Speisen häufig einen bitteren oder seifig-laugigen Geschmack bekommen (z. B. Med. Trib. 27 [1978] 23). Auf der anderen Seite wird durch die Diätsalze die Kaliumzufuhr erhöht, die den Blutdruck essentieller Hypertoniker zu senken vermag.

In den USA wird bezüglich der Herkunft des Kochsalzes in der Nahrung geschätzt, daß 50–75% aus industriell gefertigten Produkten stammen. Es dürfte daher von Bedeutung sein, daß auf Antrag des Bundesgesundheitsrates die Diätverordnung in der Bundesrepublik Deutschland geändert wurde (Verordnung zur Änderung der Nährwertkennzeichnungsverordnung und der Diätverordnung). Gab es bisher „natriumarme“ und „streng natriumarme“ Produkte, so läßt die Verordnung jetzt auch „natriumreduzierte“ bzw. „kochsalzverminderte“ Lebensmittel zu. Ein Hersteller darf nunmehr seine Produkte als „kochsalzvermindert“ anbieten, wenn bei Fertiggerichten, Suppen, Brühen und Soßen sowie bei Erzeugnissen aus Fischen, Krusten-, Schalen- und Weichtieren der Kochsalzgehalt 250 mg/100 g nicht überschreitet. Kartoffeltrockenerzeugnisse dürfen 300 mg, Kochwürste 400 mg und Käse und Erzeugnisse aus Käse 450 mg/100 g enthalten. 500 mg sind die Grenze bei Brühwürsten und Pökelwaren.

Konservierungsmittel

Nitrat und Nitrit werden bei der Herstellung von Fleischerzeugnissen als Konservierungsmittel und Umrötungsstoffe verwendet.
Außerdem nimmt der Mensch Nitrat mit Trinkwasser und Vegetabilien, besonders Möhren und Spinat auf, wenn ein intensiver Einsatz von künstlichem Dünger erfolgte. Dabei sind Nitratmengen bis über 3,9 g/kg Spinat festgestellt worden.
Beim Einsatz dieser Stoffe zum Zwecke der Konservierung, z. B. in Form des *Pökelsalzes* (Kochsalz mit höchstens 0,5% Natriumnitrit, s. Nitrit-Verordnung), ist als besonderer Vorzug die Verminderung des Risikos einer Toxinbildung von Clostridium botulinum sowie die inaktivierende Wirkung auf bestimmte Parasiten (Toxoplasmen, Sarkosporidien, Cysticercus cellulosae) zu nennen.
NO_2^- hemmt ferner die Salmonellenvermehrung. Zu berücksichtigen ist aber auch die Verbrauchererwartung hinsichtlich des Geschmackes und des Aussehens von bestimmten Fleischprodukten. Tatsächlich werden über 90% der Fleischwaren gepökelt.

Nitrat wird bakteriell zu Nitrit reduziert, aus dem durch saure Hydrolyse und spontane Reduktion Stickoxid entsteht. Dieses NO führt zur Formation von Nitrosomyoglobin, das beim Erhitzen seine rote Farbe behält. Es bildet sich Nitrosomyochromogen mit der farbgebenden Komponente, dem Nitroso-Häm. Durch gesetzliche Vorschriften ist sichergestellt, daß weder eine Nitrat- oder Nitritintoxikation, noch eine NO-Vergiftung zustande kommt.

Das Risiko einer *Methämoglobinbildung* entsteht nicht bei Verwendung von Pökelsalz, sondern beim Säugling durch Verfütterung von stark nitrathaltigem Gemüse. Um diese Gefahr zu vermindern, begrenzt die Diätverordnung seit 1975 den Nitratgehalt in Spinat – aber auch in anderen Gemüsekonserven und -säften zur Säuglingsernährung – auf 250 mg/kg. Da das auf dem Wochenmarkt gekaufte Gemüse keiner entsprechenden Kontrolle unterliegt, sollten diese Produkte für den Säugling nicht verwendet werden. Zumindest darf das Gemüse nur frisch gefüttert und niemals bei Zimmertemperatur aufbewahrt werden.

Schwieriger zu beurteilen ist die exogene *Nitrosaminsynthese* als Folge einer Reaktion des Nitrits mit sekundären Aminen, welche beim Eiweißabbau im Fleisch entstehen können. Besonders bei hohen Temperaturen (z. B. Grillen von Kasseler) ist ein derartiger Vorgang möglich. Zu bedenken ist aber auch eine endogene Nitrosaminbildung im Magen des Menschen, wenn Nitrit aus der Nahrung mit sekundären Aminen, z. B. aus Arzneimitteln, zusammentrifft. Um die Kanzerogendosis möglichst gering zu halten, hat die Bundesregierung den Nitritgehalt des Pökelsalzes auf 0,4 (max. 0,5) g pro kg Speisesalz erniedrigt. Nitrosamine finden sich aber auch in anderen Lebensmitteln.

Als Hauptquelle hatte sich (1978) das Bier herausgestellt (*Spiegelhalder* u. Mitarb. 1979). Nachdem ermittelt worden war, daß hierfür die Art der Malzherstellung verantwortlich ist, wurden Verfahrensänderungen eingeführt (ebenso bei der Malzkaffeeherstellung), mit deren Hilfe die Nitrosaminbildung zwar nicht ausgeschaltet, aber doch stark vermindert werden konnte.
Weitere Versuche wurden zur Herabsetzung der Nitrosamingehalte in Fleischprodukten durch bestimmte Additive durchgeführt. Die Verwendung von Starterkulturen, die Hochsalzung, wie auch ein erhöhter Zusatz von Pfeffer oder Paprika hatte keine vermehrte Bildung von N-Nitrosaminen zur Folge. Bei Zusatz von Askorbinsäure, Na-Askorbat oder Glukono-d-Lakton konnten *Hamm* u. Mitarb. (1977) keine einheitliche Tendenz bezüglich der entstehenden Mengen an N-Nitroso-Verbindungen beobachten. *Hauser* u. *Heiz* (1980) berichteten aber über Versuche mit nitrosaminhaltigem Frühstücksspeck, bei dem mit 400 mg/kg Askorbat eine Senkung der Nitrosamine auf 3–8 µg/kg erreicht werden konnte. Diese Mengen verschwinden zudem im Bratdampf und im Auslaßfett, allerdings ist eine vollständige Ausschaltung doch wünschenswert. Eine Erhöhung der Askorbatmenge führt zu Schwierigkeiten in der Haltbarkeit, die Lösung wird in der Zugabe von anderen Inhibitoren (z. B. Tokopherolen) gesehen.

Räuchern – in Form der Kalt-, Warm- und Heißräucherung – dient der Geschmacksgebung, Farbverstärkung und Konservierung, teilweise auch der Garung. Im Rauch lassen sich mikrobizide Substanzen vom Typ der *Alde-*

hyde, Phenole, Essig- und Ameisensäure nachweisen sowie *Teer, Harze, Asche, Ruß* (s. auch S. 107). Verschiedene dieser Substanzen üben zusammen mit der Trocknung und gegebenenfalls Erhitzung einen gewissen konservierenden Effekt aus.

Unerwünscht sind davon aus gesundheitlicher Sicht besonders die Teerprodukte, voran die polyzyklischen Aromaten, die bei der Verschwelung des Holzes (besonders der Harthölzer) entstehen. Zur Bewertung der eventuellen *kanzerogenen Wirkung* sind verschiedene epidemiologische Studien durchgeführt worden, die aber sämtlich keine Beweise für die Gefährlichkeit von Räucherprodukten erbringen konnten. Aus Vorsichtsgründen wurde in der Bundesrepublik Deutschland in der Fleisch-Verordnung (4.7.1978) ein Grenzwert von 1 µg 3,4-Benzpyren pro kg Gesamtprodukt festgesetzt (s. auch S. 41).

Säuren sind vielfach natürliche Bestandteile von Lebensmitteln: *Zitronen-, Wein-, Essig- und Milchsäure.* Sie werden auch als Zusatzstoffe zur geschmacklichen Beeinflussung, besonders aber zur Konservierung verwendet. Dieser Effekt wird durch die Erhöhung der Wasserstoffionenkonzentration erreicht, außerdem wirken die Säuren durch den nicht dissoziierten Anteil je nach ihrer Art unterschiedlich stark bakterizid. Am häufigsten erfolgt der Zusatz von *Essigsäure*, meist zusammen mit Salz, wobei pH-Werte von ca. 4,0 erreicht werden müssen. Gesundheitliche Probleme resultieren hieraus nicht.

Zum Schutz gegen mikrobiellen Verderb erlaubt die *Zusatzstoff-Zulassungs--VO* den Einsatz von 7 Konservierungsmitteln:

1 Sorbinsäure
2 Benzoesäure
3 PHB-Ester
4 Ameisensäure
5 –*
6 Diphenyl
7 Orthophenylphenol
8 Thiabendazol

Es dürfen damit aber *nur bestimmte Lebensmittel* versetzt werden. Nr. 1–4 sind zugelassen u. a. für Fischwaren, Mayonnaise, Soßen, Fleisch-, Gemüse-, Kartoffelsalat, Obstmark, Fruchtsäfte, Gurken, Zwiebeln, Senf, Marzipan. Schnittbrot und feine Backwaren können mit Sorbinsäure haltbar gemacht werden.

Die Substanzen Nr. 6–8 sind Zitrusfrüchten und Bananen vorbehalten. Entsprechend behandelte Lebensmittel sind durch die Angabe „mit Konservierungsstoff" oder „konserviert mit", gefolgt von der Bezeichnung der verwendeten Konservierungsstoffe, zu kennzeichnen.

Nach allen vorliegenden Berichten geht von den zugelassenen Konservierungsmitteln keine Gesundheitsgefahr aus, sofern die Höchstmengen beachtet werden.

*) Die ursprünglich unter Punkt 5 aufgeführte Propionsäure ist ab 1.4.1988 nicht mehr zugelassen.

1.1.4 Schäden durch fehlerhafte Zusammensetzung der Nahrung

Der Ernährungsbericht 1988 faßt die Forderung nach gesunder Ernährung in 4 Thesen zusammen:

1. Individuell bedarfsgerechte Zufuhr von Nahrungsenergie in ausgewogener Zusammensetzung,
2. volle Deckung des Bedarfs an essentiellen Nährstoffen,
3. weitestgehende Verminderung gesundheitlicher Inhalts- und Begleitstoffe,
4. zielgruppengerechte Information des Verbrauchers.

Voraussetzung für die richtige Bewertung der augenblicklichen Konsumgewohnheiten ist die Kenntnis der *Normansprüche*.
Die Deutsche Gesellschaft für Ernährung schlägt die Werte in Tab. **23** vor. Hervorzuheben sind 0,8 g *Protein*/kg/Tag; empfohlen wird ferner, daß die *Nahrungsfette* etwa 25–30% des Kalorienbedarfs decken, wobei zweckmäßig ein Drittel der Kalorien aus mehrfach ungesättigten Fettsäuren bestehen soll. Der normale Fettverbrauch setzt sich sowohl aus „sichtbaren" als auch „unsichtbaren" Fetten zu etwa gleichen Teilen zusammen. Detaillierte Angaben über den Kalorienbedarf nach Arbeitsleistung und Gewicht bei Männern sind aus der Abb. **11** zu entnehmen.

Der Bedarf an *Mineralstoffen und Vitaminen* ist ebenfalls aus der Tab. **23** ersichtlich. Vitamin D braucht normal nur sehr wenig zugeführt zu werden. In der Wachstumsperiode und in der Schwangerschaft sind dagegen 400 IE (= 10 µg) notwendig.
Zu beachten ist, daß alle *D-Vitamine* in größeren Dosen toxisch sind; auf keinen Fall soll eine Tagesdosis von 5 000 IE/kg überschritten werden, weil dann eine Mobilisierung des im Skelett gebundenen Kalziums und eine starke Erhöhung des Phosphor- und Kalziumgehaltes in Blut und Harn zustande kommt. Ferner erfolgt eine anormale Kalkablagerung in den weichen Geweben, der Niere und besonders in der Media der Blutgefäße. Auch *Vitamin A* führt in Überdosen bei Mensch und Tier zu schweren Krankheitsbildern (*Classen* u. Mitarb. 1987).

Konsum

Unter dem Einfluß der Industrialisierung hat sich die Ernährung des Menschen erheblich geändert. Dabei läßt sich ein langfristiger Trend feststellen: Abnahme des Verbrauchs von Getreideerzeugnissen, ansteigender Verzehr von Obst und Gemüse sowie der meisten Nahrungsmittel tierischer Herkunft, mit Ausnahme von Milch und Fisch. Allerdings zeigt sich in den letzten Jahren bei diesen beiden Produkten ein leichter Wiederanstieg.
Dabei dürfte diese Verlagerung zu den eiweiß- und fetthaltigen Produkten

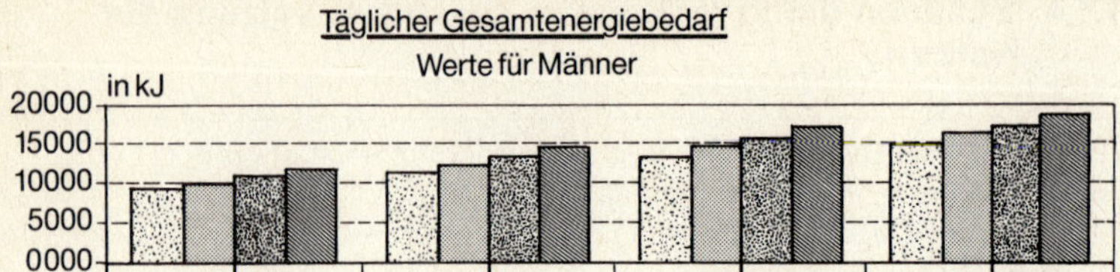

	leichte	mittelschwere	schwere	schwerste
50kg	9240	11340	13440	15120
60kg	10080	12390	14700	16590
70kg	10920	13440	15960	17640
80kg	11760	14490	17220	19 110

Arbeitsleistung

Körpergewicht
50kg 60kg 70kg 80kg

Abb. **11** Kalorienbedarf in Abhängigkeit von der Schwere der Arbeit.

tierischer Herkunft hin nicht zuletzt eine Folge des steigenden Einkommens sein. Eine Information über die langfristigen Veränderungen vermittelt die Tab. **24**.

Nach den Ergebnissen einer Einkommens- und Verbrauchsstichprobe des Statistischen Bundesamtes 1977/78 ergab sich der in der Tab. **25** aufgeführte *tatsächliche* mittlere Lebensmittelverbrauch (s. auch Abb. **12**).

Ein Vergleich innerhalb der Tab. **25** zeigt, daß die Daten, welche aus den *verfügbaren* Lebensmitteln errechnet wurden, vielfach nicht mit den bei einer Haushaltsstichprobe ermittelten übereinstimmen, d. h., *der tatsächliche Verzehr liegt mit Sicherheit unter den produzierten und angebotenen Lebensmittelmengen.* Auffällig ist dies besonders bei Fleisch, Obst, Gemüse und Zucker, bei denen grob gerechnet der Verbrauch nur etwa 50% des Angebotes ausmacht. Der statistische Fehler mag bei der Erhebung in dem einen oder anderen Fall beträchtlich sein, die Grundtendenz ist aber eindeutig. Vor diesem Hintergrund sind ferner auch die Zahlen zur Nähr- und Spurenstoffversorgung im Vergleich zum Bedarf zu bewerten, wie sie in der Tab. 23 zusammengestellt sind. Auch unter Berücksichtigung des nicht verzehrten Anteiles der verfügbaren Mengen ist die Energiezufuhr zu hoch.

Tabelle **23** Empfehlungen für die Ernährung.

		Tägliche Zufuhr für		
		ein 8jähriges Kind	eine 40jährige Person	
			männl.	weibl.
Nahrungsenergie	kJ*	8000	10000	8500
Protein	g	40	55	45
Fett	g	–	75	85
essentielle Fettsäuren	g	6	10	10
Natrium	g	–	2–3	2–3
Kalium	g	–	2–3	2–3
Kalzium	mg	800	800	800
Magnesium	mg	220	350	300
Eisen	mg	10	12	18
Zink	mg	12	15	15
Phosphor	mg	800	900	800
Vitamin A	mg	0,8	1,0	0,8
Vitamin E	mg	8	11,5	11,5
Vitamin B_1	mg	1,0	1,5	1,5
Vitamin B_2	mg	1,3	1,7	1,5
Vitamin B_6	mg	1,4	1,5	1,5
Vitamin B_{12}	µg	5	5	5
Folsäure (freie)	µg	120	175	175
Vitamin C	mg	65	83	83
Vitamin D	µg	10	5	5
Pantothensäure	mg	6	8	8
Jod	µg	140	200	200
Ballaststoffe	g	–	30	30

Weitere Daten s. DGE-„Empfehlungen für die Nährstoffzufuhr", 4. Aufl., Umschau-Verlag, Frankfurt 1985 und Nachdruck 1986. *Aign, W., W. Kübler*: Zur Neubearbeitung der Empfehlungen für die Nährstoffzufuhr der DGE. Ernähr.-Umsch. 32 (1985) 163–168

* 1 kJ = 0,239 kcal, 1 kcal = 4,184 kJ

Fehlernährung

Das Angebot ist in den Industrieländern heute ausreichend, teilweise kann man sogar von einem *Überangebot* sprechen. Dies schließt aber einen Mangel an lebenswichtigen Nährstoffen in vielen Teilen der Erde nicht aus. Kinder, Jugendliche und alte Leute zeigen z. Z. am häufigsten Ernährungsmängel. In Deutschland wird besonders ein *Thiamindefizit* bei Schulkindern und alten Personen befürchtet, weil der Konsum an Mehlen ständig zurückgegangen ist. Eine Anreicherung des Brotes mit Thiamin, Niacin und Riboflavin ist deshalb in Erwägung zu ziehen.

Auch die individuelle Auswahl von Lebensmitteln aus dem Angebot kann Mängel verursachen, *denn jede Einseitigkeit der Ernährung birgt Gefahren.* Dies gilt für die vegetarische Ernährung ebenso wie für die strenge Rohkost.

Tabelle **24** Verbrauch (gerundet) pro Person und Jahr in kg.

	1910	1950	1970	1979	1986
Schweinefleisch	25	20	40	50	61
Rindfleisch	15	12	21	22	22
Geflügel	2	2	9	10	10
Butter	6	5	7	6	8
Käse	5	4	10	13	16
Sahne	–	–	4	5	6
Quark	–	–	5	6	7
Eier (Stück)	–	–	272	281	272
Kartoffeln	–	–	102	91	78
Gemüse	40	50	60	75	75
Pflanzenfette, -öle	4	10	13	14	14
Zucker	18	27	32	35	37
Frischobst	35	40	90	90	78
Zitrusfrüchte	3	6	20	20	30

Basis: Agrarstatistik unter Berücksichtigung von Erfahrungswerten für Schwund und Verderb

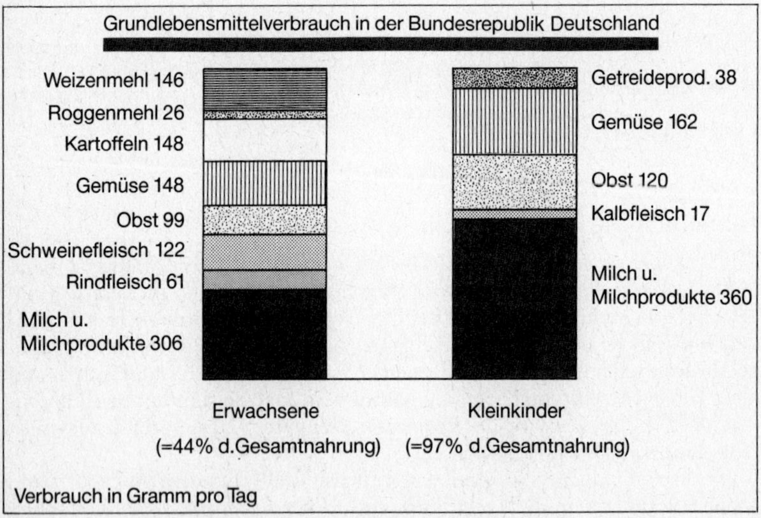

Abb. **12** Durchschnittliche Zusammensetzung der Nahrung.

Tabelle **25** Mittlerer Lebensmittelverbrauch (kg je Einwohner und Jahr).

	Verbrauchsstichprobe 1977/1978		Amtliche Schätzung	
	Männer	Frauen	1977/1978	1985/1986
Fleisch, gesamt	41,3	33,9	87,0	81,0
Kalbfleisch	0,8	0,7	1,8	1,7
Rindfleisch	7,6	7,6	21,5	21,8
Schweinefleisch	17,7	13,4	46,7	61,1
Geflügel ohne Wild	6,6	6,4	9,6	10,1
Wurst und Wurstwaren	20,9	14,3	–	–
Schinken	2,2	1,8	–	–
Fisch und Fischwaren	6,2	4,7	10,3	13,6
Eier	15,0	13,1	17,5	16,5
Milch	78,6	73,6	82,6	87,7
Sahne	2,6	2,9	4,5	6,0
Joghurt	6,4	4,9	–	–
Käse und Quark	12,8	11,5	13,0	16,2
Butter	6,0	6,4	5,6	7,9
Tierische Fette	0,4	0,4	–	–
Margarine	8,1	7,0	–	7,9
Speisefette und -öle	11,6	10,0	14,0	13,6
Brot und Backwaren	71,8	61,5	68,0	74,3
Kleingebäck	4,0	3,6	–	–
Nährmittel	26,3	22,4	–	–
Teigwaren	3,8	2,9	–	–
Reis	1,8	1,7	1,8	2,5
Hülsenfrüchte	0,6	0,5	1,0	1,0
Kartoffeln	54,3	43,2	82,8	77,7
Frischgemüse	30,2	29,1	72,4	75,1
Frischobst	23,7	27,3	76,1	77,7
Südfrüchte	20,5	19,0	22,3	29,5
Zucker	11,7	13,0	35,6	36,6
Süßwaren	12,2	12,5	–	–
Schokolade	3,7	3,7	–	–
Speiseeis	2,8	2,8	–	–
Mayonnaise	1,1	1,1	–	–
Erfrischungsgetränke	112,3	71,4	–	–
Bohnenkaffee	9,7	9,1	–	–
Tee	0,5	0,3	–	–
Alkoholische Getränke	258,7	88,3	–	–
Lebensmittel, gesamt	861,8	593,3	–	–

Die durchschnittliche Zusammensetzung unserer Nahrung ist in der Abb. **12** nochmals graphisch dargestellt

Nach Anatomie und Physiologie ist der menschliche Organismus für die Mischkost geschaffen, nur so ist die Versorgung mit essentiellen Aminosäuren gesichert. Es ist einzuräumen, daß bei sehr sorgfältiger Auswahl der Rohprodukte eine vegetarische Kost möglich ist, und daß sie sogar weniger riskant erscheint als eine extreme Fleischkost.

Mit Gemüsen, Obst und Südfrüchten werden 10% des Bedarfs an Eisen und Vitamin A sowie 25% des notwendigen Vitamin C gedeckt. So wichtig einerseits eine ausreichende Vitaminzufuhr ist, so muß doch andererseits der Sinn einer *Überdosis von Vitamin* C durch Tabletteneinnahme in Frage gestellt werden. Eine infektionsprophylaktische Wirkung ließ sich nicht beweisen, sie wird allerdings derzeit erneut behauptet. In Tierexperimenten konnte *Zimmermann* (1979) keinen therapeutischen Effekt feststellen. Bei Überdosierung von Vitamin C muß außerdem eine unphysiologische Erhöhung der Magenazidität und eine (tierexperimentell erwiesene) Abhängigkeit von dem Wirkstoff in Rechnung gestellt werden. Erwähnenswert dürfte außerdem die Beobachtung sein, daß bei täglicher Einnahme von 1 g Askorbinsäure die Serumwerte für Vitamin B_12 deutlich absinken. *Newmark* u. Mitarb. (1976) bestreiten allerdings diesen Mechanismus.

Ferner stellten *Norkus* u. Mitarb. (1983) fest, daß Vitamin C im Ames-Test unter bestimmten Testbedingungen *mutagen* wirkt. In In-vivo-Versuchen ließ sich allerdings keine entsprechende Aktivität nachweisen. *Classen* u. Mitarb. (1987) schreiben: „Die Beurteilung von Berichten, nach denen Chromosomenaberrationen, erhöhter Schwesterchromatidaustausch und somatische Mutationen in Säugerzellkulturen auftreten sollen, ist schwierig. Da andererseits die Wirksamkeit einer Reihe von Mutagenen in Gegenwart von Ascorbinsäure gehemmt wird, erscheinen die zuvor erwähnten Befunde ohne gesundheitliche Relevanz. Der ADI-Wert betrug 0–15 mg/kg KG, er wurde 1981 zu „unspecified" erweitert; demnach bestehen keine Zufuhrbeschränkungen mehr."

In Mitteleuropa ist bei den sich „normal" verköstigenden Bürgern, besonders bei jungen Frauen, das Risiko der zu geringen Versorgung mit Folsäure, Riboflavin, Vitamin B_6 und Vitamin E gegeben. Auch bei Menschen über 65 Jahren weisen die Meßwerte auf eine unsichere Bedarfsdeckung mit Vitamin A, Riboflavin und Vitamin C hin. Folsäure und Thiamindefizite finden sich bei allen Altersklassen. Eisenmangelzustände scheinen kaum noch zu bestehen. Gravierender sind freilich die Lücken in der *Versorgung von Entwicklungsländern*. Chronische Krankheiten wie Kwashiorkor (= Defizit an hochwertigem Protein) oder Beriberi (= Vitamin-B-Mangel) sind in bestimmten Teilen Afrikas, im Nahen Osten, Südostasien, Mittel- und Südamerika keine Seltenheit.

Es liegen Untersuchungen vor (*Richter* 1979), die darauf schließen lassen, daß eine Mangelversorgung mit Vitamin-B-Komplex und C auch zu psychischen Störungen führt (Konzentrations- und Merkstörungen, neurotische Trias [Depression, Hypochondrie, Hysterie]).

Da der Hauptmangel in den Entwicklungsländern in einer ungenügenden Versorgung mit Proteinen, insbesondere essentiellen Aminosäuren sowie Spurenstoffen besteht, kommt den Bemühungen zur Erschließung neuer Eiweißquellen eine große Bedeutung zu.

Gegenstand wissenschaftlicher Arbeit sind z. B. der Einsatz von Sojaeiweiß, ferner die Produktion von Algeneiweiß und dessen Verwendung zur Viehfütterung, gegebenenfalls später auch einmal zur direkten Ernährung des Menschen. Außerdem erhofft man sich von der Mikrobenkultur mit Methan, Methanol, Erdöl und Kohlenhydraten (single cell protein) einen Nutzen. Wegen der Nebenwirkung auf den Harnsäurestoffwechsel (hoher Gehalt an Purinen) kommt für die Verwertung z. Z. nur das Tier in Betracht. Als Ergänzungsstoffe sind außerdem noch Blattproteinkonzentrate und das Protein aus Baumwollsaat, einem Abfallprodukt der Baumwollfaser, zu erwähnen.

Obwohl die „grüne Revolution“ in den Industrieländern zu einer mehr als ausreichenden Eiweißproduktion geführt hat, sind in der Zwischenzeit biotechnologische Verfahren entwickelt worden, um ein auch für die menschliche Ernährung brauchbares Protein in großem Maßstab herstellen zu können. Begründet wurden diese Arbeiten mit Zukunftsaspekten.

In der Bundesrepublik Deutschland sind die single cell proteins der Zusatzstoffverordnung unterworfen. Gegenwärtig dürfen sie nur als Tierfutter verwendet werden. Die Senatskommision der DFG zur Prüfung von Lebensmittelzusatz- und -inhaltsstoffen hat in ihrer Mitt. X 1987 Kriterien und Spezifikationen zur Bewertung von solchen Einzellerproteinen zur Nutzung in Lebensmitteln für die menschliche Ernährung unter Berücksichtigung der internationalen Vorarbeiten veröffentlicht (VCH Verlagsges., D-6940 Weinheim).

Überernährung

In Deutschland gibt es z. Z. keinen allgemeinen Mangel an Nährstoffen, sondern eher das Problem der *Überernährung*. Die Schwerarbeit nimmt ständig ab, weniger als 10% der Beschäftigten sind heute in diese Kategorie einzustufen. Der Anteil der Schwerstarbeiter liegt sogar unter 1%. Von den meisten Erwachsenen und z. T. auch den Kindern werden mehr Kalorien aufgenommen, als es dem Bedarf entspricht. Die Abb. **13** demonstriert eindeutig die in den letzten 40 Jahren aufgetretene Diskrepanz.

Nach den Untersuchungen von *Wirths* (1979) beträgt das Verhältnis im Energieumsatz bei einem 70 kg schweren Menschen zwischen Laufen auf ebenem, festem Untergrund mit 10 km/Std. und Gehen mit 20 kg Belastung bei 4 km/Std. sowie Gehen ohne Belastung (4 km/Std.) 39 : 22 : 9 kJ/min. Der rapide Abfall des Energiebedarfs zwischen 1950 und 1970 in Abb. **13** erklärt sich also mit Arbeitserleichterungen. Nicht in gleichem Maße ist die Steigerung des Energieverbrauchs im selben Zeitraum gesichert.

Der Ernährungsbericht 1988 kommt zu dem Schluß, daß die Steigerung des durchschnittlichen Verbrauchs von Nahrungsenergie seit 1965/66 um 15% wahrscheinlich nicht real ist, weil es sich bei den Verbrauchsdaten um Absatzzahlen und nicht um Daten für verzehrte Lebensmittel handelt. Zum Beispiel weist die Statistik für Fleisch eine Verbrauchszahl (1986) von 102 kg pro Kopf und Jahr aus. Der tatsächliche Verzehr von Fleisch wird auf 68 kg/Kopf/Jahr geschätzt.

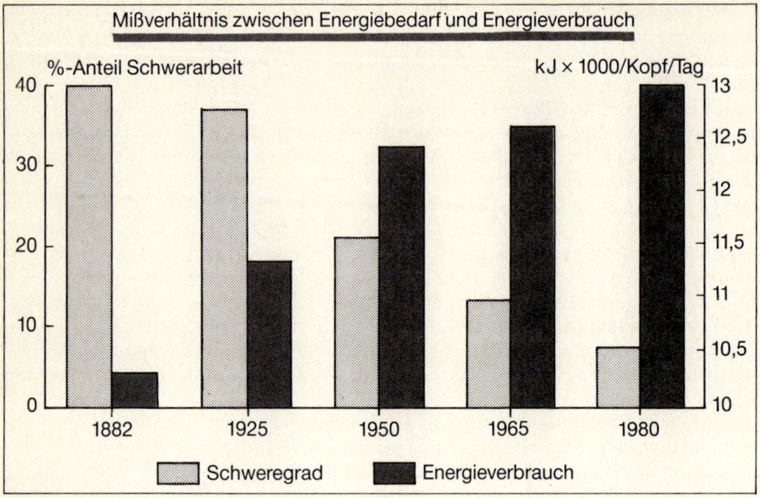

Abb. **13** Rückgang der Schwer- und Schwerstarbeit, Anstieg des Energieverbrauchs.

Übergewicht scheint die am leichtesten zu dokumentierende Folge der Diskrepanz zwischen Energiezufuhr und -bedarf zu sein. Die Häufigkeit ist aber in Deutschland weniger gravierend als vor einigen Jahren noch angenommen wurde. Auf der Grundlage des Broca-Referenzgewichtes ist mit einem Anteil von 30% übergewichtiger Personen über 14 Jahren zu rechnen. Das Idealgewicht wird von 50% der Bevölkerung überschritten, 30% entsprechen ihm und 20% liegen darunter. (Idealgewicht = 10% Unterschreitung des Broca-Referenzgewichtes bei Männern und 15% bei Frauen). Ob das Idealgewicht wirklich ideal ist, wird z. Z. erneut diskutiert. Die Überschreitung des Referenzgewichtes führt zwar zu gesundheitlichen Konsequenzen, es ist aber nicht gesichert, ob die Reduktion eines geringen Übergewichtes die Lebenserwartung erhöht.

Nach einer Auswertung der Framingham-Studie sind sowohl die Untergewichtigen als auch die Übergewichtigen mit einer höheren Frühsterblichkeit belastet, doch tritt diese erst ab einer relativ hohen Grenze in Erscheinung. Tab. **26** informiert über die entsprechenden Daten.

In einer neuerlichen Auswertung der Framingham-Studie (Verfolgung der Mortalität über 30 Jahre) konnten *Garrison* u. *Castelli* (1985) bestätigen, daß Männer mit leichtem Übergewicht (100–109%) die geringste Sterblichkeit aufweisen. Bei übergewichtigen, nichtrauchenden Männern (>110%) stieg die Rate bis zum 3,9fachen im Vergleich mit der Gruppe 100–109% an.

Tabelle **26** Mortalität in Abhängigkeit vom Gewicht (nach *Sorlie* u. Mitarb.).

Gewichtsklasse	Durchschnittliche Abweichung vom „Idealgewicht"	Alterskorrigierte Mortalität*	
		Männer	Frauen
1	−10% und weniger	8,8%	3,7%
2 („Idealgewicht")	± 0%	5,4%	2,6%
3	+20%	4,5%	2,7%
4	+30%	5,7%	2,7%
5	+40% und mehr	5,9%	4,1%

* nach Ausschluß von Patienten mit Krebs, koronarer Herzkrankheit, Claudicatio intermittens, apoplektischem Insult, Herzinsuffizienz, rheumatischen Erkrankungen und Diabetes mellitus

Der Einfluß des relativen, d. h. des auf die Körpergröße bezogenen Gewichtes auf die Häufigkeit von Folgekrankheiten steht außer Zweifel, allerdings ist die Angabe eines Grenzwertes nicht möglich. In Betracht kommen insbesondere Herz-Kreislauf-Erkrankungen, Diabetes mellitus und Gicht.

Als weitere Begleitkrankheiten können bei Übergewicht auftreten: Apoplexie, Bandscheibenbeschwerden, Gallensteine, Gelenkleiden, Hernien, Komplikationen nach Operationen, Lungenemphysem, Menstruationsanomalien, Sterilität, Varizen, Venenentzündung.

Zum Teil haben diese Erkrankungen einen beträchtlichen Einfluß auf die Mortalität. Eine Information über die derzeitige Verteilung der Todesursachen gibt die Abb. **14**. Sie weist aus, daß mehr als die Hälfte aller Todesfälle – zumindest teilweise – ernährungsbedingt sind. Die Entwicklung der Mortalität in den letzten 20 Jahren verdeutlicht dann die Abb. **15**. Eine Abnahme ergab sich bei den Kreislauferkrankungen (Abb. **16**), während sich bei den Karzinomen die Tendenz zum zahlenmäßig unveränderten Vorkommen zeigt. Besonders auffällig ist der Rückgang der tödlichen Herzerkrankungen, der in den USA bereits in den 60er Jahren einsetzte.

Kannel u. *Thom* (1979) bestätigten diesen Trend in der Framingham-Studie. Sie waren der Ansicht, daß hierfür verbesserte Umweltbedingungen und spezifische Effekte medizinischer Interventionen mit der Folge einer Verminderung der Hypertonierate und der Hypercholesterinämie, ferner geringeres Rauchen und Gewichtabnahmen bei Frauen verantwortlich sind.

Watkins (1984) hält primäre Präventionsmaßnahmen in dieser Hinsicht für entscheidend. *Gillum* u. *Blackburn* (1978) nannten als Ursache außerdem den Rückgang von Influenza und Pneumonie, waren aber der Ansicht, daß die Faktoren insgesamt den Rückgang der Sterblichkeit nicht befriedigend erklären.

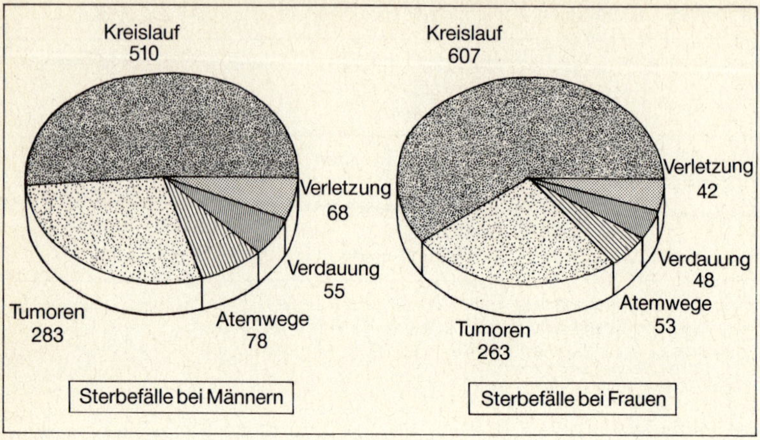

Abb. **14** Sterbeziffern in der Bundesrepublik Deutschland je 100 000 Einwohner 1987 ohne Totgeborene.

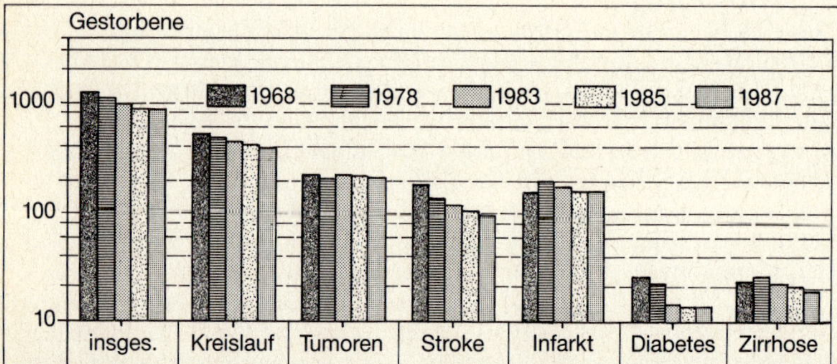

	insges.	Kreislauf	Tumoren	Stroke	Infarkt	Diabetes	Zirrhose
1968	1236	539	225	184	160	28	24
1978	1049	483	218	139	204	24	27
1983	950	454	228	118	181	15	23
1985	889	426	223	106	179	14	22
1987	843	391	224	94	169	14	20

Abb. **15** Veränderungen der Mortalität in der Bundesrepublik Deutschland je 100 000 Einwohner (standardisierte Sterbeziffern).

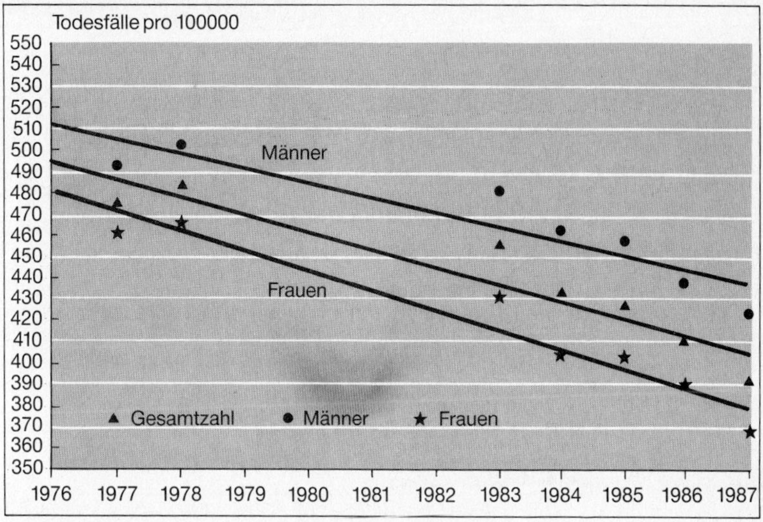

Abb. **16** Rückgang der tödlichen Kreislauferkrankungen in der Bundesrepublik Deutschland (Trend der standardisierten Sterbeziffern).

Das Vorkommen und die Veränderungen bei den Todesfällen durch Herzinfarkte sind jedoch von Land zu Land verschieden (Abb. **17** und **18**). Schwer interpretieren lassen sich dabei Befunde wie z. B. diejenigen aus Spanien und Portugal: 100 bzw. 95 Tote pro 100 000 Einwohner, aber Spanien über 50% Zunahme, Portugal 14% Abnahme. Die WHO äußerte den Verdacht, daß zu solchen Veränderungen auch statistische Differenzen (Zuordnung der Todesfälle zu verschiedenen Todesursachen, Fehldiagnosen usw.) beigetragen haben.

Ein wichtiges Ziel der Ernährungshygiene ist die *Verminderung der Hypertoniehäufigkeit und der Lipoidstoffwechselstörungen*, die neben der Adipositas als die wichtigsten Risikofaktoren für die Koronarerkrankungen gelten (Abb. **19**). Die Häufigkeit der Hochdruckkrankheit wird mit 10–15% der erwachsenen Bevölkerung angegeben, so daß in der Bundesrepublik Deutschland 6–9 Millionen Betroffene leben. Von den Ernährungsfaktoren, die einen Anstieg der Blutdruckwerte bewirken können, sind insbesondere die *Überernährung* und der *Salzgehalt der Nahrung* zu nennen.
In verschiedenen Studien wurde festgestellt, daß bei Patienten mit niedrigen HDL-Serumkonzentrationen koronare Herzkrankheiten häufiger vorkommen als bei Menschen mit hohen Werten. Die zu den Risikofaktoren 1. Ordnung zählenden Lipoproteine bestehen aus Proteinen (Funktion: Löslichkeitsvermittler für die Lipide), Cholesterin, Triglyzeriden und Phosphatiden. Die wichtigsten Gruppen sind:

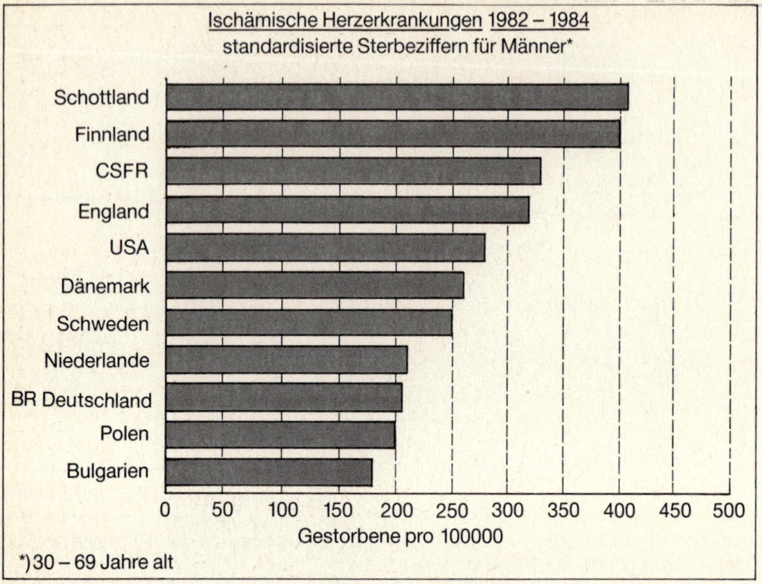

Abb. **17** Internationale Mortalitätsstatistik für Herzinfarkte.

Chylomikronen (Ultrazentrifuge: Dichte < 0,96 mg/ml)
- Very low density lipoprotein *(VLDL)* = Prä-β-Lipoproteine 0,96 – 1,005,
- Low density lipoprotein *(LDL)* = β-Lipoproteine 1,006 – 1,063,
- High density lipoprotein *(HDL)* = α-Lipoproteine 1,064 – 1,21.

VLDL transportieren vorwiegend Triglyzeride, geben diese auf dem Weg durch den Organismus ab und wandeln sich angereichert mit Cholesterin in LDL um. Es resultiert eine Ablagerung des überschüssigen Cholesterins in den Zellen. HDL enthält reichlich Protein und Phosphatide, es führt nicht zu krankhaften Ablagerungen an den Gefäßwänden. Wahrscheinlich transportieren sie sogar Cholesterin zur Leber, wo es in Gallensäuren und neutrale Steroide abgebaut und ausgeschieden wird. Man betrachtet deshalb hohe HDL-Werte im Serum als physiologischen Schutzfaktor der Arteriosklerose. Der einfache Schluß, daß das Problem mit einer Erhöhung der HDL und einer entsprechenden Erniedrigung der LDL zu lösen sein müßte, ist jedoch nicht zulässig (*Arab* u. Mitarb. 1985, *Oster* u. Mitarb. 1981). Immerhin dürfte damit einer der Risikofaktoren vermindert sein (Tab. 27).

Bei den Hyperlipoproteinämien werden 6 Gruppen (I, IIa, IIb, III, IV, V) unterschieden von denen IIa, IIb und III am bedenklichsten sind und einer diätetischen Behandlung bedürfen. Diese sollte berücksichtigen:
- Optimierung der Nährstoffrelation,
- Reduktion der Energiezufuhr bei Übergewicht,

- Fettmodifikation,
- Verringerung der Cholesterinzufuhr,
- Ausschluß von Zucker und Alkohol.

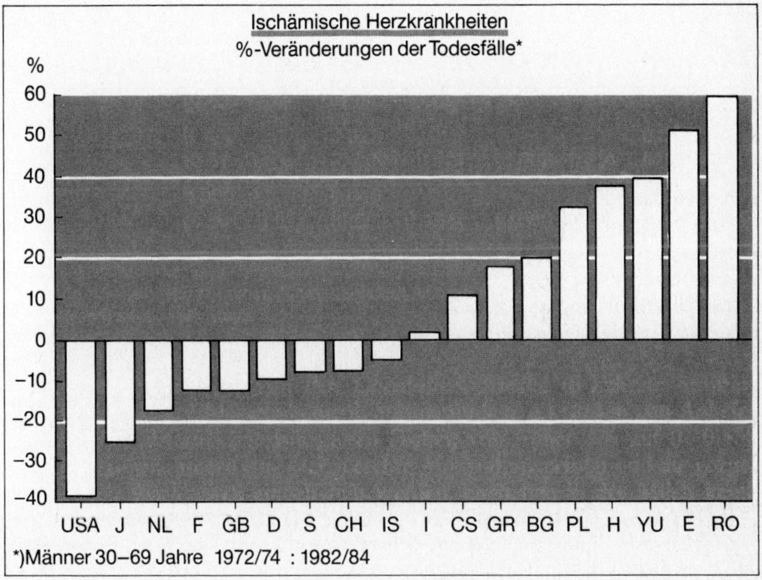

Abb. **18** Zu- und Abnahmen der Herzinfarkte im internationalen Vergleich.

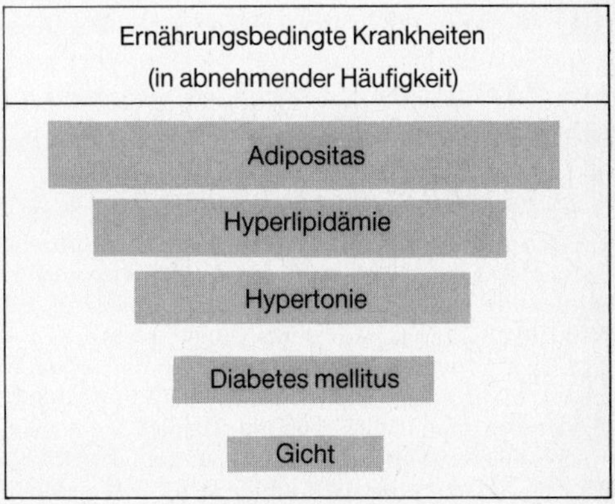

Abb. **19** Folgekrankheiten bei Überernährung.

Tabelle **27** Mittlere Plasmalipoproteinwerte von Gesunden.

Alter	VLDL	LDL	HDL
0–19	12 ± 8	103 ± 27	52 ± 13
20–29	16 ± 10	112 ± 29	52 ± 12
30–39	17 ± 9	126 ± 33	51 ± 15
40–49	19 ± 11	134 ± 30	58 ± 16
50–59	25 ± 11	161 ± 30	45 ± 11

Der wissenschaftliche Beirat der Bundesärztekammer sah sich 1980 nicht in der Lage, genaue Empfehlungen zum qualitativen Fettverzehr zu geben. Die Forderung nach Ersatz gesättigter Fettsäuren durch mehrfach ungesättigte sei nicht hinreichend belegt. Unbestritten sei aber die Notwendigkeit der kalorischen Beschränkung, vor allem des Fettanteiles. Im Hinblick auf den Anstieg des Nahrungsfettverbrauches (Reinfett) ist diese Forderung von besonderer Bedeutung (Abb. **20**).

Wie problematisch die Steuerung der Ernährungsbedingungen ist, geht u. a. aus dem Ergebnis einer epidemiologischen Studie zur Höhe des Cholesterinspiegels hervor; das Weglassen der Eier aus der täglichen Nahrung hatte praktisch keinen Einfluß bei Personen, welche sonst reichlich Eier zu verzehren pflegten (*Bronsgeest-Schoute* u. Mitarb. 1979). Eine auch von der Bundesärztekammer bedauerte Schwierigkeit liegt in dem Einfließen kommerzieller Interessen in die Diskussion, die mit der Kontroverse Butter gegen Margarine hinreichend gekennzeichnet ist. Auf keinen Fall ist mit der Bevorzugung von pflanzlichen Fetten das Problem gelöst. Eskimos verzehren sehr viel tierische Fette und sterben selten an Herzkrankheiten. Aus einer 10-Jahres-Studie der Lipid Research Clinics resultierte die Erkenntnis, daß die Senkung des Blutcholesterins doch Herzinfarkte verringert (1% Cholesterinsenkung = 2% Senkung der Herzinfarktrate) (*Greten* 1984).

Über die Häufigkeit der *Gicht* in der Bundesrepublik Deutschland gibt es keine zuverlässigen Aussagen. Es steht aber außer Zweifel, daß sie nach dem letzten Krieg selten geworden war, während nunmehr eine bedenkliche Zunahme nachweisbar ist.

In der Framingham-Studie hatten 2,8% der Männer und 0,4% der Frauen Gicht. Die Untersuchung von 4000 Polizisten in Paris ergab ebenfalls 3% Gichtkranke. Erwähnt sei aber auch, daß nicht nur die erhöhte Purinzufuhr das Gichtrisiko steigert, sondern daß ein längerer Kalorienentzug zwangsläufig mit Hyperurikämie verbunden ist. Der verbreitete Gebrauch von „Entwässerungstabletten“ dürfte ebenfalls einen nicht unerheblichen Beitrag zur Gichtentstehung leisten.
Zur Überproduktion von Harnsäure kommt es außerdem bei bestimmten Enzymdefekten, infolge deren das Plasmaprotein nicht fähig ist, ausreichend Urate zu binden. Diese fallen dann in Geweben mit reichlich sauren Mukopolysacchariden aus (periartikuläres Bindegewebe, Gelenkknorpel und -kapsel). In vielen Fällen manifestiert sich die Gicht in den Nieren; am Ende steht häufig eine Glomerulonephrose.

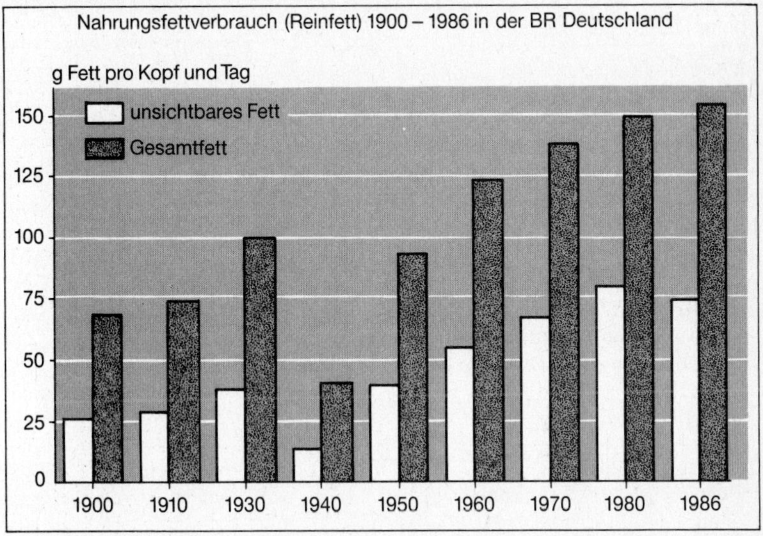

Abb. **20** Anstieg des Fettverzehrs in der Bundesrepublik Deutschland.

Gewichtsreduktion

In der Bundesrepublik Deutschland leben Millionen übergewichtiger Bürger, weshalb die gesundheitliche Situation zwangsläufig durch eine hohe Quote an ernährungsbedingten Krankheiten charakterisiert ist. Die Framingham-Studie hat in den USA gezeigt (*Higgins* u. Mitarb. 1988), daß Adipositas mit erhöhtem Level von Risikofaktoren, mit zunehmender Häufung von kardiovaskulären Erkrankungen und mit steigender Mortalitätsrate für alle Todesursachen einhergeht.

Grund für das Übergewicht ist bei 90% eine übermäßige Kalorienaufnahme, für 10% kommen endokrinologische und metabolische Erkrankungen in Betracht. Empfehlungen zur Gewichtsreduktion sind deshalb erforderlich. Allgemein gelten folgende Richtlinien:

- optimale Nährstoffrelation (Eiweiß, Vitamine usw.),
- Einschränkung der Energiezufuhr (<3360 kJ=<800 kcal),
- gleichmäßige Nahrungsmittelzufuhr über den Tag,
- Verbot von Zucker und -austauschstoffen (nicht von Zuckerersatzstoffen),
- Verbot von Alkohol.

Im einzelnen kommt als Vorgehensweise in Betracht:

1. Nulldiät,
2. gemischt niedrigkalorische Diäten,
3. ketogene niedrigkalorische Diäten.

Bei der *Nulldiät* ist mit einem mittleren täglichen Gewichtsverlust von 0,4 kg zu rechnen. Gelegentlich stellen sich Komplikationen ein, die besonders dann zu erwarten sind, wenn die Patienten von Kindheit an adipös waren und die Hungerkur sehr lange durchgeführt wird. Umstritten ist der angeblich günstigere Verlauf unter stationären Bedingungen. Die Zwischenfälle können das Herz-Kreislauf-System, den Magen-Darm-Trakt und die Nieren betreffen. Beschrieben wurden ferner metabolische und neurologische Störungen (Zusammenstellung s. z. B. *Kirch* 1979).
Nach *Hofmann* (1976) geben folgende Erkrankungen Anlaß zu einer Fastenkur bei Übergewicht:

Diabetes mellitus,
Herz-Kreislauf-Erkrankungen,
essentielle Hyperlipidämie vom Typ III–V,
Pickwickier-Syndrom,
Vorbereitung zu Operationen,
Pubertätsadipositas.

Das eigentliche Problem ist die *Beibehaltung des reduzierten Gewichtes*; nur 9% der Befragten gaben an, daß sie es länger als 2 Jahre gehalten haben. 70% sind zumeist schon nach 6 Monaten rückfällig. Unabhängig davon, ob eine gemischte oder ketogene niedrigkalorische Diät verwendet wird, muß Vorsorge getroffen werden, daß es nicht zu einem Mangel essentieller Stoffe kommt.
Bezüglich der Wirkung der 3 genannten Diätformen haben *Schwandt* u. Mitarb. (1980) Versuche durchgeführt, die ergaben, daß eine 600-kcal-Mischkost gleich wirksam ist wie absolute Nahrungskarenz oder eiweißsubstituierte Reduktionsdiäten. Diese Diät hatte weniger Nebenwirkungen und wurde von den Patienten gut vertragen.

Bulimia nervosa

Anhand klinischer Untersuchungen wird geschätzt, daß 3,5% aller Frauen zwischen 15 und 35 Jahren unter „gewichtsregulierendem Erbrechen" leiden. Darüber hinaus praktizieren viele Frauen Eßattacken als Ausfluß eines laufenden Strebens nach Gewichtskontrolle und der Angst vor Gewichtszunahme.
Von „Eßattacke" spricht man dann, wenn die Mahlzeiten erst mit dem Erreichen der physikalischen Kapazitätsgrenze des Magens beendet und physiolo-

gische Faktoren wie Energiegehalt oder Nährstoffdichte nicht berücksichtigt werden.
Es wurde belegt, daß besonders ein „gezügeltes Eßverhalten“ (dieting behaviour) das Auftreten von Eßattacken begünstigt. Als Folge einer derartigen Pseudokontrolle der Nahrungsaufnahme kann es zu einer nicht mehr ausgewogenen Nährstoffzufuhr kommen, es entsteht z. T. auch ein psychologisches Defizit durch fortlaufende Frustration lustbetonter Eßbedürfnisse.
Eine *Bulimia nervosa* gilt als schwere Eßstörung; auslösende Faktoren sind der unbedingte Wunsch nach Schlankheit und eine hochgradige Angst vor Gewichtszunahme. Die Krankheit ist durch suchtartige Heißhungerattacken und selbst ausgelöstes Erbrechen gekennzeichnet. Im Ernährungsbericht 1988 wird formuliert: Die Ernährung wird in gewisser Weise als „Werkzeug“ mißbraucht, um sekundäre Bedürfnisse zu befriedigen, wie der Wunsch nach Schlankheit, Schönheit, Attraktivität. Am Beispiel der Bulimia nervosa ist jedoch deutlich erkennbar, welche Risiken mit einem pseudokontrolliert-restriktiven Ernährungsverhalten eingegangen werden, das nicht mehr zu bedarfsgerechter Ernährung beiträgt, sondern in den Dienst anderer Bedürfnisse gezwungen wird. Neben einer Unterversorgung an essentiellen Nährstoffen wurden auch Störungen im Hormonhaushalt beschrieben.

1.2 Grundlebensmittel

1.2.1 Tierische Lebensmittel

Fleisch

Das Fleisch unserer Schlachttiere enthält etwa 20% Eiweiß, einen sehr unterschiedlichen Fettgehalt von 1,5–40%, ferner Wasser, wenig Kohlenhydrate und Vitamine (außer Leber). Wegen seines Gehaltes an essentiellen Aminosäuren zählt es zu den Hauptnahrungsmitteln. Je nach Art der Zubereitung ändert sich seine Zusammensetzung.
Bei der *Wärmebehandlung* ist z. B. mit einem Vitaminverlust zu rechnen. Der B_1-Komplex wird beim Garen bis zu 50% reduziert. Bei 150 °C Ofentemperatur werden im gebratenen Fleisch B_1, B_2, Niazin und Pantothensäure deutlich weniger als bei 205 °C geschädigt, die Verluste betragen etwa 30–40%. Werden Sterilisationstemperaturen angewendet, können die Thiaminverluste bis zu 80% ansteigen. Der Proteingehalt wird nur durch sehr hohe Temperaturen in Verbindung mit langer Einwirkungszeit beeinträchtigt. Bei Mineralstoffen, Vitaminen und Kohlenhydraten besteht die Gefahr einer mehr oder weniger starken Auslaugung. Erhitztes Fleisch ist entgegen einer vielfach verbreiteten Meinung nicht weniger bekömmlich, verdaulich oder ausnutzbar als rohes Fleisch, die Gesundheitsgefährdung ist jedoch auf jeden Fall erheblich geringer. Eine ausreichende Erhitzung wird durch den Umschlag der Hämoglobinfarbe nach braungrau angezeigt. Die rote Farbe bei gepökeltem Fleisch resultiert aus dem Nitrosomyoglobin (s. S. 65).

Bei der Ernährung mit rohem oder mangelhaft erhitztem Fleisch bestehen verschiedene Risiken der *Krankheitsentstehung*: *Trichinellose* (s. S. 13 f), *Bandwurmerkrankung* (s. S. 14 f), *mikrobielle Infektionen* und *Intoxikationen* (s. S. 3 ff). Auch erhitztes Fleisch kann Gesundheitsgefahren erzeugen. In diesem Zusammenhang ist auf die *Rückstände von Arzneimitteln* zu verweisen, die bei der Tiermast – erlaubt oder unerlaubt – eingesetzt werden (s. S. 38 ff) sowie auf die unbeabsichtigten Zusätze.

Zur Sicherung der Qualität des Fleisches wurden verschiedene *Gesetze* erlassen. Verkaufsfähig ist nur „taugliches" Fleisch. „Bedingt taugliches" und „minderwertiges" Fleisch darf nur über die Freibank abgegeben werden. Die Finnen- und Trichinenschau ist für jedes Tier obligatorisch, die Untersuchung auf Bakterien erfolgt jedoch nur bei Vorliegen eines Krankheitsverdachtes.

Die bakteriellen Gesundheitsschäden sind vor allem nach Verzehr von *rohem Fleisch und Rohwürsten* zu befürchten. Zum Beispiel wiesen *Pietzsch* u. *Kawerau* (1984) bei über 40% der untersuchten Schweinehackfleischproben aus dem Handel Salmonellen nach. *Boos* (1979) fand von streichfähigen Rohwürsten 15,6% als salmonellenkontaminiert mit Keimkonzentrationen von 10^2-10^4/g. Von den schnittfesten Rohwürsten waren nur 0,83% positiv. Die Kontamination der Rohprodukte führt *Boos* auf Schmierinfektionen mit dem Darminhalt der Schlachttiere zurück (bis 84% positive Befunde je nach Herkunftsland). Die Belastung des Fleisches nach der Schlachtung hängt also von der Einhaltung bzw. Unterlassung hygienischer Maßnahmen während des Tiertransportes, der Schlachtung, Verarbeitung und Entsorgung ab. Da die Keimreduktion durch zugesetzte Stoffe bzw. technische Prozesse bei streichfähigen Rohwürsten nur einen sehr begrenzten Effekt hat, sind die Hygienemaßnahmen bei der Fleischgewinnung und -verarbeitung unerläßlich.

Von den *Brathähnchen* sind ebenfalls Kontaminationen bis 40% bekannt. Als Ursache kommen bevorzugt die Kühlbäder vor dem Gefrierprozeß in Betracht. Derzeit wird versucht, an diesen Stellen chemische Dekontaminationsverfahren einzuführen.

Beim *Wildfleisch* gibt es gleichfalls unerwünschte Belastungen.

Stojanovic u. Mitarb. (1983) fanden z. B. im Fett von Haar- und Federwild durchschnittliche Konzentrationen von 3,7 mg/kg an chlorierten Kohlenwasserstoffen. Bei 25% der Proben wurden die Höchstwerte überschritten.

Fisch

Fischfleisch ist wasserhaltiger und etwas eiweißärmer als die Muskulatur von Schlachtvieh, besitzt aber einen hohen Gehalt an essentiellen Aminosäuren. Der Fettgehalt schwankt von 0,1–30%, die Vitamine A, B_2 und D sind in der Muskulatur der Fettfische reichlich vorhanden (bei Magerfischen eher in der fettreichen Leber). Die Verdaulichkeit ist gut, der Sättigungseffekt aber geringer. Im Gegensatz zu Fleisch weist der Pro-Kopf-Verbrauch von Fisch in den letzten 25 Jahren eine leicht fallende Tendenz auf.

Ernährungsphysiologisch ist zu beachten, daß Fischfleisch für eine hohe Purinzufuhr verantwortlich ist (besonders Salzfische und Fischkonserven). Bei Gicht ist daher eine sorgfältige Auswahl zu treffen.

Als besondere Gefahren sind die Typhus- und Hepatitisinfektionen nach Genuß von *Austern und anderen Muscheln* zu nennen. Austern filtrieren stündlich bis zu 40 l Wasser und reichern dabei Viren durch adsorptive Bindung regelrecht an. Escherichia coli läßt sich als Kontaminationsindikator nicht verwenden, da diese Keime nach kurzer Zeit wieder ausgeschieden werden. Eine sichere Kontrolle ist vorerst nicht möglich. Austern speichern nach *Pittinger* u. Mitarb. (1985) außerdem auch chemische Schadstoffe wie *polyzyklische Aromaten* (Größenordnung der Summe von 6 PAH 0–4 µg/kg). Die Verunreinigungen lassen sich im Reinwasser in einigen Tagen wieder entfernen. PAH finden sich ferner in *geräucherten Fischen*, nach *Larsson* (1982) werden hier die Höchstwerte z. T. – bei primitiven Räucherkammern – bis zum 1 000fachen überschritten. Die früher aufgestellte Theorie vom erhöhten Auftreten des Magenkrebses bei bevorzugtem Verzehr von geräucherten Fischen hat sich allerdings nicht bestätigen lassen.

Die *Schwermetalle* Quecksilber, Blei und Kadmium wurden auf S. 42 ff bereits besprochen. *Schreiber* (1983) weist darauf hin, daß aber der Anteil an der Gesamtbelastung des menschlichen Organismus relativ gering ist. Bei einer durchschnittlichen Kontamination der Fischereierzeugnisse mit Hg (Pb) ((Cd)) von 0,033–0,39 (0,01–0,55) ((0,001–0,4)) errechnet *Schreiber* eine jährliche Pro-Kopf-Belastung von 0,4 (0,8) ((0,1)) mg. Die tolerierbare Aufnahme (nach WHO) beträgt demgegenüber 18 (182) ((27)) mg.
Die bereits mehrfach erwähnte Nahrungskette wirkt sich im Hinblick auf die Gewässerverunreinigung besonders bei Fischen aus.
Der DFG-Bericht „Rückstände in Fischen" von 1978 stellte fest, daß in Fischen, Krusten- und Schalentieren Hg, Pb, Cd und As sowie PCB, DDT, Chlorphenol und -benzol von Bedeutung sind. Weniger bedenklich sei die Belastung mit Radionukliden, Mineralölbestandteilen, Herbiziden, Arzneimitteln und Tensiden. Die Rückstandsituation ist auf S. 42 ff geschildert.

Eier

Hühnereier enthalten im Durchschnitt 7% Eiweiß, 6% Fett, geringe Mengen an Kohlenhydraten, viel Mineralstoffe, Vitamin A und B sowie Lezithin. Ein Ei ergibt etwa 75 Kalorien. Als unerwünscht wird die hohe Cholesterinzufuhr durch Eier angesehen. Eine vernünftige Kost sollte davon 300 mg/Tag enthalten (= 1 Eigelb oder 100 g Butter), tatsächlich liegt die übliche Menge aber bei 600 mg. Dieses „Nahrungscholesterin" ist in Nahrungsmitteln tierischer Herkunft enthalten. Die täglich erforderliche Menge von 1,0–1,5 g Cholesterin baut der Körper selbst auf.

Die weiteren Gesundheitsgefahren sind bakterieller Natur. Als Krankheitserreger kann das Mycobacterium avium anwesend sein, doch ist dessen Virulenz für den Menschen sehr gering. Größere Bedeutung besitzen die

Enteritissalmonellen. Die Infektion der Eier mit diesen Erregern kann bereits endogen erfolgen, oder aber die Keime durchdringen die Schale. Die Erfahrung lehrt, daß besonders Möwen- und Enteneier infiziert sind. Die „Entenei-Verordnung“ vom 25.8.1974 schreibt deshalb u.a. die Kennzeichnung und das Kochen über 10 Minuten vor. In gewerblichen Betrieben dürfen Enteneier grundsätzlich nicht verwendet werden.
Nicht zu vernachlässigen ist auch die Infektionsgefahr durch Gefrier- und Trockenei sowie weitere Eiprodukte. Im intakten Ei verhindern dagegen der hohe pH-Wert, das Lysozym, das Avidin, das Ovomukoid und das Konalbumin das Wachstum einer Reihe von Keimarten. Das Risiko beim direkten Verzehr von rohen oder nur unzureichend gekochten („weichen“) Frühstückseiern an einer Salmonelleninfektion zu erkranken, ist sehr gering. Einzelne Ausbrüche kamen aber vor (*Lin* u. Mitarb. 1988).
Weniger als 1% der Hühnereier erwiesen sich als salmonellenpositiv, allerdings kann die Rate in infizierten Hühnerbeständen offenbar erheblich höher sein; die Berichte aus England Ende 1988 sprechen jedenfalls dafür.
Eiprodukte werden zu Mayonnaisen, Cremes usw. verwendet und haben bis in die neueste Zeit zu Lebensmittelvergiftungen geführt (*Mitchell* u. Mitarb. 1989). Eine auffällige Zunahme der Fälle im Jahre 1970 gab Veranlassung, die bestehenden Vorschriften zu verschärfen. Zur Zeit gilt die Verordnung über gesundheitliche Anforderungen an Eiprodukte und deren Kennzeichnung vom 19.2.1975 (in Kraft seit 19.5.1975).

Das *Rückstandsproblem* ist bei Eiern noch nicht zufriedenstellend untersucht. Immerhin weiß man, daß Arzneimittel, infolge der Massenbehandlungen der Hühner und der fehlenden Wartezeiten, im Ei enthalten sein können. Es ließen sich bisher aber keine Höchstmengen festlegen.
Die vorliegenden Daten lassen vermuten, daß in den Hühnereiern keine krebserregenden Stoffe und Hormone in bedenklichen Mengen vorkommen.
Antibiotika und andere Chemotherapeutika wurden gelegentlich nachgewiesen, wobei eine Umwandlung in toxisch wirksame Substanzen (karzinogene Eigenschaften einiger Nitrofuranabkömmlinge) stattfinden kann.
Umweltchemikalien treten in Eiern nur in sehr geringen Mengen auf.

Milch

„Milch“ bedeutet nach dem Milchgesetz vom 27.1.1930, der 1. AVO zum Milchgesetz vom 15.5.1931, dem Milch- und Fettgesetz vom 10.12.1952 und den zugehörigen Länderverordnungen, *Kuhmilch*; andere Milcharten sind immer zu kennzeichnen. Sie besitzt, entsprechend ihrer Aufgabe, alleiniges Nahrungsmittel für den wachsenden Organismus zu sein, eine optimale Zusammensetzung (Tab. 28).

Milch ist infolge ihres Gehaltes an Proteinen, Kohlenhydraten, Fett, Mineralstoffen und Vitaminen in gelöster, grobdispers oder kolloidal verteilter Form durch verschiedene chemisch-physikalische Einwirkungen gefährdet und außerdem für die Mikroorganismen ein ausgezeichneter Nährboden. Es wurden deshalb genaue Vorschriften zur

Tabelle **28** Bestandteile der Trinkmilch (nach *Souci* u. Mitarb.).

		≥ 3,5% Fett	≥ 1,5–≤ 1,8%	≤ 0,3%
Energiewert	kJ	277,00	201,30	146,50
Wasser	g	87,70	89,60	90,90
Protein	g	3,34	3,35	3,50
Fett	g	3,57	1,60	0,07
Kohlenhydrate	g	4,68	4,70	4,80
Mineralstoffe	g	0,74	0,73	0,75
Natrium	mg	48,00	47,00	53,00
Kalium	mg	157,00	155,00	150,00
Magnesium	mg	12,00	12,00	14,00
Kalzium	mg	120,00	118,00	123,00
Mangan	µg	2,50	2,50	0,5–6,70
Eisen	µg	46,00	45,00	0,1–0,25
Kobalt	µg	0,08	0,08	0 –0,23
Kupfer	µg	10,00	10,00	2,80
Zink	µg	380,00	370,00	400,00
Phosphor	mg	92,00	91,00	97,00
Chloride	mg	102,00	101,00	100,00
Fluoride	µg	17,00	17,00	–
Jodide	µg	3,70	3,70	1,80
Vitamin A	µg	28,00	13,00	1,8–3,00
Vitamin D	µg	0,06	0,028	0
Vitamin E	µg	84,00	37,00	33,00
Vitamin K	µg	4,00	2,00	–
Vitamin B_1	µg	37,00	37,00	38,00
Vitamin B_2	µg	180,00	180,00	170,00
Nikotinamid	µg	90,00	90,00	95,00
Pantothensäure	µg	350,00	350,00	280,00
Vitamin B_6	µg	46,00	46,00	50,00
Biotin	µg	3,50	3,50	1,50
Folsäure	µg	0,3–6,80	0,3–6,80	5,00
Vitamin B_{12}	µg	0,42	0,42	0,30
Vitamin C	µg	1700,00	1700,00	0,23–2,00
Laktose	g	4,55	4,57	4,80
Albumin, Globulin	g	0,51	0,52	–
Kasein	g	2,66	2,71	–
Cholesterin	mg	11,70	5,20	2,8–3,20

Verhütung der Übertragung von tierischen Krankheiten auf den Menschen (Tbc, Listeriose, Milzbrand, Q-Fieber, Salmonellose) zur Behandlung der Milch und zur Verhütung von Verfälschungen erlassen. Um zu vermeiden, daß menschliche Krankheitserreger sich ausbreiten, sieht das Bundesseuchengesetz und die Milchhygiene-VO vor, daß bei der Gewinnung und dem Verkehr mit Milch Personen, welche an Krankheiten leiden, die durch die Milch übertragen werden können, nicht tätig sein dürfen.

Milchkeime

Milch ist nicht steril zu gewinnen, die Primärkeimzahl liegt in der Größenordnung von 100/ml. In ungekühlter Milch vermehren sich in erster Linie Milchsäurebakterien, besonders Streptococcus lactis. Sie unterdrücken mit steigender Säurebildung das Wachstum der sich zu Beginn teilenden gramnegativen Keimflora, deren Stoffwechsel weniger durch Laktosespaltung als durch Proteolyse und Lipolyse charakterisiert ist. Bei dem derzeitigen System der Kühllagerung der Milch auf dem Bauernhof bis zur Abholung überwiegt aber bei der Anlieferung in der Molkerei die gramnegative, psychrotrophe Flora. Die folgende Pasteurisierung vermag diese Keimarten nur quantitativ zu vermindern, d. h., in der Regel säuert eine solche Milch nicht mehr, sondern verdirbt.

Als tierische, auf den Mensch übertragbare Krankheitserreger kommen in der Milch vor: Tuberkelbakterien (seit 1963 haben wir zwar in Deutschland Tbc-freie Rinderbestände, doch besteht immer noch die Möglichkeit der Infektion der Tiere, z. B. vom Menschen), Brucellen, MKS-Viren, Listerien, Coxiella burneti. Die Streptokokken der serologischen Gruppe B sind als Mastitiserreger bedingt menschenpathogen, der Verkauf der Milch ist nur verboten, wenn sie „sinnfällig“ verändert ist. Es ist aber festzuhalten, daß nach der Einführung des maschinellen Melkens und des zunehmenden therapeutischen Einsatzes von Antibiotika (0–0,5% der angelieferten Milch enthält Penizillin u. a. Präparate) die Streptokokkenmastitiden (B, C und E) zugunsten der staphylokokkenbedingten Euterentzündungen zurückgegangen sind. Dieses vermehrte Auftreten von menschenpathogenen Erregern ist durchaus unerwünscht. An Krankheitserregern, die vom Menschen direkt auf die Milch übergehen können und durch sie verbreitet werden, kennen wir außerdem Salmonellen, Diphtheriebakterien, Scharlacherreger, Tuberkelbakterien, Polioviren.

Das Rückstandsproblem ist auf S. 42 ff erörtert.

Milchbehandlung

Neben physikalischen Verfahren zur Entfernung von Schmutzteilchen (Zentrifugieren) und der Homogenisierung zur Sicherung einer gleichmäßigen Fettverteilung steht die Erhitzung zur Ausschaltung der Infektionsgefahr und zur temporären oder unbeschränkten Haltbarmachung im Vordergrund.
Die zum Verkauf zugelassenen Milchsorten werden durch die Verordnung (EWG) Nr. 1411/71 des Rates vom 29. 6. 1971 in Artikel 3 geregelt. Danach rechnen zur Konsummilch folgende Erzeugnisse, die dazu bestimmt sind, als solche an den Verbraucher abgegeben zu werden.

a) *Rohmilch*: Milch, die nicht erhitzt und keiner Behandlung gleicher Wirkung unterworfen ist;
b) *Vollmilch*: Milch, die in einem Milchbearbeitungsbetrieb mindestens einer Wärmebehandlung oder einer zulässigen Behandlung gleicher Wirkung unterzogen wor-

den ist und deren natürlicher Fettgehalt 3,5% oder mehr beträgt oder deren Fettgehalt auf mindestens 3,5% gebracht worden ist;

c) *teilentrahmte (fettarme) Milch*: Milch, die in einem Milchbearbeitungsbetrieb mindestens einer Wärmebehandlung oder einer zulässigen Behandlung gleicher Wirkung unterzogen worden ist und deren Fettgehalt auf einen Satz gebracht worden ist, der mindestens 1,5% und höchstens 1,8% beträgt;

d) *entrahmte Milch*: Milch, die in einem Milchbearbeitungsbetrieb mindestens einer Wärmebehandlung oder einer zulässigen Behandlung gleicher Wirkung unterzogen worden ist und deren Fettgehalt auf einen Satz gebracht worden ist, der höchstens 0,3% beträgt.

Nach dieser EG-Verordnung können also die Milcherzeuger nicht mehr gehindert werden, Rohmilch unmittelbar an den Verbraucher abzugeben. Es bestand daher Veranlassung, einen entsprechenden Schutz gesetzlich vorzuschreiben. Die Milchverordnung vom 23. 6. 1989 BGBl. I, S. 1140 sieht für Rohmilch vor, daß die Kühe zu einem amtlich anerkannt Tbc- und brucellosefreien Bestand gehören und gesund sein müssen; ferner haben die Räume einen bestimmten Hygienestandard aufzuweisen. Es werden Anforderungen an das Melken, das Behandeln der Milch und an Stallarbeiten im Erzeugerbetrieb sowie an die damit befaßten Personen gestellt. Die Milch muß nach den Vorschriften der Milchgüteverordnung untersucht werden, an der Ausgabestelle ist ein gut lesbarer Hinweis anzubringen „Rohmilch vor dem Verzehr abkochen".

Die Berechtigung dieser Anforderungen wird u. a. durch die Beschreibung eines Salmonellenausbruches nach Rohmilchgenuß unterstrichen (*Wuthe* u. *Witt* 1980). Auch in anderen EG-Ländern verlangen die Wissenschaftler (z. B. wegen Listeriose [S. 10]) eine ausreichende Erhitzung. *Sharp* u. Mitarb. (1980) analysierten in Schottland 29 Salmonellenausbrüche mit 2428 Betroffenen, die rohe Milch getrunken hatten.
Freilich vermag die Pasteurisierung – auch nicht eine Uperisation – die Entstehung von Staphylokokkenenterotoxikosen zu verhindern (*Eschment* u. *Steuer* 1981). *Galbraith* u. Mitarb. (1982) berichten über 10000 Fälle bei 233 Salmonellen- und Campylobacter-Ausbrüchen durch Rohmilch oder unzureichend pasteurisierte Milch in England und Wales. Sie kritisieren die Gesetzgebung, die derartige Gesundheitsschäden ermöglicht. *Steinert* (1983) bemerkt, daß die Wärmebehandlung der Milch eine unverzichtbare Maßnahme zum Schutze des Verbrauchers ist.

Pasteurisierte Milch muß folgende Anforderungen erfüllen:

Krankheitserreger	nicht nachweisbar
koliforme Bakterien	<5/ml
Keimgehalt bei 30 °C/72 h Bebrütung	≤ 50000/ml
nach 5 Tagen 6 °C bei 21 °C/25 h Bebrütung	≤ 250000/ml
Phosphatase	negativ
Antibiotika (pro ml)	nicht nachweisbar.

Milchprodukte

Während die Milch für bakterielle Kontaminationen hochanfällig ist und als Überträger von Erregern oft in Betracht kommt, sind die Milchprodukte meist weniger bedenklich. Dies gilt für Sauermilch, Joghurt, Butter, Buttermilch und Käse. Aus der geringen Zahl von Publikationen sei erwähnt, daß 1979 über 12 Staphylokokkenintoxikationen (Toxin B) nach Käsegenuß aus Ontario und Quebec berichtet wurde (*WHO* 1979). Über die Zusammenhänge zwischen Käse und Listeriose s. S. 10.

Aus medizinischer Sicht ist bei Käsegenuß zu beachten, daß eine gleichzeitige Medikation von *Monoaminooxidasehemmern* u. U. krisenartige Zwischenfälle mit Herzanfällen, Schweißausbruch, Erbrechen und Kreislaufkollaps hervorruft. Monoaminooxidase baut Stoffe ab, die den Blutdruck erhöhen. Der Käse kann Substanzen erhalten, die die Freisetzung derartiger Stoffe bewirken. Bei Verabfolgung von Monoaminooxidasehemmern (als antidepressive und aktivitätssteigernde Verbindung) fehlt dann das Regulativ.

Speiseeis ist ein Milchprodukt, das in der Vergangenheit häufig als Infektionsüberträger wirkte. Es wird heute als Industrieprodukt (sog. „Harteis") mit Temperaturen von ca. −25 °C in Form von Eiskrem oder Einfach-Eiskrem angeboten. Diese Sorten müssen pasteurisiert und homogenisiert sein. Der Pro-Kopf-Verzehr betrug 1987 7,2 l (1978 6,6 l, USA 24 l, Italien 4 l). Die Keimzahl ist in den meisten Bundesländern auf 100 000/g, die Koliformenzahl auf 100/g und die Escherichia-coli-Zahl auf 0,1−1/g begrenzt. Epidemien und Infektionen durch Harteis sind in den letzten Jahren nicht bekannt geworden.
Eine weitere Speiseeissorte ist „*Softeis*". Die Eismasse wird entweder steril in flüssiger Form von der Industrie geliefert oder vom Hersteller aus Speiseeispulver und Wasser bzw. Milch jeweils angerührt, anschließend in entsprechenden Maschinen auf −5 °C gekühlt und zum sofortigen Verzehr angeboten. Die bakteriologische Beschaffenheit hängt in diesem Fall weitgehend von der Qualität der Rohprodukte, insbesondere der Milch, vor allem aber von der Sorgfalt des Herstellers ab.
Unsachgemäß desinfizierte Geräte oder zu lange gelagerte Ansätze sorgen in dem erstklassigen Nährboden Eismix für massive Keimzahlen und u. U. auch für eine Vermehrung von Pathogenen. Nicht selten wird auch das fertige, einwandfreie Eis, in dem sich die Keime praktisch nicht mehr vermehren, durch das Wasser in dem der Ausgabelöffel (Portionierer) steht, massiv reinfiziert. Bei dem in Kleinbetrieben hergestellten Speiseeis ist die bakteriologische Qualität am ungünstigsten, nach einem Bericht von *Eschment* (1980) mußten 1979 20% der Proben beanstandet werden. Von solchen Betrieben gehen auch heute noch gelegentlich Infektionen aus (letzte größere Enteritisepidemien 1969 bei Linz und in Rastatt über einen Softeishersteller bzw. eine Konditorei). 1973 beschrieb *Primavesi* eine Salmonella-enteritidis-Epidemie durch Aprikoseneis eines handwerklichen Produzenten, von *Otte* u. *Winterhoff* (1976) stammt ein Bericht über 4 Gruppenerkrankungen durch Enteri-

tiskoli. *Osterholm* u. Mitarb. beschrieben 1980 102 Fälle von Hepatitis A bei Mitgliedern, Beschäftigten und Gästen eines privaten Clubs. Sie erkrankten nach Verzehr von Eis, das in der Küche des Clubs hergestellt worden war. 41 Gäste waren innerhalb von 14 Tagen einmal im Club gewesen. Als Quelle kamen aber außer Speiseeis auch Kartoffelsalat, heiße Würstchen und Lachs in Betracht. Nach einer Zeitungsmeldung lief im April 1980 in einem Münchener Vorort eine Salmonellenepidemie ab, die von einem italienischen Eiscafé ihren Ausgang nahm.

Das Risiko kann – besonders bei der Herstellung von Softeis – durch die ausschließliche Verwendung von sterilem Eismix und den Einsatz von automatisch pasteurisierenden sowie technologisch zu reinigenden Maschinen nahezu vollständig ausgeschaltet werden.

1.2.2 Pflanzliche Lebensmittel

Weizen, Roggen, Hafer, Gerste, Reis, Mais sind seit Jahrtausenden wichtige Ernährungsgrundlagen, lediglich Hirse und Buchweizen haben ihre Bedeutung verloren. Seit Einführung der Kartoffel ging der Getreideverbrauch in Deutschland zurück. In den letzten Jahren kam es zu einer Abnahme des Kartoffelkonsums, die leichte Wiederzunahme wird auf den vermehrten Verzehr von Kartoffelchips zurückgeführt.

Das *Brot* ist ein wichtiger Kalorienträger, darüberhinaus decken wir mit ihm den Bedarf an Niazin völlig; bei Vitamin B_{12} ist die Deckung – besonders wenn wenig Milch und Milchprodukte aufgenommen werden – dagegen nicht immer gewährleistet, und bei B_1 besteht wegen des Verzehrsrückganges an Brot oft ein Defizit.

Gesundheitsschäden waren früher häufig (z. B. Ergotismus, Intoxikationen durch Saponine aus der Kornrade); heute kommen eigentlich nur noch Brotfehler (z. B. fadenziehendes Brot durch Bacillus mesentericus) vor. Der zunehmende Konsum geschnittener, verpackter und nicht selten relativ lang gelagerter Weiß- und Schwarzbrote geht jedoch mit einer steigenden Aufnahme verschimmelter Ware einher, wobei es sich nicht unbedingt um sinnfällig verdorbenes Material handeln muß. Ob damit die Gefahr einer Mykotoxikose verbunden ist, läßt sich noch nicht eindeutig abschätzen. Der Verdacht ist aber nicht unberechtigt.

Über die *Kartoffel* werden ca. 10% des Kalorien- und ein wesentlicher Teil des Vitaminbedarfs gedeckt.

Gemüse und *Obst* sind weniger Kalorienträger als Spender für Vitamine, Mineralsubstanzen, Spurenelemente und Ballaststoffe.

Diese *Ballaststoffe* (engl. dietary fiber) werden von den Verdauungsenzymen nicht zerlegt, trotzdem sollen sie eine gesundheitliche Wirkung im Sinne eines prophylaktischen Effektes auf Diabetes und Hypercholesterinämie besitzen. Weiter wird bei Mangel an Ballaststoffen eine *Förderung des Dickdarmkrebses* vermutet (s. S. 409 ff), eine Hypothese, die sich aber bis jetzt nicht beweisen ließ. Über den optimalen Anteil der Ballaststoffe in der Nahrung liegen keine Angaben vor. Allein die Tatsache, daß die Darmmobilität durch Füllstoffe günstig beeinflußt, d. h. die Passagezeit verkürzt wird, läßt eine Steigerung der Ballaststoffzufuhr ratsam erscheinen. Sie kann durch Brot, Obst und Gemüse erreicht werden. Falls dies aus bestimmten Gründen (z. B. ketogene, kalorienreduzierte Diät) schwer möglich ist, kommt als Minimalversorgung die Einnahme von Weizenkleie in Betracht. Auf das Risiko eines Ileus bei Einnahme großer Mengen sei verwiesen.
Mikrobielle Gesundheitsgefahren entstehen vor allem durch ungekochte Gemüse und durch roh zum Verzehr kommenden Salate und Früchte. *Das übliche Waschen entfernt nur etwa ein Viertel der Mikroorganismen.* Das Risiko ist allerdings regional verschieden.
Kopfgedüngter Salat aus Italien wurde beispielsweise 1953 für eine Typhusepidemie in Stuttgart verantwortlich gemacht (der Beweis konnte nicht eindeutig geführt werden).

Nach einem Bericht aus Sri Lanka (1969) enthielt dort das Waschwasser der aus dem Handel genommenen Bohnen-, Karotten-, Kohl-, Spinat- und Sellerieproben pathogene Koliarten, Salmonellen und Shigellen. Besonders behaftet waren Pflanzen bis zur Wachstumshöhe von 30 cm über dem Boden, Früchte erwiesen sich dagegen als nicht infiziert. Als Ursache der Kontamination wurden die Bewässerung, die Düngung und die Ausscheider unter den Händlern angegeben.
Eine erstaunlich hohe Kontamination von Gemüse mit Darmbakterien stellten 1978 *Tamminga* u. Mitarb. fest. 11% der in den Niederlanden gewachsenen und dorthin importierten Produkte enthielten mehr als 10^4 Escherichia coli pro 100 g und 14% mehr als 10^6 Enterokokken pro 100 g. Salmonellen wurden aus 23 von 103 untersuchten Proben isoliert. Auf der anderen Seite rangieren nach einer Statistik aus England Obst und Gemüse dort an letzter Stelle der Ursachen von Lebensmittelvergiftungen. In den USA waren 1982 Obst, Gemüse und Kartoffeln (Salat) mit 24 (= 3,7%) an 656 Ausbrüchen beteiligt (16mal Botulismusausbrüche, einmal Staphylococcus-aureus-Intoxikation, einmal chemische Vergiftung, Rest unbekannte Ursachen). Klammert man die Botulismusfälle aus, dann spielen Vegetabilien bei den „foodborne outbreaks“ auch in den USA eine untergeordnete Rolle.

Der Grundsatz „keine Salate und kein ungeschältes Obst essen“ gilt aber nach wie vor bei Reisen in tropische Gebiete, während das Risiko in Westeuropa oder in den USA minimal ist.
Außer Bakterien müssen auch noch die mit Abwasser oder Fäkalien auf Gemüse gebrachten Askarideneier beachtet werden.
Generationen von Säuglingen, Kleinkindern und größeren Kindern sind gezwungen worden, Spinat in größeren Mengen zu essen, weil er wegen seines

Tabelle **29** Nitratgehalte in Salat/Gemüse/Obst in mg/kg, 1980–1984.

	Mittelwert	Minimum	Maximum
Rettiche	2251	n. n.	6684
Rote Rüben	2104	n. n.	6798
Kopfsalat	1786	19	5300
Feldsalat	1756	n. n.	3865
Radieschen	1749	68	3865
Spinat	872	n. n.	3894
Lauch	369	n. n.	2400
Rotkohl	299	n. n.	1448
Karotten	195	n. n.	1311
Kartoffeln	132	n. n.	1200
Zwiebeln	50	n. n.	1134
Erdbeeren	161	20	425
Äpfel	16	n. n.	688
Zwetschgen	12	n. n.	140
Apfelsinen	11	n. n.	42
Weintrauben	6	n. n.	61

angeblich (jedoch nicht wirklichen) hohen Eisengehaltes besonders gesund sein solle. Eine Überfütterung ist aber abzulehnen, weil Spinat in gleicher Weise wie nitrathaltiges Brunnenwasser gefährlich werden kann, wenn der Erzeuger die Anbauflächen entweder mit Jauche, Fäkalien oder mit stickstoffhaltigem Kunstdünger überdüngt. *Frommberger* (1985) hat die in der Tab. **29** auszugsweise wiedergegebenen Untersuchungsbefunde veröffentlicht.

N-Nitrosodimethylamin fand sich in Malzkaffee, Kaffee-Ersatz-Mischungen und Grünkern in Mengen von 0,1–1,0 µg/kg, weitere Proben von Gemüsen, Nüssen, Bohnenkaffee, Säuglingsnahrung, Getreide, Kakao, Wein u. a. erwiesen sich als frei von Nitrosaminen.

1986 hat dann das Bundesgesundheitsamt Richtwerte für Nitrat in Gemüse herausgegeben. Danach dürfen Kopfsalat und rote Rüben maximal 3 000 mg NO_3^- und Spinat 2 000 mg/kg Frischsubstanz enthalten.

Chemisch bedingte Gesundheitsgefährdungen könnten bei Vegetabilien außer durch Nitrat durch Chlorkohlenwasserstoffpestizide (weniger durch PCB) verursacht werden. Die Rückstände in pflanzlichen Lebensmitteln sind jedoch außerordentlich gering, sie dürften für eine Kontamination des Konsumenten praktisch ausscheiden. Wurden HCH-Rückstände, insbesondere α- und β-HCH beobachtet, so bewegten sie sich nahe der Nachweisgrenze. Bei Getreide lagen die Mittelwerte unter 0,001 mg/kg. In pflanzlichen Ölen wurden kaum Rückstände dieser Art festgestellt, da bei der Wasserdampfbehandlung zur Desodorierung 90–99% der evtl. vorhandenen HCH-Isomeren ausgetrieben werden.

Die *Unkrautbekämpfungsmittel* (Herbizide) besitzen eine verhältnismäßig geringe Warmblütertoxizität, allerdings können einige Fungizide Rückstandsprobleme besonders bei Kopfsalat aufwerfen.

Blei wird mit der Nahrung täglich in einer Menge von ca. 20 µg zugeführt (die WHO empfiehlt als obere Grenze 3 mg/Woche), es stammt hauptsächlich aus pflanzlichen Produkten (Fleisch nur ca. 7%), die vorwiegend aus der Luft, im Falle von bleibelasteten Böden auch durch Resorption – allerdings deutlich weniger – verunreinigt werden. Immerhin stellten *Gallacher* u. Mitarb. (1984) fest, daß Frauen, die im Gebiet einer alten Bleimine lebten und Gemüse aus dem heimischen Garten bevorzugten, um 28% höhere Bleiblutspiegel als die Frauen einer Kontrollgruppe hatten. Bei Bodenbelastungen von 1 mg/g Pb stieg der Blutspiegel auf etwa 42 µg/l an (40 µg/l = kritische Schwelle). Wichtig ist, daß sich das Blei aus dem Luftaerosol weitgehend durch Waschen (Wirkungsgrad ca. 70%) oder durch Entfernung der äußeren Blätter vermeiden läßt. Dies dürfte auch der Grund dafür sein, daß *Wijn* u. Mitarb. (1983) keine Differenzen in den Blutbleispiegeln von Personen fanden, die einerseits ihr Gemüse aus Gärten neben einer Autostraße und andererseits aus verkehrsfreien Gebieten bezogen.
Weitgehend unwirksam ist das Waschen bei *Kadmium*, das vorwiegend aus dem Boden in die Pflanzen gelangt. Die höchsten Werte finden sich bei wildwachsenden Pilzen. Zur Bewertung eines evtl. Gesundheitsrisikos führten 1980 *Schellmann* u. Mitarb. Versuche durch, aus denen sich selbst bei Verzehr größerer Mengen von Champignons keine Gefährdung durch Kadmium ableiten ließ. Ursache sei die Cd-Bindung an das unverdauliche Chitin. 1984 publizierten *Diehl* u. *Schlemmer* Ergebnisse von Tierversuchen aus denen hervorging, daß die Versuchsgruppe viel mehr Kadmium akkumulierte als die Kontrollgruppe. Gleichwohl wurde eine Empfehlung zur Beschränkung des Pilzverzehrs nicht für erforderlich gehalten. *Schellmann* u. Mitarb. (1984) haben sich experimentell nochmals mit dem Problem auseinandergesetzt. Sie stellten keinen Anstieg von Kadmium im Blut und im Urin nach Pilzmahlzeiten fest. Die Warnungen der WHO und des Bundesgesundheitsamtes vor reichlichem Pilzverzehr sind daher offenbar etwas vorschnell ausgesprochen worden.
Gewürze werden im allgemeinen in geringen Mengen den Speisen zugesetzt, so daß Intoxikationen durch Rückstände weniger zu befürchten sind. Gleichwohl ist die Anwesenheit von schädlichen Substanzen wie z. B. Rückständen und Sekundärprodukten nach einer Sterilisation mit Ethylenoxid unerwünscht. *Gustafsson* (1981) fand z. B. in importierten Früchten, Kakaopulver und Kokosschnitzeln kein 2-Chloräthanol, in Gewürzen kamen dagegen hohe Werte vor: Basilicumkraut 9740, Dill 3570, Pfeffer 2180, Paprika 1950 mg/kg.
Sullivan (1980) ermittelte DDT-Gehalte bis zu 2,4 mg/kg (z. B. in Oregano aus Mexiko, Chili aus der Türkei und China), meist lagen die Mittelwerte für DDT aber noch unter 0,5 mg/kg. Die Präparate zur Bekämpfung der Anophelen u. a. Stechmücken finden sich eben in geringen Mengen in der Importware wieder.
Größere Bedeutung haben ohne Zweifel *mikrobielle Kontaminationen*.
Die Keimzahlen liegen vielfach sehr hoch (Beispiel Pfeffer: 10000–

100 Mill./g [*Neumayr* u. *Forstmeier* 1981]), wobei im wesentlichen die Oberfläche kontaminiert ist. Salmonellen und andere Pathogene sind nachgewiesen worden. Damit diese Erreger sich nicht in den gewürzten Speisen vermehren können und entsprechende Erkrankungen auslösen, wurde nach dem Verzicht auf eine Ethylenoxidbehandlung die Strahlensterilisation gefordert. Ein Vertrieb solcher Gewürze wäre aber – wegen der erforderlichen Deklaration – bis auf weiteres in der Bundesrepublik Deutschland aus gesellschaftspolitischen Gründen aussichtslos, obwohl mit an Sicherheit grenzender Wahrscheinlichkeit durch die Strahlenbehandlung von Gewürzen kein Gesundheitsrisiko entsteht.

1.2.3 Getränke

Über den Getränkeverbrauch informieren die Tab. **30** und die Abb. **21**.

Hinzu kommen mehrere Tassen Tee und Kaffee mit einem Wasseranteil von ca. 500 ml. Berücksichtigt man noch die Suppen, so resultiert ein Flüssigkeitsverbrauch von ca.1800 ml bei Männern und 1300 ml bei Frauen. Die feste Nahrung trägt weitere 700 ml bei, ferner entstehen 300 ml Oxidationswasser, so daß der Gesamtwasserbedarf von ca. 2500 ml gedeckt ist. Die Menge des eigentlichen Trinkwassers dürfte folglich mit nicht mehr als 1 Glas pro Tag anzusetzen sein (am häufigsten wohl zum Schlucken von Tabletten).

Der hohe Anteil an Süßgetränken (ca. 175 ml/d) und Alkoholika (ca. 700 ml/d) erfordert eine *Bewertung der Kalorienzufuhr.*
Allein die durchschnittliche Reinalkoholmenge von 27 g pro Tag bedeutet etwa 800 kJ Energiezufuhr. Der Gesamtmittelwert gibt aber nur eine unzureichende Information. 19–35 Jahre alte Männer konsumieren durchschnittlich 40,5 g Alkohol, entsprechend 1170 kJ, und berücksichtigt man die stark unterschiedlichen Trinkgewohnheiten, so ist mit 2000–4000 kJ zu rechnen. (1 l Wein = ca. 2500 kJ). Es kommt daher häufig zu einer Überschreitung der empfohlenen Energiezufuhr um 50%.
Mikrobiologische Risiken sind bei abgefüllten Getränken nur vereinzelt zu befürchten. Sofern Kohlensäure in einer Dosis von mehr als 5 g/l zugesetzt wurde, sterben die Keime allmählich ab. Heute werden aber außerdem sog. "leichte" Mineralwässer angeblich auf Wunsch der Verbraucher angeboten. Der in solchen Getränken reduzierte CO_2-Gehalt ist aus hygienischer Sicht nicht akzeptabel und falsch.

Verderbserreger können sich in Süßgetränken vermehren (z. B. Leuconostoc), und Bier kann – wenn es nicht steril abgefüllt ist – ebenfalls mikrobiell verderben. Mineralwässer ohne CO_2-Zusatz (= sog. stille Wässer) zeigen bei Lagerung ohne Kühlung im Laufe von mehreren Wochen einen Keimaufwuchs bis 100000/ml. Hier besteht die Möglichkeit der Pseudomonas-aeruginosa-Vermehrung, wir haben die Keime bis zu

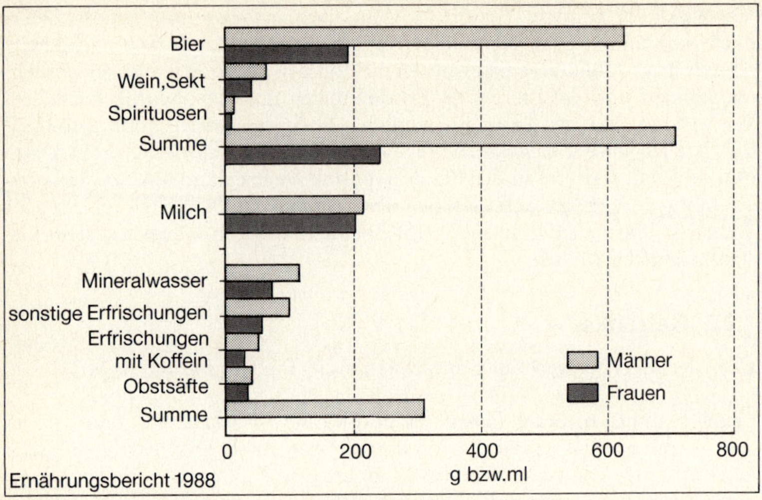

Abb. **21** Getränkekonsum in der Bundesrepublik Deutschland in Gramm pro Tag und Person.

40 000/ml nachgewiesen. Epidemiologische Hinweise auf entsprechende Gesundheitsstörungen fehlen allerdings. Zur Sicherstellung der hygienisch einwandfreien Beschaffenheit wurde die *Verordnung über natürliches Mineralwasser, Quellwasser und Tafelwasser* (1.8.1984, BGBl. I, S.1036, Änderungs-VO v. 5. 12. 1990 BGBl. I, S. 2600) erlassen, die sich von der Trinkwasserverordnung u. a. dadurch unterscheidet, daß Escherichia coli, Koliforme und weitere Indikatorkeime nicht nur in 100 ml, sondern in 250 ml abwesend sein müssen. Natürlichem Mineralwasser dürfen keine Stoffe zugesetzt werden; es dürfen auch keine Verfahren (Filtration, Desinfektion) zu dem Zweck durchgeführt werden, den Keimgehalt im natürlichen Mineralwasser zu verändern.

Bei den *alkoholfreien Getränken* unterscheidet man Fruchtsäfte, Fruchtnektare, Fruchtsaftgetränke, Limonaden, Brausen, Gemüsesäfte, Gemüsetrunke (Nektare = Zusatz von Wasser und Zucker; Limonaden enthalten Essenzen natürlicher Herkunft, Brausen sind nachgemachte Fruchtsaftgetränke oder Limonaden).

Von den *stimulierenden Inhaltsstoffen* sind die Alkaloide in Tee, Kaffee und Colagetränken zu erwähnen.

Kaffee, das wichtigste „Nationalgetränk" der Deutschen, enthält neben dem Koffein hauptsächlich noch Chlorogensäure, Kaffeesäure, Chinasäure, Trigonellin (ein Methylierungsprodukt der Nikotinsäure), Cholin und Kalium. Die Chlorogensäure entsteht während des Röstprozesses, sie findet sich aber auch in anderen pflanzlichen Nahrungsmitteln, wie z. B. Kartoffeln, Weintrauben, Äpfeln. Kaffee- und Chinasäure sind Abbauprodukte der Chlorogensäure, die mit dem Kaffeefett als Koffeinsynergisten wirken. Zu den Reiz-

Tabelle **30** Täglicher Getränkeverbrauch in der Bundesrepublik Deutschland (nach Ernährungsbericht 1988) in g/Tag und Person.

	Männer	Frauen
Erfrischungsgetränke, insgesamt	307,10	195,20
Obst- und Gemüsesäfte	40,50	35,30
Mineralwasser	116,20	73,50
Koffeeinhaltige Erfrischungsgetränke	51,10	29,10
Sonstige Erfrischungsgetränke	99,30	57,30
Alkoholische Getränke, insgesamt	708,90	241,80
Wein, Sekt	64,30	40,80
Bier	630,10	192,80
Spirituosen	14,50	8,20
Milch	215,30	201,60
Summe	1231,30	638,60

stoffen gehört ferner das Merkaptan, das durch Dampfbehandlung stark reduziert werden kann. Koffein erregt das Vasomotoren- und Atemzentrum und aktiviert den Kreislauf; es entsteht eine erhöhte vegetative Erregbarkeit. Bei primär gestörtem vegetativem Gleichgewicht ist folglich eine Beeinträchtigung der Leistungsfähigkeit zu erwarten.

Herzmuskelschäden sind ebenso eine Kontraindikation für Kaffee, wie Magen-, Darm- und Lebererkrankungen. Hier besteht ein deutlicher Unterschied in der Wirkung im Vergleich zu Tee, dem die Röstprodukte, insbesondere Chlorogensäure und Merkaptan, fehlen. „Säurearme" Herstellungsverfahren des Röstkaffees können z. T. die Verträglichkeit verbessern. Kaffee ist aber kein Therapeutikum für den Hypotoniker, er muß andererseits dem Hypertoniker nicht grundsätzlich verboten werden. Die amerikanische Bundesgesundheitsbehörde FDA veröffentlichte allerdings im September 1980 eine Warnung an schwangere Frauen. Untersuchungen an trächtigen Ratten hatten nach Koffeingaben vermehrt Mißbildungen ergeben. Konkrete Maßnahmen sollen aber erst nach Abschluß weiterer Tierexperimente und epidemiologischer Studien beschlossen werden.

Wegen der weltweiten Beliebtheit des Kaffees wurden schon zahlreiche Studien zur *chronischen Toxizität* durchgeführt. *Phillips* u. *Snowdon* (1983) stellten z. B. bei kalifornischen Adventisten eine positive Korrelation zwischen Kaffeetrinken und Dickdarmkrebs fest. In Norwegen ließ sich eine solche Beziehung dagegen nicht ermitteln (*Jacobsen* u. Mitarb. 1986). In Rattenversuchen hatte der Ersatz des Tränkwassers durch Kaffee keinen ungünstigen Effekt auf die Reproduktionsrate und auf die neugeborenen Tiere (*Nolen* 1982).

Aufmerksamkeit schenkte man besonders den Auswirkungen auf Blutdruck und HDL-Spiegel. Auch hier waren die Ergebnisse kontrovers.

Freestone u. *Ramsey* (1982) schlossen aus ihren Untersuchungsergebnissen auf eine ursächliche Bedeutung des Kaffeegenusses bei der Entstehung einer „milden“ Hypertonie, *Medeiros* (1982) sowie *Ammon* u. Mitarb. (1983) ermittelten keine positive Korrelation. Interessant ist noch die Feststellung, daß andere Erkrankungen bei Kaffeetrinkern seltener zum Tode führen sollen. *LaCroix* u. Mitarb. (1986) beobachteten 1 130 männliche Medizinstudenten über 19–35 Jahre und bestätigten einen 3fachen Anstieg der Infarktrate bei starken Kaffeetrinkern. Bezüglich der Herzinfarktrate wiesen *Murray* u. Mitarb. (1981) darauf hin, daß sie keine erhöhte Morbidität und Mortalität erkennen konnten, sie vermuten, daß die an anderen Stellen behaupteten Zusammenhänge eher auf einer Abnahme des Kaffeegenusses bei den Kontrollgruppen beruhten.
In verschiedenen Berichten der letzten Jahre wird als Ursache der Beeinflussung der Infarktrate eine Erhöhung des Cholesterinspiegels und der Triglyzeridkonzentration im Serum nach Kaffeegenuß vermutet. Zum Beispiel wird diese Ansicht von *Davis* u. Mitarb. (1988) vertreten, die eine epidemiologische Studie an 9 043 Hypertonikern durchgeführt haben. Sie konnten aber keine signifikante Korrelation zu Tee, Cola und entkoffeiniertem Kaffee ableiten. Auch *Martin* u. Mitarb. (1988) stellten keine Beziehung zwischen Koffeinaufnahme und der Sterblichkeit an kardiovaskulären Erkrankungen fest. *Savage* u. Mitarb. (1981) kamen zu dem Schluß, daß die männlichen Kaffeetrinker eine stärker atherogenetische Kost bevorzugen und daß diese und nicht der Kaffee die Erhöhung des Cholesterinspiegels bewirkt. Bei einer derartig unsicheren Sachlage besteht wohl kaum Anlaß, vor dem Genuß von Kaffee zu warnen.

Das Bundesgesundheitsamt regte 1987 an, den p-Dioxin-Gehalt der Kaffeefilter zu verringern. Im gefilterten Kaffee finden sich nach *Lione* u. Mitarb. (1984) bei Verwendung von Aluminiumgeräten etwa 1 mg Al pro Tasse (Grenzwert für Trinkwasser 0,2 mg/l).

Das medizinische Interesse ist besonders auf den *Alkohol* gerichtet. Ein Zusammenhang mit dem Ösophaguskarzinom wurde schon oft diskutiert, es ließen sich aber weder epidemiologisch noch tierexperimentell Beweise erbringen. Immerhin ist nicht auszuschließen, daß der Genuß von konzentriertem Alkohol zu chronischen Entzündungszuständen führt, auf deren Boden sich dann Tumoren entwickeln. Das primäre Leberkarzinom ist in der Mehrzahl der Fälle (ca. 70%) mit einer Leberzirrhose verbunden, wobei Ursache dieser Vor- oder Grundkrankheit sowohl ein Alkoholabusus als auch eine Virushepatitis sein kann (*Schmähl* 1981, *Schottenfeld* 1979). Die Häufigkeit der alkoholbedingten *Leberzirrhose* wird wie folgt beurteilt:

weniger als 60 g Alkohol pro Tag:	1%,
80–160 g Alkohol pro Tag:	51%,
>160 g Alkohol pro Tag:	64%.

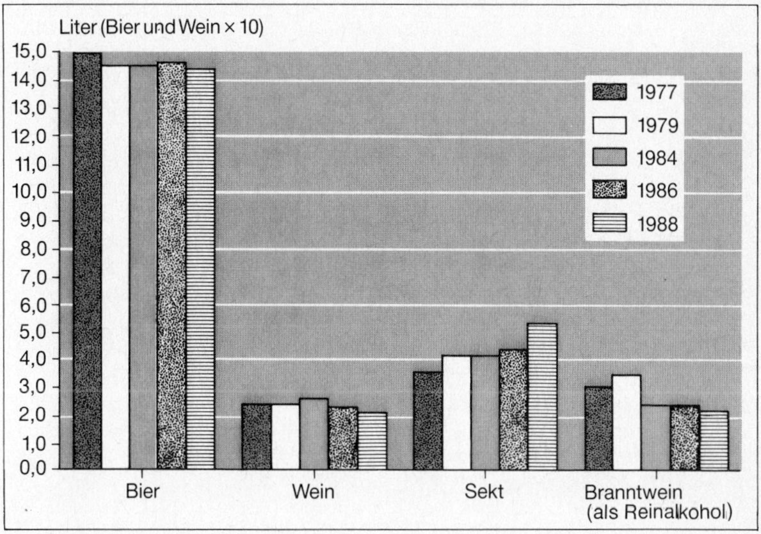

Abb. **22** Alkoholkonsum in der Bundesrepublik Deutschland 1977–1988 in Liter pro Person.

Tabelle **31** Weinverbrauch pro Kopf im Jahr in Litern (nach EG Info 12/80).

Frankreich	98
Italien	92
Bundesrepublik Deutschland	24
Belgien	17
Niederlande	12
Großbritannien	5

160 g Reinalkohol entsprechen etwa 4 l Bier, 2 l Wein oder 0,4 l Spirituosen. Es ist aber sicher nicht gleichgültig, mit welchem dieser Getränke die Alkoholzufuhr erfolgt. Vielfach wird angegeben, daß der Wein am wenigsten schädlich sei.

Vergleichende geographisch-pathologische Studien entsprechend den Anforderungen der modernen Epidemiologie, fehlen jedoch. Demzufolge liegt kein Beweis vor, wonach die Zahl der Alkoholschäden in Frankreich erheblich geringer ist als z. B. in Polen, einem Land in dem vorwiegend Spirituosen getrunken werden. Ergänzend sei erwähnt, daß der Reinalkoholkonsum in Frankreich 16,4 l pro Jahr beträgt, Hauptquelle ist der Wein (ca. 100 l) (Tab. **31**).
In Deutschland wird dagegen vorwiegend Bier (ca. 150 l) getrunken (Abb. **22**).

Nach *Maier* (1978) kann eine alkoholische Fettleber bereits nach einem Jahr bei einer Dosis von 60 g Alkohol täglich auftreten. Alkoholabusus kann ferner eine *chronische Pankreatitis* auslösen. Die Abschätzung des Risikos in Relation zur Alkoholmenge ist nicht zuletzt deshalb problematisch, weil eine Hyperlipidämie als Auslöser für die Pankreatitis wirken kann. Die kritische Grenze wird bei 160 g Alkohol pro Tag angenommen. Für *Koronarerkrankungen* scheint nach einer japanischen Studie eine negative Korrelation zwischen Infarkt und Alkoholkonsum zu bestehen. Auch Tierversuche sprechen gegen eine Schädigung der Gefäße, allerdings dürfte ab 30 g/d eine Begünstigung der Hypertonie zu erwarten sein. Alkohol in hohen Dosen erzeugt einen gestörten Metabolismus der Sexualsteroide und eine Schädigung der Hodenfunktion. Ab 150 g/d ist ferner das Risiko eines fetalen Alkoholsyndroms gegeben (Minderwuchs, Mikrozephalie, Herzmißbildungen, geistige Retardierung, motorische Störungen).
Insgesamt ist zum Alkoholverbrauch zu sagen, daß langfristig 12–25 g täglich mit großer Wahrscheinlichkeit nicht schädlich, u. U. sogar nützlich sind. Ab 30 g können erste Gesundheitsstörungen auftreten, mehr als 150 g/d Alkohol erzeugen mit Sicherheit Erkrankungen.

Die toxikologische Bedeutung der 1985/86 entdeckten „Weinskandale" mit Verfälschungen durch *Diäthylenglykol* bzw. *Methanol* kann im Deutschen Ärzteblatt 1985, Nr. 43 und 1986, Nr. 28 und 29 nachgelesen werden.

1.3 Verhütung von Gesundheitsschäden und des Verderbs

1.3.1 Lebensmittelverderb

Oxidative Vorgänge, aber auch hydrolytische Reaktionen spielen besonders beim Fettverderb eine entscheidende Rolle. Organoleptisch lassen sich dabei Ranzigkeit, Tran- und Fischgeschmack oder Seifigkeit feststellen. Die Autoxidation als wichtiger Vorgang verläuft als autokatalytische Reaktion, bei der die Alkylgruppen der Fettsäurereste durch Sauerstoff verändert werden.
Einen weiteren Verderbsvorgang stellt die *Austrocknung* dar, die besonders bei der Gefrierkonservierung von Fleisch auftritt. Durch Lufteinlagerung kommt es zu umschriebenen Verfärbungen. Zur Bezeichnung „Gefrierbrand" führte deren Ähnlichkeit mit Gewebsnekrosen; sofern aber keine oxidativen Vorgänge hinzukommen, entsteht keine geschmackliche Beeinträchtigung.

Mikrobielle Veränderungen eines Lebensmittels sind die häufigsten und wichtigsten Verderbsursachen, doch handelt es sich teilweise sogar um *erwünschte* Vorgänge wie die Entstehung von Sauermilch oder die Reifung von Wurst und Käse („Säurewecker", „Starterkulturen"); auch der Hautgout von Wildfleisch ist das Ergebnis bakterieller Einwirkungen. Der Zustand des Verdorbenseins ist also nicht exakt zu definieren und nicht direkt korreliert mit Keimarten oder -zahlen. Rechtlich gesehen müssen verdorbene Lebensmittel nicht unbedingt als gesundheitsschädlich eingestuft werden; sie können zwar nach LMBG „zum Verzehr nicht geeignet sein", doch ist die Verkehrsfähigkeit nach Deklaration z. T. durchaus gegeben. Als Kriterium kann gelten, daß ein *verdorbenes Lebensmittel* sinnfällig so stark verändert ist, daß sein *Gebrauchswert erheblich beeinträchtigt oder seine bestimmungsmäßige Verwendung ausgeschlossen ist.*
Als entscheidende Voraussetzung ist die Vermehrungsmöglichkeit der Keime zu nennen.

Ein weiteres Kriterium ist schließlich die *Wasseraktivität*, der a_w-Wert. Er ist ein Maß für das den Bakterien zur Verfügung stehende Wasser. Nach Gleichgewichtseinstellung in einem geschlossenen System errechnet sich der

$$a_w\text{-Wert aus } \frac{\text{relativer Feuchte (\%)}}{100}.$$

Der Maximalwert ist also 1,0. Osmophile Keime wachsen noch bei niedrigen a_w-Werten (z. B. Halobakterien bei 0,75), Lebensmittelverderber, besonders Pseudomonaden, bevorzugen meist Werte oberhalb 0,98. Eine Verminderung der Wasseraktivität ist daher gleichbedeutend mit Konservierung, die durch Trocknung, Salz- oder Zuckerzugabe erzielt werden kann.

1.3.2 Konservierung

Zur Terminologie ist zu bemerken, daß man unter *„Konservierung"* zunächst die Verhütung des mikrobiellen Verderbs durch physikalische Maßnahmen und chemische Zusätze verstand. Heute wird der Begriff aber auch im Zusammenhang mit chemischen Veränderungen (z. B. Oxidation der Fette) und dem Ausschluß sonstiger nachteiliger Veränderungen (Welken, Reifen, Keimen) benutzt.

Thermische Verfahren

Als Methoden kommen in Betracht:

die Vollkonservierung (Sterilisation),
die Halbkonservierung (Präservierung),
das Einkochen (Einbüchsen, Einwecken),
die Pasteurisierung (meist mit Kühlung).

Bei der *Sterilisation* entstehen – eine ausreichende Inaktivierung der Mikroorganismen vorausgesetzt – über einen langen Zeitraum lagerfähige Produkte. Das Hauptproblem bei der Behandlung ist das Erreichen einer genügend hohen Temperatur *an allen Stellen* des Lebensmittels ohne Beeinträchtigung seiner Qualität. Die Mikroorganismen sterben dabei nicht schlagartig alle zum gleichen Zeitpunkt ab, der Prozeß entspricht vielmehr einer Reaktion I. Ordnung, d. h., *in der Zeiteinheit geht nur ein bestimmter Prozentsatz der Keime zugrunde (s. auch S. 437f).*

Kochen eines Lebensmittels stellt wie Backen, Braten, Grillen und Frittieren zunächst ein Zubereitungsverfahren dar, bei dem vegetative Keime und Sporenbildner zwar weitgehend reduziert, aber nur unzureichend und z. T. überhaupt nicht abgetötet werden. Als Konservierungsverfahren kommt Kochen daher nur als Präservierungsmethode in Betracht, die das Produkt unter gleichzeitiger Kühlung über begrenzte Zeit haltbar macht. Zusatz von Salz, Zucker, Essig verbessert die Lagerfähigkeit.

Die haushaltsmäßige Haltbarmachung durch *Einwecken* in Blech- oder Glasbüchsen mißlingt meist bei den reichlich Sporen enthaltenden Produkten, wie Bohnen oder Spargel. Gelegentlich ist damit das Risiko der Botulismusintoxikation verbunden.

Die *Sterilisation* von Lebensmitteln erfordert wie im medizinischen Bereich den Einsatz von Autoklaven, die meist als Rotations- oder Pendelgeräte gebaut sind, um – zumindest bei flüssigen Gütern – einen besseren Wärmegang zu gewährleisten.

Vorsicht ist in jedem Falle bei einer sog. *Bombage* von Konserven geboten, bei der Deckel und/oder Boden der Büchse vorgewölbt sind. Ursache ist zumeist eine bakteriell bedingte Gasbildung – vor allem CO_2 – durch anaerobe Sporenbildner. (Gasbildende, vegetative Keime vom Typ Escherichia coli gelangen in eine Konserve nur über sekundäre Kontaminationen infolge Undichtigkeiten.) Im Zusammenhang mit Korrosionen in schlecht lackierten Dosen kann sich ferner Wasserstoff bilden, der u. U. zur *chemischen Bombage* führt. Auch physikalisch, z. B. beim Erhitzen oder Gefrieren, können Bombagen entstehen, die jedoch gesundheitlich belanglos sind.

Sterilisierte Nahrungsmittel stehen teilweise in dem Ruf, aus ernährungsphysiologischer Sicht mangelhaft zu sein. Entsprechende Untersuchungen ergaben, daß sterilisierte Gerichte nach einigen Wochen im Vergleich zu frisch gegarten um 20–70% geringere Askorbinsäuregehalte und 20–30% weniger Thiamin enthielten, doch bestanden kaum Unterschiede zu tiefgefrorenen Speisen. Methionin als ein Indikator für Fleischprotein nahm bei der Sterilisation weniger als beim herkömmlichen Kochen ab, gleiches traf für Linolsäure zu.

Die Qualitätseinbußen bestehen also in erster Linie im Abbau thermolabiler Inhaltsstoffe (vor allem der Vitamine) und in nichtenzymatischen Bräunungsreaktionen (Maillard-Reaktionen). Die Verluste sind um so geringer, je kleiner das Temperatur-

Zeit-Produkt der Gesamtbehandlung ausfällt. Bei Ergänzung der Vitaminversorgung durch Frischkost besteht kein Einwand gegen die Verwendung sterilisierter Konserven.

Die *Pasteurisierung* wird bei Milch, Fruchtsäften, Wein usw. verwendet, d. h. bei Produkten, deren Beschaffenheit durch höhere Temperaturen leiden würde. Für Milch regelt man die Temperatur auf Werte ein, bei denen die Krankheitserreger absterben.

Dauererhitzung	62–65 °C/30 min (max. 32 min),
Kurzzeiterhitzung	72–74 °C/15 s (max. 45 s),
Hocherhitzung	85 °C/10 s,
Ultrahocherhitzung	135–150 °C/2–3 s.

Bei anderen Produkten als Milch sollen möglichst alle Keime inaktiviert werden. Dies gelingt auch weitgehend, da die Sporenbildner meist in der vegetativen Form vorliegen. Gegebenenfalls setzt man zur Verhinderung des Auskeimens überlebender Sporen noch – soweit erlaubt – Konservierungsmittel zu oder kombiniert die Pasteurisation mit einer Filtration bzw. einer Kühlung.

Das *Ultrahochtemperaturverfahren* (UHT-Verfahren), Uperisation, stellt ein sehr kurzfristiges Erhitzen der Flüssigkeit (z. B. Milch) dar, auf das eine sofortige Abkühlung folgt. Nach Abfüllen in ein keimfreies Verpackungsmaterial resultiert ein Sterilprodukt, das bei Raumtemperatur gelagert werden kann (z. B. H-Milch). Der „Kochgeschmack“ tritt wesentlich weniger in Erscheinung als bei der herkömmlichen Sterilisation.

Nach *Kältekonservierung* behält das Produkt hinsichtlich Nährwert, Aussehen, Geschmack und Geruch weitgehend seine natürliche Beschaffenheit. Der Vitamin-C-Gehalt nimmt allerdings auch bei sachgemäßer Verarbeitung langsam ab (in 6 Monaten um ca. 25–50%). Der Thiaminverlust liegt bei 10–25%, der Abfall von Riboflavin bei 5–15%.

Allgemein versteht man unter *Kühlen* eine Temperatursenkung bis kurz oberhalb 0 °C, unter *Gefrieren* Werte bis −18 °C und unter *Tiefgefrieren* Temperaturen von weniger als −18 °C. Entsprechend dem Van t'Hoff-Gesetz verdoppelt bis verdreifacht sich die Haltbarkeit je 10 °C Temperatursenkung. Fördernd wirkt der Wasserentzug durch Eisbildung, da durch gleichzeitige Konzentration der löslichen Bestandteile das Reaktionsmilieu für die Enzyme verschlechtert wird. Beim Gefrieren des Wasseranteiles, einem Vorgang der *erst bei −60 °C vollständig abgeschlossen ist*, bilden sich in den Zellen Kristallisationskerne. Die Qualität läßt sich am besten erhalten, wenn man das Lebensmittel schnell einfriert, d. h., wenn die Phase der Kristallbildung im Bereich von −1 °C bis −6 °C rasch durchlaufen wird.

Gleichwohl kann das Verfahren nicht für alle Produkte eingesetzt werden, es ist z. B. unbrauchbar für alle roh zubereiteten Salate, Gemüse und Obst, deren Textur von einer intakten Zellbeschaffenheit abhängt, sowie für Milch. Bei fetthaltigen Lebensmitteln wird die Lagerzeit vor allem durch die oxidativen und hydrolytischen Umsetzungen begrenzt.

Tabelle **32** Haltbarkeit von Lebensmitteln bei verschiedenen Temperaturen (nach *Sinell*).

Kühlraumlagerung bei 0–2 °C		
Hackfleisch	12 Std.	Größenordnung:
Frischfleisch	1– 2 Tage	Tage
Portioniertes Rindfleisch	2– 3 Tage	
Schweinehälften	10–14 Tage	
Fleisch in „Reifepackungen"	3– 5 Wochen	
Kühlraumlagerung bei 4–6 °C		
Brühwurst, Aufschnitt, verpackt	6–10 Tage	Größenordnung:
Kochschinken, Stückware, verpackt	8–12 Tage	eine Woche
Räucherfleisch	5–10 Tage	
Fleisch-, Fisch-, Gemüsesalat, portioniert, verpackt	8–14 Tage	
Mayonnaisen	4– 6 Tage	
Lagerung bei 8–15 °C		
Eier	3– 6 Wochen	Größenordnung:
Teewurst, Mettwurst	3 Wochen	Wochen bis Monate
Roher Schinken	2– 3 Monate	
Gefrierlagerung bei ≤–18 °C		
Hackfleisch	3 Monate	Größenordnung:
Geflügel	7–12 Monate	Monate
Schweinefleisch	6– 9 Monate	
Rindfleisch	9–18 Monate	
Fettfisch	3 Monate	
Magerfisch	4– 5 Monate	
Fertiggerichte, portioniert	6–12 Monate	

Die Vorstellung, daß ab 0°C alle Mikroorganismen die Vermehrung einstellen, trifft nicht zu. Bis –5°C wachsen noch verschiedene Bakterienarten, –10°C tolerieren einige halophile Keime sowie Hefen. Niedere Pilze vermehren sich sogar bis –15°C. Selbstverständlich kommt es hierbei zu einer Verlängerung der Generationszeiten auf mehrere Tage und zu extrem langen Lag-Phasen z. B. von 4–8 Wochen bei –5 °C. Im Hinblick auf die praktische Bedeutung dieser Befunde ist jedoch zu berücksichtigen, daß eine Vermehrung obligat pathogener und lebensmittelvergiftender Bakterien weitgehend auszuschließen ist. Pseudomonaden und Yersinia enterocolitica wachsen noch unterhalb des Gefrierpunktes. Wichtig erscheint in diesem Zusammenhang der Hinweis, daß Pseudomonaden weit unterhalb der optimalen Wachstumstemperatur Lipasen und Proteinasen erzeugen, d. h., es können Veränderungen eingetreten sein, ohne daß die Koloniezahl stark gestiegen ist (*Juffs* 1976).

Von Bedeutung ist die *Bildung von Mykotoxinen im Gefrierbereich*. Zwar entsteht das Aflatoxin des Aspergillus flavus nicht unterhalb von +7,5 °C, mykotoxinbildende Penicillium-Arten sind jedoch stärker psychrophil. Die Anwendung der *Kältekonservierung* erstreckt sich heute bereits auf zahlreiche Nahrungsmittel:

Fleisch:	Vorkühlen auf	− 1 °C
	Tiefkühlen auf	−25 °C
Geflügel:	Vorkühlen auf	+ 5 °C
	Tiefkühlen auf	−18 °C
Fisch:	Tiefkühlen (bereits auf See!) auf	−30 °C
Brot:	Tiefkühlen auf	−18 °C bis −20 °C

Allgemein ist wissenswert, daß beim Tiefgefrieren die Bakterien zwar nicht wachsen, daß sie aber ebenfalls konserviert werden, d. h., sie bleiben lange lebensfähig. *Kontaminierte Lebensmittel sind also nach dem Auftauen infektiös*, besonders wenn sie dann bei Raumtemperatur noch einige Zeit stehen, so daß Vermehrung einsetzt.

In der Kälte sterben die Keime allmählich ab, vor allem bei saurer Reaktion des Lebensmittels. Es liegen aber Berichte vor, wonach z. B. Salmonellen im Speiseeis noch nach 7 Jahren feststellbar waren.

Ein weiterer hygienisch bedeutsamer Gesichtspunkt ist die Tatsache, daß bei der Gefrierkonservierung das Lebensmittel nicht durch mikrobielle, sondern durch chemisch-enzymatische Prozesse verdirbt.

Eine vielfach gestellte Frage betrifft das *Wiedereinfrieren* nach vorübergehendem Auftauen, sei es, daß der Gefrierschrank zeitweilig ausgefallen ist, oder daß nur Teile des aufgetauten Gerichtes verzehrt worden sind. *Fricker* (1973) stellte hierzu fest, daß es grundsätzlich möglich ist, Lebensmittel erneut einzufrieren, wenn man mit ausreichender Sorgfalt arbeitet. Freilich gilt dies nicht für Produkte wie Gurken und Spargel, Kartoffeln, Teigwaren und Obst. Entscheidend für die anderen Erzeugnisse (Braten, Gemüse usw.) ist die Lagerzeit im aufgetauten Zustand. Je kürzer sie bleibt, um so unwahrscheinlicher ist der bakterielle und der abiotische Verderb. Im Haushalt besteht die Möglichkeit einer zeitlichen Beurteilung, während in Geschäften billig erworbene, aufgetaute Produkte wegen der Unkenntnis über die nicht adäquate Lagerzeit keinesfalls nochmals tiefgekühlt werden sollten (Tab. **32**).

Trocknung

Die Anwendung ist im Bereich von Fleisch und Fisch (Dörrfleisch, Klippfisch), Obst und Gemüse zurückgegangen, dagegen wurde das Angebot von Trockenmilch, Eipulver, Kartoffelgerichten und verschiedenen leicht löslichen Pulverprodukten stark erweitert. Die moderne Technik benutzt die Walzen-, die Zerstäubungs- und die Gefriertrocknung. Bei diesen Verfahren werden die Nährstoffe erhalten, die Fettanteile aber im Laufe der Zeit leicht ranzig, weshalb man z. B. die Herstellung von Magermilchpulver bevorzugt.

Vitamin C wird beim Trocknungsprozeß weitgehend zerstört, bei der Gefriertrocknung jedoch nur zu etwa 20%.
Bei dem Trocknungsvorgang kommt es allenfalls zu einem teilweisen Absterben der Keime. Der Rest kann monatelang in der Ruhephase überleben und sich bei der Rekonstituierung wieder vermehren. Zu fürchten sind u. a. Salmonellen in der Säuglingsnahrung. Bei dem Ansatz einer kontaminierten Charge mit warmem Wasser ohne zusätzliches Aufkochen kam es in Kiel zu einer Reihe von Erkrankungen.
Die Pulver enthielten dabei nur wenige Salmonellen in 100 g. Da eine Erkrankung nur nach Aufnahme einer Mindestkeimzahl auftritt (s. S. 32, 221), hatten sich die Erreger offenbar zwischen Ansatz und Verfütterung der Nahrung vermehrt. 1985 kam es in Österreich zu 13 Säuglingserkrankungen mit Salmonella isangi als Folge der Verwendung von kontaminiertem Milchpulver. Nach den Untersuchungen von *Ruschke* (1980) genügt aber die Zubereitung mit kochendem Wasser, um 10^7 Salmonellen/g zu inaktivieren und jede Gefahr auszuschalten.

Bestrahlung

Bei der Strahlenkonservierung kommen β-Strahlen, in der Hauptsache aber γ-Strahlen zur Anwendung, deren Eindringtiefe ausreicht, um auch die Verpackungsmaterialien zu durchdringen.

Die begrenzte Anwendung der Strahlenkonservierung ist seit 1965 in Kanada, ferner in den USA und der Sowjetunion zur Hemmung des Auskeimens von Kartoffeln, zur Haltbarmachung von Frühstücksspeck, von Weizen und Weizenprodukten, Orangen, Erdbeeren, Fischfilets, Trockenobst und Fleischprodukten erlaubt. Außer für militärische Zwecke macht aber die amerikanische Lebensmittelindustrie bisher keinen Gebrauch von diesen Genehmigungen. In Japan ist die Anwendung von ^{60}Co in einer Dosierung von 15 Krad zulässig, um das Auskeimen von Kartoffeln zu verhindern.

Die von Laien vielfach geäußerte Kritik betrifft die *sekundäre Radioaktivität* der Produkte. Die toxikologischen Untersuchungen haben aber bisher *keinen* Hinweis auf eine Gefährdung beim Verzehr bestrahlter Lebensmittel erbracht. Bei den praktisch in Frage kommenden Energien von weniger als 5 Mrd. zeigte sich keine ungünstige Wirkung.

(Nach dem SI-System ist als Einheit das Gray (Gy) anzuwenden: 1 Gy = 100 rd.)

Eine internationale Expertengruppe der WHO hat 1977 die Bestrahlung von Kartoffeln, Weizen, Geflügel und Erdbeeren für gesundheitlich unbedenklich erklärt. Für Reis, Fisch und Zwiebeln wurde sie vorläufig akzeptiert, die endgültige Freigabe soll nach Abschluß der Tierversuche erfolgen. Aussichtsreich sei ferner die Bestrahlung von Gewürzen sowie von Geflügelprodukten zur Bekämpfung der Salmonellosen. Natürlich könnten nicht alle Gewürze bestrahlt werden, da z. T. mit Qualitätseinbußen zu rechnen sei (*Zehnder* u. *Ettel* 1981).

Die energiereiche Strahlung bewirkt eine *Ionisation*, welche direkt an der DNS sowie den Enzymsystemen angreift. Ein zweiter Mechanismus besteht in einer Beeinflussung des Wassers, aus dem freie Radikale entstehen, die über die *Bildung von Peroxiden und Hydroperoxiden* die Mikroorganismen schädigen. Die Wirkung nimmt mit fallender Temperatur ab, begünstigt wird sie durch deren Erhöhung. Pasteurisierungstemperaturen kombiniert mit γ-Bestrahlung scheinen daher optimal zu sein, um die unerwünschten Verfärbungen, Geruchs- und Geschmacksbeeinträchtigungen zu verringern.

In der Bundesrepublik Deutschland gilt § 13 LMBG, nach dem es verboten ist, bei Lebensmitteln gewerbsmäßig eine Bestrahlung anzuwenden, doch ist der Bundesminister ermächtigt – soweit es mit dem Schutz des Verbrauchers vereinbar ist – eine solche Bestrahlung zuzulassen. Der Bundesgesundheitsrat hat 1983 eine allgemeine Freigabe der Bestrahlung für Lebensmittel abgelehnt, die Zulassung für Gewürze aber empfohlen, da der Einsatz von Ethylenoxid rechtlich unzulässig ist, und anwendungsreife Alternativverfahren nicht verfügbar sind.
Schon vor Tschernobyl folgte – wie zu erwarten – ein ideologisch induzierter Entrüstungssturm. Die Mühe einer Risikoabwägung als Entscheidungshilfe hat sich bisher niemand gemacht. Die „Radiotoxine", was immer das ist, imponieren offenbar mehr als die Salmonelleninfektionen (s. S. 29 ff).

Chemische Verfahren

Räuchern erzeugt einen charakteristischen Geschmack und bewirkt durch Aldehyde, Phenole, Säuren sowie die gleichzeitig ablaufende Trocknung und Erhitzung eine Konservierung. Allerdings sollte dieser Effekt nicht überschätzt werden, denn die Tiefenwirkung ist sehr begrenzt.
Mit der *Kalträucherung*, bei der Temperaturen im Bereich von 22 °C einwirken, werden Rohwürste, Schinken oder Räucherheringe im Laufe von Tagen bis Wochen behandelt. Die modernen Schnellverfahren erfordern aber nur noch etwa einen Tag.
Bei der *Warmräucherung* werden Temperaturen von 40–60 °C eingesetzt. Da hierbei das Risiko einer Keimvermehrung besteht, setzt die Anwendung ein Pökelverfahren und einen ausreichenden Trockenheitsgrad voraus.
Die Behandlung bei Temperaturen bis 65 °C bezeichnet man als *Heißräucherung*; sie wird vorwiegend für Brühwürste verwendet. Bei Fischen (z. B. Bücklingen) liegen die Temperaturen bei 80 °C, wodurch gleichzeitig ein Garungs- sowie Trocknungseffekt erreicht wird.
Der Zusatz von *Salz* erzeugt eine Senkung der Wasseraktivität und damit eine Vermehrungshemmung. Das Verfahren wird z. B. bei Speck, Butter, Fischen, Kaviar, Gemüsen und Flüssigei verwendet. Teils werden 6% Salz wie bei Kaviar, teils 12% wie bei Flüssigei beigegeben. Bei hartgesalzenen Heringen sind es 20% und mehr.
Setzt man neben dem Salz noch Nitrate und/oder Nitrite sowie Pökelhilfsstoffe zu, so entsteht eine Farbgebung, eine Aromatisierung und eine verbesserte Haltbarkeit. Die Mikroflora wird unterschiedlich beeinflußt. *Clostridien vermehren sich ab 5% Pökelsalz nicht mehr und bilden kein Toxin,*

dagegen können Staphylokokken noch bis 16% wachsen. Eine Enterotoxinbildung findet dabei allerdings nicht statt. Von Bedeutung ist besonders die Wirkung auf Bandwurmfinnen; bei 25% Pökelsalz sterben sie in etwa 14 Tagen ab. Gleiches trifft für Toxoplasmen und Sarkosporidien zu. Der Effekt auf Trichinellen ist weniger sicher.

Säuren sind teils originäre Lebensmittelbestandteile, teils handelt es sich um reguläre Zusatzstoffe zur Konservierung ohne eigenen Geschmackswert. Auf enzymatischen Vorgängen beruht die Säurebildung bei der Herstellung von sauren Gurken, Pilzen, Bohnen, Oliven und besonders Sauerkraut. Vorherrschend ist hierbei eine Laktobazillenflora, die Milch- und Essigsäure bildet. Es resultieren pH-Werte von etwa 4,0.

Als Zusatzstoff wird allgemein *Essigsäure* benutzt (Essiggurken u. a.). Die Marinadenherstellung für Fisch-Erzeugnisse (Rollmops usw.) zeichnet sich dadurch aus, daß mit Hilfe von Säure und Salz ohne Erhitzung die Garung erreicht wird. Der pH-Wert von 4,0–4,5 bewirkt gleichzeitig die gewünschte Haltbarkeit, welche allerdings eine Lagerung unterhalb von 15 °C voraussetzt.

Verschiedenen Nahrungsmitteln, aber nicht Fleisch, Fisch und Wurst, dürfen zur zusätzlichen Stabilisierung *Konservierungsstoffe* zugesetzt werden. Die zugelassenen Stoffe sind auf S. 66 aufgeführt.

1.3.3 Hygienisch einwandfreie Verarbeitung

Verpackung

Lebensmittel und gegebenenfalls auch Speisen müssen einwandfrei gelagert und transportiert werden. Vordringlich ist dabei der Schutz gegen äußere physikalische, chemische und biologische Einflüsse. Gleichzeitig ist aber sicherzustellen, daß die Behälter und Verpackungsmittel selbst keinen nachteiligen Einfluß auf die Produkte ausüben. Die Materialien, aus denen Küchengeräte gefertigt werden (besonders Keramik, Glas, Porzellan), können u. U. zur *Schwermetallbelastung* beitragen; in diesem Zusammenhang sind vor allem Blei und Kadmium von Bedeutung. Porzellanglasur selbst enthält keine Bleiverbindungen, der Farbglasur werden jedoch häufig Bleisalze zugefügt. Die Bleiabgabe nimmt bei mehrmaligem Gebrauch aber relativ rasch ab. Gegen Zinn bestehen geringe Bedenken. Bei sehr hohen Dosen (>100 mg) kommt es allenfalls zu gastrointestinalen Erscheinungen. Für Konserven beträgt die höchstzulässige Menge in mehreren Ländern 250 mg/kg; im allgemeinen finden sich aber nur 20–50 mg/kg Zinn.

Die Gerätschaften und Verpackungsmaterialien unterliegen dem Lebensmittelgesetz, sie dürfen – bestimmungsgemäßen Gebrauch vorausgesetzt – die Gesundheit nicht gefährden.

Neben Metallen, Papier und Pappe werden besonders *Kunststoffe* verwendet (Polyethylen, Polyester u. a.). Die „Kunststoff-Kommission" des Bundesgesundheitsamtes hat umfangreiche Empfehlungen erarbeitet und im Bundesgesundheitsblatt veröffentlicht, da von verschiedenen Kunststoffen unerwünschte Bestandteile in Lebensmittel übertreten können. Vor allem Weichmacher werden durch Fette und Alkohole herausgelöst, ihre Verwendung ist deshalb für Lebensmittel nicht mehr erlaubt. Kunststoffe dürfen auch keine Reste von Akrylnitril oder Isozyanaten aufweisen (Vinylchlorid s. S. 40).

Neben den chemischen Kontaminationen sind die *mikrobiologischen Belastungen* von Bedeutung. Zum Schutz des Lebensmittels sind in vielen Ländern Maximalkeimzahlen festgelegt worden, z. B. für Papiere ca. 250 Keime pro Gramm oder für Flaschen 1 Keim/cm^2.

Besonders wichtig ist die einwandfreie bakteriologische Beschaffenheit von Verpackungsmaterialien für „aseptische Abfüllungen", also für sterilisierte Produkte ohne Sterilisation nach dem Abpacken.

Für sog. Frischfleisch-„Reifepackungen" usw. muß das Material die *Austrocknung* verhindern, und gleichzeitig gasundurchlässig sein, was in der Regel am besten durch Verbundfolien (z. B. Zellglas mit Polyethylen beschichtet) erreicht wird.

Weit verbreitet ist der Irrtum, daß mittels Vakuumverpackung auch das Wachstum von Mikroorganismen wie Salmonellen oder Clostridien verhindert werden könnte. Gerade für Botulismuserreger wird über das anaerobe Milieu eine Voraussetzung zur Vermehrung und Toxinbildung geschaffen. *Es ist vor dem Versuch zu warnen, die Vakuumlagerung als Ersatz für Kühlen oder Gefrieren zu verwenden.*

Gemeinschaftsverpflegung

Bei der „Außer-Haus-Verpflegung" differenziert man zweckmäßig in die Leistungen der Gastronomie und der Gemeinschaftsverpflegung in Betrieben, Anstalten, Schulen und sonstigen Einrichtungen. Über den Umfang informiert der Ernährungsbericht 1988 entsprechend der Abb. 23.

Inzwischen existieren auch über 900 Einrichtungen, die „Essen auf Rädern" herstellen, von denen 600 000 Personen pro Tag versorgt werden. 400 000 nehmen daran regelmäßig teil. Meist werden die Menüs warmgehalten ausgeliefert (80%), jedoch nehmen Tiefkühlmenüs industrieller Anbieter in der Seniorenverpflegung an Bedeutung zu.

Bei einer Analyse der Infektionsquellen und -wege wird zweckmäßig zwischen *primären und sekundären* Kontaminiationen der Lebensmittel unterschieden, wobei im Sinne der Küchenhygiene alle Produkte als primär infiziert gelten, welche bereits bei der Anlieferung Erreger enthalten. Das gilt sowohl für Grundlebensmittel, wie Fleisch, Eier, Milch, Gemüse, als auch für Halberzeugnisse. Selbst die Kontamination einer ohne weitere Bearbeitung

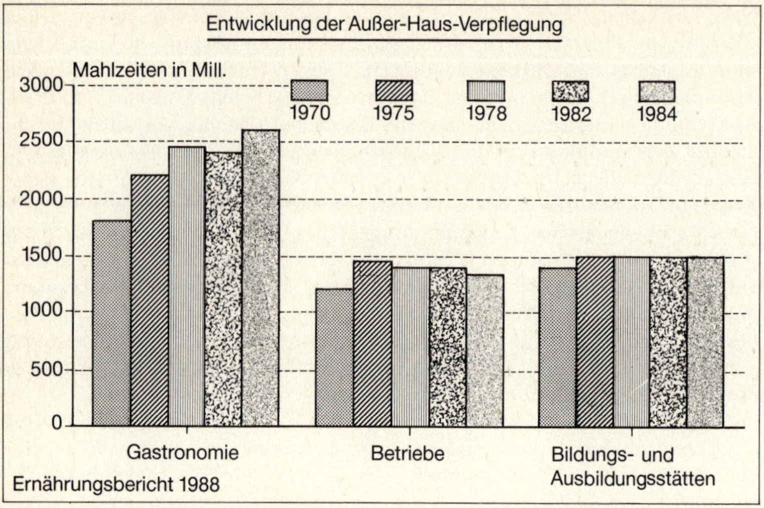

Abb. **23** Gemeinschaftsverpflegung.

auszugebenden Wurst rechnet in diesem Zusammenhang zu den primären bakteriellen Verunreinigungen.

Nicht zu vergessen ist ferner die Bedeutung der einwandfreien Wasserversorgung für die Küchen.

Die Infektionen können vom Menschen ausgehen, was besonders für die Staphylokokkenintoxikationen zutrifft, oder von tierischen Lebensmitteln, die vor allem für die Salmonellenübertragungen verantwortlich sind. Die Untersuchungen in verschiedenen Ländern Europas ergaben z. B. bei Schlachtschweinen, also gesunden Tieren, einen beträchtlichen Salmonellenbefall (s. S. 84). Natürlich ist in gleicher Weise der salmonellenausscheidende Koch gefährlich.

Anzuführen sind ferner die Lebensmittelvergiftungen als Folge mangelhafter Sauberkeit und falscher Lagerung.

Primäre Kontamination

Im Bereich der Küchen wirken sich bei primär kontaminierten Lebensmitteln vor allem die *ungenügende Erhitzung* und die *falsche Lagerung* gesundheitsgefährdend aus. Damit stellt sich besonders die Frage, ob die Ausgabe von Lebensmitteln und Speisen *in rohem Zustand* zulässig ist. Ein Pauschalurteil darf hier aber nicht gefällt werden, vielmehr ist nach der epidemiologischen Bedeutung der einzelnen Lebensmittel zu differenzieren. Auf der einen Seite steht das relativ gefährliche Produkt Fleisch, das im Großküchenbetrieb un-

ter den derzeitigen Bedingungen auf keinen Fall roh oder mangelhaft erhitzt ausgegeben werden soll und auf der anderen Seite die Erzeugnisse mit verhältnismäßig geringem Infektionsrisiko, wie grüne Salate, Gemüse, Obst usw., deren Genuß in rohem Zustand (in Deutschland und vergleichbaren Gebieten) unter Abwägung der Vor- und Nachteile zu befürworten ist.
Eine *falsche Lagerung* bakteriell anfälliger Lebensmittel betrifft in erster Linie mangelhafte Temperaturregelung des Kühlraumes (s. Abschnitt „Kältekonservierung", S. 103).
Bezüglich des *Wirkungsgrades des Kochens und Bratens* von Lebensmitteln zeigte ein Versuch unter Haushaltbedingungen in 10 Familien über 6 Monate anhand der bakteriologischen Bewertung von über 1200 rohen bzw. gekochten Fleischproben, daß die Erhitzung einen Keimrückgang von etwa 95% bewirkte, daß aber in den meisten Fällen eine Restkeimzahl an pathogenen Staphylokokken – die bei 40% der rohen Fleischproben ermittelt werden konnten – überlebte (*Borneff* u. Mitarb. 1985, 1988). Werden die Speisen nicht sofort verzehrt und zudem noch falsch gelagert, kann es zum Keimwachstum und zur Enterotoxinbildung kommen.

Sekundäre Kontamination

Zur Vermeidung derartiger Lebensmittelbelastungen sind andere Überlegungen als zu den primären Kontaminationen erforderlich.
Als Ursachen kommen vor allem 2 Komplexe in Betracht:
1. die Tätigkeit von kranken und keimausscheidenden Personen,
2. die mangelhafte Reinigung und Desinfektion.

Das *Verbot der Beschäftigung von kranken Personen*, wozu auch solche mit infizierten Verletzungen zählen, bedarf keiner Erläuterung, desgleichen nicht die Fernhaltung von Ausscheidern (z. B. von Salmonellen oder Erregern der bakteriellen Ruhr). Die entsprechenden Richtlinien sind durch das Bundesseuchengesetz gegeben. Ein offenes Problem ist dagegen die Tätigkeit von *Staphylokokkenkeimträgern*. Auch wenn man annehmen kann, daß nur ein Teil der isolierten Stämme die Fähigkeit zur Enterotoxinbildung besitzt, ist das Risiko nicht gering. Eine dauerhafte Sanierung der Personen durch Antibiotikabehandlung läßt sich praktisch nicht erreichen.
In der Küchenhygiene steht seit jeher die Erziehung zur Sauberkeit im Vordergrund. Dabei ist allerdings zu beachten, daß die gebräuchlichen Reinigungsmethoden die Ansprüche zwar in optischer Hinsicht zu erfüllen vermögen, daß aber *bakteriologisch* gesehen oft *schwere Mängel* bestehen.

Besonders ist in diesem Zusammenhang zu beachten, daß die *Desinfektion* in der Küche anders als im medizinischen Bereich zu beurteilen ist. Die Mittel sollen nicht nur Bakterien, Viren und Pilze inaktivieren, sie dürfen auch ihre Wirkung bei Eiweißgegenwart nicht einbüßen. Insbesondere müssen die Präparate ungiftig und farblos sein, und sie dürfen keine Geruchs- und Geschmacksbeeinträchtigungen erzeugen. Da Desinfektions-

mittel zu den Fremdstoffen gehören, ist ihre Anwesenheit im Lebensmittel nur „in technisch nicht vermeidbarer Menge“ erlaubt. Die Aufsichtsbehörden gestatten deshalb nicht, Geschirr oder Küchengeräte in Desinfektionslösungen zu legen und sie ohne Abspülen mit Trinkwasser zu trocknen. Zulässig für eine Behandlung ohne Nachspülen sind nur die Verbindungen, die laut Verordnung zur Aufbereitung des Trinkwassers gestattet sind, also z. B. Chlor, dessen Höchstwert aber mit 0,6 ppm (parts per million) angesetzt ist, so daß man unter Küchenbedingungen wegen der hohen Chlorzehrung der Materialien keinen Erfolg erreichen kann. Am Rande sei erwähnt, daß nach *Heinzel* (1982) Chloride, d. h. Kochsalz, die Wirkung verschiedener Desinfektionsmittel herabsetzen. Die Entfernung von Bakterien in der Küche mit chemischen Mitteln bleibt also problematisch, zumal die von den Herstellerfirmen empfohlenen Konzentrationen nicht in allen Fällen eine befriedigende Wirksamkeit aufweisen. Neuentwicklungen auf der Basis von Phosphor- und Zitronensäure versprechen wesentliche Verbesserungen, vor allem hinsichtlich einer drastischen Verkürzung der Einwirkungszeiten. In Betracht kommen wegen ihrer minimalen Toxizität ferner auch Sauerstoffabspalter und evtl. Biguanide.
Aldehydische und phenolische Präparate sollten dagegen in den Küchen nicht zum Einsatz kommen. Für die Anwendung von Küchendesinfektionsmitteln gilt der folgende Grundsatz:
Erst reinigen, dann desinfizieren.

Zur sekundären Kontamination führen vor allem auch Keimübertragungen mit den *Händen des Küchenpersonals.* Dabei kann es sich um die Keimflora des jeweiligen Beschäftigten handeln, also um Bakterien von Mund, Rachen, Haut oder Darm. Es werden deshalb Händedesinfektionen vor Aufnahme der Arbeit, nach jedem Toilettenbesuch und nach jeder längeren Arbeitspause verlangt.
Zusätzlich muß der Gefahr einer Übertragung von Krankheits- oder Verderbserregern von einem Lebensmittel auf ein anderes durch *Zwischendesinfektionen* begegnet werden. Einfaches Händewaschen mit Wasser und Seife ist grundsätzlich nicht geeignet, die Handflora quantitativ ausreichend zu reduzieren. Da sich die medizinischen Prinzipien (s. S. 470 ff) nicht auf die Küchenbetriebe übertragen lassen, wurden Waschpräparate mit keimtötenden Eigenschaften – sog. *HD-Präparate* – entwickelt, die etwa 30 s lang einzureiben sind und dann mit Wasser aufgeschäumt zur Reinigung verwendet werden. Die tradierten Verhaltensnormen bezüglich Händereinigung muß das Personal daher nicht ändern.
Auch das *Material in der Küche* hat einen Einfluß auf den Keimgehalt. Die meisten wissenschaftlichen Berichte besagen, daß hölzerne Gebrauchsgegenstände nur unzureichend desinfizierbar sind, was zu der Forderung führte, Tischflächen sowie Behältnisse, in denen unverpackte Lebensmittel aufbewahrt werden, und alle übrigen Gegenstände und Gerätschaften nur mit

möglichst glatten Flächen herzustellen. Empfohlen wurden Metall, wie nichtrostende Stahlsorten oder Aluminium, Kunststoffplatten, kunstharzbeschichtete Oberflächen, Keramik- oder Marmorplatten. Die Ablehnung des Holzes basiert dabei offensichtlich auf den sehr ungünstigen Untersuchungsergebnissen der Hackstöcke in den Küchen.
Hier sind tatsächlich andere Materialien, wie Kunststoffe, vorzuziehen. Nach neueren Kontrollen scheint die grundsätzliche Ablehnung von Holzflächen jedoch nicht gerechtfertigt zu sein.
Der Forderung, bei Neueinrichtungen und Ersatzbeschaffungen anstelle von Holzunterlagen besser zu reinigende Materialien zu wählen, sollte man sich aber anschließen.

Ein weiteres Problem stellen die häufig nicht ausreichenden Desinfektionsleistungen der *Spülmaschinen* dar. Die Großküchengeräte arbeiten alle nach dem Durchlaufprinzip, wobei 1 Minute Spüldauer bereits als Langzeitwirkung gilt. *Gilcrease* u. *O'Brien* hatten schon 1941 die Forderung aufgestellt, daß die Restkeimzahl nicht mehr als 100 Bakterien pro Gegenstand betragen soll und Darmkeime in jedem Falle fehlen müssen. Die Abwesenheit von Escherichia coli wird in der Praxis meist erreicht, doch liegt die Gesamtkeimzahl vielfach zu hoch. Die Gewerbespülmaschinen sollten deshalb auf mindestens 8–10 Minuten bei Temperaturen von 80 °C eingestellt werden. Sofern aber mit den üblichen 60 °C gespült wird, muß ein desinfizierend wirkendes Spülmittel verwendet werden, also eine *chemothermische Desinfektion* zum Einsatz kommen. Entsprechende, vorzugsweise im Interesse der Energieeinsparung durchgeführte Versuche haben bewiesen, daß der Einsatz von 50 mg freien Chlors pro Liter Waschwasser von Geschirrspülmaschinen selbst bei Waschtemperaturen von 25 °C einen befriedigenden Hygienestatus des Geschirrs garantiert (*Kilsby* u. Mitarb. 1982).
Einzuräumen ist aber, daß im normalen Küchenbetrieb eine Gesundheitsgefährdung durch die unzulängliche Leistung einer Spülmaschine nur dann zustande kommt, wenn noch mindestens ein weiterer Fehler gemacht wird.

Hinsichtlich der *falschen Lagerung* der Speisen ist zu sagen, daß grundsätzlich die gleichen Gesichtspunkte wie bei der primären Kontamination gelten, d. h., die Aufbewahrung muß die Grenztemperatur der Bakterien-, Hefen- und Schimmelpilzvermehrung berücksichtigen.

Ein größeres Risiko bedeutet die Verwendung von *Thermophoren* (Transportbehälter zum Warmhalten), aber auch hier resultiert eine Gefahr nur bei Aufbewahrungszeiten von mehr als 3 Stunden, sofern die Temperatur unter 65 °C absinkt. Drei Stunden sind auch die Grenze für die Qualitätsminderung; eine entsprechende Untersuchung ergab, daß danach nur noch 20% der Speisen als „gut" eingestuft wurden. Bei 5 Stunden war die sensorische Beschaffenheit nicht mehr zufriedenstellend. Ernährungsphysiologisch bestehen gegen 3 Stunden bei 65–70 °C keine Einwände.

Die Verwendung von *Wischlappen und Gemeinschaftshandtüchern* in der Küche stellt eine weitere Gefahrenquelle dar. Es besteht heute die Möglichkeit, sie durch Einmalspültücher und Papierhandtücher zu ersetzen.

Kontrollanalysen

Eine bisher noch stark vernachlässigte Aufgabe betrifft die Kontrolle der hygienischen Maßnahmen; insbesondere sind die Desinfektionen zu überprüfen, wobei dem Küchenpersonal zu demonstrieren ist, welche Fehler begangen werden. Benutzt man z. B. die Abdruckmethode mittels „Rodac"-Platten, dann sind auf Arbeitsflächen (Tische, Waagen, Schneidemaschinen usw.) maximal 100 Keime pro 24 cm^2 als noch tragbar anzusetzen. Vergleichende Untersuchungen mit der „Rodac"-Methode haben gezeigt, daß saubere Betriebe im Gesamtdurchschnitt weniger als 10 Keime pro 24 cm^2 aufweisen. Lagen die Keimzahlen deutlich höher als 50/24 cm^2, ließen sich meist auch Fäkalkoli feststellen.

Schlußfolgerungen

Als wichtigste Maßnahmen zur Realisierung der Küchenhygiene sind – in zeitlicher Rangfolge – zu erwähnen:

1. Sofortmaßnahmen (sie betreffen: *Bakteriologie*):
   - Erhebung des bakteriologischen Status der Küche und des Personals. Bei nicht zufriedenstellendem Ergebnis (z. B. Anwesenheit von Escherichia coli, Koliformen, hoher oder mittlerer Gesamtkeimzahl): Kontrolle des Desinfektionsmittels und seiner Anwendung;
   - Einführung eines HD-Präparates;
   - Entfernung aller Spül- und Wischlappen;
   - Information und Unterweisung des Personals
   - Wiederholung der bakteriologischen Untersuchung.
2. Kurzfristige Maßnahmen (sie betreffen: *Betrieb*):
   - Kontrolle der Einrichtung (Kühlräume, Maschinen, Spüleinrichtung, Lüftung (Fliegengitter), Berufskleidung, Reinigungsmittel und -gerät;
   - Veranlassung von Reparaturen und Ergänzungen.
3. Langfristige Maßnahmen (sie betreffen: *Bau*):
   - räumliche Abtrennung (Einbahnstraßensystem);
   - Fußböden (Sicherheit des Personals);
   - Zwangsbelüftung.

Das genannte Vorgehen wird vor allem für die Beurteilung von Krankenhausküchen empfohlen.

Die steigende Enteritishäufigkeit ist ein Beweis dafür, daß bisher alle Erziehungsversuche beim Küchenpersonal zu keinem zufriedenstellenden Ergebnis geführt haben. Es ist deshalb notwendig, eindringlicher als bisher auf die entscheidenden Kriterien hinzuweisen und hygienische Scheinmaßnahmen zu vermeiden. Zunächst ist zu fordern, daß bei der Herstellung der Speisen 4 nach ihrer Dringlichkeit geordnete Hauptgesichtspunkte beachtet werden:

- Sachgemäße Erhitzung der Speisen, Fleisch weder an- noch vorbraten bzw. in halbrohem Zustand ausgeben (der individuelle Wunsch des Einzelnen im Restaurant oder zu Hause bleibt hiervon unberührt).
- Sofortige Ausgabe der Speisen zum Verzehr, Verbot der Herstellung von Gerichten für den folgenden Tag, sofern die Abkühlung von 80 auf 15 °C nicht innerhalb von 2 Std. und die Lagertemperatur von 2 °C nicht längstens nach 24 Std. erreicht wird. Die Lagerung nichtkonservierter, bakteriell anfälliger Halberzeugnisse über mehr als 3 Tage setzt in der Regel Tiefgefrieren voraus.

- Gesundheitliche Überwachung des Personals in eigener Initiative über das im Bundesseuchengesetz vorgeschriebene Ausmaß intensivieren (etwa 1% sind Salmonellenausscheider).
- Kontrollen (regelmäßige Aufbewahrung von Essensportionen), mindestens jährliche fachbakteriologische Überprüfung der Küche und aller Angestellten.

Der andere Schwerpunkt der Prophylaxe betrifft die *Schulung des nachgeordneten Personals* zur Verhinderung der Reinfektionen. Es handelt sich um die persönliche Sauberkeit, die Desinfektion der Gegenstände und Flächen nach erfolgter Reinigung (also zweizeitiges Arbeiten!), die Eliminierung der üblichen Spüllappen und die weitgehende Ausnutzung maschinellen Spülens. Grundsätzlich sind alle Neueingestellten zu informieren, außerdem sollen Wiederholungen halbjährlich vorgenommen werden.

Händedesinfektionen müssen vor Arbeitsbeginn, nach Verschmutzung und nach Toilettenbesuch erfolgen. Keinen Schutz gegen Lebensmittelinfektionen bieten die genannten Maßnahmen bei Ausgabe von Fertigprodukten, die die Küche gewissermaßen nur durchlaufen, wie z. B. Wurst, Fleischsalat, Käse usw. Es ist daher eine nicht weniger wichtige Aufgabe, die betriebshygienischen Richtlinien für diese Hersteller zu verbessern und durchzusetzen, damit der augenblicklichen Entwicklung der Morbidität Einhalt geboten werden kann.

Haushaltbereich

In den vorangegangenen Kapiteln wurde ausgeführt, daß die Salmonellosen etwa ab 1970 und etwas später die sog. „übrigen Formen" der Enteritis infectiosa drastisch angestiegen sind. In der Öffentlichkeit herrscht die Ansicht vor, daß hierbei Hygienemängel in Gaststätten, Kantinen usw. eine wesentliche Rolle spielen.
Erhebungen der WHO und des Bundesgesundheitsamtes zeigten aber, daß Ausbrüche von Salmonellosen ca. *3fach häufiger von Privathaushalten als von Gemeinschaftsverpflegungen* ausgehen. Derartige Daten legen die Vermutung nahe, daß es mit der Küchenhygiene im Privatbereich auch nicht gerade zum Besten bestellt ist.

Wir haben deshalb in Mainz mehrere Untersuchungen in Haushaltküchen durchgeführt und die Ergebnisse mit denjenigen aus Holland, England, Ungarn und Deutschland verglichen. Als besonders hervorzuhebender Fehler stellte sich heraus, daß Reinigungsmaßnahmen propagiert werden, die für die Küchen- und Vorratstechnik des vergangenen Jahrhunderts angemessen waren, welche aber unter den Bedingungen der modernen Versorgung, Verarbeitung und Konservierung versagen müssen. Seife und übliche Geschirrspülmittel haben keine desinfizierende Wirkung.
Nach den eigenen Untersuchungen und den Aussagen in der Literatur ist in der Tat mit einem häufigen Vorkommen von Enteritiserregern im Haushalt zu rechnen. Zum Bei-

spiel finden sich Salmonellen und Staphylokokken in zahlreichen Proben von rohem Fleisch. In der Regel liegt die Keimdichte aber unterhalb der enteritisauslösenden Dosis, zudem vermindert der Kochvorgang die Keime in der Praxis. Während einer falschen Lagerung von Speisenresten kann jedoch die toxische Dosis erreicht bzw. überschritten werden.
Bei den experimentellen Untersuchungen (*Borneff* u. Mitarb. 1988) zeigte sich, daß für die Weiterverbreitung der Mikroorganismen besonders bedeutsam sind:

- die Arbeitsflächen, insbes. Holz- und Plastikbrettchen;
- die Schneidemaschine;
- die Küchenmaschine.

Darüber hinaus ließen sich die Testkeime an allen untersuchten Stellen in der Küche und am Eßtisch, wenn auch in unterschiedlicher Menge, nachweisen.

Grundsätzlich ist für normale Haushaltküchen folgendes Vorgehen zu empfehlen:

1. Übliche Reinigung von Flächen, Material und Gerät mit einem verdünnten, weitestgehend unbedenklichen, aber *antibakteriell wirkenden Haushaltreiniger*. Werden dabei mehrfach verwendbare Wischtücher eingesetzt, müssen diese einige Stunden in der Lösung verbleiben. Besser ist auf jeden Fall die Verwendung von Einmal-(Papier-)Tüchern.
2. Als Ergänzung zu dieser Wischbehandlung käme für die Maschinen der Einsatz von einem *Ethylalkoholspray* in Frage, bei dem wegen der Verdunstung ein Nachwischen bzw. Nachspülen entfiele. (Eine großflächige Anwendung von Alkohol darf aus Sicherheitsgründen ebenso wie im Krankenhaus natürlich nicht erfolgen.)
3. Ersatz der normalen Stückseife durch *HD-Präparate*
4. Als entscheidende Maßnahme ist eine adäquate *Unterrichtung* und fortlaufende Erinnerung der im Haushalt Tätigen anzusehen.

Es wäre ein Trugschluß, allein von der Reinigung und von desinfizierenden Maßnahmen einen Erfolg in der Bekämpfung der Gastroenteritiden zu erhoffen, sie sind aber immerhin an erster Stelle zu nennen. Die Versuche haben bewiesen, daß selbst, nichtinformierte Hausfrauen bei Einsatz der entsprechenden Präparate ca. 90% weniger Keime auf den Flächen ihrer Küche und in den Speisen hatten. *Es ist außerordentlich zu bedauern, daß in den letzten Jahren von amtlichen Stellen Verlautbarungen erschienen sind, wonach Desinfektionen jeglicher Art im Haushalt überflüssig seien.*

1.4 Lebensmittelallergien und -intoleranzreaktionen

In der Gesamtbevölkerung wird das Vorkommen von allergischen Erkrankungen mit 10–20% beziffert, wovon auf lebensmittelbedingte Allergien weniger als 10% entfallen. Die hygienischen Bemühungen richten sich vor-

wiegend auf die *sekundäre Prävention*, d. h., auf die Vermeidung des auslösenden Allergens. Nicht in allen Fällen handelt es sich um ein lebenslanges Geschehen.
Diese allergischen Reaktionen sind immunologisch bedingt, sie gehören meist zu den Sofortreaktionen und werden durch Immunglobuline der Klassen IgE und IgG vermittelt. In dem Ernährungsbericht 1988 wird darauf hingewiesen, daß sie überwiegend durch *naturbelassene Lebensmittel und deren natürliche Bestandteile* ausgelöst und unterhalten werden.
Im Säuglings- und Kleinkindesalter überwiegen die Kuhmilch- und Hühnereiallergien, im späteren Alter dominieren vegetabile Allergien (Gemüse, Früchte, Gewürze, Nüsse usw.). Allergien gegen Fisch, Fleisch, Hühnerei und Geflügel sind im Vergleich hierzu seltener. Während sich die Allergiehäufigkeit gegen tierische Proteine in den letzten Jahren kaum veränderte, haben die Reaktionen gegen vegetabile Antigene aufgrund des erweiterten Angebotes an pflanzlichen Lebensmitteln offensichtlich zugenommen.
Nickel ist ein bekanntes Allergen, das auch in Nahrungsmitteln vorkommt und bevorzugt bei Frauen Kontaktdermatitiden auslöst.
Bei rezidivierender Nesselsucht, bestimmten Ekzemen, asthmatischen und Migränebeschwerden wird versuchsweise eine zusatzfreie Diät über mehrere Wochen empfohlen.
Von der Gruppe solcher Allergien sind die *pseudoallergischen Reaktionen* abzugrenzen, die unter der gleichen Symptomatik ablaufen, welche aber keine immunologische Grundlage besitzen, also schon beim ersten Kontakt auftreten können. Lebensmittel- oder Zusatzstoffintoleranzen lassen sich nur durch eine orale Exposition feststellen, Intrakutan- oder Serotests versagen. Unterlagen über die Häufigkeit von Lebensmittelintoleranzen existieren in der Bundesrepublik Deutschland nicht, es scheint aber sicher zu sein, daß die Zusatzstoffe in der Nahrung seltener Pseudoallergien und reguläre Allergien auslösen als die Nahrungsmittel selbst.

Literatur

Aign, W., W. Kübler: Zur Neubearbeitung der Empfehlungen für die Nährstoffzufuhr der DGE. Ernähr.-Umsch. 32 (1985) 163–168

Albrecht, J., W. Rottmann: Die Enteritis-Salmonellose. Ärztebl. Rheinl.-Pfalz 8 (1976) 659

Ammon, H. P. T., P. R. Bieck, D. Mandalaz, E. J. Verspohl: Adaption of blood pressure to continuous heavy coffee drinking in young volunteers. A double-blind crossover study. Brit. J. clin. Pharmacol. 15 (1983) 701–706

Anderstrom, C., S. L. Johansson: The combined effect of mechanical trauma and phenacetin or sodium saccharin on the rat urinary bladder. Acta pathol. microbiol. scand., Sect. A 91 (1983) 381–389

Arab, L., M. Kohlmeier, B. Schellenberg, G. Schlierf: HDL-Cholesterin und Ernährung: Ergebnisse einer epidemiologischen Querschnittsstudie. Akt. Endokrinol. Stoffw. 6 (1985) 60–66

Arnon, S. S., K. Damus, J. Chin: Infant botulism: epidemiology and relation to sudden infant death syndrome. Epidemiol. Rev. 3 (1981) 45

Arrhenius, E.: Mycotoxicosis – an old health hazard with new dimensions. Ambio 2 (1973) 49

Bagnis, R., T. Kuberski, S. Laugier: Clinical observations on 3009 cases of ciguatera in the South Pacific. Amer. J. trop. Med. Hyg. 28 (1979) 1067–1073

Bailey, Th. M., P. M. Schantz: Trichinosis surveillance. Morbid. Mort. wkly Rep. 36 (1987) 1–5

Barrett, R. A. E.: Isolation of salmonellas from human, food and environmental sources in the Manchester area: 1976–1980. J. Hyg. (Lond.) 88 (1982) 403–411

Bauer, J., M. Gareis, W. Detzler, B. Gedek, K. Heinritzi, G. Kabilka: Zur Entgiftung von Mykotoxinen in Futtermitteln. Tierärztl. Umsch. 42 (1987) 70–77

Bauer, L.: Direkter Nachweis zytotoxischer Aktivitäten verschiedener Blauschimmelkäsesorten durch Tetrahymena pyriformis. Vortrag Arbeitstag. DGHM 25./26. Sept. 1980 in Mainz

Beck, H., K. Eckart, W. Mathar, R. Wittkowski: Isomerenspezifische Bestimmung von PCDD und PCDF in Human- und Lebensmittelproben. VDI-Ber. 634 (1987) 359–382

Blake, P. A., D. T. Allegra, J. D. Snyder et al.: Cholera – a possible endemic focus in the US. New Engl. J. Med. 302 (1980) 305–309

Bockemühl, J., B. Wohlers: Zur Problematik der Kontamination unbehandelter Trockenprodukte der Lebensmittelindustrie mit Salmonellen. Zbl. Bakt. Hyg. I. Abt. Orig. B 178 (1984) 535–541

Bockemühl, J., H. Schmitt, I. Bednarek: Zur Häufigkeit von Darmerkrankungen durch Yersinia enterocolitica. Zbl. Bakt. Hyg. I. Abt. Orig. A 242 (1978) 42–51

Boos, G.: Vorkommen von Salmonellen in schnittfesten und streichfähigen Rohwürsten. Fleischwirtschaft 59 (1979) 1882–1886

Borneff, J., R. Hassinger, J. Wittig, R. Edenharder: Untersuchungen zur Keimverbreitung in Haushaltküchen. I. und II. Mitteilung. Zbl. Bakt. Hyg. B. 186 (1988) 1–44

Borneff, J., J. Wittig, M. Borneff, G. Hartmetz: Untersuchungen über das Vorkommen von Enteritis-Erregern im Haushalt – eine Pilotstudie. Zbl. Bakt. Hyg. I. Abt. Orig. B 180 (1985) 319

Börsch, G., G. Schmidt: Chronische Gastritis als Infektion und Wegbereiter der peptischen Ulcuskrankheit. Dtsch. med. Wschr. 112 (1987) 1847–1848

Brodhage, H.: Durch Bakterien verursachte Lebensmittelvergiftungen bzw. -infektionen. Alimenta 8 (1969) 150

Bronsgeest-Schoute, D. C., R. J. J. Hermus, G. M. Dallinga-Thie, J. G. Hautvast: Dependence of the effect of dietary cholesterol and experimental conditions on serum lipids in man. III. The effects on serum cholesterol of removal of eggs from the diet of free-living habitually egg-eating people. J. clin. Nutr. 32 (1979) 2193–2197

Calabrese, E. J., R. W. Tuthill: The Massachusetts blood pressure study, part 1. Elevated levels of sodium in drinking water and blood pressure levels in children. Toxicol. industr. Hlth 1 (1985) 1–10

Classen, H.-G., P. S. Elias, W. P. Hammes: Toxikologisch-hygienische Beurteilung von Lebensmittelinhalts- und -zusatzstoffen sowie bedenklicher Verunreinigungen. Parey, Berlin 1987

Codifer, L. P., G. E. Mann, F. G. Dollear: Aflatoxins inactivation: treatment of peanut meal with formaldehyde and calciumhydroxid. J. Amer. Oil Chem. Soc. 53 (1976) 204–206

Cox, N. A.: Isolation and identification of a genus, Chromobacterium, not previously found on processed poultry. Appl. Microbiol. 29 (1975) 864–867

Craven, Ph. C., D. C. Mackel, W. B. Baine, W. H. Barker et al.: International outbreak of Salmonella eastbourn infection traced to contaminated chocolate. Lancet 1975/II, 788–793

Cumberbatch, N., M. J. Gurwith, C. Langston et al.: Cytotoxic enterotoxin produced by Aeromonas hydrophila. Infect. and Immun. 23 (1979) 829–837

Danielsson, M.-L., R. Möllby, H. Brag, N. Hansson, P. Jonsson, E. Olsson, T. Wadström: Enterotoxigenic enteric bacteria in foods and outbreaks of food-borne diseases in Sweden. J. Hyg. (Lond.) 83 (1979) 33–40

Davis, B. R., J. D. Curb, N. O. Borhani et al.: Coffee consumption and serum cholesterol in the hypertension detection and follow-up program. Amer. J. Epidemiol. 128 (1988) 124–136

Diehl, J. F., U. Schlemmer: Bestimmung der Bioverfügbarkeit von Cadmium in Pilzen durch Fütterungsversuche mit Ratten; Relevanz für den Menschen. Z. Ernähr.-Wiss. 23 (1984) 126–135

Doyle, M. P., K. A. Glass, J. T. Berry, G. A. Garcia, D. J. Pollard, R. D. Schultz: Survival of Listeria monocytogenes in milk during high-temperature, short-time pasteurization. Appl. environ. Microbiol. 53 (1987) 1433–1438

Eckhardt, K., M. T. King, E. Gocke, D. Wild: Mutagenicity study of Remsen Fahlberg saccharin and contaminants. Toxicol. Lett. 7 (1980) 51–60

Eschment, R.: Speiseeis – Hygienisch-bakteriologische Probleme. Öff. Gesundh.-Wes. 42 (1980) 257–263

Eschment, R.: Sonstige bakterielle Enteritiserreger. Bundesgesundheitsblatt 26 (1983) 395–399

Eschment, R., W. Steuer: Vorkommen von enterotoxinbildendem Staphylococcus aureus in ultrahocherhitzter Milch (H-Milch). Rev. méd. Suisse rom. 101 (1981) 110–112

Espey, H. M.: Detoxification of oilseed meal with calcium hydroxid. US Patent no. 3 (1972) 689, 275

Feldmeier, H., G. Blaumeiser, H. Fischer, H. A. Stein: Untersuchungen über die Epidemiologie der Trichinella-spiralis-Infektionen in der Eifel 1982. Dtsch. med. Wschr. 109 (1984) 205–210

Fitzgibbon, W. R., T. O. Morgan, J. B. Myers: „Salt sensitivity“ of normotensives: interactions between changes in red blood cell ^{22}Na – efflux rate constant, dietary sodium intake and changes in blood pressure. Aust. clin. exp. Pharmacol. Physiol. 9 (1982) 291–295

Flemming, R., S. Stojanowic: Untersuchungen von Bienenhonig auf Clostridium-botulinum-Sporen. Arch. Lebensmittelhyg. 31 (1980) 179–180

Forth, W.: Saccharin: Verdikt wegen kanzerogener Wirkung? Dtsch. Ärztebl. 21 (1979) 1435–1439

Frank, K. H.: Wo steht die Mykotoxinforschung heute? Umschau 76 (1976) 785

Freestone, S., L. E. Ramsey: Pressor effect of coffee and cigarette smoking in hypertensive patients. Clin. Sci. 63, Suppl. 8 (1982) 403s–405s

Frenette, C., J. D. MacLean, T. W. Gyorkos: A large cross-source outbreak of ciguatera fish poisoning. J. infect. Dis. 158 (1988) 1128

Fricker, A.: Tiefkühlkost. Dtsch. med. Wschr. 98 (1973) 1884

Friedberg, K. D.: Schädliche Inhaltsstoffe aus der Natur in unserer Nahrung am Beispiel der Mykotoxine. Arbeitsmed. Sozialmed. Präventivmed., Sonderh. 6 (1986) 22–26

Frommberger, R.: Nitrat, Nitrit, Nitrosamine in Lebensmitteln pflanzlicher Herkunft. Ernähr.-Umsch. 32 (1985) 47–50

Galbraight, N. S., P. Forbes, C. Clifford: Communicable disease associated with milk and dairy products in England and Wales 1951–80. Brit. med. J. 284 (1982) 1761–1765

Gallacher, J. E. J., P. C. Elwood, K. M. Phillips et al.: Vegetable consumption and blood lead concentrations. J. Epidemiol. Community Hlth 38 (1984) 173–176

Garayzabal, F., D. Rodriguez, V. Boland et al.: Listeria monocytogenes in pasteurized milk. Canad. J. Microbiol. 32 (1986) 149–150

Garrison, R. J., W. P. Castelli: Weight and thirty-year mortality of men in the Framingham study. Ann. intern. Med. 103 (1985) 1006–1009

Giddey, C., J. Brandt, G. Bunter: The detoxification of oil-seed cakes polluted by aflatoxins. Research and development of an industrial process. Amer. Technol. Agr. 27 (1977) 331–338

Gilcrease, F. W., J. E. O'Brien: Laboratory studies of methods for cleaning of eating utensils and evaluating detergents. Amer. J. publ. Hlth 31 (1941) 143

Gill, O. N., P. N. Sockett, C. L. R. Bartlett et al.: Outbreak of Salmonella napoli infection caused by contaminated chocolate bars. Lancet 1983/I, 574–577

Gillum, R. F., H. Blackburn: The recent decrease in cardiovascular mortality in the USA. Rev. Epidemiol. Santé publ. 26 (1978) 435–439

Gillum, R. F., P. J. Elmer, R. J. Prineas: Changing sodium intake in children. The Minneapolis children's blood pressure study. Hypertension 3 (1981) 698–703

Goldblatt, L. A.: Control and removal of aflatoxin. J. Amer. Oil Chem. Soc. 48 (1971) 605–610

Goldner, St. B., M. Solberg, S. Jones, L. S. Post: Enterotoxin synthesis by nonsporulating cultures of Clostridium perfringens. Appl. environ. Microbiol. 52 (1986) 407

Gorbach, S. L., B. H. Kean, D. G. Evans, D. J. Evans jr., D. Bessudo: Traveller's diarrhea and toxigenic E. coli. New Engl. J. Med. 292 (1975) 933

Greten, H.: Wird das Herzinfarktrisiko durch Reduktion des Cholesterinspiegels gesenkt? Dtsch. Ärztebl. 81 (1984) 1938

Gustafsson, K. H.: Rückstände von Äthylenchlorhydrin in importierten Industriegewürzen. Var föda 33 (1981) 15–21

Hagiwara, A., S. Fukushima, M. Kitaori et al.: Effects of three sweeteners on rats urinary bladder carcinogenesis initiated by N-butyl-N- (4-hydroxybutyl)nitrosamin. Gann 75 (1984) 763–768

Hamm, R., A. Mirna, K. Coretti: Untersuchungen über N-Nitroamine und über die Bildung biologisch aktiver Reaktionsprodukte aus Nitrit und Nitrat in Fleischerzeugnissen. Abschlußbericht Institut für Chemie und Physik der Bundesanstalt für Fleischforschung, Kulmbach 1977

Hauser, E., H. J. Heiz: Beeinflussung der Nitrosaminbildung in Bacon durch Zusatzstoffe. Arch. Lebensmittelhyg. 31 (1980) 33–76

Heinzel, M.: Einfluß von Kochsalz auf die Wirksamkeit von Desinfektionsmitteln. Arch. Lebensmittelhyg. 33 (1982) 84–88

Higgins, M., W. Kannel, R. Garrison et al.: Hazard of obesity – the Framingham experience. Acta med. scand. 223, Suppl. (1988) 17–21

Höffler, U., H. L. Ko: Gastroenteritiden durch NAG-Vibrionen. Dtsch. Ärztebl. (1977) 1077–1080

Hofmann, A., A. Hazebroek, H. A. Valkenburg: A randomized trial of sodium intake and blood pressure in newborne infants. J. Amer. med. Ass. 250 (1983) 370–373

Hofmann, G. G.: Behandlung der Fettsucht. Med. Klin. 71 (1976) 971–979

Holmberg, M., K. Edvarson, R. Finck: Radiation doses in Sweden resulting from the Chernobyl fallout: a review. Int. J. Radiat. Biol. 54 (1988) 151–166

Horstmann, R. D., K.-J. Volkmer: Gruppenerkrankung durch Giardia lamblia in einer Hamburger Kindertagesstätte. Öff. Gesundh.-Wes. 44 (1982) 473

Howe, G. R., J. D. Burch, A. B. Miller, B. Morrison, P. Gordon, L. Weldon, L. W. Chambers, G. Fodor, G. M. Winsor: Artificial sweeteners and human bladder cancer. Lancet 1977/II, 578–581

Jacobsen, B. K., E. Bjelke, G. Kvale, I. Heuch: Coffee drinking, mortality and cancer incidence: results from a Norwegian prospective study. J. nat. Cancer Inst. 76 (1986) 823–831

Jawetz, E., J. L. Melnick, E. A. Adelberg: Medizinische Mikrobiologie, 2. Aufl. Springer, Berlin 1968

Juffs, H. S.: Effects of temperature and nutrients on proteinase production of P. fluorescens and P. aeruginosa in broth and milk. J. appl. Bacteriol. 40 (1976) 23–32

Juven, B. J., N. A. Cox, J. S. Bailey, J. E. Thomson, O. W. Charles, J. V. Shutze: Überlebensrate von Salmonellen in getrockneten Nahrungs- und Futtermitteln. J. Food Protect. 47 (1984) 445; Ref. in: Z. Lebensmitt.-Untersuch. 181 (1985) 452

Kannel, W. B., T. J. Thom: Implications of the recent decline in cardiovascular mortality. Cardiovasc. Med. 4 (1979) 983–997

Kendall, E. J. C., E. J. Tanner: Campylobacterenteritis in general practice. J. Hyg. (Lond.) 88 (1982) 155–163

Kessler, L., J. P. Clark: Saccharin, cyclamate, and human bladder cancer. J. Amer. med. Ass. 240 (1978) 349–355

Kilsby, D. C., D. Groenewegen, N. J. Pritchard, J. M. C. Heinhuis-Walther, H. G. A. M. Cuppers: The role of chlorine as disinfectant in preventing cross-contamination with microorganisms in mechanical dishwashing at low temperatures. Arch. Lebensmittelhyg. 33 (1982) 74–76

Kirch, W.: Komplikationen im Verlauf von Fastenkuren. Ärztebl. Rheinl.-Pfalz (1979) 535–545

Kist, M.: Infektionen durch Campylobacter jejuni/coli. Dtsch. med. Wschr. 188 (1983) 67–72

Koburger, J. A., S. O. May: Isolation of Chromobacterium spp. from foods, soil, and water. Appl. Microbiol. 44 (1982) 1463–1465

Kodama, H., H. Ota: Transfer of polychlorinated biphenyls to infants from their mothers. Arch. environ. Hlth 35 (1980) 95–100

LaCroix, A. Z., L. A. Mead, K. Y. Liang et al.: Coffee consumption and the incidence of coronary heart disease. New Engl. J. Med. 315 (1986) 977–982

Larsson, B. K.: Polycyclic aromatic hydrocarbons in smoked fish. Z. Lebensmitt.-Untersuch. 174 (1982) 101–107

Lin, F.-Y. C., J. G. Morris, D. Trump: Investigation of an outbreak of Salmonella enteritidis gastroenteritis associated with consumption of eggs in a restaurant chain in Maryland. Amer. J. Epidemiol. 128 (1988) 839

Linke, H. A. B., D. E. Eveleigh: Neue potentielle Süßstoffe. Umschau 73 (1973) 504

Lione, A., P. V. Allan, J. C. Smith: Aluminium coffee percolators as a source of dietary aluminium. Food chem. Toxicol. 22 (1984) 265–268

Lodenius, M., A. Seppanen, M. Herranen: Accumulation of mercury in fish and man from reservoirs in northern Finland. Water Air Soil Pollut. Lut. 19 (1983) 237–246

Lubin, L. B., R. D. Morton, D. T. Bernard: Toxin production in hard-cooked eggs experimentally inoculated with Clostridium botulinum. J. Food Sci. 50 (1985) 969–970

MacDonald, K. L., P. M. Griffin: Foodborne disease outbreaks, annual summary, 1982. Morbid. Mort. wkly Rep. 35 (1986) 7–16

Mahnel, H., B. Bibrack: Isolierung von Adenoviren aus Zellkulturen von Nieren normaler Schlachtschweine. Zbl. Bakt. Hyg. I. Abt. Orig. A 199 (1966) 329–338

Maier, K. P.: Alkoholschäden. Vortr. 84. Tagung der dtsch. Ges. inn. Med., Wiesbaden 1978

Martin, J. B., J. F. Annegers, J. D. Curb et al.: Mortality patterns among hypertensives by reported level of caffeine consumption. Prev. Med. 17 (1988) 310–320

Mayr, A.: Viren in Lebensmitteln. Umschau 80 (1980) 394

Medeiros, D. M.: Caffeinated beverage consumption and blood pressure in Mississippi young adults. Nutr. Rep. int. 26 (1982) 563–568

Mehnert, H. C.: Kongreß für ärztliche Fortbildung, Berlin 8./9. Juli 1978. Prax.-Kurier 43 (1979) 26

Merrill, G. A., S. B. Werner, R. G. Bryant, D. Fredson, K. Kelly: Staphylococcal food poisoning associated with an easter egg hunt. J. Amer. med. Ass. 252 (1984) 1019

Merson, M. H., G. K. Morris et al: Traveller's diarrhea in Mexico. New Engl. J. Med. 294 (1976) 1299–1305

Mihajlovic, L., J. Bockemühl, J. Heesemann, R. Laufs: Importierte Muscheln als Ursache einer Gastroenteritis durch Vibrio parahaemolyticus. Infection 10 (1982) 285–286

Mir, M. A., F. Mir, T. Khosla, R. Newcombe: The relationship of salt intake and arterial blood pressure in salted-tea drinking Kashmiris. Int. J. Cardiol. 13 (1986) 279

Mitchell, E., M. O'Mahony, D. Lynch et al.: Large outbreak of food poisoning caused by Salmonella typhimurium definitive typc 49 in mayonnaise. Brit. med. J. 298 (1989) 99

Möller, H., S. Schröder: Neue Aspekte der Anisakiasis in Deutschland. Arch. Lebensmittelhyg. 38 (1987) 123

Morris jr., J. G., P. Lewis, C. W. Smith et al.: Ciguatera fish poisoning. Epidemiology of the disease on St. Thomas, US Virgin Islands. Amer. J. trop. Med. Hyg. 31 (1982) 574–578

Morse, D. L., J. J. Guzewich, J. P. Hanrahan et al.: Widespread outbreaks of clam- and oyster-associated gastroenteritis. Role of Norwalk virus. New Engl. J. Med. 314 (1986) 678–681

Murray, S. S., E. Bjelke, R. W. Gibson, L. M. Schuman: Coffee consumption and mortality from ischemic heart disease and other causes. Amer. J. Epidemiol. 113 (1981) 661–667

Myers, J., T. Morgan, S. Waga, K. Manley: The effect of sodium intake on blood pressure related to the age of the patients. Aust. clin. exp. Pharmacol. Physiol. 9 (1982) 287–289

Neumayr, L., G. Forstmeier: Verteilung von Mikroorganismen in und auf Gewürzen am Beispiel Pfeffer. Fleischwirtschaft 61 (1981) 530–532

Newmark, H. L., J. Scheiner, M. Marcus, M. Prathudesai: Stability of vitamin B_{12} in the presence of ascorbic acid. Amer. J. clin. Nutr. 29 (1976) 645

Nickerson, J. T., A. Sinskey: Microbiology of Foods and Food Processing. Elsevier, New York 1972

Nitsche, W.: Trichinose unter besonderer Berücksichtigung ihrer Verbreitung und Bekämpfung. Münch. med. Wschr. 115 (1973) 141

Nitsche, W.: Trichinellose. Fortschr. Med. 98 (1980) 1051

N. N.: Increasing rate of Salmonella enteritidis infections in the northeastern United States. Morbid. Mort. wkly Rep. 36 (1987) 10–11

Nolen, G. A.: A reproduction/teratology study of brewed and instant decaffeinated coffees. J. Toxicol. environ. Hlth 10 (1982) 769–783

Norkus, E. P., W. Kuenzig, A. H. Conney: Studies on the mutagenic activity of ascorbic acid in vitro and in vivo. Mutation Res. 117 (1983) 183–191

Novi, A. M.: Glutathion and aflatoxin B_1 induced liver tumors: a hypothesis concerning the mechanism by which glutathion induces necrosis or differentiation of neoplastic hepatocytes. Cancer Res. Ass. Symp. 2 (1983) 141–158

Ohnesorge, F. K.: Kriterien für die Bewertung der toxikologischen Untersuchungen von Pflanzenbehandlungsmitteln. DFG, Kommission für Pflanzenbehandlungsmittel. Mitt. XII. Boldt, Boppard 1980

Oster, P., G. Schlierf, C. C. Heuk et al.: Diet and high density lipoproteins. Lipids 16 (1981) 93–97

Osterholm, M. T., R. J. Kantor, D. W. Bradley et al.: Immunoglobulin M-specific serologic testing in an outbreak of foodborne viral hepatitis, type A. Amer. J. Epidemiol. 112 (1980) 8–16

Otte, H. J., D. Winterhoff: Erfahrungen und Probleme bei bakteriologischen Speiseeisuntersuchungen. Öff. Gesundh.-Wes. 38 (1976) 603

Palmer, S. R., P. R. Gully, J. M. White et al.: Water-borne outbreak of campylobacter gastroenteritis. Lancet 1983/I, 287–290

Pfannhauser, W., U. Pechanek: Biogene Amine in Lebensmitteln: Bildung, Vorkommen, Analytik und toxikologische Bewertung. Z. ges. Hyg. 30 (1984) 66–76

Phillips, R. L., D. A. Snowdon: Association of meat and coffee use with cancers of the large bowel, breast and prostate among seventh-day adventists: preliminary results. Cancer Res. 43, Suppl. (1983) 2403–2408

Pietzsch, O., H. Kawerau: Salmonellen in Schweine-Schlacht- und Zerlegebetrieben sowie Schweinehackfleisch. BGA, Vet.-med. H. (1984) 1–160

Pittinger, C. A., A. L. Buikema jr., S. G. Hornor, R. W. Young: Variation in tissue burdens of polycyclic aromatic hydrocarbons in indigenous and relocated oysters. Environ. toxicol. Chem. 4 (1985) 379–387

Pöhn, H.-P.: Salmonelloseüberwachung beim Menschen in der BR einschl. Berlin 1977. Bundesgesundheitsblatt 23 (1980) 225–235

Pomrehn, P. R., W. R. Clarke, M. F. Sowers et. al.: Community differences in blood pressure levels and drinking water sodium. Amer. J. Epidemiol. 118 (1983) 60–71

Post, L. S., T. L. Amoroso, M. Solberg: Inhibition of Clostridium botulinum type E in model acidified food systems. J. Food Sci. 50 (1985) 966–968

Primavesi, C. A.: Salmonellenübertragung durch infiziertes Speiseeis. Gesundh.-Wes. u. Desinfekt. 65 (1973) 50

Rechtman, J., L. Lapeyrie, H. H. Mollaret: Contribution a l'écologie de yersinia enterocolitica et espèces apparentées. Méd. Mal. infect. 15 (1985) 130–134

Richter, M.: Psychische Auswirkungen subklinischer Vitaminmangelzustände. Ernähr.-Umsch. 26 (1979) 381

Riggin, R. M., G. W. Kinzer: Characterization of impurities in commercial lots of sodium saccharin produced by the Sherwin-Williams process. I. Chemistry. Food Chem. Toxicol. 21 (1983) 1–10

Riggin, R. M., W. L. Margard, G. W. Kinzer: Characterization of impurities in commercial lots of sodium saccharin produced by the Sherwin-Williams process. II. Mutagenicity. Food Chem. Toxicol. 21 (1983) 11–17

Ruschke, R.: Salmonella-Abtötung durch Wärme bei der Zubereitung von Lebensmittel-Trockenprodukten. Zbl. Bakt. Hyg. I. Abt. Orig. B 170 (1980) 529

Savage, E. P., T. J. Keefe, J. D. Tessari et al.: National study of chlorinated hydrocarbon insecticide residues in human milk, USA. Amer. J. Epidemiol. 113 (1981) 413–422

Schellmann, B., M.-J. Hilz, O. Opitz: Cadmium- und Kupferausscheidung nach Aufnahme von Champignon-Mahlzeiten. Z. Lebensmitt.-Untersuch. 171 (1980) 189–192

Schellmann, B., E. Rohmer, K.-H. Schaller, D. Weltle: Cadmium- und Kupferkonzentrationen in Stuhl, Urin und Blut nach Aufnahme wildwachsender Champignons. Z. Lebensmitt.-Untersuch. 178 (1984) 445–449

Schmähl, D.: Saccharin und Blasenkrebs. Dtsch. med. Wschr. 103 (1978) 91–92

Schmähl, D.: Maligne Tumoren, 3. Aufl. Editio Cantor, Aulendorf 1981

Schmähl, D., M. Habs: Investigations on the carcinogenicity of the artificial sweeteners sodium cyclamate and sodium saccharin in rats in a two-generation experiment. Arzneimittel-Forsch. 34 (1984) 604–606

Schmidt, G., G. Börsch, M. Wegener, D. Ricken: Campylobacter pylori. Dtsch. med. Wschr. 112 (1987) 1875–1878

Schottenfeld, D.: Alcohol as a co-factor in the etiology of cancer. Cancer 43 (1979) 1962–1966

Schreiber, W.: Belastung mit Schwermetallen durch Fischereierzeugnisse: Ein Versuch zu ihrer Ermittlung. FIMA Schr.-Reihe 1 (1983) 27–37

Schroeder, T., U. Zweifel, P. Sagelsdorff et al.: Ammoniation of aflatoxin-containing corn: distribution, in vivo covalent desoxyribonucleic acid binding, and mutagenicity of reaction products. J. agricult. Food Chem. 33 (1985) 311–316

Schwandt, P., W. Richter, A. Fateh-Moghadam: Wirkungen verschiedener Reduktionsdiäten bei Adipositas. Münch. med. Wschr. 41 (1980) 1418–1420

Sebald, M., M. Véron: Teneur en base de l'ADN et classification des vibrions. Ann. Inst. Pasteur 105 (1963) 897

Seeliger, H. P. R.: Listeriose – aktuell. Dtsch. med. Wschr. 112 (1987) 359

Sharp, J. C. M., G. M. Paterson, G. I. Forbes: Milk-borne salmonellosis in Scotland. J. Infect. 2 (1980) 333–340

Sheard, J. P.: Foodpoisoning statistics 1977. Environ. Hlth 87 (1979) 48–53

Shepherd, M. J.: Trace contamination of foods by migration from plastics packaging – a review. Food Chem. 8 (1982) 129–145

Sherlock, J. C., C. J. Pickford, G. F. White: Lead in alcoholic beverages. Food Addit. Contamin. 3 (1986) 347–354

Sinell, H. J.: Einführung in die Lebensmittelhygiene, 2. Aufl. Parey, Berlin 1987

Skirrow, M. B.: Campylobacter enteritis – the first five years. J. Hyg. (Cambridge) 89 (1982) 175–184

Snowdon, D. A., R. L. Phillips: Coffee consumption and risk of fatal cancers. Amer. J. publ. Hlth 74 (1984) 820–823

Sorlie, P., T. Gordon, W. B. Kannel: Body built and mortality. J. Amer. med. Ass. 243 (1980) 1828–1831

Souci, S. W., W. Fachmann, H. Kraut: Die Zusammensetzung der Lebensmittel. Nährwert-Tabellen 1981/82. Wissenschaftliche Verlagsges., Stuttgart 1981

Spiegelhalder, B., G. Eisenbrand, R. Preussmann: Contamination of beer with trace quantities of N-nitrosomethylamine. Food Cosmet. Toxicol. 17 (1979) 29–31

Steinert, J.: Zur Begründung der gesundheitlich-hygienischen Notwendigkeit der Wärmebehandlung von Milch und Erzeugnissen aus Milch. Arch. Lebensmittelhyg. 34 (1983) 53–60

Stojanovic, V., H. Brunn, R. Flemming: Untersuchungen auf chlorierte Kohlenwasserstoffe in Haar- und Federwild im Rahmen der amtlichen Lebensmittelüberwachung. Arch. Lebensmittelhyg. 34 (1983) 142–144

Sullivan, J. H.: Pesticide residues in imported spices. A survey for chlorinated hydrocarbons. J. agricult. Food Chem. 28 (1980) 1031–1034

Tamminga, S. K., R. R. Beumer, E. H. Kampelmacher: The hygienic quality of vege-

tables grown or imported into the Netherlands: a tentative survey. J. Hyg. (Cambridge) 80 (1978) 143
Tauxe, R. V., N. Hargrett-Bean, Ch. M. Patton, J. K. Wachsmuth: Campylobacter isolates in the United States, 1982–1986. Morbid. Mort. wkly Rep. 37 (1988) 1–13
Terplan, G., R. Schoen, W. Springmeyer, J. Degle, H. Becker: Listeria monocytogenes in Milch und Milchprodukten. Dtsch. Molk.-Z. 41 (1986) 1358–1368
Thapar, M. K., E. J. Young: Urban outbreak of goat cheese brucellosis. Pediat. infect. Dis. 5 (1986) 640
Thomas, S. B., C. V. Sekhar: Psychrophilic bacteria in raw and commercially pasteurized milk. Proc. Soc. appl. Bacteriol. 1 (1946) 47
Turnbull, P. C. B., Ph. Rose: Campylobacter jejuni and salmonella in raw red meats. J. Hyg. (Lond.) 88 (1982) 29–37
Ullmann, U.: Erkrankungen des Menschen durch Angehörige des Genus Campylobacter. Z. ärztl. Fortbild. 80 (1986) 317–321
Walder, M.: Epidemiology of Campylobacter enteritis. Scand. J. infect. Dis. 14 (1982) 27–33
Watkins, L. W.: Why are death rates from coronary heart disease decreasing? Which preventiv measures are effective? Postgrad. Med. 75 (1984) 201–214
Wempe, J. M., C. A. Gemigeorgis, Th. B. Farver, H. J. Yusufu: Prevalence of Campylobacter jejuni in two California chikken processing plants. Appl. environ. Microbiol. 45 (1983) 355–359
WHO: Staphylococcal contamination of cheese. Wkly epidemiol. Rec. 54 (1979) 358–359
WHO: Surveillance of foodborne disease outbreaks. Wkly epidemiol. Rec. 55 (1980) 172
WHO: Toxigenic V. cholerae O1 infections. Wkly epidemiol. Rec. 61 (1986) 315
WHO: Outbreak of hepatitis A – Shanghai. Wkly epidemiol. Rec. 63 (1988a) 91–92
WHO: Parasitic diseases, anisakiasis. Wkly epidemiol. Rec. 63 (1988b) 311–314
Wijn, M., P. Duives, R. Herber, B. Brunekreef: Lead uptake from vegetables grown along highways. Int. Arch. occup. environ. Hlth 52 (1983) 263–270
Wirths, W.: Unterschiede im Energieumsatz bei ausgewählten Tätigkeiten unter und ohne Kontrolle. Z. Ernähr.-Wiss. 18 (1979) 250–257
Wolf, R.: Gesundheitsrisiken durch radioaktiven Fall-out. Ärztebl. Rheinl.-Pfalz 7 (1986) 355–358; 8 (1986) 405–408
Wolf, R.: Die Strahlenbelastung des Menschen durch radioaktive Stoffe in der Umwelt und in Nahrungsmitteln (Teil I). Ärztebl. Rheinl.-Pfalz 11 (1987) 589–596
Woolaway, M. C., C. L. R. Bartlett, A. A. Wieneke et al.: International outbreak of staphylococcal food poisoning caused by contaminated lasagne. J. Hyg. 96 (1986) 67–73
Wuthe, H. H., G. Witt: Über einen Salmonelloseausbruch durch Rohmilchgenuß. Öff. Gesundh.-Wes. 42 (1980) 67–69
Yamani, M. J., D. Dickertmann, F. Untermann: Histaminbildung durch Proteusarten in Thunfisch. Zbl. Bakt. Hyg. I. Abt. Orig. B 173 (1981) 478–487
Zehnder, H. J., W. Ettel: Zur Keimzahlverminderung in Gewürzen mit Hilfe ionisierender Strahlen. Alimenta 20 (1981) 95–100
Zimmermann, W.: Infektionsablauf bei Änderung der körperlichen Widerstandskraft und des Steroidstoffwechsels. Zbl. Bakt. Hyg. I. Abt. Orig. A 244 (1979) 58–72

2 Umwelthygiene

2.1 Wasser

In der Bundesrepublik Deutschland wuchs in den vergangenen Jahrzehnten, wie in den meisten Industrieländern, sowohl der Verbrauch an Trinkwasser für die Öffentlichkeit als auch der an Brauchwasser für die Wirtschaft stetig an. Nach einer Prognose aus dem Jahr 1972 sollte sich allein für die privaten Haushalte eine künftige jährliche Steigerung von +1,9% ergeben. Wie aus Tab. 33 ersichtlich wird, betrug seit 1980 der Anstieg beim Haushaltsverbrauch allerdings nur +3,2% anstelle der prognostizierten 13,3%. Der mit Abstand bedeutendste Verbraucher ist die Elektrizitätswirtschaft mit über 50% des zur Nutzung herangezogenen Wassers.
Die Industrie, als der zweitgrößte Verbraucher, benötigte davon 34%. Vermindert hat sich der Wasserbedarf auch bei der Bewässerung landwirtschaftlicher Flächen (<1%) durch Betrieb von Berieselungs- anstelle von Beregnungsanlagen.
In den *natürlichen Kreislauf* (Kondensation des von den Wasserflächen in die Atmosphäre abgegebenen Wasserdampfes zu Niederschlägen, Abfluß mit Bächen und Flüssen zum Meer, Ergänzung des Grundwassers, Verdunstung von der Bodenoberfläche und den Pflanzen) (Abb. **24**) hat der Mensch einen *sekundären Kreislauf* eingeschaltet, indem er Wasser aus dem Boden, aus Flüssen und Seen entnimmt und es nach Gebrauch in das Oberflächenwasser oder auch in den Boden zurückgibt (Abb. **25**). Eine diesbezügliche quantitative Information bietet Abb. **26**.
Die Industrie deckt ihren Wasserbedarf schon zu 60% aus eigenem Abwasser. Zumindest in den Ländern mit begrenzten Wasserreserven besteht die Tendenz, aufbereitetes Abwasser auch für bestimmte Bereiche der öffentlichen Versorgung zu verwenden. Für Deutschland ist diese Notwendigkeit nicht gegeben, Abwasser wird an keiner Stelle zu Trinkwasser aufbereitet; allerdings liegt die Trinkwassergewinnung z. B. aus Rheinwasser bereits in der Nähe des kurzgeschlossenen Kreislaufs. Im Gesamtmittel enthalten die Flüsse 13% Abwasser.

Die derzeit übliche Versorgung mit einem gemeinsamen Leitungsnetz für Trink- und Brauchwasser führt bei der Nutzung von Grundwasser zu Problemen der Wassermenge, bei derjenigen von Oberflächenwasser zu Problemen der Wassergüte.Ein *getrenntes Rohrsystem* scheint sich daher als Lösung anzubieten, es wird auch in der Industrie bereits vielfach installiert; allgemein stehen aber einer Realisierung dieses Gedankens in der Bundesrepublik Deutschland für die nähere Zukunft ökonomische

Tabelle **33** Entwicklung der öffentlichen Trinkwasserversorgung (Stand 1987).

	1980	1985	1986	1987	Veränd. 1986/87
	Zahlen × 1000 m^3				in %
1. *Wasserförderung*	4128950	4087091	4139426	4080557	−1,4
echtes Grundwasser	2571414	2609692	2634488	2602034	−1,2
Quellwasser	393715	352397	349251	357353	+2,3
Oberflächenwasser	1163833	1125002	1155687	1121170	−3,0
2. *Wasserbezug*	1023487	1044535	1061287	1043110	−1,8
3. *Abgabe an Verbraucher*	3637439	3605782	3636274	3583096	−1,5
davon an Haushalte	2591982	2669512	2697404	2673917	−0,1
Industrie	759860	659687	660112	642671	−2,6
Sonstige	285597	276433	278758	266508	−4,4

Quelle: 99. BGW-Wasserstatistik

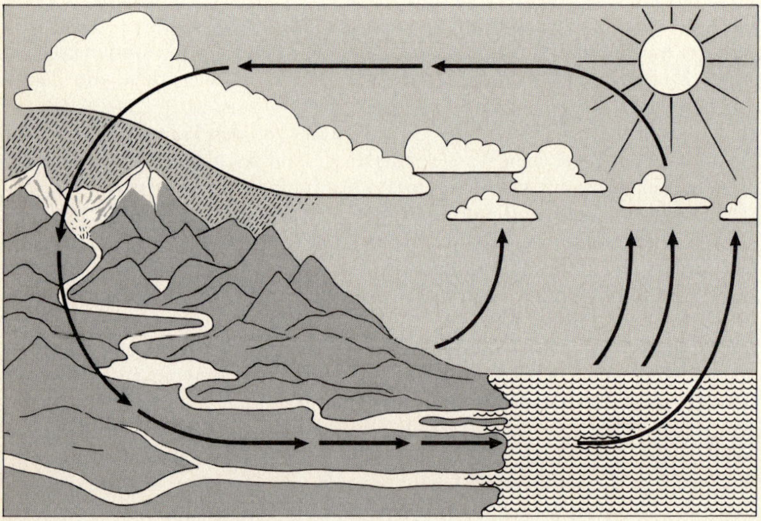

Abb. **24** Natürlicher Kreislauf des Wassers.

Überlegungen (ca. 50% höhere Installationskosten, höherer kalkulatorischer Zinssatz) und das nicht vollständig zu eliminierende Risiko von Verwechslungen entgegen.

Derzeit fördert man in Deutschland bei den öffentlichen Versorgungen ca. *3 Mrd. m^3* Grund- und Quellwasser und *1,1 Mrd. m^3* Oberflächenwasser.

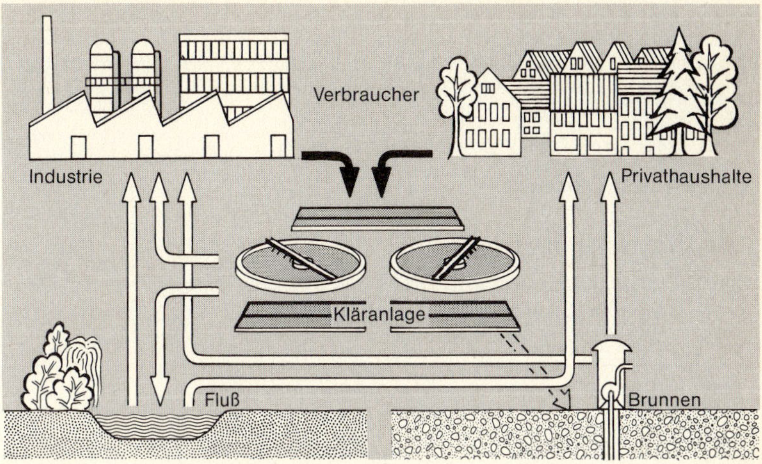

Abb. **25** Zivilisatorischer Kreislauf des Wassers.

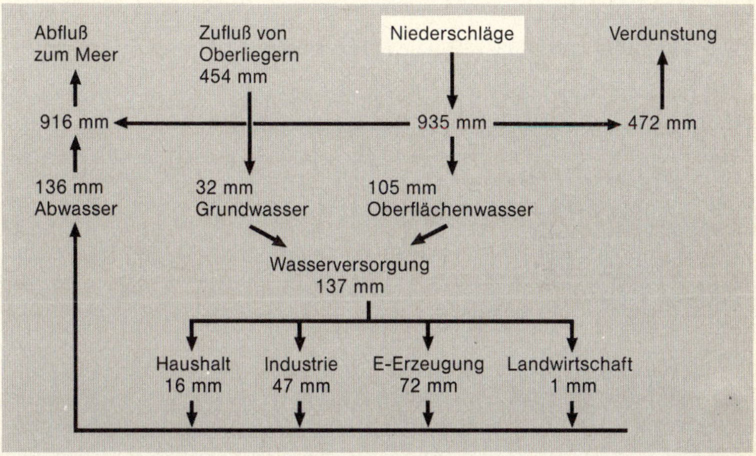

Abb. **26** Wasserbilanz der Bundesrepublik Deutschland 1987 (vereinfacht nach Bundesanstalt für Gewässerkunde).

Die Reserven sind hier beträchtlich, denn es werden bisher nur ca. 10% des oberirdischen Abflusses für die Wasserversorgung insgesamt herangezogen. Gleichwohl stellt die damit verbundene bakterielle, virale, chemische, radiologische und thermische Belastung des zu Trinkwasser aufzubereitenden Rohwassers ein vordringliches hygienisches Problem dar.

Im Vergleich mit der Wasserbilanz in Abb. **26** ergeben sich in der Verteilung auf Haushalt- und Industrieverbrauch wesentliche Unterschiede (75:18%; 12:34%). Der Grund ist in der Tatsache zu sehen, daß es sich in der Tab. **33** ausschließlich um Trink- und nicht um Brauchwasser handelt. Außerdem gehen in die Wasserbilanz auch die betriebseigenen Versorgungen mit ein.

2.1.1 Wasserbedarf

Physiologischer Wasserbedarf

Die Wasseraufnahme setzt sich zusammen aus dem Wassergehalt der flüssigen und festen Nahrungsmittel, hinzu kommt noch das sog. *Oxidationswasser*:

100 g Kohlenhydrate	=	60 ml,
100 g Fette	= ca.	100 ml,
100 g Proteine	= ca.	40 ml.

In Ruhe und in gemäßigtem Klima beträgt die *tägliche Wasseraufnahme*

als Flüssigkeit	1500 ml
mit der Nahrung (einschl. Oxidationswasser)	1000 ml
also insgesamt	2500 ml

Die WHO schlägt vor, als normale Flüssigkeitszufuhr 2 Liter Wasser anzusetzen.

Dieser Aufnahme steht gegenüber eine *Wasserabgabe* von:

500 ml	durch die Haut,
400 ml	durch die Lunge,
100 ml	durch Fäzes,
1500 ml	durch Harn,
2500 ml	insgesamt.

Unter tropischen Arbeitsbedingungen kann die Abgabe durch die Haut auf 8000–10000 ml steigen. *Bei Fieber und Schwitzen verdoppelt sich die Abgabe über Haut und Lungen. Der Wasserverlust, bedingt durch Schwitzen und Perspiratio insensibilis während des Sommers, und das Wasserbedürfnis einer konzentrationsunfähigen Niere werden oft unterschätzt.*
In Abhängigkeit vom Lebensalter besteht durchschnittlich folgender *täglicher Wasserbedarf:*

2– 4 Jahre	75 ml/kg,	11–14 Jahre	43 ml/kg,
5– 7 Jahre	67 ml/kg,	15–18 Jahre	32 ml/kg,
8–10 Jahre	57 ml/kg,	Erwachsene	35–45 ml/kg.

Tabelle **34** Mindestwassermengen in Katastrophenfällen*.

Zeitraum	Wassermenge in l/Kopf/Tag	Zuschläge in l/Kopf/Tag	Bemerkungen
		Erwachsene	
für 1–2 Tage	2,5	–	nur zum Trinken und evtl. Kochen
über 3–4 Tage	2,5	15	für notwendigste Körperpflege, Wäsche, Reinigungszwecke
		20–30	für Abortspülungen
		200	für 1 Wannenbad
		40	für 1 Brausebad
		40	pro Hospitalbett
		150	für chirurgische Stationen und Infektionsabteilungen pro Bett
		Kleinkinder	
für 1–2 Tage	1,5		
über 3–4 Tage	1,5		Zuschläge wie oben
		Tiere	
	30	–	für Großvieh
	40	–	für arbeitende Pferde
	8–10	–	für Kälber und Schweine, Schafe, Ziegen
	2	–	für größere Hunde

* (Für die Dauer von 1–2 Tagen läßt sich der Bedarf noch weiter einschränken.)

Eine Information über die *Mindestwassermengen in Katastrophenfällen* bietet Tab. 34.

Verbrauch in Haushalt, Gewerbe, Industrie

Der physiologische Wasserbedarf macht nur einen geringen Teil des täglichen Verbrauches im Haushalt aus, die diesbezügliche Verteilung geht aus der Abb. 27 hervor. Man erkennt, daß das Brauchwasser mengenmäßig bei weitem überwiegt.

Im Durchschnitt benötigt man für jeden der folgenden Vorgänge:

Straßensprengen pro m^2	2 l,	Wannenbad	180–250 l,
Gartengießen pro m^2	3 l,	Pkw-Waschen	50–500 l,
Abortspülen	10 l,	Viehschlachtung	750–1000 l.
Brausebad	40–80 l,		

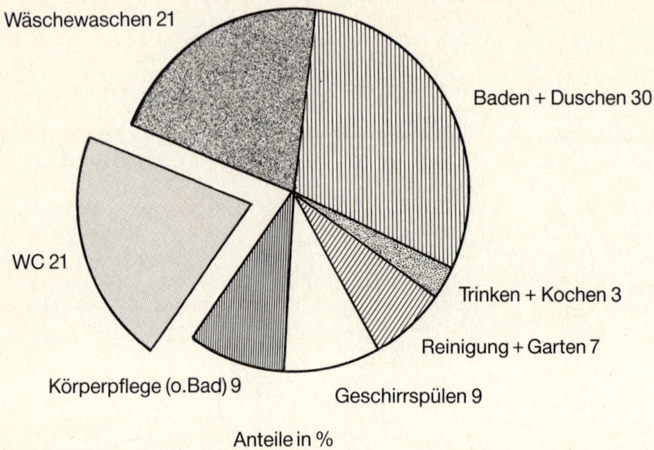

Abb. **27** Wasserverwendung im Haushalt.

Aus der Tab. 33 errechnet sich für 1987 bezogen auf die Haushaltwasserabgabe ein mittlerer Wasserverbrauch von *144 Litern* je Einwohner und Tag; berücksichtigt man die gesamte Abgabe an die Verbraucher so ergeben sich *193 Liter*. (Die Statistik beruht auf den Zahlen von 83% der Unternehmen, die an der öffentlichen Wasserversorgung beteiligt sind.)

Bei etwas weitergehender Aufschlüsselung kommt man zu folgenden Zahlen:

beim Einwohner auf dem Land	50 l/Kopf/Tag
beim Einwohner in der Kleinstadt	100 l/Kopf/Tag
beim Einwohner in der Mittelstadt	100–200 l/Kopf/Tag
beim Einwohner in der Großstadt	120–250 l/Kopf/Tag
beim Kranken im Hospital	680 (350–1000) l/Kopf/Tag
beim Schüler in Schulen	27 (6– 94) l/Kopf/Tag
beim Häftling in Anstalten	210 (– 750) l/Kopf/Tag

Die Aufforderung zum *Sparen von Trinkwasser* ist grundsätzlich zu unterstützen. Aus den Tabellen und der Abb. 27 ist aber ersichtlich, daß Maßnahmen im Haushalt im Hinblick auf den Gesamtverbrauch nur wenig ausrichten können. Alle Einschränkungen, die eine Verschlechterung des Hygienestatus nach sich ziehen, sind abzulehnen. Immerhin kann durch geeignete Wahl der Toilettenspülung eine Verbrauchsminderung erzielt werden; mittlerer Haushaltwasserverbrauch bei einem 9-l-Spülkasten: 141 l/Tag pro Einwohner; bei einem 6-l-Spülkasten: 132 l; bei Druckspüler: 121 l; bei Sparspülkasten: 95 l/Tag pro Einwohner (*Möhle* u. *Masannek* 1989).

2.1.2 Wasservorkommen

Unterirdisches Wasser (Grundwasser)

Unter *Grundwasser* versteht man das im Boden auf einer undurchlässigen oder wenig durchlässigen Schicht ruhende oder sich langsam weiterbewegende, alle kapillaren und nichtkapillaren Hohlräume ausfüllende, sich in einem gewissen Ruhe- und Gleichgewichtszustand befindliche Wasser. Größere Ansammlungen sind nur dort vorhanden, wo eine ausgedehnte, undurchlässige, „wassertragende" Schicht mehr oder weniger horizontal liegt und wo eine solche überlagert ist von einer mächtigen, porenhaltigen, wasserführenden Schicht (*Gärtner* 1915).

Das Grundwasser stammt vorwiegend von den Niederschlägen und bildet sich teils durch Versickerung, teils aber durch Kondensation von Wasserdampf. Die Niederschläge nehmen von der Bodenoberfläche gelöste und ungelöste Stoffe auf, d. h., die Beschaffenheit des Wassers wird dabei – hygienisch beurteilt – zunächst schlechter, dann aber findet beim Durchtritt durch den Boden eine Reinigung statt. Ungelöste Stoffe, einschließlich Mikroorganismen, werden zurückgehalten und gelöstes organisches Material mineralisiert.

Die aus der Bodenluft in das Wasser übergehende Kohlensäure begünstigt gleichzeitig die Lösung von Bodenbestandteilen, die z. T. für den Geschmack von Bedeutung sind. Von den löslichen Stoffen werden *Phosphate* zum großen Teil vom Boden adsorbiert, *Chloride* erscheinen dagegen vollständig, *Sulfate* weitgehend im Wasser. Stickstoffhaltige Fäulnisprodukte werden bei Sauerstoffanwesenheit in *Nitrat* überführt, welches zum größten Teil im Wasser verbleibt; überwiegen reduzierende Vorgänge, so ist auch eine Rückbildung des Nitrates zu Nitrit und Ammoniak möglich.

Die Eindringgeschwindigkeit der Niederschläge in den Boden hängt von der Größe der Hohlräume ab. Die Grundwasserleiter können nach der Art der Hohlräume in *Poren-, Kluft- und Karstgrundwasserleiter* eingeteilt werden (Abb. 28).

Weist der Boden eine Kapillar- oder Kanälchenstruktur auf, so fließt das Wasser nicht hindurch, sondern ist an den Wänden adhärent, ausschließlich dem hydrostatischen Druck folgend. In solchen Fällen kann es Jahre dauern, bis der Regen das Grundwasser in 6–10 m Tiefe erreicht. Diese Zeit ist für die Eliminierung vegetativer Krankheitserreger von entscheidender Bedeutung. Da diese zu den mesophilen Bakterien gehören und eine maximale Lebensdauer in der Außenwelt von etwa einem Jahr besitzen, ist zu folgern, daß ein Grundwasser aus einem ungestörten Profil und aus mehr als 6 m Tiefe in der Regel bakteriologisch einwandfreie Beschaffenheit aufweist, wobei dieser Begriff im medizinischen Sinne zu verstehen ist.

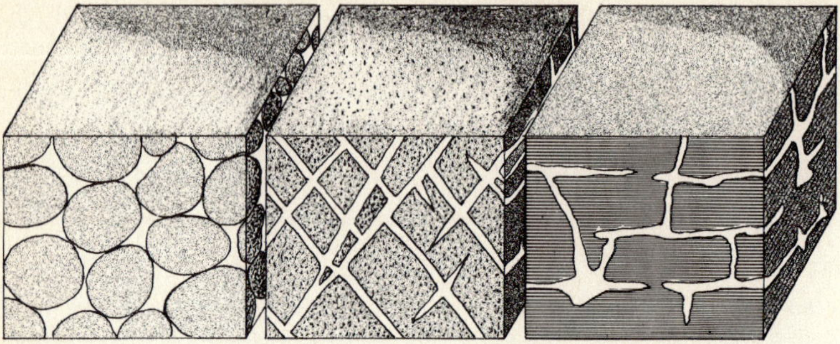

Abb. **28** Schema für Poren-, Kluft- und Karstgrundwasserleiter (nach Mattheß)

Im allgemeinen finden sich (bei Kultivierung auf den in der Trinkwasserverordnung vorgeschriebenen Nährböden) pro cm^3 Boden an Mikroorganismen:

Geländeoberfläche	mehrere Millionen,
0,1–0,2 m Tiefe	mehrere Hunderttausend,
1 m Tiefe	mehrere Tausend,
4 m Tiefe	wenige,
6–7 m Tiefe	keine.

Die Zahlen treffen nicht zu bei Einsatz von Nährböden, die für die Kultivierung von anspruchslosen Bodenbakterien besser geeignet sind. Da diese Arten aber keine pathogenen Keime einschließen, besitzen sie zwar naturwissenschaftliches, aber nicht medizinisches Interesse.

Echtes Grundwasser hat eine gleichmäßige, kühle *Temperatur*. In Deutschland mißt man bereits in 8 m Tiefe 7–11 °C, die Jahresschwankung beträgt meist nicht mehr als 1,5 °C. Ist ein solches Wasser deutlich wärmer oder kälter, so besteht der Verdacht, daß ein direkter Zufluß entweder aus der Tiefe oder von der Oberfläche her besteht.
Da die Bodentemperaturen die des Wassers beeinflussen, stellt sich infolge der Verzögerung (ca. 3 Wochen pro m) der höchste Wert im Winter und der tiefste im Mai ein. In größeren Tiefen nimmt die Temperatur für je 30–35 m um 1 °C zu.
Im Alluvium, Diluvium und z. T. auch im Tertiär wechseln oft durchlässige und undurchlässige Bodenschichten miteinander ab.
Kiese und Sande enthalten Wasser, dessen weiteres Absinken durch eine Tonschicht verhindert wird. Nicht selten steht dann das Wasser *stockwerkartig* übereinander. Das Grundwasser fließt im Boden analog den oberirdischen Gewässern, wenn auch langsamer, dem Gefälle folgend, bis es als Quelle zutage kommt bzw. direkt in Oberflächengewässer übertritt.

Oberflächenwasser

Diese Gruppe umfaßt alle Bäche, Flüsse, Seen usw., d. h. die für uns gewöhnlich sichtbaren stehenden oder fließenden Gewässer. Sie sind einerseits als Trink- und Brauchwasserreserve anzusehen, sie haben aber außerdem mehr oder weniger große Bedeutung für die Fischerei und die Schiffahrt, und wir nutzen sie zur Erholung und zum Sport.

Während nun das Grundwasser durch die Deckschichten des Bodens meist vor Verunreinigungen geschützt ist, wird das Oberflächenwasser häufig aus den verschiedensten Quellen belastet. An erster Stelle stehen die kommunalen und industriellen Abwässer, die dem „Vorfluter" mehr oder weniger gereinigt übergeben werden. Nicht zu vergessen sind aber auch die mit den Niederschlägen ausgewaschenen *Luftverunreinigungen* und die *Abschwemmungen von Straßen, Plätzen, landwirtschaftlich genutzten Flächen* usw.
Es entstehen dadurch bei der Nutzung als Trink- und Tränkwasser Risiken hinsichtlich der Übertragung von Infektionserregern und der chronischen Toxizität durch zahlreiche organische und anorganische Wasserinhaltsstoffe sowie der organoleptischen Beeinträchtigung.

Beispiel: Der Rhein

Die Probleme der Oberflächenwässer sollen am Beispiel des Rheins erläutert werden.
C. Zuckmayer schrieb in seinen Erinnerungen: „Der Rheinstrom selber, damals noch frei von Dieselöl und von Abwässern ungetrübt, so, daß es nichts machte, wenn man beim Schwimmen oder Tauchen einen Mundvoll Wasser schluckte, war unser Alltag".

Heute ist aus ökologischer Sicht festzustellen, daß die anthropogenen Veränderungen des Rheins in den letzten Jahrzehnten zu einem Verschwinden von 80% der Fischarten und über 50% der Arten des Makrozoobenthos geführt haben. Hinzugekommen sind andererseits (am Oberrhein) 23 Arten von „Neozoen" (= absichtlich oder unabsichtlich vom Menschen eingebrachte Arten).
Auf der Basis der biologischen Analyse nach dem *Saprobiensystem* (= Bestimmung der im Wasser vorhandenen Pflanzen und Tiere sowie darüber hinaus einiger chemischer und physikalischer Parameter) werden laufend *Gewässergütekarten* erstellt (LAWA = Länderarbeitsgemeinschaft Wasser, Ministerium für Ernährung, Landwirtschaft und Forsten, Hannover, Calenberger Str. 2). Diese Gütekarten unterliegen starker Kritik, und in der Tat kann das Saprobiensystem nicht als alleiniger Maßstab für die Qualität von Fließgewässern angesehen werden. Die IAWR (= Internationale Arbeitsgemeinschaft der Wasserwerke im Rheineinzugsgebiet) vertritt den Standpunkt, daß der Rhein vor allem nach den Qualitätskriterien der Trinkwasserversorgung beurteilt werden soll und nicht danach, ob wieder Fische im Rhein leben können. Diese Art der Beurteilung hat sich bisher aber nicht durchgesetzt. Eine Lösung des Problems steht noch aus.
Sicher ist jedenfalls, daß sich das Urteil: „sauberer" oder „verschmutzter" Fluß, keinesfalls auf ein einzelnes chemisches Kriterium stützen darf, da z. B. ein geringer Gehalt an Polyzyklen mit einer hohen CKW-konzentration verbunden sein kann.
Selbstverständlich sind dem Analysenumfang bei der Gewässergütekartierung ökono-

mische Grenzen gesetzt, weshalb eine Limitierung auf die wichtigsten Parameter erforderlich ist.

Im Hinblick auf die Trinkwasserversorgung und auf die ökologische Unbedenklichkeit sollten in Zukunft die Bewertungsgrundlagen umgestellt werden. Ohne einige Summen- und Gruppenparameter wird man auch später nicht auskommen, doch bietet sich die Einführung von *Wirkungsparametern* (z. B. Mutagenitätskurzzeittests) als Hauptkriterium an. Ergeben solche Tests keine biologische Effektivität, werden Mensch und Tier mit Wahrscheinlichkeit nicht geschädigt, es verbleibt lediglich das Risiko technischer Störungen. Das gleiche Prinzip könnte bei der Trinkwasserbeurteilung eingeführt werden, denn es ist z. B. nicht realistisch, auf 300 zugelassene Pflanzenbehandlungsmittel und ihre Metaboliten untersuchen zu wollen.

Neutralsalze, organische Substanzen, anorganische N-Verbindungen

Die *Salzfracht* liegt derzeit bei 500 kg/s, d. h., täglich werden ca. 50 000 t im Rhein transportiert. Die Situation hat sich seit 1970, wenn überhaupt, nur unwesentlich gebessert (Abb. 29). Die Hoffnung, daß eine Verringerung der Fracht aus den Kali-Bergwerken im Elsaß am Niederrhein feststellbar sein wird, ist gering, da als Lieferanten auch die Bergbaubetriebe im Ruhrgebiet und die Sodaindustrie beitragen. Ein hoher Anteil stammt außerdem von den nicht eindeutig erfaßbaren Einleitungen aus den Haushalten, den Ionenaustauschern zur Wasserenthärtung, dem Streusalz auf den Straßen u. a. Quellen.

Im Vorgriff auf die Besprechung der Schadstoffe im Wasser seien einige Hinweise zum *Chlorid* gegeben, da in der Öffentlichkeit immer wieder Bedenken bezüglich dessen eventueller Toxizität geäußert werden. In der Literatur sind nur Kasuistiken über Kochsalzintoxikationen bei Säuglingen und Kleinkindern infolge Verwechslungen bei der Nahrungszubereitung bzw. bei Kleinkindern und alten Menschen nach Kochsalzgabe als Emetikum mit ausbleibendem Erbrechen zu finden. Eine akute Intoxikation ist danach bei folgenden Gesamtwerten zu erwarten:

kleiner Säugling	ca.	5 g,
3jähriges Kind	ca.	15 g,
Erwachsener		50–75 g.

Eine chronische Vergiftung mit geringeren Dosen von Chlorid ist dagegen nicht bekannt. Die bei laufend hoher Kochsalzzufuhr auftretenden Störungen, z. B. in Form der Hypertonie, gehen zu Lasten des Natrium- und nicht des Chloridanteils. Die EG-Richtlinie empfiehlt zwar einen Trinkwasserrichtwert von 25 mg/l, betont aber, daß „Wirkungen“ erst ab 200 mg/l zu erwarten sind, wobei „Wirkungen“ hier nicht im toxikologischen, sondern im physiologischen Sinne zu interpretieren sind. Rheinwasser-Maxima (bei Wiesbaden) traten 1984 mit 235 und 1985 mit 324 mg Cl^-/l auf.
Tiere sind in etwa gleicher Weise wie der Mensch durch hohe Dosen gefährdet. Ein toxisches Risiko für Fische besteht nicht, hier wäre eine 100fach hö-

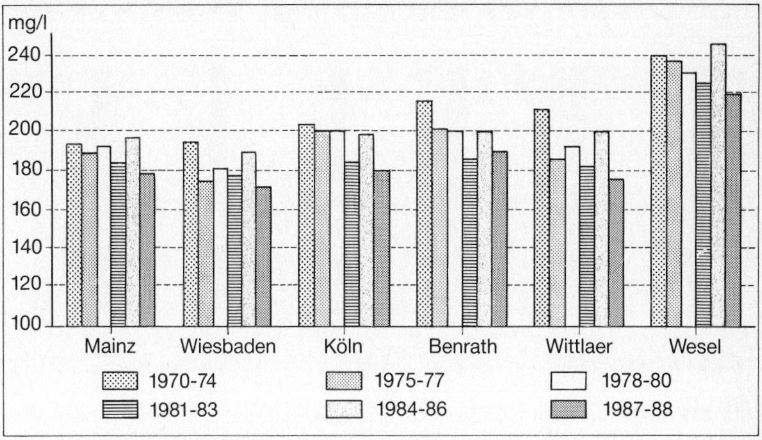

Abb. **29** Verhalten der Neutralsalze (Chlorid, Sulfat, Nitrat) an 6 Stellen des Rheins (nach ARW-Berichte 1986–1988).

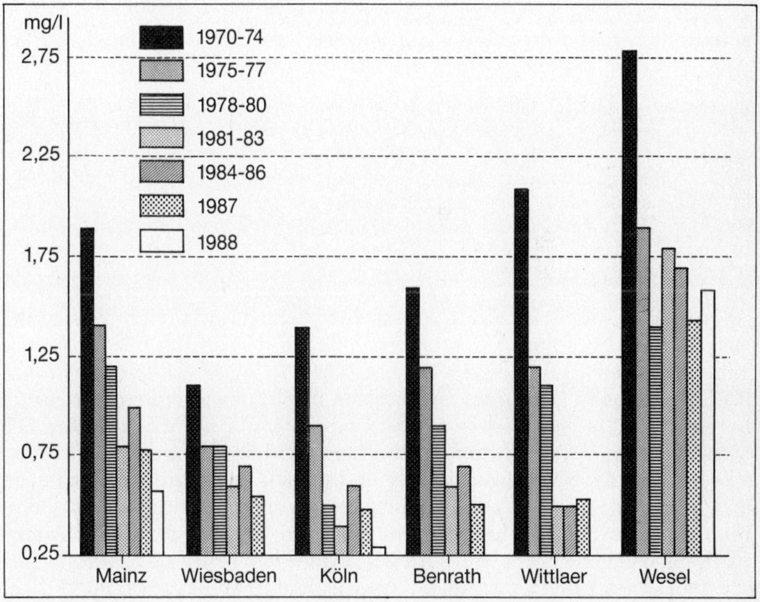

Abb. **30** Abnahme der anorganischen Stickstoffverbindungen im Rhein. Messung der Ammoniumkonzentration erfolgte an 6 Stellen (nach ARW-Berichte 1986–1988)

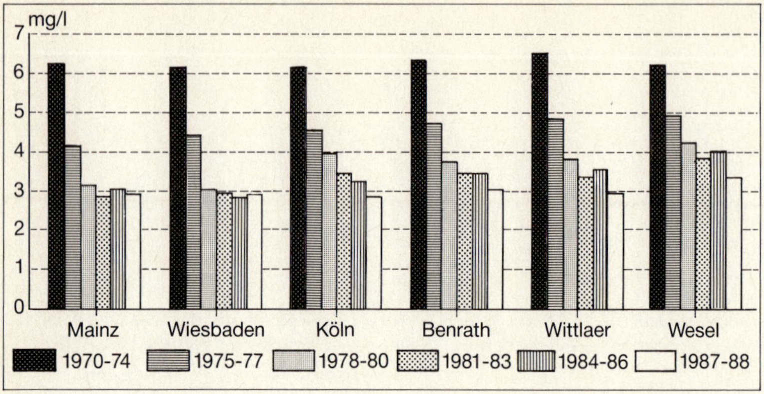

Abb. **31** Abnahme des gelösten organischen Kohlenstoffs (DOC) im Rhein. Messung der DOC-Konzentration erfolgte an 6 Stellen (nach ARW-Berichte 1986–1988)

here Konzentration für akute Vergiftungen erforderlich. Chlorid wirkt allerdings korrosiv, der unterste Bereich wird mit 130 mg/l angegeben.

Es steht außer Zweifel, daß die verstärkte Abwasserreinigung in verschiedener Hinsicht eine *Verbesserung der Rheinwasserqualität* gebracht hat. In den Abb. 30 u. 31 ist die Situation für anorganische Stickstoffverbindungen am Beispiel *Ammonium* bzw. für den Summenparameter *DOC* (= gelöster organischer Kohlenstoff) dargestellt. Der Rückgang der Belastung ist eindeutig erkennbar.
Gleichwohl zeigt das Gesamtergebnis noch nicht die wünschenswerte Reduktion.

Toxische Substanzen

Anorganische, toxische Stoffe kommen im schwebstofffreien Wasser des Rheins nur in gesundheitlich unbedenklichen Konzentrationen vor. Die Tab. 35 informiert über die 1986 gemessenen *Schwermetallkonzentrationen* bei Strom-km 687 (Köln) im Vergleich mit den Trinkwassergrenzwerten.
Im Gegensatz zu dem Wasser ist das *Sediment* im Fluß mit Schwermetallen beträchtlich belastet. Die Kontamination erlaubt die Bestimmung eines Mittelwertes für das Schwebgut über einen längeren Zeitraum (3 cm Sediment im Rhein entsprechen etwa 3–12 Monaten). Außerdem liegen die Konzentrationen etwa 1 000mal höher als im „zugehörigen" Wasser, was die Analytik bedeutend vereinfacht. Auch bei den Sedimenten ließen sich in den letzten Jahren Verbesserungen der Rheinwasserqualität, besonders bei Quecksilber und Chrom nachweisen. *G. Müller* (1985): "Das Gütebild des Rheins hat sich zum Guten gewendet, vor allem unterhalb der Belastungsschwerpunkte Leverkusen und Ruhrgebiet stellenweise um 3 Stufen."

Tabelle **35** Schwermetalle im Rheinwasser bei Köln in µg/l, Mittelwerte (arithm., n = 53) 1.1.–31.12.

	Rheinwasser 1987	1986	Grenzwert Trinkwasser
Chrom	4,91	3,03	50
Zink	40,00	53,00	5000
Blei	3,40	3,60	40
Quecksilber	0,04	0,08	1
Arsen	1,09	1,61	10
Kupfer	5,60	8,70	3000
Mangan	65,30	97,80	50
Kadmium	0,08	0,09	5
Silber	0,26	0,43	10
Nickel	2,90	–	50
Aluminium	156,00	–	200

Ein wichtiges Problem ist die *Remobilisierung der Metalle und Metalloide* aus den Sedimenten und Schwebstoffen (s. auch S. 139f, 169). Ursächlich kommen in Betracht:

1. erhöhte Salzkonzentrationen,
2. Senkung der pH-Werte,
3. Veränderung der Redoxverhältnisse,
4. zunehmender Eintrag von Komplexbildnern.

Nicht zuletzt wegen des Waschmitteleintrages in die Gewässer wurden vor allem zum letzten Punkt Untersuchungen durchgeführt, die z. T. hohe Freisetzungsraten für Kupfer und Kadmium ergaben.
An anderen Stellen führten entsprechende Tests aber zu keinen bedenklichen Ergebnissen. Die Vorgänge scheinen unter natürlichen Bedingungen weniger intensiv abzulaufen als im Experiment. Freilich sind auch noch die *biologischen Methylierungen* zu berücksichtigen, doch wurden bisher keine Berichte veröffentlicht, die auf eine Gefährdung hinsichtlich der Trinkwasserversorgung aus Oberflächengewässern hinweisen.

Exemplarisch seien noch in Tab. **36** die *Pflanzenbehandlungsmittel* genannt. Von den genannten 11 Herbiziden waren demnach Propazin, Aziprotryn und Prometryn zu keiner Zeit an keiner Stelle nachweisbar.
Die Spitzenbelastung bei den übrigen betraf 1,8 µg/l Atrazin. Der Trinkwassergrenzwert ist mit 0,1 µg/l pro Einzelsubstanz festgelegt. Im Dezember 1986 wurden Proben der Stadtwerke Bonn auf 26 Herbizide und Pestizide analysiert. Auch hier fand sich im Mischgrundwasser an erster Stelle Atrazin mit 0,25 µg/l. Im aufbereiteten Trinkwasser lagen sämtliche Konzentrationen unter der Nachweisgrenze von 0,01 µg/l. Eine Entfernung der Schadstoffe ist

Tabelle **36** Pflanzenbehandlungsmittel (Herbizide) im Rheinwasser, Maximalwerte in µg/l.

	Wiesbaden		Köln		Düsseldorf		Wesel	
	1986	1987	1986	1987	1986	1987	1986	1987
Simazin	0,40	0,60	0,42	0,14	0,32	0,12	0,24	0,13
Atrazin	1,80	0,44	1,40	0,48	1,50	0,44	1,00	0,28
Propazin	<0,05	–	<0,05	–	<0,05	–	<0,05	–
Terbuthylazin	0,16	<0,05	<0,05	<0,05	<0,05	0,14	<0,05	<0,05
Aziprotryn	<0,05	–	<0,05	–	<0,05	–	<0,05	–
Desmetryn	<0,05	0,08	<0,05	<0,05	<0,05	<0,05	<0,05	<0,05
Ametryn	0,25	0,06	0,16	<0,05	0,14	<0,05	0,09	<0,05
Prometryn	<0,05	<0,05	<0,05	<0,05	<0,05	<0,05	<0,05	<0,05
Terbutryn	<0,05	0,07	<0,05	0,07	<0,05	<0,05	<0,05	<0,05
Metolachlor	0,48	0,88	0,17	1,30	0,32	0,44	0,24	0,32
Metazachlor	1,30	0,22	0,80	0,10	0,94	0,14	0,40	0,14

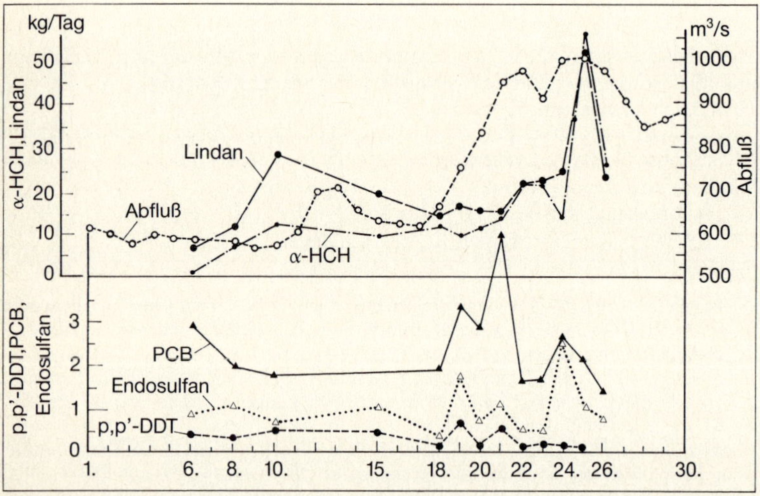

Abb. **32** Hochgerechnete Tagesfracht von DDT, Lindan, α-HCH, PCB und Endosulfan im Rhein (Bingen, November 1971).

also möglich, gleichwohl muß es das Ziel der Wasserhygiene sein, anthropogene Schadstoffe bereits von dem Rohwasser fernzuhalten.

Immerhin verfrachtete der Rhein bei Wiesbaden 1987 täglich ca. 44 kg Atrazin und 238 kg der Summe aller untersuchten Pflanzenschutzmittel.

Der Gewässerschutz gegen anthropogene, persistierende *Chlorkohlenwasserstoffpestizide* ist schwer realisierbar, solange derartige Präparate noch in anderen Ländern – vor allem in den Tropen zur Malariamückenbekämpfung – eingesetzt werden. Die Verfrachtung auf dem Luftwege, die mit dem Pol-Äquator-Ausgleich nur etwa 4–5 Tage in Anspruch nimmt, sorgt für eine Kontamination unserer Oberflächengewässer. Außerdem finden wir bei unseren Grundwasseranalysen praktisch überall im Bereich von 10–50 ng/l DDT, DDE, HCB, HCH, PCB u. a. Chlorkohlenwasserstoffe in der Summe. Für den Abbau dieser Stoffe in den Sedimenten reichen nicht einmal Dekaden aus. Kommt es nach längeren Trockenperioden zu starken Niederschlägen, so werden die Einleitungen meist verdünnt, die Konzentrationen sinken. Bei den Chlorkohlenwasserstoffen sorgen die Abschwemmungen von Straßen, Plätzen und landwirtschaftlich genutzten Flächen sowie die Aufwirbelung von Sedimenten für eine *Erhöhung der Fracht*. Den entsprechenden Beweis lieferte eine von uns schon vor längerer Zeit durchgeführte Meßreihe (Abb. 32).

Phosphate

In den 50er Jahren lagen die Jahresmittelwerte von Orthophosphat im Rhein in der Größenordnung von 0,1 mg/l, sie stiegen in der Zwischenzeit auf über das 10fache an. Hieraus resultiert zwar kein direktes Gesundheitsrisiko, doch bewirken Phosphate eine Stimulierung der Phytoplanktonvermehrung, d. h. stehende Gewässer, wie z. B. das Ijsselmeer, veralgen (Eutrophierung). Falls Trinkwasserspeicher davon betroffen sind, ist die Gefahr einer Phytoplanktontoxin-Entstehung in Rechnung zu stellen (*Kremer* 1981, *Watanabe* u. *Oishi* 1982). Vergiftungen von Tieren sind häufiger, Vergiftungen beim Menschen vereinzelt beschrieben worden (Gastroenteritis, dysenterieartige Erscheinungen, Paralyse, Exitus letalis). Beim Baden können Urtikaria, Konjunktivitis, katarrhalische Symptome (*Vogler* 1970, *Hergt* u. *Kalbe* 1979) auftreten.

Die Herkunft der Phosphate wird regional unterschiedlich mit etwa zwei Dritteln aus häuslichen Abwässern, mit bis zu je 10% aus industriellen Abwässern, aus der Landwirtschaft und aus der Atmosphäre angegeben. Da ein großer Teil der Phosphate aus den Waschmitteln stammt, wurde hier die Hauptchance für eine Prophylaxe gesehen. Der Bundestag hat deshalb das „Gesetz über die Umweltverträglichkeit von Wasch- und Reinigungsmitteln" vom 20. 8. 1975 erlassen, das die Industrie verpflichtet, für die Umweltverträglichkeit der Produkte zu sorgen. Der Anteil der Phosphate in den Waschmitteln wurde auch stufenweise abgebaut, indem man diese gewässerbelastenden Stoffe zumindest teilweise durch umweltfreundlichere Austauschstoffe ersetzte. Der Einsatz von Nitrilotriazetat (NTA) erwies sich in einer großen Studie als weniger günstig, *Reichert* u. *Deessen* kommen in ihrem NTA-Bericht an die DFG zu dem Schluß, daß dieser Stoff in weichem Wasser und bei hohen pH-Werten die Korrosion von Kupfer, Zink- und Bleirohren fördert. *Stein* u. *Wagner* (1984) stellten keine Remobilisierungen bei Al, Ca, Cr, Li, Mg fest; von NTA merklich beeinflußt wurden Mn, Pb und Fe; stark remobilisiert wurden Ni, Cu, Co, Cd. Natrium-Aluminium-Silikate (= natürliche Bestandteile von Fluß- und Seesedimenten) zeigten sich besser als NTA

geeignet. Die NTA-Konzentrationen lagen 1987 im Rhein nach ARW im Bereich von 0,7–6,1 µg/l (Mittelwert: 2,5 µg/l, n = 48).
Wasch- und Reinigungsmittel enthalten neben Tensiden und Gerüststoffen (z. B.Phosphate) auch Bleichmittel (Natriumperborat) sowie weitere Hilfsstoffe (Stabilisatoren, Vergrauungsinhibitoren, optische Aufheller, Enzyme und Duftstoffe). Für diese Inhaltsstoffe gelten im Prinzip die gleichen Anforderungen an die ökologische Unbedenklichkeit. Art und Menge dieser Substanzen haben jedoch bisher keinen Anlaß zu Bedenken gegeben (*Berth* 1976). In den neuerdings auf den Markt gebrachten flüssigen Waschmitteln kommt kein Perborat zum Einsatz, so daß sie in verschiedener Hinsicht den Pulverprodukten im Wascheffekt unterlegen sind.

Wassergefährdende Unfälle

Im Jahre 1986 kam es für den Rhein zu 3 ungewöhnlichen unfallbedingten Belastungen.
Am 29. April lief die *Katastrophe von Tschernobyl* in dem graphitmoderierten Druckröhrenreaktor ab. Im Gegensatz zu den früheren Unfällen wurden dabei Radionuklide über die Dauer des mehrere Tage anhaltenden Brandes hinweg emittiert. Die Temperaturen blieben wegen des Graphitbrandes so hoch, daß auch schwerflüchtige Radionuklide freigesetzt wurden, die Verfrachtung der Aktivitätswolken in Höhen von 1500–2000 m war größer als bei Leichtwasserreaktoren.

Aus den Erfahrungen von Tschernobyl kann man ableiten, daß besondere Maßnahmen bei den Wasserwerken erst dann erforderlich werden, wenn die Gesamtbelastung (Rest-β-Aktivität) im Rohwasser einen Wert von 30–50 Bq/l überschreitet. In der Bundesrepublik Deutschland kam es nach Tschernobyl nur an wenigen Stellen zu solchen Belastungen. Die in derartigen Fällen erforderlichen Aufbereitungsmaßnahmen unterscheiden sich nicht von denen bei einem Unfall mit wassergefährdenden organischen Stoffen. In jedem Falle ist die Trinkwasserversorgung aufrechtzuerhalten, und u. U. muß in Katastrophensituationen auch kontaminiertes Trinkwasser verteilt werden. Tatsächlich besteht ein Risiko jedoch nur bei Oberflächenwasser-Aufbereitungsanlagen (d. h. Trinkwasser aus Flußwasser und Talsperren) sowie Karst- und Kluftgrundwasserfassungen im obersten Grundwasserstockwerk. Das aus Grundwasservorkommen gewonnene Trinkwasser ist im Falle einer nuklearen Katastrophe am wenigsten schädlich, denn im Vergleich zur Radionuklidkonzentration im Regenwasser beträgt diese im Oberflächenwasser bis 10%, im Grundwasser höchstens 0,1%.
Die nach Tschernobyl entstandene Verwirrung charakterisiert die Arbeitsgemeinschaft Rheinwasserwerke e. V. im Jahresbericht 1986 wie folgt: „Das sog. menschliche Versagen in Tschernobyl am 29. 4. 1986 hat ein ebensolches in unserem Lande ausgelöst. Berichte und Kommentare vermittelten den Eindruck, als seien alle Journalisten promovierte Atomphysiker, und Politiker setzten diese Fachkenntnisse in Grenzwerte um. Unqualifizierte Institute mit ebensolchen Geräten führten fehlerhafte Messungen im Trinkwasserbereich durch und verursachten so, daß Wassergewinnungsanlagen außer Betrieb genommen werden mußten. Amtliche Untersuchungen des Trinkwassers wurden wegen der Überlastung der zuständigen Institute z. T. zurückgestellt. Im Rhein wurden nach Tschernobyl kaum höhere Werte als 30 Bq/l gemessen. Weder in Grundwässern noch in Uferfiltraten wurden signifikante Belastungsanstiege registriert. Jod- und Cäsiumisotope werden schon in der obersten Bodenschicht festgehalten.
Bei ähnlicher Fallout-Zusammensetzung kann davon ausgegangen werden, daß die

Trinkwasseraufbereitung am Rhein mit einer Wirksamkeit von 95–99% die Radioaktivität reduziert."

Das BGA urteilte im Januar 1987 über die Meßdaten zur Erfassung der großräumigen Kontamination infolge des Reaktorunfalles in Tschernobyl, daß im Trinkwasser der Bundesrepublik Deutschland zu keiner Zeit besorgniserregende Radioaktivitätskonzentrationen aufgetreten sind, und damit auch keine besonderen Maßnahmen erforderlich waren. Das BGA bedauerte ferner, daß es durch fehlerhafte Messungen an anderen Stellen zu unnötigen Vorkehrungen und zur Besorgnis der Bevölkerung gekommen sei.

Im Juni 1986 gelangten wegen eines defekten Kühlers bei der BASF in Ludwigshafen 8–10 t *Dichlorethan* in den Rhein, die noch am Niederrhein Konzentrationen von über 50 µg/l während 8–12 Std. erzeugten. Dieser Chlorkohlenwasserstoff kann biologisch nur sehr langsam abgebaut werden, er wird außerdem bei der Uferfiltration nur unzureichend zurückgehalten. Drei Wochen nach der Stoßbelastung stiegen die Konzentrationen im Uferfiltrat auf Werte bis etwa 2 µg/l an. Bei den Auswertungen der Messungen wurde klar, daß Dauerbelastungen von einem Fünfzigstel der Stoßbelastungen von erheblich größerer Bedeutung für die Wasserqualität sein können als solche einmaligen Kontaminationen.

Bei dem Brand einer Lagerhalle der Firma *Sandoz* bei Basel am 1. 11. 1986 gelangten mit dem Löschwasser ca. 30 t vor allem von *Phosphorsäureestern* u. a. Pflanzenbehandlungsmitteln sowie weiteren Chemikalien in den Fluß. Als Sofortwirkung kam es zu einem Aalsterben im Oberrhein. Nach den Wasseranalysen befanden sich bei Karlsruhe 4 Insektizide und ein Fungizid im Wasser. Aus dem Konzentrationsgang ließ sich ableiten, daß ein Teil der Schadstoffe an suspendierte Partikeln angelagert sein mußte und mit diesen sedimentierte, denn danach erfolgte eine sekundäre Auswaschung. Die Gesamtkonzentrationen im Rheinwasser erreichten 60 µg/l, also einen ähnlichen Wert wie bei dem Dichlorethanunfall.

Nachgewiesen wurde auch eine organische Hg-Verbindung, doch lag auf der Höhe von Karlsruhe deren Konzentration noch unterhalb des Grenzwertes der Trinkwasserverordnung.

Änderungen an den Summenparametern DOC, SAK, AOX traten während des Durchzugs der Giftfront nicht ein. Die für die Selbstreinigung des Flußwassers verantwortliche Aktivität der Mikroorganismen wurde nicht wesentlich geschädigt, dazu wäre eine 7fach höhere Belastung erforderlich gewesen. Die damals verkündete „totale ökologische Katastrophe" mit der Folge eines „toten Rheins" hat also nicht stattgefunden. Da Phosphorsäureester eine im Vergleich zu Chlorkohlenwasserstoffen geringe Stabilität aufweisen, und die Mikroflora kaum gestört war, entstanden für die Trinkwasserversorgung keine direkten nachteiligen Folgen.

Die Wasserwerke am Rhein hatten aus Vorsorgegründen während des Durchganges der Giftwelle den Betrieb der ufernahen Brunnen eingestellt. Aus heutiger Sicht hätte sich auch ohne diese Maßnahme keine Gefährdung der Trinkwasserversorgung ergeben. Natürlich kämen die Unternehmen nicht so glimpflich davon, wenn anstelle von 30 etwa 300 t in den Rhein gelangten. Ein Unfall dieser Größenordnung ist jedoch unwahrscheinlich. (Einzelheiten s. „Rheinbericht“, Umweltbrief Nr. 34, 12. 2. 1987, Bundesministerium für Umwelt, Naturschutz und Reaktorsicherheit.)

Mikroorganismen

Es wurde bereits erwähnt, daß bei der Erzeugung von Elektrizität erhebliche Mengen an Kühlwasser benötigt werden, die bei „Ablauf“betrieb den Fluß besonders im Sommer in unerlaubter Weise aufheizen würden. In der Regel wird daher das Kühlwasser unter Einschaltung eines „*Kühlturmes*“ im Kreislauf geführt, damit die Wärme an die Luft abgegeben werden kann. Allerdings kommt es dabei zu einer Aufkonzentrierung der Wasserinhaltsstoffe, die dem Verfahren Grenzen setzt. Im allgemeinen wird eine „Eindickung“ auf das 3fache nicht überschritten. Bei den gebräuchlichen Naßsystemen rieselt das erwärmte Wasser über die Einbauten des Kühlturmes in die Bodenwanne und geht von dort zurück ins Kraftwerk. Die im Kühlturm aufsteigende Luft entzieht dem Wasser die Wärme und führt gleichzeitig Wasserdampf und abgerissene Tröpfchen mit sich. Je nach bakteriologischer Rohwasserqualität emittiert ein Kühlturm folglich die Mikroorganismen des Flußwassers bzw. die im Kühlkreislauf gewachsenen Keime.
Reine *Trockenkühltürme* nach dem Prinzip des Autokühlers sind nur vereinzelt im Betrieb. Die bisher gebauten „*Hybridkühltürme*„ haben die Erwartungen erfüllt, hier schaltet man den Naßkühlteil erst dann zu, wenn das Trockensystem in seiner Leistung überfordert ist.

Die früher befürchtete massive Vermehrung der Keime im Kühlwasser selbst findet nur in begrenztem Ausmaß statt, allerdings gibt ein großer konventioneller Kühlturm an der Krone in jeder Sekunde etwa 10^8 Bakterien mit dem Schwaden ab. Wir konnten in der näheren und weiteren Umgebung von Naturzug-Naßkühltürmen aber keine Enterobakterien aus dem Flußwasser nachweisen (*Borneff* u. Mitarb. 1979). Eine direkte Gesundheitsgefahr für Mensch und Tier durch Inhalation der Keime scheidet somit weitestgehend aus; um auch eine Kontamination von Nahrungspflanzen zu verhüten, sind Schutzzonen zu empfehlen, die ein Anbauverbot im Bereich schnell sedimentierender, sehr großer Tröpfchen beinhalten sollen. In der Regel genügt bei Naturzugtürmen eine Sicherheitszone von 100–200 m. Die neueren Kühltürme werden zudem mit *Wasseraufbereitungsanlagen* ausgestattet, die zwar nicht den Wirkungsgrad eines Systems zur Herstellung von Trinkwasser besitzen, die aber für eine deutliche Reduktion des Keimaustrages und der Schwebestoffe sorgen.
Zu dem Problem der Vermehrung und der Emission von *Legionellen* (s. auch S. 499 ff) ist zu erwähnen, daß es trotz des jahrzehntelangen Betriebes von Kühltürmen keine epidemiologischen Hinweise auf entsprechende Erkrankungen gibt. Wenn in der englischsprachigen Literatur im Zusammenhang mit Legionellosen von „cooling towers“ die Rede ist, sind

Rückkühlwerke von Klimaanlagen, aber keine Kühlsysteme von Kohle- oder Kernkraftwerken gemeint. Die experimentellen Untersuchungen haben in der Zwischenzeit gezeigt, daß sich die Vermehrung von pathogenen Mikroorganismen durch konstruktive Maßnahmen an den *Kühlturmeinbauten* zur Verhinderung einer Stagnation des Kühlwassers unterbinden läßt.

(Chemische Kontaminationen des Schwadens von Naßkühltürmen lassen sich schon rechnerisch ausschließen, da nur 0,01% des Kühlwassers als Tröpfchen mitgerissen werden dürfen. Die entsprechenden Analysen haben die theoretische Abschätzung bestätigt.)

Weitere Oberflächenwässer

Talsperren und Meerwasser

Eine Sonderstellung unter den Oberflächenwässern nehmen die *Trinkwassertalsperren* ein, in denen die Abläufe von den Niederschlägen in einem bestimmten Einzugsgebiet angesammelt werden.
Ist dieses Einzugsgebiet völlig frei von menschlichen Ansiedlungen und bewirtschafteten Flächen, so kann das in die Sperre eintretende Wasser einen relativ guten Reinheitsgrad besitzen.
Ein solcher Optimalzustand des Einzugsgebietes ist aber heute kaum noch, zumindest nicht mehr in Mitteleuropa, anzutreffen.
Außerdem ist zu beachten, daß jedes Oberflächenwasser der Berührung mit Insekten, Ratten, Mäusen, Wild, vor allem Wasserwild, und ihren Ausscheidungen ausgesetzt ist. *Aus diesen Gründen ist auch Talsperrenwasser ausnahmslos einer entsprechenden Aufbereitung zu unterziehen.* Steigendes Interesse findet die Prophylaxe von Verunreinigungen, um die Talsperre selbst weniger zu belasten. Hierzu rechnet z. B. die Phosphateliminierung aus den zufließenden Bachwässern, wie sie in der Wahnbachtalsperre praktiziert wird.

Wegen des hohen Salzgehaltes des Meerwassers (Nordsee 3,5% NaCl) ist eine weitgehende *Entmineralisierung* Bedingung für dessen Nutzung als Trinkwasser.
Bis zur Einführung der *umgekehrten Osmose* in den 60er Jahren, bei der das zu behandelnde Wasser mittels Druck von 10–15 bar durch Polyamidmembranen gepreßt wird, kam vor allem die *Destillation* von Meerwasser zum Einsatz. Dieses Verfahren wird auch heute noch verwendet (z. B. Saudi-Arabien), es erfordert aber einen hohen Energieaufwand. Die umgekehrte Osmose ist billiger und scheint einen Entwicklungsstand erreicht zu haben, der eine großtechnische Anwendung gestattet. Saudi-Arabien hat eine derartige Anlage für 132 000 m^3 pro Tag am Roten Meer in Betrieb genommen, auch Malta wird von einem solchen System mit Trinkwasser versorgt. Die Kosten liegen im Bereich von 2.– DM pro Kubikmeter Wasser.

Quellwasser

Quell- und Grundwasser entstehen beide aus den Niederschlägen; sie unterscheiden sich aber durch die Art ihrer Bewegung im Erdboden vielfach in so erheblichem Maße, daß eine getrennte Betrachtung gerechtfertigt ist. Quellwasser fließt in unterirdischen Kanälen und Gerinnen in der Regel relativ rasch, während Grundwasser in den Kapillaren sich häufig nur 1 m pro Tag weiter bewegt.

Die hygienische Beschaffenheit des Quellwassers wird in vielen Fällen überschätzt.

Regenwasser

In der Natur treffen wir niemals chemisch reines Wasser an: Wo immer sich Wasser findet, kommt es mit anderen Substanzen in Berührung und tauscht lösliche Verbindungen und feste Bestandteile aus. Die Niederschläge, besonders Regen und Schnee, nehmen aus der Luft wasserlösliche Gase wie Sauerstoff, Stickstoff und Kohlensäure auf, ferner sind im Regenwasser der Städte verschiedene Säuren und andere lösliche Substanzen wie Ammoniak nachweisbar; sie stammen vorwiegend aus den Rauchgasen.

Regen und besonders Schnee lösen bzw. adsorbieren auch sehr gut *krebserzeugende polyzyklische Kohlenwasserstoffe,* so daß teilweise höhere Konzentrationen als in abwasserbelasteten Flüssen entstehen. Die Konzentrationen dieser verschiedenen Stoffe schwanken erheblich nach Jahreszeit und Örtlichkeit, sie sind in Städten höher als auf dem flachen Land und zu Beginn des Regens stärker als gegen dessen Ende.
An festen Stoffen nehmen die Niederschläge *Staub und Mikroorganismen* auf. Die Zahl der Bakterien liegt in der Größenordnung von 1–10/ml. Im Schmelzwasser von Schnee sind oft höhere Werte nachweisbar. Pathogene Keime (mit Ausnahme der anaeroben Sporenbildner) finden sich jedoch im Regenwasser praktisch nicht. Die in den Niederschlägen enthaltenen apathogenen Mikroorganismen der verschiedensten Arten werden ergänzt durch die Mikroben von den Auftreffflächen.
Gesammeltes Regenwasser ist also keinesfalls ein destilliertes substanz- und keimfreies Wasser. *Nach nuklearen Katastrophen ist Zisternenwasser sogar ein ausgesprochen gefährliches Lebensmittel.*
Bei einer Speicherung kommt es zudem häufig zu erheblichen Keimvermehrungen. Hygienisch unbedenklich dürfte dieses Wasser folglich nur in Ausnahmefällen sein. Seine Verwendung kommt daher nur in Betracht, wenn kein geeigneteres Wasser zur Verfügung steht.

Untersuchungen an den verschiedensten Stellen in Europa haben gezeigt, daß die Niederschläge in den letzten Jahrzehnten zunehmend stärkere Säuregrade aufwiesen. Ursache war offenbar der Anstieg der Luftverunreinigung mit SO_2 und NO_x seit dem Beginn des Industriezeitalters. Gegenwärtig sind in Zentraleuropa beim Regenwasser pH-Werte um 4,3 zu messen. Bohrkernuntersuchungen im Polareis ließen für die Zeit von 1950–1980 auf eine Abnahme von 5,3 auf 5,1 schließen. In Deutschland sind für den Säuregrad die SO_4-Ionen zu etwa drei Vierteln, der Anteil der NO_3^- und Cl^--Ionen mit 20 bzw. 5% verantwortlich. Die Ablagerung der Regeninhaltsstoffe mit dem Nie-

Abb. **33** Versauerungsgefährdete Gebiete in der Bundesrepublik Deutschland.

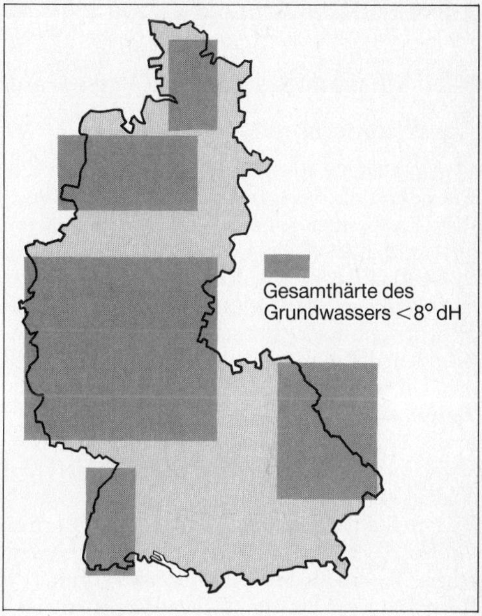

derschlag wird als „nasse Deposition" (Partikeln + Gase als „rainout"; Stäube, Aerosole + Gase als „washout") bezeichnet. Daneben gibt es die „trockene Deposition". Unter Freilandbedingungen entspricht die „feuchte" weitgehend der „trockenen Deposition". Insgesamt sorgen beide in der Bundesrepublik Deutschland für eine Ablagerung von 1,4 Mill. t Schwefel und 0,6 Mill. t Stickstoff pro Jahr. Übersteigt diese depositionsbedingte Ionenzufuhr zusammen mit der ökosystemeigenen die Pufferkapazität des Bodens, dringt die nicht ausreichend abgebaute Säurelast bis zum Sicker-, Quell- und Grundwasser vor. *Krieter* (1988) schreibt hierzu:

„Das erste Stadium der Gewässerversauerung läuft unter Änderungen der Ionengehalte ab. Die pH-Werte bleiben annähernd auf dem natürlichen Niveau.

Es folgt eine verstärkte Auswaschung von Calcium, Magnesium und Kalium und eine Konzentrationsänderung von Sulfat und Nitrat sowie ein Verlust des Hydrogenkarbonates (HCO_3^-).

Im Fortschritt der Bodenversauerung erschöpfen sich die Vorräte an Calcium und Magnesium. Die pH-Werte der Gewässer sinken auf 4,0–4,5. In diesem Stadium steigt ferner die Auswaschung von Aluminium, Mangan, Eisen und der Schwermetalle stark an. Zum Teil werden heute in quellnahen Bachläufen der Mittelgebirge die Grenzwerte der Trinkwasserverordnung überschritten. Aus der Abb. 33 lassen sich die – zahlreichen – Gebiete in Deutschland ersehen, die einem hohen Risiko der Bodenversauerung und Vegetationsstörung ausgesetzt sind."

2.2 Hygiene des Trinkwassers

2.2.1 Wasserförderung und Wasseraufbereitung

Wasserförderung

Quellfassungen spielten in früheren Zeiten die wichtigste Rolle.
Da jedoch die Versorgung von größeren Bevölkerungsgruppen eine in der Praxis nur selten gewährleistete, gleichmäßige Schüttung der Quelle voraussetzt und auch die hygienisch-bakteriologische Qualität der Quellen häufig Mängel aufweist (s. Abschnitt „Quellwasser"), gräbt oder bohrt bzw. spült man *Brunnen* oder verlegt waagrechte Sickerleitungen aus geschlitzten oder gelochten, in Kies eingepackten Rohren in die wasserführende Schicht. Einen Brunnen, der nur in die oberste Schicht reicht, bezeichnet man als *Flachbrunnen*, einen in das tiefer liegende Stockwerk hinabführenden entsprechend als *Tiefbrunnen*.
In der Praxis werden allerdings auch Brunnen, die in oberflächlich liegende Sande und Kiese tief hinabreichen, als Tiefbrunnen angegeben, ein Vorgehen, das teilweise zu Verwechslungen führt.
Wasser aus tieferen Stockwerken unterliegt nicht mehr den atmosphärischen Einflüssen, es hat eine konstante Temperatur, die, je tiefer der Brunnen reicht, 11–16 °C und mehr betragen kann.
Bakteriologisch ist ein solches Wasser immer einwandfrei, es sei denn, die Deckschichten sind von zerklüftetem Gestein unterbrochen. Die chemische Zusammensetzung ist dagegen nicht immer zufriedenstellend. Da in größeren Tiefen der Sauerstoff im Wasser fehlt, findet man nicht selten infolge der Reduktionsprozesse Schwefelwasserstoff. Oft ist das Wasser auch eisen- und manganhaltig; gelegentlich werden beträchtliche Mengen von Ammoniak nachgewiesen, die dann selbstverständlich nicht als Indikatoren für frische Verunreinigungen gelten (s. auch S. 165, 174).
Die Brunnen werden mit Tauchpumpen ausgestattet, die das Wasser über Windkessel, bei größeren Anlagen über *Hochbehälter*, die höher als die höchste Entnahmestelle liegen müssen, in das Leitungsnetz drücken. Nach der Bauart unterscheidet man *Schachtbrunnen* mit größerem und *Rohrbrunnen* mit geringerem Durchmesser (Abb. 34). Schachtbrunnen sind für öffentliche Wasserversorgungsanlagen aus bakteriologischen Gründen nicht geeignet, auch im privaten Bereich sollte man auf sie verzichten. Tiefbrunnen werden in der Rohrbrunnentechnik erstellt, oder man baut Horizontalfilterbrunnen, bei denen aus einem senkrechten Sammelschacht in die wasserführende Schicht strahlenförmig waagrechte Filterrohre geführt werden.

Aus hygienischer Sicht ist zu fordern, daß bei der Entnahme aus dem ersten Grundwasserhorizont das Wasser nur aus einer Tiefe gefördert wird, in der weitgehende Keimarmut herrscht. Die Brunnenrohre müssen also in den obersten Erdschichten unbedingt dicht sein. Außerdem ist jede Verunreini-

Abb. **34** Schema eines Rohrbrunnens (nach Bericht des BMI-Fachausschusses „Wasserversorgung und Uferfiltrat").

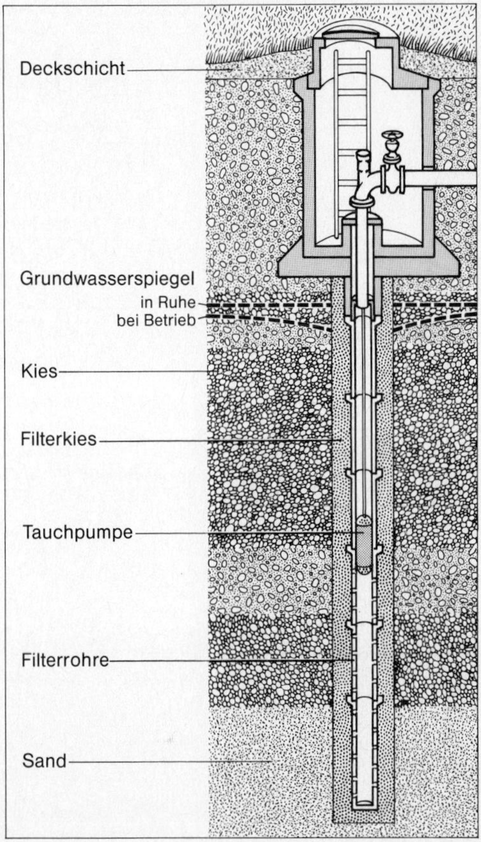

gung von oben her durch die Abdeckung oder die Wand des Brunnens auszuschalten. Von besonderer Bedeutung ist noch die Festlegung eines ausreichenden *Schutzgebietes* im Einzugsbereich des Brunnens.

Bei der Gewinnung von *Trinkwasser aus Oberflächenwasser* entnimmt man das Rohwasser aus der Tiefe von Seen und Talsperren (z. B. Bodensee 60 m, Zürichsee 30 m), um eine gleichmäßige, kühle Temperatur zu bekommen (Abb. 35). Gegen oberflächlich eingebrachte Verunreinigungen schützt die Tiefenentnahme jedoch wenig. Korpuskuläre Substanzen sedimentieren in solche Tiefen innerhalb von Minuten.
Rohwasser aus Flüssen ist im allgemeinen massiv verunreinigt, weshalb bei der Entnahme besonders auf die sich viele Kilometer nur wenig mit dem übrigen Wasser mischenden Abwassereinleitungen zu achten ist.

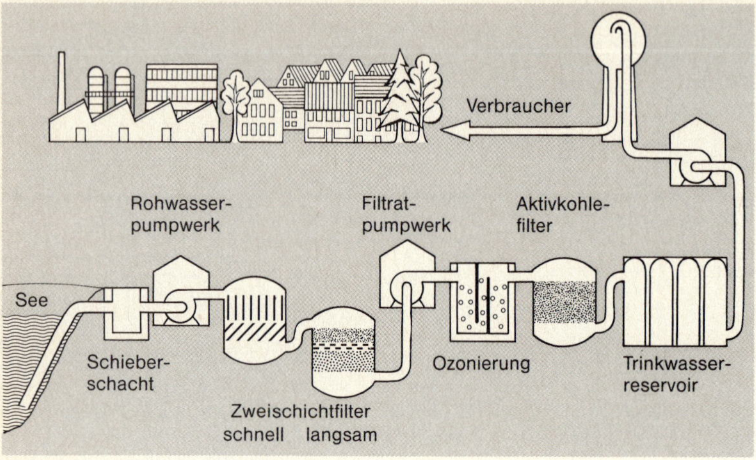

Abb. **35** Schema eines Seewasserwerkes.

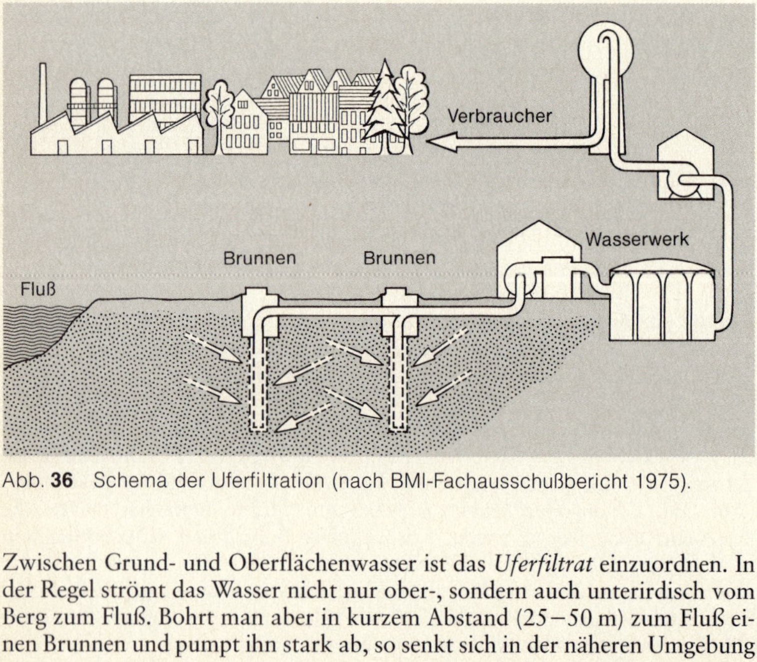

Abb. **36** Schema der Uferfiltration (nach BMI-Fachausschußbericht 1975).

Zwischen Grund- und Oberflächenwasser ist das *Uferfiltrat* einzuordnen. In der Regel strömt das Wasser nicht nur ober-, sondern auch unterirdisch vom Berg zum Fluß. Bohrt man aber in kurzem Abstand (25–50 m) zum Fluß einen Brunnen und pumpt ihn stark ab, so senkt sich in der näheren Umgebung

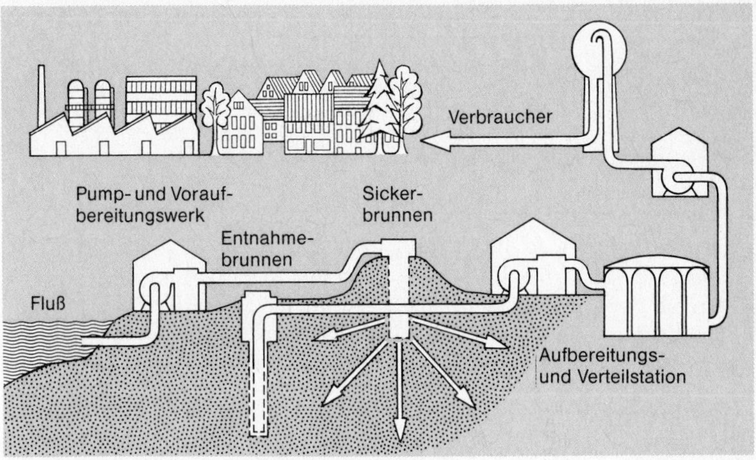

Abb. **37** Schema der Grundwasseranreicherung.

des Brunnens der Grundwasserspiegel. Es entsteht ein „Absenkungstrichter", und das Gefälle zwischen Brunnen und Fluß kehrt sich um, d. h., das Flußwasser strömt nun durch die Uferbank zum Brunnen (Abb. 36).
Gute Resultate liefert auch die sogenannte *künstliche Grundwasseranreicherung*. In diesem Falle versickert man grundwasserstromaufwärts das Oberflächenwasser (Abb. 37). Die Entfernung der Infiltrationsstelle zum Brunnen richtet sich nach der Fließgeschwindigkeit des Grundwassers. Die experimentellen Erfahrungen haben gezeigt, daß nach einer Verweildauer von mindestens 50 Tagen das versickerte Oberflächenwasser hinsichtlich der abbaufähigen Substanzen die Eigenschaften von natürlichem Grundwasser angenommen hat. Beträgt die Fließgeschwindigkeit etwa 1 m pro Tag, muß folglich ein Mindestabstand von 50 m eingehalten werden.
Die 50-Tage-Regel ist allerdings zu einer Zeit aufgestellt worden, als die Analysen persistierender Schadstoffe noch nicht mit der heute möglichen Präzision entwickelt waren. Eine ausreichende Vorreinigung ist daher unerläßlich.

Trinkwasseraufbereitung

Ein Teil unserer Grundwässer kann direkt als Trinkwasser verwendet werden, nicht selten stören aber anthropogene Schadstoffe, und selbst natürliche Wasserinhaltsstoffe sind verschiedentlich aus technischer und gesundheitlicher Sicht unerwünscht. Andererseits wird heute auch die Anwesenheit bestimmter Substanzen gefordert, was z. B. für die EG-Richtlinie „Trinkwasser" zutrifft (Mindestkonzentrationen für Gesamthärte und Alkalinität bei enthärtetem Wasser).

Die zuvor genannten Wasserförderungssysteme können z. T. gleichzeitig als *natürliche Aufbereitungverfahren* betrachtet werden.
Der Wirkungsgrad der Uferfiltration ist z. B. mit 50–60% Reduktion bei DOC, CSB, SAK (254 nm) und TOCl anzusetzen. Im Untergrund findet die Hauptreinigung für die organische Substanz durch eine biologische Oxidation statt. Die Wirkung dieser Untergrundpassage hat aber auch ihre Grenzen, vor allem werden die Chlorkohlenwasserstoffe im Boden nicht abgebaut; gleiches trifft für Nitrat zu.

Entsäuerung, Enteisenung

Der Gehalt an aggressiver Kohlensäure wurde vorwiegend als ein technisches Problem angesehen, Verfahren zur Entsäuerung sind deshalb schon frühzeitig entwickelt worden. Vor allem die Zerstörung von Zementbehältern und Eisenrohren gab Anlaß zur Einführung der Belüftung mit nachfolgender Filtration oder der Rieselung mit chemischer Bindung der Kohlensäure. Bei einer Belüftung fallen auch Eisen und Mangan aus, wenn sie als kohlensaure Verbindungen vorliegen. Fehlt ein solcher Aufbereitungsschritt, dann führen Wässer mit mehr als 0,2 mg Eisen und 0,05 mg/l Mangan zu technischen Mängeln (Wachstum autotropher Bakterien, Bildung von Schlamm, Rostflecken auf der Wäsche u. a.).
Gesundheitliche Störungen sind dagegen weder bei zu geringem, noch zu hohem Eisengehalt zu erwarten.

Schönung

Von einem guten Trinkwasser wird verlangt, daß es *farblos und klar, also nicht getrübt* ist.
Färbungen und Trübungen lassen sich dabei nicht scharf auseinanderhalten. Die Trübungen sind meist durch feine Tonteilchen bedingt, die in Quellen und Oberflächenwässern nach starken Niederschlägen auftreten; ursächlich kommen auch Quarzteilchen, Pflanzendetritus oder Algen in Betracht (s. auch S. 163, 170). Mit den modernen Verfahren lassen sich solche Trübstoffe in kurzen Zeiten entfernen. Das Prinzip ist die Zugabe von Eisensulfat und einem Flockungshilfsmittel sowie die Sedimentation oder Filtration der entstehenden Flocken (Abb. 38). Zum Teil wird vor der Flockungshilfsmitteldosierung noch ozoniert, da die Filtratqualitäten hierdurch verbessert und die Filterlaufzeiten erhöht werden (*Jekel* 1983).
Trinkwasser soll ferner keinen *Beigeschmack* besitzen. Grundsätzlich wird der Geschmack durch höhere Konzentrationen von Neutralsalzen und H_2S sowie vor allem durch organische Substanzen beeinflußt (z. B. Huminsäuren, Algen, Phenole, Teer usw.). Während nun H_2S durch einfache Belüftung beseitigt werden kann, ist bei den meisten anderen Substanzen eine intensivere Oxidation erforderlich (z. B. mit O_3 oder $KMnO_4$).

Enthärtung

Ein Teil unserer Grundwässer enthält sehr viel Härtebildner (bes. Kalzium- und Magnesiumverbindungen), was die Verbraucher häufig veranlaßt, häusliche Enthärtungs-

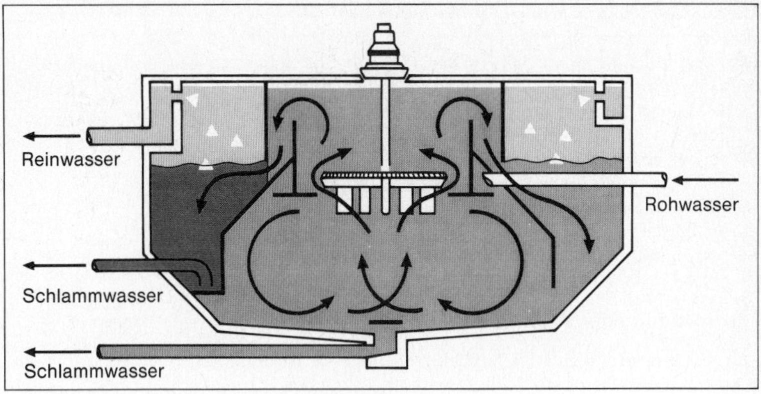

Abb. **38** Schema der Wasseraufbereitung mittels Flockung.

anlagen einzubauen, deren Wartung dann oft mangelhaft erfolgt, so daß vor allem ein Verkeimungsrisiko besteht. Für die Teilenthärtung im Wasserwerk, als hygienisch bessere Lösung, kann die Ausfällung der Härtebildner durch Zusatz von Kalkhydrat ($Ca[OH]_2$) erreicht werden (*Langsamentkarbonisierung*).

Bei der *Säureentkarbonisierung* (mit Salz- oder Schwefelsäure) wird die Karbonathärte in Nichtkarbonathärte umgesetzt, die Gesamthärte bleibt unverändert. Während der Reaktion bildet sich überschüssige freie Kohlensäure, die das Wasser aggressiv macht und deshalb entfernt werden muß. Das Verfahren hat den Nachteil, daß die Korrosivität verstärkt wird. Mit Hilfe von *Ionenaustauscherharzen* lassen sich Kalzium und Magnesium gegen Wasserstoffionen austauschen, die Regenerierung der Anlage erfolgt mit Salz- oder Schwefelsäure. Dezentrale Ionenaustauschanlagen werden meist mit Kochsalz regeneriert, d. h., das Trinkwasser wird mit Natriumionen angereichert (s. S. 168). Bei der modernen *Schnellentkarbonisierung* durchläuft das mit Kalkmilch versetzte Rohwasser einen Schnellreaktor, in dem die Karbonathärte zusammen mit freier Kohlensäure in kornförmiges Kalziumkarbonat umgewandelt wird. Im Versuchsstadium befindet sich die *Teilenthärtung durch Intensivbelüftung*, wobei die freie Kohlensäure aus dem Wasser ausgetrieben wird. Kalziumkarbonat fällt aus, CO_2 wird freigesetzt und erneut ausgetrieben. Die Härtereduktion wird also ohne Chemikalienzusatz erreicht, und es fällt nur die Menge an Kalziumkarbonat an, die dem Wasser entnommen wurde.

Denitrifizierung

Wasseraufbereitungsverfahren können erforderlich werden, wenn unerlaubt hohe *Nitratgehalte* auftreten. Vorab ist aber zu betonen, daß deren Anwendung stets nur das letzte Mittel sein sollte, um den Anforderungen an die Trinkwasserqualität gerecht zu werden.

Den wasserwirtschaftlichen Maßnahmen ist immer der Vorzug zu geben.

Die zur Verfügung stehenden Aufbereitungsmethoden sind in der Zwischenzeit zumindest im halbtechnischen Maßstab erprobt. Allerdings ziehen die Wasserwerke vor allem wegen der beträchtlichen Kostensteigerung die Mischung ihres nitratreichen mit anderem, nitratärmerem Wasser vor, sofern die Transportdistanzen nicht zu groß sind (z. B. Mainzer Becken). Großtechnisch kommen heute folgende Verfahren in Betracht:

1. Teilentsalzung durch Umkehrosmose,
2. Teilentsalzung durch Elektrodialyse,
3. Teilentsalzung durch Ionenaustausch,
4. Anionenaustausch,
5. biologische Nitratentfernung,
6. Nitratentfernung unter Haushaltbedingungen,
7. Sonderverfahren.

Teilentsalzung durch Umkehrosmose

Das – falls erforderlich vorbehandelte – Rohwasser wird mit hohem Druck durch eine semipermeable Membran (Zelluloseazetat, Polyamide 0,1–1,0 µm) gepreßt; bei dem Vorgang werden die im Wasser gelösten Inhaltsstoffe zurückgehalten. Das Wasser muß anschließend wieder mit einem Teil des unbehandelten Wassers versetzt werden, in der Regel sind noch Korrekturen der Härte und des pH-Wertes sowie eine Desinfektion erforderlich.

Der Nachteil der Umkehrosmose besteht in der Erzeugung von nahezu vollentsalztem Wasser, das zunächst keine Trinkwasserbeschaffenheit aufweist. Vor- und Nachbehandlungen sind also unerläßlich. Bei der Abwasserentsorgung kann es Probleme geben.

Teilentsalzung durch Elektrodialyse

Bei Anlegen eines elektrischen Feldes und einer speziellen Anordnung von Kationen- und Anionenaustauschermembranen werden die Ionen entfernt, wobei der Effekt demjenigen einer Umkehrosmose entspricht. Auch hierbei sind Nachbehandlungen notwendig.

Teilentsalzung durch Ionenaustausch

Kationen und Anionen werden durch H^+-, OH^-- und HCO_3^--Ionen ersetzt. Die verwendeten Tauscherharze lassen sich regenerieren und somit wiederverwenden.

Anionenaustausch

Die Tauscherharze werden mit Chlorid- oder Hydrogenkarbonationen beladen und das zu behandelnde Wasser hindurchfiltriert. Dabei wird neben Nitrat auch Sulfat entfernt. Zumeist erfolgt die Regeneration mit Kochsalz oder Natriumhydrogenkarbonat. Ein gewisser Nachteil ist der Anstieg der Chloridkonzentration auf Werte von meist mehr als 130 mg/l. Es entstehen Korrosionen und Rostwasserbildung, sofern nicht Phosphate und/oder Silikate zudosiert werden. Das Risiko ist geringer, wenn der Anionenaustausch mit Hydrogenkarbonat betrieben wird, erforderlich ist zusätzlich ein nachgeschaltetes A-Kohle-Filter. Das Abwasser weist einen hohen Salzgehalt auf.

Biologische Nitratentfernung

Nitrat läßt sich mit Mikroorganismen im Sinne einer Denitrifikation bis zum molekularen Stickstoff reduzieren. Voraussetzung ist die Zugabe von Nährstoffen wie Alko-

hol, Zucker, Melasse, Essigsäure. Man kann den Vorgang in Behandlungsbecken oder im Untergrund ablaufen lassen. Dabei gewinnt der Thiobacillus denitrificans die zur Eiweißsynthese notwendige Energie durch Oxidation von elementarem Schwefel, von Sulfiden bzw. Hydrogensulfiden oder Thiosulfaten zu Sulfat, bzw. der Paracoccus denitrificans überführt Wasserstoff in Wasser. Folge ist u. a. eine deutliche Verschiebung des pH-Wertes. Bei der Denitrifikation von Trinkwässern sind folgende Verfahrensschritte erforderlich:
Nährstoffdosierung,
Denitrifikation,
Belüftung,
Flockungfiltration,
A-Kohle-Filtration.

Die Vorteile der biologischen Denitrifikation sind vor allem in der selektiven Entfernung des Nitrates, der unproblematischen Abwässer und der nicht notwendigen Rohwasservorbehandlung zu sehen.
Unklar ist noch die eventuelle Entstehung unerwünschter oder gar toxischer Metaboliten.

Nitratentfernung unter Haushaltbedingungen

Hierzu werden Geräte nach dem Prinzip der Umkehrosmose angeboten.
In der Mehrzahl wird das salzfreie Permeat als „Trinkwasser" verwendet, ein Vorgehen, das für den Hygieniker grundsätzlich nicht akzeptabel ist. Es gibt ferner Ionenaustauscher. *Rohmann* u. *Sontheimer* (1985) weisen auf die Schwierigkeiten bei deren Wartung und Kontrolle hin; sie kommen zu dem Schluß, daß die Nitratentfernung im Haushalt kein Mittel zur Lösung dieses Wasserqualitätsproblems ist und deshalb abgelehnt werden muß. Wir können den Hinweis, daß bei einem Ionenaustausch gegen Chlorid meist ein so chloridreiches Wasser produziert wird, daß es für die Säuglingsernährung unbrauchbar ist, aus der Praxis nur bestätigen.
Lediglich für Einzelwasserversorgungen ohne Möglichkeit eines Anschlusses an die öffentliche Wasserversorgung kann die private Aufbereitung in Betracht gezogen werden. Die Einhaltung aller Anforderungen an ein Trinkwasser erfordert dabei einen hohen Aufwand.

Sonderverfahren

Gegen Sonderverfahren, wie Adsorptionsflockung mit Aluminiumsalzen, Nitratentfernung mittels Fichtenrinde oder elektrochemische Nitratelimination bestehen grundsätzliche Einwände, die es wenig ratsam erscheinen lassen, derartige Investitionen vorzunehmen.

Aufbereitung mittels Adsorption

Die Eliminierung gelöster organischer Stoffe ist wegen der steigenden Nutzung von Oberflächenwasser von größtem Interesse. Es werden vor allem Verfahren zur Entfernung persistierender Verbindungen, wie der organischen Chlorkohlenwasserstoffe, benötigt.
Die Sorptionsverfahren (z. B. mit Knochen- und Holzkohlen) sind an sich schon sehr alte Trinkwasserbehandlungsverfahren. Mit der Entwicklung

hochaktiver Kohlequalitäten – als Pulver- oder Kornkohlen – um die Jahrhundertwende war dann die Möglichkeit zum großtechnischen Einsatz eröffnet. Unter Anwendung einfacher Technologien lassen sich Geruchs- und Geschmacksstoffe in wirtschaftlicher Weise entfernen. Mit Pulverkohle arbeiten (international gesehen) ca. 90% aller Wasserwerke.

Bei permanent kontaminierten Wässern wird in der Regel die Filtration über gekörnte A-Kohle vorgezogen. Unzureichend ist hier die Adsorption der bei der Chlorung entstehenden polaren organischen Chlorverbindungen. Das Problem ist voraussichtlich unter Verzicht auf die Hochchlorung und durch die Einführung des Verfahrens der biologischen A-Kohle-Filtration zu lösen. Mikroorganismen oxidieren dann die auf der Kohle adsorbierten Substanzen, so daß immer wieder neue Adsorptionskapazität zur Verfügung steht. Die Laufzeiten der biologisch arbeitenden Filter verlängern sich auf jeden Fall beträchtlich. Biologisch nicht abbaubare organische Verbindungen führen allerdings zu einer irreversiblen Beladung der Kohle und zu einer Abnahme der biologischen Aktivität. Erschöpfte A-Kohlen lassen sich aber thermisch mehrfach regenerieren. Für Triazine (Atrazin u. a.) hat sich besonders die Pulverkohledosierung als brauchbar erwiesen.
Zur Entfernung der stärker polaren Verbindungen, die weniger gut adsorptiv zu entfernen sind, wurde die Doppelfällung eingeführt.
Im saueren oder alkalischen Bereich läßt sich die Eliminierung solcher Stoffe verbessern, die Einstellung erfolgt deshalb in der ersten Stufe mittels Kalkhydrat auf pH 10,2 und anschließend mit Eisenchlorid auf 6,0. Humin- und Ligninsulfosäuren werden in dieser Weise im Wasserwerk Wiesbaden-Schierstein zu über 90% entfernt (*Haberer* 1979).

Für die Eliminierung flüchtiger organischer Stoffe sind meist Verfahrenskombinationen erforderlich. In Betracht kommen nach *Hörner* (1982) hauptsächlich:
1. Adsorption an A-Kohle oder an Adsorberharze,
2. Ausblasen in die Gasphase in Verbindung mit der Entsäuerung oder Ozonung auch in separaten Gegenstromanlagen,
3. Entfernung durch kombinierte Verfahren (z. B. Ausblasen + Adsorption).

Die Methoden sind sorgfältig zu überprüfen, um Nachteile zu vermeiden. Bezüglich der A-Kohle-Verwendung s. *Sontheimer* (1985).

Desinfektion

Von besonderer Bedeutung erwies sich nach den ersten Erfahrungen mit dem Transport von *pathogenen Mikroorganismen* durch Trinkwasser (z. B. Choleraepidemie in Hamburg 1892) dessen Entkeimung durch Zusatz von Chemikalien oder durch Filtration. Eine Desinfektion wird auch durch Kochen erreicht.
Chlor entseucht chemisch einfach und billig. In den meisten Fällen wird Chlorgas benutzt, das sich in Wasser zu unterchloriger Säure, der eigentlich desinfizierenden Substanz, umsetzt.

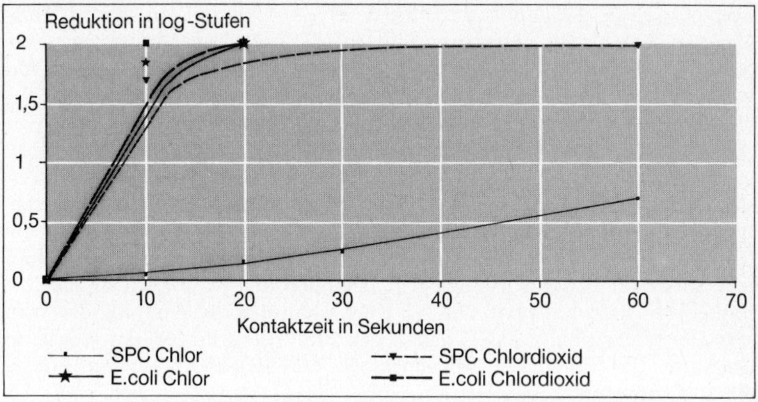

Abb. **39** Vergleich des Desinfektionseffektes von Chlor mit Chlordioxid (je 0,25 mg/l; SPC = standard plate count) (nach Sorber u. Mitarb.)

$Cl_2 + H_2 \longrightarrow HOCl + HCl.$

In Betracht kommt auch *Chlordioxid*, das eine größere Bakterizidie bei geringerer Geruchswirksamkeit besitzt. Die Abb. 39 zeigt, daß ClO_2 insbesondere bei der sog. Gesamtkeimzahl (SPC = standard plate count) eine höhere Reduktion bewirkt.
Die Herstellung des ClO_2 kann auf 2 Wegen erfolgen:

a) aus Chlor und Na-Chlorit:

$$Cl_2 + H_2O \longrightarrow HOCl + HCl$$

$$HOCl + HCl + 1\ NaClO_2 \longrightarrow 2\ ClO_2 + NaCl + H_2O,$$

b) aus Natriumhypochlorit und Natriumchlorit:

$$NaOCl + HCl \longrightarrow NaCl + HOCl$$

$$HCl + HOCl + 2\ NaClO_2 \longrightarrow 2\ ClO_2 + 2\ NaCl + H_2O.$$

Chlor entkeimt das Wasser bereits mit 0,2–0,3 mg/l. Es muß sich dabei aber um „freies Chlor“ handeln, die durch „Chlorzehrung“ der organischen Substanz gebundenen Anteile wirken nicht mehr desinfizierend.

Chlorverbindungen wie Chloramin, Chlorkalk werden seltener bzw. gar nicht mehr benutzt. Chloramin hat aber den Vorteil, daß keine Haloformen entstehen, andererseits ist seine Mutagenität zu beachten.
Alle experimentellen Untersuchungen und die Erfahrungen mit absichtlichen oder unabsichtlichen Überdosierungen am Menschen beweisen, daß es akute

oder chronische Gesundheitsschäden durch das Chlor als solches im Trinkwasser nicht gibt. Die Entstehung halogenierter organischer Substanzen stellt jedoch ein ernstes Problem dar, das den Einsatz von Chlor begrenzt. Der Verwendung von Chlordioxid ist deshalb der Vorzug zu geben, durch dieses Desinfektionsmittel entstehen erheblich weniger Halogenkohlenwasserstoffe (*Lykins* u. *Griese* 1982). *Snoeyink* u. Mitarb. (1982) fanden im Experiment zwar keine flüchtigen Verbindungen, aber aus verschiedenen Kohlenwasserstoffen entstanden oxidierte Radikale wie Ketone und Alkohole. Bei Anwesenheit von A-Kohle wurden Mono- und Dichlorderivate erzeugt. In den Abläufen von A-Kohle-Säulen ließen sich solche Verbindungen aber nicht ermitteln, sofern die Betriebsbedingungen denen der Wasserwerke entsprachen.
Schließlich ist zu beachten, daß bei einer Chlordioxidbehandlung des Wassers über Chlorit auch Chlorat entstehen kann (LD_{50} für Kaliumchlorat bei der Ratte: 1,5–7 g/kg KG, Natriumchlorat 1,2–12 g/kg KG – über Mutagenität, Teratogenität und Kanzerogenität liegen keine Angaben vor). Als Grenzwert nach der Aufbereitung wurden jetzt 0,2 mg/l eingeführt. Als Summe für Chlorit und Chlorat gelten in der Schweiz (1986) 0,3 mg/l. Mit optimal ausgelegten ClO_2-Anlagen läßt sich die Chloratbildung vermeiden (*Schalekamp* 1986).
Bull (1982) nahm aber gleichwohl ein Gesundheitsrisiko für vorgeschädigte Personen durch die bei der Oxidation entstehenden Sekundärprodukte an.
Chlordioxid ist nicht nur wegen der geringen Haloformenbildung, sondern auch aus der Sicht der Virusdesinfektion von Interesse.
Experimentelle Untersuchungen (EPA-Bericht 600/2-79-054, Juli 1979) mit Polio- und Coxsackie-Viren sowie Escherichia coli ergaben, daß die Viren 8,9- bzw. 2,3mal resistenter sind als die Bakterien. Enthielt die Suspension reichlich Virusaggregate, verlängerte sich die Einwirkungszeit um das 1,7fache; auch bei einer Adsorption an Bentonit nahm die Wirksamkeit von ClO_2 ab, während das an Gewebekulturzellen adsorbierte Virus sich unverändert gut inaktivieren ließ.
Die Bedeutung einer möglichst weitgehenden Reduktion ist aus der Sicht der *„minimalen Infektionsdosis"* zu beurteilen. Tab. 37 gibt hierzu eine Übersicht. Das Risiko einer Infektion ist demnach auch bei Aufnahme geringster Virusmengen gegeben. Selbst unter Berücksichtigung der Tatsache, daß bei uns kein Abwasser direkt zu Trinkwasser aufbereitet wird, also zumindest noch eine Verdünnung mit Flußwasser erfolgt, ist eine sorgfältige Desinfektion des Trinkwassers unerläßlich. Zur Viruseliminierung bedarf es in der Praxis aber keiner neuen Verfahrenskombination, *Rüdiger* u. Mitarb. (1982) empfahlen in diesem Sinne Langsamsandfiltration (s. unten), Bodenpassage oder 2-Stufen-Kontaktfiltration mit Vorchlorung. *Hinterberger* u. Mitarb. (1983) kamen zu dem Ergebnis, daß mit üblichen Verfahren (Hochchlorung, A-Kohle-Filtration, Flockung und Sedimentation, Nachchlorung) intrazellulär gelagerte Viren (unbehüllt, behüllt, komplex) mit Titern bis 10^6 PFU/ml inaktiviert werden, wobei die Wirksamkeit der Chlorung ab 20 mg/l und 90 min Einwirkungszeit einsetzte.

Tabelle **37** Minimale Infektionsdosis für Viren (nach *Westwood* u. *Sattar*).

Virus	Wirt	Dosis	Einheit
Poliovirus I	Mensch	2,0	PFU
Poliovirus III	Mensch	10,0	TCD_{50}
Coxsackie-Virus A 21	Mensch	18,0	TCD_{50}
Parainfluenza-Virus 3	Hamster	0,3	TCD_{50}
Vaccinia-Virus	Kaninchen	2,0	PFU
Gelbfieber-Virus	Mensch	5,0	Mäuse LD_{50}
Maul- und Klauenseuche-Virus	Rind	1,0	TCD_{50}

O'Connor u. Mitarb. (1982) erhielten in Praxisversuchen bei der Behandlung von Missouriwasser mittels Vorsedimentierung nach Kalkzugabe in 65 Proben keine Viren mehr. Bei den Labortests erwiesen sich ClO_2 und O_3 als die wirksamsten Substanzen, Chlor und Chloramin waren deutlich weniger effektiv. Nach *Keswick* u. Mitarb. (1985) fand sich als resistentester Erreger das Norwalk-Virus; erst im Bereich von über 10 mg/l wirkte freies Chlor sicher.
Nach den Ermittlungen von *Mayr* (1980) ist in Fließgewässern mit einem Enterovirus auf 1–10 l Wasser zu rechnen, wobei unterhalb der Kläranlagenauslässe von Dörfern und Städten die Konzentrationen ansteigen. Im Trinkwasser liegt der Virusgehalt erheblich niedriger; werden moderne Aufbereitungsverfahren eingesetzt, fällt er praktisch auf Null. Ob das statistische Risiko der „low level transmission" in der Praxis zum Tragen kommt, wird bezweifelt (*Gamble* 1979).

Ozon wurde zum ersten Mal 1893 in Oudshoon, Holland, technisch zur Rheinwasseraufbereitung eingesetzt. Seine Bedeutung ist dabei nicht nur in der Desinfektion zu sehen, weitere Effekte betreffen die Präzipitation von Eisen und Mangan, die Zerstörung von Sulfiten und grenzflächenaktiven Stoffen, die Entfernung von Trübungen, die Oxidation von Geruchs- und Geschmacksstoffen sowie anderen organischen Verbindungen (z. B. 3,4-Benzpyren).

Die Herstellung ist aufwendiger als diejenige von Chlor; Ozon steht aber in seiner desinfizierenden Wirksamkeit mit an der Spitze der in der Wasserpraxis einsetzbaren Desinfektionsmittel.
Die eigentliche Wirkform ist nicht bekannt, es könnte das Hydroxylradikal ($OH^•$) oder das Hydroperoxylradikal ($HO_2^•$) sein.
Andere Arten wie das Ozonidradikal ($O_3^•$), das Superoxid- ($O_2^•$) und Oxidradikal ($O^•$) wurden nachgewiesen, doch ist deren Rolle bei der Keimtötung nicht geklärt. Es besteht eine gewisse pH-Abhängigkeit, pH 6,0 erwies sich günstiger als pH 10,0.

Während Chlor zahlreiche Nebenprodukte erzeugt – *Rook* (1974) hat als erster 20 Verbindungen im Wasser von Rotterdam gefunden – steht fest, daß Ozon bei Konzentrationen ab 5 mg/l nur indirekt etwas Trihalogenmethane erzeugt, daß es aber Substanzen, die bereits gebildet sind, nicht reduzieren kann. Über die Folgeprodukte bei der Ozonung liegen noch wenig Befunde vor, nicht zuletzt fehlen Informationen über die eventuelle chronische Toxizität solcher Verbindungen. Immerhin wurden verschiedene Vergleichsuntersuchungen mit chloriertem bzw. ozoniertem Wasser in dessen Wirkung auf Zellkulturen und im *Ames*-Test durchgeführt. Dabei fand sich aber kein einheitliches Verhalten. *Bourbigot* u. Mitarb. (1986) stellten fest, daß ungenügende Dosen von Ozon die Bildung neuer mutagener Substanzen bewirken, allerdings wurden diese bei gleichzeitigem Einsatz von A-Kohle retiniert.
Vor allem wegen der amespositiven, d. h., mutagenen Effekte mit ozonierten Wasser- bzw. Abwasserproben sollte man Ozon nicht als das allein akzeptable Substitut für Chlor betrachten. Hinsichtlich der Desinfektionsleistung ist Chlordioxid insofern günstiger, als Ozon infolge seines raschen Zerfalls keine Nachwirkung im Leitungsnetz gewährleistet.

Eine Desinfektion ist ferner durch die Oligodynamie fein verteilten *Silbers* zu erreichen. Es eignet sich vor allem zur Konservierung von Trinkwasser auf Schiffen (*Müller* u.Mitarb. 1977) und von in Kunststoffflaschen abgepacktem Wasser zur Notversorgung. Außerdem ist Silber (z. B. als „Mikropur") zur Desinfektion von Trinkwasser im internationalen Reiseverkehr (1 Tabl. pro Liter, 1 Std. Einwirkungszeit) zu empfehlen. Das Wasser wird von Typhusbakterien und anderen nichtsporenbildenden Bakterien befreit, aber nicht sterilisiert. Für große Anlagen hat sich die Silberung jedoch nicht bewährt.
Die bakterientötende Wirkung des Sonnenlichtes und speziell der *Ultraviolettstrahlung* ist schon seit 100 Jahren bekannt. Für die Behandlung von Trinkwasser wurde UV bereits 1910 in Marseille eingesetzt. Im Verhältnis zu den chemischen Desinfektionsmitteln ging aber die Weiterentwicklung der Anlagen nur schleppend voran.
Hemmend wirkte u. a. die Tatsache, daß nur trübstofffreies Wasser erfolgreich desinfiziert werden kann. Bakterielle Kontaminationen sind sehr oft mit Trübstoffeinbrüchen verbunden, so daß keine Langzeitwirkung und damit kein Rohrnetzschutz gegeben ist. Zudem verfügen Bakterien über mehrere enzymatische Einrichtungen, mit deren Hilfe potentielle letale Läsionen im genetischen Material beseitigt werden können.
Von diesen Mechanismen spielt die „photoenzymatische Reparatur" eine gewisse Rolle, wozu Licht der Wellenlänge 350–450 nm als Kofaktor benötigt wird. Das Substrat sind Pyrimidin-Dimere. Es gibt ferner u. a. noch den sog. Dunkelfeld-Repair. Ein Abbau von bakteriellen Pyrogenen ist mit UV-Bestrahlung dagegen nicht möglich.
Der wesentliche Mechanismus der UV-Wirkung besteht in der Erzeugung von OH-Radikalen, die äußerst reaktiv sind und sich an die meisten organischen Substanzen durch Addition an Doppelbindungen anlagern oder durch H-Entzug wirken. Oft reagieren die derart entstandenen Substratradikale mit O_2 zu den entsprechenden Peroxylradikalen, die ihrerseits wieder Wirkstoffe abspalten.

Für die Praxis kann wichtig sein, daß UV eine Sofortwirkung entfaltet, während Chlor etwa 15 min Einwirkungszeit benötigt.

Andererseits ist die erwähnte fehlende Nachwirkung u. U. ein schwerer Nachteil. Die Kombination von UV mit Chlor ist nicht empfehlenswert, da die desinfizierenden Substanzen photolysiert werden und die UV-Entkeimung durch kompetitive UV-Absorption hemmen. Allenfalls kommt eine Nachchlorung in Betracht. (Jod unterliegt nicht der Photolyse.) Die neuesten Bestrahlungseinheiten sind für den Einsatz in der Praxis unter bestimmten Voraussetzungen durchaus in Betracht zu ziehen. Die Anforderungen bei deren Einsatz wurden von *Martiny* u. Mitarb. (1988) zusammengestellt.
Vor allem in den USA wird eine intensive Suche nach neuen Desinfektionssubstanzen durchgeführt (Beispiel: *Worley* u. *Williams* [1988] – N-Halamin; *Worley* u. Mitarb. [1983] – N-Chloramin u. a., wobei besonderer Wert auf Stabilität und fehlende Haloformerzeugung gelegt wird).

In kritischen Situationen ist das *Abkochen des Wassers* die schnellste und sicherste Methode, doch kann nicht erwartet werden, daß die Einwohner einer Stadt oder eines Dorfes diese Anordnung länger als einige Tage konsequent durchführen.
Mechanisch können Bakterien durch *Filter* entfernt werden.
Bei der Anschaffung von *Filtern im Haushalt* zur Nachbehandlung von Trinkwasser ist die jeweilige Leistungsbeschreibung zu beachten. Es gibt Geräte zur Enthärtung des Wassers, die dann selbstverständlich keine Mikroorganismen entfernen. Angeboten werden ferner Filter mit A-Kohle-Füllung zur Adsorption des Restchlors, wobei die Eliminierung von Bakterien nur in geringem Umfang oder gar nicht erfolgt. Filter zur eigentlichen Aufbereitung von kontaminiertem Wasser haben zwangsläufig niedrige Durchflußraten und bewirken keine Enthärtung.
Trinkwässer von ordnungsgemäß betriebenen und überwachten Anlagen benötigen in der Regel keine derartige Nachbehandlung. Die Angst in der Bevölkerung, daß unser Trinkwasser „nicht mehr zu genießen“ oder gar „gesundheitsschädlich“ sei, ist allenfalls bei Privatbrunnen oder nachlässig kontrollierten Betrieben berechtigt.

In räumlich sehr aufwendigen Filtern (Abb. **40**) wird das Wasser durch eine etwa 1 m hohe Quarzsandschicht mit einer Korngröße von 0,5 – 1,0 mm filtriert. Auf dem Filter bildet sich nach einer Einarbeitungszeit eine biologisch wirksame Filterhaut, welche die absorptiven Filtervorgänge ergänzt. Die klassische Filtergeschwindigkeit (10 cm/Std.) wird heute mit gutem Erfolg bis 50 cm/Std. erhöht, allerdings ist trotz der zufriedenstellenden Wirksamkeit die Anwendung der Langsamfilter zugunsten der *Schnellsandfilter* zurückgegangen. Hierbei ist die Filtrationsleistung größer, doch passiert ein Teil der Bakterien und selbst der Algen die Filterschicht, so daß eine anschließende chemische Desinfektion unerläßlich ist.
Neben den Verfahren zur Ausschaltung von Mikroorganismen im Rohwasser sind Maßnahmen angezeigt,die eine *sekundäre Keimbelastung* verhindern. Kontaminationen können z. B. durch eine Bakterienvermehrung – darunter

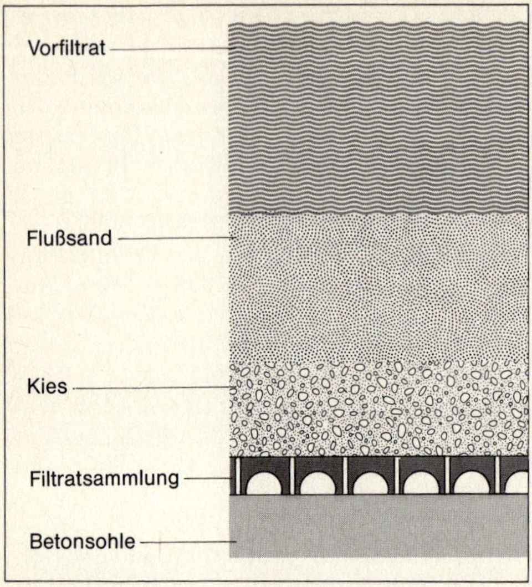

Abb. **40** Schema eines Langsamsandfilters.

auch fakultativ pathogene Keime – im Hochbehälter (neue Innenanstriche, unzureichende Zirkulation) oder in Endsträngen der Leitungen bei Stagnationen entstehen.

Epidemiologisch wichtiger sind Übertritte von Abwasser in das Trinkwasser (s. Hepatitis-A-Epidemie in Worchester S. 178).

Befürwortet wurde lange Zeit als Prophylaktikum eine sog. *Transportchlorung*. Die Trinkwasserverordnung schreibt zwingend vor (§ 1, Abs. 4), daß gechlortes Wasser nach Abschluß der Aufbereitung 0,1 mg freies Chlor bzw. 0,05 mg Chlordioxid pro Liter enthalten muß. Die Chlorzehrung durch organische Wasserinhaltsstoffe sorgt aber für eine baldige Abnahme der Desinfektionswirkung. *Olivieri* u. Mitarb. (1986) stellten fest, daß 0,2–1,0 mg Chlor pro Liter im Leitungsnetz zwar für die Abwesenheit von Abwasserkeimen sorgen, daß aber die Halbwertszeit für freies Chlor nur 140 und für ClO_2 93 min beträgt. Der Zusatz von mehr als 0,3 mg/l Cl_2 ist zudem in der Bundesrepublik Deutschland nur in Ausnahmefällen erlaubt.

Hauptargument gegen eine Nachchlorung ist die dadurch induzierte Haloformenentstehung. In der Tat stellte *Schellart* (1986) fest, daß die Mutagenität der Wasserproben aus dem Amsterdamer Werk nach Aufgabe der Sicherheitschlorung abnahm und daß es sich als günstiger erwies, die organische Substanz im Trinkwasser zu reduzieren als eine Nachchlorung vorzunehmen. Nach *Sorber* u. Mitarb. (1982) erzeugen die verschiedenen Desinfektionsmaßnahmen die in der Tab. 38 aufgeführten Konzentrationen an Haloformen (=Trihalogenmethanen). Nach der neuen TrinkwV ist die sog. Transport- oder Sicherheitschlorung ohnehin nicht mehr gestattet.

Tabelle **38** Trihalogenmethanerzeugung in µg/l.

Desinfektionsmitteldosis in mg/l	Desinfektionssystem	Chloroform	Gesamt-THM
0,00	ohne	<0,10	<0,10
0,25	Chlor	1,06	4,29
	Chlordioxid	0,24	0,35
0,50	Chlor	1,87	6,29
	Chlor + Ammonium	0,99	2,47
	Ammonium + Chlor	0,13	0,13
	Chlordioxid	0,52	2,62
1,50	Chlor	52,00	118,90
	Chlor + Ammonium	2,10	7,37
	Ammonium + Chlor	10,50	10,80
	Chlordioxid	0,76	0,76
5,00	Chlor	95,50	179,20
	Chlor + Ammonium	3,06	10,24
	Ammonium + Chlor	1,60	4,31
	Chlordioxid	4,16	4,73

Verteilung des Wassers

Der *Zustand des Rohrnetzes* hat u. U. beträchtliche Auswirkungen auf die hygienische Qualität des Wassers. Gefahren drohen z. B. aus unsachgemäß erstellten Rohrverbindungen zwischen einer Trinkwasserleitung und dem Rohrsystem einer (mangelhaften) Eigenwasserversorgung. Auch Verbindungen zu Brauchwasserleitungen beinhalten ein hohes Infektionsrisiko. DIN 1988 verbietet daher diese Querleitungen, selbst wenn sie durch Schieber abgesperrt sind.

In Lünen trat 1947 karbidschlammhaltiges Flußwasser über, mehrere Hundert Personen erkrankten, 7 Säuglinge, die den beim Baden entweichenden Phosphorwasserstoff inhaliert hatten, starben. Auch eine der letzten größeren Typhus-Paratyphus-Epidemien in Deutschland infolge des Genusses von verseuchtem Milch- bzw. Kakaogetränk (1955 Hagen/Westf.), war im Grunde eine Wasserepidemie, die durch eine unzulässige Rohrverbindung zu einer Eigenversorgung zustande kam. Die Typhusepidemie 1974 in Baden-Württemberg wurde durch Kartoffelsalat ausgelöst, doch dürfte mit größter Wahrscheinlichkeit das Lebensmittel ebenfalls über Brunnenwasser kontaminiert worden sein. Bezüglich Hepatitisepidemie und Rohrnetz s. S. 178.

Auch das *Material des Rohrnetzes* beeinflußt u. U. die Wasserbeschaffenheit. In der Bundesrepublik Deutschland ist man bemüht, die letzten Bleirohre besonders in den Abzweigungen von der Hauptleitung zu den Hausanschlüssen zu beseitigen. Ferner dürfen die Schleuderbetonauskleidungen der Gußrohre keine oder nur äußerst geringe Mengen an organischen Zuschlagstoffen enthalten, da andernfalls mit permanenten Pseudomonaskontaminationen des Wassers zu rechnen ist. Das Problem der Kupferintoxikationen wird auf S. 198 angesprochen. Ferner kann Zink als Material für die Innenauskleidung von Eisenrohren keinesfalls als ideal gelten, da Nitrate durch Zink katalytisch zu Nitriten umgesetzt werden und der Grenzwert von 0,1 mg/l dann leicht überschritten wird. Kunststoffrohre müssen den sog. *KTW-Empfehlungen* des Bundesgesundheitsamtes entsprechen (Veröffentlichung: Bundesgesundheitsblatt).

2.2.2 Trinkwasserqualität

Anforderungen an Trinkwasser: Empfehlungen, Richtlinien, Gesetze

Die allgemeinen Grundsätze für die zentralen Trinkwasserversorgungen sind in der DIN 2000 zusammengestellt. DIN 2001 gilt für die Einzelversorgungen. Die folgende Übersicht ist in Anlehnung an die DIN 2000 bearbeitet.

1. Trinkwasser muß frei sein von Krankheitserregern und darf keine gesundheitsschädigenden Eigenschaften haben.

Zu Trinkwasser gehört nicht nur das tatsächlich getrunkene Wasser, sondern auch das von Industrie, Gewerbe und Haushalt zur Bereitung von Lebensmitteln und zur Reinigung von damit in Berührung kommenden Geräten und Gefäßen verwendete Wasser. An dieses, wie auch an das zur Körperpflege benutzte Wasser, sind Anforderungen im Sinne von Trinkwasserqualität zu stellen.
Die Forderung „frei von Krankheitserregern" resultiert aus der Erfahrung, daß durch verunreinigtes Wasser eine Reihe von Infektionskrankheiten übertragen werden kann. Es handelt sich vor allem um Typhus, Paratyphus, Cholera, bakterielle Ruhr, Leptospirosen, Wurmkrankheiten, Campylobacter-Infektionen sowie Viruserkrankungen (z. B. Hepatitis A, Poliomyelitis).
Die Forderung, daß das Wasser keine gesundheitsschädigenden Eigenschaften haben darf, wird außerdem von der Erkenntnis abgeleitet, daß aus den durchflossenen Bodenschichten, aus festen Abfallstoffen oder Abwasser, gegebenenfalls auch aus Leitungs- und Baumaterial, bedenkliche Stoffe in gelöster oder ungelöster Form entnommen werden. Schließlich können durch Aufbereitungsverfahren (bes. Chlorung) toxische organische Substanzen entstehen. Besondere Beachtung sollten deshalb Metalle, Zyanide und Fluoride, ferner, polyzyklische und substituierte Kohlenwasserstoffe sowie radioaktive Stoffe finden.

2. Trinkwasser muß keimarm sein.

Die hygienische Beurteilung des Trinkwassers stützt sich vor allem auf die bakteriologischen Routinekontrollen. Der Nachweis von Krankheitserregern ist zwar prinzipiell möglich; man erhält das Resultat aber erst zu einem Zeitpunkt, an dem das Wasser bereits verbraucht worden ist, da die Züchtung und Identifizierung der Erreger mehrere Tage in Anspruch nimmt. Eine effektive Prophylaxe läßt sich folglich auf diesem Wege nicht betreiben.

Eine derartige Möglichkeit bietet aber die Bestimmung der *Koloniezahl* (früher als Gesamtkeimzahl bezeichnet) und der Nachweis von normalen *Darmbakterien*. Finden sich im Grundwasser mehr als zweistellige Keimzahlen im Kubikzentimeter, so gibt dieser Befund den Hinweis auf eine ungenügende Filtration oder auf sekundäre Verschmutzung. Beim Nachweis von Darmkeimen (Escherichia coli, Enterokokken) muß mit der Möglichkeit des Vorhandenseins oder des späteren Auftretens von Erregern übertragbarer Krankheiten gerechnet werden.

3. Trinkwasser soll appetitlich sein und nach seiner äußeren Beschaffenheit zum Genuß anregen. Es soll daher farblos, klar, kühl, geruchlos und von gutem Geschmack sein.

Naturreines Wasser, das aufgrund seiner Herkunft und Beschaffenheit als appetitlich gilt, soll als Trinkwasser jedem anderen Wasser vorgezogen werden. „Appetitlich" ist natürlich ein subjektiver Eindruck, der je nach Erziehung und Einstellung vom Einzelnen graduell unterschiedlich interpretiert wird. Eindeutig ist die Annahme der Unappetitlichkeit, wenn das Wasser in seiner äußeren Beschaffenheit schwere Mängel aufweist, also trüb ist, unangenehm riecht oder schmeckt. Als ekelerregend wird die Mehrzahl unserer Bevölkerung auch ein Wasser bezeichnen, das direkt aus Abwasser hergestellt ist, d. h., Gewinnungsort und Gewinnungsweise können gleichfalls zu einem Kriterium der Unappetitlichkeit werden.

In jedem Falle darf das Trinkwasser keine *ungelösten organischen Stoffe*, seien sie tierischer oder pflanzlicher Herkunft, enthalten. Im Grund- und Quellwasser ist ihre Anwesenheit oft unvermeidbar, sie müssen dann zur Sicherung der Appetitlichkeit durch Filterung entfernt werden, eine Chlorbehandlung wäre unzureichend. In Brunnen und Behältern kann sich, besonders bei Zutritt von Tageslicht, Phytoplankton entwickeln. Bisher begründete man die Zurückweisung eines solchen Wassers ebenfalls mit der Unappetitlichkeit. Es ist in diesem Zusammenhang aber zu beachten, daß eine Reihe von Algen in der Lage ist, Phytoplanktontoxine zu bilden (s. S. 35 f, 139).

Färbung und Trübung des Wassers sind unerwünscht. Sie erwecken den Eindruck von Verunreinigungen, obgleich sie in der Mehrzahl der Fälle durch gesundheitlich belanglose Vorgänge entstehen (Ausfallen von Eisenverbindungen, Anwesenheit von Humus- oder Tonsubstanzen).

Zu kaltes – etwa unter 5 °C – und *zu warmes Wasser* – etwa über 15 °C – wird nicht gern getrunken. Mäßige Temperaturschwankungen sind für die Güte des Trinkwassers belanglos, stärkere können bei der Beurteilung von Grund- und Quellwasser von Bedeutung sein.

Sie weisen darauf hin, daß Oberflächenwasser in erheblicher Menge dem Grundwasser

rasch zufließt. Bei der Verwendung von Oberflächenwasser sind stärkere Temperaturschwankungen nicht zu vermeiden.
Fremdartiger Geschmack und Geruch beeinträchtigen ebenfalls die Appetitlichkeit des Wassers und erregen häufig Widerwillen. Sie sind also immer unerwünscht, selbst wenn sie in gesundheitlicher Hinsicht nicht bedenklich erscheinen.
Für einen angenehmen Geschmack des Wassers ist ein gewisser *Gehalt an gelösten Salzen und Gasen* Voraussetzung. Von den normalerweise im Wasser vorhandenen Ionen wirken in diesem Sinne Natrium, Magnesium, Chlorid und Sulfat. Eine zu hohe Konzentration beeinträchtigt aber wiederum den Geschmack, wobei die untere Grenze, bei der der Salzgehalt als unangenehm empfunden wird, von der Kombination der Ionen abhängig ist.

4. Der Gehalt an gelösten Stoffen soll sich in gewissen Grenzen halten. Er soll bei bestimmten Stoffen (Eisen-, Mangan-, organischen und Stickstoffverbindungen u. a.) so gering wie möglich sein.

Die chemischen Wasserinhaltsstoffe werden in erster Linie durch die geologische Beschaffenheit des Bodens bestimmt. Enthält dieser z. B. viel kohlensauren Kalk, dann ist das Wasser reich an Karbonathärte. In gesundheitlicher Hinsicht spielen derartige gelöste Substanzen wahrscheinlich eine größere Rolle als bisher angenommen wurde. Epidemiologische Analysen ließen Zusammenhänge zwischen chemischer Wasserbeschaffenheit und Krankheitshäufigkeiten vermuten. Man fand z. B. eine Korrelation zwischen Trinkwasserinhaltsstoffen und der Häufigkeit von Koronarinfarkten. (*Shaper* u. Mitarb. 1980, *Schroeder* 1960, *Pocock* u. Mitarb. 1980) Die Ergebnisse wurden in den USA, Kanada, Australien u. a. Staaten mehrfach nachgeprüft, allerdings erhielt man z. T. keine Bestätigung der Hypothese. *Gillies* u. *Paulin* (1983) begründen diese kontroversen Resultate mit dem Hinweis, daß die tatsächlich konsumierte Wassermenge in der Bevölkerung um mehr als das 10fache variiert.
Von statistischer Seite wird an den meisten Studien beanstandet, daß eine Irrtumswahrscheinlichkeit von $p < 0{,}005$ für die Wasserhärte in keinem Falle erreicht wurde. *Hammer* u. *Heyden* (1980) bestreiten sogar nachdrücklich einen Zusammenhang zwischen kardiovaskulärer Mortalität und Wasserhärte. Die Meinung des Bundesgesundheitsamtes bringen *Schön* u. Mitarb. (1982) dahingehend zum Ausdruck, daß aus den vorgelegten Untersuchungsergebnissen keine Ursachen-Wirkungs-Beziehungen abgeleitet werden können (s. auch *Hoffmeister* u. *Schön* 1980).
Folsom u. *Prineas* (1982) sahen ebenfalls keinen Zusammenhang zwischen Kalzium sowie Magnesium und dem Blutdruck.
Kausal wären 2 Wirkungsprinzipien zu diskutieren. Einmal könnte hartes Wasser Inhaltsstoffe aufweisen, die einen protektiven Effekt im Körper ausüben, andererseits besteht die Möglichkeit, daß die Korrosivität von weichem Wasser zu einer Lösung chronisch-toxischer Substanzen (z. B. Kadmium) führt. Natürlich kann auch ein Kombinationseffekt wirksam werden. Die Kalzium- und Magnesiumionen des Hartwassers schützen vielleicht gegen den massiven Durchtritt von Metallionen aus Nahrung und Trinkwasser durch die Darmwand in das Gefäßsystem (*van Barneveld* u. *van den Hamer* 1985). Vor allem wird ein Einfluß des Magnesiums angenommen, das als Kofaktor bei mehr als 300 enzymatischen Reaktionen im Energiestoffwechsel und der Protein- sowie der DNS-Synthese wirkt.
Magnesiummangel ist ursächlich mit der Atherosklerose, mit Myokardinfarkten, Hypertonie, Nierensteinen und psychiatrischen Störungen in Zusammenhang gebracht worden. Andererseits sei eine Hypermangnesämie für akute und chronische Nieren-

schäden verantwortlich (*Elin* 1988). Nach *Sharrett* (1981) gibt es aber noch nicht genügend Informationen über die Rolle des Magnesiums im Stoffwechsel, um die Relationen wirklich beurteilen zu können.
Die Härte des Wassers ist andererseits in technischer Hinsicht aus verschiedenen Gründen unerwünscht (z. B. Beeinträchtigung der Wirksamkeit von Wasch- sowie Desinfektionsmitteln, Ausfallen von Kesselstein).
Chloride finden sich regelmäßig, jedoch in verschiedensten Mengen im Wasser. Hoher Chloridgehalt im Grundwasser kann natürliche Ursachen haben, z. B. Auflösung von Salz aus Salzlagerstätten, er kann aber auch auf eine Verunreinigung des Wassers durch menschliche oder tierische Abgänge hindeuten, da besonders Urin einen hohen Kochsalzgehalt besitzt. Die Oberflächenwässer werden z. T. durch industrielle Abwässer versalzen (s. S. 134f).
Eisen- und Manganverbindungen sollen im Trinkwasser nur in geringsten Mengen enthalten sein, da sonst Färbung, Trübung und unangenehmer Geschmack des Wassers auftreten können. Ausfallendes Eisenhydroxid führt zu sekundärem Wachstum von Eisenbakterien mit der Folge von Verlegungen der Rohrquerschnitte.
Organisch gebundener Stickstoff zeigt stets eine Verunreinigung des Wassers mit tierischen oder pflanzlichen Stoffen an.
Bei Oberflächenwasser kann er, soweit er von der natürlichen Lebewelt der Gewässer stammt, unbedenklich sein. Er kann andererseits, besonders im Grundwasser, auf Fäulnisvorgänge oder eine Verschmutzung durch Fäkalien hinweisen. Ebenso gibt das Auftreten von Ammoniak und Nitrit einen Hinweis auf Verunreinigungen des Wassers, doch ist anzufügen, daß NH_3 in erheblicher Menge bei Abwesenheit von O_2 und in Gegenwart von Fe durch Reduktion von Nitrat entstehen kann.
Organische Stoffe sollen allenfalls in geringsten Mengen anwesend sein, und auch nur dann, wenn sie ihrer Art und Herkunft nach unbedenklich sind.
(In der Schweiz ist der $KMnO_4$-Verbrauch auf 6 mg/l begrenzt worden, in der neuen TrinkwV werden 5 mg/l (als O_2 berechnet) vorgeschrieben.)

5. Trinkwasser soll möglichst keine Korrosion hervorrufen.

Der Korrosion ausgesetzt sind im Wasserwerksbetrieb Metalle (z. B.Eisen, Kupfer, Messing, Zink, Blei) und kalkhaltige Baustoffe (z. B. Beton, Mörtel). Sie muß vermieden werden, weil sie zur Zerstörung von Bauteilen führt und das Wasser mit unerwünschten Stoffen, z. B. Eisen und Blei, anreichern kann. Bei angreifenden Wässern und Böden haben sich daher Kunststoffrohre bewährt.
Metall- oder kalkaggressiv ist ein Wasser besonders dann, wenn es überschüssige *freie Kohlensäure* enthält. Kalkaggressives, sauerstoffhaltiges Wasser wäre z. B. bei Verwendung von Bleirohren gesundheitlich bedenklich, da es zur Bleiauflösung und damit zu Vergiftungen Anlaß geben kann. Wasser, das längere Zeit, z. B.über Nacht, in einer Bleileitung gestanden hat, darf nicht genossen werden. Kupfer und Messing sind widerstandsfähiger gegen Korrosion als Eisen.
Spuren von Kupfer galten bisher als gesundheitlich wenig bedenklich, weil sie sich weit unterhalb der Schädlichkeitsgrenze (für Erwachsene) durch bitteren Geschmack des Wassers bemerkbar machen. Ein Sonderfall ist das Hämodialysefieber, das bei Heimdialyseplätzen durch die Abgabe von Kupferpartikeln aus den zuführenden Wasserrohren entstehen soll. Zink wird von aggressivem Wasser angegriffen. Die bei der Zinkauflösung im Wasser auftretenden Mengen sind akut toxisch unbedenklich, eine chronische Toxizität (Kanzerogenität) wurde früher einmal vermutet, ist aber nicht bestätigt worden. Auf der anderen Seite ist Zink ein bedeutendes Spurenelement. Im Iran

und in Ägypten hat man bei heranwachsenden jungen Männern ein Syndrom gefunden, das in vermindertem Wachstum und sexuellem Infantilismus besteht und das man durch Zinkzulage wieder heilen konnte. Auch die Verzögerung der Wundheilung sei durch Zink zu beheben (*Kirchgessner* 1976).

6. Trinkwasser soll stets in genügender Menge und mit ausreichendem Druck zu Verfügung stehen.

Bei Mangel an Trinkwasser besteht die Gefahr, daß gesundheitlich nicht einwandfreies Wasser verwendet wird. Eine nicht ausreichende Versorgung kann u. a. ungenügende Reinigung von Lebensmitteln und der zur Bereitung der Speisen dienenden Geräte, Vernachlässigung der körperlichen Sauberkeit, der Wasch- und Wohnungseinrichtungen sowie mangelhafte Abführung von Fäkalien und Abfällen zur Folge haben. Es ist von grundlegender hygienischer Bedeutung, daß das Wasser stets in genügender Menge und mit ausreichendem Druck in allen Stockwerken eines Gebäudes zur Verfügung steht.

EG-Richtlinie 80/778 EWG „Trinkwasser"

In der Richtlinie des Rates vom 15.7.1980 wird bestimmt, daß unter „Wasser für den menschlichen Gebrauch" alles Wasser zu verstehen ist, das ungeachtet seiner Herkunft, sei es in ursprünglichem Zustand oder nach Aufbereitung, für diesen Zweck zur Verwendung kommt. Eingeschlossen ist hierbei das Brauchwasser für Lebensmittelbetriebe, ausgenommen sind natürliche Mineralwässer und medizinische Wässer. Die zuständigen nationalen Behörden mußten diese Richtlinie nach den Römischen Verträgen innerhalb von 2 Jahren nach ihrer Bekanntmachung in ihr eigenes Recht umsetzen. Es wurde gestattet, jederzeit strengere Vorschriften zu erlassen.
Eine Auflistung der einzelnen Paragraphen erübrigt sich, da diese Umsetzung in nationales Recht in der Zwischenzeit erfolgte. Daß die EG-Richtlinie einzelne Höchstwerte enthält, die analytisch bis heute gar nicht umsetzbar sind, oder daß Stoffe begrenzt werden, für die aus gesundheitlicher Sicht besser ein Mindestwert festgelegt werden sollte, wird zwar in der Bundesrepublik Deutschland eingehend erwogen, aber in Brüssel nicht diskutiert.

WHO-Empfehlungen

Die Weltgesundheitsorganisation hat ihre internationalen und europäischen Standards zusammengelegt und 1984 die *„Guidelines for Drinking Water Quality"*, Bd. I u. II veröffentlicht. Das Regelwerk ist rechtlich nicht verbindlich, es kann aber gegebenenfalls gute Dienste leisten. Die wichtigsten Kapitel der „Recommendations" betreffen: Mikrobiologische, biologische und chemisch-physikalische Aspekte und radioaktives Material im Trinkwasser, wobei nicht nur toxikologische, sondern auch ästhetische Kriterien Berücksichtigung finden. Es handelt sich nicht um ein Analogon zu den nationalen Rechtsvorschriften, vielmehr um ein echtes Nachschlagewerk mit Literaturangaben.

Trinkwasserverordnung

Die wesentlichen Abschnitte der *„Verordnung über Trinkwasser und über Wasser für Lebensmittelbetriebe“* (Trinkwasserverordnung TrinkwV) vom 5. Dez. 1990 BGBl. I. S. 2613 beinhalten:

Abschnitt 1: Beschaffenheit des Trinkwassers,
Abschnitt 2: Trinkwasseraufbereitung,
Abschnitt 3: Beschaffenheit des Wassers für Lebensmittelbetriebe,
Abschnitt 4: Pflichten des Unternehmers oder sonstigen Inhabers einer Wasserversorgungsanlage,
Abschnitt 5: Überwachung durch das Gesundheitsamt in hygienischer Hinsicht,
Abschnitt 6: Straftaten und Ordnungswidrigkeiten.

Anlage 1: Mikrobiologische Untersuchungsverfahren,
Anlage 2: Grenzwerte für chemische Stoffe,
Anlage 3: zur Trinkwasseraufbereitung zugelassene Zusatzstoffe
Anlage 4: Kenngrößen und Grenzwerte zur Beurteilung der Beschaffenheit des Trinkwassers,
Anlage 5: Umfang und Häufigkeit der Untersuchungen,
Anlage 6: Desinfektionstabletten zur Trinkwasseraufbereitung in Verteidigungs- und Katastrophenfällen.
Anlage 7: Richtwerte für chemische Stoffe.

Aus hygienischer Sicht ist vor allem § 1 zu beachten:
(1) *Trinkwasser muß frei sein von Krankheitserregern.* Dieses Erfordernis gilt als nicht erfüllt, wenn Trinkwasser in 100 ml Escherichia coli enthält (Grenzwert). Koliforme Keime dürfen in 100 ml nicht enthalten sein (Grenzwert); dieser Grenzwert gilt als eingehalten, wenn bei mindestens 40 Untersuchungen in mindestens 95 vom Hundert der Untersuchungen koliforme Keime nicht nachgewiesen werden. Fäkalstreptokokken dürfen in 100 ml Trinkwasser nicht enthalten sein (Grenzwert).
(Anmerkung der Trinkwasserkommission am BGA: 38 koliformenfreie Proben innerhalb der letzten 12 Monate im gleichen Wasser an vergleichbaren Entnahmestellen erlauben in der Folge 2 koliformenpositive Befunde; erst der dritte ist zu beanstanden.)
(2) In Trinkwasser soll die Koloniezahl den Richtwert von 100 je ml bei einer Bebrütungstemperatur von 20 ± 2 °C und bei einer Bebrütungstemperatur von 36 ± 1 °C nicht überschreiten. In desinfiziertem Trinkwasser soll außerdem die Koloniezahl nach Abschluß der Aufbereitung den Richtwert von 20 je ml bei einer Bebrütungstemperatur von 20 ± 2 °C nicht überschreiten.
(3) Bei Trinkwasser aus Eigen- und Einzelversorgungsanlagen, aus denen nicht mehr als 1 000 m^3 im Jahr entnommen werden, sowie bei Trinkwasser aus Sammel- und Vorratsbehältern und aus Wasserversorgungsanlagen an Bord von Wasserfahrzeugen, in Luftfahrzeugen oder in Landfahrzeugen soll die Koloniezahl den Richtwert von 1 000 je ml bei einer Bebrütungstemperatur von 20 ± 2 °C und den Richtwert von 100 je ml bei einer Bebrütungstemperatur von 36 ± 1 °C nicht überschreiten. Für Trinkwasser aus Wasserversorgungsanlagen auf Spezialfahrzeugen, die Trinkwasser transportieren und abgeben, gilt Absatz 2.

(4) In Trinkwasser, das mit Chlor, mit Natrium-, Magnesium- oder Kalziumhypochlorit oder mit Chlorkalk desinfiziert wird, muß außerdem nach Abschluß der Aufbereitung ein Restgehalt von mindestens 0,1 mg freiem Chlor je Liter nachweisbar sein und in Trinkwasser, das mit Chlordioxid desinfiziert wird, muß nach Abschluß der Aufbereitung ein Restgehalt von mindestens 0,05 mg Chlordioxid je Liter nachweisbar sein. Wird das Trinkwasser vor Übergabe in das Verteilernetz entchlort, muß der Restgehalt vor der Entchlorung nachweisbar sein.

§ 5 (2) Zusatzstoffe dürfen dem Trinkwasser nur bis zu den in der Anlage 3, Spalte e und f festgelegten Höchstmengen zugesetzt werden.
(4) Inhaber von Wasserversorgungsanlagen nach § 8 Nr. 1 dürfen Wasser durch Ionenaustausch nur enthärten, wenn dabei nicht zugleich der Gehalt an Natriumionen im Trinkwasser erhöht wird. Für den Haushalt gilt diese Einschränkung nicht, der generelle Natriumgrenzwert muß allerdings eingehalten werden.
§ 10 (1) besagt, der *Unternehmer* oder sonstige Inhaber einer Wasserversorgungsanlage hat das Wasser nach Maßgabe der §§ 11 und 12 *zu untersuchen oder untersuchen zu lassen.* § 13 bestimmt sinngemäß, daß die zuständige Behörde anordnen kann, auf andere als die in den Anlagen genannten Stoffe und Mikroorganismen (z. B. auf Fäkalstreptokokken, sulfitreduzierende, sporenbildende Anaerobier, Pseudomonas aeruginosa, pathogene Staphylokokken, Legionellen, atypische Mykobakterien, Fäkalbakteriophagen oder entsprechende Viren sowie ergänzende Schadstoffe) zu untersuchen. Bei Wasserversorgungsanlagen, aus denen nicht mehr als 1000 m^3 pro Jahr entnommen werden, bestimmt die zuständige Behörde, ob und welche physikalisch-chemischen und chemischen Untersuchungen durchzuführen sind und in welchen Zeitabständen dies zu erfolgen hat.
Grenzwertüberschreitungen, laufende Koloniezahlerhöhungen und Belastungen des Rohwassers, die zu Grenzwertüberschreitungen führen können, sind dem Gesundheitsamt unverzüglich anzuzeigen (§ 15).
Das Gesundheitsamt hat die Wasserversorgungsanlagen in hygienischer Hinsicht durch Prüfungen (alle 3 Jahre) und Kontrollen (zweimal pro Jahr) zu überwachen (Ausnahmen und Sonderregelungen siehe TrinkwV).

Die in *Anlage 1* aufgeführten mikrobiologischen Untersuchungsmethoden sind im Detail einzuhalten. Insbesondere ist der E.coli/Koliformennachweis mittels Kultur in *Laktosebouillon* vorzunehmen, die Kultur auf Membranfilter unter Einsatz fester Nährböden (Endoagar) darf nur zusätzlich erfolgen. Können die Wasserproben nicht innerhalb von 3 Stunden nach der Entnahme untersucht werden, sind sie kühl aufzubewahren; bei der Entnahme von Wasser, das mit Chlor, Hypochlorit, Chlorkalk oder Chlordioxid desinfiziert wurde, sind die Entnahmegefäße vorher mit *Natriumthiosulfat zur Neutralisierung* des Restchlors zu beschicken.
In der *Anlage 2* sind die Grenzwerte für toxische Stoffe entsprechend der EG-Richtlinie benannt (Arsen, Blei, Kadmium, CKW usw.).
Die *Anlage 3* regelt die Desinfektion, Oxydation, Reduktion, Hemmung der Korrosion und Steinablagerung sowie den Entzug unerwünschter Stoffe im Trinkwasser.

Die Desinfektion mit *Chlor, Hypochlorit* sowie *Chlorkalk* ist bis zu einer Höchstmenge im Trinkwasser von 0,3 mg/l (in Ausnahmefällen bis 0,6 mg/l) gestattet.
Hinzu kommt die Einschränkung, daß dabei nur 0,010 mg Trihalogenmethane pro Liter entstehen dürfen (Summe von Chloroform, Bromoform, Dichlorbrommethan, Dibromchlormethan).
Als weitere Desinfektionsmittel dürfen *Chlordioxid* (bis 0,2 mg/l und einem höchsten Chloritwert von 0,2 mg/l) sowie *Ozon* (mit einer Begrenzung bis 0,05 mg/l und höchstens 0,010 mg/l Trihalogenmethanen) und *Silber* bis 0,08 mg/l eingesetzt werden. Weitere Einzelheiten sind in der Verordnung nachzulesen.

Die *Anlage 4* enthält außer gesundheitlich bedeutsamen Grenzwerten (Aluminium, Natrium, Sulfat) auch physikalisch-chemische Kenngrößen im Sinne der DIN 2000 (Leitfähigkeit, Eisen, Mangan, Ammonium, Barium, Bor, Calzium, Chlorid, Kalium, Kjeldahl-Stickstoff, Magnesium, Phosphor, Silber, Tenside, gelöste oder emulgierte Kohlenwasserstoffe, mit Chloroform extrahierbare Stoffe), deren Grenzwerte besonders die *organoleptische Beschaffenheit,* aber auch die *technische Brauchbarkeit* gewährleisten sollen.

Die Novelle der TrinkwV unterscheidet sich von der bisherigen durch den Einschluß der Trinkwasseraufbereitungsverordnung (Zusatzstoffe); außerdem wird klargestellt, daß der Eigentümer einer Hauswasserleitung für die Wasserqualität von der Übernahmestelle bis zum Zapfhahn verantwortlich ist. In Notfällen können befristete Ausnahmen von den Grenzwerten der Anlage 2 erteilt werden. Von den Parametern der Anlage 4 ist dies allein durch Rechtsverordnung der Landesregierungen möglich.

Bundesseuchengesetz und Lebensmittel- und Bedarfsgegenständegesetz

Im BSeuchG, das die Trinkwasserverordnung vor allem hinsichtlich der Anlage 2 deckt, bestimmt der § 11: Trinkwasser sowie Wasser für Betriebe in denen Lebensmittel gewerbsmäßig hergestellt oder behandelt werden oder die Lebensmittel für die Bevölkerung gewerbsmäßig in den Verkehr bringen, muß so beschaffen sein, daß durch seinen Genuß oder Gebrauch eine Schädigung der menschlichen Gesundheit, insbesondere durch Krankheitserreger, nicht zu besorgen ist.
Das LMBG deckt die Parameter der Anlage 4 der TrinkwV und regelt im Grundsatz die Zusatzstoffe.

2.2.3 Trinkwasserbeurteilung

Ortsbesichtigung

Bewertet wird bei der Begehung die Herkunft, Fassung und Förderung des Wassers, wobei außer dem eigentlichen Zustand auch die Möglichkeit einer Verunreinigung bei starkem Regen, Schneeschmelze, Hochwasser zu beachten ist. Bei der Anlage von Wasserwerken ist ferner die künftige Besiedlung der Umgebung zu berücksichtigen. *Ein chemisch und bakteriologisch einwandfreier Befund schließt also eine grundsätzliche Beanstandung nicht aus.*

Bezüglich der *Herkunft des Wassers* ist besonders die nähere Umgebung des Brunnens wichtig, Jauchegruben, Kanäle, Fabrikabwässer, unreine Bäche oder Flüsse gehören nicht in die Nähe von Entnahmestellen. Die zu fordernde Entfernung richtet sich nach der Fließgeschwindigkeit des Grundwassers (mehr als 50 Tage Verweildauer im Boden). Bei Quellen ist eine Verunreinigungsmöglichkeit des oberhalb liegenden Geländes gefährlich.
Die *Beurteilung der Fassung* erfolgt bei Brunnen nach dem baulichen Zustand, insbesondere des Deckels und der Höhe des Mauerkranzes über der Erde (ca. 25 cm). Die Anbringung von Entnahmehähnen ist zu fordern. Der Brunnen soll mindestens bis zu 4 m Tiefe dicht sein. Bei Talsperren und Seen ist auf genügende Entfernung des Saugrohrkopfes vom Ufer, vom Boden und vom Wasserspiegel zu achten.
Eine hygienisch einwandfreie *Förderung* liegt vor, wenn der Zustand von Pumpe, Rohrleitungen, Reinigungs- und Enteisenungsanlagen und Sammelbecken Verunreinigungen und Infektionen ausschließt.
Hoch- und Tiefbehälter müssen wasserdicht und insektensicher belüftet sein. Zur Beschichtung bzw. Auskleidung sollen nur Materialien verwendet werden, die korrosionssicher und frei von gesundheitlich bedenklichen Bestandteilen entsprechend den Vorschriften der KTW-Richtlinien sind. Die Verkeimung von Hochbehältern und anderen Reservoiren hat in der jüngsten Zeit zu Problemen in der Trinkwasserversorgung geführt und eine intensive Forschungstätigkeit ausgelöst.

Sinnenprüfung des Wassers

Geprüft werden Färbung, Geruch, Geschmack und Trübung des Wassers.
Trübung kann bedingt sein durch Lehm, Humus oder Plankton und ständig auftreten, während Nachtrübungen bei anfangs klarem Wasser zumeist von ausfallenden Eisen- und Mangansalzen herrühren.
Vorübergehende Trübungen, vor allem wenn sie nach starken Niederschlägen oder Hochwässern auftreten, erwecken stets den Verdacht auf Eindringen von ungenügend filtriertem Oberflächenwasser. Eine beim Stehen entweichende, milchige Trübung des Wassers kommt dagegen durch eine Übersättigung mit Luft zustande. Sie ist gesundheitlich bedeutungslos, wenn sie durch Kompressoren oder Windkessel hervorgerufen wurde. Entsteht sie jedoch durch Einsaugen von Luft an schadhaften Stellen, so weist sie auf gesundheitsgefährdende Verunreinigungen hin.
Trübungen sind nach den Vorschriften der Trinkwasserverordnung mit dem spektralen Streukoeffizienten zu bestimmen. Der Grenzwert beträgt 1,5 Trübungseinheiten/Formazin.
Gelbe oder braune *Verfärbung* stammt oft von Huminstoffen aus moorigem Boden, grünliche Trübung von Algen, rötlichgelbe von Eisen, dunkelbraune von Manganverbindungen. In der Praxis wird der spektrale Absorptionskoeffizient mit einem Spektral- oder Filterphotometer bei Hg 436 nm gemessen (Grenzwert 0,5 m^{-1}).
Geruchliche Beeinträchtigung des Grundwassers ist am häufigsten durch H_2S bedingt, wobei dies keinesfalls einen sicheren Schluß auf die Anwesenheit von faulendem Eiweiß erlaubt. Besonders bei Tiefenwässern entsteht H_2S aus Eisensulfidverbindungen. Bei Wasser aus Oberflächenwässern können unangenehmer Geruch und Geschmack nicht nur durch Verunreinigun-

gen mit menschlichen oder tierischen Abgängen, Tierleichen oder Pflanzenresten, sondern auch durch industrielle Produkte (Phenole, Mineralöle, Teer u. a.) bedingt sein. In solchen Fällen ist das Wasser zu beanstanden. Phenole können überdies in geringster Menge in Verbindung mit Chlor (Chlorphenole) dem Wasser einen widerlichen – an Jodoform erinnernden – Geschmack verleihen; sie entstammen zuweilen aus ungeeigneten Dichtungs- und Anstrichstoffen von Rohrleitungen und Behältern. Auch in nicht durch Abwässer belasteten Oberflächenwässern, z. B. aus Talsperren, können unangenehme Gerüche auftreten, wofür in der Regel Algen die Ursache sind. Der Bewertungsmaßstab ist der sog. Geruchsschwellenwert (Grenzwert: 2 bei 12 °C und 3 bei 25 °C). Die Prüfung erfolgt unter stufenweiser Verdünnung mit geruchsfreiem Wasser.
Die *Geschmacksprüfung* umfaßt die Richtungen fade (weiches Wasser), bitter (Magnesiumsalze), salzig (Chloride), faulig (H_2S), moorig (Huminsäuren), fischig (Plankton), metallisch (Eisen), nach Soda oder laugig (hoher pH-Wert). Die Prüfung erfolgt frisch und nach Erwärmung auf 60 °C. Bei Infektionsverdacht erhitzt man vorher 10 Minuten auf mehr als 80 °C und kühlt wieder ab. In der TrinkwV wird eine Geschmacksprüfung nicht verlangt.
Die Bestimmung der *Temperatur* mittels Sinnenprüfung gibt nur groben Anhalt. Zur exakten Bestimmung ist deshalb ein auf $^1/_{10}$ °C geeichtes Thermometer erforderlich.

Mikrobiologische Wasseruntersuchung

Entnahme

Die bakteriologische Wasseruntersuchung erfolgt durch *Kulturverfahren*. Mikroskopisches Suchen von Bakterien in Trinkwasser ist aussichtslos und im Hinblick auf die notwendige Unterscheidung von lebenden und toten Keimen auch wenig sinnvoll. Zur bakteriologischen Kontrolle entnimmt man keinesfalls das im Rohr abgestandene Wasser – es sei denn man will auf Legionellen untersuchen –, sondern läßt es 5–10 Minuten lang abfließen. Das Wasser wird in keimfreier 500-ml-Thermosflasche aufgefangen, ohne deren Ausgußrand oder den Flaschenteil des Stopfens zu berühren.
Der vielfach noch übliche Transport in 100-ml-Glasflaschen, z. T. als Post- oder Bahnpaket, führt häufig in der warmen Jahreszeit zu Keimzahlsteigerungen und damit zu ungerechtfertigten Beanstandungen. Auf der anderen Seite muß ein Absterben der Keime durch Fortwirkung des evtl. zur Desinfektion zugefügten Chlors nach der Entnahme durch Zugabe von *Natriumthiosulfat* verhindert werden.
Nach der Trinkwasserverordnung muß eine Wasserprobe – sofern sie nicht 3 Stunden nach der Entnahme verarbeitet ist – gekühlt transportiert werden. Wir transportieren die Proben max. 6 Stunden in Thermosflaschen, d. h., sie kommen mit unveränderter Temperatur zur Verarbeitung. Ein Postversand wird im Normalfalle nicht akzeptiert.

Koloniezahl

Die *Koloniezahl* ist ein Indikator für den allgemeinen Reinheitsgrad eines Wassers sowie ein Maßstab für den Wirkungsgrad einer Aufbereitung.
Höhere Keimwerte deuten auf stagnierendes Wasser oder allgemeine Verunreinigungen durch Schmutz und Erde hin. Es kann sich aber auch um Wasser aus Flachbrunnen in oberen, noch keimhaltigen Erdschichten oder um Undichtigkeiten des Brunnens und Zulauf von Regenwasser handeln.
Die Beurteilungskriterien sind auf S. 167 angeführt.

Kolinachweis

Escherichia coli ist im Dickdarm des Menschen und vieler Tiere in Mengen von 10^6-10^{10}/g vorhanden. Man ist deshalb in der Lage, mit Hilfe dieser Keime selbst Spuren von Fäkalien im Wasser zu ermitteln. Wo Fäkalkoli hingelangen, können gelegentlich auch Krankheitserreger auftreten. Fäkalkoli gelten daher als Indikatoren für Salmonellen und ähnliche Erreger. In der Praxis besteht allerdings insofern eine Schwierigkeit, als Kolikeime sich auch in der Natur (am Gras, Getreide, im Boden usw.) in Form von Varianten mit anderen Fermentausstattungen finden. Man nennt diese Gruppe „koliforme Keime" und trennt sie mit Hilfe einer „bunten Reihe" von den Fäkalkoli ab. Einwandfreies Wasser ist in 100 ml frei von Escherichia coli und Koliformen.

Methode:
Kolititer: Fallende Mengen des zu untersuchenden Wassers (100,0, 10,0, 1,0 und 0,1 ml) werden mit Laktosebouillon versetzt und bei 36 ±1 °C über minimal 24 ±4 Std., wenn negativ bis 44 ±4 Std. bebrütet. (Vorgeschrieben ist nur der Ansatz von 100,0 ml.) Das Auftreten von Trübung und Gasbildung rechtfertigt den Verdacht auf Koliwachstum, der dann durch Ausimpfung, Isolierung und „bunte Reihe" zu bestätigen ist (negative Zytochromoxidasereaktion, Laktosevergärung bei 36 ±1 °C nach 24 ± 4 Std., Indolbildung, Spaltung von D-Glukose oder Mannit bei 44 ±1 °C in 24 ±4 Std. zu Säure und Gas, fehlendes Wachstum in Zitratlösung).
Ergänzend kann die *Membranfiltration* eingesetzt werden, deren Vorteil in der quantitativen Erfassung der Keime besteht: 100 ml Wasser (je nach vermutlicher Koliformenzahl auch 10 oder 1 000 ml) werden durch ein Membranfilter gesaugt, das auf Endoagar 24 ±4 Std. bei 36 ±1 °C bebrütet wird. Man impft rotwachsende Keime ab und überprüft auf Zugehörigkeit zur Fäkalkoligruppe durch eine „bunte Reihe". Koliforme unterscheiden sich von den Escherichia coli durch fehlende Indolbildung (positiv möglich) und positive Zitratausnutzung (negativ möglich). Es ist gestattet, anstelle der Flüssigkeitsanreicherung (= Kolititer) die Membranfiltration von 100 ml Wasser mit Einbringen des Filters in 50 ml 1%ige Laktosebouillon einzusetzen.

Wir untersuchen das Wasser grundsätzlich auf *Fäkalstreptokokken*, denn sie stellen, wie Escherichia coli, normale Darmkeime dar; außerdem wird auf *Pseudomonas aeruginosa* und *sulfitreduzierende, sporenbildende Anaerobier* (Nährböden s. TrinkwV) kontrolliert.
Weil verschiedene Sporenarten in höheren Konzentrationen Lebensmittelvergiftungen auslösen können (s. S. 23 f), ist ihre Anwesenheit im Trinkwasser unerwünscht. Sie sollten deshalb in Trinkwassereinzugsgebieten nicht zur

biologischen Schädlingsbekämpfung (z. B. Bacillus thuringensis aus der Bacillus-cereus-Gruppe zur Raupenbekämpfung – s. Monographie *Krieg* [1986]) eingesetzt werden, wenn ein gestörtes Bodenprofil besteht oder zu vermuten ist (*Müller* 1977).
Bei allen mikrobiologischen Tests ist zu beachten, daß sie im Grunde nur „*Momentaufnahmen*" darstellen, weshalb einmalige Analysen, besonders mit günstigem Resultat, keine Beweiskraft besitzen.

Grundsätzlich gilt für die Beurteilung von Trinkwasser durch Laboruntersuchungen, daß sie sich niemals auf ein einzelnes Kriterium stützen kann und darf; immer müssen mehrere chemische Substanzen und verschiedene mikrobiologische Tests herangezogen werden. Nur auf diese Weise kann zwischen Stoffen fäkalen und geologischen Ursprungs differenziert und Irrtümern im bakteriologischen Labor vorgebeugt werden.

Chemische Untersuchung

Es ist nicht zweckmäßig, zur Analyse abgestandenes Leitungswasser zu nehmen, es sei denn, es besteht der Verdacht auf Blei- oder Kupferanwesenheit. Man läßt deshalb 10 Minuten lang ablaufen. Bei Einzelversorgungen bietet eine Probeentnahme bei Regenwetter, Schneeschmelze oder Hochwasser die beste Aussicht, auch unregelmäßige Zuflüsse zum Brunnen ausfindig zu machen. Für chemische Routineanalysen sind 2 Liter in völlig sauberen, mit dem zu untersuchenden Wasser ausgespülten Schliffstopfenflaschen erforderlich. Spurenstoffbestimmungen bedingen je nach Umfang meist größere Mengen. Chemische Überprüfungen sind in der Regel in einem Abstand von höchstens einem Jahr, bei über 1 000 000 m^3 2mal pro Jahr durchzuführen (Ausnahmen s. TrinkwV).

Standardanalysen

Die *Reaktion* des Wassers ist in der Mehrzahl der Fälle neutral oder schwach alkalisch, ein pH-Wert von weniger als 7,0 kann durch CO_2 oder Huminsäuren, von über 7,0 durch Bikarbonate, gelöschten Kalk in der Nähe des Brunnens oder Zementringe neuer Brunnen entstehen. Die zulässige Toleranzbreite wird in der TrinkwV mit 6,5–9,5 angegeben. Der delta-pH-Wert darf nicht niedriger als −0,2 liegen.
Der *Abdampfrückstand* des Trinkwassers überschreitet im allgemeinen 500 mg/kg nicht, allerdings weisen harte Wässer (Würzburg, Mainzer Becken usw.) oft beträchtlich höhere Werte auf. Die EG-Richtlinie „Trinkwasser" gibt als Grenzwert 1 500 mg/l Trockenrückstand bei 180 °C an, die Trinkwasserverordnung verzichtet auf eine Kontrolle dieses Parameters.
Der Summenparameter *organische Substanz* signalisiert als solcher noch keine Gesundheitsgefahr. Spuren, wie sie normalerweise im Grundwasser zu finden sind, gelten auf jeden Fall als belanglos. Bakterien bilden gewichtsmäßig nur einen kleinen Teil davon. Höhere Konzentrationen deuten dagegen auf eine unvollständige Bodenfiltration oder auf Verschmutzungsgefahr von oben her.
Gebräuchlich ist noch die Bestimmung des sog. $KMnO_4$-Verbrauchs oder des chemischen Sauerstoffbedarfs (CSB) mit Kaliumdichromat.

Zur Routineanalyse rechnet heute die Ermittlung des totalen organischen bzw. des gelösten organischen Kohlenstoffes (TOC bzw. DOC).

Stickstoffverbindungen sind besonders kennzeichnend für gesundheitlich bedenkliche Abfallstoffe, denn Fäkalien enthalten viel Harnstoff und frisch entleerter Kot hat etwa 3 cm^3 Ammoniak je 100 g. Unbedenklich ist aber selbst reichlich NH_3 im Wasser aus torfigem Boden, wenn es nur aus der Pflanzenzersetzung stammt.

Ferner besteht kein Grund zu besonderen Maßnahmen, wenn NH_3 aus Nitrit oder Nitrat durch Reduktion entstanden ist. Dieser Vorgang kann z. B. bei der Oxidation von Eisen in sauerstofffreiem Grundwasser ablaufen. Es ist also nicht zulässig, jede NH_3-Anwesenheit mit einer Fäkalverunreinigung gleichzusetzen. Bei der Wasseraufbereitung stören aber höhere Ammoniakkonzentrationen wegen der Chloraminbildung und der eventuellen Förderung der Verkeimung. Die TrinkwV begrenzt deshalb Ammonium auf 0,5 mg/l.

Nitrite sind hygienisch wie Ammoniak zu bewerten, bezüglich der Toxizität s. S. 180 ff.

Bei den *Neutralsalzen* deutet die Anwesenheit von *Nitrat* auf ältere, hygienisch nicht mehr bedenkliche Verunreinigungen hin (über Nitrat als toxische Verbindung s. S. 180 ff).

Sulfate sind häufig geologische Bestandteile des Bodens. Sie zerstören Zement und Beton und wirken beim Menschen abführend. Der geltende Grenzwert beträgt 240 mg/l.

Bei den *Chloriden* ist der Schluß auf eine Verunreinigung nur zulässig, wenn der für die Gegend bekannte Chloridgehalt in einzelnen Brunnen in derselben wasserführenden Schicht überschritten wird (s. S. 134).

Die *Härte* wird durch Ca und Mg, besonders durch deren kohlensaure und schwefelsaure Salze erzeugt. Von diesen fallen beim Kochen die Bikarbonate aus (= vorübergehende oder Karbonathärte), die Sulfate bleiben in Lösung (= bleibende oder Gipshärte).

Man unterscheidet (°dH = deutsche Härtegrade):

– Härtebereich 1	< 7 °dH =	< 1,253 mmol/l,
– Härtebereich 2	7–14 °dH =	1,253–2,506 mmol/l,
– Härtebereich 3	14–21 °dH =	2,506–3,759 mmol/l,
– Härtebereich 4	> 21 °dH =	> 3,759 mmol/l.

Die Härte beeinflußt Getränke und Speisen. Bei Tee und Kaffee beeinträchtigt die Karbonathärte den Geschmack durch Reaktionsänderung. Hartes Wasser erhöht den Seifenverbrauch durch die Bildung unlöslicher Kalzium- und Magnesiumseifen, die nicht schäumen und nicht reinigen. Kochen treibt CO_2 aus den Bikarbonaten aus, die Karbonathärte fällt aus (Kesselstein). Auch ohne Kochen verfliegt CO_2 aus dem Wasser an der Luft, es bildet sich dann Tropfstein.

Bezüglich der gesundheitlichen Bedeutung der Härte s. S. 164.

2.2.4 Krankheitserreger im Trinkwasser

TrinkwV und DIN 2 000 fordern: „Wasser muß frei sein von Krankheitserregern." Bei den im Wasser in Betracht kommenden pathogenen Bakterien und Viren handelt es sich vorzugsweise um Mikroorganismen, die im Gegensatz zu den sehr hinfälligen Gonokokken, Luesspirochäten oder Masernviren den Einwirkungen der Außenwelt hinreichend Widerstand bieten. In Tab. 39 ist die *Tenazität* (= Stabilität der Infektiosität) angeführt (Clostridium tetani,

Tabelle **39** Tenazität der Mikroorganismen.

Erregerart	Krankheit	Überlebensdauer in Tagen in Leitungswasser	Flußwasser	Meerwasser	Abwasser
Vibrio comma	Cholera	4–28	1–92	bis 47	1–213
Salmonella typhi	Typhus	2–93	4–183	3–28	2–115
Salmonella paratyphi B	Paratyphus	27–37	–	4–9	2–500
Salmonella enteritidis	Gastroenteritis	–	–	–	23–36
Shigella dysenteriae	Ruhr	15–27	12–93	5–72	2–4
Shigella sonnei	Ruhr	20–50	–	–	bis 310
Brucella abortus	Morbus Bang	5–85	–	–	2–77
Leptospira sp.	Morbus Weil u. a.	–	bis 150	–	bis 60
Mycobacterium tuberculosis	Tbc	–	–	–	48–197
Clostridium tetani	Tetanus	versport	fast unbegrenzt		
Bacillus anthracis	Milzbrand	versport	fast unbegrenzt		
Enteroviren*	Polio u. a.	200	–	–	–
Vacciniavirus*	–	200	–	–	–
Reovirus*	–	150–175	–	–	–
Herpesvirus*	Herpes	15–25	–	–	–
Rhabdovirus*	Stomatitis vesiculosa	25	–	–	–
Askarideneier	Spulwurmerkrankung	–	–	–	30

* nach *Mayr*, Reduktion der Infektiosität um 99% bei 9–15 °C

Bacillus anthracis und Askarideneier sind aus informativen Gründen angefügt).

Eine Übertragung von Infektionskrankheiten auf dem *Wasserweg* ist also vorzugsweise zu befürchten bei Anwesenheit von Salmonella typhi und paratyphi, Choleravibrionen, Campylobacter-Arten, Leptospiren und Ruhramöben. Auch pathogene Kolikeime kommen gelegentlich vor, z. B. beschrieben *Gunkel* u. Mitarb. 1985 einen Ausbruch mit enterotoxinbildenden Escherichia-coli-Stämmen (ETEC) in einem kleinen Erholungsort nahe Erfurt. Am häufigsten wurden Epidemien durch Typhus- und Choleraerreger ausgelöst. Zwar sind die Epidemien heute seltener, und auch die Erkrankungszahlen pro Epidemie sind wegen des besseren Schutzes in den großen Wasserwerken zurückgegangen, aber die Gefährdung ist trotzdem nicht zu unterschätzen. Es wird von verschiedenen Autoren angeführt, daß verunreinigtes Wasser für 30–40% aller Typhusfälle verantwortlich ist. Besonders die akuten Epidemien sind bis ins Detail studiert worden. Sie haben in der Regel explosiven Charakter (s. S. 7).

Die Zahl der Fälle gibt dabei gewisse Hinweise auf die Ursache.
Ist ein Brunnen oder eine Quelle verseucht, so resultieren vielleicht einige zehn oder weniger Erkrankungen. Einzelinfektionen können z. B. beim Baden in verseuchten Gewässern oder beim regelrechten Trinken von „kristallklarem", in Wirklichkeit aber doch mit Typhusbakterien kontaminiertem Bachwasser entstehen (*Rottmann* u. Mitarb. 1975). Sind Hunderte von Personen betroffen, ist meist eine große Wasserversorgungszentrale kontaminiert. Die häufigsten Gründe für solche akuten Wasserepidemien sind gegenwärtig die Verunreinigungen von Trinkwasser mit technischem Gebrauchswasser, also eine Nichtbeachtung der DIN 1988, und die Verseuchung von Einzelbrunnen infolge unsachgemäßer Beseitigung von Jauche, Fäkalien usw. im Einzugsgebiet. Chronische, wasserbedingte Epidemien wurden während des 19. und zu Beginn des 20. Jahrhunderts laufend beobachtet. Sie entstanden oft als Folge der Verwendung von nichtdesinfiziertem Oberflächenwasser. Man sollte nicht vergessen, daß sich in den USA und in Kanada von 1920–1960 540 Wasserepidemien ereignet haben. Etwa 70% dieser Epidemien traten in kleineren Gemeinden bis 5 000 Einwohnern und 85% bei kleineren Gruppenwasserwerken auf.

Zur Information über die epidemiologischen Vorgänge sei eine klassische Typhuswasserepidemie beschrieben:

Pforzheim 1919 (4 000 Typhusfälle, 400 Tote). Am 10. 3. 1919 traten 19 Fälle auf, bis zum 12. März waren es bereits 500, am 20. März 1 700. Es handelte sich also um eine typische Explosivepidemie. Schon am 11. März, also am 2. Tag der Epidemie, wurde festgestellt, daß die Erkrankungen nur in dem Stadtgebiet auftraten, das sein Wasser aus dem Grösselbachtal erhielt (Abb. **41**).
Die Analyse der Epidemie ergab folgendes Bild: Ein Mädchen aus einem Nachbardorf von Pforzheim war auswärts in einer Mühle im Dienst. Die Familie bezog ihr Wasser aus dem Mühlbach. Das Mädchen erkrankte im Januar 1919, wurde nach Hause geschickt, wo der herbeigerufene Arzt „Darmgrippe" diagnostizierte. Nach 8 Tagen nahm das Mädchen die Arbeit wieder auf. Einige Tage später erkrankten dann die zu Hause gebliebenen Geschwister, angeblich auch an „Darmgrippe". Die Ausscheidungen wurden undesinfiziert in die Jauchegrube geschüttet. Anfang Februar, als eine dicke Schneedecke auf den Feldern lag, brachte der Vater die Jauche zur Düngung auf das Feld. Bei der folgenden Schneeschmelze lief das Wasser dem Gefälle nach auf dem gefrorenen Boden in Richtung der Quellfassungen im Grösseltal und versickerte in deren Einzugsbereich. 14 Tage später (Inkubationszeit) traten die ersten Typhusfälle auf. Später wurde durch Salzungs- und Bakterienversuche der Zusammenhang zwischen der gedüngten Wiese und dem Brunnen festgestellt. Die Keime benötigten etwa 10 Stunden, um den rund 350 m weiten Weg zurückzulegen.

Im allgemeinen waren Typhus- und Paratyphusepidemien, die durch Trinkwasser verbreitet wurden, häufiger als gemeinhin angenommen wird. Im Bereich der Zivilisationsländer dürften insgesamt in den letzten 100 Jahren ca. 1 000 Krankheitsausbrüche aufgetreten sein. Betroffen waren vor allen Dingen kleinere Gemeinden und kleinere Gruppenwasserversorgungen.
Nach den letzten Berichten der CDC 1988 in Atlanta wurden in den USA

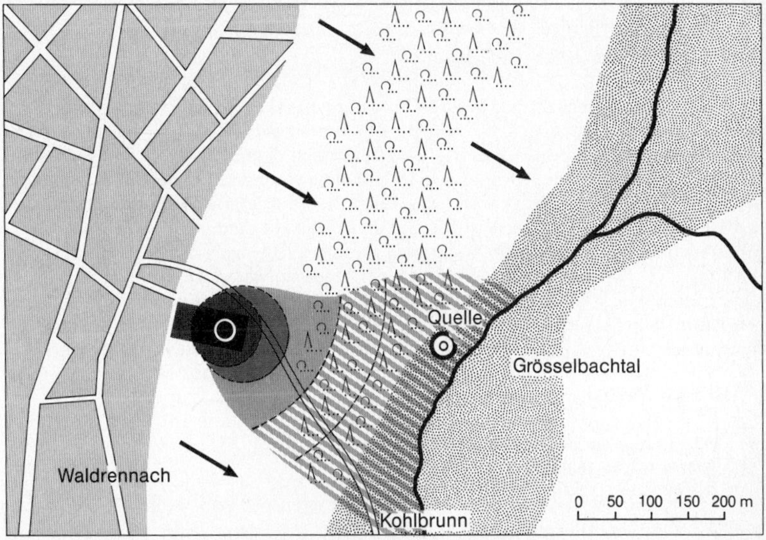

Abb. **41** Typhusepidemie in Pforzheim.

1980–1985 215 wasserbedingte Epidemien registriert. Es handelte sich um Shigellen, Giardia lamblia, „parvoviruslike agents", Salmonellen, Campylobacter u. a. 10% der Ausbrüche entstanden durch Bakterien, 28% durch Parasiten, je 9% durch Viren und Chemikalien, 44% betrafen „acute gastrointestinal illness" ohne eindeutige Charakterisierung der Krankheitsursache. Mehr als die Hälfte ließen sich auf Wasserversorgungen in Lagern, Parks, Campingplätzen usw. zurückführen, wo meist nur nichtdesinfiziertes Wasser zur Verfügung stand, während öffentliche Versorgungen lediglich in einzelnen Fällen beteiligt waren. Bei über der Hälfte der seit 1971 dokumentierten Ausbrüche konnte die Ursache nicht aufgeklärt werden.

Über Trink- und Oberflächenwasser können besonders die sehr resistenten, unbehüllten „Darmviren" verbreitet werden, während behüllte Viren – mit Ausnahme der Paramyxoviren – im Wasser rasch an Infektiosität verlieren (*Mayr* 1980).
Die ersten epidemiologischen Hinweise kamen 1955 aus Indien. In Delhi ereigneten sich ca. 29 000 ikterische Erkrankungen, deren Ursache eine massive fäkale Umweltverschmutzung mit Einschwemmung großer Virusmengen in die Gewässer und in das Versorgungsnetz gewesen war (*Mosley* 1966).
1944 trat in der Nähe von Philadelphia eine *Hepatitisepidemie* auf, bei der 344 Teilnehmer eines Jugendlagers erkrankten, nachdem eine Fäkalverunreinigung den Lagerbrunnen verseucht hatte (*Schäfer* 1977).

1979 veröffentlichten *Hoffmann* u. Mitarb. einen Artikel über *Virushepatitis und hydraulische Parameter.*

In *Worchester*, einer Stadt mit 176 000 Einwohnern, erkrankten 1969 90 von 97 Mitgliedern eines Footballteams nach Genuß von kontaminiertem Wasser auf dem Sportplatz an Hepatitis. In den folgenden 2 Jahren traten dann weitere 1 174 Fälle in der Stadt auf. Mit Hilfe einer epidemiologischen Studie wurden die regionalen Häufungen nach Hoch- und Niederdruckzonen, nach dem Alter des Trinkwasserverteilungsnetzes, nach den Typen des Abwassersystems und deren Baujahr aufgeschlüsselt. Die Korrelationsrechnungen erbrachten als wichtigstes Resultat, daß signifikante Erhöhungen der Erkrankungszahlen in denjenigen Teilen der Stadt auftraten, in denen alte Niederdruckwasserleitungen lagen und auch die Abwasserkanäle alt und als Mischsysteme ausgeführt waren. Diese Befunde stützten die Annahme, daß die beträchtliche Häufung der Hepatitisfälle durch Kontaminationen im Verteilungssystem zustande gekommen war; offenbar können Hepatitiserreger eine hierfür ausreichende Zeit überleben.
In der Zwischenzeit sind auch Veröffentlichungen über „water borne hepatitis non-A, non-B" erschienen. Nach *Sreenivasan* u. Mitarb. (1984) erkrankten 1981 1 200 Personen in Kolhapur (Indien) und nach *Belabbes* u. Mitarb. (1985) waren 1980/81 in Medea (Algerien) 788 Fälle registriert worden.

Außer den Hepatitisviren muß mit der Anwesenheit von weiteren *Enteroviren* im Rohwasser gerechnet werden, denn seit den Untersuchungen von *Enders* u. Mitarb. (1949) sind über 100 neue menschliche Enteroviren beschrieben worden. Eine Übersicht gibt die Tab. **40**.
Epidemiologisch nicht erfaßbar sind Schäden durch sog. opportunistische Problemviren, z. B. durch Adeno-, Rhino-, Reo-, Parvo-, Herpes- oder Paramyxoviren, die zu keinem erregerspezifischen Krankheitsbild führen und deren zeitliche Zuordnung als wasserbedingte Infektionskrankheit nicht erfolgen kann. Eine besondere Bedeutung für menschliche Krankheiten haben wahrscheinlich die Reo- und Rotaviren, z. T. auch die Parvoviren, über deren Transmission auf dem Wasserwege wegen ihrer schwierigen Nachweisbarkeit allerdings noch wenig bekannt ist. Interessant sind davon vor allem die *Rotaviren*, die sich bevorzugt in der Dünndarmschleimhaut vermehren und zu schweren Diarrhöen bei Kindern und bei Reisenden, auch im synergistischen Zusammenwirken mit Enterobakterien, führen können. Als Beweis für die Anwesenheit im Oberflächenwasser ist ihr Nachweis in Muscheln anzusehen. Das Vorkommen in verunreinigtem Trinkwasser ist bis jetzt nicht bewiesen, aber wahrscheinlich (*Mayr* 1980), immerhin gibt es epidemiologische und experimentelle Hinweise (*Hopkins* u. Mitarb. [1984]: Ausbruch in Colorado 1981; *Tao* u. Mitarb. [1984]: 2 Epidemien in China 1982/83 mit 5 942 bzw. 7 369 Fällen; *Sattar* u. Mitarb. [1985]).

2.2.5 Schadstoffe im Trinkwasser

Nach BSeuchG, Trinkwasserverordnung und DIN 2 000 muß Trinkwasser frei sein von Stoffen, die geeignet sind, die menschliche Gesundheit zu

Tabelle **40** Menschliche Enteroviren und zugehörige Erkrankungen (nach EPA 600/2-79-054).

Untergruppe	Zahl der Typen	Zugehörige Krankheiten
Poliovirus	3	Poliomyelitis, aseptische Meningitis
Coxsackie-Virus		
Gruppe A	23*	Herpangina, aseptische Meningitis, paralytische Erkrankung
Gruppe B	6	Pleurodynie, aseptische Meningitis, infantile Myokarditis
Echovirus	31**	aseptische Meningitis, Fieber, Exanthem, Durchfallserkrankung, Atemwegserkrankung
Hepatitis A	1	infektiöse Hepatitis
Adenovirus	31	Atemwegs- und Augenerkrankung
Reovirus	3	Fieber, Atemwegserkrankung, Durchfälle

* Typ 23 ist identisch mit Typ 9, die Nr. A 23 wird daher nicht mehr gebraucht
** Die Serotypen 10 und 28 wurden reklassifiziert, die Nummern werden nicht mehr benutzt

schädigen. Mit der Verbesserung der Analysentechnik hat sich aber herausgestellt, daß diese Schadstoffe in der Regel nicht absolut vermeidbar sind. Die meisten von ihnen lassen sich zumindest in größeren Wasservolumen als Spurenstoffe feststellen.
Da die toxische Wirkung einschließlich eines großen Teiles der kanzerogenen Effekte dosisabhängig ist, hat man für verschiedene Wasserinhaltsstoffe sog. „Grenzwerte" aufgestellt. Es ist jedoch zu betonen, daß Grenzzahlen für den zulässigen (evtl. auch den erwünschten) Gehalt des Trinkwassers an bestimmten Mineralstoffen wegen des unterschiedlichen Wasserverbrauches keinen absolut sicheren Bewertungsmaßstab bieten. Die Überschreitung eines solchen Grenzwertes ist aus juristischer Sicht bei Vorsatz oder Fahrlässigkeit ein Straftatbestand, unbeschadet der Tatsache, daß selbst eine doppelt so hohe Konzentration aufgrund der eingerechneten Sicherheitsfaktoren medizinisch keine Folgen hat. Zur Zeit gelten für gesundheitsschädliche Chemikalien in der Bundesrepublik Deutschland die Werte in Tab. **41**. Weitere, gesundheitlich bedenkliche, chemische Substanzen (Al, Cu, Na, Sulfat u. a.) sind in der Anlage 4 mit Grenzwerten belegt.

Nitrat/Nitrit

Nitrate entstehen bei der Oxidation von organischen und anorganischen Stickstoffverbindungen im Boden, sie finden sich in der Regel in den oberflächennahen Schichten. Ursache für diese Basisbelastung ist die Nitrifizierung, bei der die Stickstoffverbindungen aus fäulnisfähigen Substanzen bakteriell über Ammoniak und Nitrit in Nitrat überführt werden (Abb. **42**). Den wesentlichen Beitrag zur Nitratanreicherung leistet aber die

Tabelle **41** Grenzwerte für chemische Stoffe (Anlage 2 zu § 2 Abs. 1).

Lfd. Nr.	Bezeichnung	Grenzwert mg/l	berechnet als	zulässiger Fehler des Meßwertes ± mg/l
1*	Arsen	0,01	As	0,005
2	Blei	0,04	Pb	0,02
3	Cadmium	0,005	Cd	0,002
4	Chrom	0,05	Cr	0,01
5	Cyanid	0,05	CN^-	0,01
6	Fluorid	1,50	F^-	0,20
7	Nickel	0,05	Ni	0,01
8	Nitrat	50	NO_3^-	2
9	Nitrit	0,1	NO_2^-	0,02
10	Quecksilber	0,001	Hg	0,0005
11	Polycyclische aromatische Kohlenwasserstoffe – Fluoranthen – Benzo-(b)-Fluoranthen – Benzo-(k)-Fluoranthen – Benzo-(a)-Pyren – Benzo-(ghi)-Perylen – Indeno-(1,2,3-cd)-Pyren	insgesamt 0,0002	C	0,00004
12	Organische Chlorverbindungen – 1,1,1-Trichlorethan – Trichlorethylen – Tetrachlorethylen – Dichlormethan	insgesamt 0,01	–	0,004
	– Tetrachlorkohlenstoff	0,003	CCl_4	0,001

Abschnitt II (besondere Untersuchungen nach § 12 Abs. 2)

Lfd. Nr.	Bezeichnung	Grenzwert mg/l	berechnet als	zulässiger Fehler des Meßwertes ± mg/l
13	a) Organisch-chemische Stoffe zur Pflanzenbehandlung und Schädlingsbekämpfung einschließlich ihrer toxischen Hauptabbauprodukte und b) Polychlorierte, polybromierte Biphenyle und Terphenyle	einzelne Substanz 0,0001 insgesamt 0,0005	– –	0,00005 0,0002
14	Antimon	0,01	Sb	0,002
15	Selen	0,01	Se	0,002

* Die laufende Nummer 1 der Anlage 2 tritt erst am 1. Januar 1996 in Kraft; bis zu diesem Zeitpunkt gilt Anlage 2 Nummer 1 in der Fassung der Verordnung vom 22. Mai 1986 (BGBl. 1 S. 760). Die laufende Nummer 12 der Anlage 2 tritt erst am 1. Januar 1992 in Kraft; bis zu diesem Zeitpunkt gilt Anlage 2 Nummer 12 in der Fassung der Verordnung vom 22. Mai 1986 (BGBl. S. 760).

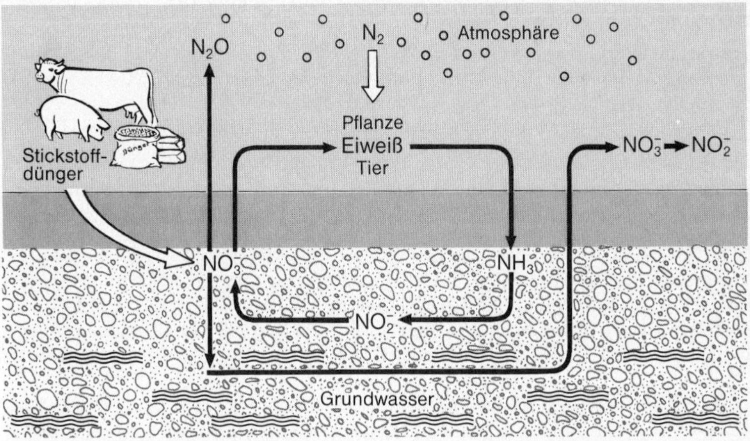

Abb. **42** Kreislauf des Stickstoffs.

Düngung der Felder mit anorganischen Produkten sowie mit Mist und Gülle. In der Tat besteht eine Korrelation zwischen der Zunahme der Düngemittelproduktion und der Steigerung der Nitratgehalte in den Grundwässern. Durch die Niederschläge werden die leichtlöslichen, salpetersauren Salze in das Grundwasser eingewaschen.

Schwille (1969) stellte in ausgedehnten Untersuchungen über die Nitratgehalte der Grundwässer im Moseltal eindeutig fest, daß die hohen Werte hauptsächlich auf die Mineralstoffdüngung zurückzuführen sind. Es kommt allerdings auf die lokalen Verhältnisse an. Vor allem spielt die Bodenstruktur eine wichtige Rolle. Der Vorgang der Sickerung wird auf schweren Böden durch langsame Dränung erschwert, so daß der Stickstoff den Wurzelraum nur in geringem Umfang verläßt, während die schnelle Dränung auf Sandböden viel häufiger Gelegenheit zur Auswaschung gibt. Infolgedessen ist das Wasser aus tieferen Grundwasserstockwerken meist nitratarm oder nitratfrei.

Ingesamt kommt es bei der üblichen Kultivierungstechnik zu einer gravierenden Anreicherung des Grundwassers mit Nitrat. In dem intensiv bewirtschafteten Mainzer und Ingelheimer Raum stieg z. B. die durchschnittliche Konzentration in den Bereich von 50–150 mg/l; höhere Werte in Einzelbrunnen waren und sind keine Seltenheit. In der Zwischenzeit hat sich die Erkenntnis verbreitet, daß die Überdüngung keine wirtschaftlichen Vorteile bietet, und daß es sinnvoller ist, mit der sog. N_{min}-Methode (mineralischer Stickstoff) zu arbeiten.

(Unter der $N_m$in-Methode versteht man die Anpassung der Stickstoffdüngung zu Vegetationsbeginn im Frühjahr an den zu diesem Zeitpunkt vorliegenden N_{min}-Vorrat des Bodens ($N_{min,O}$.)

$$N_{(Frühjahrsdüngung)} = N_{(Soll)} - N_{min,O}$$

Das Verfahren erfordert die Bestimmung des Bodenvorrates $N_{min,0}$ unter Berücksichtigung der Probenahmetiefe (60 oder 90 cm), des Termins der Entnahme sowie der Anzahl und Anordnung der Einzelprobenahmen. Die N_{min}-Sollwerte liegen in der Größenordnung von 80–300 kg/ha. (Testmethoden s. *Rohmann* u. *Sontheimer* [1985].)

Die Begrenzung der Stickstoffgabe hat nicht nur die Aufgabe, die Grundwasserkontamination zu reduzieren, sondern auch die Belastung der Nahrungsmittel, über die etwa die Hälfte der menschlichen Nitrataufnahme erfolgt, zu minimieren.

Eine drastische Beschränkung bei der Düngung führt selbstverständlich zu einer Minderung des Ertrages und damit der Einkommen der Landwirte. Baden-Württemberg hat deshalb den Weg eingeschlagen, diese Ausfälle finanziell zu kompensieren. In anderen Ländern möchte man die Umkehrung des Verursacherprinzipes nicht mitmachen.

Nitrat selbst wirkt relativ wenig toxisch, die tödliche Dosis liegt bei 8–15 g, gefährlicher ist dagegen *Nitrit.* Der Schwellenwert dieses typischen Konzentrationsgiftes ist allerdings stark altersabhängig. Säuglinge mit fetalem rotem Blutfarbstoff reagieren auf ca. 10–20 mg Nitrit mit einer geringen, aber noch nicht bedenklichen Methämoglobinbildung. Das Methämoglobin oder Hämiglobin unterscheidet sich von dem normalen Oxyhämoglobin dadurch, daß das Eisen in dreiwertigem Zustand vorliegt, welches dann den Sauerstoff in den Geweben nicht mehr abgibt. Die Kinder zeigen Zyanosen und sind schließlich der inneren Erstickung ausgesetzt.
Sehr junge Kinder sind hochempfindlich gegenüber methämoglobinbildenden Substanzen, weil das fetale Hämoglobin noch einen beträchtlichen Anteil am Gesamthämoglobin besitzt, wobei sich Hb_f durch Oxidationsmittel doppelt so rasch oxidieren läßt wie das Hb_a. Zum anderen ist die Diaphoraseaktivität noch geringer und auch die Glutathion-Peroxidase, die reduziertes Glutathion zu oxidieren vermag, ist im Neugeborenenerythrozyten ebenfalls vermindert aktiv, mit der Folge, daß oxidierende Substanzen nicht wie beim Erwachsenen auf das reduzierte Glutathion abgelenkt werden können.
Dem Erwachsenen kann vom Arzt bei Koronarerkrankungen ein Vielfaches der beim Säugling wirksamen Menge als Tagesdosis verordnet werden; auch die Verträglichkeit von Nitritpökelsalz zur Fleischkonservierung ist hinreichend bekannt. Geringe Mengen wirken offensichtlich jenseits des Säuglingsalters nicht akut toxisch. Dies beruht auf einer im Körper ablaufenden Rückverwandlung von Hämiglobin in Hämoglobin. Sie erfolgt bei Anwesenheit von Nikotinsäureamid-Adenindiphosphat (=NADH), das bei der Umsetzung von Glyzerin-Aldehyd-3-Phosphat zu 1,3-Diphosphoglyzerinsäure unter der Einwirkung einer Dehydrogenase entsteht. In der UdSSR sollen erhöhte Methämoglobinspiegel bis 7% auch bei älteren Kindern in Gebieten mit 23–204 mg NO_3^--N/l entstanden sein; *Craun* u.

Mitarb. konnten diese Angaben in den USA bei einer Kontrollstudie an 102 1- bis 8jährigen Kindern nicht bestätigen. Experimentelle Untersuchungen haben aber gezeigt, daß sowohl im Reagenzglas als auch im Magen (von Versuchstieren) beim Zusammentreffen von Nitrit mit sekundären oder tertiären Aminen hochkanzerogene Nitrosamine (s. S. 386 ff) entstehen können.

Im Trinkwasser liegen die Nitritmengen meist im Bereich von weniger als 0,1 mg/l, in Deutschland wurden bisher max. 10 mg/l beobachtet. Weder bei Erwachsenen noch bei Säuglingen kann es daher, selbst bei hoher Aufnahme von Trinkwasser, zu einer meßbaren, direkten Methämoglobinbildung kommen. *Eine Nitritvergiftung über das Trinkwasser scheidet aus.* In der TrinkwV hat man gleichwohl einen sehr strengen Nitritgrenzwert eingeführt. Für Flaschenwasser zur Säuglingsernährung ist eine noch geringere Grenzkonzentration (0,02 mg/l) vorgeschrieben.

Voraussetzung für eine Intoxikation ist die *Überführung des Nitrates in das für die Säuglinge toxische Nitrit.* Sie kann auf 2 Wegen erfolgen: Entweder reduzieren die im Wasser oder im Milchpulver vorhandenen Keime NO_3^- zu NO_2^-, ein Vorgang, der z. B. bei einem Ansatz der Nahrung als Vorrat und bei Lagerung außerhalb des Kühlschrankes eintreten kann, oder aber es erfolgt eine Umsetzung im Organismus selbst.

Die Abb. **43** demonstriert den Verlauf des exogenen bakteriellen Nitratabbaues. Man erkennt, daß die Nitritmenge in dem Nahrungsmittel mit steigender Keimzahl stark zunimmt, daß aber sehr bald ein drastischer Rückgang erfolgt, d. h., die gleichen Mikroorganismen reduzieren dann das Nitrit weiter. Eine Intoxikation ist daher nur innerhalb eines begrenzten Zeitraumes möglich.
Außerdem sei erwähnt, daß das Nitrat auch katalytisch bei Anwesenheit von Zink und Kadmium im saueren Milieu zu Nitrit (verzinkte Leitungen!) reduziert werden kann. Der Vorgang spielt aber bezüglich des Intoxikationsrisikos eine geringere Rolle.

Das Nitrit ruft beim Säugling innerhalb der ersten Lebensmonate die *alimentäre Methämoglobinämie* hervor, wobei angeblich schwere Intoxikationen schon ab 15 mg/l NO_3^- aufgetreten sein sollen. In der Kinderklinik Mainz ist aber bisher trotz 10fach höherer Nitratkonzentrationen in vielen Wasserversorgungsanlagen der Umgebung und trotz Verwendung von Pulvermilchpräparaten kein schwerer Fall zur Behandlung gekommen. Auch eine 1978/79 durchgeführte Untersuchung von 250 Säuglingen in Orten mit mittlerem bis hohem Nitratgehalt ergab keine Hinweise auf akute Intoxikationen oder Entwicklungsstörungen (*M. Borneff* 1986). *Heinze* u. Mitarb. (1983) stellten dagegen (bei Rattentests!) eine entwicklungsretardierende Nitratwirkung fest, allerdings erst bei Dosen von > 1 000 mg NO_3^-/kg KG. *Knopp* u. Mitarb. (1983) fanden – ebenfalls in Tierversuchen – eine ungünstige Beeinflussung der Struma.
Für die Diskrepanz gibt es verschiedene, im einzelnen aber keine völlig zufriedenstellende Erklärung. Zum Beispiel ist als eine Ursache für das Ausbleiben von Intoxikatio-

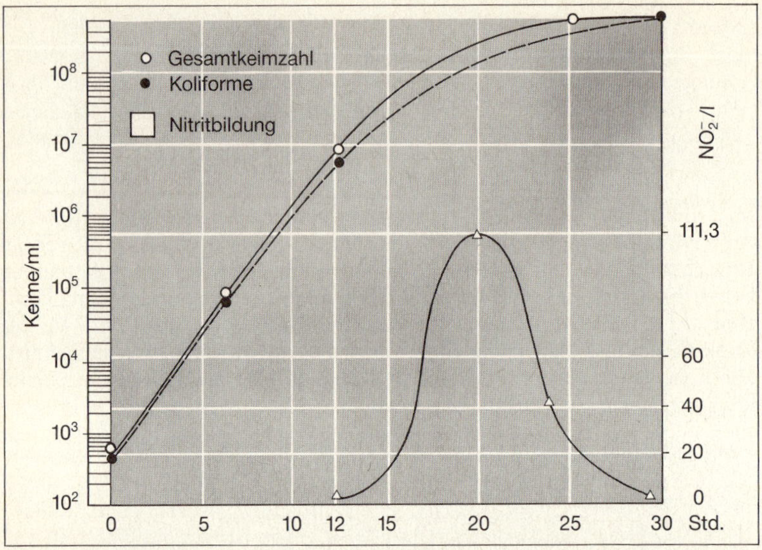

Abb. **43** Nitritbildung durch Keime einer Stuhlaufschwemmung in ungesäuerter Säuglingsnahrung bei 25 °C Nitratgehalt 150 mg/l (nach Selenka).

nen bei hohen Nitratwerten und massiver Escherichia-coli-Verunreinigung die Tatsache zu sehen, daß die Reduktion des Nitrates nicht beim Nitrit stehenbleibt. Soweit nicht der Stickstoff direkt in den Bakterienstoffwechsel eingeschleust wird, können Stickoxide und N_2 entstehen, die ausgasen. Beim Verfüttern der Milch ist das Nitrit u. U. schon so weit abgebaut, daß keine Gefahr mehr besteht. Handelt es sich dagegen nicht um Escherichia coli, sondern um entsprechende Mengen (etwa 10^7-10^8/ml) an Sporenbildnern, wird das Nitrit nicht weiter umgesetzt.
Abgekochte, aber gleichwohl sporenhaltige Milch, ist also u. U. gefährlicher als kolikontaminierte.
Als weitere Auffälligkeit ist zu vermerken, daß Intoxikationen praktisch nur in Häusern mit Einzelwasserversorgung, nicht dagegen bei zentralen Anlagen beobachtet worden sind. Dies mag damit zusammenhängen, daß in den großen Versorgungen der bakteriologischen Qualität des Wassers mehr Aufmerksamkeit geschenkt wird.
Das erwähnte gelegentliche Auftreten von Zyanose bei relativ niedriger Nitratkonzentration hat wahrscheinlich seinen Grund darin, daß – zumindest in früheren Jahren – das Wasser in der Küche auf dem Herd ständig heiß gehalten wurde, was eine erhebliche Konzentrationserhöhung der Salze durch Eindampfung zur Folge hatte.
Außerdem ist zu beachten, daß neben dem regulären Hämoglobin auch abnorme Formen in den verschiedensten Varianten vorkommen, wobei die Anlage zu deren Produktion meist vererbbar ist. Sie unterscheiden sich häufig von dem normalen Hb nur durch den Ersatz einer Aminosäure innerhalb eines bestimmten Globinkettentyps durch eine andere. Zum Beispiel wird Arginin anstelle von Glyzin, oder Lysin anstelle von Glutaminsäure eingebaut. Wichtig sind besonders die sog. M-Typen von Hb, die spontan zur

Oxidation von Fe^{2+} zu Fe^{3+} neigen. Bei ihnen ist an definierter Stelle der Globinkette Histidin durch Tyrosin ersetzt. Bei Kontakt mit verschiedenen Chemikalien, z. B. Sulfonamiden, entwickelt sich zusätzlich eine schwere hämolytische Anämie.

Diese Hinweise zeigen, daß zur Auslösung einer Intoxikation immer mehrere Faktoren zusammentreffen müssen:
1. eine ausreichend hohe Nitratkonzentration im Wasser,
2. eine bakterielle Verunreinigung mit nitratreduktasebildenden Keimen,
3. eine für die Entstehung von Nitrit optimale Inkubationszeit und Temperatur,
4. das Vorhandensein von fetalem Hämoglobin,
5. eine entsprechende Disposition des Organismus.

Da es sich also um ein Mehrfaktorenproblem handelt, entstand eine beträchtliche Unsicherheit in der Beurteilung unserer Trinkwässer. Immerhin beweisen aber die experimentellen Untersuchungen, daß nur Konzentrationen von *weit über 100 mg* Nitrat pro Liter Wasser gefährlich werden können. Ferner zeigte sich, daß zur Bildung von höheren Nitritmengen in der Nahrung die Milchansätze ca. 20–24 Stunden bei Zimmertemperatur (25 °C) stehen müssen, damit eine Umsetzung von Nitrat zu Nitrit (150 : 111 mg) stattfinden kann. Lagert man dagegen bei 5 °C, so findet selbst in 48 Stunden kein Nitratumsatz statt. Auch diese Resultate demonstrieren, daß für eine Vergiftung mehrere ungünstige Voraussetzungen erfüllt sein müssen.

Ansatzmöglichkeiten für eine *Prophylaxe* bestehen deshalb auf verschiedenen Gebieten. Zur Vermeidung der exogenen Nitratreduktion ist zunächst zu fordern, daß nur Milchpulver mit einwandfreier bakteriologischer Beschaffenheit in den Handel kommt. In der Tat garantieren die namhaften Hersteller für ihre Produkte. Weiter ist vorzuschreiben, das zur Auflösung der Pulver benötigte Trinkwasser abzukochen, nicht um das Nitrat zu entfernen, sondern um evtl. vorhandene Bakterien abzutöten. Wichtig ist ferner noch der Hinweis, die fertige Säuglingsnahrung nur bei 4 °C im Kühlschrank zu lagern.
Für die Erwachsenen ist die *endogene Nitritbildung* von größerer Bedeutung als die exogene. Das aufgenommene Nitrat wird im Organismus in Form eines Nebenkreislaufs über die Speicheldrüse geführt und in der Mundhöhle bakteriell zu rund 20% zu Nitrit reduziert (Abb. 44). Die entstehende NO_2^--Menge ist direkt proportional derjenigen des aufgenommenen Nitrates. Auch bei einer unphysiologischen Besiedlung des oberen Dünndarmes oder der Harnblase mit nitratreduzierenden Bakterien bildet sich Nitrit, das dann im Organismus für Nitrosierungsreaktionen zur Verfügung steht, wobei insbesondere bei niedrigem pH Nitrosamine und Nitrosamide entstehen können. Das über den Speichel ausgeschiedene und in Nitrit überführte Nitrat ist wegen der Magenpassage in saurem Milieu daher besonders bedenklich.

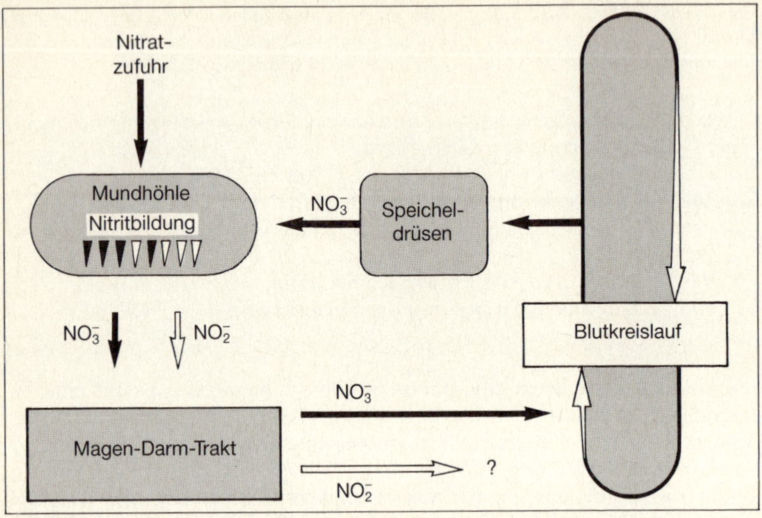

Abb. **44** Verhalten des Nitrats im Organismus (nach Selenka).

Die durchschnittliche tägliche Aufnahme von Nitrat über Lebensmittel beträgt beim Erwachsenen etwa 75 mg. Mit Trinkwasser, das 35 mg/l NO_3^- enthält, wird die Zufuhr bereits verdoppelt und bei 70 mg/l annähernd verdreifacht. Die Forderung nach nitratarmem Trinkwasser ist deshalb sowohl aus der Sicht der Verhinderung der Säuglingsmethämoglobinämie als auch im Hinblick auf die Verringerung der Belastung des Erwachsenenorganismus mit Präkursoren für Kanzerogene berechtigt.
Die klinischen Erfahrungen zeigen, daß wegen der Methämoglobinbildung eine Begrenzung auf 90 mg/l durchaus genügen würde, die Überlegungen zur Formation von Nitrosaminen ließen aber die Herabsetzung des Standards auf derzeit 50 mg Nitrat pro Liter sinnvoll erscheinen.

Sollte sich bei der Säuglingsernährung die Verwendung von abgefülltem Wasser nicht umgehen lassen, so ist vor einem wahllosen Einkauf zu warnen. Mineralwässer mit hohem Abdampfrückstand sind für diesen Zweck grundsätzlich abzulehnen, bei salzarmen Abfüllungen muß der Natrium- sowie der Nitrat- und Nitritgehalt den Anforderungen entsprechen und auf den Flaschen ausgewiesen sein.

Fluoride

Fluorverbindungen kommen in der Natur als schwerlösliche Bodenmineralien vor, anthropogen werden sie vor allem gasförmig von Aluminiumhütten, Stahlwerken, Düngemittelbetrieben und dergl. verbreitet. Bei entsprechender Dosis können Schäden bei Mensch und Tier auftreten, die von Zahnflecken (mottled enamel) bis zur schweren Fluorose reichen. In Langzeittierversuchen wurden ferner Störungen der enzymatischen Funktion von Schilddrüse, Pankreas und Nebennieren nachgewiesen. Außerdem zeigten sich Überempfindlichkeiten sowie eine spezielle Interferenz mit dem Kalziummetabolismus, die zur Fluoridansammlung in den Knochen mit der Folge einer Osteosklerose führte. Bei Untersuchungen in der Praxis ließ sich bei 3 mg NaF/l im Trinkwasser aber keine Veränderung der Knochenmineralisation und der Schilddrüsenfunktion ermitteln (*Baum* u. Mitarb. 1981). In Einzelfällen sind durch versehentlich zu hoch fluoridiertes Wasser Vergiftungen entstanden; andererseits wird mit Fluoriden (meist Natrium-, Ammonium- und Magnesiumsilikofluoriden) eine Kariesprophylaxe angestrebt. Karies ist jedoch nicht einfach eine Fluormangelkrankheit. Die Vermutung liegt nahe, daß die Entstehung ebenso eng mit dem Gehalt an Kalzium und Magnesiumsalzen sowie dem gesamten Mineralstoffgehalt des Wassers in Zusammenhang steht. Weiter sollen Beziehungen zu Molybdän, Vanadium und Strontium existieren.

Die Fluoridversorgung des Körpers erfolgt über Luft, Speisen und Getränke sowie gegebenenfalls über fluoridierte Zahnpasten und Tabletten. Jede normale Nahrung enthält Fluoride, die Zufuhr beträgt 0,3 mg pro Tag (*Schraitle* u. *Siebert* 1986). Hinzu kommt die Aufnahme über den durchschnittlichen Gehalt des Trinkwassers, der in der Bundesrepublik Deutschland im Bereich von 0,2 mg/l liegt. Die optimale tägliche Fluoridmenge ist nach *Toth* (1969) für Kinder von 1–15 Jahren mit 0,03 mg/kg KG (max. 0,04 mg/kg KG) anzusetzen. Bei 20 kg Körpergewicht entspricht dies etwa 0,6 mg pro Tag. Die Deutsche Gesellschaft für Zahn-, Mund- und Kieferheilkunde empfiehlt ab dem 6. Lebensjahr 1 mg täglich.

Im Durchschnitt ist also der Bedarf gedeckt, allerdings gibt es je nach Zusammensetzung der Speisen und Getränke deutliche Abweichungen. Schwarztee kann im Vergleich zu tierischen Lebensmitteln nennenswerte Fluoridgehalte aufweisen (40–330 mg/kg, was im Teeaufguß bis zu 3 mg/l F^- ergibt). Die Trinkwasserfluoridierung soll gegebenenfalls ein Defizit decken. Tatsächlich läßt sich nachweisen, daß Orte mit höherem Fluoridgehalt des Wassers eine geringere Karieshäufigkeit aufweisen (z. B. *Gräf* u. *Beimler* [1979]: DFS-Index bei 1,8 mg/l F^-: 5,3; bei 0,05 mg/l : 12,4 = Kariesreduktion um 58%). An der gleichen Bevölkerungsgruppe wurde andererseits ermittelt, daß in dem Ort mit 1,8 mg/l 74% der Probanden leichte bis mäßig starke Schmelzhypoplasien (Dentalfluorosen) aufwiesen, während in der Gemeinde mit 0,05 mg/l die Häufigkeit nur 31% betrug. Es ist nicht gerechtfertigt, bei solchen Veränderungen lediglich von kosmetischen Effekten zu sprechen.

Ein wichtiger Befund war bei dieser Untersuchung auch die Feststellung, daß es nicht zu einer Verzögerung der Zahndurchbruchszeiten unter Fluorideinwirkung kam. (Eine derartige Verzögerung wurde verschiedentlich als Argu-

Tabelle **42** Fluoriddosierung in Abhängigkeit von der Konzentration im Trinkwasser (nach *Bergmann*).

Fluorid im Trinkwasser	Fluoridgabe in mg/Tag			
	0–1½	1½–3	3–6	>6 Jahre
<0,2	0,25	0,5	0,75	1,0
0,2–0,4	–	0,25	0,5	0,75
0,4–0,6	–	–	0,25	0,5
0,6–0,8	–	–	–	0,25
>0,8	–	–	–	–

ment gegen die Wirksamkeit der Fluoridprophylaxe angeführt; die Karies würde angeblich nur in einen späteren Lebensabschnitt verschoben.)

Eine optimale Fluoridzufuhr ist also anzustreben, die Fluoridierung des Trinkwassers kann aber dieses Optimum nicht bieten, da die „therapeutische Breite" des Fluorids zu gering und der Wasserbedarf der verschiedenen Personen zu unterschiedlich ist. Das Bundesgesundheitsamt (Bundesgesundheitsblatt 28 [1985] 189) gab folgende Stellungnahme ab: „Eine generelle Zulassung der Trinkwasserfluoridierung für die Bundesrepublik Deutschland wird unter Abwägung des gesundheitlichen Nutzens und der ökologischen Risiken nicht empfohlen".

Zahlreiche Studien galten der Frage einer erhöhten *Krebssterblichkeit* durch die Trinkwasserfluoridierung. Nach entsprechenden Labortests (Übersicht s. *Smith* 1988) wird heute das Fluorid als eine *mutagene* Substanz angesehen, jedenfalls in Konzentrationen oberhalb der für Trinkwasser üblicherweise verwendeten Dosierung. In Dentalerzeugnissen lägen die Mengen jedoch im Mutagenitätsbereich. Einzelne epidemiologische Studien wurden als Beweise für eine Kanzerogenität gewertet, doch haben Nachprüfungen berechtigte Zweifel an der Zulässigkeit der Schlußfolgerungen ergeben.

Vom medizinischen Standpunkt ist die Verabreichung von Fluorid mittels Tabletten die korrekte Form. Die Supplementierung (Tab. 42) hat aber immer die Konzentration im Trinkwasser zu berücksichtigen.

Möse u. Mitarb. kamen 1969 in Graz mittels Harnuntersuchungen auf Fluoride zu dem Schluß, daß in Gebieten mit erhöhten Fluoridimmissionen zusätzliche Fluoridgaben problematisch sind. Im Industriebereich kann also die aerogene Zufuhr den Bedarf bereits decken. In der Bundesrepublik Deutschland gilt der Immissionsgrenzwert für Natriumfluoridstäube von 0,1 mg/Tag (0,05 mg/m^3). *Oelschläger* u. Mitarb. (1983) schreiben dagegen, daß die tägliche Fluoridaufnahme über die Lunge im Verhältnis zur Gesamt-F^--Belastung des Menschen auch in industriellen Ballungsgebieten und in der Umgebung von F^--Emittenten, die mit wirksamen Reinigungsanlagen ausgerüstet sind, vernachlässigbar gering sei.

Zu hohe Fluoridkonzentrationen im Trinkwasser sollten reduziert werden, wofür eine Flockung mit Aluminiumsulfat oder ein Zusatz von aktiviertem Bauxit in Betracht kommt.

Sulfat

Sulfat findet sich als Gips ($CaSO_4 \cdot 2H_2O$) und Anhydrit ($CaSO_4$) sowie als Magnesium- und Natriumsalz in der Natur weit verbreitet; auch Regenwasser enthält relativ hohe Sulfatkonzentrationen (oft über 100 mg/l).
Adsorptionen und Anreicherungen in der biologischen Kette treten nicht auf. Sulfatgehalte ab 25 mg/l fördern besonders in Warmwasserleitungen die Korrosion, Konzentrationen ab 200 mg/l wirken sich nachteilig auf die Haltbarkeit von Beton aus (DIN 4030).

Den Verbraucher beeinträchtigende Effekte bestehen in Form einer geschmacklichen Veränderung des Trinkwassers ab 200 mg/l Natriumsulfat und 600 mg/l Magnesiumsulfat sowie einer laxierenden Wirkung. Nach der TrinkwV gilt als Grenzwert 240 mg/l. Es finden sich aber in der Praxis nicht selten höhere Sulfatwerte. Verdächtig sind dabei zunächst alle Wässer mit einer hohen bleibenden Härte, weshalb in solchen Fällen die SO_4^{2-}-Bestimmung regelmäßig anzuschließen ist. Es wäre aber ein Fehler, etwa ein Wasser mit 350 mg Sulfat ohne weitere Untersuchung als gesundheitsschädlich zurückzuweisen. Der sorgfältige Gutachter wird noch feststellen, in welcher Menge Kalzium, Magnesium und Natrium vorliegen, da nur Bitter- oder Glaubersalz abführend wirkt. Gips ist unbedenklich, was auch verschiedene Angaben, wonach Sulfatkonzentrationen bis zu 1000 mg/l jahrelang ohne Störungen vertragen worden sind, befriedigend erklärt. Die TrinkwV trägt dieser Tatsache Rechnung durch den Zusatz: 240 mg/l, *geogen bedingte Überschreitungen bleiben bis zu einem Grenzwert von 500 mg/l außer Betracht. Der toxische Bereich liegt im Tierversuch bei 6–18 g* Na_2SO_4/l für Rinder und Schweine sowie 3 g Na_2SO_4/l für einige Fischarten.
Fütterungsversuche an Ratten (Trinkwasser mit 1600 mg/l SO_4^{2-}) ergaben nach 90 Tagen keinerlei Schädigung (*Würzner* 1979).

Insgesamt ist also die Schädlichkeit überhöhter Sulfatwerte nur gering zu veranschlagen; ihre Entfernung ist zwar technisch möglich (Ionenaustausch, Umkehrosmose, Destillation), in der Praxis der Wasseraufbereitung jedoch kaum realisierbar.

Metalle im Wasser

Toxische Metallwirkungen sind aus der Arbeitsmedizin schon lange bekannt (z. B. beschrieb *Paracelsus* 1473 den Merkurialismus). In den vergangenen Jahrzehnten nahm die Zahl der Metallvergiftungen am Arbeitsplatz deutlich ab, doch wurde in der jüngsten Zeit das Interesse der Öffentlichkeit erneut auf das Metallproblem gelenkt.

Tabelle **43** Essentielle Spurenelemente beim Menschen (nach *Aggett*).

Element	Ungefähre Menge beim Erwachsenen	Biologische Funktion	Einige klinische Mangelerscheinungen
Eisen	4– 5 g	Redoxenzyme, Zytochrome, oxidative Phosphorylierung, O_2-Transport	Apathie, gestörter Energiestoffwechsel, Anämie, Störung der Immunfunktion
Kupfer	60–120 mg	Oxidasen, oxidative Phosphorylierung, Fettsäurenstoffwechsel, Elastinkreuzverbindung, Superoxiddismutase	eisenresistente Anämie, Neutropenie, Knochenveränderungen, Osteoporose, Gedeihstörungen, abnormes Bindegewebe
Zink	1– 2 g	viele Enzyme, Stabilisierung von Makromolekülen, Genexpression	Anorexie, Wachstumsverzögerung, Exantheme, Stimmungsschwankungen, Geschmacksstörungen, Störung der Glukosetoleranz und der Immunität, Anämie, Diarrhoe, kongenitale Mißbildungen
Mangan	12– 20 mg	Superoxiddismutase, Sterolsynthese, Glykosylierung	Hypocholesterinämie, Gewichtsverlust, verlängerte Prothrombinzeit
Selen	7 mg	Glutathionperoxidase, Oxidasesystem mit gemischter Funktion	Erkrankungen der Skelett- und Herzmuskulatur, Phagozytosestörung
Chrom	<6 mg	fördert die Insulinwirkung	Wachstumsverzögerung, gestörte Glukosetoleranz, Gewichtsverlust, Neuropathie, Enzephalopathie
Jod	10– 20 mg	Thyroxin und Trijodthyronin	Struma und Hypothyreose
Molybdän	9 mg	Sulfitoxidasen, Aldehyddehydrogenase, Xanthinoxidase	kongenitale Sulfiturie, Fehlen des hepatischen Molybdän-Kofaktors
Kobalt	1 mg	Hydroxykobalamin (B_{12})	neurologische und hämatopoetische Störungen

Tabelle **44** Empfohlene Zufuhr an Spurenelementen bei Männern (nach Committee on Dietary Allowances 1980).

Element	mg/24 h
Eisen	10*
Zink	15**
Kupfer	2–3
Mangan	2,5–5
Chrom	0,05–0,2
Selen	0,05–0,2
Molybdän	0,15–0,5
Jod	0,1 –0,14

* 8 mg Eisen zusätzlich für Frauen vor der Menopause und 30–60 mg zusätzlich während Schwangerschaft und Stillperiode

** 5 mg Zink zusätzlich während der Schwangerschaft und 10 mg zusätzlich während der Stillperiode

Das Alarmsignal wurde 1963 mit der Minamata-Krankheit gegeben (s. S. 51 f).

Allgemein wurde nun befürchtet, daß die Kontamination des Wassers ähnlich dem japanischen Beispiel auch in anderen Industrieländern zu Katastrophen führen könne. Vorab ist hierzu festzustellen, daß das den Menschen zur Verfügung gestellte Trinkwasser keinesfalls *frei* von Metallen sein muß. Metalle und Metalloide wirken auf den Organismus einerseits als toxische Substanzen, andererseits stellen sie unentbehrliche Spurenelemente dar. Neben 11 Makroelementen sind mindestens 9 weitere – in der Tab. **43** aufgeführte – Elemente für den enzymatischen Metabolismus erforderlich. Außerdem werden als vermutlich essentiell (essentiell bedeutet im strengen Sinne, daß das Fehlen des Elementes Mangelerscheinungen hervorruft und die entstandenen Symptome durch ausreichende Zufuhr zu beheben sind) bezeichnet: Mo, Ni, Si, V und einige andere, d. h., selbst bestimmte toxische Substanzen müssen in Spuren zugeführt werden.

Enzymaktivierungen sind aber nicht die einzigen Funktionen der Spurenelemente. Metalle wie Cu, Mo, Se und Fe, die mehr als einen Oxidationszustand besitzen, sind an Redoxreaktionen und am Elektronentransfer beteiligt, Zink wirkt bei vielen Dehydrogenase-, Peptidase- und Phosphataseaktivitäten mit. Es ist ferner Bestandteil von Insulin, der Makroglobuline und Nukleoproteine. Weiter hängt der Kohlenhydratstoffwechsel vom Zink, Mangan und Chrom ab; Mangan, Kupfer und Zink beeinflussen den Fettsäurenstoffwechsel. Einen Anhalt für den täglichen Bedarf gibt die Tab. **44**.

Die genaue Feststellung des Bedarfs ist außerordentlich schwierig. Mineralstoffanalysen der Haare führen in der Regel nicht zum Ziel. Am besten dürfte noch eine vorsichtige Substitution des vermutlich fehlenden Spurenelementes mit konsekutiver Überwachung der klinischen und biochemischen Reaktionen sein.

Unter Berücksichtigung der Verunreinigung des Trinkwassers und der Anreicherung in der Nahrungskette stehen *Quecksilber, Kadmium, Arsen und Blei* im Vordergrund des Interesses. Allerdings kann deren Bedeutung nicht allein aus der Sicht der Wasserhygiene beurteilt werden, d. h., auch die Zufuhr auf anderen Wegen ist in Rechnung zu stellen.

Arsen

Arsen (As) ist ein graues, glänzendes, sprödes Metall, das auch in nichtmetallischer Form (gelbes und schwarzes Arsen) vorkommt. Die Erdkruste enthält etwa 6×10^{-4}%, im Boden finden sich meist zwischen 5 und 10 mg/kg. In Spuren tritt As nahezu überall auf.

Die Verbindungen des Arsens werden hauptsächlich mit den Emissionen von Metallhütten, Kohlekraftwerken und der glasverarbeitenden Industrie in die Umwelt gebracht. Im Regenwasser lassen sich etwa 4 µg/l feststellen. Das Oberflächenwasser wird ferner über die trockene Deposition, die Bodenerosion und besonders durch arsenhaltige Abwässer belastet.
Die As-Konzentrationen in unfiltrierten Wasserproben des Rheins liegen zwischen <1 und 20 µg/l, in der Ruhr zwischen 0,2 und 3,1 µg/l.
In der Elbe fanden sich höhere Werte: 1,5–8,4 µg/l. Im allgemeinen werden 10 µg/l nicht überschritten.
In Sedimenten wurden in der Ruhr 1975 23–24 mg/kg gefunden,im Loch Lomond bei Glasgow 174–675 mg/kg, in den USA bis 10000 mg/kg in der Nähe einer Kupferhütte bei Tacoma, im Pazifik 3,1–18,1 mg/kg.

In Trinkwässern ist Arsen meist *geogener Herkunft*. Nach der TrinkwV dürfen maximal 0,01 mg/l nachweisbar sein. Festgestellt wurden in Berlin, Düsseldorf, Duisburg, Wiesbaden u. a. Städten <1–32 µg/l. In einigen, meist kleineren Wasserversorgungen der Bundesrepublik Deutschland finden sich As-Konzentrationen weit oberhalb des Grenzwertes, es müssen daher in diesen Fällen geeignete Maßnahmen – z. B. Mischung mit anderen, einwandfreien Wässern – ergriffen werden. In Betracht kommt auch eine Flockung mit Eisensalzen nach Anhebung des Redoxpotentials (O_3,ClO_2,NaOCl) (*Waniorek* 1988).

Das metallische Arsen scheint nur wenig giftig zu sein, toxisch wirkt dagegen das Oxid, vor allem das Arsen(III)oxid, dessen letale Dosis für den Erwachsenen ca. 100 mg beträgt; toxische Erscheinungen gibt es ab 2 mg. Wie bei Blei sind die sulfidischen Verbindungen wegen ihrer schweren Löslichkeit und schlechten Resorbierbarkeit wenig giftig. Dreiwertige Arsenverbindungen sind im allgemeinen toxischer als fünfwertige, doch können diese im Organismus zu dreiwertigen reduziert werden. Arsen ist ein Stoffwechsel- und Kapillargift, dessen Wirkung auf der Inaktivierung der SH-Gruppen oxidierender Enzyme beruht.
Neben den akuten gastrointestinalen Erscheinungen äußern sich die chronischen Schädigungen am ZNS (Arsenpolyneuritis) und an der Haut (Ar-

senmelanosen). Die Hyperkeratosen können in Hautkrebs übergehen; beschrieben wurden ferner Lungen- und Lebertumoren. Bekannt wurden entsprechende Schäden nicht nur als sog. Winzerkrankheit, sondern auch durch As-haltiges Trinkwasser, früher in Reichenstein und bis in die neuere Zeit in Argentinien, Schottland und Taiwan. *Harrington* u. Mitarb. (1978) schlossen aus einer epidemiologischen Studie in Alaska, daß Trinkwasser mit 0,1 mg/l As auch langfristig nicht als kanzerogen anzusehen ist. *Ohnesorge* (1986) zitiert eine WHO-Schätzung, wonach die Prävalenz von Hautkrebs um 5% pro 10 g (löslichem) Arsen während lebenslanger oraler Zufuhr ansteigt. Durch die Ausschöpfung des bisherigen Grenzwertes von 0,04 mg/l würde eine Belastung mit 2,55 g As resultieren. Die Prävalenz könnte dadurch um ca. 1% zunehmen. Die EPA empfiehlt daher den Wasserstandard auf 0,02 mg/l zu reduzieren, das Bundesgesundheitsamt realisierte 0,01 mg/l.
Die vielfach zitierten Arsenikesser hatten keine erworbene Resistenz, vielmehr war bei ihnen die Resorption im Magen-Darm-Trakt durch eine toxische Schädigung vermindert.

Blei

Blei (Pb) mit einem spezifischen Gewicht von 11,34 kommt in der Erdkruste zu ca. 0,002% vor. Es ist weit verbreitet, besonders als PbS (Bleiglanz) sowie in Verbindung mit Sulfat, Karbonat, Chromat und Phosphat. Im Erdboden findet sich Blei bis zu 200 mg/kg. In wenig kontaminierten Gewässern wurden Konzentrationen bis zu 0,01 mg/l gemessen. Der technische Bedarf liegt in der Bundesrepublik Deutschland bei 300 000 t/a (Akkumulatoren, Rohre, Kabelummantelungen, Pigmente, Antiklopfmittel u. a.)

Größter Bleiemittent ist immer noch das Kraftfahrzeug, da erst etwa die Hälfte der Motoren (mit und ohne Katalysator) mit bleifreiem Treibstoff betrieben wird, obwohl 86% ohne Blei betrieben werden könnten. Auch die Einführung von hochoktanigem bleifreiem Superkraftstoff hat den Durchbruch nicht gebracht. Im Regenwasser fand sich in der Nähe von Autostraßen 3- bis10mal mehr Blei als in weniger verkehrsreichen Gebieten.
Trinkwasser aus Bleirohren enthält meist einen erhöhten Bleigehalt, wobei die Menge von der Standzeit in der Leitung und der Wasserbeschaffenheit abhängt. Ein etwa 10minütiges Ablaufen des Leitungswassers am Morgen senkt den Bleigehalt um etwa ein Drittel, bleifrei wird das Wasser dadurch nicht. Die Bemühungen bei den öffentlichen Wasserversorgungen, die noch verbliebenen Bleiinstallationen (meist Anschlußrohre zu den Abnehmern) zu beseitigen, sind deshalb sehr zu befürworten.

Die toxische Wirkung des Bleis entsteht als Folge der Hemmung verschiedener Enzyme des Hämoglobinmetabolismus, wobei Schäden schon bei weniger als 1 mg/Tag auftreten können (LD_{50} für Bleiarsenat an der Ratte: 100–825 mg/kg KG p. o.). Erkrankungen des Zentralnervensystems reichen von leichteren Störungen bis zu schweren psychischen Defekten. Ein Zusammenhang zwischen Verhaltensstörungen und Bleibelastung bei Kindern wird diskutiert.

Blei gelangt nach oraler Aufnahme bei Erwachsenen zu 5–10%, bei Kindern zu über 50% zur Resorption. In den Lungenalveolen deponiertes Blei wird dagegen zu 80–100% in das Blut überführt. Die Ausscheidung erfolgt zu 76% über den Urin, zu 16% über den Darm und zu 8% über Haare, Nägel und Schweiß. Der „no effect level" für die Verminderung der Aminolaevulinsäure-Dehydratase im Blut wurde bis 1977 mit 100 µg/l angegeben, die WHO korrigierte ihn auf 150 µg/l. Anämien und Enzephalopathien entstehen ab 500 µg/l.

Als oberster Grenzwert für die Blutbelastung werden daher 300 µg/l angesehen.

Im Durchschnitt gelangen in Deutschland über das Trinkwasser 15 µg pro Tag zur Aufnahme (sofern nicht durch Stagnationen im Leitungsnetz höhere Bleigehalte zustande kommen). Im ungünstigsten Falle ist mit 60–120 µg pro Tag zu rechnen. Die mittlere tägliche Zufuhr über Lebensmittel liegt bei 450 µg und diejenige über Luft bei 20 µg, insgesamt sind es also etwa 500 µg. Nach WHO/FAO sollen täglich aber nicht mehr als 430 µg einem Erwachsenen verabfolgt werden, in den USA gilt ein Grenzwert von 300 µg/Tag für Säuglinge.

Das Verhältnis von Luft : Wasser : Lebensmittel beträgt etwa 1 : 1 : 20. Auch wenn man eine 100%ige Resorption in der Lunge und eine nur 10%ige im Darm berücksichtigt, überwiegt immer noch die lebensmittelbedingte Zufuhr. Es ist aus humantoxikologischer Sicht gleichwohl notwendig, die Bleikonzentration in allen 3 Bereichen möglichst niedrig zu halten. Auf dem Trinkwassersektor müssen vor allem die Bleiinstallationen in Häusern beseitigt werden, auch wenn es sich um alte Leitungen handelt, in denen sich schon angeblich eine Schutzschicht ausgebildet hat. Der TrinkwV-Standard wird in Deutschland verschiedentlich überschritten. Abhilfemaßnahmen sind dort unbedingt erforderlich.

Bei der Trinkwasseraufbereitung läßt sich Blei in begrenztem Ausmaß durch Fällung, Ionenaustausch und A-Kohle-Filtration eliminieren. Der Wirkungsgrad liegt etwa bei 30–60%.

Kadmium

Kadmium (Cd) stellt ein weiches Metall dar, das an der Luft infolge der sich ausbildenden Oxidschicht beständig ist. Es rechnet zu den weniger häufigen Metallen in der Erdkruste (5×10^{-5}%), im Erdboden beträgt der natürliche Kadmiumgehalt im Mittel etwa 0,2 mg/kg (in Kohle 0,3–2 mg/kg, in Erdöl bis 16 mg/kg). Da Kadmium ein Begleiter des Zinks ist, fällt es als Nebenprodukt bei dessen Gewinnung an. (Verbrauch in der Bundesrepublik Deutschland ca. 2 000 t/a für Akkumulatoren, Rostschutz, Photozellen, Pigmente u. a.)

Kadmium bewirkt eine Enzymhemmung und entkoppelt die oxidative Phosphorylierung. Betroffen ist bei einer Kadmiumbelastung vor allem die *Niere*. Hier und in der Leber ist Kadmium an Metallothioneine (= Proteine mit einem Molekulargewicht von 10000) gebunden. Ob es sich dabei allein um die Bindung an ein Schutzprotein handelt, ist fraglich, denn Kadmium hat als Metallothioneinverbindung nach i. v.-Gaben eine höhere Toxizität als anorganische Kadmiumsalze. Typisches Symptom einer chronischen Vergiftung ist die Ausscheidung von β-Mikroglobulin im Harn.
Entsprechende Ermittlungen haben ergeben, daß eine Belastung der Nierenrinde ab 200 µg/g Cd mit Funktionsstörungen einhergeht. Bei einer täglichen Zufuhr von 80 µg soll die Tubulusfunktion nach etwa 50 Jahren beeinträchtigt werden. Als chronische Massenvergiftung ist die seit 1955 bekannt gewordene *Itai-Itai-Krankheit* mit Osteomalazie, Anämie, Enteropathie, Nieren- und Leberschäden zu nennen. In Tierexperimenten wurden Fertilitätsstörungen beobachtet. Ferner konnten kanzerogene Eigenschaften des Kadmiums nachgewiesen werden, doch wurden die Tumorreaktionen bei den Tierversuchen nur nach Inhalationen und Injektionen beobachtet. Für den Menschen liegen bisher keine überzeugenden Daten einer kanzerogenen Wirksamkeit von Kadmium im Trinkwasser vor, es gibt lediglich Hinweise. Die bei der Itai-Itai-Krankheit aufgenommenen sowie die bei den genannten Versuchen verabfolgten Mengen übertrafen zudem die mit Trinkwasser in der Regel zugeführten Cd-Dosen beträchtlich.

In der Bundesrepublik Deutschland nimmt der Erwachsene etwa 4 µg pro Tag mit Trinkwasser und 67 µg mit Lebensmitteln auf. Außerdem werden (in Ballungsgebieten ohne spezifische Emissionen) 0,2 µg inhaliert, woraus eine Gesamtbelastung von 65–80 µg Cd/Tag resultiert. (Bei 10% Resorption ergibt sich eine effektive Belastung von 7 µg/ Tag.) Die von der WHO akzeptierte Zufuhr liegt bei 70 µg/Tag, d.h., dieser Wert dürfte bei einer durchschnittlichen Exposition in Deutschland bereits erreicht werden. Es wird geschätzt, daß 2,5% der Bevölkerung im Alter von mehr als 50 Jahren an kadmiumbedingten Nierenfunktionsstörungen leiden. Eine Beschränkung der Cd-Konzentration im Trinkwasser ist – obwohl dessen Beteiligung an der Gesamtzufuhr nur 5–10% beträgt – notwendig.

Quecksilber

Quecksilber (Hg) ist ein flüssiges, silberweißes Metall mit einem Siedepunkt von 357,3 °C. Bemerkenswert ist der hohe Dampfdruck von $1{,}7 \times 10^{-3}$ mbar (20 °C). Am Aufbau der Erdkruste ist es mit etwa 4×10^{-5}% beteiligt, wobei es meist als Zinnober (HgS) vorkommt.
Im Erdboden finden sich durchschnittlich 0,05 µg/kg, in Kohle 0,1–1 mg/kg. Auch in unbelasteten Gewässern läßt sich Quecksilber in Spuren nachweisen.

Der Verbrauch an Quecksilber beträgt in der Bundesrepublik Deutschland etwa 500 t/a, benötigt wird es vor allem als Kathodenmaterial bei der Chloralkalielektrolyse.

Eine Luftverunreinigung entsteht bei der Verfeuerung fossiler Brennstoffe. Eine zweite wichtige Emissionsquelle waren bisher die Müllverbrennungsanlagen, doch verhindern heute die modernen Betriebstechniken stärkere Belastungen. Die Abwasser- und Vorfluterkontaminationen sind in der Regel gering, dagegen findet sich Quecksilber (mit abnehmender Tendenz) im Sediment von abwasserbelasteten Fließgewässern. Da bestimmte Mikroorganismen anorganisches Quecksilber methylieren, kann es zur Resolubilisierung kommen. *Plankton und Meerestiere können Quecksilber bis zum 500fachen anreichern.*

Quecksilber wird bei oraler Aufnahme in der methylierten Form bis zu 95% resorbiert, anorganische Hg-Salze dagegen nur bis 15% und *metallisches Quecksilber höchstens bis 0,01%*. Bei Inhalation gelangt Quecksilberdampf fast völlig zur Resorption. Interferenzen mit anderen Substanzen sind zu beachten, z. B. verringern Selenite die toxischen Effekte von anorganischem Quecksilber. (Der Selengehalt von Thunfisch soll angeblich hoch genug sein, um die Quecksilberwirkung zu kompensieren.) Die ersten neurologischen Erscheinungen treten nach den Erfahrungen im Iran (1971/72) (*Bakir* u. Mitarb. 1973) bei täglichen, 43–68 Tage andauernden oralen Aufnahmen ab 500 µg/kg KG auf. Die orale Belastung der deutschen Bevölkerung setzt sich aus 0,4–0,8 µg Hg/Tag über das Trinkwasser und 29 µg aus der Nahrung zusammen. Der WHO/FAO-Grenzwert von 40 µg/Tag wird also noch unterschritten. Nachweisbare Blutquecksilberwerte, aber keine Zeichen von chronischen Intoxikationen wurden an anderer Stelle bei 350 µg Hg pro Tag über mehrere Jahre beschrieben.

Nach dieser Berechnung wird unsere Bevölkerung nur mit etwa einem Zehntel des Toleranzwertes belastet. Sicher ist jedenfalls, daß hier kein Trinkwasserproblem vorliegt; es sind keine Berichte bekannt, wonach in den öffentlichen Wasserversorgungen Quecksilberwerte oberhalb des Grenzwertes der TrinkwV aufgetreten sind.

Selen

Selen (Se) kommt in mehreren Modifikationen vor; neben grauem, metallischem Selen findet sich rotes und schwarzes. Es ist am Aufbau der Erdkruste mit $1{,}3 \times 10^{-5}$% beteiligt. Der natürliche Gehalt im Boden unterliegt großen Schwankungen von 0,01–1,2 mg/kg.
Weltweit beträgt der technische Bedarf an Selen rund 1 000 t/a.

Selen ist ein essentielles Spurenelement und in höheren Dosen eine toxische Substanz. Beobachtungen am Menschen zeigten, daß bei einer Zufuhr von 7–14 mg/Tag mit Lebensmitteln verschiedene Krankheitszeichen auftraten. Im Falle von chronischen Selenvergiftungen fanden sich im Urin 0,2 mg/l und mehr.
Die Befunde über eine kanzerogene Wirksamkeit ließen sich nicht bestätigen, die Resultate sprechen vielmehr für einen antikanzerogenen Effekt. Selen scheint auch antagonistisch auf Arsen, Kadmium und Quecksilber zu

wirken. Epidemiologische Studien in den USA zeigten, daß die durch Kadmium induzierten, erhöhten Herzerkrankungsraten in selenhaltigen Gebieten niedriger lagen als in selenarmen, aber kadmiumreichen Gegenden. In China wurde mittels einer Selensubstitution eine tödliche Kardiomyopathie bei Kindern ausgerottet (*Aggett* u. *Davies* 1983).
Ein Einfluß von Selen auf die Kariesentstehung ließ sich von uns in Rattenversuchen nicht nachweisen.

In der Bundesrepublik Deutschland liegt die Selenaufnahme mit der Atemluft bei 0,02 µg/Tag, mit dem Trinkwasser bei 1 µg/Tag und mit Lebensmitteln bei 200 µg/Tag (=1 : 50 : 10 000). Die tägliche Zufuhr beträgt derzeit nur ein Fünfzigstel derjenigen Dosis, welche bei jahrelanger Aufnahme zur Intoxikation führen würde. Im Wasser wurde der „no effect level" mit ca. 100 µg/l ermittelt, der durchschnittliche Wert (ca. 0,4 µg/l) befindet sich so weit darunter, daß man eher einen Selenmangel als einen Schaden befürchten muß.
Es ist deshalb nicht zu verstehen, daß die EG anstelle einer wünschenswerten Mindestkonzentration einen Höchstwert von 0,01 mg/l erzwingt.

Zink

Zink (Zn) ist am Aufbau der Erdkruste mit 0,007% vorzugsweise in der sulfidischen Form (Zinkblende) beteiligt. Im Erdboden liegt die Konzentration in der Regel zwischen 10 und 300 mg/kg, in der Steinkohle bis 825 mg/kg. Der Verbrauch beträgt in der Bundesrepublik Deutschland etwa 500 000 t/a. Die Hauptanwendung betrifft das Verzinken von Eisen und Stahl, weshalb die Oberflächengewässer vor allem durch Galvanisierabwässer belastet werden. Häusliche Abwässer haben im Durchschnitt einen Zinkgehalt von 0,5 mg/l.

In das Trinkwasser kommt das Zink vorwiegend als Folge von Korrosionen verzinkter Wasserleitungsrohre. Da in dem technischen Zink – wenn auch geringe – Mengen von Blei und Kadmium enthalten sein dürfen, kann es dabei gleichzeitig zu deren Erhöhung im Wasser kommen. Unerwünscht ist besonders die katalytische Reduktion von Nitrat zu Nitrit, dessen Grenzwert dann nur noch schwer eingehalten werden kann. Ab 2 mg Zn/l entstehen zudem Trübungen und sandähnliche Ablagerungen im Rohrnetz, außerdem schmeckt solches Wasser bitter und adstringierend.
Zink ist für den menschlichen Organismus ein essentielles Spurenelement. Toxische Erscheinungen treten erst ab einer Aufnahme von 1–2 g Zinksalz pro Tag auf (LD_{50} Ratte: Zinksulfat 2 200 mg/kg KG p. o.); solche Ereignisse sind als Lebensmittelvergiftung verschiedentlich beobachtet worden (sauere Lebensmittel in verzinkten Behältern). Normalerweise werden 10–20 mg pro Tag zugeführt, was dem täglichen Bedarf entspricht. Oxide, Karbonate oder Sulfate des Zinks gelangen fast vollständig zur Resorption, während Sulfide oder gemischtes Fe-Zn-Mn-Oxid weitgehend wieder zur

Ausscheidung kommen. Komplexbildner können die Aufnahme erheblich beeinflussen.
Zinkmangel bedingt Störungen im Körperwachstum, im Hormonhaushalt und bei der Funktion der Metalloenzyme (z. B. alkalische Phosphatase, Karboxypeptidase).

Die Konzentrationen im Trinkwasser bewegen sich zwischen 10 und 10 000 µg/l, als Durchschnitt werden 350 µg/l angegeben. Mit 2 l Wasser pro Tag kann der Mensch bis 10 mg Zink aufnehmen, die Lebensmittel tragen nochmals 10–15 mg bei. Ein Zinkmangel ist in der Bundesrepublik Deutschland also wenig wahrscheinlich, auch eine Zinkintoxikation ist über kontaminiertes Trinkwasser nicht zu erwarten.

Kupfer

Kupfer (Cu) steht neuerdings im berechtigten Verdacht bei Säuglingen z. T. tödliche Leberzirrhosen auszulösen. Die betroffenen Familien lebten in weit voneinander entfernten Orten in der Oberpfalz, Niederbayern und im Emsland, gleichwohl ergaben sich bestimmte Gemeinsamkeiten:

1. Alle Säuglinge wurden nicht gestillt.
2. Das Wasser für die Säuglingsnahrung stammte aus hauseigenen Brunnen.
3. Die pH-Werte lagen im Wasser unter 6,5.
4. Die Kaltwasserleitungen bestanden aus Kupfer und im Trinkwasser ließ sich das Metall im Milligrammbereich pro Liter nachweisen.
5. Im Lebergewebe aller Patienten wurde eine erhebliche Speicherung von Kupfer festgestellt (*Eife* u. Mitarb. 1987).

Ob weitere Inhaltstoffe des Wassers sowie genetische (*Walker-Smith* u. *Blomfield* 1973) oder altersbedingte Faktoren bei der Entstehung der Erkrankung von Bedeutung sind, konnte bis heute nicht abschließend geklärt werden.
Wagner (1988) schloß aus seinen Feldversuchen, daß die erhöhten Kupferkonzentrationen in der Regel aus ziemlich jungen Installationen stammen und daß die Säuregrade unterhalb von pH 7 liegen müssen.
Mit Abfließenlassen des stagnierenden Wassers und mit zunehmendem Alter der Hausinstallationen gehen die gelösten Kupfermengen deutlich zurück.

Aluminium

Aluminium (Al) ist (in seinen Verbindungen) das am weitesten verbreitete Metall in der Erdkruste (8%). Bei sinkenden pH-Werten als Folge der sauren Niederschläge wird Aluminium im Boden freigesetzt, außerdem kann es bei der Wasseraufbereitung durch Flockung mit Al-Salzen in das Trinkwasser gelangen.

Aus der Arbeitsmedizin sind Aluminosen der Lungen bekannt. Neuerdings nimmt man noch einen Zusammenhang zwischen Aluminiumaufnahme und neurologischen Störungen an. Im Gehirn von Patienten mit Alzheimer Demenz, mit Parkinson und amyotrophischer Lateralsklerose konnten erhöhte Aluminiumkonzentrationen nachgewiesen werden. (Die Befunde stammten aus Guam mit besonders hohem Al-Gehalt des Erdbodens und des Trinkwassers und relativer Häufung der genannten Krankheiten.) Auch bei Dialysepatienten wurden Geistesstörungen festgestellt, wobei das Auftreten der Erkrankungen mit den Al-Konzentrationen im Wasser korrelierte. Das Wasser für die Dialysen sollte deshalb deutlich weniger Aluminium enthalten als die TrinkwV gestattet: verdünnte Lösung für die Hämodialyse <30 µg Al/l; für die Hämofiltrationslösung <10 µg Al/l). Bei Aluminiumschmelzern konnte *Gibbs* (1985) im Zeitraum von 1950–1977 weder Aluminiumlungen noch Alzheimer-Erkrankungen nachweisen.
Die LD_{50} für Aluminiumchlorid beträgt bei der Ratte 3,73 g/kg KG p. o.

Natrium

Im Rahmen dieses Kapitels soll abschließend noch auf die Bedeutung von Natrium hingewiesen werden. Die Zusammenhänge zwischen kochsalzreicher Nahrung und Hypertonie wurden auf S. 62f bereits erörtert. Das Trinkwasser trägt zwar in der Regel weniger als 10% zu der täglichen Natriummenge bei, doch mahnen epidemiologische Studien zur Vorsicht.

Eine solche Untersuchung wurde in den USA an 300 Jugendlichen aus 2 Gemeinden mit 8 bzw. 107 mg/l Na^+ Trinkwasser durchgeführt. Bei den Na-Belasteten ergaben sich im Mittel 5–10 mmHg höhere systolische Blutdruckwerte (*Calabrese* u. *Tuthill* 1977). Die Resultate konnten in einer weiteren Studie jedoch nur für den diastolischen Blutdruck bestätigt werden (*Hallenbeck* u. Mitarb. 1981). Nach einer rumänischen Studie zeigte sich die höchste Hochdruckrate der Welt in einer Gemeinde mit 26fach höherem Natriumgehalt im Vergleich zu Bukarest (*Steinbach* 1975). Außerdem wird vermutet, daß plötzliche Todesfälle im Säuglingsalter durch Natriumgehalte von mehr als 50 mg/l im Trinkwasser begünstigt werden (*Robertson* u. *Parker* 1978).

In der Bundesrepublik Deutschland wird Natrium deshalb in *abgefülltem Wasser für Säuglinge* auf 20 mg/l begrenzt, die TrinkwV sieht 150 mg/l vor. Eine WHO-Expertengruppe („Sodium, Chlorides and Conductivity in Drinking Water“, Den Haag 1.–5. Mai 1978, Reg. Office for Europe, Kopenhagen 1979) kam nach umfassender Behandlung des Themas zu dem Ergebnis, für Trinkwasser 60 mg/l Na^+ zu empfehlen. Hypertoniker sollten Wasser mit nicht mehr als 20 mg/l konsumieren.
Häusliche Enthärtungsanlagen mit Kochsalzregenerierung des Ionenaustauscherharzes sind aus dieser Sicht als unerwünscht zu beurteilen.

Polyzyklische aromatische Kohlenwasserstoffe

Zu den Schadstoffen im Wasser sind nicht nur die herkömmlichen toxischen Stoffe zu rechnen, es steht außer Zweifel, daß auch kanzerogene Verbindungen auftreten, von denen u. a. die polyzyklischen aromatischen Kohlenwasserstoffe vom Typ des *Benzo(a)pyrens* (=3,4-Benzpyren) nachgewiesen werden konnten.

Konzentration im Wasser und Boden und Herkunft der Kanzerogene

Hinsichtlich des Vorkommens der polyzyklischen Aromaten ist festzustellen, daß sie in der menschlichen Umgebung außerordentlich weit verbreitet sind. Man fand sie außer im Teer, im Tabakrauchkondensat, in Röstprodukten, in geräuchertem Fleisch und Fisch und besonders im Ruß bzw. Luftaerosol. Untersuchungen von verschiedenen Wasservorkommen haben auch im Grund- und Oberflächenwasser die Anwesenheit bestätigt (*Borneff* u. Mitarb. 1959–1971).

Aus Analysengründen ist es zweckmäßig, nicht die gesamten Polyzyklen zu bestimmen, sondern eine Auswahl von krebserzeugenden und nichtaktiven Substanzen zu verwenden. Die hierfür von uns empfohlenen Verbindungen – die auch in der TrinkwV akzeptiert wurden – sind Fluoranthen, Benzo(b)fluoranthen, Benzo(a)pyren, Benzo(ghi)perylen, Benzo(k)fluoranthen und Indeno(1,2,3-cd)pyren.

Es enthalten:	
Grund- und einwandfreies Seewasser	ca. 1–10 µg/m³,
verunreinigtes Fluß- und Seewasser	10–100 µg/m³,
sehr stark verunreinigtes Wasser	100–1 000 µg/m³,
Abwasser bis über	100 000 µg/m³.

Die Erfahrungen bei Trinkwasserkontrollen besagen, daß etwa 90% der Grundwasserproben Polyzyklenkonzentrationen im Bereich von 1–10 µg/m³ (ng/l), 9% von 11–100 µg/m³ und 1% von > 100 µg/m³ aufweisen. Der gegenwärtige Grenzwert von 200 µg/m³ – der ohnehin den Charakter eines technischen Richtwertes und nicht den eines toxikologisch begründeten Standards besitzt – sollte deshalb auf 100 µg/m³ herabgesetzt werden. Gelegentliche, meist einmalige Konzentrationssteigerungen sind in der Regel nicht auf Analysenfehler zurückzuführen, sie werden in der Mehrzahl durch korpuskuläre Verunreinigungen bedingt.

Die ersten Untersucher hatten zunächst Luftstaub als ausschließliche Quelle für die Kanzerogene im Oberflächenwasser angesehen; in ihm befinden sich tatsächlich relativ hohe Konzentrationen, so daß die Niederschläge (Regen, Schnee) und das sedimentierte Aerosol in praxi eine wichtige Rolle spielen. Als bedeutende Belastung erwiesen sich ferner die Straßenabwässer in Abhängigkeit von der Art der Straßendecke und möglicherweise auch von deren Alter. Heißteerdecken geben reichlich Kanzerogene ab. Straßenbaubitumen enthält zwar weniger, doch sind die Mengen an polyzyklischen Aromaten pro Kilogramm Straßenstaub gleichfalls nicht zu vernachlässigen. In Deutschland sind auch Wiesen und Äcker mit durchschnittlich 0,05–0,5 mg/kg der Aromaten pro kg belastet.

Straßenränder sind wesentlich stärker kontaminiert. *Butler* u. Mitarb. (1984) ermittelten 1 m neben dem Midlands motorway 20 mg/kg und in 600 m Entfernung 4–8 mg/kg.
Natürlich sind damit die Fragen nach der Herkunft der Aromaten noch nicht ausreichend beantwortet, vor allem können Luftstaub und Straßenabrieb nicht für die Anwesenheit der Polyzyklen in häuslichen Abwässern verantwortlich gemacht werden. Verdächtig sind hier in erster Linie die Ausscheidungen, da im menschlichen Urin 1–3 µg Benzo(a)pyren, in den Fäzes etwa 1–10 µg/kg Polyzyklen nachzuweisen sind.
Die medizinische Beurteilung der Polyzyklen findet sich auf S. 380ff.

Polyzyklische Aromaten als Abwasserindikatoren

Da das Verhältnis der Polyzyklen von Grundwasser zu Abwasser ausreichend groß ist, können diese Verbindungen als Abwasserindikatoren verwendet werden. Hierbei muß man allerdings beachten, daß Straßenabwässer und Teerverunreinigungen miterfaßt werden.
Die Ermittlung der Eliminierungsrate der Polyzyklen komplettiert außerdem die Kriterien bei der Reinigung von Oberflächenwasser. Liegt beispielsweise bei der Nutzung von Uferfiltrat oder von einem durch ein Flockungsverfahren aufbereiteten Flußwasser der Rückstand im Bereich von 10 $\mu g/m^3$, so zeigt dieser Wert an, daß ein (in bezug auf Abwasserbestandteile) dem Grundwasser vergleichbares Produkt hergestellt wurde. Liegen die Werte wesentlich höher, so müssen zusätzliche Reinigungsverfahren eingesetzt werden.

Waschmittel

Als Spurenstoffe interessieren auch die im Haushalt, Gewerbe und Industrie in größtem Umfang verwendeten Substanzen zum Waschen, Spülen, Benetzen und Emulgieren, die summarisch als *Tenside* bezeichnet werden. Grundsätzlich handelt es sich um stark polare Verbindungen, die ein hydrophiles und ein hydrophobes Ende der Kohlenwasserstoffkette besitzen. Das hydrophobe Ende bindet den Schmutz, das hydrophile bewirkt die Emulgierung im Wasser.

Ältestes Tensid ist die *Seife*, die aber den Nachteil der Härteempfindlichkeit (Bildung unlöslicher Kalziumseifen) besitzt. Die seit 1933 eingesetzten synthetischen Tenside sind dagegen auch in hartem Wasser waschaktiv. Das zunächst verwendete Tetrapropylenbenzolsulfonat (TBS) wurde biologisch unzureichend abgebaut. Die Folgen waren Störungen der Sedimentation in den Kläranlagen, stabile Schaumberge in den Staustufen der abwasserbelasteten Flüsse und eine Verunreinigung des Trinkwassers, wenn dieses aus solchem Flußwasser aufbereitet wurde (max. Wert 1959 in der Ruhr 1,3 mg/l, 1986 [Essen] 0,02–0,28 mg methylenblauaktive Substanzen/l; bei wismutaktiven nichtionogenen Substanzen waren es $<$0,03–0,1 mg/l).
Die technischen Schwierigkeiten gaben Veranlassung, in die Waschmittel andere, leicht abbaufähige Tenside (Alkylbenzolsulfonate [=LAS]) einzuarbeiten. Diese Stoffe sind zwar etwas höher fischtoxisch (Störungen der O_2-Aufnahme an den Kiemen), die zur Intoxikation erforderlichen 5–6 mg/l wurden aber in den Flüssen an keiner Stelle er-

reicht. Im Stromgebiet des Rheins ließ sich in den Abwässern eine etwa 90%ige Eliminierung der anionaktiven und der nichtionogenen Tenside feststellen. Nach allen vorliegenden Informationen ist von LAS im Wasser keine Gefährdung für den Menschen zu befürchten, gelegentlich sollen Hautreizungen bei empfindlichen Personen entstanden sein. Die orale Aufnahme größerer Mengen von Tensiden kann zu Veränderungen in der Darmschleimhaut führen. Die LD_{50} des LAS beträgt für die Ratte ca. 1 g/kg KG p. o., für Nonylphenolpolyethoxylat (= nichtionogenes Tensid) werden 2,6 g/kg KG p. o. angegeben. Tensidkontaminationen des Trinkwassers sind ausgesprochen selten. Wir haben bei unseren Routinekontrollen seit 1986 in keinem Falle eine derartige Verunreinigung feststellen können (Nachweisgrenze LAS 0,01 mg/l, Grenzwert der TrinkwV 0,2 mg/l). *Sujbert* (1981) berichtete über den positiven Nachweis von nichtionischen Tensiden im Trinkwasser aus Donau-Uferfiltrat in Budapest.

Kationaktive Tenside haben keine waschaktiven Eigenschaften. Sie werden vor allem als Wäscheweichspüler verwendet, einzelne gehören zu den Desinfektionsmitteln. In Kläranlagen werden kationaktive Substanzen zu etwa 95% abgebaut, allerdings könnte es sich dabei auch um Adsorptionen an biologische Schlämme handeln. Im Gewässer treten sie (wegen des Überschusses an anionaktiven Verbindungen) vorwiegend als Elektroneutralsalze auf. Die LD_{50} von Dialkyldimethylammoniumchlorid beträgt 5 g/kg KG p. o. bei der Ratte. Ein Grenzwert für Trinkwasser existiert nicht.

Mineralöle

Trinkwasser, das durch Mineralöl verunreinigt wurde, besitzt selbst bei kleinsten, unsichtbaren, also vollständig gelösten Mengen des Öles einen sehr *unangenehmen Geruch und Geschmack*.
Die vom Menschen eben noch wahrnehmbaren Konzentrationen sind je nach den Versuchspersonen sehr verschieden. Bei einer Prüfung sollten deshalb die verdächtigen Proben immer von einer Gruppe von Probanden getestet werden, um eine zuverlässige Aussage zu erhalten.

Tab. 45 gibt die Ergebnisse von Geruchs- und Geschmacksprüfungen verschiedener Mineralölprodukte nach einem niederländischen Bericht von *Boorsma* u. *van Soest* (1964) wieder.
Nach *Holluta* (1960) ist die Geruchsschwelle eines Wassers als diejenige Zahl zu definieren, die angibt, auf welches Vielfache man, unter Einhaltung bestimmter Versuchsbedingungen, das zur Prüfung verwendete Wasservolumen mit geruchfreiem Wasser verdünnen muß, damit sein Geruch bis auf einen eben noch wahrnehmbaren Rest verschwindet. Als Geruchsschwellenkonzentration eines geruchsbildenden Stoffes oder Stoffgemisches ist die Substanzmenge in mg zu bezeichnen, die – in 1 m^3 Wasser gelöst – diesem einen gerade noch wahrnehmbaren Geruch verleiht. Beide Begriffe sind sinngemäß auch bei der Geschmackskennzeichnung anwendbar.

Eine etwaige *gesundheitsschädigende Wirkung* von geringen Ölmengen im Trinkwasser ist beim Menschen bis jetzt nicht festgestellt worden. Der widerwärtige Geruch und Geschmack verhindert, daß unter normalen Um-

Tabelle **45** Ergebnisse von Geruchs- und Geschmacksprüfungen. Verdünnung 1:1 Mill., Temperatur 18 °C (nach Boorsma u. van Soest).

Produkt	Geruch	Geschmack
Shell 800 I.P. 919/60	+	–
Shell Petroleum I.P. 916/60	+	+
Shell Heizöl I, I.P. 917/60	+	+
Super Shell, I.P. 915/60	+	+
Shell-Benzin	+	+
Tetrahydronaphthalin	++	++
Xylol	+	+
n-Decan	+	+
Trimethylpentan	+	0
n-Oktan	0	0
n-Hexan	0	±

++ stark; + deutlich wahrnehmbar; ± schwach; 0 fehlend

ständen größere Mengen genossen werden. Allerdings konnten *Zimmermann* u. Mitarb. (1970) bei der oralen Zufuhr von Mineralöl mit Trinkwasser im Tierversuch eine chronische Toxizität nachweisen. Im Vergleich zu den Kontrollkollektiven zeigten die Ratten mit Mineralölbelastung ein vorzeitiges Absterben. In eigenen, früheren Versuchen mit Mäusen beeinträchtigte solubilisiertes Mineralöl die Gewichtsentwicklung zwar deutlich, doch wurde die Tumorentstehung nicht beeinflußt, und es kam auch während der 480tägigen Beobachtungszeit zu keiner erhöhten Sterbequote in der Mineralölgruppe.
Die Versuche mit Ratten war über 900 Tage durchgeführt worden, wobei die gesteigerte Mortalität erst jenseits des 400. Tages sichtbar wurde, was auf eine ausgesprochen chronische Schädigung schließen läßt. Freilich ist zu beachten, daß ein solches Trinkwasser bereits als ungenießbar bezeichnet würde.

Die katastrophalen Auswirkungen der Tankschiffunfälle auf die Vogelwelt des Meeres bzw. der Küsten sind durch die Pressemeldungen hinlänglich bekannt. Die Tiere gehen unter, wenn ihr Gefieder mit Öl in Berührung kommt. Sie meiden das verunreinigte Wasser nicht, sie bevorzugen regelrecht die durch Ölflecke beruhigten Meeresareale. Die Verunreinigungen der Küsten haben außerdem beträchtliche wirtschaftliche Schäden verursacht (Reinigung der Badestrände usw.).
Starke Belastungen des Untergrundes hatten früher ferner die Korrosionen einwandiger Erdbehälter verursacht, deren Verbot wesentlich zur Lösung des Problems beitrug.
Das wissenschaftliche Interesse an den Ölunfällen ist nicht nur wegen der fehlenden Intoxikationen zurückgegangen, es hat sich auch gezeigt, daß Mineralöle im Erdreich bakteriell weitaus besser als früher vermutet, abgebaut werden.

Halogenierte Kohlenwasserstoffe

Die Stoffklasse wird wie folgt gegliedert:

1. leichtflüchtige Verbindungen:
   a) technische Lösemittel,
   b) Trihalogenmethane (= Haloforme);
2. schwerflüchtige Verbindungen:
   a) polychlorierte Biphenyle,
   b) Chlorkohlenwasserstoffpestizide,
   c) Dioxine und Furane.

Technische Lösemittel

Unter diesem Begriff werden Verbindungen aus verschiedenen chemischen Substanzgruppen zusammengefaßt. Die bekanntesten sind Alkohole, Ester, Ketone, Äther, Benzin, Benzol, Schwefelkohlenstoff und Halogenkohlenwasserstoffe (= HKW). Von diesen wurde Chloroform 1831 von *J. v. Liebig* dargestellt und 1847 von *J. Simpson* als Narkosemittel eingeführt. In der Folge synthetisierte man die verschiedensten HKW mit unterschiedlichen Chlorierungsgraden für die jeweiligen Anwendungen. Gemeinsam haben sie die Flüchtigkeit, Fettlöslichkeit, *Nichtbrennbarkeit* und ein höheres spezifisches Gewicht als Wasser. Die um 1900 aufgenommene großtechnische Produktion (derzeit ca. 250 000 t/a) führte zu einer außerordentlich weiten Verbreitung. Ihre toxikologische Bedeutung ist schon frühzeitig in den Handbüchern der Arbeitsmedizin angeführt worden.
Koelsch hat schon vor 40 Jahren dem Autor gegenüber geäußert, daß Tetrachlorkohlenstoff im Grunde verboten werden müsse. Die ökologischen Risiken sind jedoch erst in den letzten 15 Jahren erkannt worden.

In der Wasserhygiene haben sich 4 HKW als wichtig herausgestellt, deren Summe in der TrinkwV (Anlage 2, Ziff. 12) auf 10 µg/l begrenzt wurde. Sie gelangen einerseits mit den Niederschlägen in das Oberflächen- und Grundwasser, woraus eine zwar geringgradige, aber nahezu ubiquitäre Verbreitung resultierte. *Hartmetz* u. Mitarb. (1985) fanden in einer Studie an 59 Wasserwerken in Rheinland-Pfalz in 26% der Wasserproben HKW. Die Konzentrationen betrugen bei 4% 10–25 µg/l, bei 6% 5–10 µg/l und bei 16% 0,1–5 µg/l.
Unter Einrechnung der Trihalogenmethane waren 40% der Wasserproben (n = 192) kontaminiert. Die Erfahrungen in anderen Bundesländern sind identisch.
Andererseits sorgt die absichtliche oder unabsichtliche Beseitigung größerer Mengen durch Versickerung für massive Grundwasserbelastungen, die erst im Laufe vieler Monate ausdampfen (sofern sie nicht unter einer Grundwasserschicht liegen). Die im Laufe der letzten Zeit bekanntgewordenen massiven Kontaminationen können schon vor Jahren oder Jahrzehnten erfolgt sein. Die Stoffe unterliegen einem mikrobiellen Metabolis-

mus, z. B. kann aus Trichlorethen cis-1,2-Dichlorethen gebildet werden (*Parsons* u. Mitarb. 1984). Außerdem entsteht das genotoxische Vinylchlorid, weshalb das BGA einen technischen Richtwert von 0,002 mg/l empfiehlt. Die Halbwertszeiten sind allerdings in praxi außerordentlich groß. Die unerlaubte Beseitigung von HKW-Resten, vor allem aus industriellen Abwässern über das Kanalsystem, führt zur Belastung der Kläranlagen mit Störungen der Schlammausfaulung. Bei der Beseitigung von HKW über das Kanalnetz ist noch zu beachten, daß Beton, aber auch Kunststoffe für die Substanzen durchlässig sind, außerdem ist kein Kanalnetz völlig intakt, so daß auf diesem Wege ebenfalls Grundwasserkontaminationen entstehen.

Tetrachlorethen (= Perchlorethylen = Per) ist eine farblose, angenehm riechende Flüssigkeit mit 121 °C Siedepunkt und einem spezifischen Gewicht von 1,62. Die Wasserlöslichkeit beträgt nur 0,1 g/l. Es handelt sich um einen rein anthropogenen Stoff, der bevorzugt zum Metallentfetten und zur chemischen Reinigung eingesetzt wird. Der Verbrauch in der Bundesrepublik Deutschland liegt bei 100 000 t/a.
In der Luft findet man Per durchschnittlich mit 0,04 $\mu l/m^3$, in stark industrialisierten Gebieten oft mehrere $\mu l/m^3$, deren Abbau über Phosgen ($COCl_2$) zu CO_2 und HCl führt.

Die Inhalation von Per führt zu Bewußtseinstrübungen, Narkose und Kreislaufversagen. Bei Genuß von verunreinigtem Wasser kann eine derartige Symptomatik selbstverständlich wegen zu geringer Dosen nicht entstehen. Die LD_{50} beträgt für die Ratte 5 g/kg KG p. o.
Bei Dauergenuß könnte die verschiedentlich angegebene Kanzerogenität zu entsprechenden Schäden führen. Es ist dabei aber zu beachten, daß bei den Tierversuchen primäre Leberkarzinome erst nach eingetretener Leberzellschädigung als Folge hoher HKW-Dosen entstanden sind. Eine solche Schädigung kann durch eine Trinkwasserkontamination nicht erzeugt werden.

Trichlorethen (= Trichlorethylen = Tri) ist eine farblose, süßlich riechende Flüssigkeit mit einem Siedepunkt von 86,7 °C und einem spezifischen Gewicht von 1,46. Es kommt in der Natur nicht vor. Drei Viertel der Produktion von ca. 50 000 t/a werden zum Metallentfetten verwendet, der Rest zur chemischen Reinigung, als Fleckenentferner und früher sogar zur Dekoffeinierung. Die Verunreinigungswege entsprechen denen von Per.

Tri ist ein Narkotikum, dabei etwas weniger lebertoxisch als $CHCl_3$. Aus der Arbeitsmedizin sind die neurologisch-psychotischen Erscheinungen bei laufender Zufuhr bekannt (Trisucht). Die früher angenommene Kanzerogenität wird heute auf technisch bedingte Verunreinigungen (Epichlorhydrin, Epoxibutan) zurückgeführt. Die LD_{50} für die Ratte beträgt 4,9 g/kg KG p. o.

1,1,1-Trichlorethan ist eine farblose Flüssigkeit mit süßlichem, ätherischem Geruch, einem Siedepunkt von 74 °C und einem spezifischen Gewicht von 1,3. Es kommt in der Natur nicht vor. Wegen seiner geringen Toxizität wird die Substanz in den letzten Jahren immer häufiger als Ersatz für Tri und Per verwendet, der Verbrauch liegt bei 40 000 t/a. Die Verunreinigungswege entsprechen denen des Per.

1,1,1-Trichlorethan wirkt zwar ebenfalls narkotisch, doch wurden Leber- und Nierenschäden bei chronischer Aufnahme nicht beobachtet. Grund hierfür ist offensichtlich die geringe Verstoffwechselung und damit das Fehlen toxischer Metaboliten. Die Substanz wird unverändert wieder abgeatmet. Die LD_{50} für die Ratte beträgt 14 g/kg KG p. o.

Dichlormethan ist eine farblose, flüchtige Flüssigkeit, die ähnlich wie Chloroform riecht. Siedepunkt 40 °C, spezifisches Gewicht 1,336. Im Gegensatz zu Tri und Per ist Dichlormethan gegen Luft und Wasser beständig. Es kommt nicht in der Natur vor. Dichlormethan stellt ein vielseitiges Löse- und Extraktionsmittel von geringer Toxizität dar (Produktion ca. 30 000–35 000 t/a). Die Verunreinigungswege unterscheiden sich nicht von denen der anderen HKW.

Im Körper wird Dichlormethan zu CO abgebaut, kritische CO-Hb-Spiegel entstehen aber nur bei massiver Belastung. Die LD_{50} beträgt für die Ratte 1 g/kg KG p. o.

Bei HKW-Konzentrationen von mehr als 10 µg/l Trinkwasser müssen Aufbereitungsverfahren eingesetzt werden, wofür eine Belüftung und/oder A-Kohle-Filtration in Betracht kommt. Dabei kann mit Wirkungsgraden von 50–80%, bei A-Kohle unter optimalen Bedingungen bis 99% gerechnet werden. Im Haushalt lassen sich nach *Sorrell* u. Mitarb. (1985) flüchtige organische Chemikalien am besten durch Kochen oder elektrisches Mixen aus dem Wasser entfernen.

Trihalogenmethane

Aus dieser Gruppe sind in der Wasserhygiene 4 Verbindungen von praktischer Bedeutung:
Chloroform ($CHCl_3$),
Bromoform ($CHBr_3$),
Dichlorbrommethan ($CHCl_2Br$),
Dibromchlormethan ($CHBr_2Cl$).
Chloroform ist zwar ein technisches Lösemittel, doch wird es weit weniger als die oben genannten Substanzen verwendet. Gleichwohl haben die Haloformen praktische Bedeutung, weil sie bei der Trinkwasseraufbereitung entstehen. *Rook* hatte 1974 und 1975 die Chloroform- und Bromoformerzeugung durch Chlorung festgestellt; als organische Ausgangsstoffe fand er vorwiegend *Huminsäuren*. Verschiedene Untersuchungsreihen haben in der Zwischenzeit gezeigt, daß die viele gechlorte Trinkwässer in der Bundesrepublik Deutschland Haloforme enthalten.

Hinsichtlich der gesundheitlichen Bedeutung seien die entsprechenden US-Untersuchungen zitiert. *Harris* hatte 1974 die Krebsraten der Bevölkerung von Louisiana, die mit Trinkwasser aus dem Mississippi versorgt wurde, mit Personengruppen verglichen, welche ihr Wasser aus anderen Quellen erhielten. Dabei kam er zu dem Schluß, daß im Flußwasser Substanzen enthalten sein müssen, die eine *Erhöhung der Blasenkrebsrate* bewirken. In der Folge analysierte die Environmental Protection Agency (EPA) zahlreiche Gewässer auf Chloroform und andere Trihalomethane. Am Nationalen Krebsinstitut (NCI) untersuchte man deren krebserzeugende Wirkung in Tierversuchen, wobei durch hohe Chloroformdosen Leber- und Nierentumoren entstanden (*Page* u. *Saffiotti* 1976).

Die positive Beziehung von Blasenkrebs zu dem Haloformgehalt des Trinkwassers war jedoch nur gering und besaß eine große Fehlerbreite. Das Risiko wird in einer amerikanischen Zusammenstellung durch folgende Berechnung charakterisiert: Eine Abnahme des Chloroforms im Wasser um 100 µg/l würde zu einer Reduktion der Blasenkrebsfälle um 4,4% bei Männern und 6,7% bei Frauen führen. Ebenso wie der Mehrkonsum von 1–2 Zigaretten pro Tag, läßt sich aber diese Differenz in epidemiologischen Studien nicht einwandfrei sichern.

Eine Arbeitsgruppe des Bundesgesundheitsamtes kam nach Überprüfung der US-Untersuchungen zu dem Ergebnis, daß sich das Chloroform im Tierversuch als ein *schwaches Karzinogen* erwiesen habe, und daß möglicherweise ein Zusammenhang von Blasenkrebs mit haloformhaltigem Trinkwasser bestehe. Alle Beteiligten stimmten überein, daß weitere Untersuchungen dringend erforderlich sind.

Für die toxikologische Bewertung sei *Preussmann* (1978) zitiert: „Es wäre falsch, das Risiko durch Spuren eines schwachen Karzinogens überbewerten zu wollen und auf wissenschaftlich nicht zu rechtfertigende Sofortmaßnahmen zu drängen. Andererseits ist aber die Forderung berechtigt, in internationaler Kooperation die noch offenen Fragen baldmöglichst zu untersuchen und alles im Rahmen einer Nutzen-Schadens-Analyse Notwendige einzuleiten, um das Gesundheitsrisiko, das aus dem Vorkommen halogenierter Aliphaten im Trinkwasser resultieren kann, soweit als möglich zu minimieren."
Derzeit ist zu befürchten, daß eine Überbewertung des Karzinomrisikos dazu verleitet, die Desinfektion des Trinkwassers ganz oder auch nur teilweise zu unterlassen.

Ein Grenzwert ist in der Novelle zur TrinkwV festgelegt worden:
Summe von
Chloroform, Bromoform,
Monochlordibrommethan,
Dichlormonobrommethan bis 10 µg/l.
(Bei Chlorung mit ≥ 0,3–0,6 mg/l: 25 µg/l.

Für die Reduktion unerwünscht hoher Konzentrationen kommen in Betracht:

a) Vorbehandlung des Wassers zur Eliminierung, zumindest zur Reduktion der Vorstufen von Haloformen (bes. der Huminsäuren).
b) Entwicklung einer vor der Transportchlorung geeigneten Aufbereitungstechnik zur Eliminierung entstandener Haloforme.
c) Ersatz des Desinfektionsmittels Chlor durch Chlordioxid.

Hinzuzufügen ist, daß aber das Trinkwasser nicht die alleinige Quelle für Haloforme und technische Lösemittel darstellt. Es liegen Untersuchungen über die Kontamination von Lebensmitteln vor, die zeigen, daß Chloroform, Tri-

Tabelle **46** Rechnerische Gesamtbelastung des Menschen durch organische Halogenverbindungen in µg/Tag (nach *Bauer*).

Verbindung	Trinkwasser (≈ 2 l/Tag)	Lebensmittel (≈ 1,1 kg/Tag)	Luft (Bochum) (≈ 18 m^3/Tag)	Summe
Chloroform	2,6	2,1	5,4	10,1
Tetrachlorkohlenstoff	0,1	0,1	14,4	14,6
Trichlorethen	1,2	1,4	48,6	51,2
Tetrachlorethen	1,2	2,4	109,8	113,4
Summe	5,1	6,0	178,2	189,3

und Tetrachlorethen vor allem in Wurstwaren in überdurchschnittlichen Mengen (ca. 400 µg/kg) nachweisbar sein können. Nicht zuletzt stellt die Luft eine bedeutende Quelle für die Belastung mit Halogenkohlenwasserstoffen dar, allerdings sind die Erfahrungen mit der Resorption, dem Metabolismus und der Abatmung noch lückenhaft. Tab. **46** gibt eine Information über den Stand des Wissens.

Bei der Abschätzung der realen Belastung ist zu beachten, daß Tetrachlorethen und 1,1,1-Trichlorethan *in der Lunge offenbar nicht aufgenommen werden*, während von Chloroform etwa 30%, von Trichlorethen 12% und von Tetrachlorkohlenstoff 18% zur Resorption gelangen. Über diese 3 Verbindungen ist auch bekannt, daß sie nach Metabolisierung in der Leber irreversibel in Form von Metaboliten an Proteine oder Lipide gebunden werden.
Insgesamt ist anzunehmen, daß die tatsächliche Belastung des Organismus aus den 3 Quellen (Trinkwasser, Lebensmittel, Luft) in der Größenordnung von jeweils einigen Mikrogrammen pro Tag liegt.

Polychlorierte Biphenyle

PCB sind eine Gruppe von fettlöslichen Substanzen, die im Biphenylmolekül Wasserstoffatome durch Chlor ersetzt bekamen.
Theoretisch handelt es sich um 209 Isomere (sog. Kongenere), von denen diejenigen mit mehr als 4 Chloratomen nicht brennbar sind und nicht oxidieren. PCB rechnen zu den stabilsten organischen Verbindungen, wobei die Stabilität mit wachsender Anzahl von Chloratomen zunimmt. Diese Eigenschaften waren auch für die 1929 beginnende industrielle Anwendung maßgebend, als die Elektroindustrie PCB in Kondensatoren und Hochspannungstransformatoren wegen ihrer guten Isoliereigenschaften einsetzte. Außerdem verwendete man PCB für verschiedene Farben und Lacke, um sie feuersicherer sowie beständiger zu machen, und als Weichmacher für Kunststoffe.

Bei der technischen Herstellung entstehen je nach der zugefügten Chlordosis im wesentlichen Tri-, Tetra-, Penta- und Hexachlorbiphenyle, aber auch Biphenyle mit mehr oder weniger Chloratomen. In den technischen Produkten lassen sich deshalb etwa 50–70 verschiedene Kongenere, davon 10 als Hauptsubstanzen nachweisen. In den Fertigerzeugnissen, die als Aroclor, Kaneclor, Phenoclor, Clophen (A30, A50, A60) bezeichnet werden, sind noch Verunreinigungen enthalten wie polychlorierte Naphthaline und polychlorierte Dibenzofurane (PCDF). Die letzten besitzen eine ausgeprägte Toxizität. Polychlorierte Dibenzodioxine (PCDD) sind in technischen PCB-Produkten nicht nachweisbar, sie entstehen jedoch in geringen Mengen neben den PCDF (s. S. 214) bei Verbrennungsvorgängen aus PCB (*Hutzinger* u. Mitarb. 1985).
Wegen der nachteiligen Eigenschaften der PCB wurden sie in den letzten Jahren ersetzt durch Silikonöle, chlorierte Paraffine, Phthalsäureester, methylsubstituierte Benzole sowie Biphenyle u. a. Die Bundesregierung wird in den kommenden Jahren die Anwendung gesetzlich weiter einschränken.

Vor allem die Entsorgung der PCB macht wegen ihrer außerordentlichen Stabilität Schwierigkeiten. Es kommt im Grunde nur die Verbrennung bei Temperaturen von über 1200 °C in Betracht, wobei Kohlendioxid, Chlorwasserstoff und Wasser entstehen. Vom Vermischen PCB-haltiger Altöle mit Heizölen ist abzuraten, da bei den normalen Verbrennungsvorgängen PCDF und PCDD entstehen können. Die Beseitigung der reinen PCB ist aber immer noch weniger problematisch als die Entsorgung PCB-versetzter Produkte wie Lacke, Papiere, Klärschlamm usw. Es ist nahezu unvermeidbar, daß aus solchen Quellen weiterhin die Stoffe in die Umwelt gelangen, obwohl ihre Produktion und Anwendung eingestellt wurde. Immerhin findet eine gewisse UV-Photolyse und z. T. auch ein biologischer Abbau statt.
PCB waren zwar schon wenige Jahre nach Beginn ihrer Verwendung als toxische Substanzen im arbeitsmedizinischen Bereich beschrieben worden, doch erkannte erst *Jensen* sie 1966 bei der Analyse biologischen Materials auf DDT als *Schadstoffe in der Umwelt*.
Weitere Untersuchungen bewiesen die Anwesenheit von Kongeneren in verschiedenen Tieren der Meeresumwelt (Muscheln, Heringe, Lachse, Seeadler, Seehunde usw.). Die Verbindungen besitzen schon in relativ geringer Menge eine toxische Wirkung, die in einer Reihe von Tierversuchen nachgeprüft wurde. Es zeigten sich hierbei vor allem Effekte an der *Leber*. Die akute Toxizität der technischen PCB-Produkte ist gleichwohl relativ gering, die LD_{50} (Ratte) beträgt für Aroclor 1260 10 g/kg KG p. o. Hohe, aber nicht letale Einzeldosen bewirken bei Nagetieren eine verlangsamte Gewichtszunahme bzw. einen Gewichtsverlust. Später erkannte man, daß geringe Dosen eine ausgeprägte Fähigkeit zur *Enzyminduktion unspezifischer Oxygenasen* in der Leber besitzen, wobei bestimmte Chlorierungsgrade des Biphenylringes besonders wirksam sind (Nr. 77, 126, 169). Folge ist u. a. eine Beschleunigung des Östrogenabbaues. Auch beim Menschen sind in der Zwischenzeit solche Leberfermentaktivierungen festgestellt worden.
Zahlreiche Untersuchungen belegen die Beeinträchtigung der Resistenz gegen Infektionen und Tumorimplantate.
Tierexperimente zur Karzinogenität ergaben unterschiedliche Resultate. *Na-*

gasaki u. Mitarb. (1972) fanden z. B. bei Mäusen Hepatome nach 500 mg/kg Kaneclor über 32 Wochen. Bei Clophen A30 und A50, Kaneclor 300, 400 und 500 u. a. ließ sich eine tumorpromovierende Wirkung auf die Leberzellen nachweisen. *Schaeffer* u. Mitarb. (1984) beobachteten Leberkarzinome bei Ratten nach 100 mg/kg Clophen über 832 Tage. Ein initiierender Effekt der PCB konnte dagegen bisher in vivo weder mit Sicherheit bestätigt noch ausgeschlossen werden. Eine schwache Wirksamkeit zeigte sich lediglich mit Aroclor 1254 im Papillomtest an der Mäusehaut (*Di Giovanni* u. Mitarb. 1977). Eine mutagene Wirkung ließ sich nicht nachweisen, teratogene Effekte können offenbar bei hohen Dosen einzelner Kongenere entstehen.

Ähnlich wie DDT werden PCB in menschlichem *Fettgewebe* gespeichert. Nach *Acker* u. *Schulte* (1970) finden sich im Durchschnitt in der Bundesrepublik Deutschland 6 mg/kg (USA 1 mg/kg). Toxikologisch ist diese Konzentration nach den Tierversuchen und den arbeitsmedizinischen Erfahrungen noch nicht gefährlich. Bedenklich ist dagegen, daß es bei Hunger und Unterkühlung infolge Einschmelzung des Fettgewebes zu kurzfristigen, jedoch erheblichen Erhöhungen der PCB-Konzentration im Blut und folglich zu entsprechenden Schäden der Leber kommen kann.

Die Konzentrationen im Wasser sind gering, gleichwohl wirkt sich die biologische Kette aus, die schließlich beim Menschen endet.
Bei Wassertieren fand man 10^7- bis 10^8fach höhere Konzentrationen als im zugehörigen Gewässer. Die PCB werden nicht nur mit den biologisch oder durch die Verpackung kontaminierten Nahrungsmitteln dem Organismus zugeführt, ein weiterer Teil wird inhaliert, wobei PCB offenbar in unseren Wohn- und Arbeitsräumen aus Kunststoffen, Anstrichfarben und anderen Gegenständen in die Atemluft übergehen (*Acker* u. *Schulte* 1970).
Am Hygiene-Institut Mainz wurden von 1977–1988 Wasserproben des Zürichsees auf ihren PCB-Gehalt untersucht (Analyse mittels Kapillar-GC auf Kongenere Nr. 28, 52, 93, 97, 101, 138, 141, 153, 155, 180). Die Ergebnisse sind in der Abb. **45** als Summe von 8, zuletzt 10 Kongeneren dargestellt. Sie zeigt einen laufenden Rückgang der Kontamination, der aber nicht bis zum 0-Wert ging. (Der neuerliche Anstieg 1987/88 beruhte auf der Hinzunahme von 2 Kongeneren bei der Analytik.) Da die Kontamination des Seewassers mit Wahrscheinlichkeit auf dem Luftpfad erfolgt, kann man auf eine allmähliche Abnahme der Umweltbelastung schließen. Aus der Abb. **46** ist ersichtlich, daß die in der DFG-Mitteilung XIII der Senatskommission zur Prüfung von Rückständen in Lebensmitteln 1988 „Polychlorierte Biphenyle“ angeführte, jahreszeitliche Abhängigkeit mit einem Sommermaximum unter den Bedingungen im Zürichsee nur angedeutet existiert und offenbar nicht allgemein gültig ist.
In nahezu allen von uns in den letzten Jahren untersuchten Grundwasserproben ließen sich PCB im Bereich von 10–50 ng/l ermitteln (Analysen mit GC auf gepackten Säulen, d. h., Bestimmung als Clophen-A-60-Äquivalent).

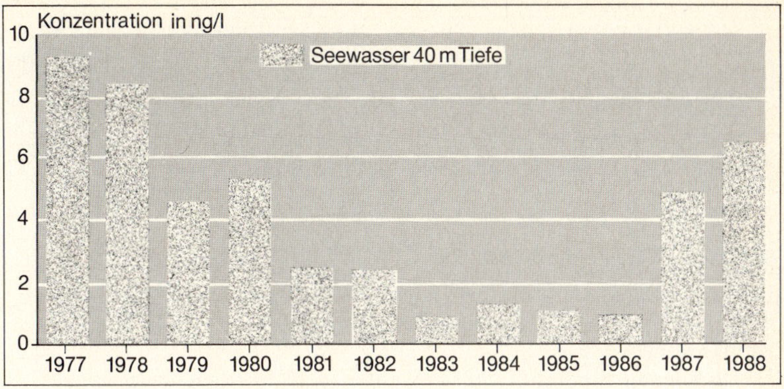

Abb. **45** Polychlorierte Biphenyle (PCB) im Zürichsee, geometrisches Mittel aus monatlichen Entnahmen über 12 Jahre. Summe von 8 (ab 1987 von 10) Kongeneren.

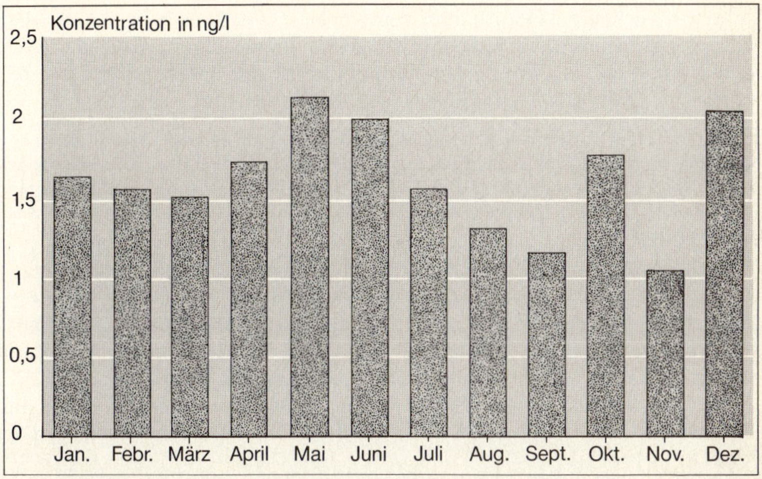

Abb. **46** PCB im Zürichsee, Monatsmittelwerte im Zeitraum von 1982–1985. Summe von 8 Kongeneren.

Zwei Massenvergiftungen haben die Risiken einer PCB-Zufuhr verdeutlicht, allerdings waren die Erscheinungen weniger auf PCB als mehr auf PCDF zurückzuführen. 1968 trat in Japan die Reisöl-Krankheit („Yusho“) bei 14000–15000 Personen auf, welche während 20–190 Tagen Kaneclor 400 (ca. 200–800 mg PCB) aufgenommen hatten (*Kuratsune* 1980).

In Taiwan wurden 1979 mehr als 1900 Einwohnern erneut mit Kaneclor 400 und 500 vergiftet („Yu Cheng“). Die vorherrschenden Symptome waren Schwächegefühl, Sehstörungen, Taubheit der Extremitäten, Erbrechen, Chlorakne, Haarausfall, Veränderungen der Leberwerte. Immuntoxische Erscheinungen wurden beobachet, eine Erhöhung der Krebssterblichkeit vermutet, aber nicht eindeutig bestätigt.

Chlorkohlenwasserstoff-Pestizide

Die Anwendung von *Schädlingsbekämpfungsmitteln* ist grundsätzlich zu befürworten, da ohne sie die Versorgung der Bevölkerung nicht gewährleistet werden kann.
Darüber hinaus sind im Kampf gegen die durch Insekten übertragenen Tropenkrankheiten (Onchozerkose, Malaria und Trypanosomiasis) zum gegenwärtigen Zeitpunkt die Pestizide durch nichts zu ersetzen. 1946 gab es jährlich noch ca. 300 Mill. Malariafälle auf der Welt, z. Z. sind es noch über 100 Mill. Die Zahl der allein in Afrika an Malaria gestorbenen Kinder unter 5 Jahren wird mit 1 Million jährlich angegeben. Würde man die Mückenbekämpfung einstellen, hätte dies wahrscheinlich katastrophale Folgen. Durch den inzwischen eingetretenen Immunitätsverlust der Bevölkerung stiege die Malarialetalität noch weit höher als vor der Entdeckung des DDT an.

Die Chlorkohlenwasserstoffe gelangen durch Verdampfung in das Luftaerosol, das mit dem Pol-Äquator-Ausgleich in unser Gebiet verdriftet wird und überall sedimentieren kann. Auch in Ländern mit DDT-Anwendungsverboten, wie der Bundesrepublik Deutschland, lassen sich deshalb diese gechlorten Kohlenwasserstoffe in allen Gewässern nachweisen.

Mit *Dichlor-Diphenyl-Trichlorethan (DDT)* wurde die 1. Generation der Insektizide (Quecksilber- und Arsenverbindungen, Nikotin) abgelöst; *P. H. Müller* erhielt für die Entdeckung der insektiziden Wirkung des DDT 1948 den Nobelpreis für Medizin. Das Kontakt- und Fraßgift ist an der Luft beständig und in vielen organischen Lösemitteln gut löslich. Unter Alkali-Einwirkung setzt es sich zu Dichlor-Diphenyl-Dichlorethylen (DDE) um. Im Sonnenlicht bildet sich außer DDE auch Di-chlor-Diphenyl-Dichlorethan (DDD).

Die akute Toxizität ist gering (LD_{50} für die Ratte: 113–118 mg/kg KG p. o.); auch die Phytotoxizität ist wenig ausgeprägt, die Breitenwirkung befriedigend. Bald zeigten sich aber Nachteile, wie die Entwicklung einer Resistenz bei den Insekten, die hohe Persistenz in der Umwelt und vor allem die Anreicherung in der Nahrungskette.
Die Herstellung und Anwendung wurde in der Bundesrepublik Deutschland u. a. Ländern verboten, weltweit werden jedoch noch etwa 60 000 t/a für die Entwicklungsländer zur Anophelenbekämpfung hergestellt. Da DDT mit der Luft verfrachtet wird und im Boden 3–10 Jahre verbleibt, läßt es sich auch jetzt noch in allen Grundwässern nachweisen. Die Angabe „n. n. = nicht nachweisbar“ resultiert aus zu geringen Wassermengen bei der Extraktion.

Derzeit sind in der Bundesrepublik Deutschland von den Halogenkohlenwasserstoffpestiziden nur noch Lindan und Endosulfan zugelassen. *Lindan* (= γ-Hexachlorzyklohexan) wird durch Chlorung von Benzol hergestellt, wobei sich ein Isomerengemisch bildet von dem nur die γ-Variante eine insektizide Wirkung hat. Dieses Lindan wird zur Insektenbekämpfung im Obst-, Garten- und Ackerbau, im Forst, aber auch in Wohnungen benutzt. (Es ist nicht gestattet, Lindan in den Wasserschutzgebieten I und II zu verwenden.) In der Veterinärmedizin setzt man es gegen Ektoparasiten und in der Humanmedizin gegen Läuse und Milben (Jacutin) ein.

Bis zur Produktionseinstellung 1981 wurden in der Bundesrepublik Deutschland 1200 t/a hergestellt. In die Gewässer gelangt Lindan mit den Niederschlägen und durch die Abschwemmung von den behandelten Böden, in denen mit einer Halbwertszeit von 15–20 Wochen zu rechnen ist. (Die α- und β-Isomeren sind deutlich stabiler als Lindan.) In Gewässern wurden dagegen Halbwertszeiten bis zu 4 Jahren ermittelt. Es kommt daher zu beträchtlichen Anreicherungen in der biologischen Kette (in Elbaalen wurden mehr als 10 mg Lindan/kg Fett festgestellt).
Trinkwasser trägt zur Gesamtbelastung des menschlichen Organismus nur mit weniger als 1% bei, die Hauptmenge wird über tierische Lebensmittel zugeführt. Die orale Zufuhr von 10–20 mg/kg KG erzeugt schwere Intoxikationen an Leber, Nieren und im ZNS (LD_{50} für die Ratte: 88–200 mg/kg KG p. o.; 25 mg Lindan pro kg Futter wurden im chronischen Fütterungstest von Ratten ohne Schädigung vertragen).

Über die Folgen einer laufenden Zufuhr von geringen Mengen ist nur wenig bekannt. Lindan läßt sich zwar mit empfindlichen Nachweismethoden in allen Wasserproben feststellen, gleichwohl entsteht kein toxikologisches Problem hinsichtlich des Trinkwassers.
Gegebenenfalls kann Lindan mittels A-Kohle-Filtration entfernt werden. Der Wirkungsgrad beträgt bei einer Ausgangskonzentration von 10 µg/l ca. 80% und bei 1 µg/l 100%. Die zulässige Höchstkonzentration im Trinkwasser wurde mit 0,1 µg/l festgesetzt.
α- und β-Endosulfan (Thiodan) stellen zyklische Chlorkohlenwasserstoffe dar, die gegen Schädlinge im Obst-, Gemüse- und Ackerbau eingesetzt werden; sie wirken als Fraß- und Kontaktgifte. Im Boden ist Endosulfan nur wenig mobil. Wegen des Risikos einer Abschwemmung darf es nicht in der unmittelbaren Nähe von Gewässern eingesetzt werden, der Stoff ist toxisch für Fische. Allerdings hat sich gezeigt, daß 70% bereits nach einer und 95% nach 2 Wochen vorwiegend durch Adsorption an Sedimente eliminiert sind. Im Flußwasser (Rhein, Main) fanden sich Konzentrationen im Bereich von 10–100 ng/l.

Es handelt sich um eine lipophile Substanz, die von Wassermikroorganismen zu Endosulfanalkohol metabolisiert wird, der nicht mehr fischtoxisch wirkt. Die Toxizität für Warmblüter ist gering (LD_{50} für die Ratte 40–110 mg/kg KG p. o.). Endosulfan unterliegt im Körper einem schnellen Abbau, so daß es nicht kumuliert. Der ADI-Wert beträgt 0,008 mg/kg KG. Flockung und A-Kohle-Filtration sowie $KMnO_4$-Behandlung sind bei der Wasseraufbereitung wirksam.

Dioxine und Furane (s. auch S. 49, 54, 98)

Chlorierte Dibenzo-p-Dioxine (PCDD) (75 Isomere) stellen eine Gruppe von Verbindungen dar, die in den letzten Jahren großes öffentliches Interesse beanspruchen, da einige von ihnen hochtoxisch, teratogen, mutagen und potentiell karzinogen wirken. Sie finden sich als Verunreinigungen in Chlorphenolen, Chlorbenzolen, Phenoxysäuren u. a. PCDD werden in nicht unerheblichen Mengen bei pyrolytischen Prozessen mit solchen Ausgangsprodukten gebildet.
Die gefährlichste Substanz ist 2,3,7,8-Tetrachlordibenzo-p-dioxin. Der Abbau von PCDD im Boden erfolgt langsam; in Seveso fanden sich 1976 maximal im Boden 1 000 µg/kg, 1977 waren es 10 µg/kg und 1979 0,01 µg/kg. Eine Aufnahme über die Wurzeln in Pflanzen scheint nicht stattzufinden.

Zu den *polychlorierten Dibenzofuranen* (PCDF) gehört eine Serie von trizyklischen aromatischen Verbindungen (sie haben nur eine, anstelle von 2 Sauerstoffbrücken wie bei PCDD). Auch hier gibt es hochtoxische Isomere. Verschiedene PCDF sind als Verunreinigungen in handelsüblichen PCB-Mischungen und Chlorphenolen erkannt worden. Bei der Pyrolyse von PCB entstehen PCDF experimentell im Bereich von 3–25%.

Toxisch wirkt besonders 2,3,7,8-PCDF, wobei die Giftigkeit nach Affenversuchen etwa 10% derjenigen des PCDD beträgt. Es wirkt 1 000mal stärker als PCB. Beim Menschen zeigten sich nach TCDD-Exposition Chlorakne, vergrößerte Leber, gelegentlich neuromuskuläre Störungen und Porphyria cutanea tarda. Bezüglich der Karzinogenität zeigte sich in 7 von 10 epidemiologischen Studien (über 10–30 Jahre) keine Erhöhung der Krebssterblichkeit (*Reggiani* in:, *Hutzinger* u. Mitarb. 1985).

Hinsichtlich einer Belastung von Grundwasser, Oberflächenwasser und Trinkwasser ergaben sich keine Hinweise aus Analysen mit einer Nachweisempfindlichkeit im Bereich von ng/l (*Monteriolo* u. Mitarb. 1982), d. h., Dioxine und Furane stellen kein Wasserproblem dar.

Pflanzenbehandlungsmittel

In dieser Gruppe stehen die *Herbizide* mit ca. 39% des Weltverbrauchs an erster Stelle, es folgen mit 33% die *Insektizide* und mit 10% die *Fungizide*. In den Rest teilen sich die Rodentizide, Akarizide, Molluskizide und Nematozide.

Die Intensivierung des Einsatzes von Pflanzenbehandlungs- und Schädlingsbekämpfungsmitteln (PBSM) in den letzten 2 Jahrzehnten erfolgte unter der irrigen Annahme, daß die Wirkstoffe in den obersten Bodenschichten verbleiben und dort abgebaut werden. Obwohl der Beweis des Gegenteils mit dem Verhalten der Chlorkohlenwasserstoff-Pestizide schon bald geliefert worden ist, wurden keine Lehren daraus gezogen. Die Mittel sind ausgetauscht worden, das Problem blieb bestehen. Am 15.9.1986 wurde das neue Pflanzenschutzgesetz erlassen, das die Anwendung von PBSM „nur nach guter fachlicher Praxis“ erlaubt. PBSM dürfen danach nicht angewandt werden, wenn mit nachteiligen Wirkungen auf das Grundwasser zu rechnen ist. Daraus resultiert ein Konflikt zwischen Landwirtschaft und Wasserversorgung, dessen Lösung einzelne Bundesländer darin sehen, daß die Landwirte eine Entschädigung für die Unterlassung der chemischen Pflanzenbehandlung erhalten. Die Forderung der öffentlichen Wasserversorgung nach dem Schutz des Wassers erstreckt sich nicht nur auf Trinkwassereinzugsgebiete, sondern auch auf das gesamte Grundwasser. Auslöser für die gegenwärtige Kontroverse war die EG-Richtlinie „Trinkwasser“ und die TrinkwV, die ab 1.10.1989 für PBSM und deren Metaboliten einen Grenzwert von 0,1 µg/l festlegte. Dieser ist nicht aufgrund gesundheitlicher Erfordernisse eingeführt worden, Ziel des Gesetzgebers war vielmehr die Absicht, Gewässerschutz zu betreiben. (Beispiel: Die tägliche Zufuhr von 0,2 µg 2,4-D mit 2 Liter Trinkwasser pro Tag wäre bei einem ADI-Wert von 0,3 mg/kg KG völlig belanglos [1:100000]; selbst bei dem sehr niedrigen ADI-Wert des Amitrols von 0,00001 mg/kg KG würde der Grenzwert immer noch sicher sein [1:3,5].)

Als *Herbizide* verwendet man sehr verschiedene Verbindungen, von denen hier *Triazine und Phenoxyessigsäuren* erwähnt werden sollen.
Die Herbizide lassen sich in Totalherbizide, Semitotalherbizide und selektive Herbizide einteilen. Bezüglich der Wirkungsweise kennt man Kontaktherbizide und systemisch wirkende Verbindungen als Blatt- oder Bodenherbizide. Alle stören lebenswichtige Prozesse in der Pflanze wie Photosynthese, Atmung, Zellteilung und Wuchsstoffhaushalt. Die Kulturpflanzen werden wegen unterschiedlicher Abbaugeschwindigkeit, den verschiedenen Entwicklungszuständen, anderen Wurzeltiefen und Wachsschichten auf den Blättern nicht betroffen.

Zu den Triazinen gehören neben anderen *Atrazin*, Simazin, Terbuthylazin. Die Metaboliten sind z.T. toxischer als die Ausgangssubstanzen. Atrazin weist in wäßriger Aufschwemmung bei pH 7–9 eine Halbwertszeit von mehr als 10000 Tagen auf. Es wirkt als selektives Herbizid in Mais- und Spargelkulturen.

Die *akute* Intoxikation ist wenig charakteristisch, es handelt sich vorwiegend um zentralnervöse Wirkungen. Die LD_{50} für die Ratte beträgt ca. 3000 mg Wirksubstanz/kg KG p.o., d.h., die Verbindung ist wenig giftig. Im *chronischen* Fütterungstest vertrugen Ratten 100 mg Atrazin pro kg Futter über 64 Wochen und dann 1000 mg/kg über 60 Wochen. Hunde tolerierten 15 mg Atrazin pro kg Futter ohne Schaden. Sichere Daten über eine Kanzerogenität liegen nicht vor, auch eine Mutagenität besteht nicht, lediglich für einen in Pflanzen gebildeten Metabolit konnte eine solche Wirkung bestätigt werden (*Herzfeld* u. Mitarb. 1985). Hohe Dosen wirken aber embryotoxisch. Im tierischen Organismus entstehen Hydroxyatrazin und Monokarbonsäuren; insgesamt wurden 19 Metaboliten festgestellt. Kühe, die 3 Wochen lang bis 100 mg Atrazin pro kg Futter erhielten, schieden jedoch keine über der Nachweisgrenze liegenden Atrazin- oder Hydroxyatrazinmengen aus. Dermale oder resorptive Vergiftungen sind beim Menschen nicht bekannt geworden.

Im Gewässer wird Atrazin nur langsam abgebaut, wobei Desethylatrazin, Desisopropylatrazin und Hydroxyatrazin entstehen. Im Sediment reichert sich Atrazin an. Bei der Uferfiltration und Bodenpassage wird der Atrazingehalt kaum reduziert. Mit Ozon und Flockungsfiltration läßt es sich in geringem Grade, mit A-Kohle fast völlig aus dem Trinkwasser entfernen. Derzeit stehen die öffentlichen Wasserversorgungen vor der Notwendigkeit, solche A-Kohle-Behandlungen allgemein einzuführen, obwohl Atrazin in den Schutzzonen I und II und in unmittelbarer Nähe von Gewässern nicht eingesetzt werden darf.
Regional wurde die Anwendung von Atrazin bereits verboten.
2,4-Dichlorphenoxyessigsäure (=2,4-D) kann als technisches Produkt Spuren von Dibenzodioxinen und Dibenzofuranen enthalten (UBA). Es wird vor allem im Getreideanbau, auf Grünland und Rasen in Kombination mit anderen Herbiziden eingesetzt. Durch Abschwemmung behandelter Flächen gelangt es in Oberflächengewässer, wo es sich gut löst. Eine Grundwasserverunreinigung ist bei der gegebenen guten Mobilität in Betracht zu ziehen, bis jetzt aber nicht nachgewiesen.
2,4-D wird über die Haut und den Darm resorbiert, jedoch nicht gespeichert, sondern ausgeschieden. Die LD_{50} beträgt für die Ratte 375 – 1 200 mg/kg KG p. o. Entsprechend der Gefahrstoffverordnung ist 2,4-D als „mindergiftig" eingestuft. Im chronischen Fütterungstest wurde von Ratten eine tägliche Aufnahme von 1 mg/kg Futter über 2 Jahre ohne Schädigung vertragen (zit. nach DVGW-Schriftenreihe Wasser, Nr. 48/2).
Die WHO empfiehlt einen ADI-Wert von 0,3 mg/kg KG einzuhalten.
Der Trinkwassergrenzwert von 0,1 µg/l schützt somit auf jeden Fall vor einem Risiko.
2,4-D ist nicht zu verwechseln mit 2,4,5-T (agent orange), das wegen seiner stärkeren Verunreinigung mit Dioxin eine Gesundheitsgefahr darstellt.
Zu den Insektiziden zählen neben den besprochenen Halogenkohlenwasserstoffen Thiophosphorsäureester, Karbamate, Pyrethroide und die Substanzen der 3. Generation, d. h., insektenspezifische Sexuallockstoffe und Insektenhormone. Verpuppungshormone werden in den USA in Großversuchen gegen Moskitos getestet. Die Entwicklung befindet sich aber noch am Anfang, dem Vorteil der fehlenden Toxizität steht der Nachteil der großen chemischen Labilität gegenüber. Von den Schädlingsbekämpfungsmitteln der 3. Generation verspricht u. a. das Azadirachtin als neurohormoneller Wirkstoff aus dem Samen des Neem-Baumes (bes. in Indien) bei fehlender Humantoxizität Erfolg.

Die *Phosphorsäureester* (Parathion, E 605, Metasystox u. a.) zeichnen sich durch gute Abbaubarkeit in Boden und Pflanze sowie in Mensch und Tier aus. Einige haben ein enges Wirkungsspektrum.
Bei den meisten dieser Cholinesterasehemmer besteht eine höhere Giftigkeit (100 mg sind für den Erwachsenen tödlich). Die Wirkung als Kontakt-, Fraß- oder Atemgift setzt schnell ein, hält aber meist nicht lange an. Die hohe Abbaugeschwindigkeit ist auch der Grund für die baldige Elimination aus den Gewässern, lediglich für Parathion wurde eine Halbwertszeit von 108 Tagen ermittelt.

Tabelle **47** Trinkwasserverunreinigende PBSM (weitere Abbauprodukte siehe Bundesgesundheitsblatt 1989, 290).

	Hauptmetabolite
1. Aldicarb	Aldicarbsulfon, -sulfoxid
2. Atrazin	Desethyl- und Desisopropylatrazin
3. Dichlobenil	2,6-Dichlorbenzamid
4. Propazin	Desethylatrazin
5. Pyridat	3-Phenyl-4-Hydroxy-6-Chlorpyridazin
6. Simazin	Desisopropylatrazin
7. Terbuthylazin	Desethylterbuthylazin
1. Alachlor	2,6-Diethylanilin
2. Anilazin	2-Chloranilin und Dichlor-s-Triazin
3. Chlortoluron	5-Chlor-p-Toluidin
4. DNOC	Di- und Nitroamino-o-Kresol
5. Linuron	3,4-Dichloranilin
6. MCPA	2-Methyl-4-Chlorphenol
7. Metazachlor	2,6-Dimethylanilin
8. Methobromuron	p-Bromanilin
9. Metoxuron	3-Chlor-4-Methoxyanilin
10. Monuron	p-Chloranilin
11. Pendimethalin	Nitroaminoaromaten
12. Trifluralin	Nitroaromaten, Aminoaromaten

Die Insektizide auf *Karbamatbasis* unterscheiden sich in ihren Eigenschaften stark voneinander. Eine Anreicherung in der Nahrungskette ist nicht bekannt. Die Entwicklung von Resistenzen gegen verschiedene Karbamate ist nachgewiesen. Bezüglich *Pyrethroide* s. S. 54.

Nach § 12 Abs. 2 und § 13 TrinkwV ist Trinkwasser auf PBSM zu untersuchen, die im Einzugsgebiet der Grundwassergewinnungsanlagen verwendet werden oder verwendet worden sind und wenn zu besorgen ist, daß von ihnen eine Verunreinigung des Wasservorkommens ausgeht. Nach den bisher vorliegenden Erfahrungen ist vor allem mit den in der Tab. **47** aufgeführten Stoffen zu rechnen.

Phenole

Die Stoffklasse setzt sich neben dem eigentlichen *Phenol* (C_6H_5OH) aus zahlreichen aromatischen Hydroxylverbindungen zusammen, bei denen die Hydroxylgruppen direkt an den Benzolkern gebunden sind.
Man unterscheidet nach der Anzahl der OH-Gruppen ein-, zwei-, drei- und mehrwertige Phenole. Sie sind meist schwache Säuren; stark sauer reagieren z. B. Nitrophenole. In der Natur sind die Phenole weit verbreitet, sie finden sich als Bestandteile vieler Pflanzenfarb- und -gerbstoffe, ätherischer Öle, Riech- und Geschmacksstoffe, Alkaloide usw.

Vielfach wird die Ansicht geäußert, daß die Belastung von Oberflächenwässern mit Phenolen immer auf die Einleitung industrieller Abwässer zurückgehe. Es sei deshalb daran erinnert, daß der Mensch in 24 Stunden bei normaler, gemischter Kost mit dem Urin etwa 0,4 g ausscheidet. Die Kläranlage einer Stadt mit 100 000 Einwohnern hat also unbeschadet industrieller und gewerblicher Zuflüsse täglich 40 kg Phenole zu verarbeiten. In der Regel sind diese biologisch gut abbaubar, es gibt aber eine Reihe von Verbindungen – wie die phenolischen Desinfektionsmittel – welche die Kläranlagen z. T. passieren können und den Vorfluter belasten.

Eine akute Intoxikation über das Trink- oder Brauchwasser scheidet – wenn man von einigen Vergiftungen über Badewasser (*Chapman* u. *Robson* 1965) absieht – aus, zu beachten ist dagegen eine chronische Belastung.
In dieser Hinsicht werden phenolische Substanzen mit Allergie und Photosensibilisierung in Zusammenhang gebracht. Es ist aber unwahrscheinlich, daß die Spurenverunreinigungen des Wassers hierfür verantwortlich sind.
Wichtiger ist sicher der kanzerogene und kokanzerogene Effekt.
Boutwell u. *Bosch* (1959) wiesen eine tumorfördernde Wirkung von Phenol und einer Reihe von substituierten Phenolen nach initialer Behandlung der Mäusehaut mit einer geringen Menge eines kanzerogenen Kohlenwasserstoffes (DMBA) nach. Auch durch Phenol allein konnten in höherer Dosierung Tumoren erzeugt werden (*Boutwell* u. Mitarb. 1955). Erfolgte die Applikation der Substanzen und Phenole nicht nacheinander, sondern gleichzeitig, wurde auch eine Tumorhemmung beobachtet (*Van Duuren* u. Mitarb. 1971).

Die übliche Summenbestimmung der Phenole im Wasser gibt eine unzulängliche Information, da zahlreiche andere Substanzen in die Kupplungsreaktion ebenfalls eingehen. Mit Hilfe der Gas-Chromatographie erhält man ein genaueres Bild. 1977 konnten wir damit 24 definierte Phenole in Wasserproben von Rhein und Main nachweisen (am häufigsten Phenol). Die Zahl der nichtidentifizierbaren Substanzen lag noch weitaus höher. Die Konzentrationen bewegten sich im Bereich von µg/l. Kontrollen in Rheinwasserwerken ergaben Wirkungsgrade der Aufbereitung von 50–99%. Mit einem entsprechenden Aufwand kann daher bei gegebener Verunreinigung ein einwandfreies Trinkwasser hergestellt werden. Dies ist um so wichtiger, als eine Reihe von Phenolen dem Wasser einen widerwärtigen Geschmack verleihen, der durch Chlorung noch erheblich verstärkt wird.

Weitere Schadstoffe im Wasser

Bei der Erwärmung von Trinkwasser durch mittelbare Beheizung über flüssige u. a. Wärmeträger entsteht nach Korrosionen u. U. eine Gesundheitsgefährdung. Als Korrosionsschutz für derartige Wärmeträger wurde vielfach *Hydrazin* ($H_2N\text{-}NH_2$) eingesetzt. In einem Schadenfalle gelangte dieses Hydrazin in das Trinkwasser, in einem weiteren konnte es im Abwasser eines Reaktors nachgewiesen werden. Da Hydrazin toxisch wirkt (LD_{50} Ratte: 60 mg/kg KG p. o.) und Erbrechen, Krämpfe, Herzrhythmusstörungen, Leber- und Nierenschädigung erzeugt sowie eindeutig kanzerogen ist, wird es

als Korrosionsschutz für Wärmeträgermedien nicht mehr verwendet (DIN 1988 Teil 4).
Aus der Arbeitsmedizin ist die Asbestose nach Inhalation von Fasern der Größe <2 µm Durchmesser und >5 µm Länge bekannt. Gleichzeitig wird das Bronchialkrebsrisiko bei Rauchern erhöht. *Asbestfasern* können auch Mesotheliome der Pleura und des Peritoneums bewirken. Unklar ist, ob Tumoren nach oraler Zufuhr entstehen. Epidemiologische Studien und Tierversuche sprechen dagegen, aber *Conforti* u. Mitarb. (1981) errechneten einen Zusammenhang von Karzinomen des Verdauungstraktes mit Asbestfasern im Trinkwasser von Kalifornien. Es könnte sich jedoch um ein regionales Problem handeln, denn *McGuire* u. Mitarb. stellten ein Jahr später massive Verunreinigungen der dortigen Leitungen mit Asbest fest.

In das Trinkwasser können Asbestfasern geogen oder durch Freisetzung aus asbesthaltigen Werk- und Wasserleitungsmaterialien gelangen. Etwa 10% des Rohrnetzes der Bundesrepublik Deutschland besteht heute aus Asbestzement. Eine Freisetzung ist möglich bei Wässern, die nicht mit Kalziumcarbonat gesättigt sind bzw. die einen negativen Sättigungsindex aufweisen.
Bei Beachtung der TrinkwV können sich daher keine unzulässigen Fasermengen im Trinkwasser befinden. In unseren Oberflächen- und Grundwässern wurden Asbestfasern mit mehr als 5 µm Länge in der Größenordnung von 1000–50000 pro Liter ermittelt. In den USA hat man einen Grenzwert von $7{,}1 \times 10^6$ Fasern/l zu beachten, die TrinkwV sieht keine Begrenzung vor.

2.3 Hygiene der Badeanstalten

2.3.1 Qualitätsanforderungen an Badewässer

Natürliche Gewässer

Die Europäische Gemeinschaft hat am 8.12.1975 eine *Richtlinie über die Qualität der Badegewässer* erlassen, die von den Mitgliedsstaaten als Verwaltungsvorschrift (z. B. Minbl. Rheinland-Pfalz 1978, S. 132) in geltendes Recht umgesetzt wurde. Sie betrifft Badegewässer mit Ausnahme von Wasser für therapeutische Zwecke und Wasser für Schwimmbecken. Unter Badegewässern werden fließende oder stehende Binnengewässer sowie Meerwasser verstanden, in denen das Baden ausdrücklich gestattet ist. Für diesen Bereich sind Qualitätsparameter angegeben, die bei 95% der Untersuchungen (in der Regel in 14tägigem Abstand) eingehalten werden müssen. Sind Überschwemmungen, Naturkatastrophen oder außergewöhnliche Witterungsbedingungen aufgetreten, bleiben Übertretungen dieser Richtwerte unberücksichtigt. *Mühlenberg* (1982) hält aber wegen der minimalen Infektionsgefahr beim Baden in natürlichen Gewässern die vorgeschriebene Häufigkeit für übertrie-

Tabelle **48** Qualitätsparameter für Badegewässer.

	Leitwert	Zwingender Wert
Mikrobiologische Kriterien		
Gesamtkoliforme*	500 pro 100 ml	10000 pro 100 ml
Fäkalkoli*	100 pro 100 ml	2000 pro 100 ml
Fäkalstreptokokken**	100 pro 100 ml	–
Salmonellen**	–	0 pro 1000 ml
Darmviren**	–	0 PFU pro 10000 ml
Physikalische und chemische Kriterien		
pH[2]	–	6–9
Färbung	–	keine anormale Änderung*
Mineralöle	<0,3 mg/l**	kein Film, kein Geruch*
Tenside (äquivalent: Na-Laurylsulfat)	<0,3 mg/l**	kein Schaum*
Phenol	<0,005 mg/l**	<0,05 mg/l** kein Geruch[1]
Transparenz*	2 m	1 m
Sauerstoffsättigung**	>80%	–
Teer, schwimmende Körper*	keine	–

* Regelmäßig im Abstand von 14 Tagen zu prüfen (Beginn 2 Wochen vor Anfang der Badesaison)

** Zu prüfen, wenn eine Untersuchung in dem Badegebiet das Vorhandensein dieser Stoffe möglich erscheinen oder auf eine Verschlechterung der Wasserqualität schließen läßt

ben, es würden 2–3 Kontrollen pro Jahr reichen. Dem Amtsarzt sollte in der Tat ein größerer Ermessensspielraum eingeräumt werden. Neben den zwingenden, vorgeschriebenen Werten sind in Tab. 48 die „*Leitwerte*" aufgeführt, welche in begrenztem Umfang überschritten werden können (z. B. dürfen bei 20% der Proben höhere Koliformen- und Escherichia-coli-Werte auftreten, für die übrigen Parameter gelten 10% Überschreitungshäufigkeit).
Außerdem müssen Ammoniak und Kjeldahl-Stickstoff von der Behörde überprüft werden, wenn die Tendenz zur Eutrophierung der Gewässer besteht. Andere Stoffe, die als Zeichen der Verschmutzung gelten wie Pestizide, Schwermetalle, Zyanide, Nitrate und Phosphate, sind bei entsprechendem Verdacht zu analysieren.
Mit dieser Richtlinie soll erreicht werden, daß nicht nur ästhetische Bedürfnisse erfüllt, sondern auch Gesundheitsgefährdungen ausgeschlossen bleiben. Für die Zulassung eines Gewässers zum Baden sind selbstverständlich noch weitere Kriterien zu berücksichtigen, z. B. die potentielle Unfallgefahr, Gefährdung der Badenden durch Schiffsverkehr usw., insbesondere ein ausreichender Abstand zu Abwassereinleitungen (> 1 km) und zu Mülldeponien. Das Bundesseuchengesetz enthält keine Vorschriften für natürliche Gewässer.

Tabelle **49** Infektionsdosen für Enteritis-Salmonellen.

Salmonellenart	Verschluckte Keimzahlen	Zahl der Versuchspersonen	Zahl der Erkrankten
S. bareilly	125 000	6	1
S. newport	152 000	6	1
S. anatum	587 000	6	2
S. meleagridis	7 675 000	6	1
S. derby	15 000 000	6	3

Die Forderung nach völligem Freisein eines Badewassers von Krankheitserregern wird an keiner Stelle erhoben. Die für die Bundesrepublik Deutschland verbindliche EG-Richtlinie verlangt immerhin die Abwesenheit von Salmonellen in 1 Liter Wasser. Würde dieser Parameter mit aller Strenge berücksichtigt, müßten zahlreiche Badestrände geschlossen werden, wie z. B. in der Kieler Bucht, in der das Wasser nach Untersuchungen am Hygiene-Institut Kiel bis zu 300 Salmonellen pro Liter aufwies. Salmonellenerkrankungen sind dort in keinem Falle und zu keiner Zeit bekannt geworden. Trotzdem wurde im Sommer 1988 wegen des Vorkommens von Salmonellen im Meerwasser das Baden in einigen Nordseebädern verboten. Bei nachweislichem wirtschaftlichen Schaden dürften in ähnlichen Fällen Regreßansprüche wegen Ermessensmißbrauch gegen den Amtsarzt bzw. den Anordnungsbefugten durchsetzbar sein.
Bei normalem Schwimmen gilt als Richtwert die Aufnahme von etwa 50 ml Wasser. In dieser Menge ist die zur Auslösung der Erkrankung erforderliche Konzentration von Typhusbakterien in der Regel nicht enthalten. *Hornick* u. Mitarb. (1970) registrierten bei 14 Versuchspersonen nach Verabfolgung von 10^3 Salmonella typhi keine Erkrankung, bei 116 mit 10^5 Infizierten waren es 28% und bei 10^7 50% Typhuserkrankte. *McCullough* u. *Eisele* (1951) erhielten bei ihren Versuchspersonen für Enteritis-Salmonellen die in der Tab. **49** angeführten Daten.

Derartig hohe Zahlen entstehen in der Regel nur bei Vermehrung in Lebensmitteln, *nicht aber in Badegewässern.*
Bei *Viren* liegt die minimale Infektionsdosis niedriger, weshalb die EG-Richtlinie die Abwesenheit von Darmviren in 10 l Wasser verlangt. Unter Zugrundelegung der epidemiologischen Erfahrungen erscheint diese Forderung aber als übertrieben streng.
Es wird allerdings in den letzten Jahren vermehrt auf das Risiko von Virusinfektionen beim Baden in offenen Gewässern verwiesen.
Cabelli u. Mitarb. (1982) ermittelten z. B. in einer prospektiven Studie eine lineare Beziehung von gastrointestinalen Erkrankungen mit dem Grad der mikrobiellen Verunreinigung. Auch *Apotheloz* u. *Schar* (1985) weisen darauf hin, daß Badende, insbesonders kleine Kinder, ein erhöhtes Risiko für gastrointestinale Erkrankungen haben. Ätiologisch handelt es sich hierbei nicht etwa um Salmonellosen, sondern um Rota- und Norwalkviren.

Insgesamt muß aber bei der Beurteilung eines Badegewässers gesundheitlicher Nutzen gegen mögliche Risiken bzw. Schädigungen abgewogen werden. „Grenzwertdenken“ derart, daß 100 Fäkalkoli erlaubt, 101 aber nicht mehr zulässig sind, ist nachdrücklich zurückzuweisen.

Künstliche Hallen- und Freibäder

Im amtlichen Kommentar zum § 11 des Bundesseuchengesetzes ist ausgeführt: Schwimm- oder Badebeckenwasser in öffentlichen Bädern oder Gewerbebetrieben muß so beschaffen sein, daß durch seinen Gebrauch eine Schädigung der menschlichen Gesundheit durch Krankheitserreger nicht zu besorgen ist.
Die zuständige Behörde hat die notwendigen Maßnahmen zu treffen, um Gefahren für die menschliche Gesundheit abzuwenden, die von Trinkwasser, von Wasser für Lebensmittelbetriebe oder von Wasser für oder in Schwimm- oder Badebecken ausgehen können, insbesondere um das Auftreten oder die Weiterverbreitung übertragbarer Krankheiten zu verhindern.

Hallen- und Freibädern fehlt der Austausch und die Selbstreinigung natürlicher Gewässer. Das Wasser für die Badebecken stammt aus der zentralen Versorgung oder aus eigenen Brunnen und hat zunächst Trinkwasserqualität. Das Problem der Verunreinigung besteht folglich in der mikrobiellen Kontamination durch die Badenden selbst. Bezüglich der zulässigen Personenzahl gelten als Minimalanforderungen:

4,5 m^2 Fläche für Schwimmer,
2,7 m^2 für Nichtschwimmer bzw. in Variobecken sowie
0,5 m^2 in Planschbecken je Person und Stunde.

Der Wasseraufbereitungsanlage sollte als Maßstab 2m^3 Wasser pro Badegast zugrunde gelegt sein.
Ästhetische Belange lassen sich nur bedingt in Einzelparametern fassen. Problematisch ist die Beurteilung unerwünschter, aber nichttoxischer Substanzen. Es ist kaum zu erwarten, daß im Naturbad geringe Urinmengen von Mensch oder Tier Anstoß erregen; im Hallenbad wird die Situation zweifellos kritischer bewertet; immerhin ist damit zu rechnen, daß jeder Badende bis zu 50 ml Urin läßt. Der tägliche Füllwasserzusatz zur Wassererneuerung soll deshalb 30 l pro Besucher betragen. Sofern die Beckenwassergrenzwerte nicht eingehalten werden können, ist die Menge zu erhöhen. Als Maßstab gilt der $KMnO_4$-Verbrauch des Beckenwassers, der denjenigen des Füllwassers (= Trinkwasserqualität) um nicht mehr als 0,75 mg/l (als O_2) überschreiten darf. Für den Nitratwert soll die Erhöhung maximal 20 mg/l betragen.
Beim Baden muß außerdem mit einer entsprechenden Belastung des Wassers durch die natürliche Haut- und Haarregeneration gerechnet werden. Gleichzeitig erfolgt eine Abgabe autochthoner Hautkeime und der transienten Flora. Viele dieser Bakterien sind harmlos, einige pathogen bzw. fakultativ pathogen. Auch Hautpilze, wie Trichophyton rubrum, gelangen vor allem von den Füßen in das Wasser, weiterhin ist mit Viren zu rechnen (z. B. Erreger der Schwimmbadkonjunktivitis).

Tabelle **50** Anforderung an Schwimmbadwasser (DIN 19643).

Mikrobiologische Anforderungen an	Einheit	*Reinwasser*	*Beckenwasser*
Koloniezahl bei 20±2 °C	1/ml	max. 20	max. 100
Koloniezahl bei 36±1 °C	1/ml	max. 20	max. 100
Koliforme Keime bei 36±1 °C	1/(100 ml)	n. n.	n. n.
Escherichia coli bei 36±1 °C	1/(100 ml)	n. n.	n. n.
Pseudomonas aeruginosa bei 36±1 °C	1/(100 ml)	n. n.	n. n.
Physikalische und chemische Anforderungen (Auszug)			
		Reinwasser	*Beckenwasser*
pH		≥6,5–≤7,8	≥6,5–≤7,8
Ammonium NH_4^+	mg/l	0,1	0,1
Nitrat (über dem Wert des Füllwassers)	mg/l	–	20
Oxidierbarkeit Mn VII→II als O_2 (über dem Wert des Füllwassers)	mg/l	–	0,75
freies Chlor	mg/l	nach Bedarf	0,3–0,6
freies Chlor + Chlordioxid	mg/l	nach Bedarf	0,3–0,5
Chlorit	mg/l	0,1	0,1
Ozon (Ablauf A-Kohle-Filter)	mg/l	0,05	–

Die gesundheitlich unbedenkliche und ästhetisch einwandfreie Beschaffenheit eines Badewassers setzt eine ständige Frischwasserzugabe, eine Umwälzung mit Filtration und eine Desinfektion voraus. Die zulässige Personenzahl pro Stunde entspricht dem Produkt aus personenbezogener Belastung (= sog. *b-Wert*, der sich in der Hauptsache auf die Oxidierbarkeit des Roh- und Reinwassers stützt) und dem Reinwasservolumenstrom. Grundsätzlich ist die räumliche Anordnung so vorzunehmen, daß die Duschen vor dem Baden benutzt und die Durchschreitbecken zwangsläufig begangen werden müssen. (Einzelheiten über Einrichtung und Betrieb von Bädern s. *Roeske* [1979].)
Die Desinfektion erfolgt mit Chlor, das in der Regel als Gas zudosiert wird (Ozon ist zur Aufbereitung, aber nicht als Desinfektionsmittel zugelassen). Nachzuweisen ist dann freies wirksames Chlor (Richtwert für Bäder: 0,3–0,6 mg/l). Wegen des störenden Geruches und der gelegentlichen Bindehautreizungen wurden auch andere Desinfektionsmittel, z. B. Brom und Jod, erprobt, die sich aber nicht eingeführt haben. Die richtige Chlordosierung und pH-Einstellung (6,5–7,8) ist regelmäßig zu kontrollieren. Zur kolorimetrischen Analyse sind leicht zu bedienende Geräte (z. B. Lovibond, Fa. Akdolit, Düsseldorf) im Handel, mit denen außerdem auch Amine, Kupfer, Zyanursäure, Ozon und Brom bestimmt werden können. In diesem Zusammenhang sei außerdem auf die Unfallverhütungsvorschrift „Chlorung von Wasser" (GUV 8.15) vom April 1979 der Gesetzlichen Unfallversicherung verwiesen.

In der Bundesrepublik Deutschland ist die *DIN 19 643* (1984) gültig, welche Vorschriften für Schwimmbäder aller Art, ausgenommen Einfamilienschwimmbäder, enthält. Angesprochen werden darin u. a. die betriebstechnischen Voraussetzungen für Schwimmbäder, wie hydraulische Systeme, Bemessung des Volumenstromes, Korrosionsschutz und Filterbetrieb.

Tabelle **51** Untersuchungsumfang für verschiedene Parameter.

Parameter	Füll-wasser	Rein-wasser	Becken-wasser	Roh-wasser
Koloniezahl (bei 20±2 °C)		+	+	
Koloniezahl (bei 36±1 °C)		+	+	
Koliforme Keime (bei 36±1 °C)		+	+	
Escherichia coli (bei 36±1 °C)		+	+	
Pseudomonas aeruginosa (bei 36±1 °C)		+	+	
Klarheit			+	
Wassertemperatur			+	
pH-Wert			+	+
Ammoniumkonzentration	+		+	
Nitratkonzentration	+		+	
Oxidierbarkeit	+	+	+	
Redox-Spannung*			+	
freies Chlor		+	+	
Ozon***		+		
Gebundenes Chlor		+	+	
Chlorit**			+	
Aluminium***			+	
Eisen***			+	
Chlorid	+		+	
Sulfat***	+		+	
Phosphat****	+		+	

* Ablesung aus der betrieblichen Meßwertanzeige
** Bei Verwendung des Chlor-Chlordioxid-Verfahrens
*** Bei Verwendung entsprechender Zusätze
**** Zur Beurteilung der Flockung

Von hygienischer Bedeutung sind besonders die bakteriologischen und chemischen Anforderungen an das Beckenwasser und die Desinfektion (Tab. 50).
Ferner sind als Kriterien noch vorgesehen: Färbung, Trübung, Klarheit, Kolloide, Absetzmenge, Temperatur, Redoxpotential und Restgehalte an Flockungsmitteln.
Die Kontrolle der Wasserbeschaffenheit soll bei Hallenbädern einmal monatlich, bei Freibädern mindestens dreimal in der Saison, je nach Wetterlage zweimal monatlich erfolgen. Die Zeitspanne kann in Abstimmung mit dem Amtsarzt verlängert werden, wenn freies Chlor, Redoxpotential und pH-Wert kontinuierlich gemessen und dokumentiert werden und die Desinfektionsmittelzugabe automatisch geregelt ist.
Der Untersuchungsumfang ist aus Tab. **51** ersichtlich. Die Beckenwasserprobe ist aus dem oberflächennahen Bereich, etwa 50 cm vom Beckenrand, zu entnehmen. Als Maßstab für die Effizienz der Desinfektion gibt die

DIN 19 643 eine Keimtötung von Escherichia coli über 3 Zehnerpotenzen innerhalb 30 s an. Aus Zuverlässigkeitsgründen dürfen nur Chlorgas, Natrium- und Kalziumhypochlorit sowie Chlordioxid verwendet werden.

Bewegungsbecken in Problembereichen wie Krankenhäusern, Sanatorien, Altenheimen, Behindertenheimen u. ä., unterliegen besonderen Belastungen; mit Rücksicht darauf ist der Förderstrom je Stunde (Volumenstrom) entsprechend dem Beckeninhalt einzurichten.

In Bädern mit hohen Wassertemperaturen (36 °C) haben die Mikroorganismen gute Überlebenschancen. *Klenner* u. *Weber* (1979) kamen aufgrund ihrer Untersuchungen zu dem Schluß, daß die Mesophilenkeimzahl (= 36 °C Bebrütung) eine bessere Information über die Badewasseraufbereitung und -beschaffenheit gibt als die 20 °-Koloniezahl. Man wird also zweckmäßig beide Bebrütungstemperaturen einsetzen und die höhere Koloniezahl bewerten. Bei gechlorten Wässern ist zur Beurteilung des Ausmaßes von Fäkalverunreinigungen nach *Klenner* u. *Weber* der Nachweis von Enterokokken neben dem von Escherichia coli unbedingt erforderlich. Sie halten ferner die Einbeziehung von Pseudomonas aeruginosa und Staphylococcus aureus für notwendig. Die Bestimmung einer Staphylokokkenzahl ist allerdings von fraglichem Wert, da diese Keime an abgeschilferten Hautteilchen haften und im Badewasser nicht gleichmäßig verteilt sind (*Grün* 1980).

Eine bakteriologische Kontrolle des für therapeutische Zwecke benutzten Badewassers sollte also im Minimum die 20 °- und die 36 °-Koloniezahl, den Koliformen- und Escherichia-coli-Nachweis sowie die Bestimmung von Enterokokken, Staphylokokken und Pseudomonas aeruginosa umfassen.

Schließlich sei noch erwähnt, daß die hygienische Kontrolle auch jene Bereiche mit erfassen muß, die zur Benutzung des Hallenbades erforderlich sind, insbesondere die Duschen, Umkleidekabinen, ferner die Sitz- und Gehbereiche des Bades (*Grün*).

2.3.2 Infektionsgefährdung in Schwimmbädern

Bakterielle Risiken

Mikrobielle Erkrankungen nach dem Besuch von Schwimmbädern werden von Patienten verhältnismäßig oft angegeben. Einzelfälle lassen sich aber epidemiologisch kaum absichern. Typhus-, Paratyphus und Enteritis-Salmonellen-Erkrankungen sind nach dem Baden im aufbereiteten und desinfizierten Wasser von Hallenbädern im Schrifttum nicht erwähnt. Welche Bedeutung das Vorkommen von Pseudomonas aeruginosa im Badewasser hat, ist noch unklar. Ob die von *Hoadley* u. Mitarb. (1975) beschriebenen Otitis-media-Fälle mit dem Schwimmbad in ursächlichem Zusammenhang stehen, erscheint fraglich (*Grün*).

In einer epidemiologischen Studie von *M. Borneff* u. *Geyer* (1982) hatten sich zwar 30 von 170000 Besuchern mit dem klinischen Bild einer Otitis externa gemeldet, doch ließen sich in keinem Falle identische Pseudomonaden in den täglich entnommenen Badewasserproben feststellen. Dies schließt zwar nicht aus, daß ein Keimträger das Badewasser kontaminiert, welches unmittelbar danach einen anderen Schwimmer infiziert, doch scheint ein solches Ereignis selten zu sein. *Calderon* u. *Mood* publizierten 1982 die Ergebnisse einer retrospektiven Studie zur Ursache der Otitis externa. Warme Luft plus warmes Wasser und langes Schwimmen korrelierten mit der Erkrankung positiv; keine derartige Beziehung bestand zum Gehalt an Escherichia coli, Enterokokken und Pseudomonas aeruginosa. Das Risiko für eine Nebenhöhleninfektion ist wahrscheinlich bei häufigem Tauchen am größten. *Thomas* u. Mitarb. (1985) beschreiben Dermatitiden (papulöse Exantheme bzw. Entzündungen an Auge und Ohr) bei 117 Personen durch Pseudomonas aeruginosa O:11; der Bezug zum Schwimmbadwasser konnte aber nur epidemiologisch gesichert werden. Andererseits geben *Hauser* u. *Ippen* (1985) an, daß das Schwimmen in öffentlichen Bädern der Bundesrepublik Deutschland keine Gefahr für die Haut darstellt.
Das Risiko einer Tuberkuloseübertragung kann vernachlässigt werden, es ist lediglich ein Fall einer Inokulationshauttuberkulose bekannt geworden (*Grün*).

Nach *Lentze* (1969), *Leclerc* u. *Savage* (1967) sowie *Legler* (1972) kommen Staphylokokken im Badewasser als Erreger von Angina, Sinusitis, Otitis, Konjunktivitis und Rhinitis in Betracht. *Grün* weist aber darauf hin, daß wir es hier nur mit Wahrscheinlichkeiten zu tun haben. Das Hauptrisiko dürfte bei Staphylokokkenanwesenheit weniger darin bestehen, daß es zu einer Infektionskrankheit kommt, als mehr in der Entstehung von Keimträgern mit der Gefahr einer Autoinfektion bzw. der sekundären Keimverbreitung durch Tröpfchen, Kontakt oder Lebensmittel. *Stopler* u. Mitarb. (1972) berichteten bei Schulkindern aus Bukarest, die regelmäßig Schwimmbäder besuchten, über eine Keimträgerrate von 51,3% im Vergleich zu 15–20% bei anderen Kindern. *Filip* u. Mitarb. (1982) fanden bei ihren Untersuchungen von Berliner Schwimmbädern bei 12% der Proben Staphylococcus aureus unabhängig davon, ob das Bad der KOK-Richtlinie entsprach oder nicht.

Gefährdung durch Viren

Lindner beschrieb 1911 die Einschlußkörperchenblennorrhoe bei Neugeborenen. Die gleiche Infektion kann von älteren Kindern und Erwachsenen in Schwimmbädern erworben werden. Die Erkrankung läßt sich ätiologisch von anderen Konjunktivitiden abgrenzen, die ebenfalls durch Badewasser übertragen werden können (Entzündungen durch das Koch-Weeks-Bakterium oder weitere Viren, besonders einige Typen der Adenogruppe). Normaler Standort der Erreger ist der Urogenitaltrakt.

Aus Badewässern wurden ferner Adeno- und Reoviren isoliert und mit menschlichen Erkrankungen in Zusammenhang gebracht (*Ormsby* u. *Aitchison* 1955, *Caldwell* u. Mitarb. 1974). In der Bundesrepublik Deutschland scheinen sich Adenoviren vom Typ 7 (mit Fieber, Konjunktivitis, Tracheitis, Erbrechen, Diarrhoe) und vom Typ 8 (Kreislaufbeschwerden, Ödeme, Hämatome) auszubreiten (*Mayr* 1980).

Fox u. *Berg* (1976) sind allerdings der Ansicht, daß die Ausbreitung von pharyngokonjunktivalem Fieber durch Baden nur in ungenügend gewarteten Schwimmbädern möglich sei, so wären bei einem Typ-3-Ausbruch nach *Foy* u. Mitarb. (1968) Defekte an der Chloranlage die Ursache gewesen.
Fox hält auch die Ausbreitung von Picornaviren im Badewasser für möglich, er betont aber, daß bei der größten Subgruppe, der Rhinoviren mit 90 Serotypen, bisher keine Epidemie dokumentiert wurde. Poliomyelitisausbrüche durch Trinkwasser seien zwar beschrieben, aber Angaben über Badewasserepidemien fänden sich nicht in der Literatur. *McLean* (1965) berichtete hierzu über einen Versuch, bei dem er mit 11 Kollegen in einem Swimmingpool schwamm, den er zuvor mit 10 $TCID_{50}$ Sabin-Poliovirus 2 pro ml beimpft hatte. Diese Konzentration reichte jedenfalls nicht aus, um einen der Badenden zu infizieren. Allerdings waren sie Salk-vakziniert, und einige hatten früher auch Sabin-Impfstoff erhalten. *McLean* meinte, daß Infektionen mit geringen Virusdosen eher immunisieren als zu einer Infektion führen.
In Michigan ereigneten sich im Juli 1979 239 Erkrankungen an Gastroenteritis, bei denen alle bakteriologischen Untersuchungen negativ verliefen, so daß eine virale Genese vermutet wurde. Die Erkrankten hatten alle in einem See gebadet. Man diskutierte dabei auch Parvoviren als ätiologische Agenzien, die in den letzten Jahren bei wasserbedingten Gastroenteritiden isoliert wurden (*Morens* u. Mitarb. 1979). Inzwischen liegen weitere Berichte über virusbedingte (meist Norwalk- und Rotaviren, Coronaviren) Gastroenteritisepidemien nach Baden in Swimmingpools vor (*Kappus* u. Mitarb. 1982).
Beschrieben wurde mehrfach das Auftreten von Plantarwarzen bei Badebesuchern, doch erfolgt diese Übertragung offenbar nicht durch das Wasser. *Bader* berichtete 1967 über eine Molluscum-contagiosum-Epidemie im Bereich eines Schulschwimmbades. Der Übertragung durch Wasser und durch Einrichtungsgegenstände mißt er keine Bedeutung zu, wahrscheinlicher sei diejenige durch gemeinsam benützte Handtücher und besonders durch direkten Kontakt.

Gefährdungen durch andere Organismen

Aus der Tropenmedizin ist der Erwerb von Bilharziose beim Baden in verseuchten Gewässern bekannt, ferner kennt man die als Swimmers' itch in Japan und Sawa-itch in den malaysischen Reisfeldern beschriebene Zerkariendermatitis.
Geographisch weniger begrenzt sind die Amöbeninfektionen; die Amöbenruhr ist jedoch nicht als typische Badeinfektion anzusehen, um so mehr trifft dies für die Meningoenzephalitiden durch frei lebende Amöben zu. 1962 wurden in Florida die ersten Fälle beim Menschen festgestellt (*Butt* 1966), 1968 folgten 4 tödliche Fälle in Neuseeland. Die Häufigkeit beträgt nach einem WHO-Bericht von 1984 in den USA 1 Fall auf 5,1 Millionen Einwohner.

Akanthamöben erzeugen beim Menschen u. a. eine chronische granulomatöse Enzephalitis meist unter Beteiligung der Meningen. Der Infektionsweg führt von einem Primärherd außerhalb des ZNS zum Gehirn. Naeglerien (bes. Naegleria fowleri und australiensis [*Scaglia* u. Mitarb. 1983]) wandern dagegen über die Nase in die Riechnerven zum Subarachnoidalraum und von dort in das Gehirn, d. h., es resultiert eine primäre Meningoenzephalitis. Die Inkubationszeit beträgt 4–7 Tage, auf Allgemeinerscheinungen folgen Ataxie, Doppeltsehen, Nackensteife, Koma, Tod. Von 1909–1982 sind ca. 100 Fälle beschrieben worden, die Tendenz ist steigend. In Europa traten Fälle in der Tschechoslowakei, in Belgien und Großbritannien auf.

Bei der Suche nach den Infektionsquellen in verschiedenen Teilen der Erde ergab sich, daß bei sämtlichen Naegleria-Fällen ursächlich das Badewasser als Überträger in Betracht kam. Es gelang Stämme aus Seen und Schwimmbädern anzuzüchten, selbst an Stellen, an denen noch keine Krankheitsfälle registriert worden waren. Auch in der Bundesrepublik Deutschland ließen sich in Hallen- und offenen Schwimmbädern sowie in Gewässern Akanthamöben und Naeglerien (mit geringer Tierpathogenität) nachweisen (*Janitschke* 1982, *Janitschke* u. Mitarb. 1978). Amöbenzysten waren resistenter als die vegetativen Formen, aber experimentell starben auch sie nach einer Stunde bei Einwirkung von 0,5 mg/l Chlor ab. Das Risiko scheint demnach in ordnungsgemäß gewarteten Schwimmbädern sehr gering zu sein. Andererseits schreibt jedoch *Janitschke*, daß dies nur für Naeglerien zutrifft, Akanthamöben würden Konzentrationen über 1 mg/l erfordern. Würde man diese Hochchlorung aber generell realisieren, so wäre eine Gesundheitsgefährdung der Badegäste durch Chlorinhalation nach *Jessen* u. Mitarb. (1982) nicht mehr auszuschließen. Auch Augenbindehautreizungen sind als Folge der Chloraminbildung verstärkt zu erwarten (die *Emsley* [1987] durch Einführung einer Brom-Imidazolidin-Verbindung anstelle von Chlor vermeiden möchte).
Sollten Erkrankungsfälle auftreten, sind Schutzmaßnahmen notwendig (technische Überprüfungen, Reinigung, Desinfektionen).
Häufig wird der Verdacht geäußert, daß in öffentlichen Schwimmbädern vermehrt die Möglichkeit zu einer Infektion mit Trichomonas vaginalis gegeben sei. Die entsprechenden Untersuchungen von Wasserproben aus Frei- und Hallenbädern verliefen aber ausnahmslos negativ. Sie wurden allerdings nicht mit ausreichend zuverlässigen diagnostischen Verfahren durchgeführt. *Piekarski* u. Mitarb. (1973) fanden in Badewasser und Filterschlamm zwar freilebende Flagellaten und parasitische Würmer sowie Wurmeier und schlossen daraus auf die Möglichkeit des Vorkommens von Trichomonaden; aus ihren Experimenten geht jedoch hervor, daß die Parasiten nur kurzfristig in geringer Dichte im Wasser nachzuweisen sind. *Balancescu* u. *Grün* (1975) konnten bei 30 Wasseranalysen ebenfalls keine Trichomonaden feststellen. Nach *Preisler* (1960) können frisch in gechlortem Wasser (0,4 mg/l) abgesetzte Trichomonaden das Genitale einer anderen Frau infizieren, wenn sie es innerhalb von 10 Minuten erreichen. *Piekarski* u. Mitarb. meinen hierzu, daß die Chance zu einer Infektion aber denkbar klein sei, und daß dieser Infektionsquelle praktisch keine Bedeutung zukäme. Sie halten eher eine indirekte Übertragung durch Toilettensitze, Baderoste usw. für möglich. *Grün* (1980) fand aber auf Sitzflächen in Hallenbädern in keinem Falle Trichomonaden.

2.3.3 Infektionsgefährdung in Warmsprudelbecken

Großer Beliebtheit erfreuen sich die sog. Whirlpools, doch bestehen zweifellos bei deren Benutzung mikrobiologische Gesundheitsgefahren, die nicht unterschätzt werden sollten. Der Grund ist in der betriebstechnisch bedingten Anwesenheit von Tröpfchen im Atembereich des Badenden zu sehen. Ihre Größe ist von *Baron* u. *Willeke* (1986) ermittelt worden, sie erlaubt die Inhalation und Deposition in den verschiedenen Bereichen des Atemtraktes. Ist das Badewasser bakteriell oder viral kontaminiert, kommt es nahezu zwangsläufig zur Infektion und wenn Virulenz, Infektionsdosis und Resistenz zusammenpassen, zur entsprechenden Krankheit.

Die Beweisführung für die Infektkette ist meist schwierig, da es sich in der Mehrzahl um Einzelfälle handeln dürfte. Man muß solche Beschreibungen deshalb mehr als Hinweise bewerten, wie z. B. Labyrinthitis durch Pseudomonas aeruginosa O:11 (*Van Keulen* u. *Kohler* 1983). Größeres Gewicht hat der Bericht von *Gibson* u. Mitarb.(1983): Bei 8 Personen entstanden pustulöse Follikulitiden durch Pseudomonas aeruginosa O:6, wobei der Erreger auch aus dem Whirlpool-Wasser und dem Pool-Filter isoliert werden konnte. Diese und weitere Beobachtungen führten zu dem Schluß, daß eine besonders sorgfältige Aufbereitung Voraussetzung für eine Zulassung sein muß.

Da es sich um Warmwasserbäder handelt, sind für *Legionellen* gute Vermehrungsmöglichkeiten gegeben (s. S. 499 ff). Das Bundesgesundheitsamt gab 1987 eine Empfehlung zur Verminderung des Legionella-Infektionsrisikos heraus. Whirlpools müssen entsprechend den Festlegungen der Norm *„Aufbereitung und Desinfektion von Wasser für Warmwassersprudelbecken"* (z. Z.als Vornorm DIN 19 644) ausgeführt und gewartet werden; in Abweichung von der Vornorm muß vorerst der Betrieb jedoch bei 0,7–1,0 mg/l freiem Chlor im Beckenwasser erfolgen. Zur Desinfektion bei Erkrankungsverdacht sind Konzentrationen von > 1,0 mg/l freiem Chlor erforderlich.

Von *Crandall* (1986) stammt der Vorschlag, zur Desinfektion UV-Licht mit H_2O_2 einzusetzen, *Jessen* (1984) stellte fest, daß Wasserstoffperoxid (alleine) für diese Zwecke nicht geeignet ist.

Der Spaß am Whirlpool-Baden wird selbstverständlich durch Hochchlorung stark beeinträchtigt; es wundert daher nicht, daß die Betreiber z. T. überhaupt nicht, aber andererseits wahrscheinlich aus Angst übertrieben desinfizieren (*Tscharntke* [1985]: München: 0–15 mg/l freies Chlor in Badewasserproben.)

Für Saunatauchbecken (Kaltwasser) bis 2 m^3 fordert die DIN 19 643 lediglich eine Desinfektion und keine Aufbereitung, *Jensch* (1985) hält eine sinnvoll erscheinende Überwachung gleichwohl für erforderlich.

Literatur

Acker, L., E. Schulte: Über das Vorkommen chlorierter Kohlenwasserstoffe im menschlichen Fettgewebe und in Humanmilch. Dtsch. Lebensmitt.-Rdsch. 60 (1970) 385

Aggett, P. J., N. T. Davies: Some nutritional aspects of trace metals. J. inherit. metab. Dis. 6, Suppl. 1 (1983) 22

Apotheloz, M., M. Schar: Gefährden Viren das Baden in natürlichen Gewässern? Schweiz. Rdsch. Med.-Prax. 74 (1985) 677

Bader, R.-E.: Gehäuftes Vorkommen von Molluscum contagiosum im Bereich eines Schwimmbades. Arch. Hyg. (Berl.) 151 (1967) 388

Bakir, F. et al.: Methyl-mercury poisoning in Iraq. Science 181 (1973) 230

Balancescu, L., L. Grün: Bakteriologisch-parasitologische Untersuchungen in öffentlichen Hallenbädern. Zbl. Bakt. Hyg. I. Abt. Orig. B 160 (1975) 292

van Barneveld, A. A., C. J. A. van den Hamer: Drinking water hardness, trace elements and cardiovascular diseases: main effects of Ca and Mg on metabolism of Mn, Pb and Cd in mice. Nutr. Res. 5, Suppl. (1985) 345

Baron, P. A., K. Willeke: Respirable droplets from whirlpools: measurements of size distribution and estimation of disease potential. Environ. Res. 39 (1986) 8

Bauer, U.: Halogenkohlenwasserstoffe im Trink- und Oberflächenwasser. WaBoLu-Ber. 3 (1978) 64

Baum, K., W. Börner, C. Reines, E. Moll: Knochendichte und Schilddrüsenfunktion bei Jugendlichen in Abhängigkeit vom Fluoridgehalt des Trinkwassers. Fortschr. Med. 99 (1981) 1470

Berg, R., G. Jansson, S. Lundh, A. Rappe: Kupferverunreinigung von Trinkwasser als Ursache für Diarrhö bei Kindern. Hälsovardskontakt 4 (1981) 10

Bergmann, K. E.: Wie wird Fluor richtig dosiert. Med. Trib. (1977) 25

Berth, P.: Ökologie der Wasch-und Reinigungsmittel. Kommunalwirtschaft (1976) 278

Boorsma, M., J. van Soest: Niederländischer Nationalbericht am Stockholmer IWSA-Kongreß 1964

Borneff, J.: Occurence of carcinogens in surface water and drinking water. In Hutzinger, O. et al.: Aquatic Pollutants. Pergamon, Oxford 1978

Borneff, J. u. Mitarb.: Kanzerogene Substanzen in Wasser und Boden. Mitt. I–XXVII. Arch. Hyg. (Berl.) bzw. Zbl. Bakt. Hyg. I. Abt. Orig. B 143 (1959) bis 155 (1971) 18

Borneff, J. u. Mitarb.: Mikrobielle Emission und Immission sowie Keimzahländerungen im Kühlwasser beim Betrieb von Naßkühltürmen. I.–V. Mitt. Zbl. Bakt. Hyg. I. Abt. Orig. B 169 (1979) 1

Borneff, M.: Der Nitratgehalt des Wassers und das Krankheitsbild der Methämoglobinämie – kritische Analyse einer Kontroverse. Pro Aqua – pro Vita. 10 c. Goepfert & Duerr, Basel 1986

Borneff, M., G. Geyer: Das Auftreten von Otitis externa nach Schwimmbadbesuchen. Zbl. Bakt. Hyg. I. Abt. Orig. B 176 (1982) 631

Bourbigot, M. M., M. C. Hascoet, Y. Levi, F. Erb, N. Pommery: Role of ozone and granular activated carbon in the removal of mutagenic compounds. Environ. Hlth Persp. 69 (1986) 159

Boutwell, R. K., D. K. Bosch: The tumor-promoting action of phenol and related compounds for mouse skin. Cancer Res. 19 (1959) 413

Boutwell, R. K., H. P. Rusch, D. K. Bosch: The action of phenol and related compounds in tumor formation. Proc. Amer. Ass. Cancer Res. 2 (1955) 6

Boutwell, R. K., H. P. Rusch, B. Booth: Tumor production by phenol and related compounds. Proc. Amer. Ass. Cancer Res. 2 (1956) 96

Bull, R. J.: Health effects of drinking water disinfectants and disinfectant by-products. Environ. Sci. Technol. 16 (1982) 554 A

Burrows, St., B. Pekala: Serum copper and ceruloplasmin in pregnancy. Amer. J. Obstet. Gynec. 109 (1971) 907

Butt, C. G.: Primary amebic meningoencephalitis. New Engl. J. Med. 274 (1966) 1473

Cabelli, V. J., A. P. Dufour, L. J. McCabe, M. A. Levin: Swimming-associated gastroenteritis and water quality. Amer. J. Epidemiol. 115 (1982) 606

Calabrese, E. J., R. W. Tuthill: Elevated blood pressure and high sodium levels in the public drinking water. Arch. environ. Hlth 32 (1977) 200

Calderon, R., E. W. Mood: An epidemiological assessment of water quality and swimmer's ear. Arch. environ. Hlth 37 (1982) 300

Caldwell, G. G., N. J. Lindsay, H. Wulf, D. D. Donelli, F. N. Bohl: Epidemic of adenovirus type 7 acute conjunctivitis in swimmers. Amer. J. Epidemiol. 99 (1974) 230

Chapman, J. P., P. Robson: Pentachlorophenol poisoning from bath-water. Lancet 1965, 1266

Committee on Dietary Allowances, Food and Nutrition Board: Recommanded Dietary Allowances, 9th ed. Acad. Sci., Washington 1980 (p. 137)

Conforti, P., M. S. Kanarek, L. A. Jackson, R. C. Cooper, J. C. Murchio: Asbestos in drinking water and cancer in the San Francisco Bay area. J. chron. Dis. 34 (1981) 211

Crandall, R. A.: The use of ultraviolet light in the treatment of water in public spas and hot tubs. J. environ. Hlth 49 (1986) 16

Craun, G. F., D. G. Greathouse, D. Gunderson: Methaemoglobin levels in young children consuming high nitrate well water in the United States. Int. J. Epidemiol. 10 (1981) 309

Dich, J.: Kupfer im Lebensmittel. Var Föda 33 (1981) 186

DiGiovanni, A. Viaje, D. L. Berry, J. Slaga, M. R. Juchau: Tumor-initiating ability of 2,3,7,8-tetrachlorodibenzo-p-dioxin (TCDD) and arochlor 1254 in the two-stage system of mouse skin carcinogenesis. Bull. environ. Contamin. Toxicol. 18 (1977) 552

Eife, R., J. Müller-Höcker, M. Kellner u. Mitarb.: Kupferwasserleitungen als Ursache für Immundefizienz und frühkindliche letale Leberzirrhose. Pädiat. Prax. 36 (1987) 69

Elin, R. J.: Magnesium metabolism in health and disease. Dis.-a-mth 34 (1988) 166

Emsley, J.: Pool disinfectant stops sore eyes. New Sci. 116 (1987) 32

Enders, J. F., T. H. Weller, F. C. Robbins: Cultivation of the lansing strain of poliomyelitis virus in cultures of various human embryonic tissues. Science 109 (1949) 85

Filip, Z., W. Bartocha, K. Seidel: Mikrobiologische Untersuchungen an Hallenschwimmbädern. WaBoLu-Ber. 1 (1982) 9

Folsom, A. R., R. J. Prineas: Drinking water composition and blood pressure: a review of the epidemiology. Amer. J. Epidemiol. 115 (1982) 818

Fox, J. P., J. Berg: Viruses in Water. American Public Health Association, Washington 1976 (p. 39)

Foy, H. M., K. Cooney, J. B. Hatlen: Adenovirus type 3 epidemic associated with intermittend chlorination of a swimming pool. Arch. environ. Hlth 17 (1968) 795

Gamble, D. R.: Viruses in drinking water. Lancet 1979/II, 425

Gärtner, A.: Die Hygiene des Wassers. Vieweg, Braunschweig 1915

Gibbs, G. W.: Mortality of aluminum reduction plant workers 1950 through 1977. J. occup. Med. 27 (1985) 761

Gibson, A. R., J. DeJager, I. McCrossin: Pseudomonas folliculitis associated with the use of health-spa whirlpools. Med. J. Aust. 1 (1983) 381

Gillies, M. E., H. V. Paulin: Variability of mineral intakes from drinking water. Epidemiology 12 (1983) 45

Gräf, W., H. J. Beimler: Zahnkariesfrequenz bei Jugendlichen in Gemeinden mit natürlich erhöhtem und geringem Trinkwasserfluoridgehalt. Zbl. Bakt. Hyg. I. Abt. Orig. B 169 (1979) 409

Grün, L.: Hygienische Kontrolle von Hallenbädern. Zbl. Bakt. Hyg. I. Abt. Orig. B 172 (1980) 227

Haberer, K.: Trinkwasseraufbereitung auf neuen Wegen. Umschau 79 (1979) 80

Hagman, C. O., J. Nermark: Kupferbedingte Diarrhö in kleinen Häusern. Läkartidningen 77 (1980) 2417

Hallenbeck, W. H., G. R. Brenniman, R. J. Anderson: High sodium in drinking water and its effect on blood pressure. Amer. J. Epidemiol. 114 (1981) 817

Hammer, D. I., S. Heyden: Water hardness and cardiovascular mortality. J. Amer. med. Ass. 243 (1980) 2399

Harrington, M. J., J. P. Middaugh, D. L. Morse, J. Houseworth: A survey of population exposed to high concentrations of arsenic in well water in Fairbanks, Alaska. Amer. J. Epidemiol. 108 (1978) 377

Harris, R. H.: Implications of Cancer-causing Substances in Mississippi River Water. Environmental Defense Fund, Washington 1974

Hartmetz, G., J. Borneff, M. Borneff: Vorkommen leichtflüchtiger Chlorkohlenwasserstoffe in Trinkwässern von Rheinland-Pfalz. Forum Städte-Hyg. 36 (1985) 316

Hauser, M., H. Ippen: Dermatosen in Schwimmbädern. Hautarzt 36 (1985) 436

Heinze, R., H. Höring, Ch. Ellinger, J. Buschmann, P. Clausing: Zur pränataltoxischen Wirkung oraler Nitratgaben an Ratten. Z. ges. Hyg. 29 (1983) 667

Helin, J.: Kupferinduziertes Säuglingsekzem? Fallbeschreibung. Lækartidningen 77 (1980) 1219

Hergt, R., L. Kalbe: Über die medizinische Bedeutung von Algentoxinen. Z. ges. Hyg. 25 (1979) 903

Herzfeld, F. u. Mitarb.: Gentechnologie in der Landwirtschaft. Naturwissenschaften 72 (1985) 582

Hinterberger, J., H. v. Sprockhoff, M. Setzke, U. Streubel, G. Rohde: Zur Inaktivierung von Viren in Trink- und Oberflächenwasser mit feldbrauchbaren Verfahren. Gas- u. Wasserfach 124 (1983) 64

Hoadley, A. W., G. Ajello, N. Masterson: Preliminary studies of fluorescent pseudomonas capable of growth at 41 °C in swimming pool waters. Appl. Microbiol. 29 (1975) 527

Hoffmann, H. A., Rh. C. Crusberg, B. J. Savilouis: Viral hepatitis and hydraulic parameters. Arch. environ. Hlth (1979) 87

Hoffmeister, H., D. Schön: Trinkwasserhärte und Herz-/Kreislaufkrankheiten. Zbl. Bakt. Hyg. I. Abt. Orig. B 172 (1980) 67

Holluta, J.: Geruchs- und Geschmacksbeeinträchtigung des Trinkwassers. Ursachen und Bekämpfung. Gas- u. Wasserfach 101 (1960) 1018, 1070

Hörner, G.: Verfahrenskombination bei der Aufbereitung von mit flüchtigen organischen Stoffen verunreinigten Grundwässern. DVGW-Schr.-Reihe Wasser 104 (1982)

Hornick, R. B., S. E. Greisman, T. E. Woodward, H. L. Dupart, A. T. Dawkins, M. J. Snyder: Typhoid fever: pathogenesis and immunologic control. New Engl. J. Med. 283 (1970) 686

Hutzinger, O. et al.: Chlorinated Dioxins and Related Compounds. Pergamon Series on Environmental Science, vol. V. Pergamon, Oxford 1982

Hutzinger, O., G. G. Choudhry, B. G. Chittim, L. E. Johnston: Formation of chlorinated dibenzofurans and dioxins during combustion, electrical equipment fires and PCB incineration. Environ. Hlth Persp. 60 (1985) 3

Janitschke, K.: Primäre Amöben-Meningoenzephalitis. Bundesgesundheitsblatt 25 (1982) 315

Janitschke, K., H. Werner, M. Leroy, J. Schmitt: Untersuchungen über die Lebensfähigkeit pathogener Amöben der Gattung Naegleria in Wasser unterschiedlicher Herkunft. Zbl. Bakt. Hyg. I. Abt. Orig. B 166 (1978) 244

Jekel, M. R.: The benefits of ozone treatment prior to flocculation processes. Ozon: Sci. Engng 5 (1983) 21

Jensch, F.: Das Wasser von Bade- und Tauchbecken im Saunabereich. Arch. Badewes. 38 (1985) 195

Jensen, S.: Report of a new chemical hazard. New Sci. 32 (1966) 612

Jessen, H. J.: Über die Anwendbarkeit von Wasserstoffperoxid zur Desinfektion von Saunatauchbeckenwasser. Z. ges. Hyg. 30 (1984) 111

Jessen, H.-J., R. Frühholz, H. Kahl: Über den Chlorgehalt im Atembereich des Schwimmers. Z. ges. Hyg. 28 (1982) 82

Kappus, K. D., J. S . Marks, R. C. Holman et al.: An outbreak of Norwalk gastroenteritis associated with swimming in a pool and secondary person-to-person transmission. Amer. J. Epidemiol. 116 (1982) 834

Kirchgesser, M.: Spurenelemente: pathogenetisch bedeutsam? Ärztl. Prax. 2 (1976) 3322

Klenner, M. F., G. Weber: Untersuchungsergebnisse an Medizinalbädern. Zbl.

Bakteriol., 1. Abt. Orig. B 169 (1979) 271

Knopp, D., J. Buschmann, H. Höring, M. Gottschalk, W. Seffner: Veränderungen von Funktion und Morphologie der Ratten-Schilddrüse nach oraler Nitratverabreichung. Z. ges. Hyg. 29 (1983) 664

Koordinierungskreis Bäder: KOK-Richtlinien für den Bäderbau. Nürnberg 1982

Kremer, B. P.: Toxische Planktonalgen. Naturwissenschaften 68 (1981) 101

Krieter, M.: Gefährdung der Trinkwasserversorgung in der Bundesrepublik Deutschland durch „Saure Niederschläge". DVGW-Schr.-Reihe Wasser 57 (1988)

Kuratsune, M.: Yusho. In Kimbrough, R. D.: Halogenated Biphenyls, Terphenyls, Naphthalenes, Dibenzodioxins and Related Products. Elsevier, Amsterdam 1980

Leclerc, H., C. Savage: Étude et controle bactériologique des eaux de piscine. Rev. Hyg. Méd. soc. 15 (1967) 503

Legler, F.: Hygienische Probleme des Badewesens und des Campings. Öff. Gesundh.-Wes. 34 (1972) 317

Lentze, F.: Badewesen. In: Das öffentliche Gesundheitswesen, Bd. III/A. Stuttgart 1969 (S. 79 ff)

Lykins jr., B. W., M. Griese: Chlorine Dioxide Disinfection and Granular Activated Carbon Adsorption. EPA 600/S2–82–051, August 1982

Markowitz, H., C. J. Gubler, J. P. Mahoney, G. C. Cartwright, M. M. Wintrobe: Studies on copper metabolism. XIV. Mitt. J. clin. Invest. 34 (1955) 1498

Mattheß, G.: Die Grundwasserbilanz der Bundesrepublik Deutschland. Umschau 79 (1979) 144

Mayr, A.: Wasser als Vektor von Infektionserregern: Viren im Wasser. Zbl. Bakt. Hyg. I. Abt. Orig. B 172 (1980) 237

McCullough, N. B., C. W. Eisele: Experimental human salmonellosis III, pathogenicity of strains of S. newport, S. derby and S. bareilly obtained from dried whole egg. J. infect. Dis. 89 (1951) 209

McGuire, M. J., A. E. Bowers, D. A. Bowers: Asbestos analysis case history: surface water supplies in southern California. Amer. Water Works Ass. 74 (1982) 470

McLean, D. M.: In Berg, G.: Transmission of Viruses by the Water Route. Wiley, New York 1965 (p. 40)

Möhle, K.-A., R. Masannek: Trinkwasserbedarf und Trinkwasserverwendung im Haushalt. Gas- u. Wasserfach 130 (1989) 1

Monteriolo, S. C., A. diDomenico, V. Silano, G. Viviano, G. Zapponi: 2,3,7,8-TCDD Levels at Seveso after the ICMESA accident on July 10th, 1976. In Hutzinger, O. et al.: s. dort S. 127

Morens, M., R. M. Zweighaft, T. M. Vernon et al.: A waterborne outbreak of gastroenteritis with secondary person-to-person spread. Lancet 1979/I, 964

Möse, J., H. Brantner, G. Fischer: Studien über die Luftverunreinigung im Raum Graz. Arch. Hyg. (Berl.) 153 (1969) 114

Mosley, J. W.: Transmission of viral diseases by drinking water. In Berg, G.: Transmission of Viruses by the Water Route. Wiley, New York 1966 (p. 8)

Mühlenberg, W.: Hygienische und limnologische Gesichtspunkte bei der Überwachung und Planung von Badestellen in natürlichen stehenden Binnengewässern. Öff. Gesundh.-Wes. 44 (1982) 786

Müller, G.: Zur Frage der Anwendung von Bacillus-Präparaten in Wasserschutzgebieten. Bundesgesundheitsblatt 20 (1977) 153

Müller, G., T. Kempf, H. Goethe, R. Herrmann: Trinkwasserkonserven für Rettungsboote. Forum Städte-Hyg. 28 (1977) 33

Nagasaki, H., S. Tomii, T. Mega, M. Marugani, N. Ito: Hepatocarcinogenicity of polychlorinated biphenyls in mice. Gann 63 (1972) 805

O'Connor, J. T., L. Hemphill, C. D. Reach jr.: Removal of Virus from Public Water Supplies. EPA 600/S2–82–024, August 1982

Oelschläger, W., H. Schenkel, W. Stiller, L. Feyler, E. Moser, B. Josefiak: Das Nahrungsfluor in toxikologischer Hinsicht. Teil II. Staub Reinhalt. Luft 43 (1983) 118

Ohnesorge, F. K.: Toxikologische Bewertung von Arsen, Blei, Cadmium, Nickel, Thallium und Zink. Staub Reinhalt. Luft 46 (1986) 160

Olivieri, V. P., M. C. Snead, C. W. Kruse, K. Kawata: Stability and effectiveness of chlorine disinfectants in water distribution systems. Environ. Hlth Persp. 69 (1986) 15

Ormsby, H. L., W. S. Aitchison: The role of the swimming pool in the transmission of pharyngeal-conjunctival fever. Canad. med. Ass. J. 73 (1955) 864

Page, N. P., U. Saffiotti: Report on Carcinogenesis Bioassay of Chloroform. National Cancer Institute, Bethesda 1976

Piekarski, G., M. Saathoff, D. Stüer: Lebensfähigkeit von Trichomonas vaginalis in Leitungswasser. Zbl. Bakt. Hyg. I. Abt. Orig. B 157 (1973) 202

Pocock, S. J., A. G. Shaper, D. G. Cook et al.: British regional heart study: geographic variations in cardiovascular mortality, and the role of water quality. Brit. med. J. 280 (1980) 1243

Preisler, O.: Untersuchungen über die Urogenitaltrichomonase. Dtsch. med. Wschr. 50 (1960) 2185

Preussmann, R.: Chloroform im Trinkwasser. WaBoLu-Ber. 3 (1978) 124

Reggiani, G.: Toxicology of TCDD and related compounds: observations in man. In Hutzinger, O. et al.: s. dort S. 463

Robertson, J. S., V. Parker: Cot death and water-sodium. Lancet 1978/II, 1012

Roeske, W.: Schwimmbeckenwasser, Anforderungen – Aufbereitung – Untersuchung. Haase, Lübeck 1979

Rohmann, U., H. Sontheimer: Nitrat im Grundwasser. DVGW-Forschungsstelle, Karlsruhe 1985 (ISBN 3-922671-12-8)

Rook, J. J.: Formation of haloforms during chlorination of natural waters. Water Treatm. Exam. 23 (1974) 234

Rook, J. J.: Bromierung organischer Wasserinhaltsstoffe als Nebenreaktion der Chlorung. Vom Wasser 44 (1975) 57

Rook, J. J.: Chlorination reactions of fulvic acids in natural waters. Environ. Sci. Technol. 11 (1977) 478

Rottmann, W. R., J. Albrecht, H. Kremp: Salmonella typhi im Badewasser als Ursache zweier Typhuserkrankungen. Bundesgesundheitsblatt 18 (1975) 152

Rüdiger, S., G. A. Bagdasarysan, H. J. Dobberkau, R. Walter: On the virological effectiveness of drinking water treatment processes. Acta hydrochim. hydrobiol. 10 (1982) 277

Scaglia, M., M. Strosselli, V. Grazioli, S. Gatti, A. M. Bernuzzi, J. F. de Jonckheere: Isolation and identification of pathogenic Naegleria australiensis (Amoebida, Vahlkampfiidae) from a spa in northern Italy. Appl. environ. Microbiol. 46 (1983) 1282

Schaeffer, E., H. Greim, W. Goessner: Pathology of chronic polychlorinated biphenyl (PCB) feeding in rats. Toxicol. appl. Pharmacol. 75 (1984) 278

Schäfer, E.: Wasserbedingte Virusseuchen. In: Infektion – Immunität – Identität. Wiemann, Marburg 1977

Schalekamp, M.: Verminderung der hygienisch bedenklichen Chlorverbindungen bei richtiger Anwendung der Vor- und Zwischenoxidation mit Ozon, Chlor und Chlordioxid. Gas Wasser Abwasser 1 (1986) 5

Schellart, J. A.: Disinfection and bacterial regrowth: some experiences of the Amsterdam water works before and after stopping the safety chlorination. Water Supply 4 (1986) 217

Schön, D., J. Mandelkow, R. Wolter: Die „Härte“ des Trinkwassers und die Mortalität an Krankheiten des Kreislaufsystems in drei Bundesländern der Bundesrepublik Deutschland. Bundesgesundheitsblatt 25 (1982) 17

Schraitle, R., G. Siebert: Neubewertung der Fluoridzufuhr mit der Nahrung. Ernähr.-Umsch. 33 (1986) 153

Schroeder, H. A.: Relations between hardness of water and death rates from certain chronic and degenerative diseases in the United States. J. chron. Dis. 12 (1960) 586

Schwille, F.: Hohe Nitratgehalte in den Brunnenwässern der Moseltalaue zwischen Trier und Koblenz. Gas- u. Wasserfach 110 (1969) 35

Selenka, F.: Entstehung und Abbau von Nitrit in nitrithaltiger Säuglingsnahrung. Arch. Hyg. (Berl.) 154 (1970) 336

Selenka, F., U. Bauer: Halogenkohlenwasserstoffe im Trink- und Oberflächenwasser. WaBoLu-Ber. 3 (1978) 64

Selenka, F., D. Brand-Grimm: Nitrat und Nitrit in der Ernährung des Menschen. Kalkulation der mittleren Tagesaufnahme und Abschätzung der Schwankungsbreite. Zbl. Bakt. Hyg. I. Abt. Orig. B 162 (1976) 449

Shaper, A. G., S. J. Pocock, D. G. Cook, R. F. Packam, R. F. Lacey, P. Powell, P. F. Russel: British regional heart study: geographic variations in cardiovascular mortality, and the role of water quality. Brit. med. J. 280 (1980) 1243

Sharrett, A. R.: Water hardness and cardiovascular diseases. Circulation 63 (1981) 247 A

Smith, G. E.: Is fluorid a mutagen? Sci. total Environ. 68 (1988) 79

Snoeyink, V. L., R. A. Larson, A. S. C. Chen, L. M. J. Dielmann III, W. F. McHie, J. J. McCreary, J. E. Quinn, E. A. Voudrias: Reaction of Activated Carbon with Aqueous Chlorine and Chlorine Dioxid. EPA 600/D−82−256, December 1982

Sontheimer, H.: Neuere Erkenntnisse über die Adsorption in Aktivkohlefiltern. Veröffentlichungen des Bereichs und des Lehrstuhls für Wasserchemie und der DVGW-Forschungsstelle am Englert-Bunte-Institut der Universität Karlsruhe 1985, H. 27

Sorber, Ch. A., R. F. Williams, B. E. Moore, K. E. Longley: Alternative Water Disinfection Schemes for Reduced Trihalomethane Formation, vol. I: Prototype Studies. EPA 600/S2−82−037, August 1982

Steinbach, M.: Relationship between the genetic and ecologic factors in the determination of high blood pressure. Rev. Rom. Med. 13 (1975) 261

Stopler, T., E. Gramatopol, J. Rosu: Anwesenheit von grampositiven Staphylokokken im Wasser eines Schwimmbeckens. Zbl. Bakt. Hyg. I. Abt., Ref. 206 (1972) 72

Sujbert, L.: New data on the non-ionic tenside contamination of waters on the basis of studies performed in Budapest. Egészségtudomany 25 (1981) 193

Thomas, P., M. Moore, E. Bell, S. Friedman, J. Decker, M. Shayegani, K. Martin: Pseudomonas dermatitis associated with a swimmung pool. J. Amer. med. Ass. 253 (1985) 1156

Toth, W.: Fogorv. Szle 62 (1969) 1; Ref. in: Gas- u. Wasserfach 112 (1971) 511

Tscharntke, D.: Amtsärztliche Überwachung von Bädern und Saunen mittels Einzelanordnungen. Öff. Gesundh.- Wes. 47 (1985) 101

UBA: Sachstand Dioxine – Stand November 1984. UBA-Ber. 5 (1985)

Van Duuren, B. L., T. Blazej, B. M. Goldschmidt, C. Katz, S. Melchionne, A. Sivak: Cocarcinogenesis studies on mouse skin and inhibition of tumor induction. J. nat. Cancer Inst. 46 (1971) 1039

Van Keulen, P. H. J., S. A. Kohler: Labyrinthitis due to Pseudomonas aeruginosa after whirlpool bathing. Ned. T. Geneesk. 127 (1983) 381

Vogler, G.: Phytoplanktontoxine in Trink-, Brauch- und Badewasser. Naturwiss. Rdsch. 23 (1970) 291

Wagner, J.: Kupfer im Trinkwasser von Hausinstallationen aus Kupfer. Gas- u. Wasserfach 129 (1988) 690

Walker-Smith, J., J. Blomfield: Wilson's disease or chronic copper poisoning. Arch. Dis. Childh. 48 (1973) 476

Waniorek, A.: Arsenentfernung aus Heil- und Trinkwässern. Brunnenbau 39 (1988) 99

Watanabe, M. F., S. Oishi: Toxic substance from a natural bloom of Microcystis aeruginosa. Appl. environ. Microbiol. 43 (1982) 819

Westwood, J. C. N., S. A. Sattar: The minimum infection dose. In Berg, G.: Virus in Water. American Public Health Association, Washington 1976 (p. 61)

WHO: Trace elements in human nutrition. WHO, techn. Rep. Ser. 532 (1973) 65

Worley, S. D., D. E. Williams: Disinfection water with a mixture of free Chlorine and an organic N-Halamine. J. Amer. Water Works Ass. 80 (1988) 69

Worley, S. D., W. B. Wheatley, H. H. Kohl, H. D. Burkett, J. A. Van Hoose, N. Bodar: A new water disinfectant; a comparative study. Ind. Eng. Chem. Prod. Res. Dev. 22 (1983) 716

Würzner, H. P.: Exposure of rats during 90 days to mineral water containing various amounts of sulphate. Z. Ernähr.-Wiss. 18 (1979) 119

Zimmermann, W., Ch. Schweisfurth, Th. Gerdes-Götz: Untersuchungen zur Frage der Gesundheitsschädlichkeit von Trinkwasser, das mit Mineralölprodukten bzw. Bleiverbindungen verunreinigt ist. Arch. Hyg. (Berl.) 154 (1970) 8

2.4 Abwasserbeseitigung

Die menschliche Existenz führt, sowohl aus physiologischen Gründen als auch infolge des Be- und Verarbeitens von verschiedenen Werkstoffen, Nahrungsmitteln usw., zum Anfall beträchtlicher Mengen an Abfallstoffen. Dabei beinhaltet das Wort „Abfall“ nicht unbedingt den Begriff des Minderwertigen, es handelt sich aber grundsätzlich um Stoffe, die fehl am Platze sind und in geeigneter Weise beseitigt werden müssen. Nicht selten stellen die Abfälle jedoch auch eine Gefahr für Leib und Leben dar, weshalb in allen Fällen eine Beseitigung die Unschädlichmachung einschließen muß. Hierbei ist ein erhebliches Maß an Sachkenntnis erforderlich. Aus diesem Grunde wurde dem öffentlichen Gesundheitsdienst die Überwachung der schadlosen Beseitigung der Abfallstoffe aufgetragen, d. h., der Amtsarzt hat den verschiedenen Gesetzen und Verordnungen Geltung zu verschaffen.
Die zu beseitigenden Stoffe sind teils flüssig, teils fest.

Abwasser enthält die Schmutzstoffe in gelöster, kolloidaler, fein- und grobdisperser Form.
Müll besteht bevorzugt aus Speiseresten, Küchenabfällen, Verpackungsmaterial, Asche, Sperrmüll (= unbrauchbare größere Gegenstände und Geräte) sowie aus speziellen Abfällen von Krankenhäusern, Gewerbe und Industriebetrieben

2.4.1 Herkunft und Zusammensetzung

Haushaltsabwässer

Pro Person werden täglich ausgeschieden:

60–370 g Kot	(ca. 25% organische Trockensubstanz)
1200 ml Urin	(ca. 5% Trockensubstanz: 1/3 organischer, 2/3 anorganischer Natur)

Die *Fäkalien* bestehen aus lebenden und abgestorbenen Bakterien, aus Zellulose, unverdaulichen Resten, verseiften und unverseiften Fetten sowie Schleim. Durch die Wasserspülung in unseren Toiletten erfolgt eine Volumenerhöhung und Verdünnung. Hinzu treten die Abwässer von der Körperpflege mit Seife, Kosmetika, Haaren, Hautabschilferungen, die Küchenabwässer mit Tensiden, Getränke- und Speiseresten, die Waschmaschinenabläufe, das Reinigungswasser für die Flächen und alles übrige, was zu Recht oder verbotenerweise der Kanalisation übergeben wird (Mineralöle, technische Lösungsmittel usw.).
Der durchschnittliche *Abwasseranfall* entspricht weitgehend dem Wasserver-

brauch (abzüglich der Verdunstungsverluste und der zum Blumengießen, Rasensprengen usw. verbrauchten Mengen). Zur Zeit errechnen sich etwa 100–150 l pro Kopf und Tag.
Die Zusammensetzung ist außerordentlich vielfältig, den Hauptanteil stellen die organischen Substanzen. Im Durchschnitt werden in die häuslichen Abwässer von jedem Einwohner täglich etwa 80 g anorganischer und 110 g organischer Abfallstoffe entlassen.

Für den Abbau dieser Substanzen sind in 5 Tagen 54 g Sauerstoff erforderlich. Dieser verhältnismäßig konstante sog. BSB_5-Wert (= *b*iochemischer *S*auerstoff*b*edarf innerhalb von 5 Tagen) wird als *Einwohnergleichwert* (EGW) bezeichnet und zur Bewertung von Gewerbe- und Industrieabwässern herangezogen. Kennt man den Abwasseranfall eines Betriebes und seinen BSB_5, läßt sich der Einwohnergleichwert aus der Formel:

$$\frac{BSB_5 \times \text{Abwassermenge im Tag}}{54}$$

berechnen. Zum Beispiel belastet eine Stärkefabrik, die täglich eine Tonne Mais verarbeitet, eine Kläranlage, gemessen am Sauerstoffbedarf des Abwassers, ebensoviel wie 800 Einwohner. Der EGW für 1000 l Bier beträgt 300–2000, für 1 t Zellstoff 4000–6000.

Der BSB_5 gibt die bei der mikrobiellen Umsetzung abbaufähiger Eiweiße, Fette und Kohlenhydrate erforderliche Sauerstoffmenge unter standardisierten Bedingungen an. Er ist eine Maßzahl für die Konzentration des Abwassers und seine Reinigung.

Für die Bewertung des Abwassers werden im Prinzip die gleichen *Analysenverfahren* wie bei Oberflächen- und Trinkwasser herangezogen (s. S. 187 f), nämlich pH-Wert, $KMnO_4$-Verbrauch, Sauerstoffverbrauch, Ammoniak-, Nitrit- und Nitratbestimmung, Ermittlung der Kolonie- und Escherichia-coli-Zahlen. Hinzu kommen einfache Bewertungskriterien wie die Menge der sedimentationsfähigen Substanz nach 2 Std. im genormten 1-Liter-Trichterglas, Farbe, Geruch, Schaumbildung.

Zu der Gruppe der Haushaltabwässer zählen auch die Ableitungen von Hotels, Restaurants, Pensionen, Krankenanstalten, Pflegeheimen und Gefängnissen. Zusammengenommen liegt der Anteil am Gesamtanfall bei etwa 50%.

Industrielle und gewerbliche Abwässer

Die Menge und Zusammensetzung kann von Betrieb zu Betrieb sehr stark wechseln und von häuslichem Abwasser grundlegend verschieden sein. Wir können folgende Klassen unterscheiden:

- Bevorzugte Belastung mit *organischen Stoffen*: (Zellstoffabriken, Zukkerfabriken, Brennereien, Molkereien) Schlachthöfe, Marinadenfabriken, Abdeckereien, Lederfabriken u. a.);

- Bevorzugte Belastung mit *anorganischen Stoffen*: (Stein- und Braunkohlenindustrie, Metallgewinnung und -verarbeitung, Farbenfabriken, chemische Industrie, Porzellanindustrie u. a.);
- Spezielle Belastungen mit *toxisch wirkenden Spurenstoffen*: (Teerverarbeitung, Produktion von Pflanzenbehandlungsmitteln u. a.);
- *Mikrobielle Belastungen*: (Gerbereien, biochemische Industrie);
- *Wärmebelastungen*: (Kühlwässer);
- *Radioaktive Belastungen*: (Reaktoren, Anlagen zur Aufbereitung von Kernbrennstoffen, wissenschaftliche, medizinische und technische Institute);

Die Hausabwässer sowie die gewerblichen und industriellen Ableitungen faßt man auch unter dem Begriff „Schmutzwasser" zusammen und grenzt sie vom „Niederschlagswasser" (Regen, Schmelzwasser) ab.

Niederschläge

In Deutschland betrug 1987 die durchschnittliche Menge 935 mm.
Die Maximalmenge pro Stunde liegt bei 45 mm, stärkere Wolkenbrüche treten nur alle 5–15 Jahre auf. Niederschläge und Schmutzwasser ergeben zusammen das sog. Mischwasser.

Landwirtschaftliche Abwässer

Während in früheren Jahren auf dem Bauernhof alle Abwässer gesammelt und als Düngemittel wiederverwendet wurden, erzeugen die modernen Betriebe z. T. erhebliche Mengen an Abwässern mit vielfach bedenklichen Zusammensetzungen. Besonders trifft dies für den Bereich der Massentierhaltungen zu. Aber auch wenn eigentliche toxische Stoffe fehlen, erzeugt z. B. die Aufbringung von Gülle wegen ihres Nitratgehaltes große Probleme für die Trinkwassergewinnung.

Krankenhausabwässer

Prinzipiell rechnen diese zu den Haushaltsabwässern, doch sind einige Besonderheiten hervorzuheben. Krankheitserreger lassen sich in der Regel immer nachweisen, insgesamt ist aber die Belastung keinesfalls höher als die der kommunalen Abwässer, weil ein erheblicher Teil der ausscheidenden Menschen subjektiv gesund ist. Unter bestimmten Umständen bestehen jedoch erhöhte Risiken, z. B. wenn Infektionskrankenhäuser an die Kanalisation einer kleinen Gemeinde angeschlossen sind oder ihr nicht ausreichend desinfiziertes Abwasser direkt in ein Gewässer einleiten. Abwässer von Sektionssälen können gegebenenfalls massiv kontaminiert sein und auch Hepatitis- und Dialysestationen sind zu den kritischen Bereichen zu rechnen.

Da der Wasserverbrauch pro Kopf im Krankenhaus etwa 5mal so hoch ist wie in der Gemeinde, werden Schadstoffe einerseits stark verdünnt, andererseits ist mit einem vergleichsweise hohen Anfall an Medikamenten und besonders Desinfektionsmitteln zu rechnen.
Nicht zuletzt sind die radioaktiv verunreinigten Abwässer im Krankenhaus zu erwähnen, die keinesfalls in das städtische Kanalnetz entlassen werden dürfen. Sofern es sich um kurzlebige Aktivitäten handelt, schaltet man Rückhaltebecken ein, andernfalls sind „Dekontaminierungsanlagen“ mit Speicherung, Konzentrierung und Beseitigung in Speziallagerstätten erforderlich. Die Risiken sind nach dem Inkrafttreten der 4. Atomgesetz-Novelle weiter verringert worden (30. 8. 1976, BGBl. I, S. 25–73).

2.4.2 Hygienische Bewertung

Mikroorganismen

Die Abwässer beanspruchen medizinisches Interesse vor allem aus seuchenhygienischer Sicht. Am gefährlichsten sind die Fäkalien von Mensch und Tier, mit denen viele Krankheitserreger in das Abwasser gelangen. Aber auch Schlachthöfe und Abdeckereien, fell-, häute- und borstenverarbeitende Betriebe, Knochen- und Fischmehlhersteller, Leimfabriken, Molkereien und andere Betriebe können die Quelle von pathogenen Mikroorganismen in den Abfällen sein.
Als obligate Krankheitserreger lassen sich im Abwasser mehr oder weniger häufig nachweisen:

Salmonellen	Vibrionen
Shigellen	Staphylokokken
Campylobacter	Mykobakterien
Yersinien	Entero- u. a. Viren

Dazu müssen im Einzugsgebiet nicht unbedingt Einzel- oder Massenerkrankungen auftreten, die zahlreichen Keimträger sorgen für eine Kontamination. Neben den obligaten treten aber noch regelmäßig opportunistische Krankheitserreger auf.

Unter Berücksichtigung der durchschnittlichen Dichte der Krankheitserreger im Abwasser, der minimalen Infektionsdosis und des Kontagionsindex kalkulierte *H. E. Müller* (1981) das Infektionsrisiko bei oraler Aufnahme. Für Salmonella-typhimurium-Infektionen wäre demnach eine Aufnahme von mehreren Litern, im Minimum 1–10 ml Abwasser erforderlich, bei Salmonella typhi, Vibrio- und Yersiniaarten ≥ 1 l, Salmonella paratyphi B, Shigellen, Campylobacter jejuni und Mykobakterien ≥ 0,1 l.

Es liegen aber auch Studien vor (z. B. aus Kopenhagen), nach denen ein Hepatitis-A-Risiko bereits bei Kontakt mit großstädtischem Abwasser existiert, ohne daß die genannten, beträchtlichen Mengen verschluckt worden sind. *Müller* führte an, daß ein Infektionsrisiko bei Viren im Milliliter- bis Mikroliterbereich bestehe.

In diesem Zusammenhang erhebt sich noch die Frage nach einer *Vermehrung von Pathogenen im Abwasser* selbst. *Morozzi* u. Mitarb. (1988) schrieben, daß eine Tendenz zum Wachstum von resistenten koliformen Keimen während der aeroben Behandlung von städtischen Abwässern beobachtet werden konnte. Wahrscheinlich trifft dies aber für Salmonellen u. a. Pathogene nicht zu, jedenfalls gaben *Tiefenbrunner* u. Mitarb. (1985) an, daß in den von ihnen untersuchten Kläranlagen keine Anreicherung stattfand. *Müller* sagte einerseits, daß Abwasser ein komplexes „Nährmedium" darstelle, worin viele chemo-organotrophe Bakterien gedeihen könnten, darunter auch fakultativ und obligat humanpathogene Arten; andererseits führte er an, „insgesamt kommt es im Verlauf der mechanischen, biologischen und chemischen Reinigungsschritte in einer Kläranlage zu einer gewissen Reduktion aller Infektionserreger." Beide Vorgänge schließen sich nicht gegenseitig aus.
Viren treten in Abwässern häufig auf. *Grillo* u. Mitarb. (1982) fanden z. B. in allen untersuchten Abwasserproben (Messina) Viren (37 Isolate, davon 16 Poliotypen und 16 Adenoviren). Zwischen den Indikatorkeimen und den Viren bestand dabei keine Korrelation. Die gleiche Feststellung trafen für gereinigtes Abwasser in Frankreich *Rolland* u. Mitarb. (1983).

Protozoen

Von den Protozoen sind im Abwasser *Balantidium coli, Entamoeba histolytica* und *Giardia lamblia* zu beachten. Vor allem die letzte Art findet sich in häuslichem Abwasser in Konzentrationen bis 500/l. Im Minimum genügen 10–20 Zysten zur Infektion (*Rendtorff* 1954), jedoch resultiert daraus nur z. T. eine manifeste Erkrankung, von der die einheimische Bevölkerung meist verschont bleibt (*Spech* 1978). *Müller* (1981) errechnete ein Abwasserrisikovolumen von 20 ml.
In Frankreich wurde über einige Fälle von Amöbenruhr bei Kanalisationsarbeitern berichtet (*Doby* u. Mitarb. 1980). Nach *Knobloch* u. Mitarb. (1983) ist die Rate des Entamöbenbefalles bei Kanalarbeitern höher als in der Durchschnittsbevölkerung, das Risiko sei sogar größer als bei einer kurzen Reise in die Tropen oder Subtropen.

Parasiten

In vielen Abwässern lassen sich Askarideneier nachweisen, allerdings ist deren Häufigkeit seit dem letzten Krieg stark zurückgegangen. Zur Zeit findet man durchschnittlich 1–10 Wurmeier pro Liter Abwasser, wobei zwischen Stadt und Land kein auffälliger Unterschied besteht. Außerdem kann es sich bei den genannten Zahlen auch ganz oder teilweise um Eier von tierischen Askariden handeln. Da ferner in unserer Bevölkerung immer noch Bandwürmer, Trichuren u. a. Endoparasiten vorkommen, müssen deren Vermehrungs- oder Dauerformen ebenfalls anwesend sein. Wegen der hohen Verdünnung ist jedoch der Nachweis im einzelnen vom Zufall abhängig.

Proglottiden bzw. Eier der Taenia saginata stellen eine indirekte Gefährdung des Menschen dar, wenn Abwasser oder Klärschlamm auf Viehweiden ausgebracht wird.

Transmissionswege

Die Übertragung der Krankheitserreger von den Abfällen auf den Menschen erfolgt durch Kontakt oder mittelbar durch Insekten und anderes Ungeziefer und nicht zuletzt über das Trink- und Brauchwasser. Jedoch ist für die tatsächliche Gefährdung des Menschen nicht nur die Art der Erreger, sondern auch ihre Menge von Bedeutung. Gefährliche Keimverdichtungen sind im Abwasser überall dort zu erwarten, wo die Fäkalien von kranken Menschen oder Tieren bzw. wo Tierprodukte ohne ausreichende Vorsichtsmaßnahmen verarbeitet werden. Die größte Gefahr geht, wie erwähnt, von den Keimausscheidern aus, deren Erfassung in jedem Falle nur unvollständig gelingt.
Selbst wenn man also die Abwässer von Krankenanstalten, Schlachthöfen usw. voll desinfizieren würde, wäre der Gesamtabfluß der Stadt immer noch durch diese unerkannt in der Bevölkerung lebenden Personen kontaminiert.

Bei den Fragen nach der *tatsächlichen Gefährdung* des Menschen durch bakteriell verseuchtes Abwasser ist ferner noch die individuelle Empfänglichkeit in Rechnung zu stellen. Faßt man diese Bedingungen alle zusammen, dann ist z. B. das Risiko der *Tuberkuloseausbreitung* durch Abwasser außerordentlich gering zu veranschlagen.
Ähnliches gilt für die Übertragung der Erreger der *Poliomyelitis* und der übrigen Enteroviren. Hier ist die Gefahr mehr darin zu sehen, daß punktförmig Infektionen gesetzt werden (z. B. mit dem Abwasser einer stromaufwärts zu einer stromabwärts gelegenen Gemeinde über mangelhaft zu Trinkwasser aufbereitetes Flußwasser), und daß von diesen Einzelfällen dann epidemische Ausbreitungen stattfinden. Beweise für diese Theorie der „low level transmission" liegen aber bisher nicht vor.
Die ebenfalls mit Ausscheidungen übertragbare *Hepatitis A* kann zweifelsfrei durch Abwasser verbreitet werden, doch sind hierüber unsere Kenntnisse noch mangelhaft.

Die mit Ausscheidungen bzw. Abwässern in Süß- oder Salzwasser eingebrachten enteropathogenen Mikroorganismen sterben bei 16 °C in 1–2 Tagen zu etwa 90% ab, aber 0,01–0,1% können einige Wochen überleben. Bei tieferen Temperaturen wird die Eliminierung verlangsamt, desgleichen bei hoher Abwasserbelastung und Planktonproduktion. In nur wenig verunreinigtem Wasser (Badewasserqualität) finden Vermehrungen von solchen Bakterien nicht statt.
Die Erfahrungen lehren, daß beim Trinken von kontaminiertem unbehandeltem Oberflächenwasser direkte Infektionen (z. B. Shigellosen) zwar auftreten können, daß das Risiko einer Erkrankung beim Baden in Flüssen, Seen und im Meer in ausreichender

Entfernung von Abwassereinleitungsstellen aber gering ist. Die niedrige Infektionsdosis und die experimentell nachgewiesene höhere Empfindlichkeit gealterter Keime gegen Magensaft sind dafür verantwortlich zu machen.

Falsch wäre es aber, aus diesen verschiedenen Hinweisen den Schluß auf eine in praxi nur minimale, d. h. zu vernachlässigende Gefährdung durch Abwasser zu ziehen. Die Wahrscheinlichkeit einer direkten Infektion mag teilweise in diesem Sinne zu beurteilen sein, es sind aber noch die *indirekten Übertragungsmöglichkeiten* in die Überlegung einzubeziehen.

Auf Campingplätzen ist es vielfach üblich, zum Kochen zwar Trinkwasser zu verwenden, das Geschirr aber aus Bequemlichkeit im Fluß oder See abzuwaschen. Werden anschließend Speisereste darin aufbewahrt, kann es bei hochsommerlichen Temperaturen bald zur Vermehrung der Erreger kommen (in 8 Stunden entstehen aus 10 Salmonellen je nach Temperatur bis zu 100 000 Keime). Ein Genuß solcher Speisen führt mit großer Wahrscheinlichkeit zur Erkrankung.
In diesem Zusammenhang sei auf eine Shigellenepidemie im August 1974 auf einem Campingplatz am Mississippi verwiesen, der 8 km unterhalb einer Kläranlage errichtet war. Aus Flußwasserproben wurden Shigella-sonnei-Bakterien isoliert, welche die gleichen Resistenz- und Typeneigenschaften hatten wie die Isolate aus Patientenstühlen. Nach den epidemiologisch-statistischen Analysen kam die Infektion beim Schwimmen zustande (*Rosenberg* u. Mitarb. 1976).

Schließlich sei erwähnt, daß Mikroorganismen aus Abwasser, eingeleitet in Süß- oder Meerwasser, durch Adsorptionen angereichert werden können. So fand man Typhusbakterien an Wasserpflanzen und in Austern, Hepatitis- und Polioviren in Schalentieren sowie Salmonellen in Fischen. Auch aus diesen Quellen drohen demnach Gesundheitsgefahren.

In Kenntnis der mikrobiellen Kontamination der städtischen Abwässer wurde eine *berufliche Gefährdung der Kanal- und Kläranlagenarbeiter* diskutiert. Aus der Vorkriegsliteratur ist z. B. ersichtlich, daß von den Hamburger Kanalarbeitern in 10 Jahren 16 an einer Leptospirose erkrankten. Die Häufigkeit dürfte aber stark zurückgegangen sein, wir haben jedenfalls unter 4000 Agglutinations-Lysis-Tests keinen Verdachtsfall aus diesem Bereich zur Untersuchung erhalten. Solange die Kanalnetze noch von Ratten bevölkert werden, ist aber das Risiko grundsätzlich gegeben, außerdem ist eine Verallgemeinerung nicht zulässig.

Mit dem Ausbau der biologischen Reinigungsstufen der Kläranlagen (s. unten) erhöhte sich die Wahrscheinlichkeit der *Inhalation von Bakterienaerosolen* durch die Beschäftigten, Besucher und Anrainer. Entsprechende Untersuchungsergebnisse wurden publiziert (*Borneff* u. Mitarb. 1979, *Steuer* 1982, *Stettnisch* u. Mitarb. 1982).
Steuer isolierte z. B. im Zentrum und in der nächsten Umgebung der Kläranlagen aus der Luft Pseudomonaden einschl. Pseudomonas aeruginosa, Escherichia coli, Klebsiella pneumoniae, Proteus, Enterobacter, Sporenbildner, Mikrokokken, Corynebakterien, Sproß- und Schimmelpilze. In 50–70 m Entfernung fanden sich nur noch Sporenbildner, Mikrokokken,

Pseudomonaden und Schimmelpilze. Nach den Ergebnissen seiner Untersuchungen ist eine Gefährdung von Betrieben – auch Lebensmittelbetrieben – in der Nähe von Kläranlagen durch Luftkeime, die von den Kläranlagen stammen, nicht zu befürchten.
Virusisolierungen in Entfernungen bis 20 m vom Belüftungsbecken entfernt, führten zur Feststellung unterschiedlicher Typen von Enteroviren (von 24 Proben waren 4 positiv (Polio Typ 2, Coxsackie Typ B 3) (*Stettnisch* u. Mitarb.).

Die *Messungen an Belebtschlammanlagen* haben u. a. ergeben, daß feinblasige Belüftung die geringste Emission verursacht, am stärksten ist sie beim Einsatz von Sprühanlagen zur Schaumbekämpfung zu erwarten. Koliforme Bakterien wurden bis zu 1,2 km Entfernung von der Kläranlage in Windrichtung nachgewiesen. Da die Mehrzahl der keimhaltigen Partikeln einen Durchmesser unter 5 µm besitzt, handelt es sich vorwiegend um lungengängige Teilchen. Es kommt jedoch zu einem verhältnismäßig raschen Absterben, als Halbwertzeit wurden 14 s errechnet. Die initiale Bakterienkonzentration (Größenordnung 10 000/m^3, nach eigenen Messungen 1 000/m^3 mit einem Enterobakterienanteil von 10–20%) verminderte sich in 50 m Entfernung um etwa 90%.

Epidemiologische Untersuchungen zur Gefährdung des Kläranlagenpersonals durch keimhaltige Aerosole ergaben aber keine Häufungen von Lungeninfekten. Allerdings war die Rate von Erkältungskrankheiten und Grippe höher als bei einem Vergleichskollektiv eines Wasserwerkes (*Ledbetter* u. Mitarb. 1973). Ein ätiologischer Zusammenhang mit Abwasseraerosolen ist mehr als unwahrscheinlich. *Melnick* u. *Berg* (1967) stellten bei Arbeitern von Kläranlagen sogar einen besonders niedrigen Ausfall an Arbeitstagen fest. Sie meinten, daß bis heute ein – zwar potentiell vorhandenes – Infektionsrisiko nicht bewiesen werden konnte. Das Ausmaß sei von den verschiedenen Methoden der Abwasserklärung abhängig und sollte durch geeignete Maßnahmen reduziert werden. *Wullenweber* u. *Joret* (1983) haben eine Übersicht zu dem Problem der viralen Aerosole zusammengestellt.
Eine weitere Möglichkeit zur Verbreitung von Mikroorganismen mit Aerosolen besteht bei der *Abwasserverregnung. Bausum* u. Mitarb. (1983) untersuchten die Keimverbreitung bei der Verregnung von gechlortem häuslichem Abwasser. 20–30 m in Lee fanden sich bis 1 600 KBE/m^3 über der Grundbelastung (ca. 485 KBE/m^3). 9 m über Grund und 200 m in Windrichtung verminderte sich die Belastung um eine Zehnerpotenz. Die Absterberate betrug in 200 m 77%, etwa drei Viertel der Partikeln hatten 1–5 µm Durchmesser, waren also lungengängig.
Viruskontrollen durch *Fattal* u. *Teltsch* (1982) ergaben in 100 m Entfernung vom Sprinkler Echo-, Polio- und Coxsackie-Viren. Eine Risikobewertung dieser Kontaminationen nach der Zahl infektiöser Einheiten ist z. Z. nicht möglich.

Zu erwähnen ist noch die Aerosolentstehung am Beginn der Abwasserproduktion, also bei der *Toilettenspülung*. Diese schon 1906 beschriebene Möglichkeit wurde von *Gerba* u. Mitarb. (1975) mit dem experimentellen Nachweis der Virusverstreuung belegt. Es fehlen aber wiederum Berichte über gesicherte Erkrankungen durch Inhalation solcher Aerosole, jedoch kann auch hier die Möglichkeit nicht ausgeschlossen werden. Ferner wäre eine Schmierinfektion nach Sedimentation, insbesondere bei Toiletten in Badezimmern, denkbar (*Heymann* 1918).

Eine allgemein wenig beachtete Verbreitung von Mikroorganismen aus dem Darmtrakt haben *Heimann* (1955) sowie *von Seck* (1972) beschrieben. Bei Benutzung offener Toilettensysteme der Eisenbahn ist nicht nur eine Kontamination der Bahnschwellen, sondern auch – besonders infolge der Wasserspülung – eine Verbreitung keimhaltiger Aerosole über die nachfolgenden Waggons und in die Nähe der am Bahnkörper liegenden Beete und Häuser möglich. Epidemiologische Hinweise für eine reale Gesundheitsgefährdung liegen nicht vor, zumindest sollte aber der ästhetische Aspekt nicht vernachlässigt werden. Das Problem ist durch geschlossene Toilettensysteme gelöst worden.

2.4.3 Schadstoffbelastung des Menschen durch Abwasser

Die im Abwasser vorhandenen chemischen Schadstoffe organischer und anorganischer Natur können nicht wie die Mikroorganismen bereits bei direkter Berührung wirksam werden. Ein gesundheitlicher Schaden ist aber bei chronischer indirekter Einwirkung chemischer Inhaltsstoffe durchaus wahrscheinlich. In Betracht kommen:

chronische Wirkungen durch	Verunreinigung des Grundwassers, Verunreinigung des Oberflächenwassers, Luftverunreinigung (Abwasseraerosole);
akute Wirkung bei	Schwefelwasserstoffbildung.

Hinsichtlich der Problematik der verschiedenen toxischen Substanzen sei auf Abschnitt „Schadstoffe im Trinkwasser“, S. 179 ff verwiesen.

Selbstverständlich treten die Verbindungen im Abwasser in anderen Konzentrationen bzw. Gewichtsverhältnissen auf. Zum Beispiel finden sich polyzyklische Aromaten im Abwasser in sehr hoher Menge, während Nitrat in der Regel keine Rolle spielt. Die Schwermetalle lassen sich in Abhängigkeit von der Art der industriellen bzw. gewerblichen Betriebe z. T. in beträchtlicher Konzentration nachweisen. Abwasserstufenkontrollen zur Entdeckung der Verursacher haben in vielen Städten schon zu einer Verbesserung der Situation geführt.

Eine typische chemische Belastung besteht bei den *Straßenabwässern*. Zur Zeit des hohen Verbleiungsgrades unserer Ottomotor-Treibstoffe fanden sich nach *Laxen* u. *Harrison* (1977) im Straßenablauf 0,1 – 14 mg Pb pro Liter. Schnee wies sogar bis 113 mg/l auf. Nicht alles Blei bleibt in leicht löslicher Form erhalten, trotzdem entstanden 10^3 bis 10^4mal höhere Konzentrationen als im unbelasteten Oberflächenwasser. Bei eigenen Untersuchungen stellten wir im Straßenablauf nach Beginn des Regens 2,3 mg Pb und 2,2 mg Zn/l sowie maximal 1 260 µg Polyzyklen/m^3 fest. Wenn das Verdünnungsverhältnis gering ist, muß mit einer initialen Konzentrationssteigerung im Vorfluter gerechnet werden. Im Winter kommt noch das Problem der Streusalzbelastung hinzu.

Wir ermittelten bis 4400 mg Cl^-/l, doch wies das Böschungswasser nur 30 mg Cl^-/l auf.
Es liegt hier ein ökologisches Problem, aber keine gesundheitliche Fragestellung vor. Bezüglich der Straßenabwässer s. a. S. 200.

Wiederverwendung von Abwasser

Früher oder später wird jedes Abwasser einmal vom Menschen wiederverwendet. Untergrund- und Oberflächenverrieselung sowie Verregnung führen zu einem Übertritt in das Grundwasser, das als Trink- und Brauchwasser erneut genutzt wird. Bei ordnungsgemäß betriebenen Anlagen liegt aber eine *Reinigungsperiode von Jahren*, zumindest von Monaten zwischen Abwasserbeseitigung und Trinkwassernutzung.
Der letzte Schritt, nämlich die *technische Aufbereitung* von Abwasser zu Trinkwasser (mit Einschaltung einer Bodenpassage), wird bisher aber nur an einer Stelle in der Welt (Windhuk, Namibia) praktiziert. Die Aufbereitung zu *Brauchwasser* führt man dagegen bereits an verschiedenen Stellen (bes. in den USA) durch. Das Problem des Infektionsschutzes ist dabei am einfachsten zu lösen, denn Bakterien können sicher zerstört werden, und von den Viren wird die Enterogruppe bei Einsatz von Chlor, Chlordioxid oder Ozon und einem Redoxpotential von mindestens 650 mV inaktiviert. Hinsichtlich des Verbleibens von störenden Substanzen und besonders von chemischen Schadstoffen mit akuter, chronischer oder kanzerogener Toxizität gilt, *daß normale, 3stufige Kläranlagen keinesfalls, auch nicht mit zusätzlicher Desinfektion, ausreichen, um ein hygienisch einwandfreies Wasser zu garantieren.*
Bei einer Kreislaufbewirtschaftung steigt z. B. der Gesamtfeststoffgehalt und die Salzmenge laufend an. Ohne spezielle Reinigungsmethoden sind also der Wiederverwendung deutlich Grenzen gesetzt. Besonderes Augenmerk ist dabei den sog. resistenten Schadstoffen zu widmen.

2.4.4 Abwasserbeseitigung, Kläranlagen

Ursprünglich fand keine Abfall*beseitigung*, sondern eine Abfall*verwertung* statt. Die organischen Substanzen aus Fäkalien und Urin wurden bakteriell mineralisiert und als Düngemittel den Nahrungspflanzen zugeführt. Mit der Entwicklung der Schwemmkanalisation in den Städten mußte dieses Prinzip weitgehend aufgegeben werden. Der Stoffumsatz wurde vom Boden in die Gewässer verlegt. Solange dabei ein ausreichend großes Verdünnungsverhältnis bestand, d. h., der Sauerstoffhaushalt nicht nachhaltig gestört wurde, ergaben sich bei dieser *großräumigen Abwasserreinigung* keine Probleme. In begrenztem Umfang kommt das Verfahren auch heute noch zur Anwendung (Oxidationsteiche, evtl. doppelt angelegt als Algenteich und Fischteich).

Die größere Aufnahmekapazität des Bodens und der Wunsch, das dem Untergrund entzogene Wasser wieder rückzuführen, gab Veranlassung, die Abwässer zu versickern. In Einzelfällen und besonders bei lokal günstigen Bedingungen (tiefer Grundwasserstand, geringe Pegelschwankungen, sandreicher Boden, vorgereinigtes Abwasser) kann eine Untergrund- oder Oberflächenverrieselung durchgeführt werden. Gelegentlich wird noch die *Abwasserverregnung* eingesetzt.
Dieses Verfahren setzt voraus:

geeignetes Klima (seltene Vereisung der Böden),
geeignete Bodenstruktur,
vorgereinigtes Abwasser,
Ausschluß von Gemüse- und Salatkulturen,
Sperrfristen vor der Ernte,
ausreichender Abstand von Siedlungen.

Bei den *kleinräumigen Anlagen* gelangen im einfachsten Falle 3teilige Faulkammern oder Durchflußabsetzbecken (z. B. bei einzelstehenden Häusern) zur Anwendung. Einfache Sammelgruben sollten wegen des Risikos einer Grundwasserverunreinigung durch die zwangsläufig entstehenden Undichtigkeiten nicht gebaut werden.
Der hohe Abwasseranfall in Städten und Dörfern bedingt den Bau von *Kläranlagen*, die in mehreren sog. Stufen arbeiten.

Stufe 1:	mechanische Reinigung (Grobrechen, Sedimentation von Partikeln),
Stufe 2:	biologische Reinigung (oxidativer Abbau organischer Substanz),
Stufe 3:	chemische Reinigung (bes. Phosphatfällung),
Stufe 4:	Flockung + 2-Schicht-Filtration.

Die konventionelle mechanisch-biologische Abwasserreinigung hat die Aufgabe, organische, sauerstoffzehrende Substanzen im Abwasser weitgehend zu entfernen. Die Eliminierung anderer Stoffe wird als weitergehendes Verfahren oder 3. Reinigungsstufe bezeichnet. Bei dieser handelt es sich um vorwiegend physikalisch-chemische Verfahren oder um Variationen der biologischen Prozesse, mit denen eutrophierende, anorganische Salze, d. h. Phosphor- und Stickstoffverbindungen sowie organische, schwer abbaubare Stoffe zur Abscheidung gebracht werden.
Die über 8000 Kläranlagen in der Bundesrepublik Deutschland verteilen sich zu etwa 2000 auf mechanische, 1000 teilbiologisch und 5000 vollbiologisch arbeitende Systeme. Erfaßt werden damit in öffentlichen Kläranlagen mehr als 90% der durch die Bevölkerung verursachten Abwässer (1976 waren es weniger als 86% gewesen).
Zu den Verfahren der weitergehenden Reinigung des Abwassers zählt des-

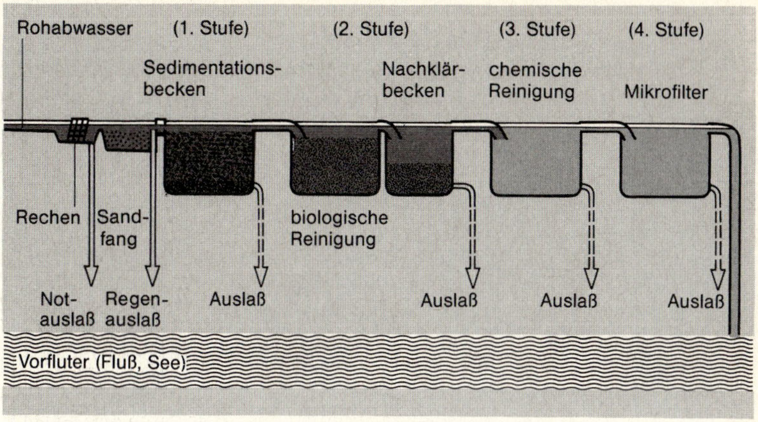

Abb. **47** Grundschema der Abwasserbehandlung.

sen Filtration (über Ein- oder Mehrschichtfilter, mittels Flockungsfiltration u. a.), wobei es sich zwar hauptsächlich, aber nicht ausschließlich um die Entfernung korpuskulärer Bestandteile handelt. Mit den modernen Schnell-(= Raum-)Filtern läßt sich eine deutliche Verbesserung der Abwasserbeschaffenheit und damit eine geringere Belastung der Vorfluter erreichen.
Die Reinigungsanlagen für Industrieabwässer können je nach Art der Chemikalien und Schmutzstoffe abweichend konstruiert sein.

Für die kommunale Abwasserreinigung gilt das in Abb. 47 dargestellte Schema.

In der ersten Stufe erfolgt zunächst eine Reinigung über *Grob- und Feinrechen*, in dem nachfolgenden *Sandfang* (doppelt angelegt) wird durch Vergrößerung des Fließquerschnittes die Strömungsgeschwindigkeit auf etwa 0,3 m/s verringert, wodurch Sinkstoffe von der Größe und Dichte des Sandes ausfallen. Im *Absetzbecken* folgt durch erneute Strombahnverbreiterung eine Reduktion der Fließgeschwindigkeit auf etwa 0,05 m/s, bei der die feineren Schwebstoffe sedimentieren. Die Leistung kann durch Ausflocken mittels chemischer Zusätze gesteigert werden. Die etwa 70 μm großen Wurmeier setzen sich ebenfalls an dieser Stelle ab, Bakterien und Viren werden dagegen nur gering beeinflußt. In der *biologischen Stufe* wird die Fähigkeit von bestimmten Mikroorganismen ausgenutzt, gelöste und kolloidale Stoffe unter aeroben Bedingungen abzubauen. Die dazu notwendige intensive Belüftung erreicht man durch den Einsatz von *Belebungsanlagen oder Oxidationsgräben*.
In verschiedenen Anlagen findet man heute noch die *Tropfkörper*, bei denen das vorgeklärte Wasser über einen Drehsprenger auf einer großen Oberfläche (z. B. Koks, Kunststoff) verrieselt wird.

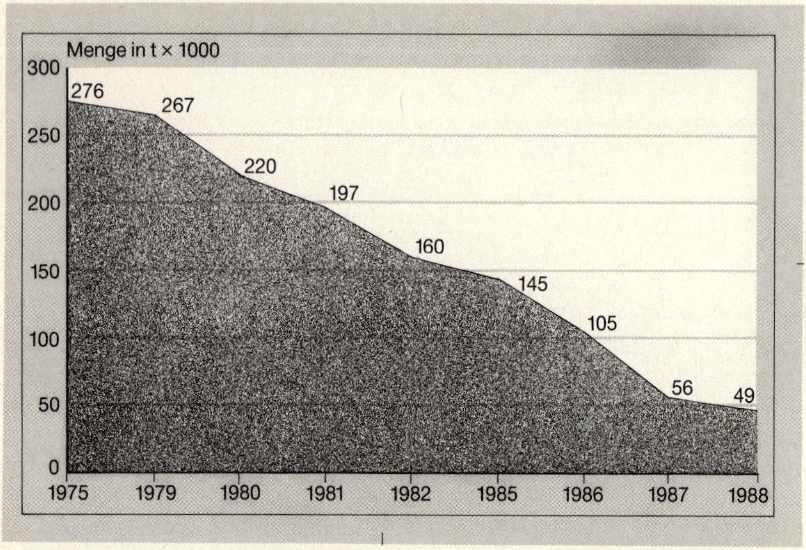

Abb. **48** Verbrauch an Phosphaten in Waschmitteln in der Bundesrepublik Deutschland (nach „Umweltpolitik", Bonn).

Auf dem Koks bildet sich ein biologischer Rasen aus, der von dem Abwasser seine Nährstoffe gewinnt und diese dabei oxidativ abbaut.

Die heute mehr gebräuchlichen *Belebungsanlagen* arbeiten mit Becken, in die Luft feinblasig eingetragen wird. Im Abwasser bilden sich in der Schwebe gehaltene Schlammflocken, in denen Bakterien und Protozoen den Abbau der organischen Abwasserinhaltsstoffe vollziehen. Diese Flocken werden dann in einem Nachklärbecken (Bauprinzip: Absetzbecken) abgeschieden.

Der Aufbau der Mikroflora erfordert Zeit, außerdem reagiert ein solches System empfindlich auf toxische Substanzen. Um den Abbau zu intensivieren, wird ein Teil des Ablaufes aus dem biologischen Becken rückgeführt und dem mechanisch geklärten Abwasser zugemischt.

In der biologischen Stufe wird aber nicht nur ein Abbau der organischen Substanz – meßbar am BSB_5 – erreicht, an der großen Oberfläche der Schlammflocken werden weitere Schadstoffe absorbiert und somit dem Abwasser entzogen.

In der *chemischen Stufe* erfolgt durch Zusatz von geeigneten Fällungsmitteln (z. B. Aluminiumsalzen) eine Präzipitation der Phosphate, die im kommunalen Abwasser zu etwa 40% aus den Waschmitteln stammen. Allerdings werden Phosphate schon in normalen mechanisch-biologischen Anlagen, wenn auch nur zu etwa 30%, entfernt. Mit weitergehenden biologischen Verfahren (Fällungsreinigung) in Belebungsanlagen lassen sich bis etwa 60% erfassen. Über 200 Kläranlagen der Bundesrepublik Deutschland arbeiten bereits nach diesen Prinzipien.

Die Notwendigkeit eines weiteren Ausbaues geht aus der Produktion von ca. 2 000 000 t (1987) aller unter das Wasch- und Reinigungsmittelgesetz fallenden Erzeugnisse hervor. Dabei werden nicht nur Phosphate, sondern die verschiedensten Chemikalien eingebracht.
Im allgemeinen setzt sich ein Universalwaschmittel aus folgenden Wirkstoffgruppen zusammen: anionische und nichtionogene Tenside, Builder, Cobuilder, Dispergiermittel, Bleichmittel, Stabilisatoren, Perborataktivatoren, Vergrauungsinhibitoren, Schaumregulatoren, Korrosionsinhibitoren, optische Aufheller, Enzyme, Parfümöle, Farbstoffe, Füllstoffe, Wasser.
Das Phosphatproblem wird aber auch in Richtung einer Verminderung der Abwasserbelastung mit Phosphaten angegangen und nicht nur mit deren nachträglicher Entfernung. Bereits 1976 wurde Zeolith A (= synthetisches Natriumsilikonaluminat) in einem Waschmittel eingesetzt. Erforderlich sind allerdings sog. Cobuilder, um die optimalen Eigenschaften von Phosphat zu erreichen, wie Polykarboxylat, EDTA und Nitrilotriazetat, die jedoch ihrerseits neue Probleme erzeugen können. Mit Hilfe der Rechtsverordnung über Höchstmengen für Phosphate in Wasch- und Reinigungsmitteln (BGBl. I 1980, S. 664, in Kraft seit 14. 6. 1980) wird die Einleitung von Phosphaten in die Gewässer stufenweise um etwa 50% verringert. Allerdings darf nicht erwartet werden, daß damit in jedem Falle das Phosphatproblem gelöst sei. An Belastungsschwerpunkten, insbesondere bei Einleitung in stehende oder langsam fließende Gewässer, kann auf den Betrieb der 3. Reinigungsstufen nicht verzichtet werden.

Im Interesse des Gewässerschutzes ist also sowohl die Verringerung des Phosphatanteiles in den Waschmitteln, als auch der Bau von weitergehenden Reinigungsanlagen erforderlich. Der bisherige Erfolg bei der Verringerung des Einsatzes von Phosphaten in Waschmitteln ergibt sich aus der Abb. 48.

Wirkungsgrad der Kläranlagen

Die Tab. 52 macht deutlich, daß der Effekt einer einfachen Anlage durch die Hinzunahme der biologischen Stufe ganz erheblich verbessert werden kann. Sie zeigt aber gleichzeitig, daß eine nicht unerhebliche Schwankungsbreite besteht und daß ein vollständiger Abbau der oxidablen Substanzen nicht erreicht wird.
Die Neutralsalze (Chlorid, Sulfat usw.) werden bei der üblichen Abwasserreinigung nicht reduziert. Technisch wäre eine entsprechende Aufbereitung durch umgekehrte Osmose möglich, doch läßt sich das Verfahren aus wirtschaftlichen Gründen z. Z. nicht einsetzen.
Ein noch nicht befriedigend gelöstes Problem der Kläranlagen betrifft die verschiedentlich, auch in den bestgewarteten Anlagen auftretenden *Geruchsbelästigungen.* Die Klagen haben in den letzten Jahren deutlich zugenommen, sie sind dabei um so mehr berechtigt, als auch ungiftige Geruchsstoffe ge-

Tabelle **52** Wirksamkeit der Abwasserreinigung (Abnahme in %).

Verfahren		Schwebstoffe	BSB_5	Bakterien
Absetzbecken	(1. Stufe)	40–70	25–40	25–75
Tropfkörper	(2. Stufe)*	65–92	65–95	–
Belebungsbecken	(2. Stufe)*	85–95	75–95	90–98

* mit Vor- und Nachklärung

sundheitsschädigend wirken können. Auf der Basis psychischer Beeinflussungen entstehen Übelkeit, Erbrechen, Schlaflosigkeit u. a. Erscheinungen, unbeschadet der Tatsache, daß es kaum Proteste von Belegschaften gegen betriebseigene Gerüche gibt. Auf dem Gebiet der Luftreinhaltung galt die Geruchsvernichtung lange Zeit als aussichtslos. Mechanische und chemische Maßnahmen erwiesen sich als zu teuer und weitgehend unwirksam. Nach dem derzeitigen Stand versucht man die Entstehung von Gerüchen (z. B. H_2S) durch Frischhalten des Abwassers zu verhindern und bei bereits mit Geruchsstoffen beladenem Abwasser die Ausbreitung durch Abdecken der Becken (*Rudolph* 1981) zu verringern. Eine völlig dichte Abdeckung ist allerdings nicht möglich, da dann der Sauerstoffeintrag erschwert wird.
Die aufwendigste Lösung ist die Adsorption der Geruchsstoffe an geeignete Filtermaterialien (z. B. A-Kohle). Die Entwicklung ist noch im Fluß, Erfahrungen liegen nur in sehr begrenztem Ausmaß vor. *Schreiber* (1984) gab aus der Sicht eines Klärmeisters Empfehlungen für die Praxis.
Von den chronisch wirksamen chemischen Schadstoffen wurden bisher die kanzerogenen *polyzyklischen Aromaten* genauer untersucht. Dabei zeigte sich, daß mit modernen Klärsystemen der teilweise sehr hohe Gehalt des Abwassers an Polyzyklen beträchtlich gesenkt wird. Die Wirkung der mechanischen Stufe beruht in erster Linie auf der Tatsache, daß etwa die Hälfte der polyzyklischen Kohlenwasserstoffe an Partikeln $> 0,5$ µm adsorbiert ist und damit durch die Sedimentation aus dem Abwasser entfernt werden kann. Der dann im Ablauf der mechanischen Stufe verbleibende Rest dürfte teils gelöst, teils an feinste Teilchen adsorbiert vorliegen. Durch eine einfache Sedimentation können derartige Anteile nicht mehr entfernt werden. Hier setzt die Reinigung der biologischen Stufe ein. Das Ergebnis von Schlammuntersuchungen läßt darauf schließen, daß die Adsorption die größte Rolle spielt; ein meßbarer biologischer Abbau von polyzyklischen Aromaten durch die in der 2. Stufe von Kläranlagen wirksame Mikroflora findet jedenfalls nicht statt.
Analysen auf kanzerogene *Nitrosamine* ergaben im Ablauf von 2stufigen, vorwiegend mit industriellen Abwässern beschickten Kläranlagen Mengen im Nano- bis Mikrogrammbereich pro Liter. Im Vorfluter ließen sich kurz nach der Einleitung noch Spuren erfassen, nach wenigen Kilometern verlief die Analyse ausnahmslos negativ.

Tabelle **53** Wirkung von Abwasserreinigungsverfahren auf Bakterien (nach *Knoll*).

Verfahren	Prozentuale Abnahme bezogen auf das Ausgangsmaterial		
	KBE/ml	Salmonellen	Tuberkelbakterien
Absetzbecken	25–75	6–10	9
Tropfkörper (schwach belastet)	90–95	50–77	0–10
Belebungsverfahren	90–98	55–98	45
Chlorung (gereinigtes Abwasser)	98–99	80–95	75–95
Faulturm (unbeheizt)	–	50–70	45
Faulschlamm (30 Tage getrocknet)	–	60–90	51

Hinsichtlich der Beurteilung der Abwasserreinigung ist wichtig, daß eine einwandfrei arbeitende, mindestens 2stufige, besser noch 3stufige Kläranlage die Verunreinigung des Abwassers mit Kanzerogenen so weit herabsetzt, daß die Einleitung des Ablaufes in Flüsse und Seen unbedenklich erfolgen kann.

Mikroorganismen lassen sich besonders im kommunalen Abwasser in sehr hoher Zahl mit einem erheblichen Anteil an obligat und fakultativ pathogenen Arten nachweisen. Diese aus medizinischer Sicht interessanten Bakterien befinden sich aber in einer „unphysiologischen" Umgebung, so daß Wachstumsvorgänge – wenn überhaupt – nur in begrenztem Ausmaß stattfinden. (Bei Viren sind Vermehrungsprozesse grundsätzlich nicht möglich.) Der Klärvorgang erzeugt vielmehr eine Verminderung der Keimzahlen (Tab. 53).
Durch die biologische Stufe erfolgt eine Elimination, die – gemessen an der Gesamtkeimzahl – bei 95% liegt. *Tiefenbrunner* u. Mitarb. (1985) ermittelten in österreichischen 2stufigen Kläranlagen, gemessen an der Fäkalbakterienzahl, eine Reinigungswirkung von ca. 99,9%.
Während nun ein solcher Wirkungsgrad bei den Schwebstoffen und dem BSB_5 als zufriedenstellend gelten kann, muß bezüglich der Mikroorganismen die Reduktion um etwa eine Zehnerpotenz als ungenügend bezeichnet werden. Legt man z. B. eine Primärkeimzahl am Einlauf von 10^8/ml zugrunde, so enthält der Auslauf immer noch ca. 10 Mill. Mikroorganismen pro ml mit einem entsprechenden Anteil an Salmonellen, Tuberkelbakterien, Hepatitis- und Enteroviren usw.
Wir können allerdings in Rechnung stellen, daß sich in der Folge (im Boden oder im Vorfluter) die Lebensbedingungen für Pathogene weiter verschlechtern.
Mit den in der medizinischen Bakteriologie gebräuchlichen Nährböden erfaßt man zwar die genannten Krankheitserreger, die für den Abbau der organischen Substanz verantwortlichen Arten aber nur z. T. Diese vermehren sich

in dem zugeführten Abwasser zunächst beträchtlich, doch nimmt auch ihre Zahl im Laufe des Reinigungsprozesses wieder ab, da sie selbst den Flagellaten und Ziliaten als Nahrung dienen. Bis heute sind nicht alle Arten von Mikroorganismen, die an der Reinigung des Abwassers beteiligt sind, untersucht und klassifiziert worden. Vor allem besteht noch eine erhebliche Diskrepanz zwischen den Möglichkeiten im Labor und dem praktischen Einsatz. Die Experimente haben zum Ziel, spezielle Arten von Bakterien zu züchten, um sie später als „Starterkulturen" einsetzen zu können. Mit ihnen soll dann der Abbau von Mineralölen, von chlorierten und sulfonierten Kohlenwasserstoffen im Industrieabwasser verbessert werden.

Die Aufgabe des Klärwerkes besteht also einerseits in der Reduktion pathogener Keime und andererseits in der gezielten Förderung nützlicher Mikroorganismen.

2.4.5 Abwasserdesinfektion

Für eine Desinfektion von Abwässern kommen grundsätzlich in Betracht:

thermische Verfahren,
chemische Verfahren (Chlorung, ClO_2- und Ozonbehandlung),
UV- und γ-Bestrahlung.

Eine *allgemeine Desinfektion* der kommunalen Abwässer ist aber nicht zu befürworten, weil die Nachteile die Vorteile überwiegen. Die Erhitzung (auf mindestens 100 °C) ist aus energetischen, wirtschaftlichen und ökologischen Gründen nicht praktikabel. Gleiches trifft für den Einsatz von energiereichen Strahlen zu. Gegen die Chlorung wurde häufig eingewendet, daß der erforderliche Chlorüberschuß die Biologie des Vorfluters stören würde. Wahrscheinlich spielt dieser Vorgang aber wegen der raschen Chlorzehrung kaum eine Rolle, doch ist bei der Chlorung die Entstehung von Haloformen in Rechnung zu stellen (s. Abschnitt „Schadstoffe im Trinkwasser", S. 206 f.).
Chlordioxid erzeugt zwar weitaus weniger Haloforme als Chlor, doch liegen bisher noch keine größeren Erfahrungen vor, was nicht zuletzt auf die höheren Herstellungskosten zurückzuführen ist. Dieselbe Beurteilung gilt für Ozon.
Die Abwasserdesinfektion bleibt deshalb heute noch auf Sonderfälle beschränkt. Falls die Notwendigkeit besteht, ist die zu fordernde Wirksamkeit gegeben, wenn die Koloniezahl pro ml von 10 gleichzeitig untersuchten Proben zu 1 ml in mindestens 8 Fällen = 0 ist (Merkblatt: Einleitung von Krankenhausabwasser in Kanalisation oder Gewässer. Bundesgesundheitsblatt 21 [1978] 34). Die zulässigen Verfahren sind im Anhang zur „10. Liste der vom Bundesgesundheitsamt geprüften und anerkannten Desinfektionsmittel und -verfahren" aufgeführt.

Tabelle **54** Desinfektion von Abwasser – Chlorungsverfahren.

Herkunft des Abwassers	Wirkungsbereich	Einwirkungszeit in Min.	Gesamtchlorgehalt in mg/l nach Ablauf der Einwirkungszeit pH 6	pH 7	pH 8	pH 9
Häusliche und städtische Abwässer, Krankenhausabwässer (außer Abwässern aus Lungenheilstätten) und industrielle Abwässer, soweit sie Krankheitserreger (außer Milzbrandsporen) enthalten	AB außer bei Tuberkulose	20	0,5	1	4	10
		30	0,25	0,5	2	5
		60		0,25	1	2,5
Abwässer aus Lungenheilstätten	AB	30	3	5	10	10
		60		3	5	5
		120			2,5	2,5
Gerbereiabwässer	ABC	30	30	30		
		60	10	10		
		120	5	5		
		180			5	10

Bei der Anwendung der aufgeführten Mittel und Verfahren ist deren mikrobiologisches Wirkungsspektrum zu berücksichtigen. Die Wirkungsbereiche sind durch Buchstaben gekennzeichnet; es bedeuten:

A: Zur Abtötung von vegetativen bakteriellen Keimen einschl. Mykobakterien sowie von Pilzen einschl. pilzlicher Sporen geeignet

B: Zur Inaktivierung von Viren geeignet

C: Zur Abtötung bakterieller Sporen bis zur Resistenzstufe des Erregers des Milzbrandes geeignet

Thermische Verfahren

Erhitzen des homogenisierten Abwassers in Geräten, die sicherstellen, daß eine Temperatur von mindestens 100 °C erreicht wird und 15 Min. lang einwirkt. Wirkungsbereich: ABC (s. Anmerkungen zu Tab. **54**).

Chlorungsverfahren

Das Verfahren ist nur für biologisch gereinigtes Abwasser geeignet.
Je nach Herkunft des gereinigten Abwassers und seines pH-Wertes sind in Abhängigkeit von der jeweiligen Einwirkungszeit die in Tab. **54** aufgeführten Richtwerte für den Gesamtchlorgehalt nach Ablauf der Einwirkungszeit einzuhalten.
Der Zusatz von Cl_2, ClO_2, H_2O_2 und O_3, also von oxidierend wirkenden Substanzen, erfolgt nicht nur zur Desinfektion, sondern auch zur Behandlung industrieller Abwässer. Toxizität und Sauerstoffbedarf können damit günstig beeinflußt werden, was eine Verringerung der Gebühren nach dem Abwasserabgabengesetz ermöglicht (Einzelheiten s. *Rupp* 1979).

2.4.6 Ökologische Folgen der Einleitung von Kläranlagenabläufen in Gewässer

Selbstreinigung

Unter Selbstreinigung der Gewässer versteht man die Tatsache, daß ein Wasser, das Schmutzstoffe aufgenommen hat, in einer mehr oder weniger großen Entfernung von der Einleitstelle wieder rein erscheint, ohne daß von außen her Maßnahmen ergriffen wurden, um diesen Vorgang zu fördern. Die Einleitung der Selbstreinigung erfolgt zunächst durch die Verdünnung der zugeführten Schmutzstoffe. Dies betrifft natürlich in erster Linie die gelösten Substanzen, während die festen Stoffe mehr durch Sedimentation abgeschieden werden (allerdings kommt es bei einer zu starken Beschichtung des Bodens der Gewässer, sofern es sich um organisches Material handelt, zu einer Fäulnis des Sedimentes, ein Vorgang, der sekundär eine erneute Verunreinigung des Wassers bedingt). Biologische Umsetzungen können auch anorganische, unlösliche Metallverbindungen in organische, lösliche überführen, z. B. Hg in Methylquecksilber. Es schließt sich der eigentliche Reinigungsvorgang an, der in einer Zerlegung der gelösten Stoffe und einer Beseitigung der Suspensa besteht. Gelöste Substanzen werden vor allem von den Mikroorganismen aufgenommen, wobei sowohl auto- wie heterotrophe Arten beteiligt sind. Auch Algen verwerten organische Stoffe, doch laufen hier die Prozesse langsamer als in den Bakterien ab. Das Plankton vermehrt sich dann aber auf Kosten der Mikroorganismen. In Abhängigkeit vom Milieu, besonders vom Redoxpotential und dem Sauerstoffgehalt, wachsen bevorzugt bestimmte Arten. Voraussetzung ist die Vermeidung einer Überlastung mit der Folge des Auftretens von anaeroben Zersetzungsvorgängen.

Folgen für den Vorfluter

Bei Überbelastung mit Abwasser setzen im Fluß *anaerobe* Wachstumsvorgänge ein, die Lebensgemeinschaften ändern sich, viele Fischarten sterben, der Fluß kann zum Abwasserkanal werden.

Werden Abwässer in Binnenseen eingeleitet, besteht die Gefahr der sog. *Eutrophierung*, d. h., es resultiert ein intensives Wachstum von Phytoplankton und eine sekundäre Zooplanktonvermehrung.

Ursache ist der Eintrag von Stickstoff- und Phosphorverbindungen, die Minimumstoffe für das Algenwachstum darstellen („Minimumstoffe" bedeutet: Fehlen diese Substanzen, dann kommt es trotz Vorhandenseins aller übrigen Stoffe zu keiner Vermehrung). Beim Absterben sinken die Algen zu Boden und werden zersetzt, N und P gehen wieder in Lösung, es folgt erneut Stimulierung der Produktion. Die Verwendbarkeit eines solchen Seewassers zur Trinkwassererzeugung kann dadurch entscheidend beeinträchtigt werden (Geschmack, Geruch, Phytoplanktontoxine).

Folgen für das Grundwasser

Wird Abwasser direkt in den Untergrund geleitet, so entsteht das Risiko einer Verschmutzung mit resistenten Schadstoffen. Ein derartiges Grundwasser steht folglich für die Trinkwasserversorgung nicht mehr zur Verfügung. Auch die Kontamination mit abbaufähigem Material kann schwere Folgen haben.
Um diese Gefahren zu vermindern, wurde von den Europäischen Gemeinschaften eine „Richtlinie des Rates vom 17. Dez. 1979 über den Schutz des Grundwassers gegen Verschmutzung durch bestimmte gefährliche Stoffe" (Amtsblatt der EG vom 26. 1. 1980, Nr. L20/43) erlassen.

In einer „Liste I" sind Stoffe aufgeführt, die keinesfalls direkt in das Grundwasser abgeleitet werden dürfen (organische Halogen-, Phosphor- und Zinnverbindungen; Stoffe, die im oder durch Wasser kanzerogene, mutagene oder teratogene Wirkung haben sowie Hg, Cd, Mineralöle und Zyanide). Die Liste II umfaßt 20 Metalle und Metalloide, Biozide, Geruchs- und Geschmacksstoffe, organische Siliziumverbindungen, Phosphate, Fluoride, Ammoniak und Nitrite. Die Ableitung von diesen Substanzen muß in der Praxis begrenzt werden.
Mit Ausnahme der von vornherein untersagten direkten Ableitung von Stoffen der Liste I, ist jede Ableitung einer Genehmigung zu unterwerfen.
Künstliche Anreicherungen des Grundwassers für Zwecke der öffentlichen Grundwasserbewirtschaftung bedürfen einer besonderen Bewilligung. Eine Verschmutzungsgefahr muß hierbei ausgeschlossen sein.

2.4.7 Schlamm

Abwasserschlamm ist der in der Kläranlage abgeschiedene, ungelöste Anteil des Abwassers, der zumeist mit noch hohem Wassergehalt anfällt. Die Mengen sind beträchtlich groß. Nach Berechnung der Europäischen Gemeinschaft sind je Einwohner jährlich 700 kg in Ansatz zu bringen (in der Bundesrepublik Deutschland ca. 15–20 kg Trockenmasse pro Kopf der Bevölkerung). Der Klärschlamm kann in der originären Form nicht beseitigt werden, er ist nachzubehandeln. Zweck der Bearbeitung ist, den Schlamm zu *stabilisieren*, d. h., in einen solchen Zustand zu versetzen, daß er zu keiner erheblichen Beeinträchtigung der Umwelt führt, ihn ferner in eine leicht zu entwässernde Form zu überführen, also das Volumen zu vermindern und ihn, falls erforderlich, zu desinfizieren. Die Verringerung des Schlammvolumens läßt sich mittels aerober und anaerober Faulvorgänge erreichen. Dabei wird ein Teil des Schlammes durch bakterielle Einwirkung in CO_2 und Methangas umgesetzt und eine Verminderung der organischen Substanz erreicht. Die Methangasbildung vollzieht sich bei Temperaturen von 6–55 °C.

Mikroorganismen

In seuchenhygienischer Hinsicht sind 2 Schlammtypen zu unterscheiden:

1. *seuchenhygienisch bedenkliche Schlämme* (= Sedimente aus Kläranlagen, in denen menschliche und tierische Abwässer sowie die aus der Verarbeitung tierischer Produkte stammenden behandelt werden);
2. *seuchenhygienisch unbedenkliche Schlämme* (= Schlämme aus allen übrigen Kläranlagen).

Es gibt allerdings Überschneidungen zwischen beiden Gruppen.
Klärschlamm der ersten Gruppe enthält in der Regel eine Vielzahl von pathogenen Organismen, die hauptsächlich von der Bevölkerung, aber auch aus Schlachthöfen, Abwässern landwirtschaftlicher Betriebe, von Nutztieren und Schädlingen (Ratten) stammen. Als Folge von Sedimentations- und Adsorptionsprozessen finden sich im Klärschlamm oft größere Mengen an Erregern als im ursprünglichen Abwasser.
Durch entsprechende Behandlung kann aber die Zahl der Erreger deutlich reduziert werden. Folgende Verfahren sind wirksam:

- *aerobe Faulung* (über 60 Tage bei 15 °C; bis 40 Tage bei 20 °C; die abbaufähigen Stoffe lassen sich dabei um ca. 38% reduzieren),
- *anaerobe Faulung* (über 60 Tage bei 20 °C; bis 15 Tage bei 35–55 °C),
- *Lufttrocknung* (über mindestens 3 Monate),
- *Kompostierung* (über 3–15 Tage bei 55 °C),
- *Kalkstabilisierung* (pH-Anstieg auf 12 nach 2 Stunden),
- *Hitzetrocknung* (bei 80 °C),
- *Hitzebehandlung* (bei 180 °C über 30 Minuten),
- *thermophile aerobe Faulung* (bei 55–60 °C über 10 Tage),
- *Bestrahlung* (mit β- oder γ-Strahlen bei 20 °C, >5 kGy),
- *Pasteurisierung* (bei 70 °C über 30 Minuten).

Clark u. Mitarb. (1984) stellten fest, daß bei den thermischen Behandlungen des Klärschlammes thermophile Mikroorganismen, wie pathogene Aspergillen, aber auch Endotoxine nicht zerstört werden. In einer epidemiologischen Studie erwiesen sich kompostexponierte Arbeiter im Vergleich zu Kontrollen als höher gefährdet.
Häufig besteht auch eine Kontamination mit Viren. *Hamparian* u. Mitarb. (1985) fanden z. B. aus 307 Schlammproben 297mal Enteroviren. Allerdings nimmt deren Infektiosität, z. B. bei der Schlammtrocknung, bedeutend ab (*Brashear* u. *Ward* 1983).
Neben den Mikroorganismen ist im Klärschlamm auch eine Reihe von Parasiten zu berücksichtigen. *Piekarski* u. *Pelster* (1980) haben eine Reihe von Schlämmen aus einer biologischen Anlage untersucht und dabei festgestellt, daß die früheren Befunde immer noch Gültigkeit besitzen. Es waren sowohl Dauerstadien von Protozoen (Kokzidien – Oozysten) als auch Eier von Hel-

minthen sowie Nematodenlarven anwesend, die durch die Faulturmpassage nicht abgetötet waren. Die Autoren raten dennoch nicht von einer landwirtschaftlichen Nutzung derartiger Schlämme ab, da die Infektiosität ständig abnimmt und das Risiko durch differenzierte Schlammdeponie gering gehalten werden kann. Nach *Wilkens* (1981) waren Eier von Taenia saginata 17–18 Wochen nach der Aufbringung von Klärschlamm auf Weideland für Versuchskälber nicht mehr infektiös.

Wenn Nahrungspflanzen für den direkten menschlichen Verzehr vorgesehen sind und auf Böden wachsen sollen, die innerhalb von 18 Monaten mit Klärschlamm behandelt wurden, sollte dieser einem der genannten Desinfektionsverfahren unterzogen sein. *Linklater* u. Mitarb. (1985) folgerten zwar nach Salmonellenkontrollen, daß das Ausbringen von Klärschlamm auf Weideland bei Einhaltung der Vorschriften nur ein geringes Risiko für das Vieh bedeute, aber *Strauch* u. Mitarb. (1981) stellten fest, daß Salmonellen (Salmonella senftenberg) mit Klärschlamm auf Waldboden aufgebracht, etwa 1–2 Jahre überleben. (Askarideneier dagegen nicht länger als 3 Monate.)
Kontaminierter Klärschlamm sollte aus der Sicht der Mikrobiologie für Weideflächen daher nicht ohne eine großzügig angesetzte Karenzzeit zugelassen werden. Um einen relativ uneingeschränkten Einsatz von Klärschlamm zu ermöglichen, sind vorher Desinfektionsmaßnahmen zu ergreifen (Erhitzung, Bestrahlung, Trocknung, Chemikalienbehandlung). Falls kein direkter Kontakt mit frischen Lebensmitteln, die auch roh verzehrt werden, zu erwarten ist, können anaerober Abbau o. a. Stabilisierungsverfahren in beschränktem Umfange angewendet werden, sofern eine Rekontamination ausgeschlossen ist.

Leider zeigt sich, daß die mikrobiologischen Risiken in der Öffentlichkeit kaum zur Kenntnis genommen werden und noch weniger ist bekannt, daß Verfahren zur Ausschaltung der Risiken zur Verfügung stehen. Voraussetzung für einen Erfolg ist natürlich, daß diese auch zum Einsatz gelangen.

Metalle

In häuslichen Abwässern finden sich relativ homogene Schwermetallkonzentrationen. Die Analysen von kommunalen Klärschlammproben ergaben aber sehr große Schwankungsbreiten (z. B. Cd in Michigan 2–1 100 mg/kg (*Blakesley* zit. nach *Förstner* u. *Stiefel* 1978). Über die Ursache dieser Differenzen gibt Tab. 55 Auskunft.
Je ein Drittel der Metallast des Klärschlammes stammt demnach aus Haushalten und der galvanischen Industrie. (Die Absetzbecken entfernen etwa zwei Drittel der Metalle aus dem Zufluß, die biologische Reinigung hat nochmals den gleichen Wirkungsgrad.) Betrachtet man den Gesamteintrag von Metallen in die Vorfluter (also einschl. der ungereinigten Abwässer), dann

Tabelle **55** Relativer Eintrag von Schwermetallen in kommunale Kläranlagen der Stadt New York (nach *Klein* u. Mitarb.).

Herkunft	%-Anteil am Metalleintrag				
	Cd	Cr	Cu	Ni	Zn
Wasserleitungen	0	0	20	0	7
Galvanische Industrie	33	43	12	62	13
Übrige Industrie	6	9	7	3	7
Regenwetterabfluß	12	9	14	10	31
Häusliche Abwässer	49	28	47	25	42
Unbekannt	0	11	0	0	0
	100	100	100	100	100

Tabelle **56** Medianwerte von Metallkonzentrationen aus 13 Kläranlagen in mg/kg (nach *Förstner* u. *Stiefel*).

Metall	Frischschlamm	Belebtschlamm	Tongestein (Bezugswert)	Anreicherungsfaktor
Ni	140	145	68	2×
Cr	160	180	90	2×
Cu	275	310	45	7×
Zn	1100	1250	95	12×
Pb	225	240	20	12×
Cd	7,7	10,5	0,3	30×

spielen offenbar Haushalt und Industrie nur eine untergeordnete Rolle, 70–90% stammen aus den Oberflächenabschwemmungen nach Regenfällen. Mit der fortschreitenden Verwendung bleifreien Benzins dürfte der Anteil allmählich zurückgehen.

Derzeit muß aber in Rechnung gestellt werden, daß sowohl Flußsedimente als auch Schlämme aus Kläranlagen mit z. T. hochtoxischen Metallen verunreinigt sind. Über die tatsächlichen Konzentrationen informiert Tab. 56.

Über die Belastung von Klärschlämmen mit Metallen liegt ferner eine umfangreiche Zusammenstellung von *Matthews* (1984) vor. Danach beträgt die künftige Gesamtmenge an Schlamm in der Bundesrepublik Deutschland etwa $2\,500 \times 10^3$ t Trockensubstanz (TS) pro Jahr. *Matthews* stellte die durchschnittlichen Konzentrationen von 20 Elementen im Klärschlamm den entsprechenden Werten in der Erdoberfläche gegenüber (Tab. 57).

Tabelle **57** Mittlere Belastungen (in mg/kg Trockensubstanz [TS]) von Klärschlamm und Erdböden (Analysedaten von Großbritannien).

Element	Schlamm	Boden
Ag	*25* (5 – 200)	*1* (1 – 3)
As	*20* (3 – 30)	*6* (1 – 50)
B	*30* (15 – 100)	*10* (2 – 100)
Be	– (1 – 30)	*3* (0,1 – 40)
Cd	*20* (2 – 1500)	*1* (0,01 – 2,4)
Co	*15* (2 – 260)	*10* (1 – 40)
Cr	*400* (40 – 14000)	*100* (5 – 1000)
Cu	*650* (200 – 8000)	*20* (2 – 100)
F	*250* (60 – 40000)	*150* (3 – 300)
Hg	*5* (0,2 – 18)	*0,03* (0,01 – 0,3)
Mo	*6* (1 – 40)	*2* (0,2 – 5)
Ni	*100* (20 – 5300)	*50* (10 – 1000)
Pb	*400* (50 – 3600)	*20* (2 – 200)
Sb	*12* (3 – 50)	– (2 – 10)
Se	*3* (1 – 10)	*0,2* (0,01 – 2)
Sn	*100* (40 – 700)	*10* (2 – 200)
Tl	*1* (–)	*0,1* (–)
V	*15* (–)	*100* (–)
W	*20* (1 – 100)	*1* (–)
Zn	*1500* (600 – 20000)	*50* (10 – 300)

Tabelle **58** Schwermetallkonzentrationen (in mg/kg TS).

		Zn	Cu	Cd	Pb	Cr
Nichtindustrieller Schlamm	Maximum	745	984	8	412	87
	Minimum	371	190	1,6	17	9,2
	Medianwert	515	382	4,9	121	48
Fäkalien		254	68	2	11	–
Wirkungsgrad der Abwasserbehandlung (%)		–	<80	<80	<90	<80

Aus dieser Gegenüberstellung ist ersichtlich, daß im Schlamm die Elemente Cd, Cu, Hg, Pb und Zn im Vergleich mit normalem Erdboden in mehr als 10facher Konzentration vorkommen (die Daten für Wolfram sind nur Näherungswerte).
Ein weiterer Vergleich von *Matthews* betrifft die Belastung der Schlämme und der Fäkalien (Tab. 58).

Die Tab. 58 zeigt, daß die menschlichen Ausscheidungen nur für einen Teil der Metalle im Klärschlamm verantwortlich sind.

1985 wurden von dem Klärschlamm etwa 8% verbrannt, 2% im Meer verklappt und der Rest etwa je zur Hälfte landwirtschaftlich verwertet bzw. deponiert. *Leschber* schrieb 1983 noch „daß aus abfallwirtschaftlichen und ökologischen Gründen der landwirtschaftlichen Schlammverwertung künftig eindeutig der Vorzug zu geben ist." Die Entwicklung ging aber in eine andere Richtung. Nach Aussage der Tiefbauämter ist diese Art der Verwertung praktisch zum Erliegen gekommen, weil die Angst vor einer Belastung der Agrarprodukte mit toxischen Schlamminhaltsstoffen durch tendenziöse Berichte geschürt worden ist.

Es wurden bereits verschiedene Langzeitstudien zu dieser Fragestellung durchgeführt, doch sind die Resultate nicht ganz einheitlich. *Baker* u. Mitarb. (1979) untersuchten den Verbleib von Kadmium und fanden, daß sich in Mais die Konzentrationen von 0,1 auf 1,0 mg/kg erhöhten. Noch 2 Jahre nach der letzten Schlammdüngung (mit ca. 10 mg Cd/kg) lagen die Konzentrationen in verschiedenen Getreidearten und Kartoffeln 10- bis 15fach über dem Normalpegel. Die Fütterung von Tieren mit Körnern, welche 1–3 mg Cd/kg enthielten, ergab signifikante Erhöhungen in Leber und Niere, aber nicht im Muskel und nicht in den Eiern von Legehennen. Die Schwierigkeit ist beim Einsatz von Klärschlamm darin zu sehen, daß nicht allein die Konzentration von Kadmium entscheidet, sondern die Verfügbarkeit für die Pflanze. Zum Beispiel wirken sich Kalkgaben zur Anhebung des pH-Wertes im Boden in einer Herabsetzung der Verfügbarkeit aus.

Diez u. *Rosopulo* (1977) beschreiben, daß Zink, Kadmium, Chrom und Nickel sehr stark von Pflanzen aufgenommen werden, während Kupfer, Kobalt, Blei und Quecksilber nur in geringem Umfange gespeichert werden.

Der Anreicherungsgrad sei zudem je nach Pflanzenart und Pflanzenorgan sehr different. *Hyde* u. Mitarb. (1979) ermittelten dagegen in 4jährigen Feld- und Treibhausversuchen mit Klärschlammdüngung zwar eine Kadmiumerhöhung in Maispflanzen, nicht aber in den Maiskörnern.

Auch hier blieb die Steigerung auf kalkhaltigen Böden aus.

Den tatsächlichen Risiken bei der landwirtschaftlichen Klärschlammverwertung war 1984 ein WHO-Symposium in Malta gewidmet (*Dean* u. *Suess* 1985), bei dem als mögliche Übergänge in die Nahrungskette beschrieben wurden:

1. Aufnahme über die Wurzeln der Pflanzen und Übergang in deren eßbare Teile, Verzehr durch den Menschen;
2. direkte Aufbringung auf die eßbaren Teile als Schlamm, Staub oder Dreck nach Mischen des Schlammes mit Erde, Verzehr durch den Menschen;
3. Verwendung der Pflanzen als Viehfutter, Übergang in tierische Nahrungsmittel, Verzehr durch den Menschen;
4. direkte Aufnahme von Erde oder Schlamm durch weidende Tiere, Übergang in tierische Lebensmittel und deren Verzehr;
5. direkte Aufnahme von schlammbelasteter Erde durch Kinder (ein anormales Verhalten, das als „pica" bezeichnet wird).

Die Pfade sind nicht unbedingt gleichwertig, 1 ist z. B. wichtig für Kadmium und Zink, 2 für Blei, 3 für Kadmium, 4 für organische Verunreinigungen, 5 für Blei (*Logan* u. *Chaney* 1983).
Grundsätzlich bestehen nur minimale Gesundheitsrisiken durch landwirtschaftliche Schlammverwertung. Die Diskussion sollte auf diejenigen Substanzen beschränkt werden, welche tatsächlich in die Nahrungskette gelangen und Probleme bei exzessiven Mengen auslösen.
Nach *Logan* u. *Chaney* existiert eine Boden-Pflanzen-Barriere, welche die Aufnahme von vielen Substanzen stark limitiert. Kadmium wird von dieser Barriere nicht zurückgehalten, gegen die meisten organischen Stoffe ist sie wirksam (*Harms* u. *Sauerbeck* 1983).

Kadmium ist demnach das zu beachtende Schwermetall. Da es ein natürlicher Begleiter des Zink ist und dieses für alle lebende Substanz einen essentiellen Stoff darstellt, kann Kadmium, obwohl es keine biologische Bedeutung hat, in die Gewebe der Pflanzen transportiert werden. Dort wird es ohne eine Schädigung zu erzeugen in beträchtlicher Konzentration gespeichert.
Bei der Bewertung der Risiken ist noch die Bioverfügbarkeit von Bedeutung. Die Resorption aus der Nahrung wird im Durchschnitt mit 5% angegeben. Auf der Basis des FAO/WHO-ADI-Wertes von 70 µg pro Person und Tag und des Anteils der Pflanzen an der täglichen Nahrung haben verschiedene Autoren (*Hansen* u. *Tjell* 1980, *Davis* u. Mitarb. 1983) die akzeptable Kadmiumbelastung des Klärschlammes berechnet.
Blei bildet unlösliche Verbindungen, es wird auch im Boden oder von den Wurzeln adsorbiert, während die Pflanzenschößlinge nur wenig Bodenblei enthalten. Erst wenn dieses 1000 mg/kg TS übersteigt, kann das pflanzliche Blei leicht erhöht sein. Schlammbehandelte Böden sind phosphatreich, wodurch die Aufnahme von Blei reduziert wird; das Phosphat soll sogar den Bleigehalt in den Pflanzen vermindern (*Logan* u. *Chaney* 1983). Das Weidevieh kann allerdings durch die direkte Aufnahme erhöhte Bleikonzentrationen in den Knochen und in der Leber aufweisen.
Insgesamt stellt Schlamm im Vergleich zu Kfz-Emissionen, Farben, städtischem Boden und Staub eine unbedeutende Bleiquelle dar.
Durch *Quecksilber* und *Nickel* im Klärschlamm kommt es auf dem Weg über die Nahrungskette praktisch zu keiner Gefährdung des Menschen.

Die WHO-Arbeitsgruppe kam zu dem Schluß, daß die Kadmiumkonzentrationen so gering wie möglich sein sollen, zumindest darf kein belasteter Schlamm auf saure Böden ausgebracht werden. Kadmiumkontaminierte Schlämme dürfen allenfalls auf Böden eingesetzt werden, auf denen keine Nahrungspflanzen gezogen werden und kein Risiko einer Grund- oder Oberflächenwasserverunreinigung existiert.
Um die Belastung der Nutzflächen in der Landwirtschaft mit Schwermetallen zu begrenzen, sind in vielen Ländern Richtlinien bzw. Verordnungen erlassen worden, von denen die Tab. 59 eine Auswahl zeigt.

Polyzyklische, aromatische Kohlenwasserstoffe

Es wurde bereits darauf hingewiesen, daß häusliche und industrielle Abwässer in der Regel stark mit polyzyklischen Aromaten belastet sind. Da der

Tabelle **59** Schwermetallbegrenzungen im Klärschlamm (in mg/kg TS).

	Belgien	Dänemark	Frankreich	Holland	BR Deutschland		Schweiz	EG	
As	10	–	–	10	–	–	–	–	
Cd	10	8z	15	10	*20*	10v	30	20e	40z
Co	20	6– 12r	20	–	–	–	100	–	
Cr	500	40– 120r	200	500	*1200*	900v	1000	750e	
Cu	500	300– 900r	1500	600	*1200*	800v	1000	1000e	1500z
Hg	10	6	8	10	*25*	8v	10	16e	
Mn	500	–	500	–	–	–	–	–	
Mo	25	–	–	–	–	–	20	–	
Ni	100	20– 60r	100	100	*200*	200v	200	300e	400z
Pb	300	475z	300	500	*1200*	900v	1000	750e	1000z
Se	25	–	–	–	–	–	–	–	
Zn	2000	2000–4000r	3000	2000	*3000*	2500v	3000	2500e	3000z

z zwingender Wert
e empfohlener Wert
r Richtwert
v für die Novelle vorgesehener Wert (bei pH >5 <6: Cd 6, Zn 2000 mg/kg)

größte Teil sich in oder an Partikeln befindet, muß der Klärschlamm zwangsläufig hochgradig kontaminiert sein. Wir ermittelten Konzentrationen bis zur Größenordnung von 10 mg/kg.

Zur Klärung einer eventuellen Anreicherung von Polyzyklen in Pflanzen durch Anwendung von Müll-Klärschlamm-Komposten wurden von uns Feldversuche durchgeführt. Diese haben gezeigt, daß durch die Düngung mit Stadtkomposten – aber z. T. auch mit Stalldünger – nur die unterirdischen Pflanzenteile beeinflußt werden; die Polyzyklen fanden sich zumeist nur in den äußeren 1–2 mm der Kartoffeln, Karotten, Radieschen und Rettiche. (Die Konzentrationen von Fluoranthen, 3,4- und 11,12-Benzfluoranthen, Benzperylen und -pyren sowie Indenopyren lagen bei Rettichen im Wurzelkern bei 10 µg/kg Trockenmasse, in der Wurzelschale bei 30 µg/kg und in den Blättern bei 100 µg/kg. Differenzen zu den ungedüngten Kontrollen bestanden allein bei den Wurzeln, denn hier wies deren Schale nur etwa ein Drittel der Aromatenmenge auf.) Zur Beurteilung der Gefährdung durch derartige Kompostanwendung bedarf es der Berücksichtigung der Gesamtaufnahme der Polyzyklen mit der Nahrung. Hinsichtlich des Benzpyrengehaltes gibt Tab. 60 Auskunft. Die Gesamtmenge erhöht sich noch um das Benzpyren in geräuchertem Fleisch und Fisch sowie in Pflanzenfetten und -ölen auf etwa 300 µg.

Unter Berücksichtigung der Annahme, daß 20% der Gemüse in Form von Wurzelgemüse verzehrt werden, ergibt sich zusammen mit den Kartoffeln eine Benzpyrenaufnahme über diese Produkte von etwa 2,5% der Totalzufuhr. Die genannte Erhöhung des Gehaltes an polyzyklischen Aromaten in

Tabelle **60** Benzpyrengehalt in Nahrungsmitteln.

Nahrungsmittel	Verzehr pro Kopf und Jahr in kg	Benzpyren-konzentration in µg/kg Frischgewicht	Zufuhr an Benzpyren pro Jahr in µg
Brot	131	0,35	45,5
Kartoffeln	110	0,04	4,4
Gemüse (Blätter)	140	1,25	175,0
Gemüse (Wurzeln)	35	0,08	2,8
Trinkwasser	1000	0,002	2,0
		insgesamt:	229,7

den mit Kompost gedüngten Pflanzen ist deshalb als unerheblich zu betrachten. Die eigenen Ergebnisse wurden in der Zwischenzeit durch andere Untersucher (*Peiwast* 1976) bestätigt. *Siegfried* (1975) stellte weder in müllkompostgedüngten Möhren noch in Kopfsalat erhöhte Benzpyrengehalte fest.
Eine Gefährdung der Bevölkerung ist daher sehr wenig wahrscheinlich, allerdings sollte eine sinnvolle Dosierung von Müll-Klärschlamm-Komposten angestrebt werden.

2.5 Beseitigung fester Abfallstoffe

Bei den festen Abfallstoffen unterscheidet man je nach Herkunft und Zusammensetzung den *Hausmüll* (= Siedlungsmüll), die *gewerblichen Abfälle* sowie den *Sondermüll*. Besondere Probleme werfen die Abfallstoffe aus der *Massentierhaltung* und den *Krankenhäusern* auf. Über die angelieferten Abfallmengen in öffentlichen Anlagen gibt die Tab. **61** Auskunft.

Die Daten aus der Tab. **61** sind als Näherungswerte zu verstehen. Der Abfall bestand dabei vorwiegend aus Hausmüll (ca. 30 000 000 t), Bauschutt (ca. 25 000 000 t), Bodenaushub (ca. 23 000 000 t) und Klärschlamm sowie Rückständen der Abfallverbrennungsanlagen (ca. 4 000 000 t).
Die *erzeugte* Abfallmenge ist natürlich wesentlich größer; vom produzierenden Gewerbe einschließlich der Krankenhäuser fallen z. B. jährlich ca. 200 000 000 t an (vom Baugewerbe über 100 000 000 t, vom verarbeitenden Gewerbe 70 000 000 t, von Krankenhäusern 1 000 000 t). In eigenen Anlagen beseitigt das Gewerbe etwa 17–18% des Gesamtabfalles, dessen Hauptanteil (ca. 60%) Bauschutt und Bodenaushub ausmacht. Chemikalienreste, Laborabfälle, Lösungsmittel, Lacke, Farben usw. sind mit etwa 7 500 000 t, krankenhausspezifische Abfälle mit 100 000 t beteiligt.

In der Bundesrepublik Deutschland dürfte somit die jährliche Abfallmenge etwa 300 000 000 t (= ca. 5 000 kg/Kopf/Jahr) betragen.

Tabelle **61** Angelieferte Abfallmengen in öffentlichen Anlagen (Statistische Jahrbücher 1980 und 1987).

	1975	1984
Deponien	53000000 t	77000000 t
Verbrennungsanlagen	5100000 t	7000000 t
Kompostierungsanlagen	430000 t	700000 t
Sonstige Anlagen	47000 t	500000 t

Einer weiteren Steigerung dieser doch sehr erheblichen Mengen muß entgegengewirkt werden. Die Abfallgesetzgebung sieht deshalb als vorrangiges Ziel die *Abfallvermeidung* vor. Sie fordert ferner, Abfälle ohne stoffliche Umwandlung weitgehend *wiederzuverwenden* und Abfälle durch Rückführung in den Stoffkreislauf zu *verwerten* und die nichtverwertbaren Anteile so zu beseitigen, daß die Allgemeinheit und die Umwelt nicht gefährdet werden. (Verordnung über die Vermeidung von Verpackungsabfällen – VerpackVO – z.Z. beim Bundesrat.)

Vermeiden lassen sich Abfälle durch die Einführung entsprechender umweltfreundlicher Verfahren, durch ein abfallarmes Herstellen und Verarbeiten der Erzeugnisse, die Verbesserung der Haltbarkeit sowie der Transport-, Lager- und Verteilungssysteme.

Auf einzelnen Gebieten hat das sog. Recycling bereits ein befriedigendes Ausmaß erreicht. Am bekanntesten ist die Altglas-Erfassung (in der Größenordnung von 500000 t/a) und die Sammlung verbrauchter Batterien, wodurch ca. 70 t Quecksilber pro Jahr vom Müll ferngehalten werden können. Die Einführung wiederverwertbarer Kunststoffbehälter macht dagegen erst in jüngster Zeit Fortschritte (Ausschluß von PVC).
Vorschläge, z. B. die Milch wie früher in Glasflaschen zu füllen und diese nach Rücknahme zu spülen und erneut zu verwenden, sind abzulehnen, nicht zuletzt wegen der in der Regel nicht ausreichenden maschinellen Desinfektion nach dem Spülgang.
Die *Metallrückgewinnung* ist ein weiteres aussichtsreiches Gebiet.
Die Weißblechhersteller nehmen bereits den bei den Müllverbrennungs- und Kompostierungsanlagen aussortierten Schrott (etwa 250000 t/a) ab. Die Rückgewinnung von Edelmetallen aus der technischen Produktion gewinnt immer mehr an Bedeutung. In Betracht kommen Nichtedelmetalle wie Kupfer, Nickel, Blei, Zink, Kadmium und ebenso die Abscheidung von reinen Edelmetallen z. B. in der Schmuck- und Silberwarenindustrie, der Dental- und der Galvanotechnik. Rückstände aus dem Film- und Photobereich sowie der Katalysatorenherstellung sind ebenso von Interesse. Der Handlungsbedarf entsteht dabei nicht aus den wirtschaftlichen, sondern den Umweltschutzüberlegungen. Halogenide aus der Photobranche setzen z. B. bei der Müllverbrennung korrodierende Halogenwasserstoffe frei, Silbersalze können schon in sehr geringen Mengen die biologischen Prozesse in Kläranlagen stören (Oligodynamie).
Beim Silberlöten entstehen kadmiumhaltige Dämpfe. *Schnabel* (1988) weist darauf hin, daß die in Betracht kommenden Recyclingtechniken heute nicht mehr mit horrenden Kosten verbunden sind.

2.5.1 Prinzipien der Abfallbeseitigung

Für die Müllbeseitigung stehen prinzipiell 4 Verfahren zur Verfügung:

Deponie im Gelände,
Kompostierung,
Verbrennung,
Recycling.

Die *Ablagerung im Gelände* ist keinesfalls verboten, sie wird auch weiterhin die vorherrschende Methode zur Müllbeseitigung darstellen (90% des „öffentlich" beseitigten Mülls). Unbestreitbar besitzt sie den Vorteil der Wirtschaftlichkeit, doch darf die Kostenersparnis nicht so weit getrieben werden, daß Bodensenken, Kiesgruben usw. einfach wahllos verfüllt werden. Man schätzt, daß es in der Bundesrepublik Deutschland 30000, nach anderen Angaben 50000 solcher ehemaligen Müllkippen gibt.

Diese Abfallbeseitigung muß in Form einer sog. *geordneten Deponie* erfolgen. Prinzipiell ist das Gelände hierfür so zu wählen bzw. herzurichten, daß eine Grundwasserbelastung nicht oder nur in unerheblichem Ausmaß möglich ist. Ferner muß der abgeladene Müll sofort verdichtet und mit Erde abgedeckt werden.

Eine 2. Möglichkeit bietet die *Kompostierung* (0,8%) (Abb. **49**). Hier wird durch eine Vorbehandlung (Entfernung von Eisen, Glaszerkleinerung, evtl. Befeuchtung) ein schneller und zuverlässiger Zersetzungsprozeß sichergestellt. Gewissermaßen als „Starterkultur" kann man ähnlich wie bei den Abwasser-Belebtschlamm-Verfahren Kompost, der sich in frischer Gärung befindet, zugeben. Um wirtschaftlich arbeiten zu können, muß die Anlage verkehrstechnisch günstig liegen, möglichst im Bereich eines Klärwerkes, um Kompost und Abwasserschlamm gemeinsam als Bodenverbesserungsmittel abgeben zu können.

Die *Müllverbrennung* (9% des „öffentlich" beseitigten Mülls) wurde bisher vom hygienischen Standpunkt aus als eine besonders günstige Methode zur Ausschaltung von Gesundheitsgefahren angesehen, weil dabei Mikroorganismen, thermolabile Chemikalien und verbrennbare Normalabfälle zerstört werden.

Den Vorteilen stehen jedoch die Nachteile der Emission von organischen Schadstoffen (z. B. polyzyklische Aromaten, Dioxine und Furane) sowie anorganischer Substanzen (z. B. Schwermetalle) gegenüber. In der Tat sind die sog. konventionellen Verbrennungsanlagen in dieser Hinsicht ökologisch bedenklich, die technische Entwicklung der „advanced combustion systems" entkräftet aber die hygienischen Vorbehalte. Es bleibt jedoch in jedem Falle die unerwünschte Entstehung von Kohlendioxid (Treibhauseffekt) zu beachten.

Die Müllverbrennung sollte deshalb auf die Sondermüllbeseitigung beschränkt werden, auch wenn einzelne Länder wie Italien, generell die Haus

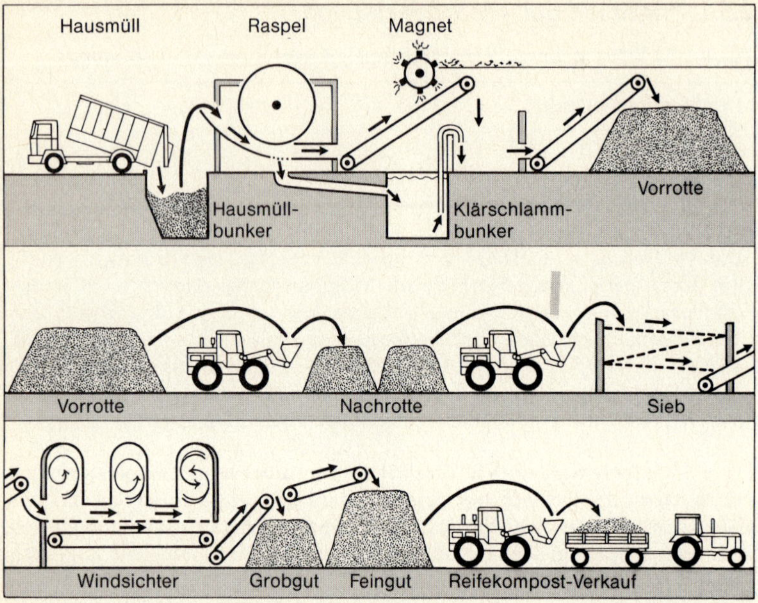

Abb. **49** Schema einer Kompostierungsanlage.

müllverbrennung einführen wollen. Für die Masse der Abfälle kommt die Verbrennung ohnehin nicht in Frage. Über 60% sind Bauschutt und Bodenaushub, für die eigene Beseitigungsanlagen errichtet werden sollten, soweit eine Verwertung dieser Abfälle nicht möglich ist. Das abzulagernde Material wird analytisch in Deponieklassen eingeteilt; entsprechende Vorschriften existieren bisher nur in Nordrhein-Westfalen.

Als Merkblätter sind zu nennen:

Deponien

ZfA-Merkblatt Nr. 3 „Die geordnete Ablagerung (Deponie) fester und schlammiger Abfälle aus Siedlungen und Industrie“ (Bundesgesundheitsblatt 12 [1969] 362).

Kompostierungsanlagen

ZfA-Merkblatt Nr. 6 „Planung eines Kompostwerkes“ (Bundesgesundheitsblatt 16 [1973] 74).

Verbrennungsanlagen

ZfA-Merkblatt Nr. 5 „Planung einer Müllverbrennungsanlage“ (Bundesgesundheitsblatt 14 [1971] 30).

Unter Abwägung der hygienischen Notwendigkeiten und der Wirtschaftlichkeit ist heute zweifellos die geordnete Deponie das optimale Verfahren, sofern der geeignete Platz zur Verfügung steht. Besteht ausreichend Bedarf für die Nutzung des Kompostes, so ist aber auch diese Methode der Abfallbeseitigung zu befürworten.

2.5.2 Hygienische und ökologische Probleme bei der Müllbeseitigung

Deponie

Das Hauptproblem bei dieser Art der Müllbeseitigung stellt z. Z. die *Verunreinigung des Grundwassers* dar. Sie kommt durch die herausgelösten Stoffe, besonders durch die starken Anreicherungen mit anorganischen Substanzen zustande. Unangenehmer als die Neutralsalze sowie die Härtebildner sind die Lösungsmittel, Öle, Teerrückstände, Phenole usw., die sich im Geruch und Geschmack bemerkbar machen.
Aus jeder Abfallablagerung kommt *Sickerwasser*, wobei der Ablauf oft erst nach einem Jahr beginnt und meist nach Abschluß des Betriebes noch zunimmt. Geschlossene Deponien sind deshalb besonders sorgfältig zu überwachen. Es wurde daher die Pflicht zur Eigenüberwachung mit Hilfe von Kontrolluntersuchungen gesetzlich eingeführt.

Zur Erforschung der in den Deponiekörpern ablaufenden Prozesse hat die DFG von 1976–1981 ein Forschungsprogramm an Großlysimetern durchgeführt (*DFG-Forschungsbericht* 1986). Die Berichterstatter kommen zu dem Schluß: „Die geordnete Deponie häuslicher Abfälle, einschl. Klärschlamm aus häuslichem Abwasser, erfüllt bei sorgfältiger Überwachung, konsequentem Bau und weitgehender Sickerwasserreinigung die gestellte Aufgabe, die Umweltbelastung aus häuslichen Abfällen auf nahezu *Null* herabzusetzen. Die Deponie ist ein hochwertiges Verfahren zur schadlosen Abfallbeseitigung, das aber *nicht für alle* Stoffe geeignet ist, die gegenwärtig an kommunalen Abfalldeponien angeliefert werden. Nur mit Eingangs- und Betriebskontrollen können entsprechend hochwertige Ergebnisse erzielt werden.
Die Belastung von Abfalldeponien mit *pathogenen Keimen* ist vor allem durch Abfälle aus Arztpraxen, Klärschlämme und ganz besonders durch nicht erlaubte Fäkalien aus Schlammsaugewagen gegeben.
Im Gegensatz zu Chemikalien besteht bei Keimen die Möglichkeit zur Vermehrung.
Eine schnelle, vollständige Abtötung wurde im Inneren der gezielt *aerob* gehaltenen Ablagerungen erreicht, wenn die Keime mit dem frischen Material zugegeben wurden (Rottetemperaturen $>60\,°C$).
In überwiegend *anaeroben* Ablagerungen, die erst nach fortgeschrittenem Abbau belastet wurden (Temperatur $<50\,°C$), wird der Sickerwasserstrom kontaminiert. Die Überlebenszeit in der Deponie war größer als im Sickerwasser. Keimtötende Wirkungen der zugegebenen Chemikalien konnten nicht festgestellt werden.
Durch eine große Zahl von Untersuchungen der Abfallproben wurde festgestellt, daß toxische Inhaltsstoffe im Ausgangsmaterial des Versuches nur in relativ geringen Mengen vorlagen. Die Konzentrationen dieser Stoffe in den Sickerwässern lagen meist im Spurenbereich oder unterhalb der Nachweisgrenze.
Durch die Zugabe von Chemikalien wurde mit steigender Dosierung der mikrobiologische Abbau beeinträchtigt, aber nicht verhindert.
Die Sorptionsuntersuchungen an Lindan und Simazin ergaben, daß das Sorptionsvermögen der Abfälle einem stark sorptiven Boden entspricht, daß die für den Umweltschutz maßgebende Desorption aber erheblich größer ist und vom zugemischten Schlammanteil und den Eigenschaften der Chemikalie abhängt. Die Wasserlöslichkeit von Pestiziden ist zur Beurteilung der Sorption/Desorption nicht geeignet. Das gleich-

mäßige Zumischen von aerob stabilisiertem Klärschlamm zum Hausmüll verminderte die Desorption erheblich."

Obwohl sich bei der DFG-Studie der Hausmüll als nur gering mit gefährlichen Stoffen belastet erwiesen hat, ist er je nach Herkunft möglicherweise doch mit toxischen Grund- und Umwandlungsprodukten kontaminiert. Das Sickerwasser muß daher vor seiner Entsorgung gegebenenfalls einem Entgiftungs- und Abbauprozeß unterworfen werden (*Krieger* 1988). Immerhin unterliegt aber auch das nichterfaßbare Sickerwasser im Boden einem Abbau, für organische Spurenstoffe gaben *DeWalle* u. *Chian* (1981) eine 90%ige Reduktion der Konzentrationen nach jeweils 200 m Untergrundpassage an. *Schöler* u. *Thofern* (1982) untersuchten den Ablauf einer rekultivierten Müllkippe in einen Bach und fanden, daß sich die Beeinflussung des Fließgewässers durch die Sickerwässer nur auf wenige hundert Meter erstreckte. Es kam zu einer sehr raschen Sedimentation der Inhaltsstoffe der Deponie. Allerdings ergaben die Untersuchungen bei anderen Bodenstrukturen wesentlich ungünstigere Resultate.
Beispiele für derartige Grundwasserverunreinigungen:

Exler (1972, 1979) berichtete über Untersuchungen des Bayerischen Geologischen Landesamtes bezüglich der Grundwasserqualität im Unterstrom von Mülldeponien. Anhand der Chloridwerte konnte das Sickerwasser über eine Entfernung von 3 km verfolgt werden. Die Ausbreitung fand in Fließrichtung des Grundwassers bei einer Geschwindigkeit von 10 m/d in einer relativ schmalen aber langgestreckten Zone statt, die sich mit zunehmender Entfernung immer weiter verjüngte.
In der direkten Nähe der Deponie bildet sich im Boden eine Reduktionszone aus, in der aller Sauerstoff zur Oxidation der in das Grundwasser übergetretenen Substanzen verbraucht wird. Aus Nitrat entsteht Nitrit und Ammoniak sowie freier Stickstoff. Verschiedentlich wird Methan produziert.
Golwer u. Mitarb. (1976) stellten im hessischen Raum bei Grundwasserfließgeschwindigkeiten von weniger als 1 m/d fest, daß nach mehreren hundert Metern ab der Verunreinigungsquelle durch Verdünnung und Selbstreinigung die Belastung infolge mikrobiellen Abbaues, Fällung, Filterung, Adsorption und Ionenaustausch sowie Entgasung eliminiert wird. Für Mülldeponien eignen sich daher niederschlagsarme Gebiete mit großen Grundwasserflurabständen, mit Grundwasserleitern guter Reinigungsfähigkeit und geringer Fließgeschwindigkeit.

Als Aufbereitungsverfahren für die Sickerwässer kommen verschiedene Methoden in Betracht:
- biologische Verfahren,
- chemische Oxidation,
- Naßoxidation,
- einstufige Umkehrosmose,
- zweistufige Umkehrosmose,
- Verdampfung und Strippung,
- Verbrennung und Strippung.

Die Reinigungsleistungen liegen für den CSB bei >95–>99%, die Kosten betragen DM 5.– bis über DM 100.– pro Tonne.

Der Müll wird in den Deponien schichtweise eingelagert und verdichtet, d. h. von der Luft abgeschlossen. Durch die chemischen und mikrobiologischen Prozesse werden die organischen Bestandteile abgebaut. Nach Aufzehrung des Sauerstoffes bilden anaerobe Keime im Laufe einiger Monate organische Säuren, es folgt dann eine längere Phase der *Methangasbildung*. Das Gas kann ebenso wie in den Faultürmen der Kläranlagen genutzt werden, aber nur 50 Deponien sind bisher dafür eingerichtet. Das durch unkontrolliert austretende Deponiegase (55% CH_4, 40% CO_2, 5% N_2) entstehende Gefährdungspotential wird als erheblich angesehen (Wachstumsschäden bei Pflanzen, Geruch, Brände, Beitrag zum Treibhauseffekt).
Über die Fortschritte bei der Nutzung von Deponiegas informiert ein Artikel (N. N.) im Entsorga-Magazin 7 (1988) 126–133 sowie ein Bericht von *Stegmann* (1985).
Die Abdeckung einer geordneten Deponie hat nicht zuletzt die Aufgabe, der Entwicklung von *Insekten* und der *Brandgefahr* vorzubeugen.
Altdeponien („Altlasten") stehen im Verdacht, ein mehr oder weniger großes Gesundheitsrisiko darzustellen. Den Ermittlungen der Länder zufolge existieren in der Bundesrepublik Deutschland ca. 30000 derartiger Anlagen, deren Gefahrenpotential sich aber nicht generell abschätzen läßt. Das Risiko kann nur im Einzelfalle durch eingehende, spezielle Untersuchungen festgestellt werden. Frühere Industriestandorte, ehemalige Gaswerkgelände usw. können erhebliche Mengen an Kanzerogenen, Schwermetallen, Dioxinen und Furanen enthalten, was ihre weitere Nutzung natürlich einschränkt bzw. unmöglich macht.

Verbrennung

Voraussetzung für den Betrieb einer Verbrennungsanlage sind nach *Thömen* (1983):

1. Es dürfen keine neuen Probleme im Umweltschutz entstehen.
2. Die Anlagen sollen kontinuierlich arbeiten.
3. Die freigesetzte Energie ist nutzbar zu machen.

Durch die Verbrennung des Mülls wird das Volumen auf etwa ein Drittel reduziert. Die verbleibende Asche enthält nach *Fresenius* u. *Schneider* (1972) 0,6–4,3% lösliche Bestandteile (0,2–0,9% Blei, 1,6% Zink, Mangan u. a. Metalle). Um eine Auswaschung z. B. bei einer Verwendung im Straßenbau zu vermeiden, kann man die Schlacke mit Koks mischen und glühen, womit die Löslichkeit der Restsalze vermindert wird.
Im Vergleich mit der (theoretischen) Grundwasserbelastung beansprucht die Luftverschmutzung größere Aufmerksamkeit. In der Regel erfolgt Entstaubung und Naßwäsche, die bei korrekter Einstellung und Wartung einen befriedigenden Wirkungsgrad besitzen.
Selbstverständlich trifft dies nur für Großanlagen zu. Das Verbot von Kleinanlagen – wie es viele Städte erlassen haben – ist deshalb zu begrüßen, nicht zuletzt, weil neben Staub auch Gase emittiert werden. Temperaturen von

800–1 000 °C zerstören zwar riechende Verbindungen, die bei der Verbrennung von PVC und anderen chlorhaltigen Stoffen entstehende Salzsäure wird aber an die Umgebung abgegeben und trägt zur pH-Erniedrigung der Niederschläge bei. Eine nachfolgende Abgaswäsche ist deshalb unerläßlich.
Nach USA-Berechnungen aus den Jahren 1968–1974 gelangten dort jährlich über 1 200 t Benzpyren in die Atmosphäre, woran die Abfallverbrennung mit 33% beteiligt war. Der Wert dürfte heute ganz erheblich niedriger liegen.
Ein weiteres Problem ergibt sich aus der Stabilität der polychlorierten Biphenyle (s. S. 208 ff), die bei den üblichen Temperaturen nicht verbrennen, sondern nur verdampfen. Erst Spezialanlagen mit Werten von ca. 1 450 °C sind geeignet, auch chlororganische Substanzen zu 99,9% zu zerstören. Zwar wurde die offene Verwendung von PCB in den letzten Jahren eingestellt, doch finden die Stoffe mit Sicherheit auch heute noch häufig den Weg in die Verbrennungsanlagen. Schließlich ist die Emission von fluorhaltigen Verbindungen bei der Verbrennung von Teflon und ähnlichen Kunststoffen in Rechnung zu stellen. Bei Gegenwart von Chlor kommen in Verbrennungsanlagen PCDD und PCDF zur Entstehung, die Stoffe werden aber nicht zwangsläufig gebildet. Es besteht kein Zusammenhang zwischen den Chloridkonzentrationen im Abgas und den PCDD-Gehalten der Flugaschen. Es hat sich gezeigt, daß bei Optimierung der Konstruktion und des Betriebes nur geringe Konzentrationen im Bereich der Nachweisgrenzen zu erwarten sind.

Wägt man Nutzen und Risiko gegeneinander ab, so ist eine wesentliche Vermehrung der derzeit etwa 50 bestehenden Großanlagen nicht zu befürworten. Die Müllverbrennung in kleinen Anlagen ist grundsätzlich zu untersagen. Andererseits erfordert der Umweltschutz die Verbrennung einer großen Zahl toxischer Industrieabfälle in hierfür geeigneten Spezialanlagen.

Kompostierung

Der mikrobielle Abbau des organischen Müllanteils ist aus der Sicht der Ökologie die beste Lösung. Es entstehen ungefährliche und nützliche Humussubstanzen. Voraussetzung ist allerdings eine ausreichende Sortierung des anfallenden Rohmülls. Der Schadstoffgehalt ist zumindest nicht größer als im Klärschlamm, so daß die gemeinsame Kompostierung einen Vorteil bedeutet.

Die Betriebsflächen zur Pflanzenabfallkompostierung (Abfälle aus Garten-, Park- und Sportanlagen, Friedhofsabfälle, aber ohne Küchenabfälle = sog. Grünkompostierungsanlagen) sollen ebenfalls abgedichtet und befestigt werden. Sie sind nicht in Wasserschutz- und Überschwemmungsgebieten zulässig (*ATV* 1988).

2.5.3 Abfallbeseitigung aus Krankenhäusern und Arztpraxen

Die Abfallbeseitigung ist im Abfallgesetz vom 27.8.1986 und in den entsprechenden Landesabfallgesetzen geregelt. Für die Beseitigung von Abfällen aus Krankenhäusern, Arztpraxen und sonstigen Einrichtungen des medizinischen Bereiches gilt ferner das Bundesseuchengesetz und die Anlage zu Ziffer 6.8 der „Richtlinie für die Erkennung, Verhütung und Bekämpfung von Krankenhausinfektionen“: Anforderungen der Hygiene an die Abfallentsorgung (Bundesgesundheitsblatt 26 [1983] 24–25). Einzelheiten s. S. 531 f.

Literatur

ATV/VKS/ANS-Arbeitsgruppe „Kompostierung“: Befestigung und Abdichtung der Betriebsflächen von Pflanzenabfallkompostierungsanlagen (Grünkompostierungsanlagen). Korresp. Abwasser 35 (1988) 282

Baker, D. E., M. C. Amacher, R. M. Leach: Sewage sludge as a source of cadmium in soil-plant-animal systems. Environ. Hlth Persp. 28 (1979) 45–49

Bausum, H. T., S. A. Schaub, R. E. Bates, H. L. McKim, P. W. Schumacher, B. E. Brockett: Microbiological aerosols from a field-source wastewater irrigation system. J. Water Pollut. Control Fed. 55 (1983) 65–75

Borneff, J., G. Ernst, H.-P. Werner, K. Botzenhart, E. Thofern, D. Wurz: Mikrobielle Emission und Immission sowie Keimzahländerungen im Kühlwasser beim Betrieb von Naß-Kühltürmen. V. Mitt. Zbl. Bakt. Hyg. I. Abt. Orig. B 169 (1979) 206–223

Brashear, D. A., R. L. Ward: Inactivation of indigenous viruses in raw sludge by air drying. Appl. environ. Microbiol. 45 (1983) 1943–1945

Clark, C. S., H. S. Bjornson, J. Fulton-Schwartz et al.: Biological health risks associated with composting of wastewater treatment plant sludge. J. Water Pollut. Control Fed. 56 (1984) 1269–1276

Davis, R. D., J. H. Stark, C. H. Carlton-Smith: Cadmium in sludge-treated soil in relation to potential human dietary intake of cadmium. In Davis, R. D., G. Hucker, P. L'Hermite: Environmental Effects of Organic and Inorganic Contaminants in Sewage Sludge. Reidel, Dordrecht 1983 (pp. 137–146)

Dean, R. B., M. J. Suess: The risk to health of chemicals in sewage sludge applied to land. Waste Mgmt Res. 3 (1985) 251–278

DeWalle, F. B., E. S. K. Chian: Detection of trace organics in well water near a solid waste landfill. J. Amer. Water Works Ass. 150 (1981) 206–211

DFG-Forschungsbericht: Wasser- und Stoffhaushalt von Abfalldeponien und deren Wirkung auf Gewässer. VCH Verlagsges., Weinheim 1986

Diez, T., A. Rosopulo: Schwermetallgehalte in Böden und Pflanzen nach extrem hohen Klärschlammgaben. Landwirtsch. Forsch. 30, Sonderh. 1 (1977) 236–248

Doby, J. M., J. M. Duval, J. C. Beaucournu: Ambiase, maladie professionelle des égoutiers? Nouv. Presse méd. 9 (1980) 532–534

EPA:Use and Disposal of Municipal Wastewater Sludge. Environmental Regulations and Technology. EPA 625/10–84–003

Exler, H. J.: Ausbreitung und Reichweite von Grundwasserverunreinigungen im Unterstrom einer Mülldeponie. Gas- u. Wasserfach 113 (1972) 101–148

Exler, H. J.: Hydrologische Untersuchungsergebnisse im Unterstrom der Mülldeponie Großlappen. Gas- u. Wasserfach 120 (1979) 13–21

Fattal, B., B. Teltsch: Viruses in wastewater aerosols. Environ. int. 7 (1982) 35–38

Förstner, U., R. Stiefel: Umweltprobleme durch Metallanreicherungen in kommunalen Abwässern. Chem.-Ztg 102 (1978) 161–169

Fresenius, W., W. Schneider: Müll, Abfall, Wasser 19/1972 (zit. nach Moll, W.: Problem Müllverbrennung). Städtehygiene 23 (1972) 236–237

Gerba, C. P., C. Wallis, J. L. Melnick: Microbiological hazards of household toilets: droplet production and the fate of residual organisms. Appl. Microbiol. 30 (1975) 229

Golwer, A., K. H. Knoll, G. Matthes, W. Schneider, K. H. Wallhäuser: Belastung und Verunreinigung des Grundwassers durch feste Abfallstoffe. Abh. hess. Landesamt Bodenforsch., Wiesbaden 73 (1976)

Grillo, O. C., F. Munao, V. Canio, J. Picerno, A. DiPietro: Virus isolations from sewage. Igiene mod. 77 (1982) 228–241

Hamparian, V. V., A. C. Ottolenghi, J. H. Hughes: Enteroviruses in sludge: multiyear experience with four wastewater treatment plants. Appl. environ. Microbiol. 50 (1985) 280–286

Hansen, J. A., J. C. Tjell: Land application of sludge combined with controlled human intake of heavy metals. In: EAS Documentation, Agricultural Use of Sewage Sludge, EAS Seminar at Basle 24–26. Sept. 1980. Abwassertechnische Vereinigung, St. Augustin

Harakeh, M., M. Butler: Inactivation of human rotavirus, SA11 and other enteric viruses in effluent by disinfectants. J. Hyg. (Cambridge) 93 (1984) 157–163

Harms, H., D. R. Sauerbeck: Toxic organic compounds in town waste materials: their origin, concentration and turnover in waste composts, soils and plants. In Davis, R. D., G. Hucker, P. L'Hermite: Environmental Effects of Organic and Inorganic Contaminants in Sewage Sludge. Reidel, Dordrecht 1983 (pp. 38–51, 157)

Heimann, W.: Eisenbahnschwellen als Infektionsquellen. Inaug. Diss., Mainz 1955

Heymann, B.: Über die Verbreitungsweise der übertragbaren Krankheiten. Z. Hyg. 86 (1918) 245

Hickey, J. L. S., P. C. Reist: Health significance of airborn microorganisms from wastewater treatment processes. Part I: Summary of investigations. J. Water Pollut. Control Fed. 47 (1975) 2741

Hickey, J. L. S., P. C. Reist: Health significance of airborn microorganisms from wastewater treatment processes. Part II: Health significance and alternatives for action. J. Water Pollut. Control Fed. 47 (1975) 2475–2486

Hubly, D., W. Chappell, J. Lanning, M. Maltempo, D. Chiras, J. Morris: Risk Assessment of Wastewater Disinfection. EPA 600/S2–85–037, June 1985

Hyde, H. C., A. L. Page, F. T. Bingham, R. J. Mahler: Effect of heavy metals in sludge on agricultural crops. J. Water Pollut. Control Fed. 51 (1979) 2475–2486

Klein, L. A., M. Lang, N. Nash, S. L. Kirschner: J. Water Pollut. Control Fed. 46 (1974) 2653–2662

Knobloch, J., R. Bialek, J. Hagemann: Intestinaler Protozoenbefall durch berufsbedingten Abwasserkontakt. Dtsch. med. Wschr. 108 (1983) 57–60

Knoll, K. H.: Hygienische Mikrobiologie. In Kumpf–Maas–Straub: Handbuch der Müll- und Abfallbeseitigung. Schmidt, Berlin 1965

Krieger, T.: Sickerwasser aus Deponien und Altlasten – Ökologisch-toxikologische Aspekte. Wiss. u. Umwelt (1988) 64–67

Laxen, D. P. H., R. M. Harrison: The highway as a source of water pollution: an appraisal with the heavy metal lead. Water Res. 11 (1977) 1–11

Ledbetter, J. O., L. M. Hauck, R. Reynolds: Health hazards from wastewater treatment practices. Environ. Lett. 4 (1973) 225

Leschber, R.: Schwermetallproblematik bei der landwirtschaftlichen Verwertung von Klärschlamm. Zbl. Bakt. Hyg. I. Abt. Orig. B 178 (1983) 186–193

Linklater, K. A., M. M. Graham, J. C. M. Sharp: Salmonellae in sewage sludge and abattoir effluent in south-east Scotland. J. Hyg. 94 (1985) 301–307

Logan, T. J., R. L. Chaney: Utilization of

municipal wastewater and sludge on land: metals. In: Page, A. L., T. L. Gleason III, J. E. Smith jr., I. K. Iskandar, L. E. Sommers: Utilization of Municipal Wastewater and Sludge on Land. University of California, Riverside/CA 1983 (pp. 235–326)

Matthews, P. J.: Control of metal application rates from sewage sludge utilization in agriculture. Crit. Rev. environ. Control 14 (1984) 199–250

Melnick, J. L., G. Berg: Transmission of Viruses by the Water Route. Wiley, New York 1967

Morozzi, G., R. Sportolari, G. Caldini, G. Cenci, A. Morosi: The effect of anaerobic and aerobic wastewater treatment on faecal coliforms and antibiotic-resistant faecal coliforms. Zbl. Bakt. Hyg. I. Abt. Orig. B 185 (1988) 340–349

Müller, H. E.: Abschätzung des Infektionsrisikos durch Abwasser und Klärschlamm. Forum Städte-Hyg. 32 (1981) 146–152

Peiwast, G.: Der Einfluß steigender Gaben von anaerob und aerob bereitetem Müll-Klärschlammkompost zu verschiedenen Gemüsearten auf den Gehalt an polyzyklischen aromatischen Kohlenwasserstoffen in Pflanze und Boden. Inaug. Diss., Gießen 1976

Piekarski, G., B. Pelster: Parasitologische Aspekte zur Klärschlammdeponie. Öff. Gesundh.-Wes. 42 (1980) 6–12

Rendtorff, R. C.: The experimental transmission of human intestinal protozoan parasites. II. Giardia lamblia cysts given in capsules. Amer. J. Hyg. 59 (1954) 209–220

Rolland, D., J. C. Joret, F. Villeval, J. C. Block, P. Hartemann: Sampling strategy for detecting viruses in an sewage treatment plant. Appl. environ. Microbiol. 45 (1983) 1767–1774

Rosenberg, M. L. u. Mitarb.: Shigelloseepidemie nach Baden in kontaminiertem Flußwasser. J. Amer. Water Works Ass. 236 (1976) 1849

Rudolph, K.-U.: Überdachung von Klärbekken und Wasserspeichern. Wasser Luft Betr. 25 (1981) 16–17

Rupp, C. H.: Industrielle Abwässer. Behandlung durch oxidative Verfahren. Wasser Luft Betr. 23 (1979) 20

Schnabel, W.: Edelmetall-Recycling. Entsorga-Mag. 7 (1988) 38–40

Schöler, H.-F., E. Thofern: Beeinflussung des Nähr- und Schadstofftransportes in einem Fließgewässer durch eine Mülldeponie. Dtsch. gewässerk. Mitt. 26 (1982) 58–63

Schreiber, F.: Geruchsentwicklung/Geruchsbekämpfung auf Kläranlagen. Hirthammer, München 1984

von Seck, P.: Versuche zur Problematik des offenen Toilettensystems in Schnellzügen. Inaug.-Diss., Mainz 1972

Siegfried, R.: Einfluß von Müllkompost auf den 3,4-Benzpyrengehalt von Möhren und Kopfsalat. Naturwissenschaften 62 (1975) 300

Spech, H. J.: Lambliasis. Das Profil einer Durchfallserkrankung. Dtsch. med. Wschr. 103 (1978) 2008–2012

Stegmann, R.: Deponieentgasung und Gasnutzung. Kommunalwirtschaft (1985) 141–147

Stettnisch, B., J. Härtel, W. Schadwinkel: Virusnachweis aus Luft in der Umgebung einer Abwasserreinigungsanlage. Z. ges. Hyg. 28 (1982) 862–864

Steuer, W.: Aerogene Ausbreitung von pathogenen Keimen bei Kläranlagen. Öff. Gesundh.-Wes. 44 (1982) 795–801

Strauch, D., W. König, W. Philipp, F. H. Evers: Untersuchungen über die Tenazität von Salmonellen und Askarideneiern bei der Ausbringung von Klärschlamm in Waldbeständen. Zbl. Bakt. Hyg. I. Abt. Orig. B 174 (1981) 461–470

Thömen, K. H.: Technologie der Abfallverbrennung. Zbl. Bakt. Hyg. I. Abt. Orig. B 178 (1983) 174–185

Tiefenbrunner, F., A. Steinkasserer, S. Niederhauser: Verhalten von Fäkalindikatoren und Salmonellen bei der Abwasserreinigung und nach Vorflutereinleitung. Bundesministerium für Land- und Forstwirtschaft, Wien 1985

Tiefenbrunner, F., S. Niederhauser: Zur Nachweiswahrscheinlichkeit von Salmonellen in Abwasser-, Klärschlamm- und Vorfluterproben. Öff. Gesundh.-Wes. 50 (1988) 227–231

WHO: Die Gesundheitsgefährdung durch Mikroorganismen bei landwirtschaftlicher Verwertung von Klärschlamm. Ste-

venage 6.–9. Jan. 1981, Regionalbüro für Europa, Kopenhagen
Wilkens, S.: Untersuchungen über die Ansteckungsmöglichkeiten von Rindern mit Taenia saginata und Sarcocystis spp. auf Abwasserverregnungsflächen und über das Absetzverhalten von Helmintheneiern in vitro. Inaug.-Diss., Hannover 1981
Wullenweber, M., J.-C. Joret: Zur Problematik viraler Aerosole in der Umgebung von biologischen Kläranlagen und Abwasserverregnungsgebieten. Gesundh.-Ing. 104 (1983) 254

2.6. Atmosphärisch bedingte Einflüsse auf die Gesundheit

2.6.1 Normalzusammensetzung der Luft

Reine Luft enthält nach Trocknung und Filtration:
78,09% Stickstoff,
20,94% Sauerstoff,
0,93% Argon,
0,03% Kohlendioxid,

ferner Spuren von Ammoniak, Stickoxiden, Ozon, Radon u. a.

Sauerstoff

Der *tägliche Sauerstoffbedarf* des Menschen beträgt je nach Arbeitsleistung 3–12 m^3 (=15–60 m^3 Luft), doch handelt es sich hierbei nicht um den tatsächlichen Verbrauch, denn die Exspirationsluft enthält noch 16% O_2. Luft mit weniger als 12% O_2 erzeugt Atembeschwerden, unterhalb von 7% entsteht Bewußtlosigkeit und akute Lebensgefahr. Ein derart bedenklicher Sauerstoffmangel kann in normalen Wohn- und Arbeitsstätten jedoch nicht entstehen, was folgende Berechnung eindeutig beweist:

Bei sitzender Tätigkeit werden etwa 30 l O_2/Std. verbraucht. Die hygienischen Richtlinien (s. Abschnitt „Lüftung", S. 301 ff) schreiben pro Person und Stunde ca. 25 m^3 Luftraum vor. Diese 25 m^3 Luft enthalten 5,24 m^3 O_2, die von einer Person nur um 0,03 m^3 erniedrigt werden, d. h., die Konzentration fällt von 20,9 auf 20,8% O_2. Selbst bei einer theoretischen 10fachen Überbelegung (10 Personen auf 10 m^2) bleiben immer noch 20% O_2 nach einer Stunde übrig.

Aus dem Sauerstoffverbrauch resultiert also unter den gewöhnlichen Lebensbedingungen keine Gefährdung und auch keine Beeinträchtigung der Leistungsfähigkeit. Anders liegen die Verhältnisse allerdings bei Reduktion des Luftdruckes (z. B. Höhenkrankheit).

Tabelle **62** Wirkung von CO_2 auf den Menschen.

CO_2-Konzentration in der Einatmungsluft		Wirkung	
0,5	Vol.-%		geringe Hyperventilation
2	Vol.-%	50%	Steigerung der Ventilation
3	Vol.-%	100%	Steigerung der Ventilation
5	Vol.-%	300%	Steigerung der Ventilation (erschwertes Atmen)
10	Vol.-%		nur kurz erträglich
12–15	Vol.-%		Bewußtlosigkeit, Tod

Kohlendioxid

In der Natur unterliegt CO_2 einem *ständigen Kreislauf*. Es entsteht bei Verbrennungen und Atmungsvorgängen von Menschen und Tieren, ferner durch Fäulnis und Verwesung sowie bei vulkanischen Ausbrüchen. Die Pflanzen assimilieren CO_2 unter Einwirkung von Licht mit Hilfe des Chlorophylls wieder zu Kohlenhydraten. Ein Teil löst sich auch im Regen- und im Oberflächenwasser. Über die Wirkung verschiedener CO_2-Konzentrationen informiert die Tab. **62**.

Der MAK-Wert beträgt 5 000 ppm bzw. 9 000 mg/m^3. Die hygienische Grenzkonzentration für Wohn- und Arbeitsräume ist dagegen auf 0,1% (= 1 000 ppm) festgelegt, wobei die toxikologischen Gesichtspunkte keine Rolle spielen. Hierbei gilt CO_2 als Indikator für „schlechte Luft" (s. Abschnitt „Lüftung"). Eine einfache und ausreichend zuverlässige Bestimmung kann mit dem Dräger-Gasspürgerät unter Anwendung des Prüfröhrchens CO_2 0,1%/a erfolgen.

2.6.2 Wetter und Klima

Unter *Wetter* versteht man den jeweiligen Zustand der Lufthülle über einem bestimmten Punkt der Erdoberfläche, der durch das Verhalten von Wind, Luftdruck, Feuchte, Temperatur, Strahlung, Bewölkung, Niederschlag und Sicht bestimmt wird. Die räumliche Zusammenfassung des Wetters ergibt die *Wetterlage*, der Wetterablauf mehrerer Tage die *Witterung*.

Der für ein bestimmtes Gebiet typische Ablauf der Witterung wird als *Klima* bezeichnet. Klimaelemente sind folglich wiederum Windrichtung und -stärke, Luftdruck, Lufttemperatur, Feuchte, Bewölkung und Sonnenscheindauer. Neuerdings vermutet man auch Einflüsse der elektrischen Feldstärke, des Magnetfeldes, der Ionenkonzentration der Luft und des Ozongehaltes.

Die direkten und indirekten Wechselbeziehungen zwischen dem Organismus und den geophysikalischen sowie geochemischen atmosphärischen Bedingungen sind Gegenstand der *Biometeorologie*. Der Einfluß des Wetters auf das menschliche Befinden steht wissenschaftlich außer Frage. Erfahrungen in Klinik und Praxis sowie des täglichen Lebens zeigen immer wieder, daß Krankheiten, Komplikationen oder Beschwerden meteorologisch induziert oder intensiviert werden. Gelegentliche Unpäßlichkeiten sind kaum durch das Klima bedingt, da dieses weitgehend unverändert bleibt; jahreszeitliche Einflüsse bewirken dagegen mit Sicherheit Krankheitshäufungen, und das oft täglich wechselnde Wetter erzeugt praktisch bei allen Menschen Reaktionen in Form physiologischer Antworten. Es ist darauf hinzuweisen, daß derartige Schwankungen keinesfalls grundsätzlich unerwünscht sind, denn das Wohlbefinden setzt die ständige Anregung durch wechselnde Wetterreize voraus. Andererseits erzeugen entsprechende Witterungssituationen bei Personen mit erhöhter Empfindlichkeit des vegetativen Nervensystems Symptome wie Müdigkeit, Kopfdruck, Konzentrations- und Schlafstörungen, Appetitlosigkeit. Man bezeichnet diese Individuen als „wetterfühlig". Ihr Anteil an der Gesamtbevölkerung wird immerhin auf 30% geschätzt, wobei ein Überwiegen der höheren Altersklassen anzunehmen ist. Durch entsprechende Krankheiten können die meisten Menschen „wetterempfindlich" werden.

Von den verschiedenen Windarten interessiert medizinisch der sog. *Föhn* (Abb. 50). Dieser Fallwind ist am bekanntesten als Alpenföhn. Meist wird dabei ein von Westen heranziehendes Tief die Alpen von Süden nach Norden überqueren. Die feuchtwarmen Luftmassen werden bei der Hebung adiabatisch (d. h. ohne äußere Wärmezufuhr oder -entzug) abgekühlt (ca. 1 °C pro 100 m); nach Unterschreitung des Taupunktes kommt es zu Niederschlägen. Die trocken gewordene Luft fällt auf der Nordseite wieder herunter und erwärmt sich hierbei nach adiabatischen Gesetzen. Der Föhnwind ist also *warm und trocken*. Eine große Zahl von Menschen reagiert auf diesen Fallwind mit Reizbarkeit, Kopfschmerzen, Pulsbeschleunigung und Schlaflosigkeit. Die Symptome sind sicher nicht anzuzweifeln, ihre eigentliche Ursache ist bis heute aber noch unklar.

Schon lange wird die Vermutung geäußert, daß die *Elektrizität* eine Rolle spielt, die sich vor allem beim Einbruch von Winden bemerkbar macht. Es sollen sog. Atmospherics entstehen – elektromagnetische Wellen mit einer Länge im Bereich von etwa 30 km auf die 25% der wetterfühligen Personen mit Reizsymptomen reagieren, welche bereits bis zu 2 Tagen vor dem Wetterwechsel entstehen.
Sulman (1976, 1980) ist der Ansicht, daß die dem Wind vorauseilende Änderung der Luftelektrizität der biometeorologisch wesentliche Teil der „Wetterfront" sei. Beteiligt wären ferner Luftionen, die hauptsächlich durch energiereiche Strahlung erzeugt werden. Positive Ionen würden über die Lunge in das Blut gelangen und destruktive Effekte z. B. an den Thrombozyten auslösen. Als 3. Komponente werden die Elektrofelder genannt. Der Organismus reagiert nach *Sulman* in 3 Formen: dem Erschöpfungssyndrom durch Katecholaminverarmung, wobei die Beschwerden von Jahr zu Jahr zunehmen, dem Reizsydrom nach Serotoninausschüttung, das vor allem 1–2 Tage vor Eintreffen der Wetterfront entsteht, und einer Hypothyreose als Verstärker der Föhnreaktionen.
Außer den elektrischen Einwirkungen im Rahmen von Wetter und Klima sind im Zivilisationsbereich nahezu alle Menschen den Einflüssen der künstlich erzeugten Elektrizität ausgesetzt. Überall dort, wo elektrische Spannung anliegt, bilden sich elektrische Felder aus und bei Stromfluß entstehen Magnetfelder. Unter Hochspannungsleitungen lassen sich z. B. elektrische Feldstärken im Bereich von 1–10 kV/m messen. In 50 m Entfernung nehmen sie auf etwa 10% ab. In den Gebäuden erreichen die elektrischen Wechselfelder bis 200 V/m.

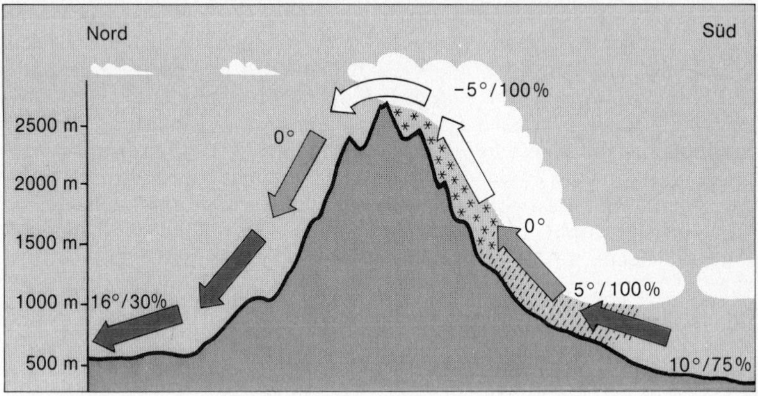

Abb. **50** Schema der Föhnentstehung.

Das magnetische Feld dringt im Gegensatz zum elektrischen in die Gebäude ein und ist nur sehr schwer abzuschirmen. Gleichwohl ist das von Hochspannungsfreileitungen erzeugte magnetische Feld im Vergleich zu dem an elektrischen Haushaltgeräten entstehenden zu vernachlässigen. *Hauf* (1986) betont, daß ein Wirkungsmechanismus von energietechnischen Feldern beim Menschen nicht bekannt ist. Es entstehe ein Verschiebestrom von max. 200 μA, der nicht wahrgenommen werde, denn das Wahrnehmungsminimum läge bei 500 μA.
Das magnetische Wechselfeld durchdringt den Organismus und bildet dort Wirbelströme, die aber weder registriert, noch empfunden werden können.
Beobachtungen und Beschreibungen an bzw. von Menschen ergaben subjektive Beschwerden ohne bleibende Folgen bei Arbeitern in Hochspannungsanlagen, die aber von weiteren Autoren nicht bestätigt werden konnten. Im Labor wurden von *Hauf* unter kontrollierten Bedingungen keine ungünstigen Einflüsse elektromagnetischer Felder auf die Gesundheit ermittelt. Resultate epidemiologischer Studien waren bisher widersprüchlich, erhöhte Selbstmordraten (*Perry* 1982) stehen fehlenden psychiatrischen Störungen gegenüber (*Bonell* 1983), Krebshäufungen (*Wertheimer* u. *Leeper* 1979) wurden durch *Fulton* u. Mitarb. (1980) nicht bestätigt. Derartige Auswertungen von Sterberegistern sind ohnehin in keinem Falle als Beweis, allenfalls als ein Hinweis anzusehen.
Die Einflüsse elektrischer Felder auf den Organismus versuchte man ferner mit Hilfe von Tierexperimenten zu klären (*Möse* u. Mitarb. 1979, *Strampfer* u. Mitarb. 1979, *Udermann* u. *Fischer* 1979, *Benkö* u. *Sváb* 1979).

Nahezu alle Experimentatoren betonen die Notwendigkeit weiterer Untersuchungen, um zu konkreten Empfehlungen gelangen zu können. Derzeit dürfte die Feststellung von *Hauf* (1986) zutreffen: Nach dem Stand des Wissens gibt es keine erkennbaren spezifischen Symptome bei Menschen, die als direkte Folge energietechnischer Feldeinwirkung angesehen werden können. Indirekte gesundheitliche Störungen sind jedoch möglich, denn elektromagnetische Felder können die Funktion von Herzschrittmachern beeinflussen.

Als Störquellen sind bisher identifiziert worden: Apparate zur Mikro- und Kurzwellentherapie, Geräte für die Elektrochirurgie, Kernspintomographen. In Industrie und Forschung sind es Elektrostahlöfen, Elektrolytanlagen, Teilchenbeschleuniger, Fusionsanlagen, Transformatoren, Elektromotoren, Elektroschweißgeräte, Diebstahlsicherungsanlagen bei denen niederfrequente Magnetfelder zur Anwendung kommen. Dagegen besteht nach vorliegenden Erkenntnissen keine Einflußmöglichkeit bei Mikrowellenherden, Diebstahlsicherungen mit Hochfrequenzfeldern, Metallsuchgeräten, wie sie in Flughäfen angewendet werden (s. auch Votum des Bundesgesundheitsrates, Bundesgesundheitsblatt 30 [1987] 249).

Klimabeeinflussung durch Kohlendioxid

Der Kohlendioxidgehalt der Atmosphäre verändert sich laufend. Seit 1860 ist er um mindestens 40 ppm, möglicherweise sogar um 60 ppm gestiegen. Durch die Messungen in Mauna Loa auf den Hawaii-Inseln und am Südpol verfügt die Wissenschaft seit 1950 über genaue Angaben, die Grundlage für die Abb. **51** gaben.

Ein jahreszeitlicher Rhythmus, der in der Abb. **51** nicht eingezeichnet ist, wird durch den CO_2-Verbrauch bei der Photosynthese der Pflanzen und durch die CO_2-Abgabe im Herbst und Winter erzeugt. Er geht aus der Tab. **63** hervor.

In den vergangenen 40 Jahren ist nach diesen Angaben die CO_2-Produktion von 1 600 Mill. t auf 5 000 Mill. t jährlich angestiegen, wobei nach der Herkunft die Hauptmenge zu je 40% aus festen und flüssigen Brennstoffen stammte.

Das Problem ist darin zu sehen, daß CO_2 Wärmestrahlen absorbiert, die von der Erdoberfläche in den Weltraum ausgesandt werden. Es besteht deshalb dringender Verdacht, daß die Zunahme des CO_2-Gehaltes in der Atmosphäre zu einer Klimaveränderung führt. Ob diese Zunahme schwerer wiegt als die übrigen Klimafaktoren, wie Schwankungen der Sonnenenergie, Wolkendecke, Schneedecke, Polkappen u. a., ist noch unklar. Überwiegt der CO_2-Einfluß tatsächlich, dann wird sich die Erde besonders an den Polen erwärmen. Die Wüstengebiete werden polwärts verlagert, die Trockenzonen größer, die landwirtschaftlich nutzbaren Flächen geringer.

Nach dem gegenwärtigen Stand der Kenntnisse ist anzunehmen, daß die globale Erwärmung zu Beginn des nächsten Jahrtausends bis zu 4,5 °C und der Anstieg des Meeresspiegels bis 1,4 m betragen könnten (*Holy* 1988). Innerhalb von 200 Jahren könnte der westantarktische Eisschild abrutschen, was zu einer weiteren Erhöhung des Meeresspiegels führen würde. Britische Wissenschaftler (*Gribbin* 1986) haben die Lufttemperaturen gesammelt und ausgewertet. Danach zeigte sich von 1850–1920 keine Veränderung, von 1920–1940 aber ein Anstieg um 0,5 °C und in den letzten Jahren eine erneute Zunahme um etwa 0,25 °C.

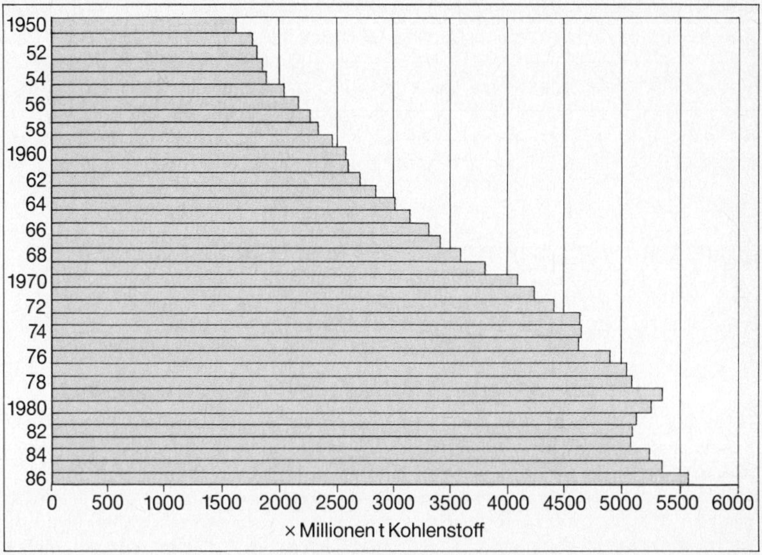

Abb. **51** Globale Kohlendioxidemission (nach CDIAC Communications, Winter 1989).

Es besteht dringender Verdacht, daß diese Steigerung eine Folge des „greenhouse effect" darstellt, andererseits wirken sich auch Naturereignisse, wie Vulkanausbrüche, aus. Bei den riesigen Staubmengen, die in die obere Atmosphäre verbracht werden, ist eine Absorption und Reflexion der Wärmestrahlung der Sonne unvermeidlich. An der Tatsache der steigenden Lufttemperatur besteht insofern kein Zweifel, als es in den vergangenen 150 Jahren zu einem Schwund der Gletscher gekommen ist.
Ursache des CO_2-Anstieges ist die Verbrennung, also die Oxidation von Kohlenstoffverbindungen, vor allem fossiler Brennstoffe, aber ebenso sind Kahlschläge besonders der tropischen Regenwälder beteiligt, weil damit die pflanzliche Assimilation von CO_2 entscheidend beeinträchtigt wird.
Die Verbrennung der fossilen Rohstoffe wäre folglich einzuschränken und die Abholzung der Urwälder gänzlich einzustellen; im Gegenteil, die Waldflächen sollten vergrößert werden. Ob sich solche Maßnahmen angesichts der Zunahme der Weltbevölkerung realisieren lassen, erscheint fraglich, nicht zuletzt im Hinblick auf die daraus resultierenden sozialen Probleme.

Um eine bessere Prognose geben zu können, hat das Department of Energy der USA ein CO_2-Programm gestartet, mit dem Ziel festzustellen, in welchem Umfang der Ozean in der Lage ist, CO_2 aus der Atmosphäre zu entfernen (*Moore* u. *Bolin* 1989).

Tabelle **63** Monatliche, mittlere CO_2-Konzentrationen (gemessen im Mauna Loa Observatorium, in ppm) (nach *Gammon* u. Mitarb.).

	Jan.	Febr.	März	April	Mai	Juni	Juli	Aug.	Sept.	Okt.	Nov.	Dez.
					Max.				Min.			
1977	332	332	335	336	337	336	335	333	331	331	332	334
1980	338	338	340	341	341	341	340	337	336	336	337	338
1983	341	343	343	345	346	345	344	342	340	340	341	343

Nach den Vorstellungen anderer Autoren muß es aber nicht zur Klimakatastrophe kommen, sofern entsprechende Vorsichtsmaßnahmen getroffen werden. Freilich wären dies sehr weitreichende Verfahren.

Methan als der Hauptbestandteil des Erdgases, läßt sich durch Erhitzen mit Wasserdampf in Wasserstoff und CO_2 zerlegen, das zu deponieren ist, während H_2 dem Erdgas beigemischt, mit diesem zu H_2O verbrannt wird. Bis 15% Zumischung würde noch keine Umstellung der Gasbrenner erfordern. Zur Methan-„Reformierung“ sind ca. 1000 °C notwendig, die in Hochtemperaturreaktoren zu erzeugen wären. Das bei der Reformierung anfallende Kohlendioxid müßte in die Tiefsee verbracht (Gibraltar-Projekt) oder in Erdgasfelder eingepreßt werden.

Seit mehr als 10 Jahren ist bekannt, daß *Fluorchlorkohlenwasserstoffe* (FCKW) die Ozonschicht der Erde angreifen; relativ neu ist die Erkenntnis, daß sie auch an dem Treibhauseffekt beteiligt sind. Unter der Annahme, daß die weltweiten FCKW-Emissionen bis zum Jahre 2030 jährlich um 3% steigen und daß auch die übrigen Spurengase, vor allem aber CO_2 gleichfalls noch zunehmen, wird die Hälfte des Temperaturanstieges zu Lasten des Kohlendioxids gehen, aber immerhin 25% zu Lasten der FCKW. (Deren Gesamtverbrauch betrug 1986 nach „Daten zur Umwelt 1988/89 des UBA“ in der Bundesrepublik Deutschland immerhin noch 84000–94000 t.)

Ozon

Ozon entsteht überwiegend in der Stratosphäre in einer Höhe von 20–30 km unter der Einwirkung der kurzwelligen UV-Strahlung der Sonne.

Normalerweise findet man in einem Kubikmeter Luft der bodennahen Schichten 40–80 µg. In Gebieten mit Luftverunreinigungen durch Stickoxide und Kohlenwasserstoffe sind höhere Ozonkonzentrationen ($\geq$200 µg/m^3) zu messen, in industriellen Ballungsgebieten 400–600 µg/m^3. In den höheren Lagen der Mittelgebirge finden sich weniger solche Spitzenkonzentrationen, aber meist deutlich höhere Mittelwerte, d. h., die Dosisbelastung ist dort größer als in den Ballungsgebieten.

Problematisch ist die Empfindlichkeit der Pflanzen gegen Photooxidanzien, die über die Spaltöffnungen der Blätter in die Pflanze gelangen. Besonders empfindlich sind Lärche und Kiefer, Getreide, Kartoffeln, Tomaten und Wein. Die Schäden wären erst bei Einhaltung von Höchstwerten im Bereich von 100 µg/m³ ausgeschlossen, was aber eine Halbierung der NO_x- und Kohlenwasserstoffemission zur Voraussetzung hätte (s. „Luftqualitätskriterien für photochemische Oxidanzien" UBA-Bericht 5/83).
Die „ozonreichen" Wälder der Luftkurorte riechen nicht nach Ozon, sondern nach Terpenen. Der Geruch von O_3 ist sogar unangenehm, stechend, keinesfalls erfrischend. In geringen Konzentrationen vermag es andere Gerüche zu überdecken bzw. Geruchsstoffe durch Oxidation zu zerstören. In hoher Konzentration wirkt es als starkes Oxidationsmittel zwar keimtötend, für die Luftdesinfektion ist es in der Praxis aber nicht anwendbar, weil die Atemwege zu sehr gereizt werden (MAK-Wert: 0,1 ppm, 0,2 mg/m³).
Im Mai 1989 wurden in der Bundesrepublik Deutschland z. T. Ozonwerte von deutlich über 120 µg/m³ gemessen. Hauptursache für diese Art von Luftverunreinigung sind die Kraftfahrzeuge ohne 3-Wege-Katalysator, welche die „Vorläuferverbindungen" für Ozon emittieren. Das BGA empfiehlt als Warnschwelle 240 µg/m³, da oberhalb dieses Bereiches empfindliche Personen mit Tränenreiz, Kopfschmerzen, Atembeschwerden reagieren können. Solche Personen sollten sich möglichst in Innenräumen aufhalten, weil dort Ozon von den Wänden, Möbeln usw. schnell abgebaut wird. Ab 360 µg/m³ sollten generell langdauernde, körperliche Anstrengungen vermieden werden.

Ein intakter O_3-Gürtel *in der Stratosphäre* ist für das Leben auf der Erde unerläßlich, da er durch Absorption der UV-C-Strahlung die Existenz erst ermöglicht. Eine vermehrte UV-Einwirkung würde beim Menschen die Hauttumorrate beträchtlich erhöhen (s. S. 392 ff). Wegen verschiedener Schutzmechanismen (Fell, Lebensweise usw.) sind bei Tieren von verstärkter UV-Strahlung zwar keine gravierenden Folgen zu erwarten, doch drohen für Pflanzen weitreichende Gefahren. Nach Felduntersuchungen mit zusätzlicher UV-B-Bestrahlung sind die verschiedenen Spezies höchst unterschiedlich empfindlich, einige Nutzpflanzen (z. B. Tomaten, Mais, Senf u. a.) scheinen bereits unter den derzeitigen natürlichen Strahlungsbedingungen in der Nähe der Toleranzgrenze zu leben. Auch bei den wildwachsenden Pflanzen reagieren einige Arten auf UV-Strahlung.

1974 haben *Molina* u. *Rowland* die Vermutung geäußert, daß die Ozonschicht durch den Gebrauch von Spraydosen geschädigt würde. Treibmittel waren bisher *Fluorchlorkohlenwasserstoffe* (CCl_3F und CCl_2F_2), die außerdem zur Kunststoffverschäumung und als Kältemittel eingesetzt werden. Die Substanzen sind zwar schwerer als Luft, werden aber mit turbulenten Strömungen in höhere Luftschichten verfrachtet.
Durch die Einwirkung der UV-Strahlung erfolgt eine photolytische Zersetzung, und die dabei abgespaltenen Chloratome reagieren katalytisch, d. h. nahezu verlustfrei mit Ozon. Es entsteht molekularer Sauerstoff.

Für die Ozonzerstörung sind aber nicht nur die Fluorchlorkohlenwasserstoffe verantwortlich, auch Methylchlorid (das aus dem Methyljodid des Meeres entsteht), Methylenchloroform CH_3CCl_3 (ein Entfettungsmittel für Metalle), sowie NO, NO_2, N_2O sind vermutlich beteiligt.
Stickoxide entstehen bei der Kerosinverbrennung in Düsentriebwerken, bei Verbrennungsprozessen in Industrie, Haushalt, Gewerbe und bei Flächenbränden sowie bei der mineralischen Stickstoffdüngung. Vor allem wird das N_2O (Lachgas) als verantwortliche Substanz für den Ozonabbau diskutiert. Es kann wegen seiner Reaktionsträgheit in die Stratosphäre verfrachtet werden und dort photochemisch mit atomarem Sauerstoff zu NO umgewandelt werden. NO stellt einen wirksamen Katalysator für die O_3-Reduktion dar.
Wahrscheinlich sind aber chemische Umsetzungen nicht die alleinige Ursache für das „Ozonloch". Bei starker Einstrahlung im Frühling steigt die erwärmte Luft aus den ozonarmen unteren Schichten der Troposphäre in die untere Stratosphäre auf und verdrängt die ozonreiche Luft in höhere Bereiche. Eine endgültige Klärung des Phänomens eines „Ozonloches" in der Atmosphäre über dem Südpol steht noch aus. Unklar ist besonders die Tatsache, daß nach jahrelanger Abnahme 1985 die Ozondichte wieder anstieg, um 1986 erneut auf den Stand von 1984 abzufallen. Korrespondierende Schwankungen in der FCKW-Erzeugung waren nicht zu verzeichnen.

Da Fluorchlorkohlenwasserstoffe mit ca. 45% Produktionsanteil als Treibstoffe für Spraydosen an der Spitze standen, richteten sich die prophylaktischen Maßnahmen bevorzugt auf diese Anwendung. In den USA wurde der Einsatz 1978 für diese Zwecke verboten. Wegen des expandierenden Marktes für Kühl- und Klimaanlagen hat in den USA die Gesamtproduktion an FCKW wieder den Stand erreicht, den sie vor der Einführung der Beschränkungsmaßnahmen im Spraybereich hatte.
Schweden und Norwegen sind den USA mit dem Anwendungsverbot gefolgt.
Im März 1985 wurde bei der EG das Wiener Übereinkommen zum Schutz der Ozonschicht geschlossen. Konkrete Maßnahmen waren damals nicht vereinbart worden, immerhin bestand Einigkeit über die Erstellung eines Protokolles zur Realisierung geeigneter Schritte. Im Dezember 1986 begannen im Rahmen der UNEP entsprechende Verhandlungen. Das FCKW-Protokoll legt den Umfang und den Zeitrahmen der FCKW-Produktion fest. Die Maßnahmen der EG wurden durch nationale Vorschriften im Bereich der Emissionsbegrenzung unterstützt (s. TA-Luft [Technische Anleitung zur Reinhaltung der Luft]).

Eine solche internationale Beteiligung ist unerläßlich, anders läßt sich dieses globale Problem nicht lösen, wobei der Einsatz als Kältemittel, Reinigungsmittel oder zur Kunststoffverschäumung nicht außer acht gelassen werden darf.

2.6.3 Luftdruck

Die *Messung* des Luftdruckes erfolgt mittels eines Barometers. Als Maßeinheit galt früher die mm-Höhe einer Quecksilbersäule, die dem Luftdruck das Gleichgewicht hält. Der Normaldruck beträgt nach diesem Meßprinzip in Meereshöhe bei 0°C unter 45

Grad Breite 760 mm Hg (= 1013 mbar), in 1000 m Höhe reduziert er sich auf 674 mm, in 3000 m auf 526 und in 5000 m auf 405 mm (= ca. 1/2 atm).
Jetzt wird üblicherweise als Maßeinheit das Pascal (Pa) verwendet, wobei 10 Pa = 9,80665 N/m² sind. 1000 mbar = 740 mm Hg = 0,9869 at. (Mit at wird die technische Atmosphäre abgekürzt, mit atm die physikalische Atmosphäre.)
1 at = 1 kp/cm² = $9{,}80665 \cdot 10^4$ Pa;
1 atm = 760 mm Hg = 1013 mbar = $1{,}01325 \cdot 10^5$ Pa;
1 mm Hg = 133,3224 Pa;
1 m Wassersäule = $9{,}80665 \cdot 10^3$ Pa ≈ 100 mbar.

Die Druckschwankungen im Zuge normalen Wettergeschehens und insbesondere die *Druckabnahmen* bei Bergaufenthalten bis 2000 und evtl. bis 3000 m wirken sich im Organismus praktisch nicht aus.
Ursache hierfür ist die Charakteristik der Sauerstoffsättigung des Hämoglobins (s. Abb. 52).
Die Kurve weist aus, daß selbst in 3000 m Höhe noch eine 90%ige Sättigung besteht. Bei vorübergehendem Aufenthalt in 3000 m Höhe und mehr kann es, besonders wenn die Höhe rasch erreicht worden ist, zur Entstehung der sog. *Höhenkrankheit* kommen. Diese Fälle treten viel häufiger als früher auf, eine Folge der Erschließung der Bergwelt mit Liften und Bahnen. Zu unterscheiden sind 3 Formen: die akute Bergkrankheit (Kopfschmerzen, Übelkeit, Erbrechen, geringe Dyspnoe), das Lungenödem (24–60 Std. nach Ankunft in größerer Höhe (Kurzatmigkeit, Tachykardie, Kopfschmerzen, blutiges Sputum, Fieber) und das zerebrale Ödem (schwerste Kopfschmerzen, Halluzinationen u. a. neurologische Symptome, Koma, Tod).
Untersuchungen von *Green* u. Mitarb. (1981) bewiesen, daß mit Azetazolamid die Bergkrankheit erfolgreich prophylaktisch zu behandeln ist.
Empfohlen werden auch Antihypotonika (z. B. Norphen). Bei akuter Bergkrankheit soll CO_2-angereicherte Atemluft die gleiche therapeutische Wirkung erzielen wie eine Sauerstoffzufuhr.
Bei länger dauerndem Aufenthalt erfolgt dagegen eine weitgehende Anpassung durch Vermehrung des Hämoglobins (Abb. 53).
Eine *Druckzunahme* erträgt der Mensch bis etwa 5 kp/cm² Überdruck. Bereits ab 2,5 kp/cm² kann es durch die hohe Sauerstoffkonzentration zu Intoxikationen am ZNS und in der Lunge kommen. Diese Situation ist in der Arbeitsmedizin bei *Unterwasserarbeiten* und bei *Sporttauchern* von Interesse.
In größeren Tiefen tritt außerdem durch die Lösung von Stickstoff im lipoidhaltigen Nervengewebe der sog. Stickstoffrausch auf, weshalb man bei solchen Tauchtiefen heute meist Helium-Sauerstoff-Gemische verwendet.
Die eigentliche *Caissonkrankheit* ist aber keine Druck- sondern eine Druckentlastungskrankheit, die bei mehrstündigem Arbeiten schon in geringen Wassertiefen von wenigen Metern entstehen kann. Zu rasche Druckabnahme führt zum Auftreten von gasförmigem Stickstoff im Blut und Nervengewebe mit den entsprechenden neurologischen Ausfällen. *Po-*

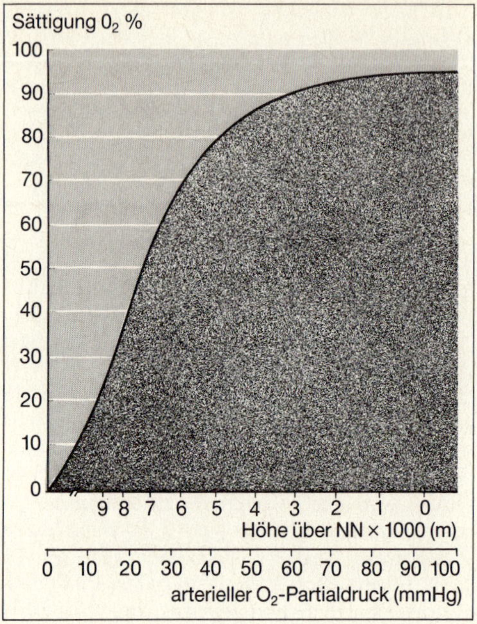

Abb. **52** O_2-Sättigung des Hämoglobins in Abhängigkeit von der Höhe.

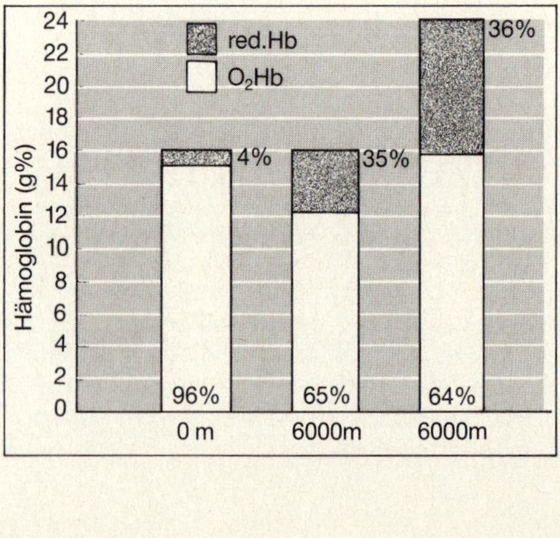

Abb. **53** Hämoglobingehalt und -sättigung aus den Mittelwerten von 5 Bergsteigern. Links normale Sättigung des arteriellen Blutes in der Ebene. Mitte: Sauerstoffsättigung in 6000 m Höhe beim Nichtangepaßten. Rechts: Hämoglobingehalt und -sättigung beim Angepaßten in 6000 m Höhe. Das arterielle Blut enthält ebensoviel Oxyhämoglobin wie das Normalblut in der Ebene.

ser u. *Gabriel-Jürgens* (1977) beschrieben außerdem progrediente Knochenveränderungen bei unvorschriftsmäßigem Ausschleusen nach Arbeiten unter Luftdruck oberhalb 1,6 kp/cm^2 Überdruck.
Im medizinischen Bereich benutzt man die Überdruckbeatmung mit Sauerstoff therapeutisch in entsprechenden Druckkammern. Gesicherte Indikationen sind: Gasödeminfektionen, CO-Intoxikationen.
1976/77 aufgetretene Todesfälle in Hannover und Bremen geben Veranlassung darauf hinzuweisen, daß derartige Behandlungen außer bei den genannten Indikationen nicht vertretbar sind, insbesondere nicht mit einfacher Preßluft.

2.6.4 Luftfeuchte, -bewegung und -temperatur

Luftfeuchte

Wasser ist in der Luft in Form von Dampf immer enthalten. Dieser Dampf übt einen gewissen Druck aus, der einer bestimmten Hg-Säule das Gleichgewicht hält. Die Mengenangabe ist deshalb in mbar oder mm Hg möglich. Sie kann aber auch in g/m^3 erfolgen.

Maximale Feuchte (Sättigungsdampfdruck)

Je wärmer die Luft ist, desto mehr kann sie Feuchtigkeit aufnehmen. Jedem einzelnen Temperaturgrad entspricht ein bestimmter höchster Wassergehalt, die maximale Feuchte:

–5 °C	4,22 mbar,	15 °C	17,03 mbar,
0 °C	6,10 mbar,	20 °C	23,35 mbar,
5 °C	8,71 mbar,	25 °C	31,64 mbar,
10 °C	12,26 mbar,	30 °C	42,39 mbar.

Differenzierte Angaben der Sättigungsdampfdrücke s. z. B. Wissenschaftliche Tabellen, Geigy.

Absolute Feuchte

Sie entspricht der wirklich in der Luft vorhandenen Menge Wasserdampf, die jeweils experimentell bestimmt werden muß.
Die Messung erfolgt mittels eines *Psychrometers*, wobei die Temperatur mit einem doppelten Thermometer bestimmt wird. Das eine ist an der Kugel mit Gewebe umwickelt und angefeuchtet, das andere bleibt trocken. Die Feuchttemperatur wird infolge der Verdunstungskälte um so niedriger liegen, je geringer der Wassergehalt der Luft ist. Die Temperaturdifferenz zwischen feuchtem und trockenem Thermometer ist daher ein Maß für die Feuchte. Berechnung für Temperaturen oberhalb des Gefrierpunktes:

$$P_D = P_f - 0{,}66 \cdot (t_t - t_f) \cdot \frac{P}{1000}.$$

In dieser Gleichung bedeuten:
P_D = Partialdruck des Wasserdampfes (mbar),
P_f = Sättigungsdampfdruck für Feuchttemperatur (mbar),
t_t = Trockentemperatur (°C),
t_f = Feuchttemperatur (°C),
P = Gesamtdruck (mbar).

Relative Feuchte

Bezeichnet wird damit der Prozentgehalt der tatsächlich vorhandenen, also der absoluten von der jeweils möglichen, d. h. der maximalen Feuchte. Beispiel: bei 20 °C beträgt die maximale Feuchte 17,3 g/m³, die absolute Feuchte sei 8,65 g/m³; die relative Feuchte errechnet sich folglich mit

$$\frac{8{,}65 \cdot 100}{17{,}3} = 50\%.$$

Bei Messung mit dem Psychrometer läßt sich die relative Feuchte aus einem entsprechenden Diagramm (Abb. **54**) entnehmen.
Ein einfaches Meßgerät zur Bestimmung der relativen Luftfeuchte stellt das *Haarhygrometer* dar. Menschliche oder künstliche Haare ändern in Abhängigkeit von der relativen Feuchte der Luft ihre Länge; diese Änderung kann auf einen Zeiger übertragen werden.
Die Meßgenauigkeit beträgt etwa ± 5%. Häufige Eichung ist erforderlich (Einstellen in eine feuchte Kammer und Einregulierung auf 98%).

Luftbewegung

Die Luftbewegung wird durch die verschiedene Wärmeverteilung auf der Erdoberfläche und durch die Maxima und Minima des Druckes bewirkt. In der Gegend stärkster Erwärmung und Verdunstung entsteht ein barometrisches Tief, d. h., die Luftmassen steigen auf. Dabei kommt es zu Abkühlung, Bewölkung und Niederschlägen. Hochdruckgebiete sind durch absteigende Luftmassen und klaren Himmel gekennzeichnet.

Die *Messung der Windgeschwindigkeit* erfolgt in der Außenluft mit Hilfe sog. Anemometer, Tachometer und Höhenballons. Zur Schätzung dient die *Beaufort*-Skala 0–12 (12 = ca. 130 km/Std.).
Für die geringeren Strömungen in Innenräumen verwendete man früher ein Katathermometer, jetzt werden direkt anzeigende Meßgeräte eingesetzt, die laufend ablesbar sind (Prinzip: Stromstärkeänderungen bei Abkühlung eines geheizten Meßdrahtes in Abhängigkeit von der Windgeschwindigkeit in m/s).

Im Hinblick auf die Probleme der Luftverunreinigung spielt die *Inversionslage* eine wichtige Rolle. Die Sonne erwärmt die Erdoberfläche und diese die oberflächennahen Luftschichten. Überschreitet die Erwärmung die adiabatische Schichtung, dann steigt die Luft auf und kalte strömt von der Seite zu. Bei diesem Vorgang findet also eine dauernde Durchmischung von

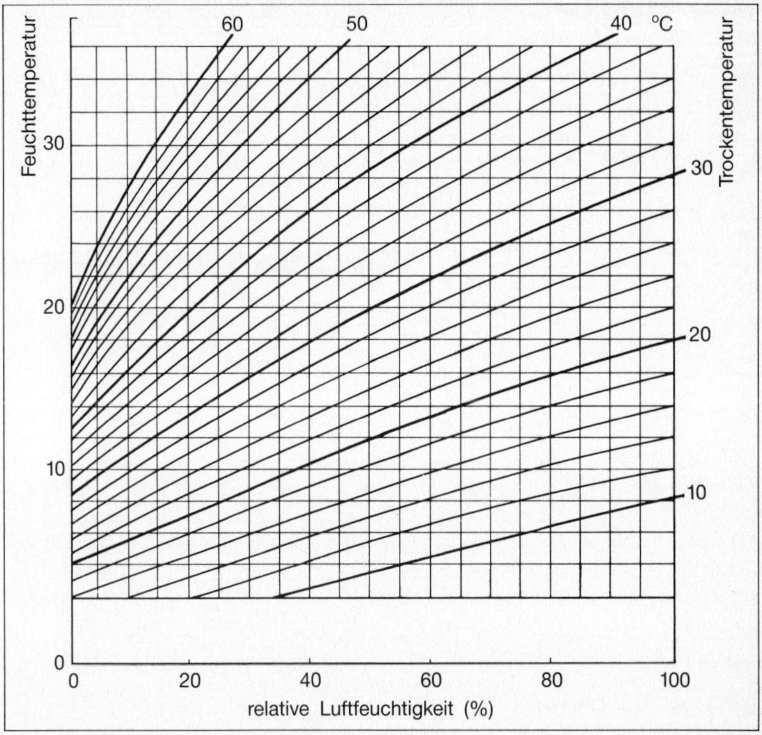

Abb. **54** Beziehung zwischen Trockentemperatur, Feuchttemperatur und relativer Luftfeuchte.

Bodenluft mit der Luft aus höheren Schichten statt. Es entsteht ein vertikaler Austausch, der auch die Rauch- und Industriegase rasch verdünnt und wegführt. Eine starke Ansammlung solcher Stoffe ergibt sich bei dem entgegengesetzten Fall der Temperaturschichtung, wenn nämlich die Luft am Boden kalt und in der Höhe warm ist. Man bezeichnet diesen Zustand als Inversion, d. h., schwere, kalte Luft liegt fest am Boden, leichte, warme schwimmt gewissermaßen darauf (Abb. 55).

Eine Inversion kommt zustande, wenn sich eine kalte Luftschicht unter Warmluft schiebt und diese hochhebt, doch liegen solche Inversionen meist in größerer Höhe. Die eigentliche Inversion entsteht durch die nächtliche Auskühlung infolge Abstrahlung der Wärme. In der Regel erwärmt die Sonne am Morgen das Gelände wieder ausreichend, in anderen Fällen kann aber der Zustand tagelang bestehen bleiben und zu einer Konzentrierung von Rauch, Staub und Gasen führen.

Abb. **55** Temperaturschichtung bei Inversion.

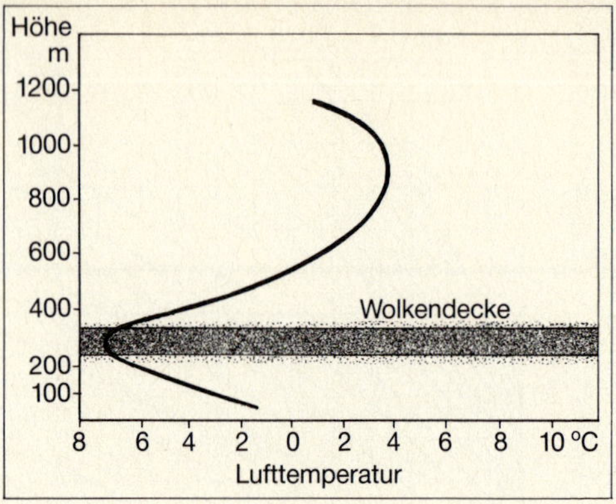

Lufttemperatur

Bei der Bestimmung der Lufttemperatur sind Einflüsse der Wärmestrahlung zu vermeiden, da sonst viel zu hohe Werte gemessen werden. Der eigentliche Meßfühler ist also mit einem strahlenreflektierenden Material zu schützen.

Klimasummenmaße

Das Klima von Wohn- und Arbeitsräumen läßt sich nicht durch *einen* der genannten Parameter hinreichend beschreiben, da sich die einzelnen Klimagrößen gegenseitig beeinflussen. Bei Erhöhung der Lufttemperatur bleibt z. B. die Behaglichkeit erhalten, wenn die Luft gleichzeitig durch einen Ventilator bewegt wird. Klimasummenmaße erlauben eine Aussage, welche Werte der einzelnen Klimagrößen vorliegen müssen, um das Empfinden der *Behaglichkeit* zu gewährleisten.
Als Meßgrößen gehen in das Klimasummenmaß ein:
Lufttemperatur t_t °C,
relative Luftfeuchte r.F. %,
Windgeschwindigkeit m/s,
mittlere Strahlungstemperatur t_s °C.

In der Praxis werden zumeist die Effektivtemperaturen als CNET (= korrigierte Normal-Effektiv-Temperatur für Personen mit Straßenbekleidung) und CBET (= korrigierte Basis-Effektiv-Temperatur für Personen mit unbekleidetem Oberkörper) verwendet.
Die Abb. 56 stellt das experimentell ermittelte Nomogramm für CNET dar.

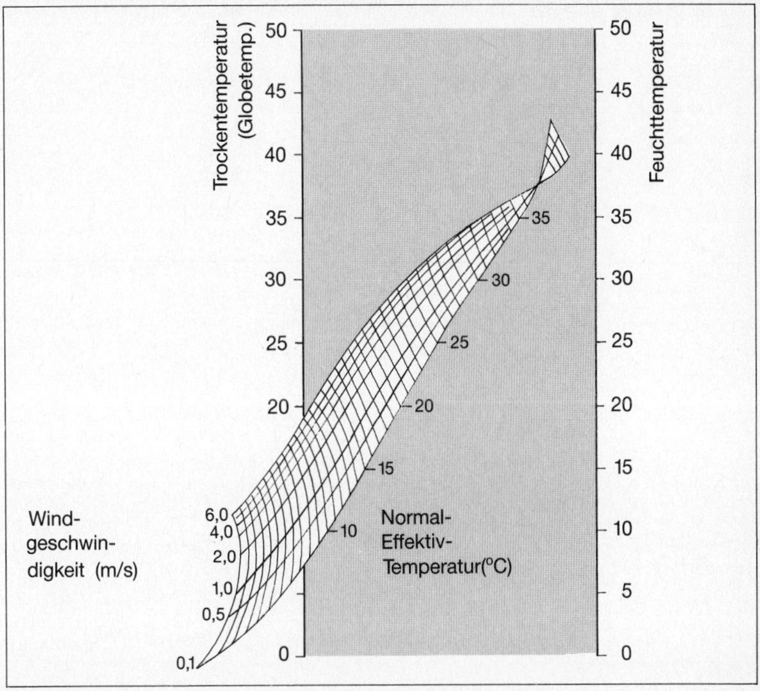

Abb. **56** Nomogramm zur Ermittlung der korrigierten Normal-Effektiv-Temperatur (nach Yaglou).

Gesundheitliche Bedeutung

Hitzeschäden

Die Lufttemperatur beeinflußt die Wärmeabgabe des Körpers, die durch Strahlung, Konvektion und Verdunstung erfolgt (Abb. 57).

Eine Überwärmung kommt zustande, wenn Wärmeproduktion und Wärmeabgabe zueinander im Mißverhältnis stehen. Umgebungstemperaturen, die über der Körperwärme liegen, hohe Luftfeuchte und zu geringe Luftbewegung sowie mangelhafte Abstrahlungsmöglichkeiten begünstigen das Auftreten von Hitzeschäden.

Wir kennen davon 3 Formen:

1. *Hitzekrämpfe*, als leichteste Form, bei denen es infolge starken Schwitzens zu einem Kochsalzverlust kommt, der sich in schmerzhaften Krämpfen

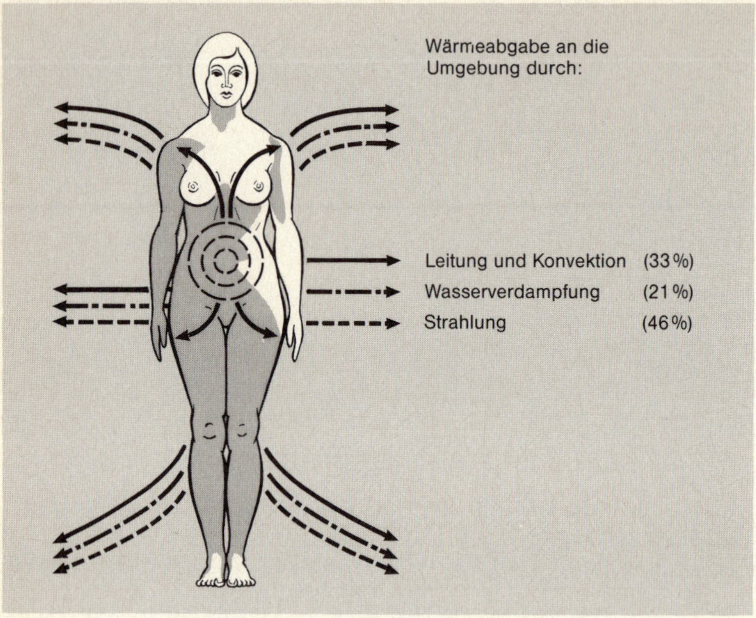

Abb. **57** Wärmeabgabe des menschlichen Körpers (nach Wenzel u. Piekarski).

verschiedener Muskelgruppen auswirkt. Die Körpertemperatur bleibt normal. Die Störungen treten besonders bei nichtadaptierten, untrainierten Personen auf.

2. *Hitzeerschöpfung* oder Hitzekollaps, ein akutes Versagen der Kreislaufregulation mit den Zeichen der Ohnmacht. Zuerst stellen sich gerötete Haut, Durst, Kopfschmerzen, Schwindelanfälle, Sehstörungen und Herzklopfen ein. Bei Fortdauer der Belastung kommt es unter Übelkeit, Tachykardie und Atembeschleunigung zur Bewußtlosigkeit. Die Körpertemperatur ist nur wenig erhöht. Bei flacher Lagerung in kühler Umgebung, kalten Kompressen, Belüftung und evtl. Kreislaufmittelgabe geht der Kollaps ohne weitere Gefährdung wieder vorüber.
3. *Hitzschlag* (Hyperpyrexie) ist ein dramatisches Krankheitsbild mit ernster Prognose. Er tritt besonders bei Personen auf, deren Wärmetransport vom Körperkern zur Körperoberfläche gestört ist. Die Häufigkeit nimmt nach Untersuchungen in südafrikanischen Goldminen mit steigender Effektivtemperatur exponentiell zu. Das wichtigste Zeichen ist die Erhöhung der Körpertemperatur über 41 °C. Nach den gleichen Vorboten wie beim Hit-

zekollaps kommt es zum „roten Frühstadium“ mit heißer, roter, trockener Haut. Beschleunigung von Puls und Atmung, Steigerung des Blutdruckes führen schließlich zum „grauen Spätstadium“ mit blasser Haut, kleinem, weichem und schnellem Puls, Hypotension, Krampfanfällen, Koma, Tod durch Atemstillstand. Die Behandlung hat für sofortigen Wärmeentzug, reichlich Flüssigkeitszufuhr und Kochsalzgabe zu sorgen.

Der *Sonnenstich* ist grundsätzlich nicht vom Hitzschlag zu trennen. Es handelt sich um zentralnervöse Erscheinungen infolge intensiver Sonnenbestrahlung des entblößten Kopfes. Sie treten bereits vor einer allgemeinen Überwärmung des Körpers auf.

Kälteschäden

Kalte Luft unter 0 °C ist sehr wasserarm, belästigt jedoch kaum, da infolge des Kältereizes die Schleimhäute vermehrt sezernieren. Außerdem verengt die Kälte die Hautkapillaren und fördert deshalb die Durchblutung der inneren Organe, was auch den Atemwegen zugute kommt.
Längerdauernder Wärmeentzug führt zu schweren Störungen; besonders Kranke, Verletzte oder Betrunkene sind gefährdet (Abb. 58).
Sinkt die Kerntemperatur um 2 °C, stellt sich Kältezittern, Reflexsteigerung und Verlangsamung der geistigen Tätigkeiten ein.
Im Bereich von 33 °C entsteht bereits weitgehende Handlungsunfähigkeit. Die Absenkung der Kerntemperatur auf etwa 30 °C geht mit Bewußtlosigkeit einher, und Kerntemperaturen unter 25 °C werden durchwegs nicht überlebt. Allerdings können solche Werte experimentell (z. B. für bestimmte Operationen) unter entsprechender Kontrolle zum Einsatz kommen.

Medizinisches Interesse beansprucht auch die sog. *Erkältung*, unter der man Teilabkühlungen des Körpers, häufig aber auch nur das Empfinden von Zugluft versteht. Im Volke wird die Bedeutung dieser Einwirkungen ohne Zweifel maßlos überschätzt, denn die Behauptung „gestern habe ich mich erkältet, und heute habe ich meinen Schnupfen“ bedeutet die Verwechslung von Ursache und Wirkung.
Sehen wir von den allergischen Erscheinungen einmal ab, dann entsteht eine Rhinitis in jedem Falle durch eine Virusinfektion. Die „Erkältung“ kann also keine Krankheitsursache schlechthin sein, es ist aber zunächst nicht auszuschließen, daß sie eine *dispositionsbeeinflussende Wirkung* besitzt. Einen Schritt vorwärts in der Beurteilung bedeutet zweifellos die vergleichende Bewertung der Erkältungshäufigkeiten bei Schiffsreisen in die Tropen. *Jungmann* (1976) stellte auf vollklimatisierten Frachtschiffen doppelt so viele Erkältungskrankheiten fest wie auf nichtklimatisierten, älteren Dampfern. Er vermutet, daß der ständige Wechsel von kühlem Innen- und feuchtheißem Außenklima, verstärkt durch die Verdunstung auf schweißnasser Haut beim Betreten der kühlen Innenräume, Ursache der Häufung ist. Offensichtlich wirkt nicht eine einzelne Noxe auslösend, sondern das Zusammenspiel von Temperatur, Feuchte, Luftbewegung und evtl. weiteren Faktoren.

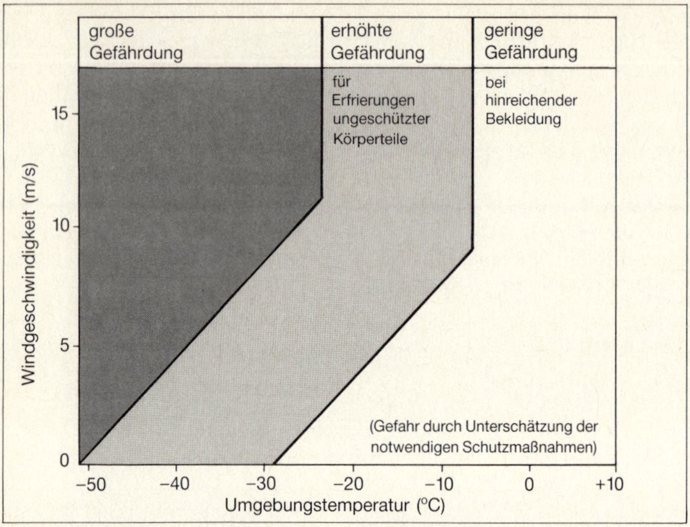

Abb. **58** Gefährdung des Menschen unter kalten Klimabedingungen (nach Wenzel u. Piekarski bzw. Dasler).

2.6.5 Strahlung

Die praktische Hygiene interessiert sich weniger für die Korpuskularstrahlen als für die elektromagnetischen Wellen (Tab. **64**). Bei diesen ist das Produkt der Wellenlänge und Frequenz konstant und gleich der Lichtgeschwindigkeit. Für die medizinische Beurteilung einer Strahlung ist jedoch nicht nur die übertragende Energie, sondern auch die *Eindringtiefe* von Bedeutung, denn eine Strahlung kann nur bei Absorption an einem gegebenen Ort wirken. Wir finden hier eine deutliche Wellenlängenabhängigkeit.

Kurzwelliges, experimentell erzeugtes Ultraviolett wird bereits in den obersten Schichten der Epidermis vollständig zurückgehalten. Das kürzeste zur Erde gelangende Sonnen-UV dringt in die Haut etwas tiefer ein und erreicht deren untere Schichten (ca. 0,1 mm). Sichtbares Licht passiert fast ungehindert die Epidermis (0,1 – 10 mm). Eine noch größere Eindringtiefe, mehrere Zentimeter, findet man bei dem kurzwelligen IR im Bereich von 760 – 1 400 nm. Diese Strahlung vermittelt die direkte Erwärmung tieferer Gewebeschichten. Langwelliges IR (> 1 400 nm) wirkt infolge der Absorption durch das Gewebewasser wieder oberflächlich (Wasser besitzt zwar bei 1 650 nm nochmals einen Durchlaß für IR, doch spielt diese Lücke nur eine untergeordnete Rolle).

Der *Mikrowellenbereich* umfaßt Wellenlängen (in Luft) von 0,1 mm – 1 m (= 3 000 GHz – 300 MHz). Diese Strahlen werden technisch für die Radarortung, zur

Tabelle **64** Wellenlänge der verschiedenen Strahlenarten.

Strahlenart	Wellenlänge
Kosmische Strahlung	unter 0,001 Å
γ-Strahlen	0,001–0,1 Å
Röntgenstrahlen	0,1–180 Å
Ultraviolette Strahlen (UV)	180–400 nm
Sichtbares Licht	400–760 nm
Infrarote Strahlen (IR oder UR)	760–3000 nm
Langwellige Wärmestrahlen	3000–50000 nm
Dezimeterwellen (Radar)	0,1–1 m
Radiowellen	1–20000 m
Hochfrequenzstrahlung	6–100 km

(1 Å = 10^{-10} m, 1 nm = 10^{-9} m, 1 μm = 10^{-6} m, 1 mm = 10^{-3} m)

Diathermiebehandlung und zur Nahrungsmittelzubereitung verwendet; sie wirken durch die Bewegung von Ionen und die Rotation von polaren Molekülen. Aufgrund von Reibungsvorgängen wird Wärme erzeugt, wobei die dielektrischen Verluste auf der Anwesenheit von Wasser beruhen und die Joulesche Wärme auf elektrische Ströme zurückgeht, deren Träger K^+, Na^+ und Cl^- sind. Die Wärme bestimmt die biologische und medizinische Wirksamkeit. Bei Radiowellen kleiner als 30 kHz und entsprechend hohen Werten der elektrischen Feldstärke ist auch ein sog. nichtthermischer Effekt mit Reizwirkungen an Nerven- und Muskelzellen beschrieben worden. Für die Beurteilung ist vor allem die Eindringtiefe von Bedeutung. (Eindringtiefe = Schichtdicke eines Materials, das die Energie auf 37% des Ausgangswertes abschwächt.) Grundsätzlich gilt: je höher der Wassergehalt, desto kleiner die Eindringtiefe.
Der Effekt von Intensitäten über 1 mW/cm^2 ist am Organismus rein thermischer Natur, gefährdet ist besonders das Auge (Tab. 65).

Energien bis 10 mW/cm^2 werden durch die Mechanismen der Wärmeregulation voll kompensiert, d. h., die Kerntemperatur erhöht sich nicht. Eine direkte Beeinflussung des ZNS ist wenig wahrscheinlich, Tierversuche mit solchen Energien haben lediglich geringfügige, reversible Veränderungen in der Zusammensetzung des Blutes ergeben; es handelte sich aber nicht um mikrowellenspezifische Störungen. Tierversuche von *Kossler* u. Mitarb. (1981) mit Mikrowellenenergien von 2 mW/cm^2 ergaben selbst bei langen Einwirkungszeiten (12 Wochen) keine Erhöhung der Körpertemperatur, keine Veränderungen des Körpergewichtes oder der morphologischen und numerischen Blutparameter. Die Spontanaktivitäten der Tiere waren nicht verändert, d. h., in diesem Energiebereich gibt es offenbar keine spezifischen Wirkungen. Hinsichtlich nichtthermischer Effekte der Mikrowellen am Menschen wären die Beobachtungen von *Forman* u. Mitarb. (1982) zu erwähnen, wonach 2 akut exponierte Arbeiter eine psychische Symptomatik entwickelten (emotionelle Labilität, Kopfschmerzen, Schlaflosigkeit usw.) und nach Mo-

Tabelle **65** Beurteilung von Mikrowellen.

	Eindringtiefe	Biologische Reaktion	Grenzwerte
Mikrowellen 0,1 mm–1 m	0,1–100 mm	Katarakt bei >100 mW/cm²	Dauerexposition (= >6 min): 10 mW/cm²
Radiowellen 1–10 m	0,1–100 mm	Ganzkörpererwärmung ab 30–100 mW/cm²	Kurzzeitexposition (= <6 min): 1 mWh/cm²

naten eine Hypertonie. Es ist nicht die einzige Fallbeschreibung dieser Art, eine Sicherung des kausalen Zusammenhanges steht aber noch aus.

Die Schwellenwerte für eine indirekte Gefährdung des Menschen liegen niedriger. Zum Beispiel können Mikrowellen ältere Konstruktionen von Herzschrittmachern stören, implantierte Metalle erhitzen sich und geben zu lokalen Störungen Anlaß.

Die EG hat im September 1980 einen Richtlinienentwurf zum Schutze vor überhöhter Mikrowellenbelastung veröffentlicht, der sich aber in der Hauptsache auf den Fabrikarbeitsplatz bezieht.

Bezüglich der *Mikrowellenherde* ist der Berufsgenossenschaft Nahrungsmittel und Gaststätten bisher kein Fall einer Schädigung bekannt geworden. Mikrowellenherde für die Küche sollen nach den VDE-Prüfvorschriften nicht mehr als 5 mW/cm² in 5 cm Entfernung und nach einem Lebensdauertest nicht mehr als 10 mW/cm² Störstrahlungsintensität abgeben. *Veit* (1984) stellte allerdings bei gewerblich genutzten Geräten Verschleißerscheinungen an den Sicherheitsvorrichtungen fest, 11% arbeiteten nicht im Sinne der DIN- bzw. VDE-Normen einwandfrei. Der Emissionsgrenzwert wurde z. T. erheblich überschritten. Eine Personalgefährdung bestand jedoch nicht. Geräte neuerer Konstruktion liegen bis zum 10fachen unter den Grenzwerten.

Suess (1985) weist darauf hin, daß zwischen einem „Expositions-“ und einem „Anlagenstandard“ zu unterscheiden ist. Der Expositionsstandard stellt den maximalen Sicherheitswert für Konzentration und Zeit dar. Der Anlagenstandard (oder Emissionsstandard) bezieht sich auf die maximale Emission, so daß die mögliche Belastung weit unter dem Expositionsstandard bleibt. Einige Länder haben Standards durch Rechtsvorschrift verbindlich gemacht. Das American National Standards Institute hat einen Grenzwert von 10 mW/cm² empfohlen, andere westliche Länder einigten sich ebenfalls auf diesen Wert, während Kanada und Schweden 1 mW/cm² festlegten.

In der UdSSR wurden (ohne Beschränkung der Einwirkungsdauer) für die Gesamtbevölkerung 0,01 und für die berufsbedingte Strahlenbelastung 0,1 mW/cm² angesetzt. Die in der CSFR und in Polen gültigen Standards liegen in der Mitte zwischen denen der USA und der UdSSR. *Suess* bezweifelt, ob in praxi durch 0,01 mW/cm² eine größere Sicherheit erreicht wird.

Bedenken gegen die Verwendung von Mikrowellenherden im Haushalt und im Gaststättengewerbe sind – eine einwandfreie Konstruktion vorausgesetzt – insgesamt nicht berechtigt. *Bögl* u. *Dehne* (1985) überprüften die (theoretischen) Nährwertveränderungen durch Mikrowellen bei tierischen Lebensmitteln und berichteten, daß keine spezifisch nachteiligen Effekte auftraten. Die konventionellen Erhitzungsverfahren in der Küche gehen in der Regel mit einer deutlichen Keimreduktion einher. Beim Einsatz von Mikrowellen lassen sich zwar prinzipiell ähnliche Inaktivierungsvorgänge erzielen (sofern es sich um wasserhaltige Produkte handelt), in der Praxis ist die Abtötung jedoch nicht selten unzureichend (≈90–99% geringerer Effekt). Die Gleichmäßigkeit der Erwärmung läßt zu wünschen übrig (*Rosenberg* u. *Bögl* 1984). *Fruin* u. *Gutheritz* (1982) fanden dagegen zwischen den einzelnen Kochverfahren keine gesicherten Unterschiede. *Rosenberg* u. *Sinell* (1985) betonen, daß Bakteriensporen bei der üblichen Einwirkungszeit nicht abgetötet werden, z. T. wurde das Auskeimen der Sporen durch den Hitzeschock sogar stimuliert.
Bezüglich der Entstehung von Schadstoffen bei der Speisenzubereitung sind *Hoffmann* u. *Zabik* (1985) zu zitieren, die auf den geringeren Nitrosamingehalt im mikrowellenbehandelten Schinkenspeck im Vergleich zu konventionell erhitztem verweisen. Nach *Sirtori* u. Mitarb. (1983) ist ein beträchtlicher Vorteil das Ausbleiben des Entstehens mutagener Substanzen in mikrowellenerhitztem Fleisch. Die Kontrolle mit gegrilltem Fleisch ergab dagegen deutlich positive Resultate.

Laserstrahlen (light amplification by stimulated emission of radiation) stellen gegenwärtig für die Bevölkerung keine Umweltbelastung wie Smog, Lärm oder Fallout dar. Ein potentielles Risiko besteht für die Augen und allenfalls für die Haut. Zur Aufstellung von Sicherheitscodes sind die Lasersysteme zu klassifizieren und für jede Gefahrenklasse entsprechende Kontrollmaßnahmen zu spezifizieren. „Allzweck"-Sicherheitscodes sind nicht sinnvoll (*Suess* 1985).

Seit Jahren wird – vorwiegend in der Öffentlichkeit – über die Wirkung „kleiner" Dosen *ionisierender Strahlen* kontrovers diskutiert. Die *natürliche Strahlenexposition* (durch kosmische Strahlung (30 mrem/a), inkorporierte, natürlich vorkommende Radionuklide (30 mrem/a) und Erdstrahlung, einschl. des Baumaterials der Häuser (50 mrem/a), beträgt in unseren Breiten 110 mrem/a mit einer Schwankungsbreite von 30–300 mrem/a. In Einzelfällen kann die Dosis größer sein, so erhält eine Flugzeugbesatzung bei 160 Transatlantikflügen eine zusätzliche Jahresdosis von 1300 mrem. Nach *Graul* (1984) entstehen als Folge der Einwirkung von 110 mrem $\approx 10^{16}$ Ionenpaare im Körper. Eine Wirkung ist daher zunächst nicht auszuschließen. Eine Schädigung wird im Strahlenschutz allerdings erst bei Einwirkung von mehr als 20000 mrem angenommen. Ob

aber die Kurven linear gegen Null verlaufen oder ob evtl. sogar ein biopositiver Effekt auftritt, ist bis heute unbekannt. Es gibt keine statistisch sichere Auswertung an strahlenexponierten Menschen und die zahlreichen Tierversuche haben keine verwertbaren Resultate gebracht. Wir befinden uns immer noch im Stadium der Hypothesen.
Das Ausmaß der durchschnittlichen künstlichen Strahlenexposition ($\approx$ 60 mrem/a) wird nicht von den Emissionen der Kernkraftwerke bestimmt, sondern durch die *medizinische Anwendung* (50 mrem/a).
Jede der sonstigen Quellen (Verwendung radioaktiver Stoffe und ionisierender Strahlung in Forschung, Technik und Haushalt, berufliche Strahlenexposition, Fallout von Kernwaffentests und kerntechnischer Anlagen) trägt weniger als 1 mrem/a bei. Aus dieser Sicht ist ein weitgehender Ersatz der Röntgendiagnostik durch Ultraschall nur zu begrüßen.
Die Strahlendosis hängt nicht zuletzt von dem vorwiegenden *Aufenthaltsort* der Person ab. Im Freien ist die Exposition im Gebirge (ca. 1500 m) etwa 60 mrem/a, in Meereshöhe 30 mrem/a. In Holzhäusern gibt das Baumaterial nichts ab, in Betonbauten ($^{40}K \approx 220$ Bq/kg) 25%, in Ziegelbauten ($^{40}K \approx 670$ Bq/kg) 35% und in Bims- und Schlackensteinen ($^{40}K \approx 780$ Bq/kg) 50% mehr als im Freien. *Put* u. Mitarb. (1985) ermittelten Radonkonzentrationen in holländischen Wohnungen im Bereich von 24 Bq/m^3. *Green* u. Mitarb. (1985) fanden in Großbritannien ebenfalls 18–25 Bq/m^3. *Jakobi* u. *Paretzke* (1985) meinen, daß bis zu 10% der allgemeinen Lungenkrebsrate auf einer Radonexposition von 10–20 Bq/m^3 beruhen könnte. In Schweden schätzt das Cancer Committee die Zahl der radonbedingten Lungenkarzinome in der Zukunft auf 100–1000 (*Swedjemark* 1987).

Nach einer Studie des TÜV-Rheinland (s. Umwelt Nr. 88/1982) ist die Strahlenexposition in der Umgebung von *Steinkohlekraftwerken* etwa 5mal höher als bei braunkohlebefeuerten Anlagen. Die Steinkohle hat zwar einen niedrigeren Gehalt an natürlich radioaktiven Stoffen als viele Gesteine der Erdkruste, die Stoffe (vor allem ^{40}K, ^{210}Pb und ^{210}Po) werden aber in der Flugasche angereichert. Der Wirkungsgrad der Entstaubungsanlage entscheidet also über die Strahlenexposition in der Umgebung. An der ungünstigsten Stelle errechneten sich 0,7 mrem/a. Bei einem Druckwasserreaktor ergaben sich 0,1 und bei einem Siedewasserreaktor 0,4 mrem/a (Grenzwert der Strahlenschutzverordnung: 30 mrem/a).

Sonnenstrahlung

Die Sonne ist ein sog. *Temperaturstrahler* mit 6000 °C an der Oberfläche. Ihr Emissionsmaximum liegt im gelbgrünen Bereich des sichtbaren Lichtes bei 460 nm. Die abgestrahlte Energie ist beträchtlich, denn auf jeden Quadratzentimeter der Außenseite der Lufthülle unserer Erde treffen pro Minute 2 Kalorien (sog. Solarkonstante). Allerdings erreicht diese Gesamtstrahlung

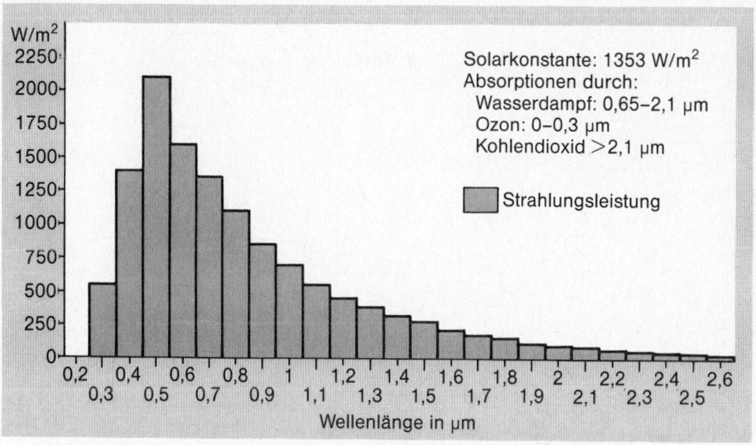

Abb. **59** Spektrale Energieverteilung der Sonne außerhalb der Erdatmosphäre.

nicht die Erdoberfläche. Kurzwelliges UV (UV-C) wird bis zu 286 nm durch das Ozon der Stratosphäre absorbiert, und in den tieferen Luftschichten halten CO_2 und Wasserdampf die langwellige Wärmestrahlung zurück, d. h., auf die Erde gelangen UV-B und -A, sichtbares Licht und Infrarot. Die eingestrahlte Energie erwärmt die Erdoberfläche, die des Nachts ihrerseits Wärmestrahlen – wegen der geringeren Oberflächentemperatur, aber langwelliger Art – in den Weltraum aussendet. Hierbei bewirkt die Absorption der 2atomigen Gase den sog. *Treibhauseffekt*, d. h., eine zu starke Auskühlung wird vermieden.

Außer für UV, Licht und IR ist die Lufthülle dann nur noch für Dezimeterwellen offen.

Die Sonnenstrahlung wird neben der geschilderten Absorption schließlich auch durch Reflexion und Streuung geschwächt (Abb. 59).

Lichtbiologie

Schädigende Wirkungen des UV

Das Ultraviolett wird eingeteilt in UV-A = 400 − 320 nm, UV-B = 320 − 280 nm und UV-C = 280 − 180 nm. UV-B und vor allem -C wirken grundsätzlich auf die lebende Substanz abtötend, wobei der maximale Effekt bei 265 nm liegt. Die Wellenlängenabhängigkeit der inaktivierenden Wirkung wurde mit Bakterienversuchen bewiesen (Abb. 60).

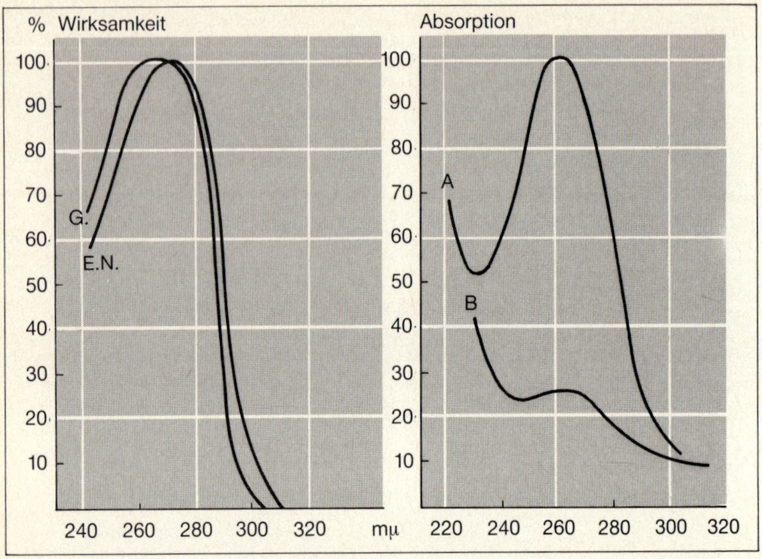

Abb. **60** Spektrale Abhängigkeit der Bakterientötung und Spektralabsorption der DNA.
E.N. = Verschiedene Bakterien nach Ehrismann.
G. = Staphylococcus aureus nach Gates.
A = DNA.
B = Staphylococcus aureus in 0,8 μm Schichtdicke.

Ursache der *Dermatitis* ist die Umwandlung des in der Haut vorhandenen Histidins zu Histamin. Da der Histidinvorrat der obersten Schichten aber begrenzt ist, kann die 254-nm-Strahlung keine schweren Entzündungen hervorrufen; die 300-nm-Wellenlänge ist dagegen in der Lage, nach Latenzzeiten von etwa 7−12 Stunden Verbrennungen zu erzeugen.
Neben zahlreichen anderen Veröffentlichungen liegt aus dem Finsen-Institut ein Bericht über Dänemark vor (*Thestrup-Pedersen* u. Mitarb. 1985), nach dem ein 5facher Anstieg in der Häufigkeit des *Melanoms* zwischen 1943 und 1981 erfolgt ist. Die Ursache dafür ist unbekannt, immerhin scheint die Sonnenbestrahlung von ausschlaggebender Bedeutung zu sein; allerdings veränderte sich die Sonnenscheindauer in dieser Zeit nicht. Zugenommen hat aber ab 1960 die Zahl der Charterflüge in südeuropäische Urlaubsgebiete. Als Latenzzeit für das Melanom werden 7 Jahre angenommen. Ob die Korrelation zwischen der Zahl der Urlaubsreisenden und der Melanomhäufigkeit die UV-Genese dieses Tumors beweist, bleibt offen.

Abb. **61** Spektrale Abhängigkeit der Bakterieninaktivierung (B), der Erythemwirksamkeit (E) und der Konjunktivitisentstehung (C).

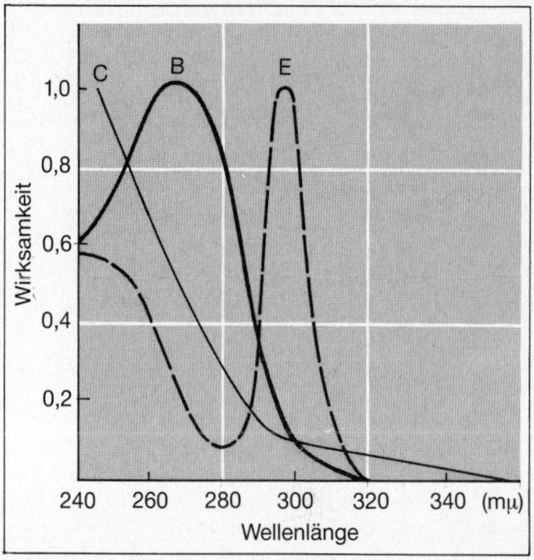

Fears u. *Scotto* (1983) halten aufgrund einer epidemiologischen Studie auch einen Zusammenhang der UV-B-Exposition mit Nichtmelanom-Hautkrebs für gegeben; eine Zunahme der Bestrahlung um 30% würde die Hautkrebsrate bei Männern um 60% und bei Frauen um 43% steigern. Ob UV-B aber die alleinige Ursache darstellt, halten die Autoren für fraglich (s. auch S. 392 ff).

Eine Studie von *Hannan* u. Mitarb. in Riad/Saudi-Arabien zeigte, daß Hefezellen 1/2–3 Std. dem Sonnenlicht exponiert, zum großen Teil abgetötet wurden und daß die überlebenden dosisabhängig Mutationen und Genschädigungen aufwiesen. Die Versuche bestätigten, daß ein erheblicher Anteil an karzinogener UV-Strahlung in Riad einwirkt, daß aber eine verminderte Häufigkeit von Hautkrebs in dieser Region besteht.

Obwohl der direkte Zusammenhang zwischen Sonnenbestrahlungen und Hautkrebsentstehung nicht eindeutig gesichert erscheint, liegt hinreichend Veranlassung vor, überfallartige UV-Einwirkungen strikt zu vermeiden. Ein steigendes Bestrahlungstraining ist daher Voraussetzung für eine risikolose Reise in einen Sonnenurlaub. Für ein solches Training bietet sich die Behandlung in einem sog. *Solarium* an, aber auch hierbei müssen bestimmte Vorsichtsmaßnahmen beachtet werden. Das Bundesgesundheitsamt hatte bereits 1979 eine entsprechende Empfehlung herausgegeben, 1987 folgte eine weitere zur Begrenzung gesundheitlicher Strahlenrisiken bei der Anwendung von Solarien und Heimsonnen (Bundesgesundheitsblatt 30 [1987] 19). Die CDC in Atlanta haben vor kurzem das Ergebnis einer Umfrage bekannt gegeben, wonach in den USA 1986 ca. 3300 akute

Hautschädigungen als Folge von „suntanning" zu registrieren waren. Es wird auch dort darauf verwiesen, daß UV-A bedeutend weniger Erytheme als UV-B verursacht, daß es aber andere nachteiligen Folgen an der Haut, den Augen (Photokeratitis, Konjunktivitis), den Blutgefäßen und am Immunsystem nach sich ziehen kann. Die Langzeitschäden durch Solarien sind bisher nicht erfaßt.
Die Wellenlängenabhängigkeit der *Konjunktivitisentstehung* zeigt eine andere Charakteristik; man erkennt in der Abb. **61** (Kurve C), daß hier der UV-C-Effekt erheblich größer ist als der der übrigen Bereiche. Ursache ist die fehlende Keratinschicht der Konjunktiva.

Fördernde Wirkungen des Ultraviolett

In der Haut kommt es nach *Jung* (1984) durch UV-B und -A zu einer Reduktion von Langerhans-Zellen in Funktion und Zahl, was eine Verzögerung oder Unterbindung von Sensibilisierungen und Allergien bewirkt, allerdings auch eine Kanzerisierung fördern könnte. Die Keratinozyten proliferieren nach einer mehrtägigen Phase der Depression, es entsteht die sog. Lichtschwiele. Die Melanozyten werden durch UV-A und -B mit der Folge einer Hyperpigmentierung (Bräunung) stimuliert.
In der Epidermis und auch in der darunter liegenden Dermis laufen photochemische Reaktionen ab. Aus den Provitaminen Ergosterin bzw. 7-Dehydrocholesterin entsteht durch Öffnung eines Ringes im Steringerüst Vitamin D_2 bzw. D_3.
Aus Cholesterin entsteht 7-keto-Cholesterin und 5-α-Cholesterin, denen eine lokale kanzerisierende Wirkung beigemessen wird; andererseits induziert das 5-α-Cholesterin in der Leber Monooxygenasen. Auch der Kortisolplasmaspiegel wird offenbar beeinflußt und nach *Holzmann* u. Mitarb. (1982) soll eine Beziehung zwischen Pigmentierung und Wohlbefinden über eine Wechselbeziehung zwischen der Haut und dem Hypothalamus-Hypophysen-System bestehen.

Kurzwellige Wärmestrahlung

Bei der gesamten Wärmestrahlung ist die Quantenenergie bereits so gering, daß es nicht mehr zur Auslösung photochemischer Reaktionen kommt, die zu einer Veränderung oder Zerstörung biologischer Substanzen führen können.

Intensive IR-Strahlung kann den *Wärmestar* erzeugen. Dabei sind aber etwa 4fach höhere Energien im eindringenden Bereich von 760–1400 nm notwendig als sie die Sonnenstrahlung aufweist. Die Ursache des Wärmestars ist eine Schädigung der germinativen Randzone der Linse, die zur Produktion trüber Fasern führt. Als weitere Schädigung nach Einstrahlung großer Energien sind chronische Entzündungen der oberen Atemwege bekannt.

2.6.6 Wohn- und Arbeitsraumhygiene

Alle Räume, die zum dauernden Aufenthalt für Menschen bestimmt sind, müssen „gute Luft" enthalten. Diese Forderung kann durch eine Reihe von Leitsätzen charakterisiert werden:

1. Die Raumluft soll frei von allen aufdringlichen Riech-, Duft- und Ekelstoffen sowie von Krankheitserregern sein. Als einfacher Index gilt immer noch der Kohlendioxidmaßstab nach Pettenkofer, denn parallel mit den als unappetitlich empfundenen Riechstoffen steigt in der Regel auch der CO_2-Gehalt an, und mit 0,1 Vol.-% wird die Grenze der tolerierbaren Geruchskonzentration überschritten (z. T. werden 0,15 Vol.-% akzeptiert.
2. Schädliche Gase, Dämpfe und Stäube müssen unterhalb der Schädlichkeitsgrenze liegen (MAK-Werte). Für Wohnräume gibt es von einigen Empfehlungen abgesehen, noch keine Konzentrationsgrenzwerte. Es wird geraten, sich an dem Bereich zwischen MIK- und MAK-Werten zu orientieren.
3. Die Lufttemperatur soll eher etwas zu niedrig als zu hoch sein und in Fuß- und Kopfebene möglichst gleich.
4. Ein Zustand völliger Luftruhe ist ebenso unerwünscht wie eine fühlbare, lästige Luftbewegung. Bei Raumtemperaturen von 18−20 °C sind größere Luftbewegungen als 0,3 m/s schon recht problematisch. Überschreitungen setzen eine sorgfältige Konditionierung voraus.

Lüftung ist aber auch aus der Sicht des Bautenschutzes erforderlich, damit den eventuellen Schäden durch Wasserdampfkondensation, Schimmelbildung usw. vorgebeugt wird. Es besteht daher die Notwendigkeit, selbst während der Periode der Nichtbenutzung eines Wohnraumes einen Grundluftwechsel zu gewährleisten (*Wegner* 1984).

Lüftungstechnik

In Arbeitsräumen muß unter Berücksichtigung der angewandten Arbeitsverfahren und der körperlichen Beanspruchung der Arbeitnehmer während der Arbeitszeit ausreichend gesundheitlich zuträgliche Atemluft vorhanden sein. Nicht weniger wichtig ist die Sicherung der Luftqualität in den Wohnräumen.
Die im Zuge der Energiekrisen ergangenen Appelle zur Einsparung beinhalteten auch Vorschläge zur Herabsetzung der Luftwechselraten. Inzwischen hat man eingesehen, daß damit gesundheitliche Risiken verbunden sind. Ein WHO-Expertengespräch (Euro-Reports and Studies 21, Kopenhagen) führte schon 1979 zu einer Reihe von Empfehlungen. Unter anderem wurde angeführt:

1. Die Anwendung von Materialien mit hohen Emissionsraten von *Formaldehyd* sollte eingeschränkt werden. Studien über Gesundheitsschäden bei chronischer Exposition seien erforderlich.
2. Einsatz von *asbesthaltigem Material*, das Fasern an die Raumluft abgeben kann, ist bei allen Neubauten zu vermeiden. Bestehende Gebäude sollen kontrolliert und entsprechend präpariert werden, damit in der Raumluft keine Fasern mehr auftreten.
3. Der Einsatz von *radonemittierendem Material* muß bei Neubauten auf ein Minimum beschränkt bleiben.
4. Neben Formaldehyd, Asbest und Radioaktivität sind noch weitere Schadstoffe zu beachten.

In diesem Sinne sind anzuführen: Tabakrauch, NO_2, SO_2, CO_2, CO, O_3, Mineralfasern, organische Substanzen und Allergene.

Begriffe der Lüftungstechnik

Lüftung ist die Erneuerung der Raumluft durch direkte oder indirekte Zuführung von Außenluft. Sie erfolgt durch:
1. freie Lüftung,
2. lüftungstechnische Anlagen (im DIN- und VDI-Regelwerk „Raumlufttechnische Anlagen" – RLT-Anlagen genannt).

Die Größe der Lufterneuerung bei geschlossenen Fenstern und Türen ist von der baulichen Güte des Hauses abhängig. *Pettenkofer* gab als Norm das 2- bis 3fache pro Stunde an, bei modernen Bauten ist jedoch im Mittel nur mit dem 0,3- bis 1,0fachen des Rauminhaltes zu rechnen. Bei sehr dichten Fensterkonstruktionen (Schallschutzfenster, Thermofenster mit Lippendichtung) reduziert sich der Luftwechsel auf $\leq 0{,}1/h^{-1}$, d. h., die Fugenlüftung muß dann durch Fensterlüftung ergänzt werden (gekippte Fenster = Luftwechselzahl (s. unten) 0,8–4,0 und mehr, halboffene Fenster 5,0–10,0, offene 9,0–15).

Der *Lüftungsbedarf* ist diejenige Menge Frischluft, die nötig ist, um unbehagliche Wärme und Feuchte sowie Geruchsstoffe zu vermeiden. Er errechnet sich aus dem CO_2-Gehalt der Außenluft (in der Stadt ca. 0,04%) und der höchstzulässigen Konzentration im Raum (0,15%). Da der Mensch 0,02 m^3 CO_2 pro Stunde erzeugt, müssen ihm 18,2 m^3 Raumluft pro Stunde zur Verfügung stehen. In der Literatur werden 15–25 m^3/Std./Person angegeben.
25 m^3 gelten für einen Gesamtenergieumsatz bis 170 W, was etwa den Tätigkeiten in einer Wohnung bzw. leichter Handarbeit, geistiger Arbeit oder Bürotätigkeit entspricht. 15 m^3 gelten für Schlafräume. Wenn in den Zimmern geraucht wird, sollen die Luftraten um ca. 10 m^3/h erhöht werden.

Ein weiterer Kennwert der Lüftung ist die *Luftwechselzahl*, die sich aus dem Luftvolumenstrom und der Raumgröße ermitteln läßt.

Für Wohnräume werden 0,8–1, für Küchen 2–5 und Bäder 3–6 angeführt. Bei Gasherden in der Küche müssen besonders hohe Anforderungen gestellt werden, bei 4 Kochstellen in innenliegenden Küchen 120 m^3/Std. (*Melia* u. Mitarb. 1981), d. h., für Kleinküchen mit ca. 20–25 m^3 errechnet sich eine Luftwechselzahl von 5–6.

Einen Raum, in dem eine der jeweiligen Arbeitsleistung angepaßte Temperatur herrscht, in dem keine Zugluftbelästigung auftritt und in dem die Luftfeuchte einen Wert zwischen 30 und 70% aufweist, bezeichnet man als *behaglich*. Als untere Behaglichkeitsgrenze der relativen Feuchte können etwa 30% gelten. Voraussetzung ist allerdings die Abwesenheit von staubförmigen Verunreinigungen. Die künstliche Luftbefeuchtung ist daher, von einigen Sonderfällen abgesehen, nur selten erforderlich. Die vielfach üblichen Verdunstungsgefäße zum Aufhängen an Zentralheizkörpern sind fast wirkungslos.

Der Mensch kann Änderungen der *Luftfeuchte* isoliert nicht wahrnehmen. In Experimenten von *J. Andersen* u. Mitarb. (1973) wurde bei gleichbleibender Temperatur der Abfall der relativen Feuchte allenfalls als Abkühlung und ein Anstieg als Erwärmung empfunden. Die häufigsten Angaben ordneten sich im Bereich von 70–10% relativer Feuchte um den Mittelwert „angenehm" ein. Es ist deshalb sinnvoller, die eigentliche Ursache der Belästigung, nämlich die Staubansammlung, direkt zu bekämpfen.
Als oberste Grenze für die Luftfeuchtigkeit gibt die Arbeitsstätten-Richtlinie ASR 5 „Lüftung" an:

Lufttemperatur °C	Relative Luftfeuchtigkeit %
20	80
22	70
24	62
26	55

Heizung

Als Richtwerte für Wohnraumtemperaturen wurden früher 17,5–18,5 °C genannt, oberhalb von 21 °C seien die Räume überheizt.
Heute liegt die normale Wohnraumtemperatur etwa bei 21–22 °C, wobei die Erhöhung zweifellos eine Folge der Änderung unserer Bekleidung, insbesondere der Unterbekleidung ist. Die Appelle zur Energieeinsparung dürften kaum im Sinne einer Erniedrigung der Raumtemperatur befolgt werden; allenfalls lassen bessere Isolierungen erwarten, daß sich die Wärmeverluste vermindern. Die WHO empfiehlt generell eine minimale Raumtemperatur von 18 °C und eine um 2–3 °C wärmere für Räume für alte

Personen, kleine Kinder und Behinderte. Unter 16 °C kann nach *Collins* (1986) die Resistenz gegen respiratorische Infekte vermindert sein, wobei sowohl besonders hohe, als auch besonders geringe relative Luftfeuchten Erkrankungen begünstigen. Temperaturen unter 12 °C bedingen kalte Extremitäten und eine (begrenzte) Erniedrigung der Kerntemperatur mit Blutdrucksteigerung. Zusammen mit einer erhöhten Blutviskosität könnte dies kausale Bedeutung für die Wintermorbidität und -mortalität bei Herzattacken und Schlaganfällen besitzen.

In Arbeitsräumen muß die Raumtemperatur nach der Arbeitsstätten-Richtlinie mindestens betragen:

bei überwiegend sitzender Tätigkeit	+ 19 °C,
bei überwiegend nicht sitzender Tätigkeit	+ 17 °C,
bei schwerer körperlicher Arbeit	+ 12 °C,
in Büroräumen	+ 20 °C,
in Verkaufsräumen	+ 19 °C,
in Waschräumen mit Duschen und Badewannen	+ 24 °C.

Der erhöhte Heizungskomfort wurde vor allem durch die Einführung moderner Brennstoffe und Heizungssysteme ermöglicht. Die zunehmende Verwendung von Erdgas geht aus der Abb. **62** hervor.

Heizung bedeutet physikalisch Wärmeübertragung durch *Konvektion und Strahlung.* Bei der Konvektion wird die Wärme mit Hilfe von flüssigen oder gasförmigen Stoffen weitergegeben. Durch die Erwärmung wird die Molekularbewegung gesteigert, die Stöße übertragen sich auf die benachbarten Luftmoleküle, die dann durch die Temperatur- und Dichteunterschiede aufsteigen und neuen Luftteilchen geringerer Temperatur Platz machen.
Wärmestrahlung bedeutet Aussenden elektromagnetischer Wellen im Bereich von 0,8–800 µm. Bei dieser Energieübertragung ist zu beachten, daß eine Strahlung von jedem wärmeren auf jeden kälteren benachbarten Gegenstand stattfindet. Für die medizinische Beurteilung ist, wie erwähnt, einerseits die Gesamtenergie, andererseits die Eindringtiefe von Bedeutung. Von den Infrarotstrahlern besitzen z. B. diejenigen mit 1500 °C heißen Heizelementen nur eine rein oberflächliche Wirkung; allein die ca. 2000 °C heißen senden eindringende Strahlen aus. Eine direkte Schädigung des Organismus ist jedoch aufgrund des im Vergleich zum UV und zur Röntgenstrahlung niedrigen Energieniveaus ausgeschlossen. Dies gilt für akute Einwirkungen.
Bei sehr hohen Bestrahlungstärken sind chronische Schädigungen, z. B. grauer Star, Nebenhöhlenentzündungen, Dermatitis, zu erwarten.

Eine wissenschaftlich gesicherte Grundlage über die günstigste Verteilung von Strahlung und Konvektion bei den Heizungen fehlt bis heute, es steht aber fest, daß reine Konvektionsheizungen mit nicht zu hoher Luftbewegung als durchaus angenehm empfunden werden. Für reine IR-Heizungen trifft das nicht immer zu. Das Optimum wird erreicht, wenn sich die mittlere Wandtemperatur nicht wesentlich von der Lufttemperatur unterscheidet;

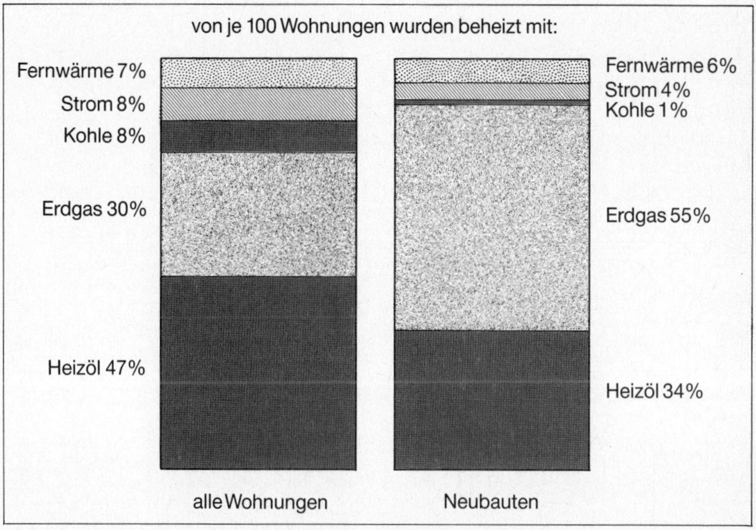

Abb. **62** Heizen in der Bundesrepublik Deutschland 1988.

auch soll die Heizkörpertemperatur im Mittel nicht erheblich über der menschlichen Oberflächentemperatur liegen. Die *Flächenheizungen* bieten hierfür die besten Voraussetzungen.
In Fabrikräumen sind Warmluftheizungen dagegen als zweckmäßig zu bewerten.

Der Einsatz von *Wärmepumpen* wurde mit beträchtlichem Enthusiasmus in Angriff genommen, doch sind die Erwartungen nicht erfüllt worden. Ihr Prinzip (Abb. **63**) entspricht dem eines Kühlschrankes, d. h., mit Hilfe von außen zugeführter Energie wird Wärme von einem niedrigen Temperaturniveau auf ein höheres „gepumpt". Es wurde ferner versucht, die bisherige Luft-Wasser-Wärmepumpe durch das *Energiedach* zu ersetzen.
Hierbei erfolgt der Wärmetransport durch eine Sole (Wasser + Frostschutzmittel), die einen Wärmeaustauscher auf dem Dach (an Fassaden oder Zäunen) aus Aluminium oder Kunststoff durchströmt. Mit der Wärmepumpe läßt sich die aufgenommene Wärme auf das für die Heizung erforderliche Temperaturniveau anheben. In Betracht kommt ferner die Kombination mit einer Brennstoffheizung (= bivalente Heizung) oder eine Langzeitspeicherung (Warmwassergroßspeicher). Der *Sonnenkollektor* ist im Gegensatz zum Absorber wärmeisoliert und oberseitig mit Glas abgedeckt. Da er sich bis zu 160 °C aufheizen kann, können Sicherheitsprobleme entstehen. Im Winter, wenn die Energie hauptsächlich benötigt wird, scheint aber bei uns die Sonne zu wenig. Das Energiedach stellt die bessere Lösung dar, weil dessen Absorber außer der Strahlungsenergie auch die Umgebungswärme nutzt.

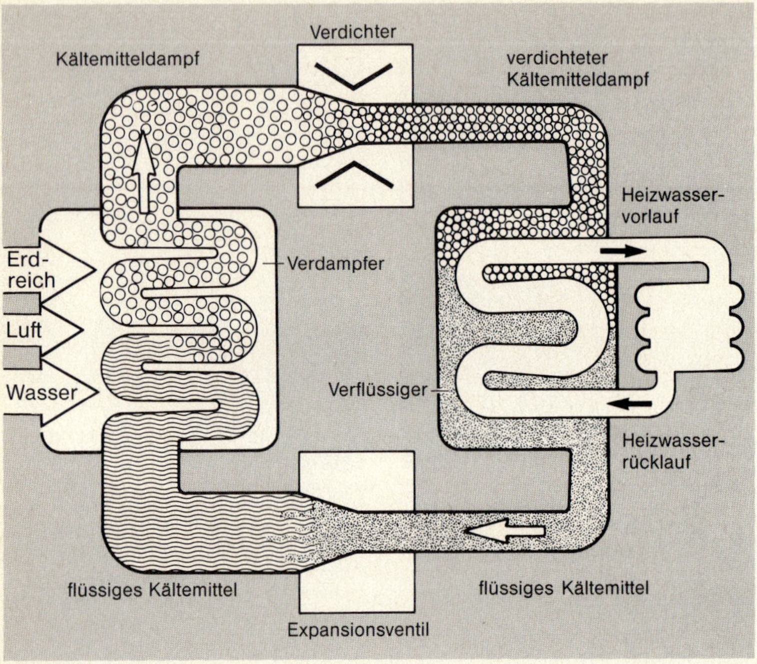

Abb. **63** Prinzip der Wärmepumpe.

Zum Wohnkomfort gehört eine ausreichende *Warmwasserversorgung*. Der Energiebedarf beträgt etwa 10–20% desjenigen der Raumheizung. Der durchschnittliche Warmwasserverbrauch dürfte bei ca. 20 Liter pro Person und Tag (60 °C Bezugstemperatur) liegen. Die Wärmepumpen könnten auch hierfür eingesetzt werden (*Schwindt* 1980), allerdings lassen sie sich nicht mit einfachen Mitteln regeln, so daß ein ausreichend großer Warmwasserspeicher (200–300 l) erforderlich ist. Speicher beinhalten aber das Legionellenproblem (s. S. 499 ff). Kombinierte Anlagen zur Raumheizung und Warmwasserversorgung arbeiten nicht so optimal wie speziell für diesen Zweck entwickelte Systeme. Empfehlenswert sind auch hier bivalente Anlagen. Es ist aber nicht zu übersehen, daß die Kosteneinsparung bei der Warmwasserversorgung im Wohnbereich im Vergleich zu derjenigen bei der Raumheizung gering ist.

Kühlung

Bei erhöhten Raumtemperaturen, seien sie durch klimatische Einflüsse oder durch technische Betriebsbedingungen entstanden, kann eine Erniedrigung erforderlich werden. Vorrangig sollte sein, die Entstehung solcher Temperaturen zu verhindern. Soweit die Wärmestrahlung der Sonne die Ursache ist,

läßt sich bereits eine Abhilfe durch Dachüberstände erreichen. Eine weitere Möglichkeit ist die Anbringung von Außenjalousien (Innenjalousien wirken nach Aufheizung als Sekundärstrahler). Ferner beeinflussen die Eigenschaften des Fensterglases die Raumtemperatur. Zweckmäßig sind IR-reflektierende, mit Metall (z. B. Gold) bedampfte Schutzgläser.
Schließlich hängt der Temperaturanstieg in den Räumen auch von der Relation Wandfläche : Fensterfläche und von der Luftwechselrate ab.
Heizen gewerbliche oder industrielle Wärmequellen den Raum auf, sind technische Maßnahmen zu treffen, um die Ab- und Einstrahlung klein zu halten. Hitzearbeiter, z. B. in Stahlwerken, müssen gegebenenfalls durch geeignete Bekleidung geschützt werden.

Bewirken die genannten Maßnahmen keine ausreichende Senkung der Lufttemperatur, ist eine *Raumkühlung* einzusetzen. Der Einbau einer einfachen Kühlanlage stellt jedoch nur einen Behelf dar. Die Abkühlung der Luft ohne gleichzeitige Trocknung führt zur Erhöhung der relativen Luftfeuchte. Bei Abkühlung unter den Taupunkt kommt es sogar zur Schwitzwasserbildung. Nur die sog. Klimaanlage bewirkt parallel eine ausreichende Kühlung und Trocknung bzw. gegebenenfalls Befeuchtung.
Viele Menschen klagen in vollklimatisierten Bereichen über rasche Ermüdung, Nachlassen der Konzentrationsfähigkeit u. a., was den dauernd gleichen mikroklimatischen Bedingungen zur Last gelegt wird, eine Behauptung, die nach *Fanger* (1973, 1974) jedoch durch Versuche bisher nicht untermauert werden konnte. Differenzimpulse in Form von Luftduschen, Außenkontakte, z. B. im Pausenraum, nicht zuletzt aber sachliche Informationen können eine Verbesserung bewirken (*Peters* 1977). Die Klagen sind aber keinesfalls verstummt.
Wenzel u. *Piekarski* (1980) betonen, daß Beschwerden über mangelnde Behaglichkeit in klimatisierten Räumen auch auf die erheblichen individuellen Unterschiede der Anforderungen an das Raumklima zurückzuführen sind. Ein Teil der Beschäftigten muß folglich durch Anpassung seiner Bekleidung selbst dazu beitragen, thermische Behaglichkeit zu erreichen. Fehlt dieses Bewußtsein zur Eigenverantwortlichkeit, werden in der Regel Beschwerden nicht ausbleiben. Ein psychologisches Problem ist nicht zuletzt die Unmöglichkeit einer Einflußnahme (z. B. Fenster öffnen, Thermostaten verstellen) bei Vollklimatisation, es kann ein Gefühl des Ausgeliefertseins entstehen, das psychosomatische Störungen nach sich zieht.
Auf die Notwendigkeit der Prävention von allergischen Lungenerkrankungen durch Verhinderung des Wachstums von Schimmelpilzen, Bakterien und Einzellern in Befeuchtungsanlagen ist zu verweisen. In Großraumbüros läßt sich die Klimaanlage nicht entbehren (wobei aber die Frage offenbleibt, ob ein Großraumbüro im gegebenen Falle immer sinnvoll ist). Ein solcher Raum soll mindestens 80 Arbeitsplätze haben. Die Raumluft ist wie folgt zu konditionieren:

1. im Sommer bei +30 °C Außentemperatur: 24 °C Raumtemperatur und maximal 50% rel. Feuchte;
2. im Winter bei −15 °C Außentemperatur: 22 °C Raumtemperatur und mindestens 35% rel. Feuchte.
3. Der zulässige Maximalwert der Luftgeschwindigkeit beträgt nach DIN 1946 bei einem 6fachen Raumluftwechsel und 22 °C Raumtemperatur 0,17 m/s.

Im Normalbüro dürfte in Abhängigkeit von den klimatischen Verhältnissen ein Einzelkühlaggregat zur Überbrückung von thermischen Spitzenbelastungen eine befriedigende Lösung darstellen. Eventuelle Gesundheitsgefahren sind durch die Raumkühlung allenfalls im gewerblichen und industriellen Bereich zu erwarten und nur dann, wenn es sich um Arbeiten in regulären Kühlhäusern oder Gefrieranlagen handelt. Eindeutige Beweise für die vermutete Schädlichkeit liegen aber bisher nicht vor. Die Wahrscheinlichkeit spricht dafür, daß bei Verwendung von richtiger Schutzkleidung organische Störungen ebensowenig wie bei der Kältearbeit im Freien auftreten.

Beleuchtung

Einheiten: Die *Beleuchtungsstärke* ist das Verhältnis des auf eine Fläche auffallenden Lichtstromes zur Größe der Fläche. Die Einheit 1 lx ist vorhanden, wenn 1 Lumen auf 1 m^2 Fläche gleichmäßig verteilt ist.
Die *Leuchtdichte* in einem Punkt einer Oberfläche ist das Verhältnis der vorhandenen Lichtstärke zu der Größe der strahlenden Fläche.
Maßeinheit ist das Stilb (sb), das einer Lichtstärkeeinheit pro cm^2 entspricht (Mond = ca. 0,25 sb, Mittagssonne bis 200 000 sb).
Die Empfängerfläche des Luxmeters ist horizontal in die Mitte der Arbeitsfläche zu legen; ist keine Arbeitsfläche vorhanden, wird in 85 cm Höhe über dem Fußboden horizontal gemessen. Mittlere Raumbeleuchtungsstärken werden aus mehreren Messungen im Raum berechnet, wobei zu beachten ist, daß bei der Messung hellere und dunklere Stellen gleichmäßig Berücksichtigung finden. Für bestimmte Zwecke wird die vertikale Beleuchtungsstärke ermittelt. Der Reflexionsgrad der Arbeitsflächen und des Fußbodens ist dabei in Rechnung zu stellen.

Die wünschenswerte Beleuchtungsstärke hängt von dem Feinheitsgrad der Arbeit ab. Die Tab. **66** gibt hierzu eine Übersicht. *Hollwich* (1976) empfiehlt, am Arbeitsplatz nicht über 600 lx (Leuchtstoffröhrenlicht) hinauszugehen. Felduntersuchungen von *Brandt* u. Mitarb. (1980) ergaben aber, daß erst Beleuchtungsstärken zwischen 1 000 und 2 000 lx von der Mehrzahl der Befragten als zufriedenstellend bezeichnet wurden. Die Beschwerdehäufigkeit war bei den niederen Beleuchtungsstärken deutlich höher.

Für hohe Beleuchtungsstärken haben sich, besonders wenn es sich um die Verminderung von Wärmeeinstrahlungen handelt, die *Leuchtstoffröhren* (auch heute noch fälschlich Neonröhren genannt) durchgesetzt.

Tabelle **66** Beleuchtungsstärken in Lux (Beispiele aus DIN 5035 Teil 2).

Art des Raumes bzw. Tätigkeit	Lux	Farbe	Bemerkungen
Bahnsteige	10	ww nw tw	–
Lagerräume	50– 100	ww nw	Na-Hochdrucklampen zulässig
Verkehrswege	50– 100	ww nw	Anpassung an benachbarte Räume
Pausen-, Sanitär- und Sanitätsräume	100– 500	ww nw	evtl. zusätzliche Spiegelbeleuchtung
Büroräume	300–1000	ww nw	Einzelplatzbeleuchtung zulässig
Chemische Labors	300	ww nw	–
Stahl- und Walzwerke			–
Meßstände, Steuerbühnen	300	ww nw	–
Prüf- und Kontrollplätze	500	ww nw tw	–
Automobilbau	500–1000	ww nw tw	–
Glasschleifen	500–1000	ww nw	Einzelplatzbeleuchtung zweckmäßig
Optiker- und Uhrmacherwerkstatt	1500	ww nw tw	Einzelplatzbeleuchtung zweckmäßig
Graphisches Gewerbe, Stahl- und Kupferstich	2000	ww nw tw	Einzelplatzbeleuchtung zweckmäßig

Die ersten Konstruktionen erreichten eine Lichtausbeute (Lampenlichtstrom/Lampenleistung) von etwa 40 lm/W, also rund 3mal größer als die einer Glühlampe. 1978 wurde die Wirtschaftlichkeit mit über 90 lm/W mehr als verdoppelt. Die Standardlampen werden in den Lichtfarben tageslichtweiß (tw), neutralweiß (nw) und warmweiß (ww) hergestellt, sie geben viel Licht, die Farbgüte ist jedoch nur mäßig.
Wird Wert auf die Farbwiedergabe gelegt, sind Lampen mit dem Zusatz „de Luxe“ vorzuziehen; allerdings geben diese weniger Licht. Lampen, wie die „Dreibandenlampe“ (z. B. Lumilux) geben den hohen Lichtstrom der Standardlampe und die Farbwiedergabe der De-Luxe-Typen wieder. Trotz der höheren Lichtausbeute nehmen sie 10% weniger Strom auf.
Die höchste Lichtausbeute von 100 lm/W besitzen Natriumdampf-Hochdrucklampen (z. B.Vialox), ihr Licht ist gelblich; nicht so intensiv gelb wie das der Natriumdampf-Niederdrucklampen, aber doch noch etwas farbverfälschend, so daß sich der Einsatzbereich auf das Beleuchten von Straßen, Baustellen, Lagerhallen usw. beschränkt.

Ein hoher Rotanteil erzeugt, vor allem bei älteren Menschen, eine Übersichtigkeit, die bei Naharbeit zu Schwierigkeiten führt. Der Blauanteil bewirkt eine relative Myopie, die eine Unschärfe in der Raumtiefe hervorruft (*Hartmann* 1983, 1984).
Neben der Beleuchtungsstärke sind noch andere Kriterien zu beachten, besonders die *Schattigkeit*, welche die räumliche Wahrnehmung unterstützt. Die Schattenbildung ist auch von größtem Einfluß auf die Ermüdung des Au-

ges. Starke, ungemilderte Schlagschatten wirken unruhig, völlig schattenlose Beleuchtung macht gewisse Arbeiten, bei denen es auf Tiefenwahrnehmung ankommt, unmöglich. In Räumen mit stimmungsbetonter Beleuchtung, etwa in Wohnräumen, sind besonders weiche Schatten anzustreben.
Am Arbeitsplatz sollen die *Leuchtdichteunterschiede* zwischen Infeld, Umfeld und Umwelt bestimmte Maximalwerte nicht überschreiten. Für eine Normaltätigkeit gilt 10 : 3 : 1, für Feintätigkeit 10 : 5 – 10 : 1. Der Leuchtdichteverteilung ist bei der Arbeitsplatzgestaltung mehr Beachtung zu schenken als der Beleuchtungsstärke.
Die *Gleichmäßigkeit* der Beleuchtung ist ein weiterer wichtiger Gesichtspunkt. Die Glühlampen geben bei der Netzfrequenz von 50 Hz gleichmäßiges Licht; Leuchtstoffröhren zünden und erlöschen in diesem Rhythmus, doch nimmt das Auge den Wechsel nicht wahr.
Bei umlaufenden Maschinenteilen können allerdings stroboskopische Effekte auftreten, was Anlaß zu Arbeitsunfällen sein kann. Durch eine Dreiphasenschaltung oder durch die Duoschaltung kann dieser stroboskopische Effekt weitgehend vermieden werden.
Eine weitere Forderung betrifft die *Blendungsfreiheit*. Bei Leuchtdichten ab 1 sb (z. B. Glühlampen) ist bereits mit Blendung zu rechnen. Der Effekt ist aber gleichzeitig von der Leuchtdichte der Umgebung abhängig (Beispiel: Wirkung aufgeblendeter Autoscheinwerfer bei Tag und bei Nacht). Leuchtstoffröhren sind in dieser Hinsicht nur scheinbar besser als Glühlampen. Zwar ist ihre Leuchtdichte geringer, doch kann es zur Großflächenblendung kommen. Der Ausweg über die rein indirekte Beleuchtung weist jedoch den Nachteil des Verlustes der Mindestschattigkeit auf.
Die physiologische Blendung bewirkt eine verringerte Sehleistung; als Folge der sog. psychologischen Blendung leidet das Wohlbefinden und die Leistungsbereitschaft. Möglichkeiten zur Vermeidung sind in der Tab. 67 zusammengestellt.

> Die bei der Einführung der Leuchtstoffröhren in großem Umfange geäußerten *Klagen über Sehstörungen und Beeinträchtigungen des körperlichen Wohlbefindens* waren teils psychischer Art, in der Hauptsache aber durch falsche lichttechnische Installationen bedingt. Primär sind selbstverständlich Refraktionsfehler zu korrigieren.

Ein ziemlich heftiger Streit wurde in der Literatur über die Zulässigkeit *fensterloser Arbeitsräume* ausgetragen. Außer Zweifel steht, daß es durch optimale künstliche Beleuchtung jedenfalls nicht zu definierten Krankheitsbildern kommt. Die Hilfshypothesen einer Streßwirkung und der Belastung von vegetativen Dystonikern vermögen auch nicht recht zu überzeugen. Unbestreitbar können in zahlreichen Industriezweigen und Einrichtungen des Handwerks sowie des Handels viele Arbeiten heute nicht mehr ohne künstliche Beleuchtung ausgeführt werden. Es besteht aber gleichwohl kein Grund, deshalb völlig auf Tageslicht zu verzichten. Die psychophysiologi-

Tabelle **67** Entstehung und Vermeidung von Blendung (nach *Hoer*).

Blendung kann entstehen durch:	Blendung ist zu vermeiden durch:
Fenster und Oberlichter	1. Nicht mit Blickrichtung zum besonnten Fenster arbeiten 2. Tageslichtschwankungen durch Vorhänge abmildern 3. Bei Beleuchtung durch Oberlichter blendfreie Anordnung der Arbeitsplätze beachten
Allgemeinbeleuchtung	1. Winkel zwischen Blick- und Lichteinfallsrichtung = 30° (sonst Raster) 2. Gute Beleuchtungsgleichmäßigkeit
Platzbeleuchtung	1. Arbeitsplatzleuchte so anordnen, daß weder der Arbeitende noch seine Umgebung geblendet wird 2. Leuchtdichte Arbeitsplatz zu Leuchtdichte Arbeitsumwelt = 10:1 3. Lampen ggf. mit Streuscheiben versehen
Reflexion	1. Kein frontaler Lichteinfall 2. Vermeidung glänzender Materialien 3. Leuchtdichteunterschiede im Arbeitsfeld nicht größer als 1:3

schen Belastungen in der Arbeitswelt würden dadurch nur unnötig vergrößert.

Die Arbeitsstättenverordnung besagt in § 7, Absatz 1: „Arbeits-, Pausen-, Bereitschafts-, Liege- und Sanitätsräume müssen eine Sichtverbindung nach außen haben." Im Normalfall sind Fenster in der Größe von 1/8 der Raumgrundfläche vorzusehen. Nicht immer wird sich diese Forderung realisieren lassen (z. B. im Großraumbüro), doch sollte grundsätzlich das Kunstlicht als Tageslicht-Ergänzungsbeleuchtung angesehen werden. Der Einsatz von Kassettenleuchten ist dem Lichtbandsystem unbedingt vorzuziehen.

2.7 Luftverunreinigung

2.7.1 Luftqualität in Innenräumen

Obwohl die Raumluftbeschaffenheit schon immer ein öffentliches und persönliches Gesundheitsproblem darstellte, hat sich das Interesse daran in den letzten Jahren erheblich verdichtet. In einer Reihe von Ländern sind umfassende Untersuchungen durchgeführt und Beobachtungen ausgewertet worden, die eine Grundlage für wirksame Verbesserungsmaßnahmen bilden können. Die Resultate der Studien waren allerdings sehr unterschiedlich.

Beeinträchtigungen der Luftqualität können grundsätzlich entstehen durch:
- Außenluftverunreinigungen;
- Emissionen, die vom Menschen bzw. seinen Aktivitäten ausgehen;
- Emissionen, die ihren Ursprung in Baumaterialien, Einrichtungsgegenständen, Reinigungs- und Pflegemitteln haben;
- Emissionen, die durch Arbeitsstoffe bedingt sind.

Durch den Luftwechsel in den Räumen gelangt mehr oder minder verunreinigte Außenluft in den Innenbereich. Sofern keine Aufbereitung betrieben wird, finden sich daher Gase, Dämpfe und Stäube in den Wohn- und Arbeitsräumen. Die Konzentrationen entsprechen aber nicht in allen Fällen denen der Außenluft. Schwefeldioxid erfährt z. B. in der Regel eine Abnahme, es wird vom Wandputz gebunden, an Tapeten, Teppichen und Mobiliar adsorbiert. Stickoxide zeigen dagegen kaum Veränderungen der Konzentration. Wenn allerdings Gasherde und -heizungen installiert sind, lassen sich innen meist 25fach höhere NO_2-Werte messen als außen. Ähnliches trifft für CO zu. Schwebstoffe finden sich in der Regel innen weniger als außen, bei Tabakrauchbelastung kehrt sich das Verhältnis um. Bestehen in den Räumen Emissionsquellen für Formaldehyd, kann die Konzentration 10- und mehrfach über derjenigen der Außenluft liegen.
Es müssen aber in den Räumen nicht in jedem Falle derartige klassische Schadstoffe anwesend sein, damit Gesundheitsstörungen entstehen.

„Sick-building"-Syndrom und ähnliche Schäden

Zweckmäßig wird unterschieden in Erscheinungen, die in „krankmachenden" Gebäuden auftreten, in die Befeuchterlunge (eine Form der exogen allergischen Alveolitis) und in das „humidifier fever", bei dem keine röntgenologisch faßbaren Lungenveränderungen und keine Diffusionsstörungen entstehen.

„Sick buildings" wurden schon vor 1960 ermittelt, seit 1980 ist die Zahl der Beschreibungen deutlich gestiegen. Folgende Symptomatik tritt – z. T. in unterschiedlicher Kombination – auf:
- Reizungen der Atemwege und der Augenbindehäute;
- Austrocknungserscheinungen;
- Erytheme;
- Ermüdungserscheinungen;
- Kopfschmerzen, Heiserkeit, Atemwegsinfektionen;
- Juckreiz und unspezifische Überempfindlichkeit;
- Übelkeit, Schwindel.

Die Beschwerden wurden bei Befragungen mit einer Häufigkeit von 6–40% angegeben. Dabei gibt es Häuser, die Krankheiten nur einige Zeit (mehrere

Monate) nach der Erstellung hervorrufen, aber auch andere, welche die Gesundheit der Bewohner jahrelang beeinträchtigen. Aus den Berichten ergaben sich hier folgende gemeinsame Merkmale:
- zentrale Lüftungsanlage, z. T. Luftrückführung;
- Leichtbauweise, Energiesparmaßnahmen;
- textile Wand- und Bodenbeläge;
- starke Beheizung;
- geringe Luftwechselraten.

Es muß sich aber nicht unbedingt um Rezirkulationssysteme und Luftbefeuchter handeln, *Finnegan* u. Mitarb. (1984) beschrieben Sick-building-Syndrome in Gebäuden ohne diese Merkmale.
Über die Ursachen des Syndroms bestehen bis heute im Grunde nur Vermutungen.
Thermische Ursachen spielen wahrscheinlich häufig eine wichtige Rolle; man wird daher zunächst den Faktoren des Raumklimas erhöhte Aufmerksamkeit zuwenden. Chemische Reizstoffe sind sicher oft, aber keinesfalls immer an der Krankheitsauslösung beteiligt.
Die Kenntnisse sind vor allem über die Interaktionen zwischen Reizstoffen in niedriger Konzentration sehr spärlich. Bei Umluftsystemen besteht das Risiko der gleichmäßigen Verteilung von Schadstoffen im gesamten Gebäude, außerdem fehlen dem homogenen Raumklima jegliche Differenzimpulse. Die Beschwerden können natürlich auch auf subjektiv kritischen Einstellungen zur Raumklimatisierung beruhen.
Die *Befeuchterlunge* hat offenbar keine eindeutig definierbare Ursache, auffällig ist allerdings, daß in dem Befeuchterwasser von betroffenen Betrieben z. T. starke mikrobielle Verunreinigungen (Aktinomyzeten, Flavobakterien, Aspergillen, Algen) festzustellen waren (*Baur* u. Mitarb. 1984).
In solchen Fällen lassen sich dann oft Antikörper im Patientenserum gegen verschiedene Bestandteile von Schimmelpilzen und Bakterien (aus dem Befeuchterwasser) nachweisen. *Baur* u. Mitarb. plädieren deshalb für die Anerkennung der Befeuchterlunge als Berufskrankheit.
Das *„humidifier fever“* ist zwar klinisch von der Befeuchterlunge – die mit der Farmerlunge u. a. Lungenfibrosen vergleichbar ist – abzugrenzen, doch steht es offenbar ebenfalls mit mikrobiell kontaminiertem Wasser aus den Luftwäschern von Klimaanlagen in Zusammenhang. *Parrott* u. *Blyth* (1980) beschrieben ein influenzaähnliches Krankheitsbild in der Druckindustrie, *Cockcroft* u. Mitarb. (1981) fanden Amöben und Antigene, mit denen 25 von 60 in einem Operationssaal exponierten Personen serologisch reagierten. Bei 10 der Personen waren klinische Symptome aufgetreten, die ausblieben, als die Anlage abgeschaltet wurde. Weitere Fälle von Humidifier fever sind in den Morbid. Mort. wkly Rep. 33 (1984) 506–508 angeführt.
Flaherty u. Mitarb. (1984) untersuchten solche antigenwirksamen Biomassen aus Befeuchtungssystemen und fanden Kohlenhydrate, Hexosamine, Phosphate sowie gesättigte und ungesättigte Fettsäuren. Das Antigen besaß

nachweislich endotoxische Eigenschaften. *Forsgren* u. Mitarb. (1984) stellten aufgrund immunologischer Versuche fest, daß die Symptome am wahrscheinlichsten Folge einer Komplementaktivierung waren.

Zur Verhinderung des *Keimwachstums* in Luftbefeuchtern sind spezielle Desinfektions- bzw. Konservierungsmittel entwickelt worden. Mit Erfolg lassen sich auch Kupfersalze einsetzen. Die Gefahr einer Kupfervergiftung scheint nicht zu bestehen (*Malacrida* u. *Roth* 1981).
Im Vergleich zu den Mikroorganismen in Luftbefeuchtungseinrichtungen haben die Keime des Fußbodens, z. B. in Teppichböden, eine weitaus geringere Bedeutung. *Hentschel* u. *Werner* (1985) gestatten deshalb in öffentlichen Gebäuden – sachgemäße Reinigung vorausgesetzt – textile Beläge, erklären sie aber in Pausenräumen von Schulen für unerwünscht. Nach unserer Auffassung ist dieser Kompromiß bei Abwägung der Vor- und Nachteile tragbar. In Krankenstationen sollten keine Teppichböden verlegt werden.

Über das Vorkommen von *Schadstoffen in Baumaterialien und Einrichtungsgegenständen* herrscht heute kein Zweifel mehr, die gesundheitliche Bedeutung ist jedoch z. T. noch unklar.
Vor 10 Jahren wurde die Verwendung von *Spritzasbest* wegen der krebserzeugenden Faserbelastung bei der Ausbringung verboten. In den Jahren zuvor war dieses Material zum Schall- und Feuerschutz in öffentlichen und gewerblich genutzten Gebäuden – z. B. in 32 Rundsporthallen – verwendet worden. Solche „Altlasten“ erfordern jetzt Sanierungsmaßnahmen, da die etwa 3 cm dicken Schichten altern und spröde werden. Es treten Ablösungen auf und Asbestfasern werden frei. Zu beachten ist, daß auch in der normalen Außenluft Asbestfasern nachweisbar sind (ca. 1000 Fasern aller Längen pro m^3, in Reinluftgebieten dagegen nur etwa $100/m^3$). Das Maximum beträgt etwa $15\,000/m^3$. 10–15% dieser Asbestfasern liegen im gesundheitlich kritischen Längenbereich über 5 µm. 30–40% gehören zum Bereich 2,5–5 µm, der ebenfalls – wenn auch deutlich weniger – kanzerogen wirkt (*Lohrer* 1983).
Die Durchmesser von 50% der Fasern betragen $< 0{,}1$ µm, nur ein kleiner Teil davon hat aber kritische Längen. Die Luftbelastung ist in den letzten Jahren zurückgegangen.
Das Abschleifen von asbesthaltigen Fußbodenbelägen erwies sich für die damit Beschäftigten als eine risikoreiche Tätigkeit.
Zahlreiche weitere Haushaltgegenstände und -produkte enthielten früher Asbest, doch sind die heute in den Handel kommenden Erzeugnisse nach *Lohrer* u. *Nantke* (1986) nicht mehr gefährlich. Die am 1. 10. 1986 in Kraft getretene Gefahrstoffverordnung setzte die Asbestrichtlinie der EG um, sie enthält noch weitergehende Herstellungs- und Anwendungsverbote. Lediglich frühere Erzeugnisse führen gegebenenfalls auch jetzt noch zu einer Luftbelastung. Freilich resultiert daraus in der Hauptsache ein arbeitsmedizinisches und kein allgemeinhygienisches Problem.

Am Asbestarbeitsplatz besteht das Risiko der Asbestose bis zu bronchogenen Karzinomen; selbst relativ kurzfristige Expositionen können noch nach 15 oder mehr Jahren zu Endotheliomen des Brust- und Bauchfelles führen. Gefährdet sind vor allem Zigarettenraucher. Die nachteiligen Auswirkungen auf die Gesundheit sind so schwerwiegend, daß energische Bemühungen zur Ausschluß von Materialien, welche Asbestfasern abgeben, und zur Verringerung oder möglichst Vermeidung der Freisetzung von Asbestfasern in die Innenluft bestehender Gebäude gerechtfertigt erscheinen (*WHO* 1986).

Immissionsmessungen, Tierversuche und epidemiologische Untersuchungen erlauben den Schluß, daß *Glasfasern und Mineralwollstäube* beim Menschen keinen Krebs auslösen (*Saracci* u. *Simonato* 1982, *Morgan* u. Mitarb. 1981, *Claude* u. *Frentzel-Beyme* 1986, *Teppo* u. *Kojonen* 1986, *Gardner* u. Mitarb. 1986, *Enterline* u. Mitarb. 1982, *Shannon* u. Mitarb. 1984, *Förster* u. Mitarb. 1984). Teilweise wurden Übersterblichkeiten an Krebs des Larynx, der Mundhöhle und des Pharynx in der Expositionsgruppe beobachtet (*Bertazzi* u. Mitarb. 1986, *Andersen* u. *Langmark* 1986, *Westerholm* u. *Bolander* 1986). Als Ursache werden aber zumeist zusätzliche Schadstoffeinwirkungen außer den künstlichen Mineralfasern am Arbeitsplatz in Betracht gezogen.
Experimentell ließen sich mit Glasfasern (20 µm Länge, Durchmesser $<0{,}25$ µm) intraperitoneal Tumoren erzeugen (*Pott* u. *Friedrichs* 1972, *Pott* u. Mitarb. 1976). Das Fehlen von Mesotheliomen beim Menschen läßt sich mit der relativ kurzen Eliminationszeit (*Friedberg* u. *Ullmer* [1983]: Halbwertszeit 44 Tage in der Rattenlunge; *Hammad* [1985]: Retentionsrate nach 270 Tagen für Mineralwolle 6%, für keramische Fasern 25%) und den längeren Induktionszeiten erklären. Bei dem Verlegen der Stoffe sind allerdings akute Reizungen der Haut und Schleimhäute aufgetreten. Zu Asthma, Bronchitis und Lungenentzündungen kam es nur nach Langzeitinhalation. Aus der Bundesrepublik Deutschland fehlen aber entsprechende Beobachtungen.

Faserförmige Dämmstoffe bestehen aus künstlichen Mineralfasern einer silikatischen Schmelze, denen zur Stabilisierung der Form ein Bindemittel (meist Phenolformaldehydharz) beigegeben wird.
Solche Dämmstoffe schützen gegen Wärme, Kälte, Schall und Brand, sie werden fast immer abgedeckt, d. h., hinter Verkleidungen aus Mauerwerk, Putz oder Holz eingebaut. Eine gesundheitliche Beeinträchtigung durch derartige Fasern ist weitestgehend ausgeschlossen, in mehr als 30 Anwendungsjahren sind keine konkreten Beschwerden bekannt geworden (*Tiesler* u. Mitarb. 1983). Den organischen Dämmaterialien, wie Kork usw., sind die mineralischen überlegen.

Formaldehyd wird von verschiedenen Baumaterialien abgegeben:
- Spanplatten;
- verleimten Holzbalken;
- Anstrichfarben, Teppichen;
- Textilien;
- Isolierschaum.

Spanplatten bestehen zu 90% aus Holzspänen und zu 10% aus Kunststoff, meist Harnstoff-Formaldehydharz, aus dem HCHO in die Raumluft diffundiert. In der Bundesrepublik Deutschland gilt eine ETB-Richtlinie in der 3 Emissionsklassen festgelegt sind:
- E1-Platten mit Emissionen $\leq$0,1 ppm HCHO
- E2-Platten mit Emissionen >0,1–1,0 ppm HCHO
- E3-Platten mit Emissionen >1,0–2,3 ppm HCHO

Für Platten der Klasse E2 ist eine Oberflächenbeschichtung und für E3 eine Oberflächen- und eine Schnittflächenbeschichtung notwendig.

Innenluftmessungen in Dänemark, der Bundesrepublik Deutschland und den Niederlanden ergaben Spitzenwerte bis zu 2,8 mg/m^3 HCHO und Durchschnittswerte von etwas weniger als 0,5 mg/m^3. Wohnhäuser in den Niederlanden, in denen keine HCHO-haltigen Materialien eingebaut wurden, zeigten dagegen Mittelwerte von 0,04 mg/m^3 und Maxima bis zu 0,1 mg/m^3.

Erfolgt also wie bei Formaldehyd ein ständiger Nachschub des Schadstoffes, kann die Belastung der Raumluft Jahre andauern, in anderen Fällen sind kurze Halbwertszeiten ermittelt worden, für NO_2 eine halbe Stunde, für CO mehr als 2 Stunden (*Cote* u. Mitarb. 1974).

Für verschiedene Länder gelten Höchstwerte für HCHO im Inneren von Gebäuden:
- Bundesrepublik Deutschland 0,12 mg/m^3;
- Niederlande 0,12 mg/m^3;
- Schweden 0,10 mg/m^3;
- CSFR 0,10 mg/m^3.

In Schweden darf die Konzentration in älteren Gebäuden 0,7 mg/m^3 nicht überschreiten.

Die Formaldehydabgabe von Mineralfaser-Dämmstoffen ist dagegen so gering, daß es weder zu Belästigungen noch zu Gesundheitsgefahren kommt. Die Konzentrationen liegen unter der Wahrnehmsbarkeitsschwelle (*Tiesler* u. Mitarb. 1983). Anders ist Harnstoff-Formaldehyd-Ortsschaum zu bewerten. Diese Isolierungen werden durch Vermischen einer wäßrigen Formaldehydharzlösung mit einer durch Druckluft aufgeschäumten Tensidlösung hergestellt und mittels Katalysatoren auf Phosphorbasis vor Ort gehärtet. Formaldehydabgaben sind über Jahre möglich (*Most* u. Mitarb. 1981). Das Bundesgesundheitsamt empfiehlt im Hinblick auf die im Tierversuch nachgewiesene kanzerogene Wirkung von HCHO den Ortsschaum vorerst nicht zu verwenden, die Bedenken gegen Polystyrol, Glasfasern oder mineralwollhaltige Dämmstoffe wären dagegen nicht berechtigt.

Es sei erwähnt, daß die verbleibenden Risiken durch Asbest und HCHO sehr unterschiedlich eingestuft werden. *Tuthill* (1984) ist z. B. der Ansicht, daß es zwischen Formaldehydexposition und Asthma, chronischer Bronchitis und Allergien keine signifikanten Beziehungen gibt. *L'Abbe* u. *Hoey* (1984) halten die HCHO-Belastungen in manchen Häusern für hoch genug, um bei einer begrenzten Zahl von besonders empfindlichen Personen Reaktionen auslösen zu können. Die Geruchsschwelle liegt bei

0,05–1,0 ppm, Reizungen der Augen- und Nasenschleimhäute entstehen im Bereich von 0,01–1,6 ppm, nur kurzfristig sind 4–5 ppm erträglich und ab 30 ppm besteht Lebensgefahr. *Solomons* u. *Cochrane* (1984) gaben als chronischen Effekt Lungenfunktionsstörungen an, *Schachter* u. Mitarb. (1986) kamen aber bei experimenteller Nachprüfung zu dem Ergebnis, daß 2 ppm Formaldehyd in der Atemluft zumindest keine akuten oder subakuten Lungenfunktionsstörungen bei gesunden Individuen, weder in Ruhe noch unter Belastung, erzeugen. Subjektive Beschwerden nach solchen Expositionen werden irritativen Phänomenen in den oberen Luftwegen zugeordnet.
Die experimentelle Erzeugung von Nasenkrebs bei Ratten veranlaßte das NIH (*Blair* u. Mitarb. 1986), eine umfangreiche Mortalitätsstudie bei formaldehydexponierten Industriearbeitern durchzuführen. Die ermittelten Daten gaben keinen sicheren Hinweis auf eine Erhöhung der Krebsmortalität bei den angetroffenen Schadstoffkonzentrationen.
Als ein weiterer Schadstoff in der Luft von Innenräumen wurde *Pentachlorphenol* (PCP) erkannt, das als Holzschutzmittel gegen Schädlingsbefall weit verbreitet eingesetzt worden ist. Die Bewohner derartig ausgestatteter Räume klagten teilweise über allgemeine Symptome wie Müdigkeit, Reizung der Haut, Schlafstörungen, Atembeschwerden u. ä. (*Rothe* u. Mitarb. 1989). Das BGA hatte vor 10 Jahren eine Untersuchung an über 1000 exponierten Personen durchgeführt, es konnte aber keine Beweise für einen ursächlichen Zusammenhang zwischen PCP und Gesundheitsbeschwerden erbringen.
Berücksichtigt wurde aber, daß bei jedem Einsatz biologisch wirksamer Substanzen ein Restrisiko nicht mit letzter Sicherheit auszuschließen ist. Hinzu kommt, daß Holzschutzmittel in Innenräumen in aller Regel nicht notwendig sind. Außerdem stehen heute auch Ersatzstoffe für PCP zur Verfügung. Auf Veranlassung des BGA sind daher in der Liste von Holzschutzmitteln mit Prüfzeichen PCP-haltige Präparate nicht mehr enthalten.

Auf die baumaterialbedingte *Radonabgabe* wurde bereits verwiesen (s. S. 295). In bestimmten Gebieten können auch Wasser und Bodengase beträchtliche Radonmengen in die Innenluft abgeben. *Bruno* (1983) ist der Ansicht, daß die Infiltration von Bodenluft bei weitem den größten Beitrag liefert. Über die tatsächliche Gefährlichkeit von Radon in den Wohnungen liegen keine gesicherten Erkenntnisse vor.

2.7.2 Außenluftqualität

Definitionen

Die Weltgesundheitsorganisation definiert Luftverschmutzung folgendermaßen:

Luftverunreinigung liegt vor, wenn sich ein luftverunreinigender Stoff oder mehrere luftverunreinigende Stoffe in solcher Menge und so lange in der Außenluft befinden, daß sie für Menschen, Tier, Pflanzen und Eigentum schädlich sind, zur Schädigung beitragen oder das Wohlbefinden oder die Besitzausübung unangemessen stören können.
Nach der TA-Luft (Technische Anleitung zur Reinhaltung der Luft) sind Luftverunreinigungen im Sinne dieser Anleitung Veränderungen der natürlichen Zusammensetzung der Luft, insbesondere durch Ruß, Rauch, Staub, Gase, Aerosole, Dämpfe oder Geruchsstoffe; zu den Dämpfen kann auch Wasserdampf gehören.
Emissionen im Sinne der TA-Luft sind die von einer Anlage ausgehenden Luftverunreinigungen. Sie werden als Massenkonzentration in der Einheit mg/m^3, als Massenstrom in g/h oder als Massenverhältnis in g/t angegeben.
Immissionen im Sinne der TA-Luft sind auf Menschen sowie Tiere, Pflanzen oder Sachen einwirkende Luftverunreinigungen. Als solche sind in der Regel in 1,5 m Höhe über dem Erdboden oder der oberen Begrenzung der Vegetation oder im Abstand von 1,5 m von der Oberfläche eines Bauwerkes auftretende Luftverunreinigungen anzusehen.

Immissionen werden wie folgt angegeben: als Massenkonzentration in mg/m^3, bei Gasen auch als Volumenkonzentration in cm^3/m^3, bei Stäuben als Konzentration an Staubpartikeln in der Einheit $1/cm^3$ und für Staubniederschlag als zeitbezogene Massenbedeckung in $g(m^2 \times d)$. Bei den MAK-Werten finden sich die Massenkonzentrationen auch noch in ppm ($= ml/m^3$). Da die Schadwirkungen akut oder chronisch auftreten können, werden bei den Immissionswerten sowohl Langzeit- (IW 1) als auch Kurzzeitwerte (IW 2) aufgeführt. (Der Grenzwert für Dauereinwirkung darf bis zur Höhe des Grenzwertes für kurzzeitige Einwirkung innerhalb von 4 Stunden für 30 Minuten überschritten werden.)

Grenzwerte

Die Liste der *maximalen Arbeitsplatzkonzentrationen* (MAK-Werte) wird alljährlich von der Senatskommission der Deutschen Forschungsgemeinschaft zur Prüfung gesundheitsschädlicher Arbeitsstoffe herausgegeben. Sie enthält für eine große Zahl von Chemikalien die höchstzulässigen Konzentrationen der Arbeitsstoffe als Gas, Dampf oder Schwebstoff in der Luft. Nach dem gegenwärtigen Stand der Kenntnis wird auch bei wiederholter und langfristiger, in der Regel täglich 8stündiger Exposition unter Einhaltung einer durchschnittlichen Wochenarbeitszeit von 40 Stunden im allgemeinen die Gesundheit der Beschäftigten und deren Nachkommen nicht beeinträchtigt. Eine unangemessene Belästigung darf ebenso nicht auftreten.
Für kanzerogene Substanzen werden keine MAK-Werte, sondern *TRK-Werte* (technische Richtkonzentrationen) angeführt, weil derzeit die Festsetzung eines Schwellenwertes nicht möglich ist.

Tabelle **68** Begrenzungen der Immissionen nach TA-Luft.
a) Zum Schutze vor Gesundheitsgefahren

Immissionen			
Schadstoff	*IW 1* (Langzeitwert)	*IW 2* (Langzeitwert)	
Schwebstaub (ohne Berücksichtigung der Inhaltsstoffe)	0,15	0,30	mg/m³
Blei und anorganische Bleiverbindungen als Bestandteile des Schwebstaubs – als Pb	2,00	–	µg/m³
Kadmium und anorganische Cd-Verbindungen als Bestandteile des Schwebstaubs – als Cd	0,04	–	µg/m³
Chlor	0,10	0,30	mg/m³
Chlorwasserstoff – als Cl	0,10	0,20	mg/m³
Kohlenmonoxid	10	30	mg/m³
Schwefeldioxid	0,14	0,40	mg/m³
Stickstoffdioxid	0,08	0,20	mg/m³

b) Zum Schutze vor erheblichen Nachteilen und Belästigungen

Immissionen			
Schadstoff	*IW 1*	*IW 2*	
Staubniederschlag (nichtgefährdende Stäube)	0,35	0,65	g/(m² · d)
Blei und anorganische Bleiverbindungen als Bestandteile des Staubniederschlags – als Pb	0,25	–	mg/(m² · d)
Kadmium und anorganische Cd-Verbindungen als Bestandteile des Staubniederschlags – als Cd	5	–	µg/(m² · d)
Thallium und anorganische Tl-Verbindungen als Bestandteile des Staubniederschlags – als Tl	10	–	µg/(m² · d)
Fluorwasserstoff und anorganische gasförmige Fluorverbindungen – als F	1,0	3,00	µg/m³

Mit *Immissionswerten* soll eine Gesundheitsschädigung vor allem von Kindern, Alten und Kranken, selbst bei langfristiger Einwirkung, vermieden werden. Erreicht werden soll auch ein Schutz vor Schäden an Tieren, Pflanzen und Sachgütern. Nicht berücksichtigt wird allerdings die Entstehung allergischer Reaktionen bei einzelnen Personen durch Spurenstoffe. Andererseits muß der Immissionswert um einen Sicherheitsfaktor niedriger liegen als der Wert, der nach dem gegenwärtigen Erkenntnisstand gerade noch nicht zu einer Gesundheitsschädigung führt.

Tabelle **69** Begrenzungen der Emissionen nach TA-Luft.

Emissionen – staubförmige anorganische Stoffe		
Klasse I	Massenstrom ≥ 1 g/h (Cd, Hg, Tl)	0,2 mg/m³
Klasse II	Massenstrom ≥ 5 g/h (As, Co, Ni, Se, Te)	1,0 mg/m³
Klasse III	Massenstrom ≥ 25 g/h (Cr, CN^-, Cu, F^-, Mn, Pb, Pd, Pt, Rh, Sb, Sn, V)	5,0 mg/m³
Bei Vorhandensein von Stoffen mehrerer Klassen darf beim Zusammentreffen von Stoffen der Klassen I und II die Massenkonzentration im Abgas insgesamt 1 mg/m³ sowie beim Zusammentreffen von Stoffen der Klassen I und III oder der Klassen II und III die Massenkonzentration im Abgas insgesamt 5 mg/m³ nicht überschreiten.		
Emissionen – Dampf- oder gasförmige anorganische Stoffe		
Klasse I	Massenstrom ≥ 10 g/h (Arsenwasserstoff, Chlorcyan, Phosgen, Phosphorwasserstoff)	1,0 mg/m³
Klasse II	Massenstrom ≥ 50 g/h (Brom, Chlor, HCN, Fluor, Schwefelwasserstoff)	5,0 mg/m³
Klasse III	Massenstrom ≥ 300 g/h (Chlorverbindungen, soweit nicht in Klasse I – als HCL –)	30,0 mg/m³
Klasse IV	Massenstrom ≥ 5 kg/h (Schwefeloxide, Stickstoffoxide)	500,0 mg/m³
*Emissionen – organische Stoffe**		
Klasse I	Massenstrom ≥ 0,1 kg/h (Anilin, Nitrobenzol, Dioxan, HCHO, Phenol u. a.)	20,0 mg/m³
Klasse II	Massenstrom ≥ 2,0 kg/h (Ethylenchlorid, Styrol, Toluol, Xylol, Trichlorethylen u. a.)	100,0 mg/m³
Klasse III	Massenstrom ≥ 3,0 kg/h (Aceton, Ethanol, n-Hexan, Methanol, iso-Propanol, Dichlormethan u. a.)	150,0 mg/m³
Emissionen – krebserzeugende Stoffe		
Klasse I	Massenstrom ≥ 0,5 g/h (Asbest, Benzo(a)pyren, Beryllium, Dibenz(a,h)anthracen, 2-Naphthylamin)	0,1 mg/m³
Klasse II	Massenstrom ≥ 5,0 g/h (As, Cr, Co, 3,3'-Dichlorbenzidin, Dimethylsulfat, Ethylenimin, Ni)	1,0 mg/m³

* Weitere organische Stoffe s. Anhang E der TA-Luft

Tabelle **69** Fortsetzung

Klasse III	Massenstrom ≥ 25 g/h (Acrylnitril, Benzol, 1,3-Butadien, Epichlorhydrin, 1,2-Dichlormethan, 1,2-Epoxipropan, Ethylenoxid, Hydrazin, Vinylchlorid)	5,0 mg/m^3

Bei Vorhandensein von Stoffen mehrerer Klassen darf beim Zusammentreffen von Stoffen der Klassen I und II die Massenkonzentration im Abgas insgesamt 1 mg/m^3 sowie beim Zusammentreffen von Stoffen der Klassen I und III oder der Klassen II und III die Massenkonzentration im Abgas insgesamt 5 mg/m^3 nicht überschreiten.

Die Liste der MIK-Werte (maximale Immissionskonzentration) des VDI 2310 bezieht sich auf den Schutz des Menschen vor toxischen Einwirkungen anorganischer Substanzen (Tab. 68).
VDI 2306 begrenzt organische Verbindungen. Sofern ein MIK-Wert für eine Substanz benötigt wird, die noch nicht in die Liste aufgenommen ist, wird empfohlen, zunächst etwa 1/20 des MAK-Wertes einzusetzen.
Die Emissionen werden in der TA-Luft nach Klassen begrenzt (Tab. 69).

2.7.3 Emissionsprodukte und Emissionsquellen

Staub

Bei dem *Staub*, also den festen Teilchen, die so fein sind, daß ihr Schwebevermögen besonders groß ist, kann man zwischen *Grob-* (> *10* µm), Fein- (10–0,5 µm) und Feinststaub (< 0,5 µm) unterscheiden. Wichtig ist noch die Abgrenzung des *lungengängigen Staubes*, der die Teilchen kleiner als 5 µm umfaßt.

Der Großstadtstaub, der in den Auffanggefäßen gesammelt wird, setzt sich aus wasserlöslichen und -unlöslichen Bestandteilen, aus teerigen und organischen, aus brennbaren Materialien und Asche zusammen. Die lösliche Komponente besteht meist aus *Sulfaten*. Die Zusammensetzung ändert sich allerdings mit der Jahreszeit. Während im Sommer der Prozentsatz der unlöslichen Stoffe über 80% beträgt, sinkt er im Winter auf etwa 67% ab. Im Durchschnitt kann man rechnen, daß der Großstadtstaub zu etwa 30% aus Ruß und zu 60% aus Mineralien besteht, der Rest verteilt sich auf Spurenstoffe.

Die Luft enthält jedoch auch außerhalb der Ballungsräume Staub.
Als mittlere Verteilung wurde festgestellt:

globaler Baseline-Pegel	5–20 µg/m³ Staub,
überregionaler Pegel (Bergstationen)	30 µg/m³ Staub,
regionaler Pegel (Landstationen)	60 µg/m³ Staub,
lokaler Pegel (Ballungsgebiete)	160 µg/m³ Staub.

Die Zahlen zu der mittleren Verteilung geben nur Größenordnungen an, insbesondere können die lokalen Pegel in sehr weiten Bereichen schwanken. Die *Schwebestaubuntersuchungen* für Teilchengrößen um 1 µm ergaben vor 10–20 Jahren z. B. in Mülheim (Ruhr) 260, in Bochum 320, in Los Angeles, Detroit, Washington 500 µg/m³. Als Maximum wurden in London im Dezember 1952 4460 µg/m³ gemessen.
1987/88 fanden sich im Mittel in Worms 30 µg/m³, in Trier 43, in Kaiserslautern 33, in Speyer 32 µg/m³. Die positive Entwicklung bei den Staubemissionen geht aus der Abb. **64** a hervor. Ein weiterer Beitrag kommt durch die Umstellung der Heizungen von Kohle auf Mineralöl und Erdgas zustande (s. Abb.**62**). Die Industrie liefert aber immer noch den Hauptanteil (Abb. **64** b).

Bei der Messung des *sedimentierenden Staubes* werden nur die gröberen, gesundheitlich weniger bedeutsamen Partikeln bis herab zu 10 µm erfaßt (z. B. mit Bergerhoff-Geräten). Die gesammelten Proben werden in 1- bis 2wöchigem Turnus untersucht. (Richtwerte: ländliches Gebiet 100 mg/(m²×d), Großstadt 250–600, Industriegebiete bis zu 5000 mg/(m²×d); hygienisch vertretbar sind bis zu 500 mg/(m²×d) im Jahresdurchschnitt der Tageswerte.) Das Verhältnis der Staubsedimentation von Sommer zu Winter beträgt etwa 1 : 1,8.

Bestandteile des Staubes

Die *chemische Zusammensetzung* der Schwebstoffe in der Großstadtluft ist außerordentlich vielgestaltig. Es wurden mehr als 20 Metalle gefunden. Silizium, Schwefel, Kalzium, Eisen, Aluminium und Kalium sowie Natrium waren am häufigsten; in relativ großen Mengen ließen sich auch Magnesium, Blei, Brom, Zink und Mangan nachweisen. Die in Tab. **70** dargestellten Meßergebnisse stimmen weitgehend mit denen ausländischer Untersucher überein.

Blei, Kadmium

Blei wird im allgemeinen als aerosolgebundener, partikulärer Schadstoff mit Filtern aufgefangen. Die Entwicklung der Luftbelastung wird aus der Tab. **71** ersichtlich.
Als Größenordnung des Bleipegels läßt sich folglich angeben:

Reinluft	ca. 0,05 µg/m³,
ländliche Gebiete	ca. 0,15 µg/m³,
Städte	0,5–5,0 µg/m³.

Die Kraftfahrzeuge wurden als Hauptverursacher durch die Messungen des Bleis in der Luft an autofreien Sonntagen während der ersten Ölkrise erkannt (z. B.Frankfurter Stadtzentrum an Werktagen: 2,8 µg/m³, an autofreien Sonntagen 0,2 µg/m³). Der Blei-

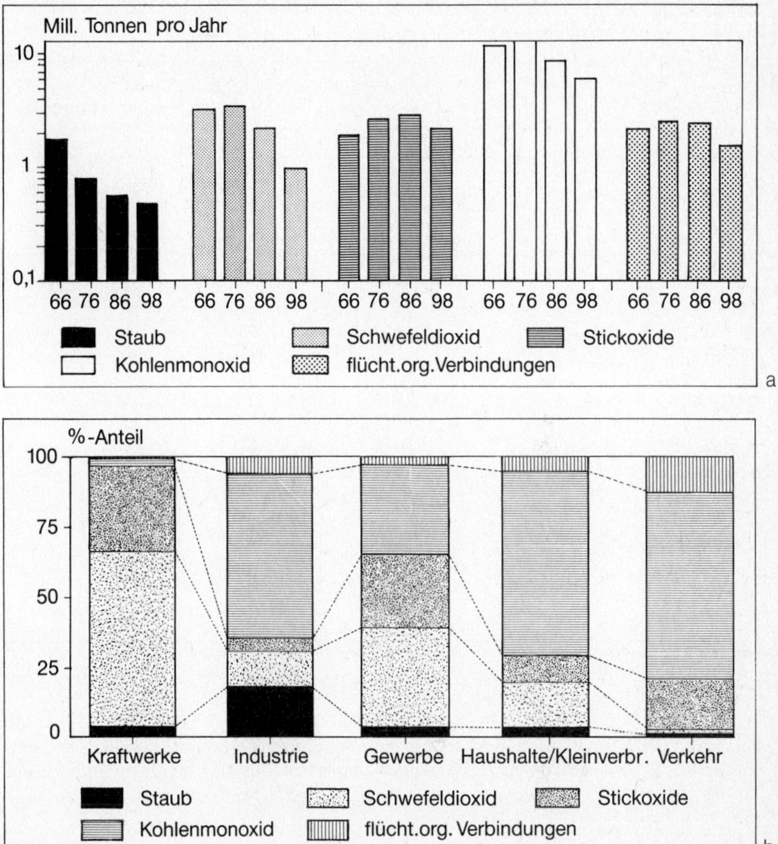

Abb. **64** a) Verhalten der Emissionen in der Bundesrepublik Deutschland von 1966–1986 und Prognose für 1998. b) Emissionen nach Sektoren in der Bundesrepublik Deutschland 1986 (nach „Daten zur Umwelt 1988/89", UBA).

gehalt des Benzins war schon vorher in 2 Stufen auf 0,15 g/l gesenkt worden, der eigentliche Fortschritt wird aber erst mit der allgemeinen Verwendung des bleifreien Treibstoffes erwartet (s. S. 193, 324) („bleifrei" wird definiert als ein Bleigehalt von ≤ 0,013 g/l.) Der Gesamtanteil von unverbleitem Ottokraftstoff betrug 1988 44% (ein Jahr zuvor 26%).

In ähnlicher Größenordnung wie der Verkehr trägt die *Industrie* zur Bleibelastung bei, während die *Haushalte* und das *Kleingewerbe* für etwa 1/10 verantwortlich sind. Dabei ist aber zu berücksichtigen, daß diese Emissionen bevor sie in den Bereich der Atemluft

Tabelle **70a** Ergebnisse eines Ringversuches „Bestimmung von Spurenstoffen in Luftstaubfiltern 1978" (Kernforschungszentrum Karlsruhe 1983).

	Wochenmittelwerte für 5 Sammelorte: Deuselbach, Hamburg, Karlsruhe, München, Mannheim		
	ng/m³	Bereich	Vergleichsdaten Karlsruhe 1974–76
Antimon	1,85– 22,08	10	3,5
Arsen	3,87– 20,16	10	5,9
Blei	82,50–854,00	100	372,0
Brom	17,90–210,70	100	54,0
Chrom	3,19– 27,79	10	7,3
Kadmium	0,96– 2,89	1	1,9
Kobalt	0,35– 1,27	1	1,1
Kupfer	6,70–148,50	100	15,0
Mangan	21,70– 63,20	50	39,0
Nickel	3,78– 13,22	10	14,0
Quecksilber	0,13– 1,04	1	–
Selen	1,24– 7,67	5	2,1
Vanadium	8,15– 22,17	10	16,0
Zink	80,00–318,90	100	180,0
Gesamt µg/m³	30,20– 99,60	50	41,9

gelangen – also zur Immission werden – eine Verdünnung erfahren (Haushalt ca. 10^4, Industrie ca. 10^6). Bei den Kraftfahrzeugen kommt es allenfalls zu einer Verdünnung um den Faktor 10^3. *Die Immissionsbelastung durch die Kraftfahrzeuge ist daher größer, als es dem Emissionsanteil entspricht.*

Auf den Rückgang der Bleibelastung der Luft folgt eine Verminderung der *Bleispiegel im Organismus*. Diese Entwicklung wurde in den USA bereits vor mehreren Jahren beobachtet. *Annest* u. Mitarb. (1983) analysierten 1976–1980 Blutproben von 27 800 Personen auf ihren Bleigehalt, der in den 4 Jahren um 37% abnahm (bei Kindern um 42%).
Der Rückgang verlief parallel zu einer Reduzierung des Benzinbleizusatzes zwischen 1970 und 1979 um 40% und des Luftbleigehaltes um 41%. Die Autoren gingen von einem Zusammenhang aus, obwohl er sich mit statistischen Methoden nicht einwandfrei sichern ließ. Ähnliche Studien sind auch in Deutschland durchgeführt worden (*Sinn* [1980]: 300 Personen).
Neben Blei enthält das Luftaerosol auch *Kadmium*. *Sartorius* u. Mitarb. (1977) errechneten als Gesamtemission 83,5 t/a, also 1/100 der Bleiemission, was auch in der Abb. 65 zum Ausdruck kommt. Nach *Moriske* u. *Rüden* (1989) beträgt der Anteil des Bleis an Immissionen in einem Autobahntunnel

Tabelle **70b** Weitere Elemente im Luftstaub von Karlsruhe 1974–76 (nach *Vogg* u. *Härtel*).

	2-Jahres-Durchschnittswerte	
	ng/m³	ng/g
Silizium	2232	54000
Kalzium	875	22000
Eisen	721	18000
Aluminium	686	17000
Kalium	428	11000
Natrium	375	10000
Magnesium	185	4500
Titan	53	1300
Barium	18	450
Strontium	5,8	140
Rubidium	2,2	55
Jod	1,5	35
Gallium	0,8	20
Lanthan	0,5	15
Wolfram	0,5	15
Silber	0,3	7
Skandium	0,2	5
Thallium	0,15	3,5
Uran	0,10	3,0
Samarium	0,08	2,0
Hafnium	0,05	1,3
Dysprosium	0,05	1,2
Ytterbium	0,03	0,8
Tantal	0,03	0,7
Indium	0,02	0,6
Europium	0,02	0,5
Terbium	0,01	0,2

Tabelle **71** Mittlere Bleibelastung der Stadtluft in μg/m³.

1975	Toronto	2,4
1978	Stolberg	7,6
1979	Aachen, Münster	0,2–0,34
1982	kleinere Städte der BR Deutschland	0,0001–0,064
1982	ländliche Gebiete der BR Deutschland	0,5
1983	Abgase von 5 bayerischen Müllverbrennungsanlagen	91–2000000
1984	Edinburgh	0,05–0,55
1986	ländliche und industrielle Gebiete in Spanien	0,6–4,1
1988	Koblenz	0,06

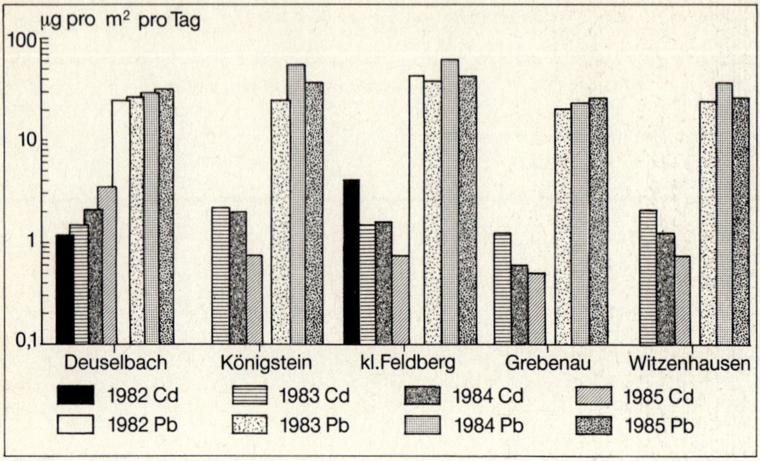

Abb. **65** Cadmium- und Bleideposition in der Bundesrepublik Deutschland (nach „Daten zur Umwelt 1986/87", S. 221, UBA).

Tabelle **72** Kadmiumemissionen und -rückstände bei der Abfallverbrennung in Tonnen pro Jahr.

		Gesamt-Cd-Emission	Cd-Asche
Belgien	1977	8,1	7,3
Kanada	1972	3,8	–
Dänemark	1977	2,2	7,8
Frankreich	1977	7,4	66
BR Deutschland	1977	3,8	72,9
Italien	1977	3,9	35,1
Luxemburg	1977	0,2	1,4
UK	1977	4,8	43
USA	1981	52,6	–

Nat. Swed. Environ. Protection Board 3062

4,744 µg/m³, derjenige an Kadmium 0,0088 µg/m³, also nur 0,2%. Kadmium gelangt auch mit vulkanischen Ausbrüchen in die Luft, die anthropogene Verunreinigung liegt aber um eine Größenordnung über der natürlichen. *Williams* u. *Harris* (1984) sind der Ansicht, daß die Nichteisenmetall-Produktion und vor allem die *Abfallverbrennung* hauptsächlich daran beteiligt sind. Die Tab. 72 gibt über die Mengen im internationalen Vergleich eine Information.

Tabelle **73** Asbestfaserkonzentrationen an verschiedenen Meßstellen in Fasern pro Kubikmeter (nach *Fischer* u. *Meyer*).

	Variationsbereich	Mittelwert
Unbelastete Natur	0– 100	100
Natürliche Asbestvorkommen	0– 500	200
Asbestmine (Italien)	600–8800	2400
Asbestzementfabrik	0–2200	500
Ort ohne Asbestzementbedachung	0– 100	100
Ort mit Asbestzementbedachung	0– 400	100
Stadt mit geringem Autoverkehr	0– 200	100
Stadt mit hohem Autoverkehr	800–7900	4600

Georgii (1977) gab als bedeutende Quelle die *Kraftfahrzeuge* an. Höchste Konzentrationen stellte er im Feinstaub fest. Luftkadmium findet man an abgelegenen Stellen in Konzentrationen von < 1 ng/m^3, in ländlichen Gebieten mit 0,1–10 und in städtischen und industriellen Gebieten mit 1–100 ng/m^3. Die Deposition beträgt bis zu 1 mg/m^2/Jahr und 10 mg in der Umgebung von industriellen Quellen.
Die Kadmiumdeposition ist etwas rückläufig, die Abb. 65 zeigt, daß dies an 4 von 5 Meßstellen festzustellen war. Blei wies zur gleichen Zeit diesen Trend nicht auf, die nächsten Jahre werden voraussichtlich eine Verbesserung bringen.

Asbest

Die Hauptmenge des *Asbestes* wird in der Bundesrepublik Deutschland zu Asbestzementprodukten verarbeitet, die besonders im Hochbau für Dachabdeckungen und Fassadenverkleidungen eingesetzt werden. In diesen Bereichen unterliegen die Produkte der Verwitterung, so daß Asbestfasern freigesetzt werden können. Korrosive Bestandteile der Luft treiben den Zersetzungsprozeß weiter (*Felbermayer* 1983, *Teichert* 1986).

Die Tab. 73 informiert über Ergebnisse aus Immissionsmessungen.
Auch *Teichert* fand bei seinen Untersuchungen Asbestfeinstaubkonzentrationen von weniger als 400 Fasern pro m^3, vergleichbare Resultate erhielt ferner *Felbermayer*.
Weitere Anwendungsbereiche für Asbest sind bevorzugt *Asbestzementrohre* und (früher) Fußbodenbeläge.

Das Gesundheitsrisiko entsteht bei einer *Inhalation der Fasern*, während die Ingestion nach Rattenversuchen von *Bolton* u. Mitarb. (1982) keinen Krankheitszustand erzeugt. Die Allgemeinbevölkerung ist wesentlich geringer belastet als Asbestarbeiter und Freizeitwerker, denn durch Sägen, Schleifen usw. entstehen Stäube mit Faserkonzentrationen bis 100/cm^3 (TRK-Wert 0,5/cm^3, Faserdefinition: Länge > 5 µm, Durchmesser < 3 µm, Länge : Durchmesser > 3 : 1).

Tabelle **74** Pegelwerte wichtiger luftverunreinigender Stoffe (nach DFG Mitt. XV. Komm. Erforsch. Luftverunreinigung).

Stoff: Einheit:	CO_2 ppm	Schwefel µg S/m³	NO_2 µg NO_2/m³
Baseline-Pegel (Global)	320	0– 3	2– 3
Überregionaler Pegel (Bergstationen)	322	6	3– 6
Regionaler Pegel (Landstationen)	327	15	10–12
Lokaler Pegel (Ballungsgebiete)	350	70	50

Obwohl also die Belastung der Bevölkerung im Durchschnitt 10 000mal geringer ist als die berufliche Exposition, schätzte *Enterline* (1983) das Lebenszeitrisiko für maligne Mesotheliome mit 100 und für Lungenkrebs mit 2 pro Million bei einer mittleren Kontamination von 1 ng Asbest/m³ Luft ein.
Die jetzt geltende TA-Luft hat die zulässigen Konzentrationen für Asbest drastisch herabgesetzt, es sind nur noch 0,1 mg/m³ zugelassen. Da die im beruflichen Umgang mit Asbest möglichen Schutzmaßnahmen bei der Belastung der allgemeinen Bevölkerung nicht realisierbar sind, stellen *Produktionsbeschränkungen* einen Ausweg dar; auf lange Sicht wird ein *Verbot von Asbest* nicht zu umgehen sein.

Gase und Dämpfe

Zu den wichtigsten *gasförmigen Stoffen* rechnen die Wasserstoff- und Sauerstoffverbindungen von Schwefel, Stickstoff und Kohlenstoff sowie von den Halogenen, also Schwefeldioxid (SO_2), Schwefeltrioxid (SO_3) bzw. Schwefelsäure, Stickoxide (NO_x), Kohlenmon- und -dioxid (CO, CO_2), Schwefelwasserstoff (H_2S), Ammoniak (NH_3), Fluorwasserstoff (HF), Salzsäure (HCl) und Halogenkohlenwasserstoffe (CH_3Cl, CCl_3F, CCl_2F_2, Vinylchlorid bzw. seine toxischen Oxidationsprodukte). Über die durchschnittlichen Konzentrationen der wichtigsten 3 Substanzen informiert die Tab. **74**.

Kohlendioxid, Kohlenmonoxid

Bezüglich des Verhalten des *Kohlendioxids* in der Außenluft sei auf die Ausführung S. 275 verwiesen.
Kohlenmonoxid findet sich in der Natur in Vulkan- und Erdgasen. Es kann ferner überall dort auftreten, wo organisches Material verbrannt wird.

Von 3,5 Milliarden t CO rühren allein 3 Milliarden aus der Oxidation von Methan (Fäulnisgas) her. 100 Millionen Tonnen werden beim Auf- und Abbau von Chlorophyll gebildet, die restlichen 400 Millionen Tonnen kommen aus den Ozeanen und sonstigen z. T. unbekannten Quellen. Im Vergleich hierzu tragen Verbrennungsvorgänge nur 270 Millionen Tonnen bei.

Die regional erhöhte Kohlenmonoxidemission ist zusammen mit derjenigen von Kohlenwasserstoffen, Stickoxiden, Blei und Geruchsstoffen meist ein Problem der *Kraftfahrzeuge* (s. Abb. **64** b). Der Anstieg solcher Emissionen durch die Zunahme der Kraftfahrzeuge,

1986	1987	1988	1989
26099297	27223810	28304184	29190322
davon schadstoffreduziert nach US- und Europa-Norm			
153100	2320143	3687038	5596722

bewirkte bereits 1986 eine Verschiebung des %-Anteils an der Gesamtemission (durch Kraftwerke/Fernheizwerke, Industrie, Haushalte/Kleinverbraucher und Verkehr) bei Kohlenmonoxid auf 70%, bei Kohlenwasserstoffen auf 50% und bei Stickoxiden auf 60% (*Becker* 1989).

Die gesetzlichen Vorgaben haben andererseits bewirkt, daß die CO-Kfz-Emission von 1975–1985 von 9,5 Mill. t/a auf 6 Mill. t/a abfiel. (Bei den Kohlenwasserstoffen ergab sich keine Veränderung (ca. 0,8 Mill. t/a). Bei Stickoxiden fand dagegen ein kontinuierlicher Anstieg von 0,3 auf 1,1 Mill. t/a statt.) Da eine weitere Verringerung gefordert wurde, hatte die Bundesregierung die Einführung des *Dreiwegekatalysatorkonzeptes* zum 1.1.1986 beschlossen. Heute liefern die großen Automobilhersteller ihre Fahrzeuge ausschließlich nach diesem Konzept aus. Die zukünftigen Abgasgrenzwerte sehen ab 1.7.1992 für neue PKW als Emission in g/Test vor (Direktive 88/76 EEC):

	CO	NO_x + HC	NO_x	Partikel
Ottomotoren				
>2000 cm^3	25	6,5	3,5	–
1400–≤2000 cm^3	30	8	–	–
<1400 cm^3	19	5	–	–
Dieselmotoren				
>2000 cm^3	30	8	–	1,1
1400–≤2000 cm^3	30	8	–	1,1
<1400 cm^3	19	5	–	1,1

(Internationale Regelungen s. z. B. Concawe Report 6/89 oder Daimler-Benz: Abgas-Emissionen. Jan. 89, Nr. 12 EP/EB, Tel.: 23717.)

Schwefeldioxid

Unter den gasförmigen Luftverunreinigungen ist *Schwefeldioxid* die am weitesten verbreitete Substanz. Die Erforschung des Schwefelzyklus in der Troposphäre führte zu der Erkenntnis, daß etwa 3mal so viel SO_2 anthro-

pogen erzeugt wird als auf natürlichem Wege zur Emission gelangt. Bei diesem unterscheidet man *geophysikalische und biogene Quellen.* Hier werden einerseits schwefelhaltige Aminosäuren durch Mikroorganismen zerlegt und andererseits Sulfat bakteriell reduziert. Im biologischen Schwefelzyklus entstehen u. a. Dimethylsulfid, Dimethyldisulfid, Methylmercaptan, Schwefelwasserstoff und auch Schwefelkohlenstoff (*Möller* 1982). Als mittlerer Wert für *vulkanische Emissionen* werden von *Granat* u. Mitarb. (1976) 3×10^6 t S/a angegeben. Neben H_2S und Sulfat wird wahrscheinlich auch Karbonylsulfid emittiert (*Crutzen* 1976).
Neutrales Sulfataerosol gelangt auch durch *Seaspray*, d. h. beim Zerbersten der Gischt über dem Meer, im Bereich von 130×10^6 t in die Luft, allerdings werden davon mehr als 90% wieder über dem Ozean abgelagert. Global wurden 1955 *anthropogen* 42×10^6 t S/a emittiert, 1975 waren es $76{,}1 \times 10^6$, 1985 90×10^6 und im Jahre 2000 sollen es 100×10^6 t S/a werden.
Nach dem Jahr 2000 rechnet man mit einem deutlichen Rückgang der SO_2-Emissionen. Berücksichtigt man aber die Messungen und Prognosen, die den Abb. **64** und **66** zugrunde liegen, dann erscheint es fraglich, daß der Rückgang erst im Jahre 2000 einsetzen wird.
Bei der *Metallgewinnung* aus sulfidischen Erzen entstehen ebenfalls beträchtliche Mengen an SO_2, das zum großen Teil aber zu H_2SO_4 weiterverarbeitet wird. Noch 10mal mehr kommen bei der *Verbrennung* von Stein- und Braunkohle sowie Erdöl zur Emission.

Der *Rücktransport zur Erde* erfolgt durch Auswaschung mit den Niederschlägen und durch Gasabsorption der Wasseroberflächen sowie der Pflanzen. Die Verweilzeit von SO_2 in der Atmosphäre beträgt 1–3 Tage, diejenige von Sulfaten 3–8 Tage (*Thiel* 1978). Freies SO_3 kommt in der Atmosphäre praktisch nicht vor.
Die anthropogenen SO_2-Emissionen wurden für die *Bundesrepublik Deutschland* mit ca. 3,6 Mill. t/a errechnet.
Die Emissionsverteilung wird wie folgt angegeben (nach UBA: Daten zur Umwelt 1988/89):

63% Kraftwerke/Fernheizwerke,
10% Industrie,
13% Gewerbe,
10% Haushalte/Kleinverbraucher,
5% Verkehr.

Im *Jahresmittel* liegen die SO_2-Konzentrationen in der Mitte von Großstädten zwischen 10 und 100 µg/m³. Im Winter sind die Konzentrationen höher als im Sommer. Als Jahresmittel für die gesamte Bundesrepublik Deutschland wurden die Werte in der Abb. **66** errechnet. Der Trend zur Abnahme ist unverkennbar.

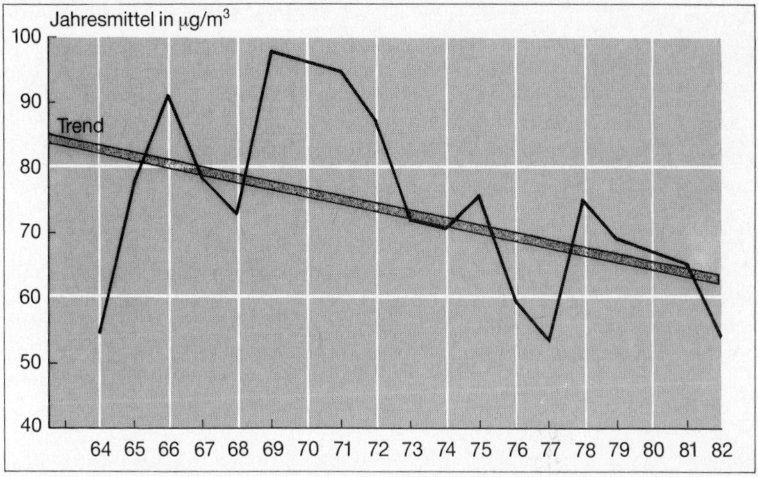

Abb. **66** Schwefeldioxid 1964–1982 in 9 (1963–1979) bzw. 12 (1981–1982) Großstädten der Bundesrepublik Deutschland.

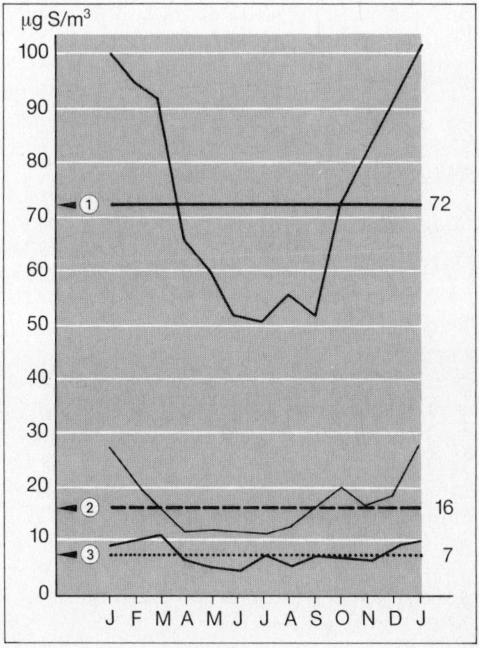

Abb. **67** Mittlere Jahresgänge für Gesamtschwefel an Stadt- (1), Land- (2) und Bergstationen (3) 1969–1972 (nach DFG, Mitt. XV Komm. Erforsch. Luftverunreinig.)

Langzeitmessungen außerhalb der Städte gibt es nur wenige, die Größenordnung geht aus der Abb. 67 hervor.
Der natürliche Gehalt der *Steinkohle* an Schwefel (1–4%) führt in der Bundesrepublik Deutschland zur Emission von etwa 800000 t SO_2 pro Jahr. Vor allem der Einsatz von Kohle zur Stromerzeugung erfordert Präventivmaßnahmen, wie z. B. die *Abgasentschwefelung* in den Kraftwerken und/oder die Reduktion des Schwefelgehaltes im Brennstoff.

Stickoxide

Von den verschiedenen Oxidationsstufen des Stickstoffes haben bei der Luftverunreinigung N_2O, NO und NO_2 besondere Bedeutung. (Man faßt die Substanzen unter dem Symbol NO_x zusammen.) Sie entstehen bei hohen Verbrennungstemperaturen und sind folglich in den Abgasen der Kraftfahrzeuge, Feuerungsstellen und Müllverbrennungsanlagen enthalten. Der durch bakterielle Vorgänge erzeugte NO_x-Gehalt der Luft ist mit etwa 8 µg NO_2 bzw. 2 µg/m^3 NO anzusetzen.

Der *natürlichen Stickoxidproduktion* von insgesamt etwa 50×10^7 t/a steht ein Auswurf von etwa 5×10^7 t/a durch technische Prozesse gegenüber; bei dessen Bewertung ist aber zu beachten, daß sich die künstliche Luftverunreinigung auf bestimmte Gebiete konzentriert. In der Bundesrepublik Deutschland liegt die Gesamtemission im Bereich von 3×10^6 t/a. Da der Verkehr mit über 60% an der Emission beteiligt ist und die NO_x-Emission bis in die jüngste Zeit anstieg (s. Abb. 64a), hängt deren Absenkung – vergleichbar der Reduktion in der Industrie – von der Realisierung des Katalysatorkonzeptes ab.

Die tatsächliche Belastung mit Stickoxiden läßt sich am Beispiel der Immissionsmessungen des Landesamtes für Umweltschutz Rheinland-Pfalz in den Verdichtungsgebieten abschätzen (Tab. 75).

Zur Bewertung der in der Tab. 75 aufgelisteten Meßwerte ist vorab festzustellen, daß die Immissionswerte IW 1 bzw. IW 2 für NO_2 80 bzw. 200 µg/m^3 betragen (für NO gibt es keine Werte in der TA-Luft). In der VDI 2310 sind aber maximale Immissionskonzentrationen für NO_2 (NO) als ½-h-Wert mit 200 (1000) und als 24-h-Wert mit 100 (500) angegeben.

Der Vergleich zeigt, daß bei den Langzeitwerten (= IW 1) keine Grenzwertüberschreitungen zu beobachten waren, daß aber kurzzeitig doch unerwünscht hohe Werte registriert worden sind.
Ferner ist ersichtlich, daß die Meßwerte des Monats Juli unter dem Jahresmittelwert lagen, d. h., die Konzentrationen der Luftschadstoffe waren während der Sommermonate relativ niedrig.
Im Inneren von Kraftfahrzeugen ist das Problem der Stickoxidbelastung bei langen Autobahnfahrten noch größer als im Stadtbereich. An Steigungen der Bundesautobahnen wurden Spitzenwerte (3-Minuten-Mittel) von über 4000 µg/m^3 gemessen.

Tabelle **75** NO- und NO_2-Konzentrationen in 3 mittelgroßen Städten bei niederschlagsreichem Südwestwetter (arithmetisches Mittel von 1365 bzw. 1430 bzw. 1155 Meßwerten). Zeitraum 1. 7. 88–31. 7. 88 (in Klammer: 1. 8. 87–31. 7. 88).

	Speyer	Kaiserslautern	Trier
Stickstoffdioxid (µg/m³)			
Mittelwert*	41 (50)	44 (47)	59 (67)
98%-Wert*	95 (105)	85 (95)	135 (145)
Stickstoffmonoxid (µg/m³)			
Mittelwert*	9 (27)	20 (37)	24 (51)
98%-Wert*	25 (175)	125 (215)	115 (255)

* Für den arithmetischen Mittelwert ist Vergleichswert der IW 1, für den 98%-Wert der IW 2

Photooxidanzien

Ozon (und weitere Oxidanzien) stellen photochemisch gebildete Luftverunreinigungen dar. Das Umweltbundesamt hatte eine entsprechende Studie veranlaßt (s. Umwelt Nr. 77, S. 29) mit dem Ziel, die durch menschliche Aktivitäten verursachten Luftverunreinigungen vom natürlichen Ozonpegel abzugrenzen. Hierzu wurden Ozonmessungen in 3 verschiedenen Höhen (740 m, 1 800 m, 3 000 m an der Zugspitze) durchgeführt. Im Winter fanden sich die größeren Konzentrationen in der Höhe, im Sommer im Tal. An 36 Tagen ließen sich an der Talstation Ozonwerte von über 140 µg/m³ ermitteln, während dies an den Bergstationen nur 13mal der Fall war.

Die frühere Annahme der Einbringung von Ozon mit Fallwinden in die bodennahe Atmosphäre ist zu revidieren. In der Zwischenzeit haben nämlich weitergehende Untersuchungen gezeigt, daß photochemischer Smog keinesfalls nur ein Problem südlicher Breiten ist. Auch in mitteleuropäischen Ländern reicht die Sonnenenergie aus, um in der Atmosphäre Photooxidanzien entstehen zu lassen. Es hat sich herausgestellt, daß vor allem Ozon und Peroxyazetylnitrat *nicht direkt emittiert werden*, sondern sich in der Atmosphäre als Folge einer komplizierten Kette chemischer Reaktionen bilden. Grundsubstanzen sind die *Stickstoffoxide*, die unter der Einwirkung der Sonnenstrahlung und einer Reihe von organischen Verbindungen, besonders Kohlenwasserstoffen, zu Photooxidanzien umgesetzt werden.

Von *Temple* u. *Taylor* (1983) wurden die Peroxyazetylnitrat-Konzentrationen gemessen, sie fanden in Kalifornien die höchsten Werte (8,1–8,8 ppb). Potentielle phytotoxische Episoden mit Werten von >15 ppb und >25 ppb traten in dem Beobachtungsjahr 27mal in Kalifornien auf. Im Osten der USA, in Westeuropa und Japan lagen die Konzentrationen bei ≤1 ppb. Bei derartiger Belastung befürchten die Autoren keine Pflanzenschäden.

Organische Luftverunreinigungen

Im innerstädtischen Verkehrsbereich entfällt nahezu der gesamte Immissionsanteil – mit Ausnahme des natürlichen Methanpegels – auf die *Kraftfahrzeugabgase*. Die Kohlenwasserstoffkonzentrationen bewegen sich im Bereich von 0,1–5 mg/m^3 (Beispiele: Juli 1988 Worms 1,3 mg/m^3, Speyer 0,03 mg/m^3). Außerhalb der Innenstädte findet man vergleichbare Luftverunreinigungen nur in der Nähe von Anlagen, in denen organische Produkte be- oder verarbeitet werden. Messungen *innerhalb von Kraftfahrzeugen* auf Bundesautobahnen ergaben mittlere Konzentrationen von ca. 1,5 mg/m^3. Über die emittierten Mengen der verschiedenen Kohlenwasserstoffe informiert die Tab. 76.
Zum Stadtkern hin nehmen die Konzentrationen, vor allem an n-Hexan, Benzol und seinen Homologen zu. Wegen der *kanzerogenen Wirkung* sind die relativ hohen Meßwerte an Benzol (Emissionsgrenzwert = 5 mg/m^3, TRK = 5 ppm = 16 mg/m^3) nicht mehr zu vernachlässigen. In der TA-Luft ist seine Emission auf 5 mg/m^3 begrenzt. Zur Einhaltung dieses Wertes wurde der Benzolgehalt im Benzin auf 5 Gewichtsprozent limitiert (Direktive 85/210 EEC: 5 Vol.-% ab 1.10.1989).

Für 80–85% der Benzolemissionen sind die Kraftfahrzeuge verantwortlich, von denen der Schadstoff auf 3 Wegen in die Umwelt gelangt (*Tims* 1983):

- 1% der Gesamtmenge verdunstet beim Tanken,
- 10–18% werden bei der Erwärmung des Tanks und der Vergaser abgegeben,
- 81–89% gelangen mit den Abgasen als unverbrannte Kohlenwasserstoffe in die Luft.

Mit Hilfe der *Katalysatortechnik* lassen sich Reduktionsraten bis zu 90% erreichen. Eine weitere Möglichkeit ist die Umstellung auf *Gasbetrieb*, allerdings können bei alternativer Betriebsweise nach Umschaltung auf Benzinbetrieb erheblich mehr Kohlenwasserstoffe emittiert werden als bei monovalentem Benzineinsatz.

Zur *Toxikologie des Benzols* sei erwähnt, daß Zelltests eine klastogene Wirkung bestätigt haben, und daß ein Teil der Effekte den Benzolmetaboliten zuzuschreiben ist. Zytogenetische Studien an Lymphozyten von beruflich benzolexponierten Arbeitern ergaben aber keine signifikante Erhöhung der chromosomalen Aberrationen.

Epidemiologische Studien bewiesen die Hämatotoxizität höherer Benzoldosen und das Entstehen von akuter myeloischer Leukämie. Ob darüber hinaus noch andere Krebsformen induziert oder promoviert werden, ist noch unklar. Ferner ließ sich nicht beweisen, daß die Fertilität beeinflußt wird.

Aus der Gruppe der *aromatischen Kohlenwasserstoffe* interessieren vor allem die Verbindungen mit kanzerogenen Eigenschaften, wobei dem *Benzo(a)pyren* bisher die größte Aufmerksamkeit galt. *Cooper* hatte schon 1954 Analysen durchgeführt und in der Luft von Salford (Lancashire) 2 ng/m^3 nachgewiesen. Nach einer von *Hettche* angegebenen Tabelle lagen 1964 für 9 Städte

Tabelle **76** Kohlenwasserstoffemissionen in Westeuropa 1986 (nach *Windsperger*).

	t × 10^3	%-Anteil
Benzinfahrzeuge	3690	36,9
Dieselfahrzeuge	300	3,0
Luftfahrt	40	0,4
Eisenbahn	40	0,4
Schiffahrt	10	0,1
Mineralölindustrie	650	6,5
Lösemittel	4010	40,1
Verarbeitungsindustrie	410	4,1
Stationäre Verbrennungen	90	0,9
Naturgas (ohne Methan)	650	6,5
Abfalldeponien	110	1,1
Summe anthropogener Emissionen	10010	100,0
Summe natürlicher Emissionen	10000	–
Gesamtsumme	20010	

in den USA die Werte zwischen 2 und 30 ng/m³. Nach *Brockhaus* u. Mitarb. (1975) betrug der Benzo(a)pyrenpegel im Mittel von 1970–1973 in:

- Gelsenkirchen (Ballungsgebiet) 91,4 ng/m³;
- Mannheim (Ballungsgebiet) 10,5 ng/m³;
- Schauinsland (Reinluftgebiet) 0,4 ng/m³.

Schneider u. Mitarb. ermittelten in Duisburg 1975 mit verbesserten Analysenmethoden 5–37 ng/m³. Nach einer Veröffentlichung von *Radulescu-D* u. Mitarb. aus dem Jahre 1984 wurden in einer rumänischen Stadt, deren Atmosphäre nicht mit Industrieemissionen belastet ist und in welcher hauptsächlich Methan als Brennstoff verwendet wird, in Abhängigkeit vom Straßenverkehr 0–25,3 ng/m³ Benzo(a)pyren festgestellt. Offensichtlich ist der Kfz-Verkehr in den Städten die Hauptquelle der Polyzyklen. Benzo(a)pyren ist dabei selbstverständlich nicht die einzige Verbindung aus dieser Stoffgruppe, *König* u. Mitarb. (1981) haben z. B. 135 polyzyklische aromatische Kohlenwasserstoffe in atmosphärischen Schwebstoffen beschrieben.

Die Immission von kanzerogenen Polyzyklen ist aber nicht nur ein lokales Problem. *Bjørseth* u. Mitarb. (1979) haben den Transport von Polyzyklen über lange Strecken in Norwegen und Schweden untersucht. Sie fanden die Stoffe besonders während des Winters in Luftmassen, die Großbritannien oder den europäischen Kontinent passiert hatten (*Nielsen* u. Mitarb. 1982). Auch neuere Messungen besagen, daß das Benzo(a) pyren im Winter in 5- bis 10mal höheren Konzentrationen als im Sommer auftritt und in Städten etwa 2- bis 20mal mehr als auf dem Land (*Harkov* u. *Greenberg* 1985, *Horsch* u. Mitarb. 1989). Der Zusammenhang zwischen der Haushaltfeuerung – besonders Holz – und der Immissionssituation ist evident. Die Auswertung einer Studie des Umweltbundesamtes über kanzerogene Luftverunreinigungen ergab folgende Näherungswerte:

Entstehung von Benzo(a)pyren pro kg Heizmittel bzw. Treibstoff			
a) Ölzentralheizung (Zerstäubungsbrenner)	0,002	µg =	1
b) Kohlekraftwerk	0,2	µg =	100
c) Ölofen (Verdampfungsbrenner)	2,0	µg =	1 000
d) Ottomotoren	200	µg =	100 000
e) Koksfeuerung	200	µg =	100 000
f) Kohlezimmerofen	2000	µg =	1 000 000

Die Umstellung der Brennstoffe (s. S. 305) bewirkte in den letzten Jahren auch einen *Rückgang* der Luftverunreinigung mit Polyzyklen. Solange aber bei den Kraftfahrzeugen keine entscheidende Änderung im Emissionsverhalten eintritt und deren Zahl noch ansteigt, muß im innerstädtischen Bereich weiter mit einer Benzo(a)pyrenbelastung der Luft im Bereich von 0,1–1,0 ng/m³ gerechnet werden.
Umfangreiche Studien im Auftrage des Umweltbundesamtes haben ergeben, daß Polyzyklen tatsächlich die verantwortlichen kanzerogenen Substanzen im Autoabgaskondensat darstellen. Dabei hat sich auch gezeigt, daß der Polyzyklengehalt des Treibstoffes keinen Einfluß auf die Konzentration im Abgas ausübt, lediglich die Schmieröle erfahren damit eine Anreicherung. Der überwiegende Teil der emittierten Polyzyklen wird im Verbrennungsraum der Motoren *neu gebildet*. Es handelt sich hierbei um etwa 150 Komponenten, von denen sich die Hälfte bisher identifizieren ließ. Die Zusammensetzung der Polyzyklen nach Art und Menge läßt dabei Schlüsse auf die Herkunft zu. Typisch für das Abgas von Ottomotoren ist z. B. das *Zyklopenta(cd)pyren*, während es im Heizungsrauchgas weitgehend fehlt. Dafür finden sich hier *Benzonaphthothiophene* (*Grimmer* 1979).

Das Umweltbundesamt war der Auffassung, daß dem Vorsorgeprinzip Rechnung zu tragen sei und die Immission krebserzeugender Polyzyklen begrenzt werden müsse. Als eine „Orientierungsmarke" wurden 10 ng Benzo(a)pyren/m³ (Jahresmittelwert) vorgeschlagen. Die TA-Luft verlangt bei der Emission 100 µg/m³, Immissionswerte sind aber nicht festgelegt worden.
Von den organischen Luftkontaminanten sind ferner die *gechlorten Kohlenwasserstoffe* zu erwähnen. *PCB* (s. auch S. 208 ff) sind bis zum Verbot der Herstellung in Mengen von etwa 100 000 t in die Atmosphäre entwichen, wovon sich 50–80% im Atlantik niedergeschlagen haben. Auch heute kommt es in den Müllverbrennungsanlagen noch zur Emission (z. B. bei der Verbrennung schwer entflammbarer Altpapiere u. ä.).
Ferner ist bei der Produktion von Chlorkohlenwasserstoffpestiziden (Lindan u. a.) mit Luftverunreinigungen zu rechnen, immerhin lassen sich heute mit Abgasreinigungsanlagen Werte von 5 mg/m³ Staub im Abgas garantieren.

Im Juli 1976 entwichen aus einer Produktionsanlage der ICMESA-Werke nahe Seveso/Italien Dämpfe, die den Giftstoff *TCDD (=2,3,7,8-Tetrachlordibenzo-p-dioxin)* enthielten. Es handelte sich um das bisher stärkste industrielle Gift (Tab. 77).

Tabelle **77** Minimale letale Dosen in µg/kg.

Botulismustoxin	0,00003
Tetanustoxin	0,0001
Ricin	0,02
Diphtherietoxin	0,3
TCDD	1
Saxitoxin	9
Strychnin	500
Natriumzyanid	10 000
Phenobarbital	100 000

In *Seveso* sedimentierte die Gaswolke auf eine besiedelte Fläche von etwa 2 000 ha. Auf einer Strecke von ca. 2,5 km wurde der Boden bis 5 mg/m^2 belastet. Aus den Analysen konnte auf eine emittierte Gesamtmenge von 1,3 kg TCDD geschlossen werden. Die Möglichkeiten zur Dekontaminierung sind außerordentlich begrenzt.
Nach Sedimentation beträgt die Eindringtiefe in den Erdboden nur etwa 20 cm. Hier kann zwar eine allmähliche bakterielle Zersetzung stattfinden, und oberflächlich wirkt noch das UV der Sonne zerstörend, doch ist mit *Halbwertszeiten von etwa 10 Jahren* zu rechnen. Soll eine Erhitzung der kontaminierten Gegenstände und der oberen 25 cm des Bodens zur Sanierung eingesetzt werden, sind Temperaturen von über 1 000 °C notwendig. Die Befürchtung einer Aufnahme von TCDD in Nahrungspflanzen hat sich nach *Wipf* u. Mitarb. (1982) aber nicht bestätigt, es kommt allenfalls über Staubsedimentation zur Kontamination der äußeren Teile. Im Trink-, Oberflächen- und Grundwasser von Seveso konnten *Monteriolo* u. Mitarb. (1982) kein TCDD nachweisen.

TCDD entsteht neben weiteren 1- bis 8fach chlorierten Dioxinen bei der Trichlorphenolsynthese im Hochtemperaturverfahren sowie bei der 2,4,5-T-Herstellung. Nach wiederholten Unfällen von 1953–1974 wurde fast überall das gefahrlosere Hochdruckverfahren im Autoklav (= "Böhringer"-Verfahren) eingeführt.
Die Emission von TCDD stellt aber nicht nur ein Problem bei industriellen Synthesen dar. Unter chlorierten Dibenzo-p-dioxinen sind 75 Einzelverbindungen oder deren beliebige Kombinationen (hinzu kommen 135 Furane) mit außerordentlich großer Bandbreite der Toxizität zu verstehen. Sie gelten insgesamt als *ubiquitäre Umweltschadstoffe*, die in Spuren bei allen Verbrennungsvorgängen entstehen, also in Abfallverbrennungsanlagen, häuslichen Heizungen, Benzin- und Dieselmotoren, ebenso wie beim Holzkohlegrillen und Zigarettenrauchen (*Crummett* 1982). Zur Zeit ist es noch nicht möglich, die Entstehung zu vermeiden, die Emission läßt sich jedoch bei Großanlagen reduzieren.

Die *Toxizität* ist je nach der Tierspezies außerordentlich unterschiedlich, so beträgt die LD_{50} bei einmaliger Verabfolgung bei Meerschweinchen 0,6 µg/kg, beim Hund 200–300 und beim Goldhamster 5 000 µg

TCDD/kg. Die tödliche Dosis wird für den Menschen mit weniger als 5 mg/kg angegeben (*Kimbrough* 1984).
Bei hoher Exposition tritt beim Menschen besonders die sog. *Chlorakne* auf. Hinzu kommen bei längeren Einwirkungen erhöhte Blutspiegel an Triglyzeriden und Cholesterin sowie gastrointestinale Störungen.

Im Tierversuch entstanden vermehrt Tumoren, vor allem der Leber, wobei man annimmt, daß TCDD als Kokanzerogen wirkt und selbst keine direkte genotoxische Wirkung aufweist. *Lehnert* u. *Szadkowski* (1985) kamen zu dem Schluß, daß TCDD nicht als Ursache von Berufskrebsen anzusehen ist. Neben der induktiven Wirksamkeit muß auch eine Promotion des Leberzellwachstums in Betracht gezogen werden. Die hierfür erforderliche Dosis liegt mit >1 ng/kg KG/Tag relativ hoch. Die zulässige Tagesdosis für den Menschen errechnet sich unter Berücksichtigung eines Sicherheitsfaktors mit 1–10 pg/kg KG. Experimentelle und epidemiologische Befunde berechtigen nicht zu der Annahme, daß Mißbildungen bei den Nachkommen entstehen. TCDD geht zwar in die Muttermilch über, Anhaltspunkte für eine Gefährdung gibt es aber nicht, trotzdem muß der eventuellen Exposition des Neugeborenen entsprechende Aufmerksamkeit gewidmet werden.
Ende 1988 erschien von den CDC ein Report: „2,3,7,8-TCDD Exposure to Humans – Seveso, Italy“, welcher zu dem Schluß kommt, daß hohe TCDD-Serumspiegel mit dem Auftreten von Chlorakne korrelierten, daß aber selbst nach mehr als 10 Jahren keine weiteren Krankheitszeichen auftraten. Auch *May* (1983) fand bei Arbeitern, die von 1968–1978 dioxinexponiert waren, außer Chlorakne keine Schäden.
Von einigen Autoren wurde eine Depression der zellulären Immunität angenommen, *Allison* u. *Lewis* (1986) referierten die Auffassung der Amer. med. Ass., die eine Schädigung der Immunabwehr und eine erhöhte Infektempfindlichkeit nicht anerkennt.

Von *Schlatter* (1985) werden für die Umwelt folgende *höchstzulässigen Gehalte* genannt: chemische Produkte: 5 µg/kg, Boden (allgemein): 1 µg/kg, Industriegelände: 10 µg/kg, allgemeine Deponien: 5 µg/kg, Sondermülldeponien über Tage: 100 µg/kg, Abwässer: 20 ng/l, Luft: 500 ng/m^3 als Emissionswert für Aerosole bzw. 1–2 ng/m^3 resp. 3×10^6 ng/24 Std. für partikelgebundenes TCDD.

Anfang der 70er Jahre wurde die Gefährlichkeit, vor allem die kanzerogene Wirksamkeit des *Vinylchlorids* ($CH_2 = CHCl$) erkannt. Es folgten erhebliche Anstrengungen zur Senkung der VC-Emissionen.
Zum Beispiel ließ sich durch die Einführung der Intensiventgasung die Technik der PVC-Produktion soweit verbessern, daß nicht nur die Emissionen bei der Herstellung erheblich vermindert werden konnten, sondern auch der bei der späteren Verarbeitung und Verwendung des Fertigproduktes den Verbraucher treffende VC-Anteil auf ungefährliche Restmengen fiel. Durch Rechtsverordnung erfolgte eine Beschränkung des VC-Gehaltes im PVC-Rohmaterial auf 10 mg VC je kg PVC, womit der VC-Gehalt im Fertigpro-

dukt unter die Nachweisgrenze von 0,05 mg/kg gesenkt wurde. (Für VC im Grundwasser ist die Nachweisgrenze nach einer persönlichen Mitteilung von *Selenka* inzwischen wesentlich verbessert worden; s. a. S. 205.) Spuren von VC lassen sich in der Außenluft aber gleichwohl nachweisen. Das Umweltbundesamt ermittelte in Frankfurt/Main z. B. 0,8 ppm (Umwelt Nr. 77, S. 28). Es ist nicht auszuschließen, daß solche Luftbelastungen über den Abbau von Tetrachlorethylen bis zum VC im sauerstofffreien Grundwasser mit nachfolgender Ausgasung entstehen. VC darf laut Rechtsverordnung nicht als Treibgas für Aerosole eingesetzt werden. Die TA-Luft läßt bei der PVC-Herstellung heute nur noch 5 mg/m^3 VC Abgas zu.

Emissionskataster

Das *Bundes-Immissionsschutzgesetz* vom 15.3.1974 definiert in § 46 das Emissionskataster als Datensammlung über Art und Mengen der Emissionen, deren räumliche und zeitliche Verteilung und deren Austrittsbedingungen. Emissionskataster sind in Belastungsgebieten nach § 44 von der nach Landesrecht zuständigen Behörde zu erstellen. Das Emissionskataster dient der Emissionsüberwachung in Belastungsgebieten und der Aufstellung von Luftreinhalteplänen nach § 47.
Die *Smogverordnung* sieht einen 3stufigen Alarmplan vor, der sich auf die Anteile der Schadstoffe SO_2, CO, NO_2 und Kohlenwasserstoffe stützt. Alarmstufe 1 hat den Charakter einer Vorwarnung. Bei Alarmstufe 2, bei der der Grad der Luftverunreinigung bereits erheblich ist, wird der Kraftfahrzeugverkehr eingeschränkt (für Katalysatorfahrzeuge gelten Ausnahmen) und der Einsatz schwefelarmer Brennstoffe vorgeschrieben. Bei Alarmstufe 3 wird der Kfz-Verkehr in den Sperrbezirken völlig untersagt und den Gewerbebetrieben die Erfüllung bestimmter Auflagen vorgeschrieben.

2.7.4 Inkorporation von Luftverunreinigungen

Staub

Die Tatsache, daß Staub in die Alveolen eindringen kann, wurde erst 1867 bewiesen. Heute liegen genaue Analysen vor, die zeigen, daß bis zum 6. Lebensjahr die Lungen noch frei sind, daß aber beim 15jährigen schon ca. 170 mg eingelagert sein können. Der jährliche Anstieg bis zum 30. Lebensjahr beträgt ca. 10–15 mg, später verläuft die Kurve noch steiler. In Industriegebieten enthält eine menschliche Lunge etwa 3 g Staub. Das Eindringen ist dabei streng korngrößenabhängig. Partikel um 50 µm können wegen ihrer hohen Fallgeschwindigkeit nicht eingeatmet werden. Das erste Hindernis ist das Nasenfilter (Rückhaltevermögen für Teilchen von 5 µm = 50%, von 10 µm = 75%, von < 1 µm = 0%). Bis zu den Hauptbronchien werden vorwiegend größere Teilchen niedergeschlagen. In den kleineren Bronchien und den Alveolen lagern sich die Partikeln durch Sedimentation ab. Bei Teilchen unter 0,5 μm wird die Deposition in zunehmendem Maße durch die Brownsche Molekularbewegung beeinflußt. Partikeln > 1 μm werden insgesamt zu etwa 30% deponiert. Die Abscheidungsfaktoren sind: *Aufprall, Sedimentation, Molekularbewegung.*

Die sog. *Lungenreinigung* bestimmt, wieviel Staub aus der Lunge entfernt bzw. zurückgehalten wird. Nach ca. 30 Berufsjahren würden nämlich Steinkohlebergleute, die unter Tage arbeiten, mehr als 110 g Staub retiniert haben; es ließen sich aber nur etwa 18 g wiederfinden. Ursache ist zunächst die Primärreinigung durch das Flimmerepithel, das die Teilchen mit einer Geschwindigkeit von 12–15 mm pro Minute transportiert. Partikeln unter 3 μm müssen allerdings erst durch die Alveolarphagozyten aufgenommen werden, die auf einem dünnen Flüssigkeitsfilm durch die atmungsbedingte Alveolardynamik zu dem mit Flimmerepithel bedeckten Teil der kleinen Bronchien gelangen und dann weiterbefördert werden (*Schlipköter* 1965).

Sieht man von den in der Nachbarschaft von Industrien aufgetretenen Intoxikationen durch mangan- oder berylliumhaltigen Staub und durch radioaktive Stoffe in der Luft ab, so sind *spezifische* toxische Schädigungen insbesondere an bestimmten Organsystemen bei Menschen, die dem Großstadtaerosol langfristig exponiert waren, nicht entdeckt worden. In der neueren Zeit bemühte man sich mit epidemiologischen Untersuchungen, die offene Frage der Schädlichkeit des Großstadtaerosols zu klären. Einer tschechischen Arbeitsgruppe war es gelungen, den ungünstigen Einfluß der „air pollution“ auf die Entwicklung des kindlichen Organismus anhand objektiver Kriterien nachzuweisen. Ähnliche epidemiologische Untersuchungen am Hygiene-Institut Düsseldorf bestätigten eine Reihe dieser Resultate. Beim Vergleich von Kindern, welche im Mittel unter einer Exposition von 206 μg Feinstaub, 179 μg SO_2 und 56 μg NO pro m^3 Luft lebten, mit einer Kontrollgruppe zeigte sich, daß im Kontaminationsgebiet weniger Kinder mit normalen Tonsillen- oder Lymphknotenbefunden festzustellen waren. Die Knochenreifung erwies sich als verzögert, die Erythrozytenzahl erhöht, die Hb_E-Werte und die HCl-Resistenz der roten Blutkörperchen erniedrigt. Die kritische Konzentration scheint im Jahresmittel bei 100 μg/m^3 für Feinstaub, SO_2 und Stickoxiden zu liegen. Schwellenwerte lassen sich aber bisher noch nicht mit ausreichender Sicherheit festlegen.
Erholungsaufenthalte in Reinluftgebieten verbesserten – allerdings nur vorübergehend – die Entwicklungskriterien (*Pelech* 1982).
Von besonderer Bedeutung war bis in die jüngste Zeit der *Bleianteil des Luftstaubes* (s. Tab. 70 a). Selbstverständlich muß neben dem inhalierten Blei auch noch der oral zugeführte Anteil berücksichtigt werden. Für die Bundesrepublik Deutschland ergab sich 1984 ein Wert von 185 μg/d (s. S. 42 f, 47, 50, 52, 55). Durch Ingestion wird etwa 5mal mehr Blei in den Körper verbracht als durch Inhalation.
Hinsichtlich des *Asbests* sei auf S. 314 f, 327 f verwiesen.

Künstliche anorganische Fasern sind auf S. 315 abgehandelt. Hergestellt werden textile, d. h. verspinnbare Glasfasern, und nichttextile Glas-, Schlacken-, Stein- und Keramikwollen. Die textilen Glasfasern haben, sofern sie gezogen sind, exakt definierte Durchmesser zwischen 6–13 μm und sind folglich nicht lungengängig.
Eine Gefährdung von exponierten Personen dürfte deshalb ausscheiden. Im Schleuder- oder Blasverfahren hergestellte Produkte weisen einen niedrigen Anteil an Fasern mit Durchmessern von <3 μm auf. Die Belastung am Arbeitsplatz bei der Erzeugung ist folglich gering, und die Zahl der Fasern je Kubikzentimeter Luft liegt im allgemeinen unter den für Asbest gültigen TRK-Werten.

Bei einer Untersuchung von *Valentin* (1976) an 232 exponierten Beschäftigten mit einer Dauerbelastung von 19,7 ± 5,5 Jahren ergaben sich keine eindeutigen Lungenfibrosen, charakteristische Pleuraveränderungen oder Hinweise auf Tumoren. Synergistische Effekte zwischen Zigarettenrauchinhalation und beruflicher Einwirkung von Feinstaub künstlicher Mineralfasern – analog der Asbestschädigung – sind bisher nicht beschrieben worden. Für die tierexperimentell feststellbare Kanzerogenität ist nicht nur der Faserdurchmesser, sondern auch die -länge und -beständigkeit ausschlaggebend. In Zellkulturen zeigten sich inkomplette Phagozytosen von längeren Fasern, eine Permeabilitätsstörung der Zellmembran sowie ein Enzymverlust. Nach der Hypothese von *Pott* u. Mitarb. (1976) sind vor allem Fasern von 0,1–0,5 μm Durchmesser und 10–20 μm Länge gefährlich. Auch größere Fasern wirken noch tumorauslösend, doch bedarf es hierbei einer höheren Faserdichte. Für die Aufstellung von MAK- bzw. TRK-Werten besteht vorerst kein Anlaß.

Gase

Schwefeloxide

Die Inhalation von SO_2 erzeugt Reizwirkungen; aufgrund der guten Wasserlöslichkeit sind vor allem die oberen Atemwege betroffen.
Im Tierversuch läßt sich ferner eine Abnahme der phagozytären Aktivität, eine Störung der Flimmerbewegung der Trachealmukosa, aber auch Veränderungen der Proteinfraktionen des Blutserums und eine Abnahme des Agglutinintiters feststellen. Schon relativ geringe Konzentrationen, wie sie in der Luft häufig vorkommen, erzeugen bei Mensch und Tier Spasmen der glatten Muskulatur der Bronchiolen, eine Erhöhung des Atmungswiderstandes sowie einen Anstieg der Atem- und Pulsfrequenz. Toxikologisch wird SO_2 wie folgt bewertet.

1000–2000 ppm	sind schnell tödlich,
500– 700 ppm	sind nach 30–60 min. tödlich,
– 2 ppm	ist der MAK-Wert,
0,05 ppm	sollen in der normalen Atemluft nicht überschritten werden (IW 1 = 0,14 mg/m^3, IW 2 = 0,40 mg/m^3).

Unter bestimmten Bedingungen wird SO_2 zu SO_3 oxidiert. Beteiligt sind hierbei offenbar das Sonnenlicht und katalytisch wirksame Metallverbindungen. Mit dem Wasserdampf setzt sich dann SO_3 zu *Schwefelsäureaerosolen* um. Inhalationsversuche mit SO_3 an Menschen und Tieren haben die äußerst starke Reizwirkung bestätigt, welche die des SO_2 erheblich übertrifft. Im Vordergrund steht ein starker Bronchospasmus und eine Zunahme des Atmungswiderstandes.

Bei der kombinierten Einwirkung von SO_2 und SO_3 zeigte sich, daß der Atmungswiderstand größer war als die Summe der Einzelwiderstände; ferner kam es zu einer deutlichen Frequenzzunahme und einer Verringerung der Atemtiefe. Es ist also ein auffälliger Synergismus der beiden Gase zu beobachten.

Aus epidemiologischen Studien, bei denen der Grad der Luftverunreinigung besonders an SO_2 zu *Mortalität und Morbidität* der Bevölkerung in Beziehung gesetzt wurde, ergaben sich Korrelationen. *Hatzakis* u. Mitarb. (1986) fanden z. B. einen Zusammenhang zwischen der bereinigten täglichen Mortalität und der SO_2-, nicht dagegen mit der Rauchbelastung; sie halten einen Grenzwert von weniger als 150 $\mu g/m^3$ für erforderlich. Andere Studien lieferten keine Hinweise oder Beweise für gesundheitsschädigende Eigenschaften von SO_2 in den aktuellen Konzentrationsbereichen. Zum Beispiel stellten *Dodge* u. Mitarb. (1985) fest, daß intermittierend erhöhte Konzentrationen zwar bei Kindern Reizungen im Bronchialsystem erzeugten, daß aber langfristig die Lungenfunktion nicht beeinträchtigt wurde. Auch *Marty* u. Mitarb. (1985) konnten keine Korrelation von SO_2 und Staub mit der Häufigkeit von Erkrankungen bei Kindern ermitteln. Die höhere Wirksamkeit von kombinierten Luftschadstoffen (SO_2, Ozon, Schwefelsäure) geht aber nicht nur aus den Statistiken der Smogkatastrophen hervor, sie wurde auch experimentell nachgewiesen (*Kleinmann* u. Mitarb. 1981).

Unter *Pseudokrupp* wird im allgemeinen eine akute stenosierende subglottische Laryngotracheitis verstanden, deren Ursache primär eine Virusinfektion ist. (Bei einer Variante, dem sog. „spasmodic croup“ wird eine allergische Genese vermutet und bei einer weiteren Form, dem „Pseudokrupp-Syndrom“ handelt es sich um eine hochgefährliche, bakteriell bedingte Epiglottitis.) Auffällig ist, daß das Problem der ursächlichen Beteiligung der Luftverunreinigung hauptsächlich in der Bundesrepublik Deutschland und kaum in den Nachbarländern behandelt wird. Eine Studie von *Mühling* u. Mitarb. (1985) in Duisburg ergab Hinweise auf einen solchen Zusammenhang, aber andere Untersuchungen führten zu keinem derartigen Ergebnis. Bis etwa 1984 gab es keine eindeutigen Resultate, in der Zwischenzeit wurden aber weitere Untersuchungen begonnen und z. T. abgeschlossen. Eine davon hat das Bundesgesundheitsamt publiziert (WaBoLu-Hefte 5/1987). Es zeigte sich, daß die Häufigkeit des Pseudokrupp und die SO_2-Konzentrationen einen Jahresgang aufweisen. Das Maximum der Anfälle fand sich aber im September bis November, das der Luftschadstoffe jedoch erst im Dezember bis Februar. Die Autoren betrachten aus diesen und weiteren Gründen die Luftverunreinigung allenfalls als eine Teilursache. Vor allem fehlte ein eindeutiger Bezug zu der SO_2- und NO_2-Belastung der Kinder. Unter Einbeziehung aller Aspekte sind für die Verursachung von Pseudokrupp-Anfällen weiterhin Virusinfekte anzusprechen.

Stickoxide

Stickstoffmonoxid hat in den anzutreffenden Konzentrationen keinen schädlichen Einfluß auf die menschliche Gesundheit, seine Bedeutung liegt in der *Oxidierbarkeit zu Stickstoffdioxid*. Dieses NO_2 besitzt in erster Linie eine toxische Wirkung auf die Lunge.
Nach Tierversuchen ist mit einer Schädigung ab 1000–1500 $\mu g/m^3$ zu rechnen, epidemiologische Beobachtungen am Menschen führten aber zu dem Schluß, daß schon NO_2-Konzentrationen knapp unterhalb der Geruchsschwelle (225 $\mu g/m^3$) die Entstehung von Bronchitiden begünstigen. Allerdings ist zu beachten, daß der Mensch in der Regel der Exposition verschiedener Schadstoffe in der Luft unterliegt. Es ist also fraglich, ob die beobachteten Reaktionen als eine reine NO_x-Wirkung gedeutet werden können.

Kohlenmonoxid

Die toxische Wirkung des CO beruht auf einer *Störung des Sauerstofftransportes* im Blut. CO lagert sich in einer Konkurrenzreaktion am Eisen des Hämoglobins an; da die Affinität des CO zum Hb ca. 250mal größer ist als die des O_2, fällt schon bei geringer CO-Konzentration ein großer Anteil des Hb für den Sauerstofftransport aus. Bei steigender CO-Hb-Konzentration sinkt die Sauerstoffversorgung aber nicht nur durch eine verminderte Transportkapazität, sondern auch durch eine erschwerte Abgabe des O_2 am Ort des Bedarfs (*Haldane*-Effekt). Als weitere Auswirkungen wurden u. a. Änderungen von Enzymaktivitäten (Hemmung der Zytochrom-a_3-Oxidase in den Mitochondrien) beobachtet.

Über die Symptomatik der Kohlenmonoxidvergiftung informiert die Tab. 78.

Die früheren Vorstellungen über die Ungefährlichkeit von nur leicht erhöhten *Karboxyhämoglobinwerten* sind zu korrigieren, *Aronow* u. Mitarb. (1984) stellten z. B. bei Nichtrauchern mit chronischer Anämie, aber ohne Herz- und Lungenerkrankungen bei 3% CO-Hb eine signifikante Verschlechterung der Leistungsfähigkeit fest.
Von einer generellen CO-Gefährdung der Stadtbevölkerung kann jedoch nicht gesprochen werden.

Tabelle **78** Symptome bei Kohlenmonoxidvergiftungen in Abhängigkeit vom CO-Hb-Gehalt des Blutes.

CO-Hb	Erscheinungen
5–10%	leichte, eben meßbare Einschränkung des Visus (Schwelle der Verschmelzungsfrequenz gesenkt)
10–20%	leichter Kopfschmerz, Mattigkeit, Unwohlsein, Kurzatmigkeit bei Anstrengung, Herzklopfen
20–40%	Schwindel, Bewußtseinsschwund, Atmung abgeflacht, Kreislaufkollaps
40–60%	tiefe Bewußtlosigkeit, Lähmung, Cheyne-Stokessche Atmung, Sinken der Körpertemperatur
60–70%	tödlich in 10 Minuten bis 1 Stunde
>70%	tödlich in wenigen Minuten

Geringe Mengen von CO lassen sich im Blut des Menschen immer nachweisen; 0,5% CO-Hb sind als Folge des kontinuierlichen Hämoglobinabbaues anzusetzen, wobei infolge verstärkter Hämolyse auch ein Anstieg auf 3% möglich ist. Darüber liegende Werte können bereits das ZNS in Mitleidenschaft ziehen (z. B. Reduktion der Aufmerksamkeitsleistung), ferner kann die Myokardfunktion beeinträchtigt werden (Funktionsstörungen im EKG bei Herzkranken und älteren Menschen). Die Toxizität kleiner CO-Hb-Konzentrationen drückt sich auch in der vorgeburtlichen Entwicklung aus. *Kinder von Raucherinnen* wiegen im Durchschnitt 200 g weniger als die Babys von Nichtraucherinnen. Diese Feststellung konnte sogar tierexperimentell abgesichert werden. Nach *Astrup* (1972) erfährt der Nichtraucher keine signifikante Erhöhung des CO-Hb-Spiegels durch die Auspuffgase der Kraftfahrzeuge. Das Inhalieren von Tabakrauch oder aber eine Exposition in Tunnels, Garagen usw. ergäbe jedoch Werte bis 20% CO-Hb, was ein deutliches Überschreiten der Gefahrengrenze bedeute. Nach *Schlipköter* (1973) sollte der CO-Hb-Toleranzwert von 10 sogar auf 2% gesenkt werden. Daß die persönliche Belastung durch das Tabakrauchen die entscheidende Gefährdung darstellt, dürfte außer Zweifel stehen.

Raucher haben deutlich höhere Konzentrationen von CO-Hb im Blut (10–14%) als Nichtraucher (0,5–3%). Die Zunahme der Herzkranken und Herztoten bei Rauchern wird mit dem bei Filterzigaretten im Vergleich zu Normalzigaretten höheren CO-Anteil des Rauches in Zusammenhang gebracht.

Katastrophen bei akuten Luftverunreinigungen

London

Vom 5.–9. Dezember 1952 herrschte in vielen Teilen Englands eine *Inversionslage* mit Nebel, wovon vor allem London sehr stark betroffen war. Zwölf Stunden nach Eintritt des Nebels erkrankte eine große Zahl der Einwohner mit Atembeschwerden, Halsschmerzen, Erbrechen. Schwerer verliefen die Krankheiten bei Patienten, die in ihrer Vorgeschichte chronische Bronchitis, Asthma oder eine der Erscheinungsformen der Lungenfibrose angaben. Männer erkrankten häufiger als Frauen, und die meisten Kranken waren über 45 Jahre alt. Die Krankenhausaufnahmen lagen deutlich über den Zahlen der gleichen Zeit in anderen Jahren. Die Morbiditätserhöhung ließ sich statistisch allerdings nicht einwandfrei sichern, jedoch standen genaue Unterlagen für die Mortalitätsberechnung zur Verfügung. In der Woche der Katastrophe und in der darauf folgenden starben in Groß-London 4000 Menschen mehr als in vergleichbaren Abschnitten früherer Jahre. Alle Altersgruppen waren in gewissem Umfange an dem Anstieg der Sterblichkeit beteiligt, doch wiesen die Älteren den größten Zuwachs auf. Eine eindeutige Korrelation wurde zwischen Mortalität und der Rauch- und SO_2-Konzentration der Londoner Luft ermittelt. Die Rauchmenge war um das 5fache, die an SO_2 um das 6fache größer als in normalen Zeiten. Gleichwohl ist nicht zu übersehen, daß selbst die erhöhten Werte keinesfalls im toxischen Bereich lagen. Der Untersuchungsausschuß kam zu folgendem Resultat:
„Da es nicht möglich ist, einen bestimmten Bestandteil des Nebels als Ursache herauszustellen, muß notwendigerweise festgestellt werden, daß die überhöhte Sterblichkeit und die Zunahme der Erkrankungen der Atemwege während des Nebels und unmittelbar nach dem Nebel im Dezember 1952 die Folge einer Reizung der Atemwege durch Schmutzstoffe im Nebel waren. Hauptsächlich dürften wohl Reizstoffe in Frage kommen, die aus der Verbrennung von Kohle oder Kohleprodukten stammen. Die Schädigungen mit tödlichem Ausgang betrafen fast ausschließlich Personen, die schon zuvor chronisch an Atem- oder Herz-Kreislauf-Beschwerden litten."
Schon vor der Katastrophe 1952 (und auch später) wurden in London bei Nebeltagen erhöhte Mortalitätszahlen registriert (9mal von 1873–1957); allerdings war das Ereignis im Dezember 1952 das folgenschwerste.

Los Angeles

Bis 1940 verstand man allgemein unter „Luftverunreinigung" die Anwesenheit von Rauch und Schwefeldioxid. Erst 1943 stieß man in Los Angeles auf eine neue Art von Schadstoffen, die als „Smog" bekannt wurden. Man weiß heute, daß in fast allen Großstädten ähnliche Substanzen anzutreffen sind, allerdings in erheblich geringeren Konzentrationen. Typisch für Los Angeles sind geringe Luftbewegungen, eine intensive Sonneneinstrahlung, ein niedriger Kohle-, aber enormer Erdölverbrauch, besonders als Folge der mehr als 3 Mill. Kraftfahrzeuge. Da ein Teil des Treibstoffes unverbrannt in die Atmosphäre ausgestoßen wird, reichert sich die Luft mit Kohlenwasserstoffen an. Unter dem Einfluß des Sonnenlichtes (UV) entstehen aus den Benzindämpfen in Verbindung mit Stickoxiden und anderen in der Luft befindlichen Reagenzien organische Substanzen von starker Oxidationswirksamkeit (s. S. 333).
Durch die Einwirkung dieser Stoffe bekommen die Menschen Halsschmerzen, triefende Augen und Nasen sowie Kopfschmerzen. Ferner entstehen Vegetationsschäden

und eine dunstige Atmosphäre. SO_2 konnte hier aus vielen Gründen ursächlich ausgeschieden werden.
Es ist zwar möglich, daß der Los–Angeles-Smog noch weitere Gesundheitsschäden erzeugt, doch existieren bisher keine Hinweise für eine chronische Toxizität. (Kalifornien hat heute strengere Abgasvorschriften als die übrigen 49 Staaten der USA.)

Langzeitschäden

Seit vielen Jahren beanspruchen die eventuellen gesundheitlichen Beeinträchtigungen von Bevölkerungsgruppen in Ballungsgebieten der Industrie durch die dort anzutreffende Luftverunreinigung großes Interesse. Die Problematik ist darin zu sehen, daß die Konzentrationen der einzelnen Schadstoffe weit unterhalb der bekannten Schädlichkeitsgrenzen liegen, und daß die staubförmigen unlöslichen Anteile nicht einfach in den Lungen kumulieren. Die epidemiologische Erforschung der Zusammenhänge wird zudem durch die zahlreichen Einflußfaktoren außerhalb der Atemluft beträchtlich erschwert.
Das Hauptaugenmerk galt bisher der Verursachung des *Bronchialkrebses* und der *Kindesentwicklung*. Auf den ungünstigen Einfluß der „air pollution" mit Staub und SO_2 auf die Entwicklung des kindlichen Organismus (*Kapalin* 1967, *Pelech* 1982, *Schlipköter* u. Mitarb. 1986) wurde bereits hingewiesen. Im Schulalter soll sich zudem eine *Bleibelastung* im Sinne einer Beeinträchtigung der Konzentrations- und Leistungsfähigkeit auswirken (*Seeber* u. Mitarb. 1984, *Winneke* u. Mitarb. 1984). *Hülße* u. *Thielebeule* (1988) unterstützen die Ansicht von *Bullinger-Naber* (1984), *Hrdina* u. *Winneke* (1980), *Seeber* u. Mitarb. (1984), daß Luftverunreinigungen auch *psychische Störungen* verursachen.
Weitere Zusammenhänge zwischen der Häufigkeit von Atemwegsinfektionen und der Staubexposition wurden ebenfalls festgestellt. Von Wichtigkeit sind ferner Hinweise auf die Beeinträchtigung der Lungenfunktion durch Luftverunreinigungen und die Störungen im roten Blutbild (*Beck* u. *Schmidt* 1987, *Begemann* 1982, *Dolgner* u. *Schmidt* 1977, *Eickmann* u. *Einbrodt* 1983, *Maslov* 1982, *Hülße* u. Mitarb. 1987, *Pelech* 1982). Mit großer Wahrscheinlichkeit werden auch unspezifische Resistenzfaktoren beeinflußt (opsonischer Index, C_{3c}-Komponente, α_1-Antitrypsin-Konzentration, Serum-Lysozym-Titer, IgG-Spiegel, T-Zell-Zahlen).

Das Problem bei den experimentellen Untersuchungen besteht nicht zuletzt darin, daß die Reaktionen zumeist noch innerhalb der physiologischen Variationsbreite liegen und somit allenfalls als Dispositionsänderungen zu interpretieren sind.

Es besteht ferner eine – wenn auch geringe – Beziehung zwischen der Entstehung des *Bronchialkarzinoms* und der Luftverunreinigung (s. S. 402 f). Wie erwähnt, findet man in der Luft krebserzeugende polyzyklische Aromaten. Allerdings sind diese Kanzerogene in der Regel nicht sehr stabil, sie werden in unterschiedlichem Maße durch andere Bestandteile der Luft und vor allem durch das Sonnenlicht zerstört. Aus Tierexperimenten ist bekannt, daß bei perkutaner Verabfolgung von wenigen Mikrogramm zwar fast alle Versuchsmäuse an einem Hautkrebs zugrunde gehen, doch gelang es in der Lunge von Versuchstieren nur durch Kombinationen mit Adjuvanzien (z. B.Hämatit), bösartige Geschwülste hervorzurufen. Benzo(a)pyren als Reinsubstanz war bei der Inhalation unwirksam (*Thyssen* u. Mitarb. 1980). Ob das Benzo(a)pyren tatsächlich wie *K. H. Bauer* einmal geschrieben hat, der „Schicksalsstoff der Menschheit" ist, muß heute sehr in Frage gestellt werden. Das Interesse gilt jetzt mehr den mutagenen Substanzen. *Victorin* u. Mitarb. (1986) untersuchten z. B. die Emission von Verbrennungsanlagen (Filter-, Kondensat- und XAD-Extrakte) auf derartige Stoffe mit dem Ames-Test (s. S. 379). Die mutagene Aktivität der Proben von 2 Anlagen war in der Tat recht hoch, während in 2 anderen Fällen der Aktivitätsgrad dem industrieller öl- und kohlebefeuerter Anlagen entsprach. Hohe Mutagenitäten waren meist vergesellschaftet mit hoher Emission an organischen Substanzen, u. a. Benzo(a)pyren. PAH schienen aber – analog unseren Erfahrungen mit dem Ames-Test an Wasserproben – nicht die verantwortlichen Substanzen zu sein. Die chemische Identität der amespositiven Stoffe im Luftaerosol ist bis heute unklar, jedenfalls handelt es sich nicht um PCDD und PCDF.

Der ständige Aufenthalt in Gebieten mit hoher Luftverunreinigung soll auch zur *chronischen Bronchitis* disponieren.

(Nach den Richtlinien der WHO ist eine chronische Bronchitis zu diagnostizieren, wenn ein Patient an einem chronischen oder chronisch rezidivierenden Husten mit Auswurf mindestens 3 Monate im Jahr, und dies in 2 aufeinanderfolgenden Jahren, leidet.)

In der Bundesrepublik Deutschland wurden von 1965–1970 13000 unterschiedlich staubbelastete Personen untersucht (DFG). Die Studie führte zu folgenden Resultaten:

1. Die Staubbelastung an den untersuchten Arbeitsplätzen läßt einen nachteiligen Einfluß auf das bronchopulmonale System erkennen.
2. Das Tabakrauchen von mehr als 10 g/Tag läßt für die gleichen Kriterien in allen Kollektiven stärkere Auswirkungen erkennen.
3. Noch häufiger treten im allgemeinen diese Erscheinungen auf in Gruppen von Rauchern, die zugleich staubbelastet sind.
4. Es besteht in den meisten Kollektiven eine deutliche Abhängigkeit vom Lebensalter, und zwar unabhängig von Staubbelastung und Tabakrauchen.

Die Untersuchungen wurden in den Jahren 1972–1977 als Längsschnittstudie fortgesetzt. Im Prinzip erfolgte für jede erfaßte Person nach 5 Jahren eine Nachkontrolle mit der gleichen Methodik. In 11 Betrieben wurden ferner 2000 Staubmessungen vorgenommen.

Als „gering belastet" galten die Gruppen von 0,5–30 mg/m³ Staub. Die Maximalwerte betrugen (im Kohlebergbau) 100 mg/m³. Die statistische Auswertung ergab hinsichtlich der Ursachen und ihrer Gewichtung mit den Ergebnissen der ersten Studie vergleichbare Resultate. Es zeigte sich außerdem, daß die längere und höhere Vorbelastung einen größeren Einfluß hatte als die Staubbelastung im 5-Jahres-Intervall. Offenbar werden die Folgen einer 5jährigen Staubinhalation in den gegebenen Konzentrationen noch nicht manifest.

Es ist hervorzuheben, daß es sich um eine Studie *am Arbeitsplatz* gehandelt hat, bei der Staubbelastungen im Bereich von 10 mg/m³ gesundheitliche Störungen nach sich zogen. Die Bevölkerung ist in den Ballungsgebieten aber nur mit 0,01–0,1 mg/m³ exponiert. Bei funktionierender Lungenreinigung ist es daher fraglich, ob hier eine chronische Bronchitis ausgelöst oder begünstigt werden kann.

Auf die Bedeutung der *kombinierten Einwirkung* von Schadstoffen aus dem Luftaerosol wurde bereits hingewiesen (z. B. London-Smog-Katastrophe). Ergänzend seien in diesem Zusammenhang die tierexperimentellen Befunde von *Husain* u. *Dehnen* (1978) erwähnt. Die krebserregende Wirkung von Benzo(a)pyren kann je nach Aktivität der oxidierenden Fermente vermindert oder verstärkt werden. Die Autoren stellten fest, daß NO_2 eine zeitproportionale Erhöhung der Enzymaktivität bewirkt, während dieser Effekt bei SO_2-Inhalation fehlt. Auch bei kombinierter Einwirkung von NO_2 und SO_2 blieb die Aktivitätserhöhung aus. Bei der Bewertung derartiger experimenteller Ergebnisse ist allerdings Vorsicht am Platze, nach den Befunden von *Pfeiffer* (1978) bei der Kombination von Benzo(a)pyren mit Zink, Blei u. a. Metallen zeigten sich deutliche Abhängigkeiten von der Dosierung.

Schädigungen von Pflanzen

Die Hauptschadstoffe für den pflanzlichen Organismus sind Schwefeldioxid, Fluorwasserstoff und die Luftverunreinigungen vom Typ des London- und des Los-Angeles-Smog. SO_2 ist bei Konzentrationen von 0,05–0,12 mg/m³ je nach Pflanzenart bei chronischer Einwirkung phytotoxisch. Die Werte, welche für den Schutz der menschlichen Gesundheit ausreichen, genügen also nicht für den Schutz der Vegetation.
Über 0,4 ppm tritt eine akute Schädigung im Sinne einer Photosynthesestörung auf. Fluorwasserstoff verhält sich ähnlich wie SO_2, nur daß er bei einigen Pflanzenarten bereits in wesentlich niedrigeren Mengen Schäden hervorruft. Im Durchschnitt ist HF etwa 10fach wirksamer. Die Störung besteht gleichfalls in einer Hemmung der Photosynthese, doch vermag die Pflanze nicht wie bei SO_2 die Substanz durch eine einfache Oxidation zu entgiften.
Das Pflanzensterben entlang der Autobahnen haben *Oertli* u. Mitarb. (1979) untersucht. Sie fanden, daß die vom Kraftfahrzeug emittierten Staubpartikel die Spaltöffnungen der Blätter am Schließen hindern, so daß diese zu ungewöhnlicher Zeit offenbleiben. Der dunkle Staub auf Blättern an Autobahnen erhöht zudem die Blattemperaturen. Die Vorgänge führen zusammen mit dem turbulenten Fahrtwind zu einem vermehrten Wasserverlust und damit zu Trockenschäden.

Prophylaxe

Zur Beseitigung bzw. Verringerung der Luftverunreinigungen stehen grundsätzlich 3 Möglichkeiten zur Verfügung:

a) Vermeidung der Entstehung,
b) Umwandlung in einen weniger toxischen Stoff,
c) Konzentrierung und Festhalten des Schadstoffes,
d) wenn c nicht möglich, Verdünnung und Verteilung.

Die Anwendung des einen oder anderen Grundsatzes richtet sich nach der Art des Schmutzstoffes und seinem Anfall, nicht zuletzt aber nach den örtlich-geographischen und meteorologischen Bedingungen. Die wichtigsten Verfahren sind:

1. Verminderung der Emission durch
   a) geeignetere Rohstoffe,
   b) geeignetere Verfahrenstechniken,
2. Verminderung der Emission durch Luftreinigungsanlagen,
3. Verdünnung der Restschadstoffe durch hohe Schornsteine,
4. Anpassung der Bebauungsordnung an die Gelände- und Klimaeigenarten.

Grundsätzlich soll die Vermeidung der Stauberzeugung Priorität vor der Staubbeseitigung genießen.

Die Prinzipien müssen einzeln oder kombiniert vor allem bei den Haupterzeugern der Luftverunreinigung angewendet werden, also bei der Industrie, den Kraftwerken, Gewerbebetrieben und selbst den Haushalten. Die heute durchführbaren Maßnahmen seien in wenige Hinweise zusammengefaßt:
Industrie und Gewerbe: Schon lange werden wertvolle, aber auch toxische Stäube (z. B.Edelmetalle, Blei, Silikate) aus wirtschaftlichen bzw. gesundheitlichen Gründen aus den Abgasen entfernt.
Das Prinzip ist die Absaugung an der Entstehungsstelle und die Reinigung der Abluft durch Sedimentationskammern, Fliehkraftabscheider (Zyklone), Elektro- oder Faserfilter. Der verstärkte Einsatz derartiger Anlagen ist nicht nur zum Schutze der dort arbeitenden Menschen, sondern auch der Allgemeinheit wünschenswert. Die Entfernung von Gasen ist z. T. problematisch. Soweit sie brennbar sind, ist ihre Ausschaltung technisch möglich; SO_2 aus Rauchgasen läßt sich zu $CaSO_4$(Gips) umsetzen. Geruchstoffe werden oxidiert (z. B.durch O_3) oder in Waschtürmen mit Wasser, Säuren oder Laugen aufgenommen. Bei trockenen Gasen kann man auch die Adsorptionskraft der Aktivkohle ausnutzen.
Haushalte: Die rauch-, ruß- und SO_2-erzeugenden Kohlen sollen in Feuerungsstellen durch günstigere Brennstoffe ersetzt werden. Der Trend ist aus der Abb. **62** erkennbar.

Zum Beispiel verbrennt Koks raucharm, und Steinkohle läßt sich mit physikalischen Methoden schwefelarm aufbereiten. Leichte Heizöle enthalten wenig Schwefel, doch müssen die Brenner exakt eingestellt werden, damit keine anderen belästigenden oder gefährdenden Emissionen entstehen. Erdgas ist derzeit der günstigste fossile Brennstoff. Wärmepumpensysteme, Sonnenkollektoren, Energiedächer, Windenergienutzung lassen sich nicht allgemein, sondern allenfalls schwerpunktmäßig einsetzen.

Verkehr: Die Eisenbahnen haben seit der Elektrifizierung keine Bedeutung als Luftverunreiniger mehr. Der Kraftfahrzeugverkehr ist dagegen in steigendem Maße durch die Emission von Kohlenwasserstoffen, Stickoxiden, Kohlenmonoxid, Benzo(a)pyren u. a. Substanzen an der Verschlechterung der Luftbeschaffenheit beteiligt.

Der Ersatz der Otto- und Dieselmotoren durch andere Antriebsquellen ist aber in der nächsten Zeit noch nicht zu erhoffen, die Erwartungen richten sich hauptsächlich auf den Wasserstoffmotor.

Das Nahziel ist daher die bessere Steuerung der Verbrennungsvorgänge in den herkömmlichen Motoren, um den Auswurf an CO, Ruß usw. zu reduzieren. Die Nachverbrennung der Motorenabgase mit Hilfe des 3-Wege-Katalysators rechnet derzeit zu den wichtigsten umwelthygienischen Maßnahmen.

Innerhalb der *Wohn- und Arbeitsräume* sind selbstverständlich ebenfalls Schutzmaßnahmen gegen Immissionen am Platze. In der Hauptsache stellt sich diese Aufgabe der Arbeitsmedizin, doch wurden in den letzten Jahren auch in Wohnräumen chemische Schadstoffe und Radioaktivitäten ermittelt. Der Einsatz von toxischen Substanzen (Asbest, HCHO, PCP usw.) ist zu reduzieren bzw. ganz zu verbieten.

Bezüglich des sog. *„passiven Rauchens"* sei auf die Ausführungen auf S. 401 verwiesen.

Literatur

L'Abbe, K. A., J. R. Hoey: Review of the health effects of urea-formaldehyde foam insulation. Environ. Res. 35 (1984) 246

Allison, A. C., R. A. Lewis: Lack of health effects of long-term exposure to 2,3,7,8-tetrachlorodibenzo-p-dioxin. J. Amer. med. Ass. 256 (1986) 1446

Andersen, A., F. Langmark: Incidence of cancer in the mineral-woolproducing industry in Norway. Scand. J. Work Environ. Hlth 12, Suppl. 1 (1986) 78

Andersen, J., G. R. Lundquist, D. F. Proctos: Human perception of humidity under four controlled conditions. Arch. environ. Hlth 20 (1973) 22

Annest, J. L., J. L. Pirkle, D. Makuc, J. W. Neese, D. D. Bayse, M. G. Kovar: Chronological trend in blood lead levels between 1976 and 1980. New Engl. J. Med. 308 (1983) 1373

Aronow, W. S., W. J. Schlueter, M. A. Williams et al.: Aggravation of exercise performance in patients with anemia by 3% carboxyhemoglobin. Environ. Res. 35 (1984) 394

Astrup, P.: Some physiological and pathological effects of moderate carbon monoxid exposure. Brit. med. J. 1972/IV, 447

Ausschuß für Einheitliche Technische Baubestimmungen (ETB): Richtlinie über die Verwendung von Spanplatten hinsichtlich der Vermeidung unzumutbarer Formaldehydkonzentrationen in der Raumluft. Beuth, Berlin 1980

Baur, X., G. Fruhmann, H. Prelicz: Die Befeuchterlunge – eine Berufskrankheit? Arbeitsmed. Sozialmed. Präventivmed. 19 (1984) 35

Beck, E. G., P. Schmidt: Haematologie. Zbl. Bakt. Hyg. I. Abt. Orig. B 185 (1987) 250

Becker, K.: Verminderung der PKW-Schadstoffemissionen. GIT, Suppl. 1 (1989) 42

Begemann, H.: Praktische Hämatologie, 8. Aufl. Thieme, Stuttgart 1982; 9. Aufl. 1989

Benkö, G., F. Sváb: Die Einwirkung unipolarer Luftionen auf die Leistungsfähigkeit der Organismen bei Säugetieren. Zbl. Bakt. Hyg. I. Abt. Orig. B 169 (1979) 351

Bertazzi, P. A., C. Zochetti, L. Riboldi et al.: Cancer mortality of an Italian cohort of worker in man-made glass fiber production. Scand. J. Work Environ. Hlth 12, Suppl. 1 (1986) 65

Bjørseth, A., G. Lunde, A. Lindskog: Long-range transport of polycyclic aromatic hydrocarbons. Atmos. Environ. 13 (1979) 45

Blair, A., P. Stewart, M. O'Berg et al.: Mortality among industrial workers exposed to formaldehyde. J. nat. Cancer Inst. 76 (1986) 1071

Bögl, W., L. Dehne: Mikrowellenbehandlung tierischer Lebensmittel. Bundesgesundheitsblatt 28 (1985) 39

Bolton, R. E., J. M. G. Davis, D. Lamb: The pathological effects of prolonged asbestos ingestion in rats. Environ. Res. 29 (1982) 134

Bonell, J. A.: Health studies on HV transmission line and substation workers. Rep. UNIPEDE med. Grp Meet., 19. April 1983, Venice

Brandt, H. P., U. Dietze, A. Deufrains: Der ausschließlich durch Leuchtstoffröhren beleuchtete Arbeitsplatz aus ophthalmologischer Sicht. Dtsch. Gesundh.-Wes. 35 (1980) 709

Brockhaus, A., G. Rönicke, H. Weisz: Benzpyrenpegel des Luftstaubes in der BRD. DFG, Bonn-Bad Godesberg 1975, Komm. Erforsch. Luftverunreinigung, Mitt. XIII.

Bruno, R. C.: Sources of indoor radon in houses: a review. J. Air Pollut. Control Ass. 33 (1983) 105

Bullinger-Naber, M.: Untersuchungen von Befindlichkeitsveränderungen unter Schadstoffeinfluß in Bayern. Gesundh.-Ing. 105 (1984) 214

CDC: Injuries associated with ultraviolet tanning devices – Wisconsin. Morbid. Mort. wkly Rep. 38 (1989) 333

Claude, J., R. Frentzel-Beyme: Mortality of workers in a German rock-wool factory – a second look with extended follow-up. Scand. J. Work Environ. Hlth 12 (1986) 53

Cockcroft, A., J. Edwards, C. Bevan et al.: An investigation of operating theatre staff exposed to humidifier fever. Brit. J. industr. Med. 38 (1981) 144

Collins, K. J.: Low indoor temperatures and morbidity in the elderly. Age and Ageing 15 (1986) 212

Cooper, R. L.: The determination of hydrocarbons in town air. Analyst 79 (1954) 573

Cote, W. A. et al.: A Study of Indoor Air Quality: Final Report. US EPA 68–02–0745, Sept. 1974

Crummett, W. B.: Environmental chlorinated dioxins from combustion – the trace chemistry of fire hypothesis. Pergamon Ser. environ. Sci. 5 (1982) 253

Crutzen, P. J.: Geophys. Res. Lett. 3 (1976) 73 (zit. nach Möller)

Dasler, A. R.: Ventilation and thermal stress ashore and afloat. Chapter 3. In: Manual of Naval Preventive Medicine, 1974

Dodge, R., P. Solomon, J. Moyers, C. Hayes: A longitudinal study of children exposed to sulfur oxides. Amer. J. Epidemiol. 121 (1985) 720

Dolgner, R., P. Schmidt: Zur Deutung einiger Befunde aus Kinderuntersuchungen in Gebieten mit unterschiedlich starker Luftverunreinigung. Zbl. Bakt. Hyg. I. Abt. Orig. B 165 (1977) 579

Eickmann, Th., H. J. Einbrodt: Blei-, Zink- und Blutbildwerte von Erwachsenen und Kindern in ländlichen und städtischen Gebieten Ostwestfalens. In: Umwelthygiene. Hrsg.: Ges. Förd. Lufthyg. Silikoseforsch., Düsseldorf 16 (1983) 147

Enterline, P. E.: Cancer produced by nonoccupational asbestos exposure in the United States. J. Air Pollut. Control Ass. 33 (1983) 318

Enterline, P. E., G. M. Marsh, N. A. Esmen: Respiratory disease among workers exposed to man-made mineral fibers. Amer. Rev. resp. Dis. 128 (1982) 1

Fanger, P. O.: Thermal Comfort. Analysis and Applications in Environmental Engineering. McGraw-Hill, New York 1973

Fanger, P. O.: Beurteilung der thermischen Behaglichkeit des Menschen in der Praxis. Arbeitsmed. Sozialmed. Präventivmed. 9 (1974) 265

Fears, T. R., J. Scotto: Estimating increases in skin cancer morbidity due to increases in ultraviolet radiation exposure. Cancer Invest. 1 (1983) 119

Felbermayer, W.: Abwitterung von Asbestzementprodukten, Immissionsmessungen aus Österreich. VDI-Ber. 475 (1983) 143

Finnegan, M. J., C. A. C. Pickering, P. S. Burge: The sick building syndrome: prevalence studies. Brit. med. J. 289 (1984) 1573

Fischer, M., E. Meyer: The assessment of the health risk from asbestos fibres by the Federal Health Office of the FRG. VDI-Ber. 475 (1983) 325

Flaherty, D. K., F. H. Deck et al.: Bacterial endotoxin isolated from a water spray air humidification system as a putative agent of occupation-related lung disease. Infect. and Immun. 43 (1984) 206

Forman, S. A., C. K. Holmes, T. V. McManamon, W. R. Wedding: Psychological symptoms and intermittent hypertension following acute microwave exposure. J. occup. Med. 24 (1982) 932

Forsgren, A., K. Persson, J. Ursing, M. Walder, I. Borg: Immunological aspects of humidifier fever. Europ. J. clin. Microbiol. 3 (1984) 411

Förster, H., H. G. Grimm, P. Mayer, A. Schütz: Künstliche Mineralfasern am Arbeitsplatz. Zbl. Arbeitsmed. 34 (1984) 362

Friedberg, K. D., S. Ullmer: Deposition und Elimination von Staub aus faserförmigem Material in der Lunge von Versuchstieren. VDI-Ber. 475 (1983) 269

Fruin, J. T., L. S. Gutheritz: Survival of bacteria in food cooked by microwave oven, conventional oven and slow cookers. J. Food Protect. 45 (1982) 695

Fulton, J. P. et al.: Electrical wiring configurations and childhood leukemia in Rhode Island. Amer. J. Epidemiol. 111 (1980) 292

Gammon, R. H., E. T. Sundquist, P. J. Fraser: History of Carbon Dioxide in the Atmosphere. Atmospheric Carbon Dioxide and the Global Carbon Cycle. US Dept. of Energy, Washington, DOE/ER–0239, Dec. 1985

Gardner, M. J., P. D. Winter, B. Pannett et al.: Mortality study of workers in the man-made mineral fiber production industry in the United Kingdom. Scand. J. Work Environ. Hlth 12, Suppl. 1 (1986) 85

Georgii, H. W.: Kadmium als Luftaerosol. Hippokrates 48 (1977) 381

Granat, L., R. Rodhe, R. D. Hallberg: The global sulphur cycle. In Svensson, B. H., R. Söderland: Nitrogen, phosphorous and sulphur – global cycles. Ecol. Bull. (Stockh.) 22 (1976) 89

Graul, E. H.: Was wissen wir über die Wirkung „kleiner“ Dosen ionisierender Strahlung? Dtsch. Ärztebl. 81 (1984) 1617

Green, B. M. R, L. Brown, K. D. Cliff et al.: Surveys of natural radiation exposure in UK dwellings with passive and active measurement techniques. Sci. total Environ. 45 (1985) 459

Green, M. K., A. M. Kerr, I. B. McIntosh, R. J. Prescott: Acetazolamide in prevention of acute mountain sickness: a double-blind controlled cross-over study. Brit. med. J. 283 (1981) 811

Gribbin, J.: Global Warming is Linked to Sahel Drought. CDIC Communications, Fall 1986

Grimmer, G.: Meßtechnische Erfassung von PAH durch Profilanalyse. Umwelt 2/1979 (Sonderdruck VDI-Komm. Reinhaltung der Luft)

Hammad, Y. Y.: Deposition und Elimination von künstlichen Mineralfasern. In: Biologische Wirkungen von künstlichen Mineralfasern, Anhang 33. ISBN 92 890 7247 4, WHO, Kopenhagen 1985

Hannan, M. A., M. Paul, M. H. Amer, F. H. Al-Watban: Study of ultraviolet radiation and genotoxic effects of natural sunlight in relation to skin cancer in Saudi Arabia. Cancer Res. 44 (1984) 2192

Harkov, R., A. Greenberg: Benzo(a)pyrene in New Jersey – results from a twenty-seven-site study. J. Air Pollut. Control Ass. 35 (1985) 238

Hartmann, E.: Beleuchtung am Arbeitsplatz. Teil I u. II. Arbeitsmed. Sozialmed. Präventivmed. 18 (1983) 16 u. 22

Hartmann, E.: Beleuchtung am Arbeitsplatz. Teil III. Arbeitsmed. Sozialmed. Präventivmed. 19 (1984) 25

Hatzakis, A., K. Katsouyanni, A. Kalandidi et al.: Short-term effects of air pollution in Athens. Int. J. Epidemiol. 15 (1986) 73

Hauf, R.: Elektromagnetische Felder: Eine unsichtbare Gefahr? Dtsch. Ärztebl. 83 (1986) 791

Hentschel, W., R. Werner: Teppichboden in Schulen und Raumluftqualität. Öff. Gesundh.-Wes. 47 (1985) 116

Hettche, O.: Int. J. Air Water Pollut. 8 (1964) 185

Highsmith, V. R., C. E. Rodes, R. J. Hardy: Indoor particle concentrations associated with use of tap water in portable humidifiers. Environ. Sci. Technol. 22 (1988) 1109

Hoer, H. H.: Licht am Arbeitsplatz. Zbl. Arbeitsmed. 28 (1978) 249

Hoffmann, C. J., M. E. Zabik: Effects of microwave cooking/reheating on nutrients and food systems: a review of recent studies. J. Amer. diet. Ass. 85 (1985) 922

Hollwich, F.: Ist „Neonlicht" für die Augen schädlich? Dtsch. med. Wschr. 101 (1976) 679

Holy, M.: Expected climatic changes in the atmosphere due to greenhouse effect. ICID Bull. 36 (1988) 35

Holzmann, H., P. Altmeyer, W. Schultz-Amling: Der Einfluß ultravioletter Strahlen auf die Hypothalamus-Hypophysenachse des Menschen. Akt. Dermatol. 8 (1982) 119

Horsch, F., W. G. Filby, N. Fund, S. Gross, B. Hanisch, W. Reinhardt, A. Seidel: 5. Statuskolloquium des PEF 7.–9.3.1989 im Kernforschungszentrum Karlsruhe, Bd. II. KIK-PEF 50, April 1989

Hrdina, K. G., G. Winneke: Neuropsychologische Untersuchungen an Kindern mit erhöhtem Zahnbleigehalt. In: Umwelthygiene. Hrsg.: Ges. Förd. Lufthyg. Silikoseforsch., Düsseldorf 13 (1980) 150

Hülße, Ch., U. Thielebeule: Epidemiologische Untersuchungen über die Wirkung von Luftverunreinigungen auf den kindlichen Organismus. Zbl. Bakt. Hyg. I. Abt. Orig. B 186 (1988) 545

Hülße, Ch., D. Nehls, U. Thielebeule: Hämatologische und immunologische Untersuchungen an Kurkindern aus einem lufthygienisch belasteten, industriellen Ballungsgebiet. Z. ges. Hyg. 30 (1984) 710

Hülße, Ch., U. Thielebeule, E. Kurth: Epidemiologische Untersuchungen zum Einfluß von Luftverunreinigungen auf die Konzentrationsfähigkeit von Schulkindern. Z. ges. Hyg. 33 (1987) 286

Husain, M. M., W. Dehnen: Beeinflussung der Metabolisierung des 3,4-Benzpyrens in Rattenlungen durch Inhalation von NO_2 und SO_2. Arch. Toxikol. 40 (1978) 207

Jakobi, W., H. G. Paretzke: Risk assessment for indoor exposure to radon daughters. Sci. total Environ. 45 (1985) 551

Jung, E. G.: Nutzen der Sonnenbestrahlung. Ärztebl. Rheinl.-Pfalz (1984) 500

Jungmann, H.: Klimaanlagen und Erkältungskrankheiten bei Schiffsreisen in die Tropen. Umschau 76 (1976) 719

Kapalin, V.: Das Knochenalter – seine Bewertung und normale Entwicklung bei Kindern des Vorschul- und Schulalters. Cesk. Hyg. 12 (1967) 233

Kimbrough, R. D.: The Epidemiology and Toxikology of TCDD. Bull. Environ. Contam. Toxicol. 33 (1984) 636

Kleinmann, M. T., R. M. Bailey, Y. T. C. Chang et al.: Exposures of human volunteers to a controlled atmospheric mixture of ozone, sulfur dioxide and sulfuric acid. Amer. industr. Hyg. Ass. J. 42 (1981) 61

König, J. u. Mitarb.: Untersuchungen von 135 polyzyklischen aromatischen Kohlenwasserstoffen in atmosphärischen Schwebstoffen aus 5 Städten der Bundesrepublik Deutschland. Staub, Reinh. d. Luft 41 (1981) 73

Kossler, F., F. Lange, J. Kupfer, R. Rothe: Wirkung einer Mikrowellenstrahlung niedriger Intensität auf Körpergewicht, Spontanaktivität und Blutwerte von Mäusen im Langzeitversuch. Z. gesamte Hyg. 27 (1981) 44

Lehnert, G., D. Szadkowski: Zur Humankanzerogenität von 2,3,7,8-TCDD. Unfallversicherungsrechtliche Beurteilung. Arbeitsmed. Sozialmed. Präventivmed. 20 (1985) 225

Lohrer, W.: Asbestbelastete Innenräume – Analyse und Bewertung des Gefahrenpotentials. Staub Reinhalt. Luft 43 (1983) 434

Lohrer, W., H.-J. Nantke: Asbest in der Umwelt, Teil II. Staub Reinhalt. Luft 46 (1986) 519

Malacrida, R., F. Roth: Kupferintoxikation durch Atemluftbefeuchter? Schweiz. med. Wschr. 111 (1981) 1013

Marty, H., H. Kummerli, R. P. Zurbrugg u. Mitarb.: Der Einfluß meteorologischer und lufthygienischer Faktoren auf akute Erkrankungen der Atemwege bei Kindern – Am Beispiel der Region Biel. Schweiz. med. Wschr. 115 (1985) 1890

Maslov, H. L.: Veränderungen des Blutes bei Kindern unter den Bedingungen einer langen Einwirkung atmosphärischer Verunreinigungen. Gig. i Sanit. (1982) 78

May, G.: TCDD: a study of subjects 10 and 14 years after exposure. Chemosphere 12 (1983) 771

Melia, R. J. W., R. C. du V. Florey, S. Chinn et al.: Indoor air pollution and its effects on health. Roy. Soc. Hlth J. 101 (1981) 29

Molina, M., F. S. Rowland: Stratospheric sink for chlorofluoromethanes: chlorine atomcatalysed destruction of ozone. Nature 249 (1974) 810

Möller, D.: Das Verhältnis von anthropogener zu natürlicher globaler Schwefelemission. Z. ges. Hyg. 28 (1982) 11

Monteriolo, S. C., A. Di Domenico, V. Silano, G. Viviano, G. Zapponi: 2,3,7,8-TCDD levels and distribution in the environment at Seveso after the ICMESA accident on July 10th 1976. Pergamon Ser. environ. Sci 5 (1982) 127

Moore, B., B. Bolin: Ocean Models in the Global Carbon Cycle. CDIAC Comm., Winter 1989 (pp. 4–6)

Morgan, R. W., S. D. Kaplan, J. A. Bratsberg: Mortality study of fibrous glass production workers. Arch. environ. Hlth 36 (1981) 179

Moriske, H.-J., H. Rüden: Immissions- und Emissionsbelastung durch Kraftfahrzeuge im Stadtaerosol. GIT, Suppl. 1 (1989) 51

Möse, J. R., G. Fischer, D. Stünzer, H. Withalm, E. Knapp: Einfluß des restwellenhaltigen elektrostatischen Feldes und des Faradaykäfigs auf die Bildung von Immunstoffen bei unterschiedlicher Dauer der Exponierung. Zbl. Bakt. Hyg. I. Abt. Orig. B 169 (1979) 331

Most, R. S., G. R. Curry, A. V. Sardinas, J. S. Marks: Persistence of symptoms associated with urea-formaldehyde foam insulation. J. environ. Hlth 43 (1981) 251

Mühling, P., J. Bory, H. Haupt: Einfluß der Luftbelastung auf Atemwegserkrankungen. Untersuchungen bei Säuglingen und Kleinkindern. Staub Reinhalt. Luft 45 (1985) 35

Nielsen, T., B. Seitz, A. M. Hansen, K. Keiding: The Presence of Nitro-PAH in Samples of Airborne Particulate Matter. Polynucl. Aromat. Hydrocarbons, Int. Symp., 7th 1982 (pp. 961)

Oertli, J. J., W. Flückiger, H. Flückiger-Keller: Wie der Autoverkehr Pflanzen schädigt. Umschau 79 (1979) 679

Parrott, W. F., W. Blyth: Another causal factor in the production of humidifier fever. J. Soc. occup. Med. 30 (1980) 63

Pelech, L.: Untersuchungen zur Wirkung von Luftverunreinigungen auf Kinderkollektive in der CSSR. Z. ges. Hyg. 28 (1982) 329

Perry, F. S.: Environmental Power Frequency Magnetic Fields and Suicide. Colloquium, Some Biological Effects of Effects of Electric and Magnetic Fields, May 26, 1982, Digest No. 1982/61, IEE London

Peters, Th.: Das Großraumbüro aus arbeitsmedizinischer Sicht. Arbeitsmed. Sozialmed. Präventivmed. 12 (1977) 47

Pfeiffer, E. H.: Über den Einfluß von Blei auf die 3,4-Benzpyren-Karzinogenese. Vortr. Arbeitstagg DGHM, Mainz, 2.–3. Okt. 1978

Poser, H., G. Gabriel-Jürgens: Knochen- und Gelenkveränderungen durch Druckluft bei Tauchern und Caisson-Arbeitern. Fortschr. Röntgenstr. 126 (1977) 156

Pott, F., K. H. Friedrichs: Tumoren der Ratte nach i.p. Injektion faserförmiger Stäube. Naturwissenschaften 59 (1972) 318

Pott, F., K. H. Friedrichs, F. Huth: Ergebnisse aus Tierversuchen zur kanzerogenen Wirkung faserförmiger Stäube und ihre Deutung im Hinblick auf die Tumorentstehung beim Menschen. Zbl. Bakt. Hyg. I. Abt. Orig. B 170 (1976) 467

Put, L. W., R. J. DeMeijer, B. Hogeweg: Survey of radon concentrations in Dutch dwelling. Sci. total Environ. 45 (1985) 441

Radulescu-D, N., F. Fabian, N. W. Ghelberg: Der 3,4-Benzpyrengehalt in der atmosphärischen Luft einer Stadt ohne spezifische Industrieemissionen. Z. ges. Hyg. 30 (1984) 218

Rosenberg, U., W. Bögl: Keimreduktion in Lebensmitteln durch Mikrowellenbehandlung. Bundesgesundheitsblatt 27 (1984) 206

Rosenberg, U., H.-J. Sinell: Reduktion von Bacillus subtilis-Sporen bei Mikrowellenerhitzung. Arch. Lebensmittelhyg. 35 (1985) 7

Rothe, N., U. Rohr, W. Eckrich, F. Selenka: Health studies of persons with long-term exposure to wood preservatives containing pentachlorphenol. Part I. Zbl. Hyg. 188 (1989) 512

Säbel, M.: Die natürliche und künstliche Strahlenexposition des Menschen. Dtsch. Ärztebl. 78 (1981) 1903

Saracci, R., L. Simonato: Man-made vitreous fibers and worker's health. An overview of the epidemiologic evidence. Scand. J. Work environ. Hlth 8 (1982) 234

Sartorius, R., B. Seifert, F. Vahrenholt: Emissionsquellen und die Situation hinsichtlich der Immission von Kadmium in der Bundesrepublik. Staub 37 (1977) 422

Schachter, E. N., T. J. Witek jr., T. Tosun et al.: A study of respiratory effects from exposure to 2 ppm formaldehyde in healthy subjects. Arch. environ. Hlth 41 (1986) 229

Schlatter, Chr.: Fakten zur allgemeinen Toxikologie und zur Kanzerogenität von 2,3,7,8-TCDD als Grundlage einer Risikoermittlung. Chemie u. Fortschr., VCI Schr.-Reihe 1 (1985) 13

Schlipköter, H. W.: Die gesundheitliche Bedeutung des atmosphärischen Staubes. Staub 25 (1965) 378

Schlipköter, H. W.: Die Gefahren der Großstadtluft. Öff. Gesundh.-Wes. 29 (1967) 117

Schlipköter, H. W.: Schadstoffe der Luft unter besonderer Berücksichtigung der Autoabgase. Dtsch. Ärztebl. 70 (1973) 2527

Schlipköter, H. W., B. Rosicky, R. Dolgner, L. Pelech: Growth and bone maturation in children from two regions of the FRG. Differing in the degree of air pollution: results of the 1974 and 1984 surveys. J. Hyg. Epidemiol. (Praha) 30 (1986) 353

Schneider, W., L. Matter, E. Jerrmann: Benzpyrengehalte der Luft eines Ballungsgebietes. Umwelthygiene 9 (1975) 273

Schwindt, H. J.: Warmwasserbereitung mit Wärmepumpen. Kommunalwirtschaft (1980) 54

Seeber, A., H. Dokauer, H. Schneider: Psychodiagnostik bei Blei-, Quecksilber- und Manganexposition – ein Erfahrungsbericht. Z. ges. Hyg. 30 (1984) 702

Shannon, H. S., M. Hayes, J. A. Julian, D. C. F. Muir: Mortality experience of glass fiber workers. Brit. J. industr. Med. 41 (1984) 35

Sinn, W.: Über den Zusammenhang von Luftbleikonzentrationen und Bleigehalt des Blutes von Anwohnern und Berufstätigen im Kerngebiet einer Großstadt. Int. Arch. occup. environ. Hlth 47 (1980) 93

Sirtori, C., M. Paganuzzi, C. Lombardo et al.: La cottura di carne con forni a microonde non determinai a formazione di sostanze mutagene. Minerva med. 74 (1983) 2803

Solomons, K., J. W. C. Cochrane: Formaldehyde toxicity. Part II. Review of acute and chronic effects on health. S. Afr. med. J. 66 (1984) 103

Strampfer, H., E. Knapp, G. Fischer: Das Gesamtblutbild der Maus im 50-Hz-Feld bei unterschiedlichen Exponierungszeiten. Zbl. Bakt. Hyg. I. Abt. Orig. B 169 (1979) 374

Suess, M. J.: Nichtionisierende Strahlung und Gesundheit. Z. ges. Hyg. 31 (1985) 664

Sulman, F. G.: Keine Angst mehr vor dem Föhn. Umschau 80 (1980) 291 und Wheather and Climate. Karger, Basel 1976

Swedjemark, G. A.: Radiation doses from radon in buildings. Med. Oncol. Tumor Pharmacother. 4 (1987) 139

Teichert, U.: Ergebnisse quellenbezogener Messungen faserförmiger Teilchen in der Außenluft. VDI-Ber. 475 (1983) 117

Teichert, U.: Immissionen durch Asbestzement-Produkte, Teil II. Staub Reinhalt. Luft 46 (1986) 484

Temple, P. J., O. C. Taylor: World-wide ambient measurements of peroxyacetylnitrate and implications for plant injury. Atmos. Environ. 17 (1983) 1583

Teppo, L., E. Kojonen: Mortality and cancer risk among workers exposed to manmade mineral fibers in Finland. Scand. J. Work environ. Hlth 12, Suppl. 1 (1986) 61

Thestrup-Pedersen, K., A. Osterlind, H. Brodthagen: Sunshine and malignant melanoma. Ugeskr. Læg. 147 (1985) 1839

Thiel, A.: Neue Erkenntnisse bei SO_2. Umwelt 4 (1978)

Thyssen, J., J. Althoff, G. Kimmerle, U. Mohr: Investigations on the carcinogenic burden of air pollution in man. XIX. Effect of inhaled benzo(a)pyrene in Syrian golden hamsters: a pilot study. Zbl. Bakt. Hyg. I. Abt. Orig. B 171 (1980) 441

Tiesler, H., G. Achenbach, P. J. Kuhn, H. Gollmer, K.-H. Johannes: Formaldehydabgabe von Mineralfaser-Dämmstoffen. Zbl. Arbeitsmed. 33 (1983) 222

Tims, J. M.: Benzene Emissions from Passenger Cars. Concawe Rep. No. 12., Concawe, Den Haag 1983

Tuthill, R. W.: Woodstoves, formaldehyde, and respiratory disease. Amer. J. Epidemiol. 120 (1984) 952

Udermann, H., G. Fischer: Untersuchungen über den Einfluß von positiven oder negativen Kleinionen auf den Katecholamingehalt im Gehirn der Maus. Zbl. Bakt. Hyg. I. Abt. Orig. B 169 (1979) 346

Valentin, H.: Werden Lungenfibrosen oder Bronchialkarzinome beim Menschen mit Wahrscheinlichkeit durch eine Langzeitexposition mit Glasfasern verursacht? Bad Reichenhaller Kolloquium 1976, H. 27

Veit, R.: Leckstrahlung gewerblich genutzter Mikrowellenkochgeräte. Bundesgesundheitsblatt 27 (1984) 215

Victorin, K., M. Stahlberg, U. G. Ahlborg, C. A. Boström, A. Lindskog: Emission of Mutagenic and Organic Compounds from a Municipal Waste Incineration Plant. Report No. 2., Nat. Inst. environ. Med. S-104 01, Stockholm 1986

Vogg, H., R. Härtel: Multielementanalytik von Luftstaubaerosolen. Staub Reinhalt. Luft 41 (1981) 53

Wegner, J.: Schadstoffanfall, Luftwechsel in Wohnungen, freie Lüftung. Gesundh.-Ing. 105 (1984) 117

Wenzel, H. G., C. Piekarski: Klima und Arbeit. Bayer. Staatsministerium Arbeits- und Sozialordnung, München 1980

Wertheimer, N., E. Leeper: Electrical wiring configurations and childhood cancer. Amer. J. Epidemiol. 109 (1979) 273

Westerholm, P., A. M. Bolander: Mortality and cancer incidence in the man-made mineral fiber industry in Sweden. Scand. J. Work environ. Hlth 12, Suppl. 1 (1986) 78

WHO: Gesundheitsaspekte der Luftqualität in Innenräumen. Regionalbüro für Europa, ICP/RCE 304. Luftschadstoffe in Innenräumen: Exposition und gesundheitliche Auswirkungen. Regionalbüro für Europa, 1986, ISBN 92–890–7244–X

Williams, C. R., R. M. Harris: Cadmium in the atmosphere. Experientia 40 (1984) 29

Windsperger, A.: Einsatz biologischer Verfahren zur Reinigung lösungsmittelhaltiger Abgase. GIT, Suppl. 1 (1989) 24

Winneke, G. u. Mitarb.: Studie zur Erfassung subklinischer Bleiwirkungen auf das Nervensystem von Kindern. Schr.-Reihe Ver. Wasser-, Boden-, Lufthyg. 59 (1984) 215

Wipf, H. K., E. Homberger, N. Neuner, U. B. Ranalder, W. Vetter, J. P. Vuilleumier: TCDD-levels in soil and plant samples from the Seveso area. Pergamon Ser. environ. Sci. 5 (1982) 115

Yaglou, C. P.: Temperature, humidity and air movement in industries: The effective temperature index. J. industr. Hyg. 9 (1927) 297

2.8 Lärm

2.8.1 Definition

Die Unfallverhütungsvorschrift legt fest: „Lärm ist jeder Schall (Geräusch), der das Gehör schädigen kann und zu besonderen Unfallgefahren führt."

Eine solche einseitig auf die Belange der Arbeitsmedizin ausgerichtete Definition kann aber den Hygieniker nicht befriedigen.

Jansen u. *Klosterkötter* legten 1980 fest: „Lärm ist keine physikalische Größe; ein Schallereignis wird dann zum Lärm, wenn es bei der Einwirkung auf Personen deren körperliches, seelisches und soziales Wohlbefinden beeinträchtigt."

2.8.2 Physikalische und physiologische Grundlagen

Unter *Schall* versteht man mechanische Schwingungen und Wellen eines elastischen Mediums, in welchem periodische Druckveränderungen entstehen. Registriert wird der resultierende Schalldruck in Pascal (Pa) = Newton (N) pro m^2 (N/m^2); er ist das Maß der Lautstärke, während die Tonhöhe von der Frequenz abhängt. Die Hörschwelle – als Bezugsgröße für den Schalldruckpegel – beträgt 20 µPa. Der Schallpegel ist die jeweilige Energiegröße im logarithmischen Verhältnis zu der Hörschwelle bei 1 000 Hertz (Hz), er wird ausgedrückt in Dezibel (dB). (Der Bezug auf eine definierte Frequenz ist erforderlich, da bei gleichem Schalldruck tiefe Töne wesentlich leiser wahrgenommen werden als hohe Frequenzen.) 20 µPa sind somit 0 dB. Im subjektiven Bereich entspricht eine Zunahme um 10 dB(A) etwa einer Verdoppelung der empfundenen Lautstärke.

Der physikalische Schallpegel wird in dB gemessen, die subjektive Lautstärke in dB(A).
Das Ohr kann 16–20 000 Hz wahrnehmen, mit zunehmendem Alter werden die hohen Frequenzen weniger gut gehört.

Bezogen auf den Verkehrslärm bedeutet +3 dB(A) eine Verdoppelung der Verkehrsmenge, +6 dB(A) eine Vervierfachung und +10 dB(A) eine Verzehnfachung.

Zum Angleich an das subjektive Hörempfinden wird der Schallmeßverstärker mit Filtern versehen (A-, B- und C-Frequenz-Bewertung).
Bei der A-Bewertung werden die tiefen Frequenzen analog der Hörschwelle etwas unterdrückt, und auch die Frequenzen oberhalb 4 000 Hz erfahren eine geringe Abschwächung, damit die Hauptempfindlichkeit entsprechend der des menschlichen Ohres zwischen 800 und 3 000 Hz liegt. Die beiden anderen Frequenzkurven (B und C) verlaufen flacher, sie sind für stärkere Schallpegel geeignet.
Nach Untersuchungen ist die dB(A)-Bewertung für die Kennzeichnung von Verkehrsgeräuschen u. ä. gut geeignet, ferner stimmt die A-Kurve mit der Sprachverdeckungswirkung eines Geräusches am besten überein.
Die Lärmpegel sind in den meisten Fällen der Praxis nicht konstant, es entstehen vielmehr einzelne Lärmspitzen, sog. Maximalpegel. In Richtlinien

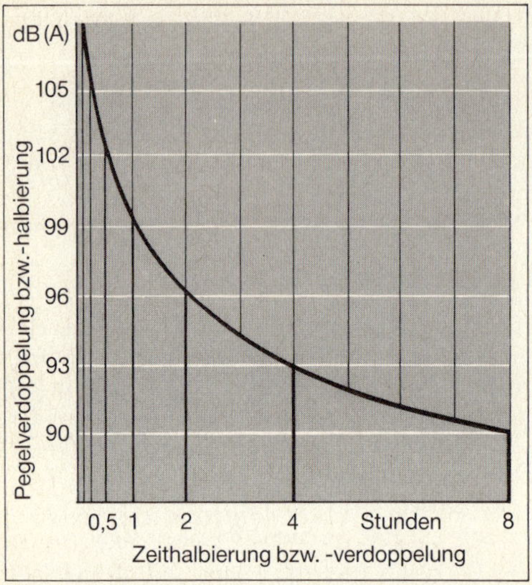

Abb. **68** Pegel-Zeit-Diagramm zum Äquivalenten Dauerschallpegel (nach Umwelt Nr. 70/23).

und Verordnungen stellen die dort genannten Werte nicht derartige Maximalpegel dar, sondern sind als *„äquivalente Dauerschallpegel"* aufzufassen. Zur Erläuterung dieses Begriffes sei auf die Abb. **68** verwiesen.

Die *mittleren* Schallpegel werden aus den gemessenen momentanen Pegeln über einen Bezugszeitraum errechnet; jede einzelne Lärmspitze beeinflußt deshalb den mittleren Pegel beträchtlich. Die Abb. **68** zeigt die Beziehung zwischen Dauer und Höhe von Lärmpegeln, die einem äquivalenten Dauerschallpegel von 90 dB(A) in einer Beurteilungszeit von 8 Std. entsprechen. Ein mittlerer Schallpegel kann sowohl für eine Arbeitsschicht, einen ganzen Tag oder einen beliebig definierten Zeitraum berechnet werden. Für gesetzliche Regelungen wird meist als Zeiteinheit Tag (16 Std.) und Nacht (8 Std.) genommen.

Mittlere Schallenergiepegel mögen zwar für die arbeitsmedizinischen Belange recht interessant sein, sie erfassen aber nicht die tatsächliche Störwirkung von Einzelereignissen. Bei einer Studie von *Rylander* u. Mitarb. (1986) zeigte sich, daß das Ausmaß der Belästigung vielmehr eng mit dem *höchsten* Schallpegel des Verkehrslärms zusammenhängt, so wie das auch bei Studien zum Einfluß des Flugzeug- und des Eisenbahnlärmes ermittelt worden ist.

Besondere Beachtung verdient Lärm, welcher die *sprachliche Verständigung* beeinträchtigt (= Werte > 70 dB[A]), da die Sprache das wichtigste Kommunikationssystem darstellt. In ihrem Falle erfüllt das Geräusch eine „Trägerfunktion", denn es übermittelt Informationen von Mensch zu

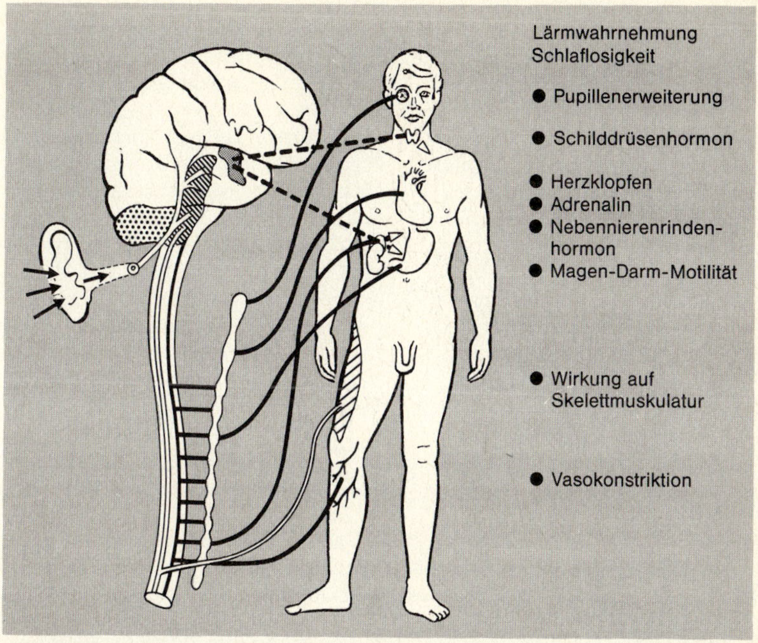

Abb. **69** Einwirkung von Lärm auf den menschlichen Körper. Einflüsse des sympathischen Nervensystems: schwarze Linien. Einflüsse der motorischen Nerven: doppelte Linien. Hormonale Einflüsse: unterbrochene Linien. Hypophysenhormone induzieren Hormonausschüttung der Nebennieren und der Schilddrüse (nach New Scientist 73 [1977] 192).

Mensch. Am anderen Ende der Skala steht die „Begleitfunktion“ eines Geräusches, etwa das ständige Rauschen eines nahen Flusses. Der Anwohner ist an dieses Geräusch „gewöhnt“. Die Herabstufung eines informationsträchtigen Geräusches zu einem begleitenden Geräusch ist aber situationsbedingt jederzeit möglich (Beispiel: Eisenbahnverkehr in der Nähe der Wohnung). Allerdings treten solche Gewöhnungen keinesfalls bei allen physiologischen Funktionen auf.
Neben den psychologischen sind noch besonders die *vegetativen Reaktionen* zu berücksichtigen.

Aus der Abb. 69 ist ersichtlich, daß es neben den auralen eine ganze Reihe von *extraauralen Reaktionen* gibt. In der Großhirnrinde werden die ankommenden Impulse verarbeitet und zur Regulation von Atmung, Kreislauf und Verdauung in unterschiedlichem Umfange eingesetzt. Außerdem gelangen die Schallreize über die vom Gehörnerv abzweigenden Nervenbahnen unmittelbar in das nicht bewußtseinsfähige Aktivierungszentrum des Gehirns, die *Formatio reticularis*. Von hier aus wird die Aktivität des vegetativen Systems gesteuert. Berücksichtigt man, daß Schall – phylogenetisch betrachtet – die Funktion eines Warnsignals hat, so ist die Veränderung von Blutdruck, Atmung und Muskelaktivität verständlich. Unterbrochener Lärm ruft in der Regel stärkere Reaktionen als Dauerlärm hervor. Im Vergleich zur Gehörschädigung ist die Situation also umgekehrt, d. h., die Ergebnisse audiometrischer Messungen bei Lärm erlauben keine Rückschlüsse auf das Verhalten des vegetativen Nervensystems. Auch hier stellt sich aber in vielen Fällen eine Gewöhnung ein, ohne die der Mensch Lärmbelästigungen kaum ertragen könnte. Bestimmte Schallintensitäten (ca. 70 dB[A]) behalten jedoch offenbar den Charakter eines Warnsignals, bei dem ziemlich konstant periphere Gefäßreaktionen zu registrieren sind.

Aus dem Verhalten des Fingerpulses darf allerdings nicht auf identische Reaktionen in anderen Geweben und Organen geschlossen werden. Es wäre falsch, die Anhebung des Erregungsniveaus im vegetativen Nervensystem als eine krankhafte Reaktion zu deuten.
Erst bei *„vegetativer Übersteuerung“* (bei >95 dB[A]) sind Gesundheitsstörungen möglich (*Jansen* 1959). Einen wesentlichen Einfluß besitzen auch emotionale Lärmwirkungen, die von der Situation des Betroffenen, insbesondere der inneren Zu- oder Abwendung zum jeweiligen Lärm abhängen (z. B. bei Musik mit 100 dB[A] und mehr).

2.8.3 Lärmschäden

Der bekannteste Lärmschaden ist die *berufsbedingte Schwerhörigkeit* (Tab. 79). Grundsätzlich äußert sich eine derartige Hörbeeinträchtigung entweder als vorübergehende Hörschwellenverschiebung (TTS), als bleibende Hörschwellenverschiebung (PTS) oder als akustisches Trauma.

Knalltraumen (Pistolen-, Gewehrschüsse usw.) werden durch höherfrequente Einwirkungen von weniger als 1,5 ms Dauer ausgelöst; im Audiogramm besteht eine reine Schallempfindungsschwerhörigkeit meist als typische C_5-Senke. Beim *Explosionstrauma* liegt das Energiemaximum des einwirkenden Lärms mehr in den tieferen Frequenzen, außerdem ist die Einwirkungszeit der Druckwelle etwas größer als beim Knalltrauma. Verletzungen des Trommelfells und Mittelohrsymptome stehen klinisch im Vordergrund. Das Audiogramm zeigt in der Regel einen steilen Abfall oberhalb 1 000 Hz. Bei derartigen Schäden entscheidet an erster Stelle die Geräuschintensität über die Gefährlichkeit des Lärms.

Tabelle **79** Prozentuales Risiko für eine Lärmschwerhörigkeit in Abhängigkeit vom Geräuschpegel am Arbeitsplatz und von den Arbeitsjahren (UBA, Lärmbekämpfung 1981).

Pegel am Arbeitsplatz L_{Am} (dB)	Expositionsdauer (Jahre) 10	20	30
85	3%	6%	8%
90	10%	16%	18%
95	17%	28%	31%

Lehmann hat 1961 folgende Richtwerte genannt:

Lärmstufe I:	30–65 Phon, ausschließlich psychische Wirkungen;
Lärmstufe II:	65–90 Phon, neben psychischen Wirkungen physiologische (vegetative) Wirkungen;
Lärmstufe III:	90–120 Phon, neben psychischen und physiologischen Wirkungen Gefahr der Gehörschädigung;
Lärmstufe IV:	über 120 Phon, unmittelbare Schädigung der Ganglienzellen und schließlich auch der Haut.

Während nun über die Bedeutung der Lärmstufen III und IV weitgehend Einigkeit herrscht, wird besonders die Stufe II (65–90 Phon bzw. heute dB[A]) diskutiert. Ein häufiger Fehler ist, die Lehmannsche Angabe „vegetative Wirkungen“ als „vegetative Störungen“ zu interpretieren oder gar von „Schädigungen“ zu sprechen.

Allerdings hat *Lehmann* aus den Vasokonstriktionsreaktionen an der Fingerbeere gefolgert, daß derartige Gefäßverengungen in größeren Versorgungsgebieten bei Dauerbelastungen allmählich stationär werden könnten. Die physiologischen Lärmwirkungen sind bis heute vielfältig untersucht worden. Nach *Noack* u. Mitarb. (1987/88) handelt es sich vor allem um:

Verengung peripherer Gefäße (Änderungen des Fingerpulses, der Hauttemperatur und Hautdurchblutung);
Änderungen von Herzfrequenz und Blutdruck;
Änderungen des Muskeltonus;
Änderungen der Atemfrequenz;
Abnahme der Tätigkeit der Verdauungsorgane;
Katecholamin- und Kortikoidausschüttungen;
Veränderungen des Lipid- und Elektrolythaushalts.

Es gibt zahlreiche Beispiele, wonach die *Leistungsfähigkeit* bei 80 dB(A) Dauerbelastung keinesfalls reduziert wird und eine erhöhte Morbidität nicht nachweisbar ist. Die Problematik liegt bei den hierzu durchgeführten Untersuchungen in der Schwierigkeit, die Lärmeinwirkung von den übrigen Tätigkeits- und Arbeitsplatzfaktoren abzutrennen. Die vergleichenden Studien an lärmbelasteten und nicht lärmbelasteten Arbeitern hinsichtlich des Vorkommens von vegetativen Störungen, von Herz- und Kreislaufschäden sowie Ulkuserkrankungen haben zudem kontroverse Resultate ergeben.

Von den vegetativen Reaktionen ist besonders die Entstehung oder Beeinflussung der *Hypertonie* bearbeitet worden. Nach *Jonsson u. Hansson* (1977) befinden sich unter lärmschwerhörigen Industriearbeitern überdurchschnittlich viele Hypertoniker.

Klosterkötter (1974) betonte dagegen, daß bei seinen Versuchspersonen die Blutdruckwerte unter verschiedensten Lärmbedingungen – wenn überhaupt – vernachlässigbar gering reagierten; er räumte aber andererseits ein, daß Fälle aus der Praxis bekannt sind, bei denen infolge längerer Konfrontation mit Lärm, der inzwischen Signalcharakter angenommen hatte, kräftige psychisch-emotionelle Reaktionen zu Blutdrucksteigerungen geführt haben.

Jansen (1976) hat bei 669 untersuchten Lärmarbeitern aus Hüttenbetrieben Blutdruckerhöhungen pathologischer Formen nicht gefunden. Bei der Ratte gelingt es, eine audiogene Lärmhypertonie experimentell zu erzeugen (*Medoff* u. Mitarb. 1945, *Rothlin* u. Mitarb. 1953). *Von Eiff* (1971) zog daraus den Schluß, daß die Arbeitshypothese gerechtfertigt ist, langdauernde Lärmexposition begünstige die Entstehung von Bluthochdruck.

Högger (1971) schrieb dagegen, daß Kreislaufschäden beim Lärmarbeiter nicht nachzuweisen sind. Allerdings ergaben Untersuchungen an der Bundesanstalt für Arbeitsschutz und Unfallforschung, Dortmund, daß Blutdrucksteigerungen durch Lärm möglich seien.

1987 berichteten *Babisch* u. *Ising* über Ergebnisse der Caerphilly-Studie (Wales) zum Problem *„Lärm und kardiovaskuläres Risiko"*.

Bei diesen Untersuchungen wurden die gesundheitlichen Auswirkungen des Straßenverkehrslärms ($L_{eq} = 51-70$ dB[A], 6.00–22.00 h) an 2500 Männern überprüft. Die Autoren schreiben:

„Die Befunde entsprachen nicht in jedem Fall der gesetzten Ausgangshypothese, wonach lärmbelastete Bevölkerungsgruppen einem erhöhten Risiko für Herz/Kreislauferkrankungen unterliegen. So war beim Antithrombin III als gerinnungshemmendem Faktor in den lauten Gebieten eher eine verminderte Aktivität erwartet worden. Entsprechend Umgekehrtes gilt für den Thrombinzeit-Gerinnungstest. Der erhöhte HDL-Anteil beim Cholesterin in der lärmbelasteten Gruppe ist nach gegenwärtiger Erkenntnis eher als protektiver Effekt zu interpretieren. Allerdings waren die entsprechenden Gesamtcholesterinwerte im Gruppenmittel höher. Ebenso wurde beim Hormon Cortisol ein Anstieg und nicht ein Abfall mit der Lärmbelastung erwartet.

Die Ergebnisse beim systolischen Blutdruck standen im Einklang mit anderen epidemiologischen Umweltlärmstudien und verstärken den seit langem

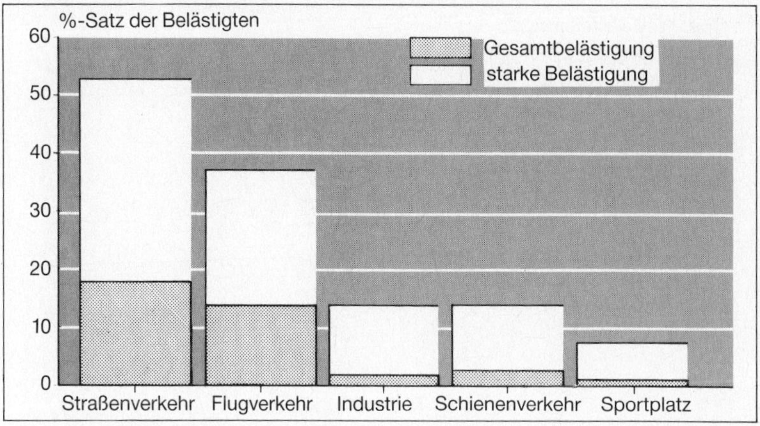

Abb. **70** Lärmbelästigung der Bevölkerung 1987 (nach „Daten zur Umwelt 1988/89", UBA).

geäußerten Verdacht, daß eine langfristige Umweltlärmbelastung sich nachteilig auf das Blutdruckverhalten auswirkt, auch wenn in der vorliegenden Studie keine Effekte beim diastolischen Blutdruck gefunden wurden. Unklar blieb der Effekt bei moderater Lärmbelastung, wo sich ein Abfall des systolischen Blutdruckes zeigte, der in Übereinstimmung mit den Ergebnissen der DFG-Fluglärmstudie (*v. Eiff* u. Mitarb. 1974) steht."

Von *Marth* u. Mitarb. (1988) wurde die Wirkung einer (kurzfristigen) Fluglärmbelastung (105 dB[A]) auf die ACTH-Ausschüttung und die Folgereaktionen bei 25 gesunden Versuchspersonen untersucht. In allen Fällen kam es zum Anstieg des Hormons. Die Triglyzeride nahmen ab, das Cholesterin zu. Ob die nachgewiesene Streßreaktion tatsächlich einen negativen Gesundheitsaspekt beinhaltet, wurde in dieser Studie nicht geklärt.

Da Hypertonie mit etwa 6 Mill. Erkrankten in der Bundesrepublik Deutschland zu den häufigsten Krankheiten zählt und einen wichtigen Risikofaktor für Herzinfarkt darstellt, verdient der *Verkehrslärm* auch bei Berücksichtigung der kontroversen Resultate unter volksgesundheitlichen Gesichtspunkten besondere Beachtung. Nach Angaben des Umweltbundesamtes werden in verkehrsreichen Wohngebieten immerhin 50% mehr Personen wegen einer Hypertonie behandelt, als in verkehrarmen.

Die Abb. 70 informiert über den Prozentsatz der sich lärmbelästigt fühlenden Personen, wobei der Verkehrslärm eindeutig dominiert.

In der Abb. 71 sind die Belastungen nach dem Geräuschpegel aufgegliedert. Man kann daraus entnehmen, daß der kritische Bereich von mehr als 65 dB(A) vor allem tagsüber einen wesentlichen Anteil der Belasteten trifft.

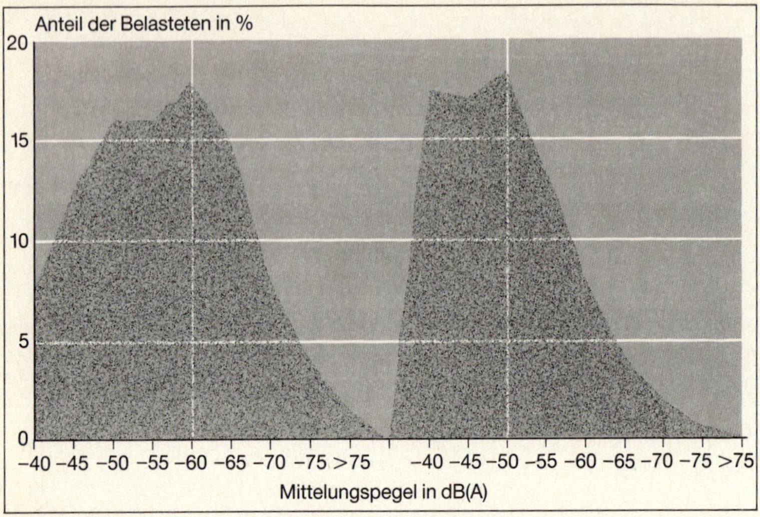

Abb. **71** Verkehrslärm tagsüber/nachts (1985) (Nach „Daten zur Umwelt 1988/89", UBA).

Der Interferenz *Lärm und Schlaf* kommt zweifellos eine erhebliche Bedeutung zu. Mit Hilfe des EEG, des EMG und des Elektrookulogramms kann das jeweilige Schlafstadium bestimmt werden. Stadium I stellt das leichteste und II das mittlere dar. Im Stadium III und IV, d. h. im sog. Tiefschlaf, verbringt der Schlafende die längste Zeit. Der REM-Schlaf (REM = rapid eye movement) oder Traumschlaf, für den rasche Augenbewegungen typisch sind, häuft sich in den Morgenstunden. Ungestört läuft der Schlaf zyklisch ab. Nach einer Definition von *Baust* (1970) ist der Schlaf eine reversible, rhythmisch verlaufende Unterbrechung des Wachbewußtseins, er kann durch äußere Reize jederzeit beendet werden. Die Bedeutung der akustischen Reize ist vor allem darin zu suchen, daß das Gehör *auch in der Nacht voll funktionsfähig bleibt*. Schallreize von ausreichender Stärke vermögen sowohl den Einschlafvorgang als auch das Durchschlafen zu verhindern. Obwohl noch wenig Unterlagen über die Folgen von längerdauernden, jedoch limitierten Schlafdefiziten vorliegen, so steht doch fest, daß die subjektive Empfindung des Unausgeschlafenseins und der Leistungseinbuße auf die Dauer eine Gesundheitsgefährdung darstellt.
Schlafversuche haben gezeigt, daß die kritischen Intensitäten der Schallreize hinreichend zuverlässig zu ermitteln sind. Die Aufwachwahrscheinlichkeit beträgt bei Maximalpegeln von 64 dB(A) ca. 5%, bei 77 dB(A) dagegen 50%. Die Änderung der Schlafqualität korreliert auch mit dem äqui-

valenten Dauerschallpegel. Eine Verminderung der Schlafqualität resultiert in 5% der Fälle bei einem $L_{eq} = 39$ dB(A). Der Einfluß der Lärmdauer ist weniger eindeutig. Die Reaktion scheint bis zu einem Zeitraum von 40 s weitgehend unabhängig von der Einwirkungszeit zu sein. Mit Adaptions- und Kompensationsmechanismen ist zu rechnen; etwa eine Woche muß dafür veranschlagt werden, was folglich nur für regelmäßige, aber selten auftretende Schallreize zutrifft. Mit zunehmendem Alter wird auf nachts einwirkende Schallreize mit höherer Aufwachwahrscheinlichkeit geantwortet. Experimentell zeigte sich, daß der REM-Schlaf bei Beschallung in der ersten Zeit wenig, später jedoch deutlich beeinträchtigt war. Das Befinden am Vormittag verschlechterte sich nach Nachtlärm während des 8tägigen Versuchs zusehends. Die Wirkung des Lärms auf den Einschlafprozeß sei dagegen offenbar geringer (*Ehrenstein* u. Mitarb. 1989).

Schließlich ist zu erwähnen, daß der menschliche Organismus seltene Schallereignisse in der Nacht ohne weiteres kompensieren kann, es sei denn, sie beinhalten besondere Informationen (Babywimmern, Stöhnen u. ä.). Nach Literaturangaben sind 6 oder mehr Schallreize in der Nacht meist mit Aufwachen verbunden. Zu einer befriedigenden Beschreibung der Folgen *permanenter* Schlafstörungen fehlen noch epidemiologische Untersuchungen. *Griefahn* (1976) formulierte: Nächtlich auftretende Schallreize führen anfangs zu mäßigen und bezüglich der physischen und psychomotorischen Leistungsfähigkeit voll kompensierbaren Veränderungen der Tiefschlafzeit sowie der Gesamtschlafzeit. Bei anhaltender Schalleinwirkung kommt es zu einer Kumulation der einzelnen Schlafdefizite. Wird ein bestimmter Wert überschritten, so treten Verminderungen der psychischen, später auch der psychomotorischen und physischen Leistungsfähigkeit ein, die sich dann als funktionelle Störungen manifestieren. Im weiteren Verlauf, also bei Fortbestehen der Schallexposition, können irreversible, morphologisch definierte Veränderungen auftreten.

Das zentrale Problem der Lärmeinwirkung im Bereich von 65–90 dB(A) ist demnach mit großer Wahrscheinlichkeit die *Störung oder Verhinderung der Erholung*. Einer Exposition mit Betriebslärm muß deshalb ein Minimum an Lärm im außerberuflichen Bereich gegenüberstehen. Wissenswert ist in diesem Zusammenhang, daß das Gehör sich schon bei einem Geräuschpegel von 70–75 dB(A) erholen kann, während der Gesamtorganismus einen weit niedrigeren Pegel benötigt.

Die Probleme der *emotionalen Lärmempfindungen* sind nicht weniger wichtig als die Folgen hoher Pegel. Lästigkeit und Störwirkungen hängen bei Geräuschen im niedrigen Bereich nicht zuletzt von der Aktivität des Betroffenen und seiner Einstellung zur vorliegenden Stituation ab. Der tropfende Wasserhahn kann bei hoher geistiger Konzentration ganz erheblich stören, während schwerer Verkehrslärm an einer Tankstelle den Besitzer an gute Umsätze erinnert und ihn deshalb während des Tages kaum beein-

Tabelle **80** Zusammenfassende Übersicht zu Lärmwirkungen.

Lärmwirkung	Anhaltswerte L_m* db(A) außen	L_m* db(A) innen	Maximalpegel dB (A) innen
Schlafqualitätsänderungen**	–	38	40
Schwellenwert physiol. Änderungen (elektrische Hirnrindenpotentiale im Wachzustand)	–	–	40
Schwellenwert für Kommunikationsstörungen	–	45	–
Schwellenbereich für Bevölkerungsreaktionen (0–20% Gestörte)	45–55	–	–
Schwellenwert vegetativer Reaktionen im Schlaf	–	–	55
99% Satzverständigkeit gewährleistet	–	–	55
Schwellenwert für Aufwachen	–	–	60
Primäre Wirkungen (im vegetativen Bereich)	–	–	60
Deutliche Bevölkerungsreaktionen (30–70% Gestörte)	65	–	–
Signifikante vegetative Wirkungen***	–	–	75
Mehrheit der Bevölkerung stark gestört (60–90%)	80	–	–
Beginn der Lärmschwerhörigkeit	–	85	–
Mögliche Obergrenze des physiologischen Gleichgewichts****	–	–	100
Extraaurale Symptome mit Krankheitswert	–	–	≥ 130

* L_m = mittlerer Schallpegel
** Noch keine Qualitätsminderung
*** Noch keine gesundheitsbeeinträchtigende Wirkung
**** Gesundheitlich bedenklich bei langfristiger Exposition

trächtigen dürfte; er wird sich aber vielleicht bei anderer Gelegenheit über den gleichen Lärmpegel heftig beklagen. Eine Reduktion der Leistung muß also auch im Zusammenhang mit der Art der Tätigkeit betrachtet werden. Es ist zu beachten, daß Leistungsbeeinträchtigungen zu denjenigen Lärmwirkungen gehören über die im Berufsleben vielfach geklagt wird. Die entsprechenden wissenschaftlichen Untersuchungen haben aber keinesfalls zu einheitlichen Resultaten geführt. Allgemeingültige Aussagen sind nicht möglich, allenfalls Angaben über die Störwirkung bei differenzierter Bewertung der Tätigkeitsmerkmale und der Situation der Beschäftigten. Angaben, die sich auf Mittelwerte oder Dauerlärmpegel stützen, sind mit äußerster Zurückhaltung zu bewerten.

Keinesfalls ist immer ein *Minimum an Geräuschen* optimal, im Großraumbüro erwiesen sich z. B. 50 dB(A) als wünschenswert, weshalb dieser Lärmpegel gegebenenfalls künstlich erzeugt wird.

Eine Aufstellung der verschiedenen Lärmwirkungen enthält die Tab. 80.

2.8.4 Lärmquellen

Eine der wichtigsten und zugleich problematischsten Quellen stellt der *Verkehrslärm* dar. Nach wie vor trifft der Schienenverkehr noch eine große Personenzahl, doch steht an erster Stelle der Straßenlärm (s. Abb. 70). Die laufende Steigerung des Kfz-Bestandes stört nicht nur die Anwohner von bestehenden Verkehrswegen, sie führt auch zur Beeinträchtigung von bisher relativ ruhigen Gebieten. Nicht zuletzt bedeutet die Verlagerung eines Großteils des Schwerverkehrs in die Nachtstunden – zumindest auf den Fernverkehrsstraßen – eine kritische Erhöhung der Lärmpegel mit Verminderung der Erholungsphase. Autobahngeräusche erreichen selbst in 500 m Entfernung nachts noch 50 dB(A).

Genauere Untersuchungen von *Kastka* (1979) ergaben bei einem Vergleich zwischen Stadtstraßen- und Autobahngeräuschen, daß diese eine um 5–15 dB(A) stärkere Belästigungswirkung besitzen. Als Ursache wird die größere Gleichmäßigkeit und die geringere Absenkung des Geräuschpegels während der Nachtzeit angesehen. Es ließ sich eine eindeutige Abhängigkeit von der Entfernung zur Autobahn feststellen. 300 m Distanz entsprachen in der Belästigung der in einer Anliegerstraße. Als Minimalentfernung werden 200 m angegeben.

Eine beträchtliche Belastung der Bevölkerung entstand durch die Ausweitung des *Flugverkehrs* (s. Abb. 71). Durch Fluglärm sind zwar weniger Menschen als durch Straßenlärm betroffen, doch ist die Gefährdung wegen der hohen Intensitäten größer. Die Schallpegel betragen für eine Boeing 707 noch 2 km vom Startbahnende entfernt im Überflug 100–110 dB(A), und ein Starfighter erzeugte in 330 m Höhe 115–120 dB(A). Ein Überschallknall kann Werte bis 170 dB(A) erreichen. In der Zwischenzeit wurden aber bedeutend leisere Triebwerke entwickelt, so daß mit der Ausmusterung der alten Typen auch eine deutliche Verbesserung zu erwarten ist. Dem steht andererseits die Feststellung von *Kastka* gegenüber, daß die Empfindlichkeit der Anwohner gegen Fluglärmbelastung wächst. Eine Studie der EG zeigte, daß sich schon bei 60–65 dB(L_{eq}) 50% der Anwohner als „stark belästigt" fühlen.

Erst in neuerer Zeit befaßte man sich mit dem *Bürolärm*.

Zweckmäßig ist hierbei eine Differenzierung in Großraum- und Einzelbüros. *Nemezek* u. *Grandjean* (1971) haben nachgewiesen, daß die Hintergrundgeräusche in *Großraumbüros* zwischen 47 und 52 dB(A) schwanken. Die häufigsten Spitzenwerte (1%-Wert) betrugen 58–65 dB(A), 35% der Beschäftigten fühlten sich „sehr stark", 45% „leicht" und 20% „nicht" gestört. Die Autoren kamen zu dem Ergebnis, daß der Hintergrundpegel bei 48–53 dB(A) liegen soll.

Gelegentliche Maximalpegel dürften 65 dB(A) nicht überschreiten, woraus zu folgern ist, daß der Richtwert unserer Arbeitsstätten-Verordnung selbst für Großraumbüros mit 70 dB(A) zu hoch ist.

Wichtig ist aber auch, daß 50–53 dB(A) als Hintergrundpegel nicht unterschritten werden sollen, damit der Abstand zwischen Grundgeräusch und

Signal nicht zu groß wird. Verschiedene andere Untersuchungen haben zum gleichen Ergebnis geführt.
Direkte Leistungsminderungen sind bei Einwirkung von 70 dB(A) zwar nicht zu erwarten, doch berechtigen die subjektiven Angaben bezüglich störender Einflüsse zu der Annahme, daß indirekte Einbußen der Leistungen (z. B. über das vegetative System) auftreten können. Es ist *Jansen* (1977) zuzustimmen, daß die in der Arbeitsstätten-Verordnung genannten Daten nur als Richtwerte aufzufassen sind, die an zahlreichen Stellen möglichst unterschritten werden sollen.
Lärm ist aber keinesfalls nur ein Problem in den Städten und auf unseren Straßen. Selbst die *Landwirtschaft* hat sich infolge des hohen Technisierungsgrades weit von der „ländlichen Ruhe" entfernt.

Auch im *Krankenhaus* ist der Schutz der Patienten vor Geräuschen sicherzustellen. Es handelt sich hier wiederum nicht um hohe Lärmpegel. Nach einer Studie von *Haslam* (1970) störten in erster Linie die Unterhaltungen des Personals, der Besucher und der anderen Patienten, Geräusche von mechanischen Quellen sowie der Radio- und Fernsehbetrieb. Selbst die jüngsten Patienten werden bereits mit nicht zumutbarem Lärm belastet. Nach Messungen von *Vietor* (1977) wiesen 14 Inkubatoren einen mittleren Geräuschpegel von 65,3 dB(A) auf. Hörstörungen sind bei Risikokindern mit niedrigem Geburtsgewicht 20mal häufiger als bei anderen Kindern, ein Zusammenhang mit der Lärmbelastung im Inkubator ist aber nicht wahrscheinlich.

2.8.5 Lärmimmission und Möglichkeiten der Lärmminderung

Das Immissionsschutzgesetz vom 1. 4. 1974 bestimmt in § 3, daß als schädliche Einwirkungen alle diejenigen Geräusche und Erschütterungen anzusehen sind, die den Menschen gefährden, erheblich belästigen oder erheblich benachteiligen. Der Begriff „Erheblichkeit" ist rechtlich bis heute nicht definiert, auch die wissenschaftlichen Grundlagen sind dafür noch nicht ausreichend. Als Anhaltspunkte können gelten:

Lärmschwerhörigkeit	$\geq$ 85 dB(A) L_{eq},
Belästigungen (z. B. durch Fluglärm bei 75% der Untersuchten)	$\geq$ 77 dB(A) L_{eq},
Störungen bei Büroarbeiten	$\geq$ 70 dB(A) L_{eq},
Störungen bei geistiger Arbeit	$\geq$ 55 dB(A) L_{eq},
Schlafstörungen	$\geq$ 35 dB(A) L_{eq}.

Die Zusammenhänge zwischen Schallpegel und Beschwerdehäufigkeit bzw. Verärgerung gehen aus der Abb. 72 hervor.
Die Zahl der beeinflußten Personen ist nach demoskopischen Umfragen beträchtlich. Schon 1965 antworteten auf die Frage „Fühlen Sie sich persönlich häufig durch Lärm gestört – tagsüber oder in der Nacht?" mit „Ja":

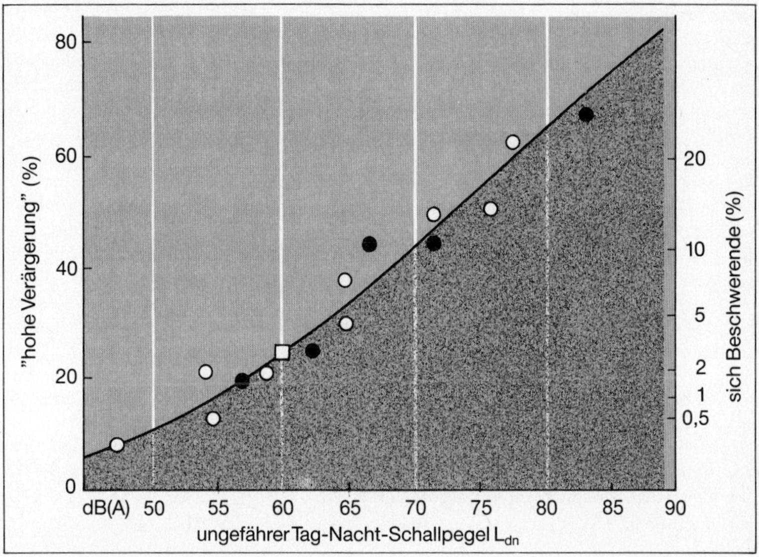

Abb. **72** Bevölkerungsreaktion hinsichtlich durchschnittlicher Tag-Nacht-Schallpegel (nach Umwelt Nr. 70/25).

Dorf	42%,
Kleinstadt	45%,
Mittelstadt	50%,
Großstadt	56%.

1969 klagten im Mittel 30% der Testpersonen über Straßenlärm, von den Anwohnern einer Hauptverkehrsstraße sogar 67%. Die Literatur weist z. T. noch höhere Zahlen aus. Nach einer Angabe von 1988 (Lärmmedizin 6/88) klagten allein 62% über Ruhestörungen durch Mitmenschen und 46% über Veranstaltungslärm.

Wegen der weitverbreiteten Beanstandung des Lärms wurden schon seit längerer Zeit *Lärmkarten* von verschiedenen Städten aufgestellt. Die bisherigen Erhebungen haben jedoch den Mangel, daß zwar der Geräuschpegel erfaßt worden ist, daß aber keine Daten zur Verfügung stehen, die Auskunft über die Zahl der betroffenen Personen und deren jeweiligen Beschäftigungszustand geben. Über die verschiedenen Möglichkeiten der Erstellung von Lärmkarten und ihre Brauchbarkeit informiert eine Veröffentlichung von *Ritterstaedt* (1987/88).

Da das Wohlbefinden von zahlreichen Menschen durch Lärm gestört wird und diese Störung für den Betroffenen auch Krankheitswert haben kann und ihn u. U. zum Kon-

sum von Beruhigungs- und Schlafmitteln veranlaßt, müssen die verfügbaren Maßnahmen zur Minderung der Belastung genützt werden. Unsere Sorge hat besonders den Kranken, Frischoperierten, Infarktpatienten und Erholungsbedürftigen zu gelten, um überschießende vegetative Aktivierungen durch Lärm weitgehend auszuschalten. Zum Beispiel erhalten Krankenhäuser, Erholungs- und Altenheime sowie Schulen nach dem Gesetz zum Schutze gegen Fluglärm vom 30.3.1971 (BGBl. I, S. 282) auf Antrag gegebenenfalls Ersatz für Aufwendungen bei baulichen Schallschutzmaßnahmen. Von besonderer Bedeutung ist sowohl im Krankenhaus als auch in Hochhäusern neben der Gewährleistung eines ausreichenden Luftschallschutzes die Einhaltung bestimmter Schutzwerte für den Trittschall. Erst bei mehr als 20 dB Grundgeräuschpegel sind Gehgeräusche unter der Decke praktisch nicht mehr hörbar. Voraussetzung sind aber zusätzliche Maßnahmen auf den Rohbetondecken und/oder den Holzbalkenkonstruktionen. Sogenannte schwimmende Estriche (z. B. Mineralfaserplatten, Holzwolle-Leichtbauplatten u. a.) bewirken eine Verbesserung um 20–40 dB. In Betracht kommen auch geeignete Gehbeläge wie Teppichböden (24–30 dB), Kokosfaserläufer (17–22 dB), PVC-Beläge mit 3 mm Filzunterschicht (15–19 dB), Parkettbeläge auf 1 cm porösen Holzfaserplatten (16 dB). (Mit der Kombination von 2 Maßnahmen erreicht man allerdings keine additive Wirkung.)
Die Verhütung der Lärmbeeinträchtigung ist aber nicht nur eine Frage der Gebäude- und besonders der Fensterkonstruktionen, vielmehr haben die Überlegungen bereits bei der Städte- und Straßenplanung einzusetzen.

Folgende Grenzwerte stehen zur Diskussion:

Immissionsgrenzwerte an neuen Straßen, Mittlungspegel am Tage (nachts um 10 dB(A) niedrigere Werte:

im Industriegebiet	72 dB(A),
im Mischgebiet	67 dB(A),
im Wohngebiet	62 dB(A),
im Krankenhaus	60 dB(A).

Der *Schutz vor Verkehrslärm* sollte erreicht werden:
- durch verbesserte Linienführung der neuen Verkehrswege unter Beachtung der Abstandsregel (bei punktförmiger Schallquelle und ungehinderter Ausbreitung erfolgt eine Abnahme um 6 dB[A] bei Verdoppelung der Entfernung, bei ausgedehnter Schallquelle weniger),
- durch Lärmschutzwälle und -wände,
- durch Straßeneinschnitte und Tunnels sowie hilfsweise
- durch Finanzierung von Lärmschutzfenstern aus öffentlichen Mitteln.

Hand in Hand müssen damit die Bemühungen gehen, lärmarme Fahrzeuge und Maschinen zu konstruieren. Ab 1.10.1993 gilt hierfür die Richtlinie 87/56/EWG. Derzeit sind die Werte der Tab. **81** maßgebend.
Bereits 1975 war die *Arbeitsstätten-Verordnung* vom 20.3.1975 (BGBl. I, S. 729) in Kraft getreten, die in § 15 differenzierte Angaben über die höchstzulässigen Schallpegel am Arbeitsplatz enthält. Der Beurteilungspegel darf auch unter Berücksichtigung von Außenlärm maximal betragen:

Tabelle **81** Geräuschgrenzwerte für Kraftfahrzeuge (Richtl. 84/424/EWG).

Pkw	77 dB(A)	*Lkw*	
Transporter, Kleinbusse		> 3,5 t; < 75 KW	81 dB(A)
≤ 2 t	78 db(A)	> 3,5 t; 75–150 KW	83 dB(A)
2–3,5 t	79 db(A)	> 3,5 t; ≥ 150 KW	84 dB(A)
Omnibusse		*Krafträder*	
> 3,5 t; < 150 KW	80 dB(A)	≤ 80 cm^3	77 dB(A)
		81–350 cm^3	79 dB(A)
> 3,5 t; ≥ 150 KW	83 dB(A)	> 350 cm^3	82 dB(A)

bei überwiegend geistigen Tätigkeiten	55 dB(A),
bei einfachen oder überwiegend mechanisierten Bürotätigkeiten und vergleichbaren Tätigkeiten,	70 dB(A),
bei allen sonstigen Tätigkeiten	85 dB(A),
ggf. bis zu maximal	90 dB(A).

Die *technischen Maßnahmen zur Lärmbekämpfung* gliedern sich im Prinzip in

1. die Beseitigung der Schallquelle oder die Verminderung der emittierten Schallenergie;
2. die Begrenzung der Schallausbreitung;
3. den Einsatz von Gehörschutzmitteln.

Vor dem Einsatz eines persönlichen Schallschutzes zur Verhütung einer Lärmschwerhörigkeit sind in jedem Falle die ersten beiden Möglichkeiten voll auszuschöpfen. (Die außerberufliche Verwendung von Gehörschutzwatte zur Verminderung von Störungen wird ohnehin immer eine Ausnahme bleiben.) Die mit korrekt benutzten Glaswattepfropfen zu erzielende Dämpfung liegt bei 20–25 dB(A).

Aus medizinischer Sicht ist zu beachten, daß nach der Unfallverhütungsvorschrift „Lärm“ vom 1. 12. 1974 ab 1. 12. 1977 niemand mehr in einem Lärmbereich (≥ 90 dB[A]) beschäftigt werden darf, wenn er nicht vorher ärztlich untersucht worden ist. Eine Unbedenklichkeitsbescheinigung muß vorliegen.

Im Gegensatz zum Arbeiter in Industriebetrieben sind Büroangestellte oft ausgesprochen lärmempfindlich. Bei diesen kommen aber selbstverständlich keine Gehörschutzmittel in Betracht, vielmehr sind im Großraumbüro die Grundgeräuschpegel unter Berücksichtigung des optimalen Abstandes zum Signalpegel richtig einzustellen.

Literatur

Babisch, W., H. Ising: Lärm und kardiovaskuläres Risiko. Bundesgesundheitsblatt 30 (1987) 197

Baust, W.: Ermüdung, Schlaf und Traum. Wissenschaftliche Verlagsges., Stuttgart 1970

Ehrenstein, W., W. Müller-Limroth u. Mitarb.: Langzeitwirkungen von Lärm auf den schlafenden und wachen Menschen. Zit. in: Lärmmedizin 4 (1989) 8

von Eiff, A. W.: Mensch und Lärm. Umschau 71 (1971) 831

von Eiff, A. W. et al.: Der medizinische Untersuchungsteil. In DFG: Fluglärmwirkungen I. Boldt, Boppard 1974 (S. 349)

von Eiff, A. W. et al.: Feststellung der erheblichen Belästigung durch Verkehrslärm mit Mitteln der Streßforschung. Forschungsbericht 81–10501303. Umweltbundesamt, Berlin 1981

Griefahn, B.: Die Wirkung von Schallreizen auf den schlafenden Menschen. Kampf d. Lärm 23 (1976) 115

Griefahn, B., G. Jansen, W. Klosterkötter: Zur Problematik lärmbedingter Schlafstörungen. Umweltbundesamt-Ber. 4/76

Haslam, P.: Noise in hospitals: its effect on the patient. Nurs. Clin. N. Amer. 5 (1970) 715

Högger, D.: Allgemeine Auswirkungen des Arbeitslärms auf den Menschen. Unfallmed. u. Berufskr. 3 (1971) 164

Ising, H.: Streßreaktionen und Gesundheitsrisiko bei Verkehrslärmbelastung. WaBoLu-Ber. 1 (1983)

Jansen, G.: Zur Entstehung vegetativer Funktionsstörungen durch Lärmeinwirkung. Arch. Gewerbepath. Gewerbehyg. 17 (1959) 238

Jansen, G.: Lärm als Umweltproblem. Dtsch. Ärztebl. 73 (1976) 1295

Jansen, G.: Lärm und Büroarbeit in arbeitsmedizinischer Sicht. Arbeitsmed. Sozialmed. Präventivmed. 2 (1977) 38

Jansen, G., W. Klosterkötter: Lärm und Lärmwirkungen. Bundesministerium des Inneren, Bonn 1980

Jonsson, A., Hansson, L.: Prolonged exposure to a stressful stimulans (noise) as a cause of raised blood pressure in man. Lancet 8002 (1977) 86

Kastka, J.: Effects of highway and urban traffic noise on residents. Med. Inst. Umwelthyg. Düsseldorf, Jber. 12 (1979) 196

Kastka, J.: Fluglärmwirkungen und Probleme ihrer Erfassung. In Oeser, K., J. H. Baders: Fluglärm, ein Kompendium für Betroffene. Müller, Karlsruhe 1987

Klosterkötter, W.: Gesundheitliche Aspekte des Verkehrslärms. Kampf d. Lärm 19 (1972) 1

Klosterkötter, W.: Neuere Erkenntnisse über Lärmwirkung. Kampf d. Lärm 21 (1974) 3

Lehmann, G.: Die Einwirkung des Lärms auf den Menschen. Arb.-Gem. Forsch. Land NW, H. 94. Westdeutscher Verlag, Köln 1961

Marth, E., E. Gallasch, G. F. Fueger, J. R. Möse: Fluglärm: Veränderung biochemischer Parameter. Zbl. Bakt. Hyg. I. Abt. Orig., Ser. B 185 (1988) 498

Medoff, H. S., A. M. Bongiovanni: Blood pressure in rat subjects to audiogenic stimulation. Amer. J. Physiol. 143 (1945) 300

Nemezek, J., E. Grandjean: Das Großraumbüro in arbeitsphysiologischer Sicht. Industr. Org. 40 (1971) 233

Noack, R. H., J. Kastka, D. Haake: Zum Einfluß von Lärm auf die Entwicklung von Bluthochdruck bei chronisch belästigten Anwohnern. In: Umwelthygiene Jahresbericht, Bd. XX. Ges. Förd. Lufthyg. u. Silikoseforsch., Düsseldorf 1987/88 (S. 202)

Ritterstaedt, U.: Geräuschimmissionsprognosen durch Lärmkarten. In: Umwelthygiene Jahresbericht, Bd. XX. Ges. Förd. Lufthyg. u. Silikoseforsch., Düsseldorf 1987/88 (S. 189)

Rothlin, E., H. Emmenegger, A. Cerletti: Versuche zur Erzeugung audiogener Hypertonie an Ratten. Helv. physiol. pharmacol. Acta 11 (1953) 25

Rylander, R. M., B. Bjoerkman et al.: Dose-response relationships for traffic noise and annoyance. Arch. environ. Hlth 41 (1986) 7

Vietor, K. W.: Gehörschäden durch Brutkastenlärm. Ärztl. Prax. 29 (1977) 745

2.9 Exogene Krebsnoxen

In der Bundesrepublik Deutschland starben an bösartigen Geschwülsten 1968: 133577 Personen, 1978: 145419 und 1987: 166526 Bundesbürger.
Die standardisierte Sterbeziffer errechnet sich nach dem Statistischen Jahrbuch 1989 für das Jahr 1987 mit 223,9 je 100000 Einwohner.

Für Fortschritte in der Tumorbekämpfung sind weniger die Zahlen der Gestorbenen, sondern eher Vergleiche der Krebs*morbidität* von Bedeutung. Wir verfügen aber über keine genauen Werte. Immerhin hat das Bundesgesundheitsamt für das Jahr 1987 eine Schätzung (nach den Krebsregistern und der Zahl der Sterbefälle) vorgenommen. Die wichtigsten Daten sind in der Tab. **82** aufgeführt.
Internationale Vergleiche sind auf dieser Basis nicht möglich, da nur wenige Staaten Morbiditätsregister führen. Die Krebssituation, z. B. in Mitteleuropa, muß daher an der Krebs*mortalität* gemessen werden. *Wagner* u. *Becker* (1982) haben dies auf der Basis von 1975 getan und die in der Abb. **73** verwendeten Daten zusammengestellt. Die Prozentsätze für die Bundesrepublik Deutschland entsprechen annähernd denen in der Abb. 73:

Lungenkrebs	1975 in Mitteleuropa,	Männer:	25,9%,
	1987 in der BR Deutschland,	Männer:	26,1%,
Magenkrebs	1975 in Mitteleuropa,	Männer:	13,4%,
	1987 in der BR Deutschland,	Männer:	8,8%,
Darmkrebs	1975 in Mitteleuropa,	Männer:	10,8%,
	1987 in der BR Deutschland,	Männer:	12,3%,
Brustkrebs	1975 in Mitteleuropa,	Frauen:	15,6%,
	1987 in der BR Deutschland,	Frauen:	17,2%.

Die für Mitteleuropa zutreffende Verteilung der Karzinome gilt aber keinesfalls für alle Staaten. Bei Europäern sind im Vergleich zu Afrikanern z. B. Haut- und Lippenkrebse sowie Melanome, Hodenkrebse, Lymphome und Leukämien häufiger, umgekehrt trifft dies für Fibrosarkome zu.
Über den *Trend* bei den verschiedenen Krebsformen gibt die Abb. 74 Auskunft. Aus derartigen Angaben können Rückschlüsse auf veränderte Umweltbedingungen, den Erfolg oder Mißerfolg von Behandlungsverfahren und vor allem auf die Wirksamkeit von allgemeinen Krebsbekämpfungsmaßnahmen gezogen werden. Von *Hakulinen* u. Mitarb. stammt 1986 eine Veröffentlichung über die Trends der Krebshäufigkeit in den *nordischen Staaten*, die alle Krebsregister führen. Von 1960 bis Ende der 70er Jahre verdoppelte bis verdreifachte sich z. B. die Melanominzidenz. Auch der Brustkrebs stieg an. Der Rückgang des Larynx- und Lungenkrebses in Finnland – nicht dagegen in den anderen nordischen Staaten – wird auf Maßnahmen gegen das Rauchen zurückgeführt. In der Bundesrepublik Deutschland haben wir außer beim Magenkrebs keinen Rückgang zu verzeichnen (Abb. 74). (Der Zigarettenverbrauch je Einwohner ging von 1984 auf 1988 lediglich um 1,1% zurück.) *Wagner* u. *Becker* (1982) kamen zu dem Ergebnis, daß sich die Krebssituation in den Ländern Mitteleuropas mit Aus-

Tabelle **82** Gesamtzahl der an Krebs in der BR Deutschland Erkrankten 1987 (Schätzwerte).

Krebslokalisation	Männer	Frauen
Brustkrebs	300	30000
Lungenkrebs	25000	5000
Krebs der Geschlechtsorgane	17100	25000
Hautkrebs	11400	12200
Blasenkrebs	10000	3000
Magenkrebs	9000	9000
Kolonkrebs	8200	12000
Rektumkrebs	8000	8000
Leukämien und Lymphome	7300	7000
Nierenkrebs	4500	3000
Kehlkopfkrebs	2500	250
Krebs der Mundhöhle	2500	1000
Krebs des Gehirns	2200	1900
übrige	19750	23600
Gesamtzahl	127750	140950

nahme Polens seit 1962 bei fast allen Krebsformen ähnlich, z. T. sogar gleich entwikkelt hat. „Die in letzter Zeit propagierte Aussage, daß Mitteleuropa und besonders die Bundesrepublik Deutschland ein übles „Krebsnest" sei und hieran die Industrialisierung allein bzw. vor allem Schuld habe, ist eine Behauptung, die sich anhand der amtlichen Todesursachenstatistiken der verschiedenen Länder nicht halten läßt."

Hinsichtlich des Ausmaßes der *„Umwelteinflüsse"* findet man häufig den Hinweis, daß sie für mehr als 75% der menschlichen Krebse verantwortlich seien und folglich auch verhütbar wären. *Boyland* (1968) schrieb, daß etwa 90% der Tumoren chemischen Ursprungs sind, woraus verschiedentlich die Schlußfolgerung gezogen wurde, daß die Verunreinigung von Wasser, Boden und Luft durch industrielle Emissionen für die überwiegende Anzahl der Karzinome verantwortlich sei. Diese Interpretation ist unzulässig, denn zu den Umwelteinflüssen zählen auch andere Faktoren, wie Sonnenstrahlung, Nahrung, Zigarettenrauch usw.

Da sich unsere Umwelt ständig verändert, ist auch eine Veränderung der Tumorhäufigkeiten zu erwarten. Der Einfluß der Umwelt wird aber von verschiedenen Wissenschaftlern in Frage gestellt und die Krebszunahme auf den gestiegenen Anteil alter Menschen zurückgeführt. Mit größter Wahrscheinlichkeit sind beide Ursachenkomplexe beteiligt.

Bei der Beurteilung der Trends in den Krebsstatistiken stellt sich die Frage nach der Risikoakzeptanz, genauer der *Akzeptanz des Schadensrisikos*, das *Lindackers* (1983) als Wagnis, daß nachteilige Wirkungen aller Art eintreten können, aber nicht unbedingt eintreten müssen, definiert. Der Risikowert wird ermittelt, indem man die Zahl der tödlichen Ereignisse durch die Anzahl

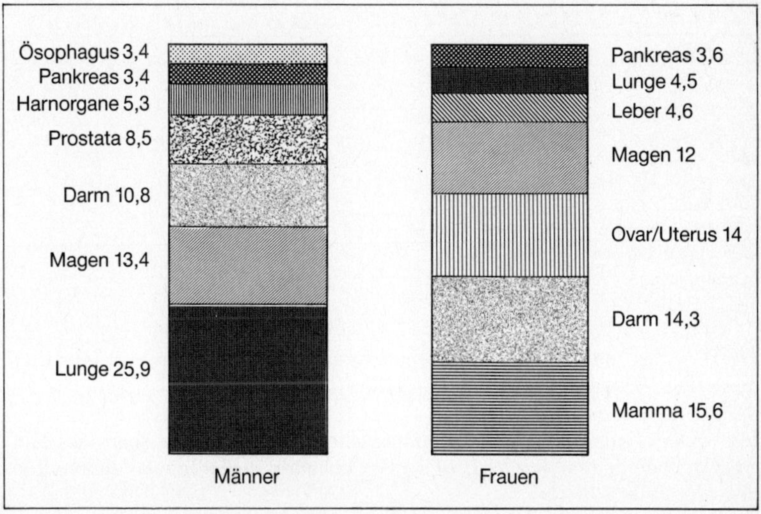

Abb. **73** Prozentanteil der 7 häufigsten Krebsformen in Mitteleuropa.

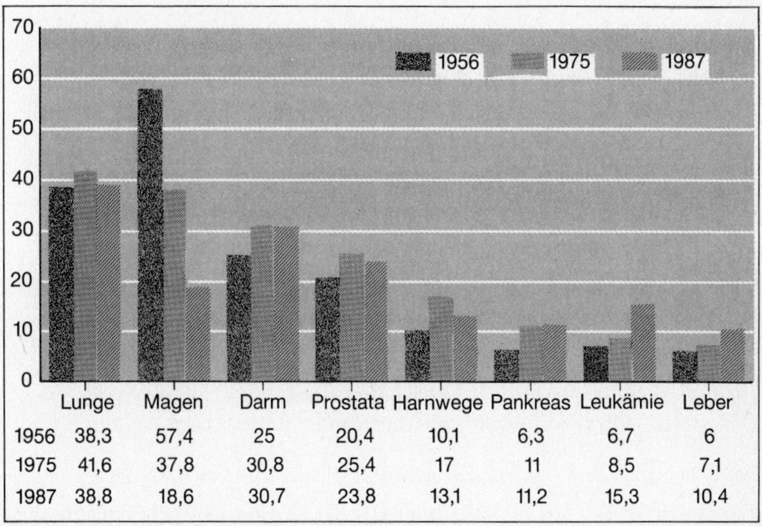

	Lunge	Magen	Darm	Prostata	Harnwege	Pankreas	Leukämie	Leber
1956	38,3	57,4	25	20,4	10,1	6,3	6,7	6
1975	41,6	37,8	30,8	25,4	17	11	8,5	7,1
1987	38,8	18,6	30,7	23,8	13,1	11,2	15,3	10,4

Abb. **74** Altersstandardisierte Krebssterberaten in der Bundesrepublik Deutschland pro 100 000 der Bevölkerung.

Tabelle **83** Risiko Unfalltod (nach *Lindackers*).

Wirtschaftszweig	Risikowerte ($\times 10^{-8}$)		
	1970	1976	1980
Bergbau	30,5	25,7	26,9
Verkehr	28,4	21,0	14,3
Eisen und Metall	6,0	4,6	4,8
Chemie	5,3	3,8	3,9
Dienstleistungen	4,6	3,6	3,1
Gesundheitsdienst	2,3	1,3	0,7

der Personen und die Zahl der Expositionsstunden je Person und Jahr dividiert. Die Risikowerte für den Unfalltod sind in erster Näherung in der Tab. 83 zum Vergleich aufgeführt.
Für andere Gruppen (z. B. Verkehrsteilnehmer, Leben in Haushalt und Freizeit) ergeben sich im Vergleich zu den Versicherten in der Tab. 83 andere Risikowerte (Tab. 84).
Die Daten aus 1970 und 1977 für bösartige Neubildungen führen zu dem Schluß, daß zunächst keine Risikoverminderung in Aussicht steht.

2.9.1 Begriffe der Kanzerogenese

Bei den krebserzeugenden Substanzen unterscheidet man *ultimale* Kanzerogene, d. h. Stoffe, welche ohne Umwandlung im Organismus an der DNS die Induktion zur Krebszelle bewirken und *Präkanzerogene,* die erst eine Veränderung im Stoffwechsel erfahren müssen, um entsprechend effektiv werden zu können. Die Zwischenstufen bezeichnet man als *proximale* Kanzerogene (Abb. 75).
Ein wichtiger Begriff ist die „*Synkanzerogenese*“. Man versteht darunter den gleichzeitigen Einfluß von verschiedenen Stoffen mit derselben Organspezifität. Experimentell wurde diese Möglichkeit z. B. bei der Einwirkung von aromatischen Aminen und Ganzkörperbestrahlungen mit Röntgenstrahlen am Auftreten des Leberkrebses nachgewiesen.
Unter dem Begriff der *Kokanzerogenese* versteht man Wirkungen von Verbindungen oder Vorgängen, die selbst nicht in der Lage sind, eine maligne Veränderung hervorzurufen, welche aber einen durch unterschwellige Dosen eines regulären Kanzerogens eingeleiteten Krebsprozeß weitertreiben.

Die Bedeutung dieser Kokanzerogenese darf nicht unterschätzt werden.

Berenblum (1985) wies darauf hin, daß hierzu Faktoren gehören, die den Kanzerogenen erlauben, das Zielgewebe zu erreichen, ebenso Bedingungen, welche die Stabilität der krebserzeugenden Substanzen beeinflussen, ferner

Tabelle **84** Risikowerte ($\times 10^{-8}$ je Person und Stunde).

Straßenverkehr		35
Blitzschlag		30
Bösartige Neubildungen,	gesamt	30
	der Atemwege	4
	Leukämie	0,9
Staudammbruch		1
Kernkraftwerkunfall, akuter		0,0002

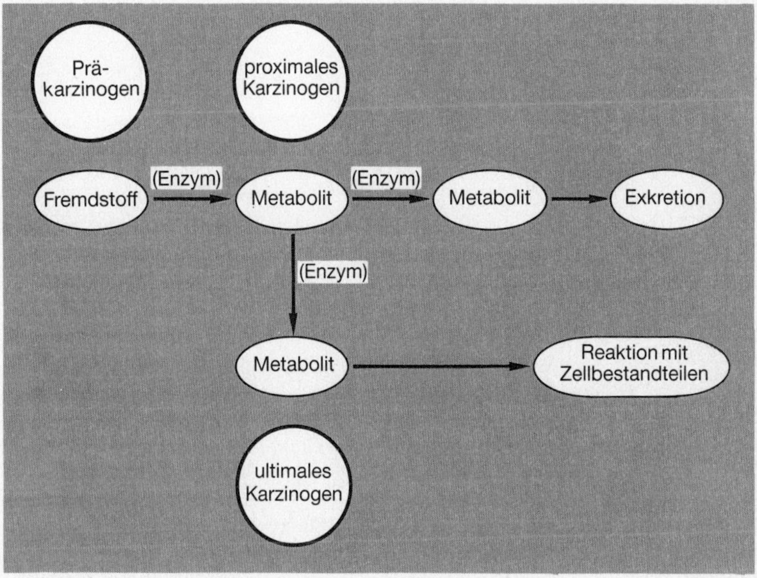

Abb. **75** Allgemeines Schema der Wechselwirkung eines Karzinogens im Organismus.

Faktoren, die eine Verstoffwechselung der Präkursoren fördern. Als kokanzerogen können verschiedene Ernährungsbedingungen gelten und auch die An- oder Abwesenheit von saprophytischen Mikroorganismen. Nicht zuletzt rechnen die Bedingungen dazu, welche die Lebenszeit des Versuchstieres beeinflussen, weil dadurch die Chance verbessert wird, daß sich ein Tumor manifestiert. Für den erstgenannten Faktor sei als Beispiel der Lungenkrebs erwähnt, bei dem das Karzinogen infolge geschädigter Zilien in den tieferen Atemwegen länger verweilt. Kokanzerogene in der Nahrung werden heute als die entscheidenden Einflüsse, besonders bei dem Brust- und Gastrointesti-

Tabelle **85** Übersicht über Natur und Ursprung kanzerogener und kokanzerogener Faktoren (nach *Hecker*).

Natur der Faktoren	Ursprung der Faktoren bezüglich des Individuums	Vorkommen in der menschlichen Umgebung	
		Herkunft	Identität
Physikalisch	exogen	Röntgenapparate, Atomkernspaltung, Sonne	Röntgenstrahlen, Radioaktivität, UV-Strahlen
Chemisch	exogen	Rohstoffe bzw. Produkte der chemischen Industrie	Asbest, Talkum, PAH, arom. Amine, Nitrosamine, Phenole, Aliphaten
		Lebensmittelzusätze u.-verunreinigungen	Dimethylaminoazobenzol, Nitrit
		Pharmaka	Endoxan, Anthralin
		Pflanzeninhaltsstoffe	Pyrrolizidinalkaloide, Cycasin, Aflatoxine, Phorbolester
Biochemisch	endogen	ana- u. kataboler Stoffwechsel, unbekannt	Östrogene, Androgene, 3-Hydroxy-anthranilsäure, DNS- bzw. RNS-Viren

nalkrebs angesehen (*Arnott* u. Mitarb. 1981, *Byers* u. *Graham* 1984, *Carroll* 1975, *Correa* 1981. Nicht zuletzt verstärkt eine Reihe von Pflanzenextrakten das Tumorwachstum, *Caldwell* u. *Brewer* (1983) fanden von 1960–1980 unter 20000 derartigen Extrakten 50 mit kokanzerogener Wirksamkeit. *Tsung-Hsien* u. Mitarb. (1983) ermittelten eine kokanzerogene Wirkung von *Aspirin* bei der Magentumorentstehung durch N-Nitroso-N-Methylnitroguanidin bei Ratten. Auch Ethanol verstärkt die Karzinogenität von verschiedenen Nitrosaminen im Vormagen von Mäusen.
Eine Übersicht über die krebserzeugenden Faktoren gibt die Tab. 85.

2.9.2 Chemische Krebsnoxen

Die Beurteilung einer kanzerogenen Aktivität stützte sich lange Zeit allein auf die Beobachtung der Menschen am Arbeitsplatz und die Untersuchung von Laboratoriumstieren, insbesondere von Mäusen, Ratten und Hamstern. Ergebnisse an Tieren lassen sich hierbei jedoch frühestens nach 2 Jahren gewinnen, so daß die wünschenswerte Kontrolle von zahlreichen kanzerosuspekten Verbindungen gar nicht möglich war. Die Suche galt daher einem brauchbaren Kurzzeitexperiment, das als Screeningverfahren einsetzbar ist. Entwickelt wurden u. a.:

Der *Ames-Test* = Nachweis von Rückmutationen an den Bakterienstämmen Salmonella typhimurium TA 1535, 1538, 98 und 100. Für diese Mutanten ist die Aminosäure Histidin essentiell, d. h., sie können sie nicht selbst synthetisieren und wachsen daher nicht in einem Nährmedium, das kein Histidin enthält. Werden nun mutagene Substanzen zugefügt, so erlangen die Salmonellen durch Rückmutation wieder die Fähigkeit, Histidin zu erzeugen.
Die Zahl der bei der Bebrütung entstandenen Kolonien steht in Relation zum Ausmaß der Mutagenität. Als aktivierendes bzw. detoxifizierendes System werden Lebermikrosomen von Ratten hinzugefügt.
Die Induktion von Mutationen wird vielfach als Hinweis für eine potentielle Karzinogenität angesehen.
Mit dem *DNA-Synthese-Inhibitionstest* (*Painter* 1978, *Heil* u. Mitarb. 1988) kann ein genotoxisches Schädigungspotential innerhalb von 8 Std. ermittelt werden.
Hela-S3-Zellen, deren DNA schwach mit ^{14}C markiert worden ist, werden 90 Min. der Schadstofflösung exponiert und danach 2½ Std. mit frischer Kulturlösung inkubiert. Nach Medienwechsel bebrütet man die Zellen 30 Min. mit ^{3}H-markiertem Thymidin. Der ^{3}H-Einbau in die während der Bebrütung neugebildete DNA ist bei genotoxisch geschädigten Zellen gering, bei ungeschädigten dagegen hoch. Das $^{3}H/^{14}C$-Verhältnis wird mit einem Szintillationszähler bestimmt.

Bezüglich der weiteren Lang- und Kurzzeittests auf Kanzerogenität sei auf die IARC-Monogr., Suppl. 2 (1980) sowie *Lehmann* (1989) verwiesen.

Bei der Untersuchung von 300 Verbindungen mit dem Ames-Test wurde von *McCann* u. Mitarb. (1975) eine Übereinstimmung zwischen Kanzerogenität und Mutagenität bis zu 90% gefunden. Weitere Experimente führten zu der Erkenntnis, daß starke Kanzerogene oft weniger mutagen als schwächere wirken. Andere Untersuchungen haben zudem gezeigt, daß sich die Übereinstimmung zwischen Mutagenität und Kanzerogenität mit dem Ames-Test nur im Bereich von 60–80% bewegt (z. B. bei Kanzerogenen: *Poirier* u. *de Serres* [1979] 82%, *Simmon* [1979] 65%, *Rosenkranz* u. *Poirier* [1979] 77%, *Brown* u. Mitarb. [1979] 84%). (Die Übereinstimmung bei Nichtkanzerogenen war durchwegs geringer [25–35%].) Bei der Bewertung ist also zu berücksichtigen, daß ein mit derartigen Testsystemen erhaltenes, falsch positives Ergebnis dazu führt, eine Substanz zu Unrecht als gefährlich anzusehen. Das eigentliche Problem entsteht aber bei einem falsch negativen Resultat, nach dem ein in Wirklichkeit kanzerogener Stoff als harmlos betrachtet und keiner weitergehenden Testung zugeführt wird.
Kritisch ist ferner zu vermerken, daß die mittels Kurzzeittests erhaltenen Ergebnisse gegenwärtig keinen Schluß auf eine kanzerogene Gefährdung des Menschen zulassen (*Johnson* u. *Snell* 1986); auch liefern die Tests keine Hinweise auf eine Organotropie des Kanzerogens und dessen Stärke.

Polyzyklische, aromatische Kohlenwasserstoffe

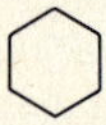
Benzol

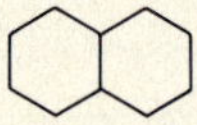
Naphthalin

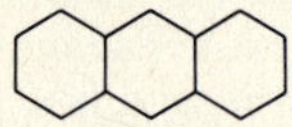
Anthrazen

Die einfachen Kohlenwasserstoffe sind auf der hochempfindlichen Mäusehaut inaktiv, auch Aromaten mit 3 kondensierten Ringen besitzen in der Grundstruktur keine Wirksamkeit; erst die Einführung von Methylgruppen erzeugt eine schwache Aktivität.
Allerdings verursacht das Benzol beim Menschen nach chronischer Inhalation gelegentlich Leukämie. Von den tetrazyklischen Aromaten sind das Benzo(a)anthrazen sowie eine Reihe seiner alkylsubstituierten Homologen und das zu den stärksten Kanzerogenen gehörige Methylcholanthren zu erwähnen. Von den 15 möglichen pentazyklischen Aromaten erwiesen sich 5 als kanzerogen, darunter das Benzo(a)pyren, dessen Methylierung und Hydroxylierung die Wirksamkeit aber nicht mehr erhöht.

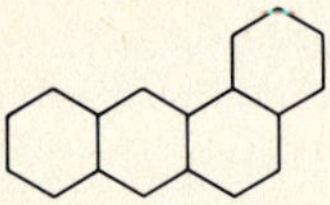
Benzo(a)anthrazen

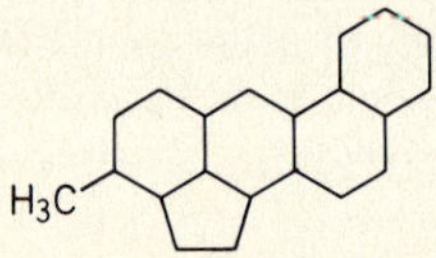

Methylcholanthren

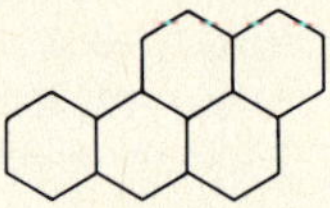
Benzo(a)pyren

Auch in der Gruppe der heterozyklischen Analogen der polyzyklischen Aromaten findet sich eine Anzahl aktiver Verbindungen wie die Benzakridine und Dibenzakridine, bei denen im zentralen Benzolkern eine CH-Gruppe durch ein Stickstoffatom ersetzt ist. Von praktischer Bedeutung sind schließlich die nitrierten Polyzyklen.

Benzpyren und die anderen polyzyklischen Aromaten wirken primär am Ort der Verabfolgung, d. h., pinselt oder betropft man die Haut, so entsteht an dieser Stelle ein Tumor. Gelegentlich bildet sich aber auch an entfernten Organen eine Geschwulst; beschrieben wurden subpleurale Adenome, ferner Hyperplasien des Plattenepithels im Mäusemagen, Ulzerationen im glandulären Magenteil, RES-Hypertrophie der Leber, myeloische Hyperplasie der Milz, Keimdrüsenfunktionsstörungen. Die Tumoren treten erst nach einer Latenzzeit auf, die je nach Aktivität und Dosis der Substanz kleiner oder größer ist. Nach der subkutanen Verabfolgung von wenigen Mikrogramm Benzpyren sterben 90% der Versuchsmäuse in ca. 24 Monaten.
Auch geringere Dosen sind noch wirksam, nur verlängert sich die Latenzzeit, und die statistische Häufigkeit der Tumoren nimmt ab.

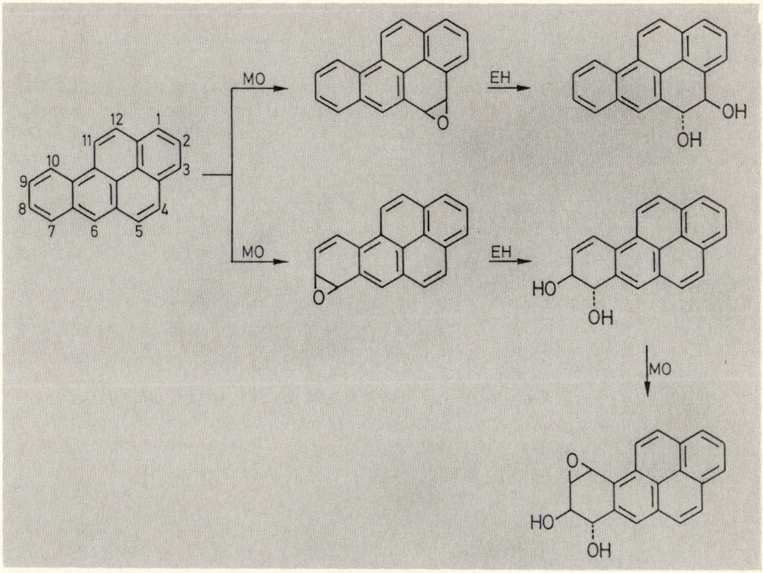

Abb. **76** Stoffwechsel von Benzo(a)pyren durch Monooxygenasen (MO) und Epoxidhydratasen (EH).

Der Mechanismus der Benzpyrenkanzerogenese konnte bezüglich der wirksamen Substrate inzwischen geklärt werden. Die ganze Klasse der polyzyklischen Aromaten ist chemisch reaktionsträge, es müssen daher im Stoffwechsel Umwandlungen stattfinden. Hierfür sind nach *Oesch* (1977) Enzyme verantwortlich, welche die Kohlenwasserstoffe in Epoxide überführen. Nach *Bentley* u. *Oesch* (1977) verläuft der Vorgang entsprechend der Darstellung in Abb. 76. Es entstehen einfache Epoxide, Dihydrodiolepoxide sowie Phenole.
Untersuchungen mit dem Ames-Test zeigten, daß die durch mikrosomale Monooxygenasen erzeugten einfachen Epoxide mutagene Verbindungen darstellen. Diese binden sich irreversibel an DNA sowie RNA und induzieren wahrscheinlich die Kanzerisierung. Die Epoxidhydratase katalysiert die Umwandlung (z. B. von Benzpyren-4,5-oxid) zu nicht mehr mutagenen Dihydrodiolen. Allerdings kann bei der Epoxidierung des Benzpyrens am 7,8-C-Atom mit nachfolgender Dihydrodiolbildung über eine erneute Umsetzung mit Hilfe von Monooxygenasen das mutagene Benzpyren-7,8-diol-9,10-oxid entstehen. Die Epoxidhydratase übt also eine Schutzfunktion aus, das Problem besteht aber darin, daß sich bei ihrer experimentellen Induktion gleichzeitig auch die unerwünschten Monooxygenasen bilden. In der Zwischenzeit wurde in dem Trans-Stilbenoxid ein selektiver Induktor von Epoxidhydratase entdeckt.
(Die sehr große Differenz in der Empfindlichkeit gegen Benzpyren von der Maus zum Menschen beruht mit großer Wahrscheinlichkeit auf dessen erheblich größerer Epoxidhydrataseaktivität. Deren weitere Verstärkung mit dem Ziel einer Krebsprophylaxe ist jedoch vorläufig noch ein theoretischer Ansatz.)

Die experimentelle Induktion von Tumoren mit Benzo(a)pyren kann durch andere Chemikalien sowohl positiv als auch negativ in erheblichem Ausmaß beeinflußt werden. Selbst die Applikationstechnik ist von großer Bedeutung. Die Inhalation eines Benzo(a)pyren-Aerosols erwies sich als ineffektiv, eine Implantation in die Lunge erzeugt dagegen Tumoren in hoher Rate. Intratracheale Instillationen sind zusammen mit Hämatit ebenfalls tumorauslösend. Als ein wirksames Kokanzerogen erwies sich nach *Feron* (1972) anstelle von Hämatit Furfural. Ein weites Spektrum von Verbindungen, wie Antioxidanzien, Flavonen und Laktonen hemmen den erforderlichen Metabolismus (*Wattenberg* u. *Leong* 1970), stimulieren die Entgiftung (*Wattenberg* u. Mitarb. 1980) oder blockieren die Bildung von Benzo(a)pyren-DNS-Addukten (*Anderson* u. Mitarb. 1981, *Ioannou* u. Mitarb. 1982, *Wilson* u. Mitarb. 1981). Nachgewiesen wurde z. B., daß die Induktoren von Arylkohlenwasserstoffhydroxylasen die Entstehung von Haut-, Lungen- und Brustdrüsenkarzinomen hemmen (*Wheatley* 1968). *Dixit* u. Mitarb. (1985) stellten fest, daß *Ellagsäure*, ein natürlich vorkommendes pflanzliches Phenol (Dibenzo-α-pyronderivat), die Bindung von Benzo(a)pyren an die DNS von explantierten Mäuselungen verhinderte.
Lesca (1983) zeigte, daß in der Tat im Tierversuch mit Ellagsäure eine Hemmung erreicht werden kann. Mit Wahrscheinlichkeit ist die Ellagsäure, die in verschiedenen Früchten und Gemüsen (z. B. Weintrauben, Nüssen, Erdbeeren) vorkommt, ein natürlicher Hemmstoff für die Kanzerogenese durch polyzyklische Aromaten. Sie hemmt ferner die mutagene Aktivität von N-Methylnitrosoharnstoff. Auch weitere phenolische Verbindungen aus Pflanzen (aus Eukalyptus- sowie Teeblättern u. a.) haben nach *Namiki* u. *Osawa* (1986) antimutagene Wirkungen.
Trifluralin, ein häufig verwendetes Herbizid hemmt, dem Futter beigemischt, nach *Triano* u. Mitarb. (1985) die Entstehung von Lungen- und Vormagentumoren bei Mäusen auf der Basis einer Konzentrationssteigerung des Gewebeglutathions.

Diese und eine Reihe weiterer experimenteller Befunde berechtigen zu der Annahme, daß der Mensch den polyzyklischen Aromaten als typischen Umweltschadstoffen nicht hilflos ausgeliefert ist, sondern daß er Gegenregulationen entwickeln kann und daß auch aus der Natur Abwehrstoffe geliefert werden. Freilich ist einzuschränken, daß die Belastungen in Grenzen gehalten werden müssen.

Halogenierte Kohlenwasserstoffe

Neben der allgemeintoxischen Wirksamkeit am Arbeitsplatz besitzt ein Teil der *Chlorkohlenwasserstoffe* auch eine karzinogene Potenz.

Vinylchlorid (VC = Chlorethylen: $CH_2 = CHCl$) ist die Basis für den weitverbreiteten Kunststoff Polyvinylchlorid (= PVC). Es galt als harmlose Substanz, bis 1949 russische Wissenschaftler bei VC-Exponierten Leberschäden beobachteten. 1966 wurde in Belgien und 1972 in der Bundesrepublik Deutschland über Akroosteolysen berichtet. Das Auftreten von Leberhämangiosarkomen bei PVC-Autoklavenreinigern beschrieb 1974 *Block* in den USA. Bisher sind weitere 74 Fälle, davon 12 in der Bundesrepublik Deutschland gesichert worden.
Im Organismus der VC-Exponierten entsteht als ultimales Kanzerogen

Chlorethylenoxid, dessen Wirksamkeit im Tierversuch bestätigt werden konnte. Die folgenden Abbauprodukte Chlorazetaldehyd und Chloressigsäure erwiesen sich als nicht aktiv.

Von den PBSM auf CKW-Basis sind keine tumorerzeugenden Effekte beim Menschen bekannt geworden. Tierexperimentelle Untersuchungen haben jedoch schon vor 10 und mehr Jahren, insbesondere bei DDT, kanzerogene Wirkungen ergeben. 1972 beschrieben *Nagasaki* u. Mitarb. die Aktivität von technischem Hexachlorzyklohexan. *Ito* u. Mitarb. (1973) konnten dann nachweisen, daß hierfür der Gehalt an α-HCH verantwortlich ist, β-, γ- und δ-HCH waren inaktiv und zeigten weder einen synergistischen noch antagonistischen Effekt. Die Anwendung von γ-HCH (Lindan) ist hinsichtlich der kanzerogenen Wirkungen deshalb unbedenklich (technisches HCH ist zur Schädlingsbekämpfung verboten). Es bleibt aber ein „Restrisiko", denn *Oesch* u. Mitarb. (1982) fanden mit Lindan bei Ratten und B6C3F1-Mäusen zwar keine tumorigene Aktivität, CF1-Mäuse reagierten dagegen mit einem signifikanten Anstieg der Lebertumorinzidenz. Ursache ist möglicherweise die stärkere Erzeugung von Monooxygenasen bei dem empfindlicheren Stamm. Ferner zeitigte eine kombinierte Verabfolgung von Kadmium und Lindan eine erhöhte embryotoxische und teratogene Wirksamkeit (*Saxena* u. Mitarb. 1986).

Weisburger (1977) fand bei Nagetierversuchen als kanzerogen wirksam Tetrachlorkohlenstoff (Leber- und Nebennierentumoren), Chloroform (Leber- und Nierentumoren), 1,2 Dibrommethan und 1,2-Dibrom-3-Chlorpropan (Magentumoren). Als schwach kanzerogen erwies sich 1,2-Dichlorethan. Die Verbindungen Trichlorethen, 1,1-Dichlorethan, 1,1,2-Trichlorethan, Hexachlorethan und Tetrachlorethen erzeugten hepatozelluläre Karzinome bei Mäusen, hatten aber nur geringe oder keine Wirkung bei Ratten. 1,1,1-Trichlorethan, ein weitverbreitetes technisches Lösemittel, war nicht kanzerogen.
Trichlorethen, Tetrachlorethen, Hexachlorbutadien, Chlorazetaldehyd und Trichlorethylenoxid erwiesen sich nach *van Duuren* u. Mitarb. (1979) bei Mäusen nicht als kanzerogen. Auch *Henschler* (1982) konnte bei der Inhalation von Trichlorethen, selbst in hohen Konzentrationen über 18 Monate, keine karzinogene Aktivität im Tierversuch (Mäuse, Ratten, Hamster) feststellen. In einer neueren US-Untersuchung im National Toxicology Program wurde Tetrachlorethen als kanzerogen bezeichnet. *Wong* u. Mitarb. (1982) beschrieben das gleiche für 1,2-Dibrommethan. Es soll auch erwähnt werden, daß Chloroform in den Tierversuchen von *Klaunig* u. Mitarb. (1986) die Entwicklung von diethylnitrosamininduzierten Leber- und Lungentumoren hemmte; 1,1- und 1,2-Dichlorethan hatten dagegen keinen Einfluß. Phenobarbital erhöhte die Lebertumorrate.
Die epidemiologischen Studien in den USA über Haloforme im Trinkwasser hatten zwar Hinweise, aber keine sicheren Beweise für eine mögliche Tumorentstehung beim Menschen erbracht, *Svabova* u. *Mencik* (1983) betonen aber ein Risiko zumindest bei Halothanexposition.

Die Ergebnisse verschiedener Autoren sind also nicht einheitlich.
Dies spricht für eine sehr schwache Kanzerogenität, ferner setzt eine Tumor-

realisation offenbar Vor- oder Begleitschäden voraus oder es müssen Kokanzerogene beteiligt sein.

Aromatische Amine und Azoverbindungen

Die Häufung der *Blasenkrebse* bei Arbeitern in der Farbenindustrie (sog. Anilinkrebse) gab Veranlassung zur Suche nach kanzerogenen, aromatischen Aminen. Als erstes Arylamin erkannte man das β-Naphthylamin, dann Benzidin, 4-Aminodiphenyl, 2-Azetaminofluoren und weitere Fluorenderivate. Reines Anilin ist inaktiv.

4-Nitrodiphenyl wird als kanzerogene Substanz angesehen, und von Anisidin, Chloranilin, Chlorbenzidin, Dianisidin, Dimethylanilin, Diphenylamin, Kresidin, Nitranilin, Phenetidin, Phenylendiamin, o-Toluidin, Toluylendiamin wird vermutet, daß durch sie Schleimhautveränderungen, Krebs oder andere Neubildungen der Harnwege verursacht werden.

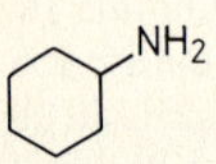

Anilin

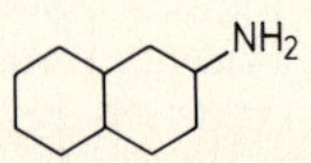

β-Naphthylamin

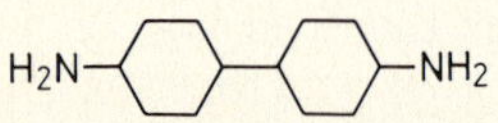

Benzidin

1932 fand *Yoshida* Leberkarzinome nach der Einwirkung des o-Aminoazotoluols. Von den danach in rascher Folge erkannten Stoffen sei hier nur das 4-Dimethylaminoazobenzol („Buttergelb") genannt.

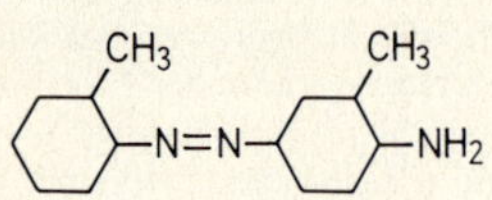

o-Aminoazotoluol

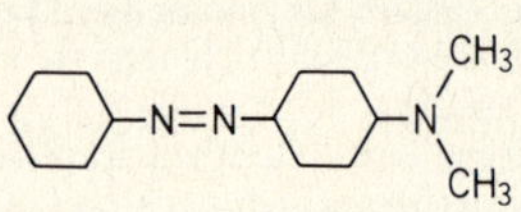

4-Dimethylaminoazobenzol

Eine wichtige Gruppe stellen die Stilbenverbindungen dar, die wie die meisten kanzerogenen Amine neben lokalen Sarkomen auch in verschiedenen Organen Karzinome auslösen können (Leber, Brustdrüse, Gehörgang, Lunge, Gehirn, Milz u. a.).

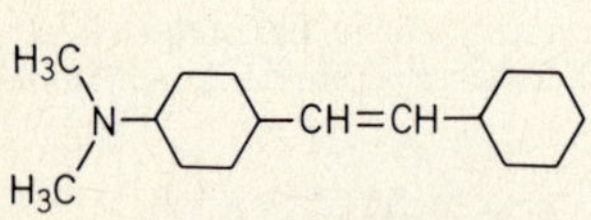

4-Dimethylaminostilben

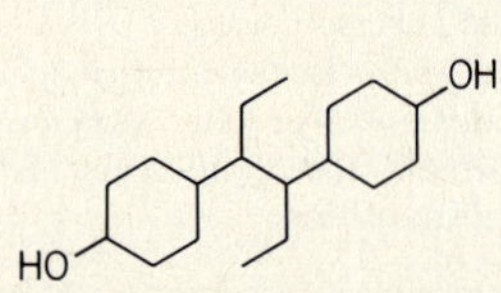

Diethyldioxystilben (Stilböstrol)

Kanzerogene, alkylierende Verbindungen

Die Untersuchungen an Kampfgasen (Lost) zur Ermittlung der biologischen Wirkung führten zur Entdeckung ihrer kanzerogenen Eigenschaften. Lost erzeugt bei Mäusen, Ratten und Hamstern lokale und Lungentumoren, Lympho- und Osteosarkome oder Leukämien. In geeigneter Dosierung besitzen die Stoffe aber zugleich einen wachstumshemmenden Einfluß auf Geschwülste, z. B. hebt die Vorbehandlung der Mäusehaut mit Lost die karzinogene Wirkung von Benzo(a)pyren auf. Die Versuche, Lost zur Tumortherapie anzuwenden, haben jedoch zu keinem befriedigenden Resultat geführt. Weitere Angehörige dieser Wirkgruppe, der sog. radiomimetischen Substanzen, gehören zu den Ethyleniminen und Expoxiden.

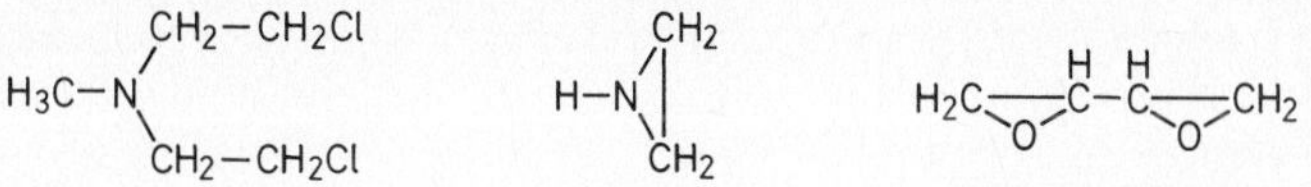

Stickstoff-Lost Ethylenimin Diepoxybutan

Aus der Gruppe der kanzerogenen Ether, Oxide und Epoxide seien *Dioxan* (= Tetrahydro-p-dioxin), 4-Nitrochinolin-N-Oxid sowie *Ethylenoxid* genannt. Besonders die letzte Verbindung beansprucht wegen ihrer Bedeutung als Grundstoff für Polyethylen und als Sterilisationsmittel in der Medizin großes Interesse. *Dunkelberg* (1980) konnte im Tierversuch mit verschiedenen Applikationsarten Tumoren auslösen, außerdem fand er, daß bei der Einwirkung von Ethylenoxid auf primäre Amine und Aminosäuren sekundäre Amine als Präkursoren für Nitrosamine (s. unten) entstehen können.

Schließlich sei noch erwähnt, daß Befunde über eine karzinogene Wirkung von *Formaldehyddampf* veröffentlicht wurden. *Swenberg* u. Mitarb. (1980), *Kerns* u. Mitarb. (1983), *Feron* u. Mitarb. (1982), *Albert* u. Mitarb. (1982) und *Dalbey* (1982) erhielten bei Tierversuchen nicht nur allgemeine Schäden in den oberen Atemwegen, sondern auch Nasen- und Kehlkopftumoren bzw. einen deutlichen Anstieg von benzpyren- oder diethylnitrosamininduzierten tracheobronchialen Karzinomen. In vitro erhöhte HCHO die Häufigkeit von chromosomalen Aberrationen und Sister chromatid exchanges. Die den Tieren applizierten Mengen lagen aber im Vergleich zu den vom Menschen akzeptierten Konzentrationen mit Reizwirkung außerordentlich hoch. Eine epidemiologische Studie bei DuPont auf der Basis von 481 Krebstodesfällen, wovon 142 formaldehydexponiert waren, ergab keinen Hinweis auf eine Gefährdung, jedenfalls nicht bis etwa 2 ppm. *Hayes* u. Mitarb. (1986) konnten bei einer anderen Studie ebenfalls keine schlüssigen Beweise für eine krebsauslösende Eigenschaft finden. Gleiches gilt für *Stayner* u. Mitarb. (1985) sowie *Bertazzi* u. Mitarb. (1986), nachdem vorher schon *Walrath* u. *Fraumeni* (1980), *Wong* (1980) und *Marsh* (1980) keine Wirkung beim Menschen gefunden hatten. Es existiert lediglich die Beschreibung eines nasalen Karzinoms bei einem

über 25 Jahre formaldehydexponierten Arbeiter (*Halperin* u. Mitarb. 1983).
Das Bundesgesundheitsamt hat deshalb mit Recht in seinem Formaldehydbericht (9.10.84) konstatiert, daß HCHO lediglich als „krebsverdächtig" anzusehen sei, daß es aber natürlich andere, nichtkarzinogene Gesundheitsschäden auslösen könne. Vorsicht und Einschränkungen seien deshalb bei seiner Anwendung erforderlich.
Immerhin werden in der Bundesrepublik Deutschland jährlich etwa 500000 t Formaldehyd, davon die Hälfte für Aminoplaste (Harnstoffformaldehydharze) zur Verleimung von Spanplatten verarbeitet. Derartige Platten können jahrelang HCHO abgeben. Dabei sollte aber berücksichtigt werden, daß auch kontinentale Reinluft bereits etwa 0,001 mg/m^3 enthält (durch photochemischen Abbau von Methan, Kraftfahrzeugemissionen, Holzverbrennungen u. a.). Der Richtwert für Innenräume beträgt 0,12 mg/m^3.

Bei der Belastung mit HCHO wird häufig übersehen, daß z. B. 20 Zigaretten 30 mg produzieren, daß ein Apfel 5 mg enthält, so daß die Belastung mit Obst und Gemüse bereits 4–20 mg HCHO/kg beträgt. Eine Tasse Kaffee führt über den Abbau des Koffeins zu 3–7,5 mg Formaldehyd und viele Arzneimittel werden auf gleichem Wege metabolisiert (*Remmer* 1985). Die Formaldehyddiskussion in der Öffentlichkeit war in der Mitte der 80er Jahre in der Bundesrepublik Deutschland ein Paradebeispiel für die Chemohysterie. Mancher Laie, der einige Artikel über HCHO gelesen hatte, hielt sich für einen Experten und glaubte sich berechtigt, renommierte Krebsforscher zurechtweisen zu dürfen. Jetzt ist HCHO wieder aus den Schlagzeilen verschwunden, aber nicht wegen besserer Erkenntnis, sondern weil andere (Pseudo-)Probleme attraktiver erscheinen. Es kommt damit zu Fehlinformationen der Bevölkerung, die relevanten Krebsursachen bleiben ungenannt. Da diese in der Hauptsache mit einem falschen persönlichen Verhalten verbunden sind (s. unten), will die Masse der Bevölkerung sich auch keinen Spiegel vorhalten lassen. Man weist die Schadensursache der Öffentlichkeit, den Behörden, der Industrie oder der Chemie zu, nur nicht der eigenen Person.

Nitrosamine

Es handelt sich um zahlreiche, verhältnismäßig einfache chemische Verbindungen. Sechs Beispiele seien angeführt:

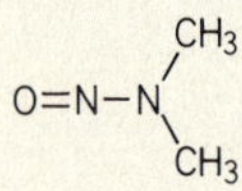

N-Nitrosodimethylamin (DMN)

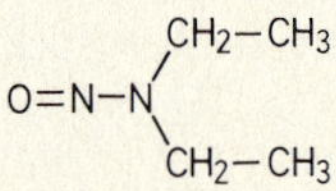

N-Nitrosodiethylamin (DEN)

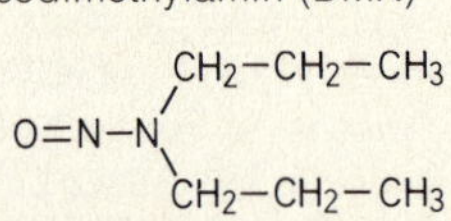

N-Nitrosodipropylamin (DPN)

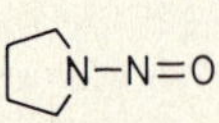

N-Nitrosopyrrolidin

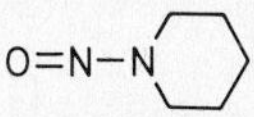

N-Nitrosopiperdin (NPIP)

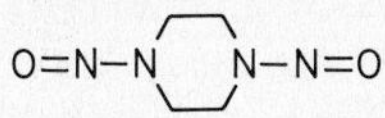

1,4-Dinitrosopiperazin

Die karzinogene Potenz von DMN haben *Magee* u. *Barnes* (1956) erkannt, in der Zwischenzeit sind 80% von weit über 100 Verbindungen als krebserzeugend ermittelt worden. *Schmähl* u. *Habs* (1980) listeten die Resultate von Tierversuchen an 18 Spezies mit N-Nitrosodiethylamin bei kutaner, subkutaner, intramuskulärer, intravenöser, intraperitonealer oder oraler Verabfolgung auf. Tumoren entstehen an den verschiedensten Stellen (Ösophagus, Magen, Leber, Gallengänge, Nieren, Nasenhöhlen, Larynx, Trachea, Lunge, Mamma, hämopoetisches System). Aus Vergleichen zwischen den verschiedenen Tierarten schließen die Autoren, daß der Mensch wahrscheinlich noch empfindlicher ist als kleine Nagetiere. *Arai* u. Mitarb. (1979) ermittelten für Ratten als maximale nichtkarzinogene Dosis an Dimethylnitrosamin 0,1 mg/kg im Futter über 2 Jahre. Die Exposition des Menschen ist aus dem folgenden Schema (nach *Preussmann*) zu entnehmen.

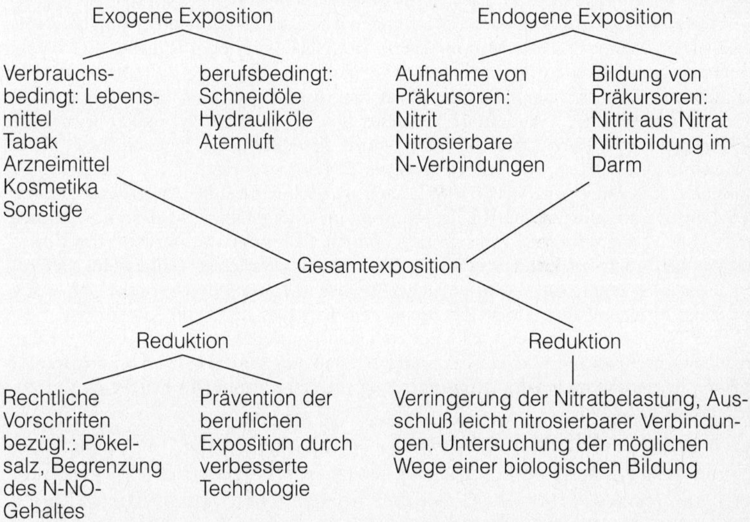

Die Darstellung läßt erkennen, daß der menschliche Organismus prinzipiell durch N-Nitrosoverbindungen aus der Umwelt, aber auch durch deren Bildung aus nichtkanzerogenen Vorstufen im Körper belastet wird. Das Hauptrisiko geht dabei von den Lebensmitteln aus. Außerdem zeigte sich 1979 (*Preussmann*), daß Bier eine wichtige Quelle darstellt. 66% der untersuchten Proben enthielten Nitrosamine in einer mittleren Konzentration von 2,5 µg/l. Der höchste Wert – 68 µg/l – wurde in dem aus geräucherten Malz hergestellten Rauchbier nachgewiesen. Die Kontamination entsteht bei der Malzbehandlung. Indirekt erhitzte Malzchargen wiesen weit weniger als direkt erhitzte auf; auch durch Verbrennen von Schwefel während des Darrens ließen sich die Konzentrationen vermindern. Die Umstellung der Technologie hat das Problem (auch beim Malzkaffee) gelöst. Es ist aber zu beachten, daß mit anderen *alkoholischen Getränken* (am wenigsten mit Wein, Ausnahme: Apfelwein) Nitrosamine in einer durchschnittlichen Menge von 0,25 µg/d bei einem Konsum von 40–80 g Reinalkohol zugeführt werden (*Walker* u. Mitarb. 1979).

Die Berechnungen haben ergeben, daß die *durchschnittliche tägliche Aufnahme* von Nitrosaminen mit Fleisch und Fleischprodukten 0,21 µg, mit Käse 0,01 µg und mit weiteren Nahrungsmitteln 0,23 µg beträgt. Vergleicht man die Gesamtmenge von ca. 1 µg in den ca. 2,3 kg täglichen Nahrungsmitteln mit der nichtkarzinogenen Rattendosis von 0,1 mg/kg, so wird deutlich, daß der Sicherheitsfaktor 1000 beträgt.
Eine weitere Nitrosaminbelastung resultiert aus dem *Tabakrauchen*.
Im Hauptstrom einer Zigarette entstehen bei durchschnittlichem Nitratgehalt des Tabaks etwa 500 ng, wobei deutsche Zigaretten einen deutlich geringeren Gehalt aufweisen als französische (*Rühl* u. Mitarb. 1980). Der Nebenstrom des Rauches, der für die Belastung beim passiven Rauchen verantwortlich ist, weist etwa die 10- bis 40fache Konzentration an Nitrosaminen auf. Wenn man diese Zufuhr mit derjenigen über Lebensmittel vergleicht, inhaliert der Raucher mit 20 Zigaretten täglich weit mehr (10–20 µg/d gegenüber 0,5 µg/d). Ferner wurde festgestellt, daß bestimmte berufliche Expositionen bestehen. Als ein Beispiel sei N-Nitroso-5-methyl-1,3-oxazolidin genannt, das in *Schneideölen* bis 30 mg/kg nachgewiesen wurde. Als Ausgangsstoffe werden Nitrit, Formaldehyd und 1-Aminopropanol-2 angesehen (*Stephany* u. Mitarb. 1978). Die verschiedenen Nitrosamine werden aus Vorstufen durch chemische Umsetzungen, besonders bei Erhitzungsvorgängen (z. B. Tabakrauchen, Grillen von gepökeltem Fleisch) erzeugt. Außerdem entstehen sie durch *bakterielle Umsetzungen*, wobei vor allem nitratreduzierende Mikroorganismen wirksam sind. Von *Kumisaki* u. *Hayashi* (1979) wurde mit ruhenden Escherichia coli B nachgewiesen, daß es sich um eine enzymatische Reaktion handelt. Experimentell ließ sich ermitteln, daß sekundäre und tertiäre, bei bestimmten Voraussetzungen auch primäre Amine, im Körper N-Nitrosoverbindungen bilden.

Nach den Tierversuchen von *Lijinsky* (1980) muß in der Tat bei der Aufnahme von Aminen und Nitrit mit einem karzinogenen Risiko gerechnet werden. *Hecht* u. *Morrison* (1984) beschrieben eine empfindliche Methode, um die In-vivo-Bildung von N-Nitrosomorpholin aus Morpholin und Natriumnitrit im Tierversuch nachweisen zu können. Die endogene Bildung der Nitrosamine führt nach diesen Resultaten zur Tumorentwicklung. *Melikian* u. Mitarb. (1981) fanden nach einem Essen mit hohem Nitrat- bzw. Nitritgehalt im Blut von Versuchspersonen keine erhöhten Nitrosaminspiegel. *Ellen* u. Mitarb. (1982) stellten bei Freiwilligen, denen Nitrat als Reinsubstanz oral

Tabelle **86** Amine, die zusammen mit Nitrit in der Ratte Tumoren erzeugen (nach *Lijinsky*).

Amine	Sitz der Tumoren
Morpholin	Leber
Methylbenzylamin	Ösophagus
Chlordiazepoxid	Vormagen, Nervensystem
Tolbutamid	Magen, Leber
Aminopyrin	Leber
Monuron	Magen, Leber
Disulfiram	Ösophagus
Oxytetrazyklin	Leber
Methapyrilen	Leber
Dimethyldodecylamin	Blase
Thiram	Magen

und i. v. verabfolgt wurde, in Urinproben flüchtige Nitrosamine bis max. 0,5 µg/kg fest. Die überwiegende Zahl der Speichelproben enthielt dagegen keine N-Nitrosoverbindungen. Hinsichtlich der *Entstehung der Nitrosamine* weiß man, daß beim Menschen nicht nur säurekatalysierte Nitrosierungsreaktionen im Magen ablaufen, sondern auch Reaktionen von NO_x in der Lunge und Nitrosierungen durch Bakterien und Makrophagen bei neutralem pH an anderen Stellen des Körpers (z. B. in den Harnwegen).
Erwiesen ist aber auch eine metabolische *Denitrosierung*. Im Tierversuch wurde festgestellt, daß aus N-Nitrosodimethylamin z. B. Nitrit und Dimethylamin entstehen, die beide im Urin ausgeschieden werden.
In einer kanadischen epidemiologischen Studie erhöhte die tägliche Aufnahme von Nitrit und Kohlenhydraten das Krebsrisiko, während Zitrusfrüchte auf dem Speiseplan protektiv wirkten. Beim Speiseröhrenkarzinom zeigten die Krebsmortalitätsraten positive Beziehungen zur endogenen Bildung von Nitrosaminen und negative zu dem *Askorbinsäurespiegel* im Plasma.
Die Nitrosierung kann außer durch Askorbinsäure auch durch α-Tokopherol gehemmt werden. Die endogene Bildung läßt sich bisher allerdings wegen der Vielfalt der hierbei einwirkenden Faktoren nicht quantifizieren. Ob die Einnahme von Askorbinsäure wirklich nützt, ist durch die (bestätigten) Befunde von *Mirvish* u. Mitarb. (1983) in Frage gestellt.
Ratten entwickelten bei zusätzlicher Gabe von Na-Askorbat zu Morpholin und Nitrit eine höhere Zahl von Vormagentumoren als ohne den Zusatz (38 : 3%). Na-Askorbat fördert auch nach *Fukushima* u. Mitarb. (1983) in hohen Konzentrationen (= 5%, nicht bei nur 1%) im Futter die Blasenkrebsrate bei Ratten.
Von besonderer Bedeutung ist die Tatsache, daß verschiedene *Arzneimittel* Nitrosoderivate liefern. Die Tab. 86 gibt eine Übersicht.

Anorganisch-chemische Kanzerogene

An erster Stelle ist das *Arsen* zu nennen, dessen langdauernde Verabfolgung zu Hyperkeratosen und Papillomen der Haut und zur Leber- und Lungentumorentstehung führt. Diese Schäden wurden früher vorzugsweise durch verunreinigte Lebensmittel hervorgerufen (Arsenvergiftungen über Trinkwasser in Cordoba und Reichenstein im Erzgebirge, über arsenhaltigen Wein: Winzerkrankheit). In heutiger Zeit verbleibt das Risiko am Arbeitsplatz, da Arsentri- und -pentoxid, arsenige Säure, Arsensäure und ihre Salze für den Menschen als kanzerogen erkannt worden sind. Eine „normale" Arsenzufuhr erfolgt über die Lebensmittel (ca. 300 mg pro Jahr); die zur Krebserzeugung erforderliche Gesamtdosis (wahrscheinlich >10 g) wird nicht erreicht. An einzelnen Stellen liefert das Trinkwasser aber einen entscheidenden Beitrag (Schottland [*Smith* u. Mitarb. 1986], Argentinien, Taiwan).

Nickel und seine Verbindungen sind nach den EWG-Kriterien für kanzerogene Stoffe wie folgt zu klassifizieren: Ni_3S_2 (Nickelsubsulfid) = Kategorie 2, Ni (als Pulver), NiO = Kategorie 3.
Unklassifiziert bleiben: Ni (massiv), Ni_2O_3, NiO_2, NiS, $Ni(CO)_4$, $NiSO_4$, $NiCl_2$, $NiNO_3$, $Ni(OH)_2$, $NiCO_3$.
(Kategorie 1 = Substanzen, die als Kanzerogene für den Menschen bekannt sind;
Kategorie 2 = Substanzen, die als Kanzerogene für den Menschen anzusehen sind, weil Ergebnisse aus Tierversuchen oder andere Informationen dafür sprechen;
Kategorie 3 = Substanzen, bei denen Besorgnis auf kanzerogene Reaktionen beim Menschen besteht.
Nicht klassifiziert werden Substanzen, von denen Tierversuche vorliegen, welche gegen einen Analogieschluß auf eine Gefährdung des Menschen sprechen.)

Die Wirkung von Nickelsubsulfid läßt sich durch andere Elemente beeinflussen. Zum Beispiel verminderte sich die Tumorrate im Fütterungsversuch, wenn gleichzeitig Mangan verabfolgt wurde.
Zwischen Nickel und Benzpyren zeigte sich dagegen ein synergistischer Effekt. Auch die Nitrosaminwirkung wird durch Metalle beeinflußt (*Nordberg* u. *Andersen* 1981).
Selen erzeugt in hohen Dosen Tumoren, trotzdem gilt es heute als antikarzinogene Substanz, denn 2 mg/kg Natriumselenit im Futter senkten die spontane Brustkrebsrate verschiedener Mäusestämme von 80–100% auf 10%.
Bei Magenkrebskranken wurden die Selenblutspiegel bestimmt, die Mittelwerte betrugen $19{,}3 \pm 0{,}8$ µg/100 ml Vollblut und $11{,}8 \pm 0{,}5$ µg/100 ml Plasma. Bei gesunden Kontrollpersonen lagen die Werte bei $22 \pm 0{,}8$ bzw. $14{,}1 \pm 0{,}3$ µg/100 ml (*Saito* u. Mitarb. 1984). Weitere epidemiologische Untersuchungen bestätigten zudem, daß in Ländern mit hohen Selenwerten im Blut die Karzinomraten niedriger liegen.
Fand sich aber gleichzeitig viel Zink im Blut, ließ sich der „protektive Effekt" von Selen nicht feststellen.
Die Interaktion bei den Metallen beschränkt sich offensichtlich nicht nur auf chemische Reaktionen. *Castro* u. Mitarb. (1979) haben z. B. nachgewiesen, daß die virale Transformation von Hamsterembryonenzellen verstärkt wird, wenn Antimon-, Arsen-, Kadmium-, Chrom- und Platinsalze zugegeben wurden. Weitere 11 Metalle waren weniger wirksam.

Bösartige Geschwülste entstehen beim Menschen auch nach Einwirkung von *chromathaltigem Staub* aus dem alkalischen Oxidationsprozeß mit Kalk bei der Chromatherstellung (Lungen- und Nasenkrebs).
Ferner ist mit Tierversuchen die Gefährlichkeit von Kalzium-, Strontium-, Alkali-, Zink- und Bleichromat sowie Chromsäure nachgewiesen. Ebenso wie bei diesen Chromaten handelt es sich bei *Beryllium* um ein typisches lokales Kanzerogen. In die gleiche Gruppe rechnet noch *Kobalt* in Form atembaren Staubes aus dem Metall und den schwerlöslichen Kobaltsalzen. Als karzinosuspekt gelten außerdem *Blei* (im Tierversuch mit Bleiazetat und -phosphat), *Eisen* (Nierenzellkarzinome durch Eisen-NTA-Komplexe [*Ebina* u. Mitarb. 1986]) und einige andere Metalle. Die Beweise für eine Wirkung am Menschen stehen aber noch aus. Seit 1966 ist bekannt, daß ein *Molybdändefizit* beim Menschen die Ösophaguskrebsrate steigert. Die Verfütterung von Molybdän an nitrosaminbehandelte Ratten hemmte in Übereinstimmung damit die Tumorentstehung im Vormagen, eine zusätzliche Gabe von Wolfram setzte diesen Effekt jedoch herab (*Luo* u. Mitarb. 1983). Eine Übersicht über Molybdän findet sich bei *Lener* u. *Bibr* (1984).
Ausreichend *Zink* in der Nahrung scheint das Wachstum von Tumortransplantaten und die Kanzerogenese von verschiedenen organischen Substanzen zu beeinflussen. Experimentell förderte ein Zinkdefizit bei Ratten die Entstehung von Lymphomen.
Mäuseversuche am Hygiene-Institut Mainz mit Verabfolgung von 50 mg Zinksulfat/l Trinkwasser und Injektion von 25 µg Benzpyren ergaben eine statistisch signifikante Tumorreduktion gegenüber der Kontrollgruppe (*Storzer* 1975) (s. auch S. 348). In Fortführung dieser Versuche zeigte sich der gleiche Effekt auch bei anderen Metallen (selbst bei Blei), *doch spielt hier die Dosis eine entscheidende Rolle. Mit höheren Konzentrationen stieg die Tumorrate an.*
Therapeutisch-prophylaktische Schlußfolgerungen sollten deshalb zum gegenwärtigen Zeitpunkt aus solchen Tierversuchen auf keinen Fall gezogen werden.
Infolge *Asbestexposition* während früherer Zeiten sollen nach einer Schätzung des Nationalen Krebsinstitutes der USA in den nächsten 30–35 Jahren ca. 67 000 Krebsfälle auftreten. Schon 1967 konnte nachgewiesen werden, daß Arbeiter, die mit Asbestisolierungen beschäftigt waren, einem erhöhten Lungenkrebsrisiko unterliegen, vor allem wenn sie Zigarettenraucher sind. Eine weitere Studie an Amosit-Asbest-Fabrikarbeitern bestätigte die Übersterblichkeit an Lungenkrebs, sie läßt erkennen, daß die zweifache Schadstoffeinwirkung das Krebsrisiko 80fach steigert (*Selikoff* u. Mitarb. 1980). Nicht nur Zigarettenrauch, sondern auch Metalle im Asbest scheinen dessen Wirksamkeit zu beeinflussen.

Insgesamt zeigt sich also, daß zahlreiche Schwermetalle kokanzerogen wirken können, daß ein Teil davon, offenbar dosisabhängig, auch antikanzerogene Effekte ausübt. Es liegt nahe, einen enzymbedingten Einfluß hierbei anzunehmen.

Hochpolymere Substanzen

Turner beobachtete 1941 im Tierversuch bei der Implantation von *Bakelitscheiben* lokale Sarkome, und *Oppenheimer* traf 1948 ähnliche Feststellungen mit *Cellophanfolien*. Diese Resultate wurden in der Folgezeit mehrfach bestätigt. Dabei erwiesen sich Folien, Kapseln oder Scheiben der verschiedensten Materialien (Polyethylen, Polystyrol usw.) als wirksam, aber auch Scheiben aus Gold, Platin, Silber oder Elfenbein erzeugten Tumoren. Jede Formveränderung der implantierten Körper (z. B. Perforation oder Aufrauhung der Oberfläche) verminderte die Wirksamkeit. Pulverförmige Substanzen oder Fäden aus Kunststoff ließen dagegen keine Sarkome entstehen.

Kokanzerogene Substanzen

Von den chemischen Verbindungen ist das *Krotonöl* zu nennen, aus dem die verantwortlichen Wirkstoffe isoliert worden sind (Phorbolester). Weniger wirksam sind *Terpentin* und die basische Fraktion des *Kreosotöls*. Alle diese Stoffe erzeugen starke Hautreizungen, aber umgekehrt sind nicht alle hautreizenden Substanzen Kokanzerogene. In die Gruppe der bedingt krebsauslösenden Stoffe gehören schließlich auch die *Hormone* mit Proliferationseffekten auf bestimmte Organe (Wachstumshormon des Hypophysenvorderlappens, Follikelhormon, Stilböstrol) sowie Thiouracil und Thioharnstoff, die durch Mobilisierung des thyreotropen Hormons effektiv werden. Vermutlich spielen bei der menschlichen Tumorgenese Kokanzerogene eine nicht unbeträchtliche Rolle (Tab. 87 a und b, s. auch S. 376 ff).

2.9.3 Physikalische Krebsursachen

Die ersten experimentellen *Ultraviolettkarzinome* wurden 1928 von *Findlay* erzeugt. Maximal wirksam sind die Wellenlängen im Bereich von 290 nm, als Gesamtdosis sind mehr als 2×10^7 Erg/cm^2 erforderlich. Wenn auch über den Photoprozeß in der Haut bei der Kanzerisierung noch keine Klarheit geschaffen wurde, so sicherten diese experimentellen Resultate zumindest die Entstehung eines „Lichtkrebses" bei entsprechend exponierten Berufen.

Wie epidemiologische Untersuchungen gezeigt haben, ist eine steigende Inzidenz bei Hautkrebs (Nichtmelanomen) zu registrieren.
Fears u. *Scotto* (1982, 1983) stellten z. B. bei Basaliomen einen jährlichen Anstieg von 3% in 8 geographischen Gebieten der USA fest.
Spinaliome und Basaliome finden sich dabei am häufigsten an denjenigen Körperteilen, welche am stärksten lichtexponiert sind (Gesicht, Schultern, Arme). In der Bundesrepublik Deutschland treten jährlich etwa 20000 Nichtmelanome auf. Melanome machen nur etwa 5% der Hautkarzinome aus; da die 5-Jahres-Überlebensrate nur etwa 50–60% beträgt, sind sie als die gefährlichste Hautkrebsart einzustufen. Auch hier nimmt die Inzidenz permanent zu. *Lejeune* (1986) berichtete, daß in Australien, Nordeuropa und Kanada sich die Zahl der Melanompatienten in 10–20 Jahren verdoppelt hat. Die höchste Inzidenz besteht in Queensland, Australien, mit 32/100000 Männern und 33,4/100000 Frauen (*Marks* u. *Selwood* 1985). Für die Bundesrepublik Deutschland sind 4–4,5/100000 der Bevölkerung errechnet worden (*Balda* 1981), bzw. 5–8/100000 nach *Garbe* u. Mitarb. (1986). Nach der Schätzung des BGA (1987) erkranken jährlich hier 1400 Männer und 2200 Frauen an Melanomen.
Nach *Wagner* u. *Becker* (1982) hat in Mitteleuropa Frankreich mit

Tabelle **87a** Kokanzerogene industrieller Herkunft (nach *Hecker*).

Vorkommen	Identität	Beispiele für Tumorbildung		
		Mitwirkendes Karzinogen	Spezies	Gewebe
Steinkohlenteer	Phenole*	aromat. KW	Maus	Haut, Lunge
Paraffinwachs	aliphat. KW	aromat. KW	Maus	Harnblasen-epithel
Detergentien	Typ Tween 60	aromat. KW Urethan	Maus	Haut
Anthralin	1,8,9-Trihydroxy-anthrazen	aromat. KW	Maus	Haut
Eisenoxidstaub	Fe_2O_3	aromat. KW	Hamster	Lunge

* Phenole erwiesen sich teilweise als reguläre Kanzerogene, wie z. B. 2,4,6-Trichlorphenol (Nat. Cancer Inst. Rep. 1979), z. T. auch als antikanzerogene Substanzen (s. S. 218, 382)

Tabelle **87b** Kokanzerogene pflanzlicher Herkunft (nach *Hecker*).

Chemische Natur und Vorkommen			Beispiele für Tumorbildung		
Faktor	Identität	Spezies	Mitwirkendes Karzinogen	Spezies	Gewebe
D-Limonen	Monoterpen	Pflanzen der Gattung Citrus	aromat. KW Urethan	Maus	Haut, Vormagen, Urether
Phorbol-12, 13-diester	Diterpenester	Croton tiglium	aromat. KW Urethan	Maus	Haut
Sterculia-säure	Zyklopropen-fettsäure	Sterculia foetida	Aflatoxin	Forelle	Leber

0,8/100000 bei Männern (altersstandardisiert) die niedrigste und die Schweiz mit 3,8 die höchste Melanomrate (Frauen 0,6 : 2,8). Die Werte dürften nach dem Trend heute 1,5- bis 2fach höher liegen.

Grundsätzlich sind mehr Frauen als Männer betroffen. Hormonelle Einflüsse spielen hierbei wahrscheinlich nur eine untergeordnete Rolle. Nach den epidemiologischen Untersuchungen werden die Tumoren vorwiegend durch Sonnenbestrahlung verursacht. *MacKie* u. *Aitchinson* (1982) stellten fest, daß in der Anamnese schottischer Patienten besonders schwere Sonnenbrände, das Fehlen beruflicher Expositionen und meist eine Zugehörigkeit zu höheren sozialen Schichten auffielen. Auch *Holman* u. Mitarb. (1986) fanden in Australien einen Zusammenhang mit UV-Verbrennungen, allerdings nicht für alle Formen des malignen Melanoms. Genetische Faktoren, Sonnen-

brände, Sommersprossen, aber auch photosensibilisierende Substanzen in Kosmetika und synthetische Steroide würden eine Rolle spielen.
Die Tatsache, daß am Toten Meer trotz relativ geringem UV-Anteil im Sonnenlicht, mehr Hautkarzinome als erwartet auftreten, veranlaßte *Schrire* (1982) zu der Annahme, daß die lebenslange Exposition und nicht die episodische Belastung die entscheidende Ursache darstellt (s. auch S. 298 ff).

Bereits vor dem UV-Krebs wurde schon über das *Röntgenkarzinom* als Berufsschaden und als experimentellem Tumor berichtet. Ebenso wie die Röntgenstrahlen verursacht auch γ-Strahlung Krebs (bei äußerer Bestrahlung: Hautkrebs, bei innerlicher Bestrahlung: Knochentumoren, bei Inhalation: Lungentumoren [Schneeberger Lungenkrebs]).
Die natürliche Belastung mit energiereichen Strahlen (s. auch S. 295) sowie deren Aufstockung durch diagnostische Röntgenuntersuchungen, Strahlungen von Leuchtzifferblättern der Uhren und von Fernsehgeräten dürfte nicht ausreichen, um krebsauslösend zu wirken. *Infrarote und Wärmestrahlen* besitzen keine genügende Quantenenergie und folglich keinen kanzerogenen Effekt.

2.9.4 Biologische Krebsursachen

Geschwulstvirusinfektionen, vor allem latenter Art, kommen bei Tieren häufig vor, allerdings fehlt bisher der schlüssige Beweis, daß menschliche Malignome ebenfalls als Folge einer Virusinfektion auftreten. Immerhin vermutet man, daß die Leukämie eine Viruserkrankung ist. Falls dies zutrifft, müßten aber, ähnlich wie bei viralen Infektionskrankheiten, bestimmte Häufungen zu beobachten sein. Natürlich würde das noch keinen direkten Beweis für einen ätiologischen Zusammenhang darstellen, schließlich könnten auch andere Umweltfaktoren regional eine Erhöhung der Erkrankungszahlen erzeugen. Es ist aber nicht unwichtig, daß in New England und Portland sowie Oregon gewisse Häufungen ermittelt wurden (*Kessler* 1969). Es wird ferner allgemein angenommen, daß das Epstein-Barr-Virus, der Erreger der infektiösen Mononukleose des Menschen, maßgeblich an der Entstehung des endemisch in Afrika und Neuguinea verbreiteten Burkitt-Tumors beteiligt ist. Bei allen Patienten mit Burkitt-Syndrom lassen sich nämlich Antikörper gegen das Epstein-Barr-Virus nachweisen, und es wurde festgestellt, daß Zellen des Burkitt-Tumors Virus-DNA enthalten. Das Epstein-Barr-Virus wird auch für die Entstehung von Nasopharynxkarzinomen in Südchina, Kenia, Tunesien und Singapur verantwortlich gemacht. Von großer Bedeutung ist ferner die Feststellung von reverser Transkriptase (s. unten) im Blut leukämischer Patienten. Epidemiologische Studien in Taiwan zeigten, daß die hohe Inzidenz von hepatozellulären Karzinomen deutlich mit dem chronischen Tragen von HBsAg (und weniger mit einer HBV-Infektion an sich) korreliert (*Tiollais* u. Mitarb. 1985).

Aus der Milch an Mammatumoren erkrankter Patientinnen ließen sich des weiteren Viruspartikel isolieren, die strukturell den Erregern des Mammakarzinoms bei Mäusen glichen. Nur in 5% der Fälle fanden sich diese Partikeln in der Milch unselektierter amerikanischer Frauen, aber bei 60%, wenn ein Mammatumor in der Familie vorausgegangen war. Es ist demzufolge wahrscheinlich, daß auch menschliche Tumoren durch Viren erzeugt werden. Denkbar ist diese Ätiologie als ein Analogon zur viralen Infektionskrankheit im Sinne der *Provirustheorie*. Diese postuliert, daß ein komplettes DNS-Viruspartikel zu irgendeiner Zeit im Leben eines Wirts in dessen Zellen eindringt und dort entweder direkt eine bösartige Geschwulst erzeugt oder zunächst latent persistiert. Nach Einwirkung eines exogenen Kanzerogens, evtl. aber schon bereits nach einer Immunstörung oder einer hormonalen Umstellung wird das Virus virulent und transformiert die Zelle.
Sobald dieser Vorgang abgelaufen ist, läßt sich das Virus nicht mehr nachweisen.
Bei den RNS-Viren, welche einsträngige Ribonukleinsäure enthalten, bewirkt zunächst eine RNS-abhängige DNS-Polymerase (= reverse Transkriptase oder Revertase) die Umschreibung des Genoms in DNS. Anschließend erfolgt die Integration in das Genom der Wirtszelle, die dann RNS und Proteine für die Neusynthese von Viruspartikeln kodiert. Die entsprechenden Viren werden als *Retroviren* bezeichnet.

Im Rahmen dieser Forschungsarbeiten verwendeten *Huebner* u. *Todaro* (1969) erstmals den Begriff „Onkogen“. *Harpers* (1985) führt zu dem Begriff aus, daß die Tumorviren zwar den überwiegenden Teil ihrer genetischen Informationen für die eigene Reduplikation benötigen, daß es aber schon beim Rous-Sarkom-Virus gelungen ist, ein zusätzliches, mit „src“ bezeichnetes (Onko-)Gen nachzuweisen, das die Sarkombildung bewirkt. Von besonderer Wichtigkeit war dann die Feststellung, daß die DNA normaler Hühner- und Säugerzellen ein engverwandtes Gen aufweist. Es sind also schon zu einem sehr frühen Zeitpunkt der Evolution bestimmte tumordeterminierende Gene zu einem normalen Bestandteil des Wirbeltiergenoms geworden. Man unterscheidet daher heute virale Onkogene (v-onc) und zelluläre (c-onc), die häufig auch als *Proto-Onkogene* bezeichnet werden, solange sie noch keine Kanzerisierung ausgelöst haben. Bei der Einschleusung von v-onc können Genabschnitte, die für die Zellteilung verantwortlich sind, unter die Kontrolle viraler Gene gelangen und Genabschnitte, welche die Produktion oder Steuerung von zellulären Wachstumsfaktoren kontrollieren, durch ein Retrovirus aktiviert werden. Ein ungehemmtes Wachstum ist dann die Folge.
Onkogene haben also offenbar zunächst physiologische Funktionen, sie können aber durch die Retroviren oder durch physikalische bzw. chemische Einwirkungen transformiert werden und damit die maligne Entartung der Zelle bewirken (*Lynch* 1987). *Stehelin* u. Mitarb. (1976) fanden tatsächlich Beweise für die Existenz von transformierenden Onkogenen in

Normalzellen. *Land* u. Mitarb. (1983) sind der Ansicht, daß aber erst 2 Onkogene zur malignen Transformation führen.
Eines dieser Onkogene bewirkt offenbar die Aufhebung der biologischen Alterung, also die sog. Immortalisierung, das zweite ist für die Progression verantwortlich. Es wird jetzt allgemein angenommen, daß die Retroviren genetische Rekombinationen mit den Genen der Wirtszellen eingehen (*Bishop* 1985). Über 20 Onkogene wurden bisher beschrieben (src, myc, ras, sis usw.).

Sichere Kenntnisse besitzen wir über verschiedene tierische Tumorviren. Bereits 1908 übertrugen *Ellermann* u. *Bang* Hühnerleukämie mit zellfreien Filtraten, 1910 beschrieb *Rous* das virusindizierte Hühnersarkom. 1932 erkannte *Shope* ein übertragbares Kaninchenfibrom und ein Jahr später das Kaninchenpapillom, das häufig maligne entartet. Es handelte sich hierbei um den ersten virusbedingten Säugetiertumor. Auf diese Entdeckungen folgten später die Beschreibungen des *Bittner*-Mammatumorvirus und des Virus der Mäuseleukämie (lymphatischer und myeloischer Typ). Dieses sog. Polyomavirus unterscheidet sich insofern von den früher erkannten Erregern, als es verschiedene Tumorarten in verschiedenen Spezies induzieren kann und daß es in Gewebekulturen zu züchten ist. Die ersten tierexperimentellen Gliome viralen Ursprungs wurden mit dem SV-40-Erreger erzeugt. Es existieren ferner Untersuchungsergebnisse, die beweisen, daß 8 Adenovirustypen kanzerogen wirken (bes. die Typen 12, 18, 31; schwach 3, 7, 14, 16, 21).
Bezüglich der Genese menschlicher Tumoren schätzt *zur Hausen*, daß 20% der Tumoren bei Frauen (bes. Zervixkarzinome) und 10% der bei Männern (bes. primärer Leberzellkrebs) viralen Ursprunges sind. *Larsen* u. Mitarb. (1988) betrachten das humane Papillomavirus als Hauptursache des Zervixkrebses. Wegen dessen Zunahme in verschiedenen Ländern fordern die Autoren eine besondere Strategie bei der Bekämpfung bis hin zur Entwicklung einer Vakzine. *Keast* u. Mitarb. (1985) nehmen an, daß exogene Einwirkungen – wie Tabakrauchinhalation, die Implantation und Inhalation der atembaren Fraktionen von Eisenerzstäuben oder akute neonatale Reovirusinfektionen – als Promotoren bzw. Aktivatoren von Onkogenen wirken.
Shao u. Mitarb. (1988) konnten *Epstein-Barr*-Viren mit wäßrigen Extrakten von gesalzenem Trockenfisch aus Kanton, von einer Gewürzmischung und in geringerem Grade von getrocknetem Hammelfleisch in Olivenöl aktivieren. Sie halten diesen Vorgang bei der Entwicklung des in Ostasien häufigen Nasopharyngealkrebses für bedeutsam.

Insgesamt steht also fest, daß verschiedene RNA-Viren Leukämien und Sarkome bei Vögeln, Katzen und Nagetieren auslösen. Mit großer Wahrscheinlichkeit entstehen auch beim Menschen viral bedingte Tumoren. Man kann biochemisch eine einkettige RNA und eine Enzymausstattung (darunter die reverse Transkriptase) nachweisen.
Als Bezeichnung wird z. T. auch „Onkornavirus“ gewählt.
Bei den DNA-Viren (Papova = Papilloma, Polyoma- und SV-40-Affenvirus) steht man vor größeren Schwierigkeiten, denn sie erzeugen Malignome zwar experimentell, natürlicherweise aber nur benigne Tumoren. Hervorzuheben ist nochmals, daß der Nachweis eines Virus in einem bösartigen Tumor keinen ätiologischen Beweis darstellt.

Unerläßlich ist neben dem Befund im befallenen Gewebe, die entsprechende Wirkung in der Gewebekultur bzw. in einem Versuchstier. Obwohl zahlreiche Untersuchungen über die Immunitätsverhältnisse bei Malignomen vorgenommen worden sind, konnten auch diese Tests nicht den gewünschten Beweis erbringen. Therapie und Prophylaxe entbehren vorläufig also noch der theoretischen Grundlage.

2.9.5 Kanzerogene in der Natur

Cycas-Arten sind in den Tropen weit verbreitet und finden als Nahrungsmittel (Palmsago) z. B. bei den Eingeborenen auf Guam Verwendung. Als man dort ein gehäuftes Auftreten von neurologischen Erkrankungen beobachtete, lenkte dies die Aufmerksamkeit auf toxische Substanzen in diesen Produkten. Es gelang, aus den Cycadaceen das Glykosid Cycasin zu isolieren und zu identifizieren. An Ratten verfüttert, erzeugte es Leber- und Nierentumoren. Auffallend war, daß bei steril aufgezogenen Tieren oder bei i. v. Verabfolgung kein kanzerogener Effekt nachweisbar war. Man fand, daß das Glykosid durch Darmbakterien gespalten werden muß, wobei als aktive Substanz Methylazoxymethanol entsteht.
Eine weitere Gruppe stellen die Pyrrolizidinalkaloide dar. Senecio jacobaea wird z. B. in Afrika und auf Jamaika als Tee und Gewürz sowie als Tierfutter verwendet. Die in dieser Pflanze enthaltenen Alkaloide, die auch im Heliotrop vorkommen, wirken akut als Lebergifte und chronisch als Leberkarzinogene.
Die Safrole (4-Allyl-1,2-methylen-dioxybenzol) sind Bestandteile verschiedener Öle, wie Sesamöl. Die Substanzen sind in Würzmitteln, Tees, Zahnpasten, Kaugummis enthalten, sie induzieren bei enteraler Verabfolgung an Ratten ebenfalls Lebertumoren.
Es gibt außerdem eine Reihe weiterer Naturprodukte (s. auch S. 376), die tumorerzeugend oder kokanzerogen wirken, so Cholesterin und seine Oxidationsprodukte bei subkutaner Verabfolgung.
Caragenin (eine Polygalaktose aus Seetang), Tannin, Parasorbinsäure und ätherische Öle, die chemisch eine Mischung von Terpenkohlenwasserstoffen und davon abgeleiteten Alkoholen, Aldehyden, Ketonen und Estern darstellen (Orangen-, Zitronen-, Pampelmusen- und Eukalyptusöl). Auch der Saft einiger Wolfsmilcharten erwies sich als starkes Kokanzerogen. Wissenschaftlich interessante und wahrscheinlich auch praktisch bedeutsame Leberkanzerogene werden schließlich von Schimmelpilzen produziert: Aflatoxin B und G, B_1 und G_1, Luteoskyrin, Griseofulvin, p-Methylnitrosaminbenzaldehyd.
Eine Übersicht über die für den Menschen mehr oder weniger wichtigen kanzerogenen Naturstoffe bietet die Tab. 88.
Ames (1982) nennt außerdem: Hydrazine, Psoralenderivate, Solanin, Flavonoide, Chinone, Theobromin, Vicine und Convicine, Allylthiozyanate, Gossypol, Sterkulinsäure, Anagyrin, Canavanin.

Tabelle **88** Naturstoffe, die aufgrund epidemiologischer Studien, kasuistischer Mitteilungen oder tierexperimenteller Untersuchungen als potentielle Karzinogene für den Menschen gelten müssen (nach *Schmähl*).

Krebserzeugende Wirkung natürlicher Karzinogene beim Menschen sicher/wahrscheinlich	möglich	nicht beurteilbar
Aflatoxine	Aktinomyzine	Calamusöle
Betelnüsse	Äthionin	Candida parapsilosis
Cycas circinalis	Griseofulvin	Claviceps purpura
Pteris aquilina	Luteoskyrin	Cumarin
Pyrrolizidinalkaloide	Tannine (epikutan)	Elaiomycin
Streptozotocin	Thioharnstoff	Phorbol
Tabak		Safrol
		Sanguinarin
		Sterigmatocystin

2.9.6 Prophylaktische Maßnahmen

Belastung des Organismus mit Kanzerogenen

Die kanzerogenen chemischen Substanzen können perkutan, nach Inhalation oder Ingestion den Menschen schädigen. In der Praxis gibt es jedoch keine Verbindung, die ausschließlich am Ort der Einwirkung den Tumor erzeugt. Bei den physikalischen Noxen hängt dagegen die Kanzerisierung meist von der Lokalisation und der Eindringtiefe der Strahlung ab. Während UV ausschließlich auf der Haut wirkt, können energiereiche Strahlen auch das Knochenmark schädigen und Leukämie hervorrufen.

Im Augenblick lassen sich zuverlässige Aussagen nur über die physikalisch sowie die chemisch erzeugten Tumoren machen. Die Belastungen mit energiereichen Strahlen sind fast ausschließlich ein Problem der Arbeitsmedizin und evtl. des medizinischen Bereiches, sie scheiden also als allgemeine Krebsursache aus. Die natürliche Strahlenbelastung und die zivilisatorisch bedingten, zusätzlichen Einwirkungen sind nach dem augenblicklichen Wissensstand gleichfalls nicht gefährdend. Es ist deshalb verständlich, daß sich das Interesse auf die chemischen Noxen konzentriert, die nach vergleichenden Studien zwischen hochzivilisierten und weniger entwickelten Gebieten für 60–80% der gesamten Geschwülste verantwortlich gemacht werden.

Es gibt eine Reihe von *Berufskrebsen*, die eindeutig auf einer Einwirkung am Arbeitsplatz beruhen, wie die Lebertumoren nach langer Exposition mit Vinylchlorid oder der Blasenkrebs nach Aufnahme aromatischer Amine. Die Schätzungen besagen, daß unter 100 Krebserkrankungen etwa 5 durch den Arbeitsplatz verursacht werden (*Higginson* 1977). In einer retrospektiven epidemiologischen Studie an Arbeitsplätzen in der chemischen Industrie hat *Loskant* (1976) festgestellt, daß die Anteile der Krebslokalisation im Bereich der ableitenden Harnwege und der Lunge sowie der Mundhöhle und des Rachens in der Industriestudie höher, die der Magen- und Leberkrebse niedriger als bei der Gesamtbevölkerung der Bundesrepublik Deutschland lagen. Unerwartet war das Resultat einer Häufung von Kolon- und Rektumkarzinomen beim Büropersonal, also ohne chemische Exposition. *Husemann* u. Mitarb. (1980) stellten später fest, daß 70% aller Patienten mit Rektumkarzinomen einer sitzenden Beschäftigung nachgegangen waren (Magenkrebs 40% , Gallensteinträger 50%). Eine Bestätigung fanden die Resultate von *Loskant* durch *Garabrant* u. Mitarb. (1984). Männer mit sitzenden Berufen hatten ein 1,6fach höheres Risiko an Kolonkrebs zu erkranken, als Berufstätige mit hoher körperlicher Aktivität. Die Feststellung ließ sich aber nicht für Rektumkarzinome verifizieren. Der Zusammenhang zwischen Darmträgheit und Dickdarmkarzinom-Entstehung liegt nahe.

In vielen Fällen überschneiden sich die Ursachen. Der Lungenkrebs als Komplikation der Asbestose gilt zwar als entschädigungspflichtige Berufskrankheit. Er entsteht jedoch nur bei gleichzeitigem Rauchen, d. h., wir haben es hier wahrscheinlich mit einer teils beruflichen, teils privaten Einwirkung zu tun. Aber auch diese Berufskrebse sind im Vergleich zu der Gesamtzahl der Karzinome ausgesprochen selten.
Zu berücksichtigen sind ferner *transplazentare Tumorinduktionen.*
Maligne Geschwülste stehen als Todesursache bei Kindern – nach den Unfällen – an zweiter Stelle. 75% der betroffenen Kinder leiden an Leukämie, an Tumoren des ZNS, der Niere oder der Nebennieren.
Das fetale Gewebe ist nachweislich empfindlicher gegen bestimmte chemische Kanzerogene als das des erwachsenen Organismus, was die Tatsache erklärt, daß die Tumorinduktionszeiten beim Kind erheblich kürzer sind. Eine epidemiologische Studie in den USA hat ergeben, daß Diethylstilböstrol, zur Abortverhütung verabfolgt, bei den weiblichen Nachkommen im 12.–19. Lebensjahr zu Vaginalkarzinomen führen kann. Der Befund fiel auf, weil Scheidenkarzinome sonst nur im hohen Alter und auch dann nur verhältnismäßig selten auftreten. Es besteht demnach kein Zweifel mehr, daß eine transplazentare karzinogene Wirkung auch beim Menschen in Rechnung zu stellen ist.

Inhalation

Besonders in den Ballungszentren atmen die Menschen Stäube, Ruß und Rauch, Gase und Dämpfe ein, die aus den Industrie- und Haushaltsfeuerungen stammen, aber auch von den Benzin- und Dieselmotoren erzeugt werden. Zu dieser allgemeinen Exposition gesellt sich noch die individuelle durch *Rauchen.*
Der Verbrauch an Zigaretten betrug (in Mill. Stück):

1984	119371
1985	120409
1986	117503
1987	118029
1988	117807

Je potentiellem Verbraucher (=Personen im Alter von 15 Jahren und mehr) errechnen sich ca. 2200/Jahr, für Zigarillos und Zigarren beträgt der Wert nur 27. Da ca. 33% der potentiellen Verbraucher rauchen, werden im Durchschnitt 18 Zigaretten pro Tag konsumiert. Drei Viertel dieser Raucher inhalieren.

Die ursächliche Bedeutung des Zigarettenrauchens für die Entstehung des *Lungenkrebses* ist bewiesen. Auf der Grundlage der Mortalitätsdaten von über 1 Million Amerikanern, die seit 1959 in einer epidemiologischen Studie erfaßt waren, schätzten *Hammond* u. *Seidman* 1980, daß 25–35% der Karzinome in der männlichen und 5–10% in der weiblichen US-Bevölkerung hauptsächlich auf Tabakrauchen zurückzuführen sind. Die US-Zahlen haben sich in den inzwischen vergangenen 10 Jahren zumindest bei den Frauen verändert. Nach *Itri* (1987) nahmen deren Todesfälle an Lungenkrebs in der Zeit von 1950–1985 um 500% zu. Die Schätzung von *Hammond* u. *Seidman* entsprach den Ergebnissen anderer US-Studien und ähnlicher Untersuchungen in Japan. Daneben ist die prospektive Untersuchung von *Doll* u. *Peto* (1976) zu erwähnen. 34 440 britische Ärzte wurden 20 Jahre lang beobachtet. 10 072 sind während der Versuchszeit gestorben, davon an Lungenkrebs 441 bei den Rauchern, 10 bei den Nichtrauchern. Anderen Organkrebsen erlagen 1 318 Raucher, aber nur 195 Nichtraucher.

Hinsichtlich der verantwortlichen Faktoren im Rauch ist bekannt, daß es sich um eine Mischung von verschiedenen tumorerzeugenden oder -fördernden Substanzen handelt. Die wichtigsten bisher nachgewiesenen oder stark verdächtigen Kanzerogene im Haupt- und Nebenstromrauch einer Zigarette sind nach *Klus* u. *Kuhn* (1982) Akrolein, Formaldehyd, N-Nitrosonornikotin, Anilin, Kadmium, Nickel, Benzo(a)pyren, Hydrazin, Benzo(a)anthrazen, N-Nitrosopyrrolidin, N-Dimethylnitrosamin, N-Diethylnitrosamin, N-Ethylmethylnitrosamin, Vinylchlorid.

Dabei ist es von besonderer Bedeutung, daß im Nebenstromrauch flüchtige Inhaltsstoffe, wie Nitrosamine, in bis zu 100mal höheren Konzentrationen vertreten sind. Ein Passivraucher atmet daher von solchen Verbindungen Mengen ein, die sich nicht wesentlich von denjenigen unterscheiden, welche der Raucher mit dem Hauptstrom inhaliert.

In diesem Zusammenhang ist noch zu beachten, daß – ähnlich wie bei der allgemeinen Luftverunreinigung – nicht nur die eigentlichen karzinogenen Substanzen gefährlich sind, sondern auch die *Begleitstoffe*. Im Experiment zeigte sich z. B., daß eine Mischung von Benzo(a)pyren und Brenzkatechin 3mal mehr Tumoren erzeugte als Benzpyren in der gleichen Konzentration allein. Brenzkatechin, das wichtigste Phenol im Zigarettenrauch, ist selbst inaktiv.

Lungenkrebs ist aber nicht der einzige Tumor als Folge des Zigarettenrauchens. *Kinlen* u. *Rogot* (1988) untersuchten den Zusammenhang zwischen *Leukämie* und Rauchgewohnheiten bei US-Veteranen. Sie fanden, daß sich für bestimmte Leukämieformen das Risiko bei Rauchern von mehr als 20 Zigaretten pro Tag verdoppelte. *Loeb* u. Mitarb. (1984) kommen in einem Positionspapier zu dem Ergebnis, daß Tabakrauchen für etwa 30–40% *aller* Karzinome verantwortlich ist.

Während das hohe Risiko durch aktives Rauchen nicht mehr bestritten wird, ist die Diskussion über die Gefährlichkeit des sog. *Passivrauchens* immer noch nicht abgeschlossen. In der Literatur lassen sich „Beweise" sowohl pro als auch kontra finden. Zum Beispiel kamen Autoren durch Messung des CO-Hb-Spiegels von Rauchern und Nichtrauchern in einem nichtventilierten Raum zu dem Ergebnis, daß der Nichtraucher etwa *eine* Zigarette konsumiert (Verbrauch 80 Zigaretten in 1½ Stunden in einem 43-m^3-Raum). Die CO-Aufnahme ist aber nicht identisch mit derjenigen von Kanzerogenen.
Nikotin- und Kotininbestimmungen im Blut und Urin (Kotinin ist der oxidative Hauptmetabolit des Nikotins mit einer Halbwertszeit von 30 Std.) haben bewiesen, daß der Passivraucher tatsächlich die Inhaltsstoffe des Tabakrauches aufnimmt. Zur Aufklärung der umstrittenen Schädlichkeit des Passivrauchens wurden epidemiologische Untersuchungen von *Hirayama* (1981) in Japan und *Garfinkel* (1985) in den USA sowie *Gillis* u. Mitarb. (1984) in Schottland in Form von prospektiven (Kohorten-)Studien durchgeführt. Retrospektive Fallkontrollstudien erfolgten durch *Trichopoulos* u. Mitarb. (1981) in Griechenland, *Correa* u. Mitarb. (1983), *Sandler* u. Mitarb. (1985) in den USA. Unter Berücksichtigung von deren Resultaten kam *Henschler* 1985 zu der Schlußfolgerung, daß jeder der genannten Studien Mängel anhaften, daß aber ein Trend zu erhöhten Tumorraten an den Schleimhäuten des Atemtraktes bei passiver Inhalation von Tabakrauch erkennbar wäre. Es handle sich hauptsächlich um Bronchialkarzinome.
Eine Krebsgefährdung beim Passivrauchen sei daher grundsätzlich anzunehmen, über die Größe des Risikos könne jedoch z. Z. keine Aussage gemacht werden.

In der Folge wurden weitere Studien durchgeführt (*Dalager* u. Mitarb. 1986, *Pershagen* u. Mitarb. 1987), die insgesamt eine Revision der Anschauung der meisten Arbeitsmediziner und Toxikologen bewirkten, wonach Passivrauchen nur belästige, aber nicht schädige. *Remmer* (1987) schätzt die Lungenkrebstodesfälle durch Passivrauchen auf 1000 (von insgesamt 26000) pro Jahr. Auch *Pötzsch* u. *Schramm* (1986) kommen zu einer ähnlichen Risikobewertung.

Es wäre falsch, in dem Zigarettenrauch – sei er aktiv oder passiv zugeführt – die alleinige Ursache des Lungenkrebses zu sehen.
Eine Analyse der US-Daten von *Enstrom* (1978) zeigte nämlich, daß die Bronchialkarzinome zwischen 1914 und 1968 auch bei Personen angestiegen sind, die niemals Zigaretten geraucht haben. Für männliche Weiße im Alter zwischen 35 und 84 Jahren stieg

die Mortalität um das 15fache, für weiße Frauen um das 7fache an. Die Hauptzunahme erfolgte vor 1955, sie läßt sich auf Veränderungen der diagnostischen Kriterien zurückführen, jedoch setzte sich der Anstieg auch in der Folge fort, so daß weitere Faktoren wirksam sein müssen.

Als Beweis dafür, daß ein Verzicht auf „Genußgifte" das Krebsrisiko beträchtlich vermindert, läßt sich die Mortalität der glaubenstreuen *Mormonen* anführen, die Tabak, Alkohol, Kaffee, Tee, Colagetränke und nicht ärztlich verordnete Medikamente meiden.
Ihre alterskorrigierte Krebsmortalität bei über 35jährigen Männern ist nach *Enstrom* nur halb so groß wie diejenige der sonstigen weißen Amerikaner (Lungenkrebs sogar nur 20%). Die Mormonen unterscheiden sich nicht nur hinsichtlich des Rauchens, sondern auch in der Ernährung und der allgemeinen Lebensführung von der übrigen US-Bevölkerung, so daß die geringe Sterblichkeit mit dem Nichtraucherstatus allein nicht erklärt werden kann.

Beachtenswert ist schließlich die Tatsache, daß Respirationskanzerogene pluripotent wirken können, da sie nicht nur mit der Mukosa des Atemtraktes in Berührung kommen, sondern durch Verschlucken von Speichel und Nasensekret auch in den Darmtrakt gelangen. Außerdem ist eine Fernwirkung möglich. In diesem Sinne ist z. B. der Zusammenhang zwischen *Rauchen und Blasenkrebs* zu erwähnen, der in epidemiologischen Studien nachgewiesen worden ist (*Moller Jensen* 1987). Neuerdings stellten *Wynder* u. Mitarb. (1988) in einer Fallkontrollstudie fest, daß Raucher von Filterzigaretten eine leicht reduzierte Blasenkrebsrate haben.

Vergleicht man insgesamt *Zigarettenrauchen und Luftverunreinigung* in ihrer Gefährlichkeit für den Menschen, dann kann als sicher gelten, daß die Tabakrauchinhalation mit weitem Abstand das größere Risiko beinhaltet. Eine neuere Studie über die Entstehung von Lungenkrebs durch Luftverunreinigung in einer Industriestadt stammt von *Shannon* u. Mitarb. (1988). Die Autoren zogen den Schluß, daß zwar ein gewisser Effekt durch die Luftverunreinigung zu beobachten sei, daß bei Berücksichtigung von Alter und Rauchen die „air pollution" aber kaum eine Rolle spielt.
Ulmer (1982) wertete zur Frage des Stadt-Land-Faktors Totenscheine zusammen mit einer Befragung der Hinterbliebenen der an Bronchialkarzinom Gestorbenen aus. Er stellte fest, daß es bei Nichtrauchern keinen derartigen Stadt-Land-Faktor gibt, während sich bei Rauchern ein solcher von 1 : 1,59 zuungunsten der Stadt darstellen ließ. Die Existenz eines allgemeinen Stadtfaktors hält *Ulmer* für sehr fraglich. *Speizer* (1983) errechnete einen Anteil von höchstens 2% Lungenkarzinomen als Folge von städtischen Luftverunreinigungen (oder 5 pro 100 000 Fälle bei Männern in der Stadt). *Vena* (1982) führte eine retrospektive Studie über die Risikofaktoren beim Lungenkrebs durch, deren Auswertung nur dann eine ursächliche Beteili-

gung des Stadtfaktors ergab, wenn Rauchen und/oder berufliche Inhalationsnoxen gleichzeitig einwirkten. Die Hypothese von der Lungenkrebsentstehung nach ausschließlicher Belastung mit Luftschadstoffen wurde durch die Ergebnisse nicht gestützt (*Buser* u. Mitarb. 1986).

Laboruntersuchungen mit Aerosolen aus Verbrennungsanlagen und Kfz-Abgasen ergaben allerdings positive Befunde. Nach *Ahland* u. Mitarb. (1985) erzeugen kondensierter Rauch aus kohlebeheizten Zimmeröfen und Abgase von Kraftfahrzeugen (mit Ottomotoren) auf der Rückenhaut von CFLP-Mäusen dosisabhängig Karzinome. *Tuominen* u. Mitarb. (1988) fanden, daß städtische winterliche Luftproben ihre Genotoxizität durch NO_2-substituierte Verbindungen erhalten. Der Verkehr ist wahrscheinlich die Hauptquelle für die genotoxische Aktivität der Umgebungsluft, deren höhere Mutagenität im Winter auch von *Wullenweber* u. Mitarb. (1982) bestätigt wird.

Bei den Verbrennungsmaschinen wurden zunächst die Ottomotoren, später die Dieseltriebwerke als gesundheitsgefährdend eingestuft.

Künstler (1983) erhielt nach lebenslanger intratrachealer Instillation von Abgaskondensaten an Goldhamstern keine malignen Neoplasmen im Respirationstrakt, die Schleimhäute des Atemtraktes sind offenbar deutlich weniger empfindlich als die Haut (von Nagetieren). *Brune* u. Mitarb. (1978) hatten in diesem Modell eine Kanzerogenität von Abgaskondensaten nachweisen können. Bei den Ottomotoren verbesserte die technische Entwicklung die Emission (s. auch S. 329); trotzdem stellten *Silverman* u. Mitarb. 1986 fest, daß Lastwagen-, Bus- und Taxifahrer einem erhöhten Blasenkrebsrisiko unterliegen (ca. 50% über dem Durchschnitt, bei >25jähriger Beschäftigung sogar 120%). Für die Dieselfahrzeuge stehen leistungsfähige Rußfilter noch nicht zur Verfügung. Nach den sehr strengen Abgasvorschriften in Kalifornien können dort Dieselfahrzeuge bisher nicht zugelassen werden. Mit Dieselruß waren bei experimentellen Untersuchungen z. T. Tumoren entstanden. *Orthoefer* u. Mitarb. (1981) exponierten z. B. Mäuse i. p. und durch Inhalation bis zu 7 Monaten; Lungenadenome entstanden jedoch lediglich bei Tieren, die mit Urethan (in für sich unwirksamer Dosierung) vorbehandelt worden waren.

Offenbar reichte die Menge der mutagenen und kanzerogenen Nitroaromaten im Ruß zur Initiierung nicht aus, aber die Kokanzerogene waren wirksam. *Pott* u. *Stöber* (1983) erhielten bei ihren Mäusen und Hamstern ebenfalls Promotionseffekte nach vorheriger Applikation von Dibenz(a,h)anthracen bzw. Diethylnitrosamin. *Albert* (1983) fand hohe Mutagenitätsraten in Bakterientests.

Epidemiologische Untersuchungen stützen aber die experimentell begründete Hypothese von der Gefährdung durch Dieselruß *nicht*.

Waller (1981) erhielt in einer 25-Jahres-Studie bei Arbeitern in Londoner Dieselbuswerkstätten keine Tumorraten oberhalb der zu erwartenden Mortalitäten.

Da die Dieselmotoren außer den mit Nitroaromaten u. a. Schadstoffen belasteten Rußpartikeln weniger Schadstoffe als Ottomotoren abgeben, ist ihre Diskriminierung nicht gerechtfertigt. Beide Motorentypen emittieren Kanzerogene, aber das tatsächliche Krebsrisiko ist gering, andernfalls wäre der sog. Stadtfaktor wesentlich größer und die Tierversuche müßten ein eindeutiges Resultat ergeben. Auf lange Sicht ist jedoch die Verbrennung von Kohlenwasserstoffen drastisch einzuschränken.

Orale Zufuhr

Während die Wirksamkeit der Inhalationsnoxen vor allem durch epidemiologische Analysen bestätigt werden konnte, ist die Beweisführung bei den Tumoren des Verdauungstraktes noch äußerst lückenhaft; immerhin liegt es nahe, einen Zusammenhang mit der Ernährung anzunehmen. Die geographische Krebspathologie zeigt hier deutliche Unterschiede. Solche regionalen Häufungen versucht man mit den in diesem Bereich üblichen Ernährungsgewohnheiten in Verbindung zu bringen, z. B. den Ösophaguskrebs in bestimmten Gegenden von China mit dem bevorzugten Verzehr von eingelegtem Gemüse (*Cheng* u. Mitarb. 1980) oder von gesalzenem Fisch (*Armstrong* u. Mitarb. 1983).

Nach chinesischen Untersuchungen (Bericht s. Münch. med. Wschr. 122 [1980] 814) soll die beträchtliche Inzidenz des Krebses der Speiseröhre von 263 auf 100 000 Einwohner in der Western-Nonan-Provinz auf Infektionen mit Candida beruhen, deren Ansiedlung und Wachstum durch ein *Vitamin-A- und -B-Defizit* ernährungsbedingt begünstigt sei. Diese Erreger seien in der Lage, aus dem in der Nahrung vorhandenen Benzylmethylamin und dem Nitrit im Speichel Benzylmethylnitrosamin zu synthetisieren. Der ursprünglich angenommene rassische Faktor besteht also möglicherweise gar nicht, es könnte sich vielmehr um einen typischen „Umweltkrebs" handeln.
Das Problem existiert nicht nur in China, geographisch gibt es auf der Erde einen „Ösophaguskarzinomgürtel", der sich von den zentralasiatischen Regionen der UdSSR über Sibirien, die Mongolei und China bis an den Pazifik hinzieht. Die Erhebungen ergaben, daß Alkohol- und Nikotinmißbrauch zumindest in Persien keine Rolle spielen, auch Nahrungsmittel und Trinkwasser schieden aus, nicht einmal der Konsum von sehr heißem Tee korrelierte eindeutig mit dem Speiseröhrenkrebs. Eine Fallkontrollstudie von *Victora* u. Mitarb. (1987) sowie *Muñoz* u. Mitarb. (1987) zum Thema heiße Getränke (Maté) und Ösophaguskrebs in Brasilien ergab ebenfalls keinen zweifelsfreien Zusammenhang.

Noch vor 10 Jahren wurden die Beziehungen zwischen der Höhe der *Kalorienzufuhr* und einiger spezieller Krebsformen als gesichert dargestellt. Heute werden nicht mehr die Kalorien, sondern das Fett als solches ursächlich beschuldigt (*Rose* u. Mitarb. 1986).
Wahrscheinlich werden durch spezifische Fettsäuren Veränderungen im Stoffwechsel ausgelöst, die ihrerseits die Kanzerisierung einleiten. Die Beziehung zwischen *Fleisch- bzw. Fettkonsum und Tumorhäufigkeit* sind in den Abb. 77 und 78 anhand geographisch-pathologischer Daten dargestellt. Das Fleisch selbst ist sicher nicht die eigentliche Krebsursache.
Dem Zusammenhang zwischen *Fettzufuhr und Krebs* gebührt folglich besondere Aufmerksamkeit. Epidemiologische Studien lassen vermuten – „beweisen" allerdings nicht –, daß ein hoher Fettkonsum Pankreas- und Brustkrebs auslöst, *Wynder* u. Mitarb. (1987) nehmen dies auch für den

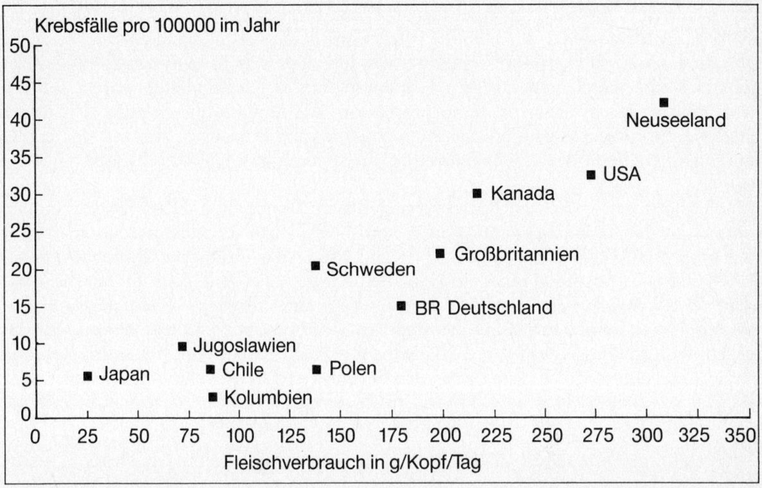

Abb. **77** Beziehung zwischen Fleischkonsum und Krebshäufigkeit (alle Tumoren) (nach Dulbecco).

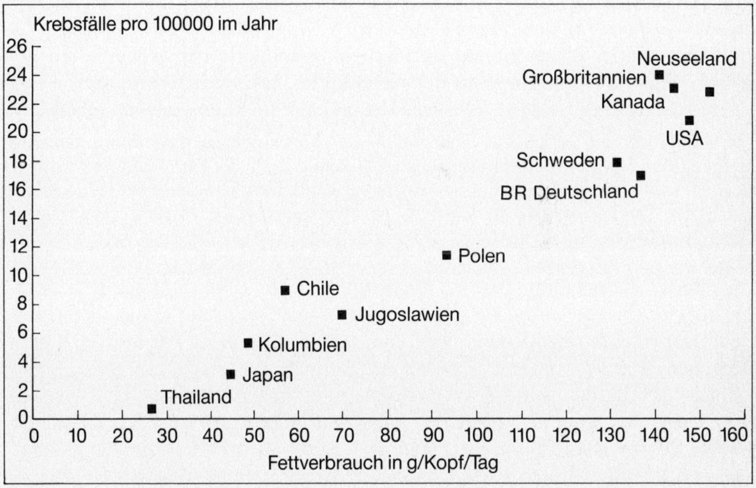

Abb. **78** Beziehung zwischen Fettkonsum und Brustkrebshäufigkeit (nach Cohen).

Lungenkrebs an. Es gibt aber Studien, die einen Zusammenhang von Brust- und Kolonkrebs mit dem Fett- und Fleischkonsum nicht bestätigen (*Kinlen* 1982).

Nach *Correa* u. Mitarb. (1983) wirken als Promotoren außer den Zyklopropenoidfettsäuren: 1. ranzige und 2. peroxidierte Fette. Es ist daher verständlich, daß nicht nur die Menge der zugeführten Fette, sondern auch deren Art von Bedeutung ist; einige Öle, die reich an einfach ungesättigten Fettsäuren mittlerer Kettenlänge waren, führten trotz hoher Dosen nicht zur Tumorpromotion. Als unwirksam erwiesen sich ferner Fischöle mit hohem Gehalt an mehrfach ungesättigten Fettsäuren, was mit den epidemiologischen Befunden an Eskimos mit ihren niedrigen Kolonkrebsraten übereinstimmt.
Linolensäure erwies sich im Rattenversuch als ein Promotor für Pankreaskarzinome, optimal waren dafür Konzentrationen von 4–8% in einer Hochfettdiät (*Roebuck* u. Mitarb. 1985). *Hopkins* u. Mitarb. (1981) fütterten weiblichen Ratten einerseits eine Niedrig-, und andererseits eine Hochfettdiät mit und ohne Fettsäureestern, nachdem sie auf chemischem Wege Mammatumoren initiiert hatten. Gesättigte Fette (Kokosöle) hatten keinen Effekt auf die Tumorentwicklung, Ethyllinoleat verdoppelte dagegen die Rate im Vergleich zu der Gruppe mit Hochfettdiät ohne Fettsäureester. Die früher angenommene Wirkung über den Serumspiegel von Prolaktin, Östrogen oder Progesteron halten *Hopkins* u. Mitarb. für nicht zutreffend, sie schreiben die erhöhte Tumorrate einem Mangel an Phospholipiden im Mammagewebe zu.

Ungesättigte Fettsäuren und Cholesterin lassen sich leicht, besonders während des Kochens, oxidieren. Im Verlauf solcher Peroxidationen entstehen Mutagene und Kanzerogene, wie Fettsäurehydroperoxide und -epoxide, Cholesterinhydroperoxid, Aldehyde sowie Alkoxy- und Hydroperoxyradikale. Cholesterinepoxid konnte z. B. in menschlicher Brustflüssigkeit nachgewiesen werden. In den Peroxisomen wird Wasserstoffperoxid erzeugt, das teilweise der Katalase entgeht und Sauerstoffradikale bei Anwesenheit von eisenhaltigen Verbindungen in der Zelle bildet. Diese können dann die Fettsäureoxidation in Gang setzen, was die genannten Mutagene entstehen läßt.

Die Oxidation von Fetten hat nicht nur in der Kanzerogenese Bedeutung, derartige Vorgänge erzeugen auch Veränderungen im Geschmack, in der Farbe und im Nährwert (s. S. 100), wobei die Oxidation besonders bei getrockneten, hocherhitzten und dann gelagerten Produkten abläuft, wie z. B. bei Trockenei, Käse, Fleisch und frittierten Nahrungsmitteln.

Nach den Untersuchungen von *Sugimura* u. *Sato* (1983) und *Krone* u. Mitarb. (1986) ist es wahrscheinlich, daß ferner die während der Zubereitung der Nahrung entstandenen *verkohlten und gebräunten Proteine* stark mutagen wirken.
Einige der daraus isolierten Verbindungen erzeugen jedenfalls bei Nagetieren Tumoren. In der „westlichen" Kost mit viel Fleisch und Fett entstehen beim Braten nach *Spingarn* u. Mitarb. (1981) besonders reichlich Mutagene. *Zhang* u. Mitarb. (1988) wiesen in den im Nordosten von China viel verzehrten gebratenen Fischen und in dem am Rost zubereitetem Fleisch heterozyklische Amine und weitere mutagene Substanzen im Bereich von µg/kg nach (*Sugimura* 1986, *Terada* u. Mitarb. 1986, *Ohgaki* u. Mitarb. 1986, *Felton* u. Mitarb. 1986). Wie bei Rauchern enthält der Urin bzw. Stuhl nach Mahlzeiten von gebratenem Schweinefleisch und Schinkenspeck Mutagene (*Baker* u. Mitarb. 1982, *Hayatsu* u. Mitarb. 1986). Als

wichtigste mutagene Substanz erwies sich 2-Amino-3,8-dimethylimidazol(4,5-f)quinoxalin (*Weisburger* u. Mitarb. 1986). Auch die *Karamelisation von Zucker* oder die Reaktion von Aminosäuren mit Zucker während des Kochens und Backens (Brotkrusten, Toasts) lassen eine Vielzahl von DNS-schädigenden Stoffen und präsumptiven Karzinogenen entstehen (*Powrie* u. Mitarb. 1986).

Ames (1982) führt einen interessanten Vergleich an: Der Raucher von 40 Zigaretten pro Tag (= 500 mg „Teer"-Stoffe) verkürzt seine Lebenserwartung um 8 Jahre. Der Aufenthalt in großen Städten mit Air pollution ergibt eine Belastung vergleichbar *einer* Zigarette pro Tag (= ca. 10 mg), was die in epidemiologischen Studien ausbleibende Erhöhung der Lungentumorrate erklärt. Mit der Nahrung werden dagegen mehrere Gramm an Stoffen aus Bräunungsreaktionen usw. aufgenommen.

Nach diesen Überlegungen müßte auch das *Kaffeetrinken* unbedingt krebsauslösend sein. In der Tat lassen sich mutagene Verbindungen aus geröstetem Kaffee isolieren (Methylglyoxal, Chlorogensäure u. a. [*Ariza* u. Mitarb. 1988]), doch stehen den Kanzerogenen natürliche antikanzerogene Inhaltsstoffe entgegen. Es ist daher nicht verwunderlich, daß in epidemiologischen Untersuchungen, teils keine, teils nur sehr schwache Korrelationen (für Pankreas- bzw. Blasenkrebs) zu ermitteln waren (*Morrison* u. Mitarb. 1982, *La-Vecchia* u. Mitarb. 1987, *Wynder* u. Mitarb. 1986, *Elinder* u. Mitarb. 1981) (s. auch S. 97).
Als suspekt betrachtet man ferner Nahrungsmittel, die *Zusatzstoffe*(Konservierungsmittel, Farbstoffe, Metalle, Pestizide) enthalten, doch kommen in Deutschland heute Überschreitungen der zulässigen Grenzwerte nur noch in Ausnahmefällen vor.
Mit Hilfe von Laboranalysen versucht man den Kanzerogengehalt der einzelnen Nahrungsbestandteile zu ermitteln und zu der Morbidität in Beziehung zu setzen. Ein klassisches Beispiel ist hierfür der *Arsengehalt* des Trinkwassers und des Weines. Diese Quellen sind inzwischen ausgeschaltet, sie hatten ohnehin für die *allgemeine* Krebsmorbidität keine Bedeutung.
Gesichert wurde seit einer Reihe von Jahren auch die Anwesenheit von *polyzyklischen Aromaten* in verschiedenen Lebensmitteln. Geräucherte Nahrung enthält Mengen von ca. 10 µg/kg. Mittels einer Verordnung wurde ein Maximalgehalt von 1 µg Benzpyren pro Kilogramm festgesetzt.

Im *Trinkwasser* sind kanzerogene Aromaten in Mengen von 1–50 µg pro m^3 nachweisbar. *Gemüsepflanzen* enthalten im Durchschnitt etwa 10-100 µg/kg. *Tierische Fette* sind weitgehend frei von krebserzeugenden Aromaten, doch finden sich in *Pflanzenfetten und -ölen* bis 100 µg/kg. Hocherhitzte Fette weisen im Gegensatz zu einer weit verbreiteten Meinung in der Regel geringere Konzentrationen als unerhitzte auf. *Fleisch* enthält relativ hohe Mengen an Polyzyklen, wenn es auf offenem Feuer scharf gebraten wurde; im übrigen liegen die Konzentrationen bei 1–2 µg/kg Trockensubstanz.

Die jährlich zugeführte Dosis an krebserzeugenden, polyzyklischen, aromatischen Kohlenwasserstoffen aus Grundlebensmitteln beträgt demnach 1–10 mg mit einem Benzpyrenanteil von 0,1–1,0 mg.
Es ist aber nicht zu übersehen, daß auch hier das Phänomen der Synkanzerogenese von ausschlaggebender Bedeutung sein dürfte, denn zu der Dosis an polyzyklischen Aromaten muß noch die Menge der sonstigen Kanzerogene mit gleichem Zielorgan hinzugerechnet werden.

Die Kontamination der Lebensmittel mit *Nitrosaminen* liegt nach den Untersuchungen von *Preussmann* (1981) in einem Bereich, der in Anbetracht der hohen Kanzerogenität dieser Verbindungen nicht ignoriert werden kann. Errechnet wurde aus über 2800 untersuchten Produkten eine mittlere Belastung unserer männlichen Bevölkerung mit 1,1 µg pro Kopf und Tag. Beteiligt sind daran vorwiegend N-Nitrosodimethylamin, N-Nitrosopyrrolidin und N-Nitrosopiperidin. Sie stammen in erster Linie aus Fleisch- und Wurstwaren sowie Käse.

Gough u. Mitarb. (1978) haben aus 493 Proben (ohne Bier) für Großbritannien eine Aufnahme von 4 µg pro Kopf und Woche errechnet. *Fine* (1977) hatte die tägliche Belastung allein aus nitritgepökelten Nahrungsmitteln mit 6 µg pro Tag wahrscheinlich zu hoch eingeschätzt. Das Hauptproblem bei den Nitrosaminen ist die Tatsache, daß die Zufuhr von definierten kanzerogenen Substanzen noch durch die endogen aus Vorstufen gebildete Menge ergänzt wird. *Preussmann* schrieb: „Auf rein wissenschaftlicher Basis kann eine quanitative Risikobewertung derzeit nicht unternommen werden. Dies heißt jedoch nicht, daß Präventivmaßnahmen aufgeschoben werden sollten“.

Weitere mit der Nahrung zugeführte Kanzerogene sind neben den Chemikalien die *Schimmelpilztoxine*, also mikrobielle Stoffwechselprodukte.
Derzeit werden von interessierter Seite die *Pflanzenbehandlungsmittel* als Krebsverursacher in den Vordergrund gestellt. Die Kanzerogenität der „westlichen“ Diät wird aber nur zum geringsten Teil durch Fremdstoffe determiniert, entscheidend sind vielmehr die grundsätzliche Zusammensetzung und die Herstellungsverfahren.
Die Krebsepidemiologie weist aus, daß auch *Mangelernährungszustände* ätiologisch in Betracht kommen. Bei *Eisen- und Vitamin-B-Defizit* ist der obere Gastrointestinaltrakt betroffen, bei Jodmangel die Schilddrüse sowie bei Fehlen von Pyridoxin die Leber. Übermäßiger Akoholgenuß scheint ebenfalls für Krebs des Mundes, des Kehlkopfes und des Ösophagus, zumindest bei Rauchern, zu disponieren (*Yu* u. Mitarb. 1988). Als Mechanismus sind Mangelernährungserscheinungen, wie z. B. nach Vitamin-B-Defiziten, denkbar.
Nach *Rivlin* (1982) haben sich die Hinweise gehäuft, daß Vitamin A und die β-Karotine, auf Tumoren epithelialen Ursprunges chemopräventiv wirken (*Graham* 1983, *Colditz* u. Mitarb. 1985). Die Resultate epidemiologischer Studien sind aber auch hier nicht einheitlich (*Modan* u. Mitarb. 1981, *Kotin* 1982, *Samet* u. Mitarb. 1985). Bei Überdosierung von Vitamin D zeigte sich

im Rattentest sogar eine Erhöhung von Schilddrüsentumoren (*Thurston* u. *Williams* 1982). *Garland* u. Mitarb. (1985) erhielten bei einer epidemiologischen Studie dagegen eine inverse Korrelation zwischen Vitamin D und kolorektalem Krebs. *Hinds* u. Mitarb. (1984) bekamen ein gleiches Resultat mit Vitamin A (nicht mit Vitamin C) und Lungenkrebs bei Männern. Die Untersuchungsergebnisse von *Willett* u. Mitarb. (1984) lieferten dafür jedoch keinen eindeutigen Beweis.

Weisburger u. Mitarb. (1982) faßten die Erkenntnisse zur Tumorgenese im Gastrointestinaltrakt wie folgt zusammen: Relative Vitamindefizite verstärken die kokanzerogene Wirksamkeit des Alkohols auf die genotoxischen Inhaltsstoffe des Zigarettenrauches.
Der Verzehr von gesalzenen, gesäuerten oder geräucherten Lebensmitteln (besonders Fische und Bohnen) stellen Risikofaktoren für den Magenkrebs dar, der durch ein bis jetzt unbekanntes, genotoxisches Kanzerogen ausgelöst wird. Vitamin C scheint diesen Vorgang zu verhüten.
Pankreaskrebs wird durch mehrere Faktoren beeinflußt, wozu die „westliche" Diät mit hohem Fettgehalt gehört, sicher auch das Zigarettenrauchen und vielleicht das Kaffeetrinken. Kolon- und Rektumkarzinome haben ebenfalls mehrere ätiologische Ursachen, die Kolontumoren werden durch Nahrungsfette, hohe Cholesterinaufnahme, relativen Mangel an Fasern und teilweise durch zu geringe Selenzufuhr bedingt.
Verdacht bestand damals (1982) bereits auf genotoxische Wirkung der dunklen Teile von gebratenem Fleisch.
Zwei Jahre später berichtete *Mettlin*, daß die epidemiologischen Daten keinen Hinweis ergeben hätten, wonach mit hinreichender Sicherheit ein diätetisches Risiko hinsichtlich des Brustkrebses besteht.
In der Zwischenzeit wurde von *Moertel* u. Mitarb. (1985) auch die Nichtwirksamkeit von Vitamin C (täglich 10 g bei nichtchemotherapeutisch vorbehandelten Patienten) festgestellt. 1986 gab *Weinhouse* eine Übersicht, die im Grunde keine neuen Erkenntnisse brachte.
Weitere zusammenfassende Darstellungen finden sich bei *Wynder* (1983, 1986), *Weisburger* u. Mitarb. (1980), *Carr* (1985), *Assembly of Life Sciences* (1983).
Während der Magenkrebs in den vergangenen Jahren eine rückläufige Tendenz zeigt (s. Abb. 74), hat die Inzidenz und die Mortalität des *Dickdarmkarzinoms* (Kolon- und Rektumkrebs) deutlich zugenommen. Die geographische Pathologie weist aus, daß beträchtliche Häufigkeitsunterschiede bestehen (Abb. 79), was auf den unterschiedlichen „life style" der Bewohner der verschiedenen Länder zurückgeführt wird. Im allgemeinen zeigte sich, daß in Gebieten mit geringem Risiko die Häufigkeit des Kolonkrebses wahrscheinlich infolge Übernahme der „westlichen" Lebensweise ansteigt, während sich in den angelsächsischen Ländern das Risiko stabilisierte.

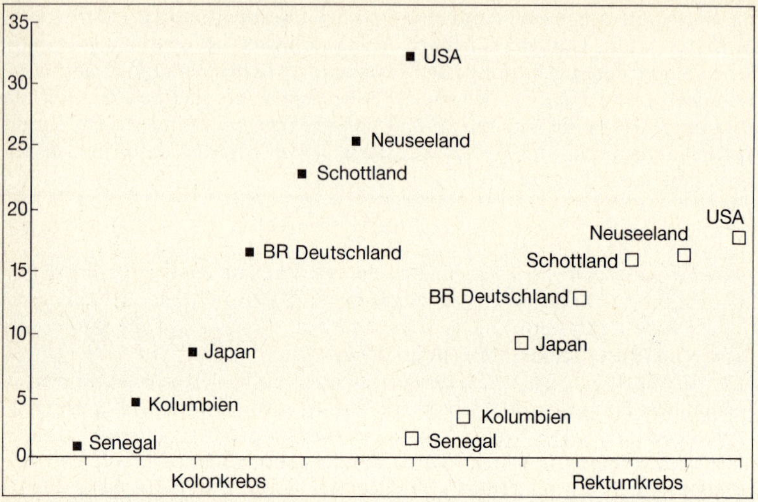

Abb. **79** Altersstandardisierte Inzidenzen pro 100 000 Männer der „Weltbevölkerung" (nach Waterhouse u. Mitarb.).

Bei der Kolonkrebsentstehung ist anzunehmen, daß sowohl exogene, als auch endogene Faktoren wirksam sind. Im letzten Falle vermutete *Hill* eine Beteiligung der Darmbakterien, deren Zusammensetzung von der Art der Ernährung bestimmt werde und die vorwiegend aus Gallensäuren komplette Karzinogene, Initiatoren und Promotoren bilden würden. Tierexperimente stützten die Hypothese (*Wilkins* u. *Comstock* 1981), Fallkontrollstudien ließen jedoch keine eindeutigen Zusammenhänge erkennen. Es gelang auch nicht, bestimmte Bakterienarten mit der Entstehung des Kolonkrebses in Verbindung zu bringen. Im Reagenzglas überführen anaerobe Darmkeime primäre Gallensäuren durch Reduktion, Oxidation und Epimerisierung in verschiedene sekundäre Gallensäuren, darunter auch solche mit Kohlenstoffdoppelbindungen im Steroidgerüst (*Edenharder* 1987). Es resultieren aber keine kanzerogenen, polyzyklischen Aromaten. Desoxy- und Lithocholsäure erwiesen sich im Gegensatz zu Cholesterin im Tierexperiment zwar als Promotoren, selbst sind sie aber weder kanzerogen noch mutagen.

Die bisherigen Studien führten zu der Annahme, daß eine Steigerung im Verbrauch faserreicher Cerealien, Gemüsen und Früchten sowie eine verringerte Aufnahme von fetthaltigen Produkten und Alkohol krebsverhütend wirken. Bei der Beurteilung der Fasern sind allerdings deutliche Unterschiede zu beachten. *Jacobs* (1986) berichtete z. B., daß die Fasern aus Cerealien beim Kolonkrebs besonders eindeutige Resultate gezeigt hätten. In

Fallkontrollstudien wurden die Zusammenhänge nur zum Teil, nämlich mit Gemüsen bestätigt.
Gereinigte Fasern wirkten nicht antikanzerogen, wahrscheinlich besitzen andere Faktoren im Gemüse antineoplastische Eigenschaften. Bei Tieren, in denen auf chemischem Wege Dickdarmkrebs erzeugt worden ist, zeigte sich ein protektiver Effekt bei Gabe von schwerverdaulichen Fasern (z. B. Zellulose), während verdauliche, wie Pektine, Agar usw., die Tumorentwicklung verstärkten.
Es fehlen aber gesicherte Beweise über die krebswirksamen Prinzipien in den Lebensmitteln. Mit Hilfe von Laboruntersuchungen ließ sich immerhin eine große Zahl von Mutagenen und potentiellen Kanzerogenen, aber auch von Antikarzinogenen entdecken.
Von einer Aufklärung der Zusammenhänge zwischen der Entstehung maligner Tumoren und der Ernährung sind wir insgesamt noch weit entfernt. Es ist äußerst unwahrscheinlich, daß spezifische Karzinogene, wie Benzpyren oder Nitrosamine, die allein entscheidenden Faktoren darstellen. Wichtiger scheinen Ernährungsdefizite und/oder Exzesse als Quellen für Prokanzerogene und modifizierende Faktoren zu sein. Nach dem gegenwärtigen Wissensstand bedingen diätetische Einwirkungen, wie die hohe Fett- und Fleischzufuhr, das kalorische Überangebot und bestimmte Ernährungsgewohnheiten eine Beeinflussung des hormonalen und metabolischen Gleichgewichtes (*Wynder* u. *Gori* 1977). Darüber hinaus bestehen sicher weitere Beeinflussungen, die sich nach *Doll* (1980) wie folgt gliedern lassen:

Einflußmöglichkeiten der Nahrung auf die Krebshäufigkeit:

1. als Quelle für ultimale und Prokanzerogene in Form von: natürlichen Pflanzenbestandteilen, chemisch oder mikrobiell entstandenen Produkten während der Herstellung oder Lagerung, Erhitzungsprodukten, Nahrungsmittelzusatzstoffen und -rückständen, Verunreinigungen (z. B. Verbrennungsprodukten).
2. Nahrungsmittel als direkte oder indirekte Faktoren bei der Entstehung von Karzinogenen: Ausgangs- und Hemmstoffe für die Bildung von Nitrosaminen, Beeinflussung der Gallensekretion und der bakteriellen Darmbesiedlung, Änderung des Stoffwechsels für Karzinogene (Enzyminduktion), Beeinflussung der Östrogenbildung.
3. Nahrungsmittel als Faktoren bei der Karzinogeneinwirkung: durch Transportbegünstigung (z. B. Alkohol), durch Beeinflussung der Konzentration im Darm (Fasern), durch Hemmung des Promotionseffektes (z. B. Vitamin A).

Begrenzung von Kanzerogenen

Die Maßnahmen im Rahmen der Krebsbekämpfung lassen sich gliedern in:

1. *primäre Prävention*, d. h. Erkennung und Reduktion bzw. Beseitigung von ultimalen Kanzerogenen, Prokanzerogenen sowie Kokanzerogenen. Ausschaltung von begünstigenden Bedingungen.
2. *Sekundäre Prävention*, d. h. Erkennung und Behandlung von Vorstufen und Frühformen des Krebses und evtl. krebsbegünstigender Erkrankungen.
3. *Tertiäre Prävention*, d. h. Therapie und Rehabilitation bei bestätigtem Krebs.

Die Tab. 89 gibt eine Übersicht über die verschiedenen Faktoren bei der Krebsentstehung und damit für die Ansatzpunkte zur Krebsverhütung.
Die Tab. 90 enthält eine Reihe von *Medikamenten* mit potentiell krebserzeugenden Eigenschaften.
Das Hauptgewicht der ärztlichen Bemühungen in der Krebsbekämpfung liegt auf dem Gebiet der sachkundigen Beratung und Behandlung des Einzelnen und in der Durchführung von Reihenuntersuchungen zur Früherkennung. Allerdings wird deren Effektivität nicht einheitlich beurteilt. Nach einem WHO-Bericht ging die Häufigkeit des Zervixkarzinoms in den meisten Ländern, aus denen Daten vorliegen, in den 60er Jahren ebenso zurück wie in den 50er Jahren, obwohl in dieser Zeit die Screeningprogramme noch wenig entwickelt waren.

Zur medizinischen Prävention gehören auch die immunologischen Tests, die den Nachweis von *tumorassoziierten Antigenen* zum Ziele haben. Hierzu rechnen die karzinofetalen Antigene, welche während der intrauterinen Entwicklung gebildet und in das Serum abgegeben werden. Nach der Geburt sinkt ihre Konzentration stark ab, um bei der Entwicklung von malignen Tumoren wieder anzusteigen.
Von klinischer Bedeutung sind das α-Fetoprotein (AFP) und das karzinoembryonale Antigen (CEA), das α_1-Azidglykoprotein, die Phosphohexose Isomerase und das β_2-Mikroglobulin.Die ursprünglichen Hoffnungen haben sich aber nur zum Teil erfüllt. Das AFP ist brauchbar zur Überwachung von Leberzirrhosepatienten auf die Entstehung eines primären Leberzellkarzinoms und in der differentialdiagnostischen Unterscheidung von Hodentumoren zur Optimierung therapeutischer Eingriffe sowie in der Verlaufskontrolle von Patienten mit malignem Hepatom und Teratokarzinom (*Lamerz* 1977). Der CEA-Test eignet sich zwar nicht als Screening zur Früherkennung maligner Tumoren, er liefert aber gegebenenfalls Informationen bei Patienten mit Darmbeschwerden und er kann zur Therapie- und Verlaufskontrolle Hinweise bei Karzinomen des Verdauungstraktes sowie bei Tumoren von Mamma, Bronchien und Blase geben. Von klinischem Interesse ist besonders der CEA-Anstieg als Folge eines Rezidivs bzw. einer Metastasierung (*Goslin* u. Mitarb. 1982). Der diagnostische Wert der Tumormarker bei der Differenzierung maligner und benigner Prozesse ist sehr gering (*Martinez-Vea* u. Mitarb. 1982).

Bei der Prophylaxe im Bereich des täglichen Lebens spielt die Ausschaltung

Tabelle **89** Krebsursachen und -häufigkeiten.

Krebsauslösende Einwirkungen	Prozentualer Anteil der Tumoren bei Männern	bei Frauen
a) Umgebungsfaktoren		
Tabak	30	7
Tabak und Alkohol	5	3
Sonnenlicht	10	10
Beruf	6	2
Energiereiche Strahlen	1	1
Iatrogene Einflüsse	1	1
Lebensbedingungen	30	63
b) Nichtumgebungsbezogene Faktoren		
Kongenitale Faktoren	2	2
c) Unbekannte Faktoren	15	11

Tabelle **90** Arzneimittel, die aufgrund experimenteller Untersuchungen oder kasuistischer Mitteilungen als potentielle Karzinogene für den Menschen gelten müssen (nach *Schmähl*).

Karzinogene Wirkungen von Arzneimitteln für den Menschen sicher/wahrscheinlich	möglich	unwahrscheinlich/ nicht beurteilbar
Alkylanzien (Lost-derivate, Ethylenimine)	Adriamycin Antimetaboliten Chinolinderivate Chloramphenikol	Antibabypille Cantharidin Zyklamat Eisen-Dextran
Arsenik	Furium Griseofulvin	Hexamethylentetramin INH
Diethylstilböstrol (transplazentar)	Hydantoinderivate Nitrofuranderivate Phenazetin	Laktame Metronidazol Paraffinöle (oral)
Procarbacin	Phenylbutazon Tannin (epikutan)	Polyvinylpyrrolidon u. ä. Plasmaexpander
Streptozotocin	Teersalben Thiourazile Urethan	Pronethalol Reserpin Saccharin Tannin (orale Gabe)

der *Inhalations- und Ingestionsnoxen* die wichtigste Rolle; dabei steht außer Zweifel, daß wir hier auf die größten Schwierigkeiten stoßen. Im Vordergrund steht immer noch die Bekämpfung des Lungenkarzinoms. Nach *K. H. Bauer* „ist der Bronchialkrebs das Massenkrebsexperiment unserer Tage. Er ist die Probe aufs Exempel für die Krebsverhütung, ganz besonders für die Öffentlichkeit und Gesetzgeber und nicht minder für Folgerungen von seiten des einzelnen Individuums“.

Die Reduktion der *Luftverunreinigung* muß eines der Ziele sein, obwohl sich bei den epidemiologischen Untersuchungen bisher kein Beweis für eine ursächliche Bedeutung ergab. Zumindest ist der Effekt der Air pollution geringer als das vor einigen Jahren noch veranschlagt worden ist (*Shannon* u. Mitarb. 1988). Selbst in der Umgebung von (14) Kernkraftwerken gab es keine Erhöhungen der standardisierten Krebsmortalitätsraten (*Baron* 1984). Grundsätzlich ist zu berücksichtigen, daß ein potentielles Risiko nicht nur in den Industriezentren besteht, vielmehr ist eine fast gleich große Schwebestaubkonzentration auch in angrenzenden Wohngebieten nachgewiesen worden. Die Bemühungen haben sich somit auf die Verwendung geeigneter Brennstoffe, die Begünstigung der Gas- und Elektroheizung, den Einbau von Entstaubungsfiltern und auf die Abgasreinigung bei Kraftfahrzeugen zu richten. Die Maßnahmen dienen schließlich auch anderen hygienischen Zielen als der Verhütung des Lungenkrebses.
Mit epidemiologisch-statistischen Untersuchungen wurde bewiesen, daß in erster Linie die freiwillige Schädigung durch *Tabakrauchen* für den bedenklichen Anstieg des Bronchialkarzinoms seit der Jahrhundertwende verantwortlich ist.

Die bisherigen Maßnahmen zur Beschränkung des Tabakrauchens haben Teilerfolge gebracht. Die WHO berichtete 1989 aus den USA, daß der Anteil der erwachsenen Raucher von 1965–1987 von 40 auf 29% zurückgegangen ist. Hoch seien noch die Prävalenzen bei Farbigen, Handarbeitern und Personen mit mangelhafter Erziehung und Ausbildung. Der Zigarettenkonsum ist unter den älteren Schülern nach einem Rückgang von 1980–1987 wieder angestiegen. Das Rauchen ist jetzt für jeden 6. Todesfall in den USA verantwortlich. Als neue Erkenntnisse werden herausgestellt, daß Zigarettenrauchen die Hauptursache für Schlaganfälle sei und daß das relative Risiko für Lungenkrebs bei Frauen seit 1960 um das 4fache gestiegen ist. Außerdem ist das Zigarettenrauchen assoziiert mit dem Zervixkrebs.
In der Bundesrepublik Deutschland rauchen nach einem BGA-Bericht von 1989 44% der Männer und 28% der Frauen – deutlich mehr als in den USA –, die Tendenz ist in den letzten 3 Jahren ansteigend. Aus den Daten der Zigarettenproduktion (s. S. 399) geht hervor, daß die Gesamtzahl der hergestellten Zigaretten etwa gleich geblieben ist; da aber laut Bundesgesundheitsamt 20% der Raucher den Konsum eingeschränkt haben, müssen neue Raucher hinzugekommen sein und ein Teil der bisherigen verbraucht mehr. Die Bilanz des Kampfes gegen die wichtigste Krebsursache ist damit vernichtend schlecht.

Die Maßnahmen an den Zigaretten selbst und die Entwicklung von Surrogaten haben enttäuscht. Tabakkauen ist jedenfalls keine Lösung, denn das Krebsrisiko verlagert sich nach den Ergebnissen entsprechender Studien in den USA, in Skandinavien und Asien nur in den Bereich der Mundhöhle und

des oberen Verdauungstraktes (*Winn* 1988). Nikotinhaltige Kaugummis stellten keine Hilfe für Personen dar, die den Versuch machten das Rauchen aufzugeben (*Shaughnessy* u. Mitarb. 1987). Im Zeitraum von 1961–1977 ist es gelungen, den durchschnittlichen Nikotingehalt der deutschen Zigaretten von 1,44 auf 0,7 mg und die Kondensatmenge von 28,4 auf 13,9 mg zu vermindern. Den prophezeiten Anstieg des Konsums und die Zunahme des CO-Hb-Spiegels konnten *Prue* u. Mitarb. (1983) in einer Langzeitstudie nicht bestätigen. Für diejenigen, die meinen das Rauchen nicht aufgeben zu können, sei die Zigarette mit weniger Kondensat und Nikotin ein Ausweg. Andere Studien haben aber erwiesen, daß das Risiko von koronarer Herzkrankheit und Myokardinfarkt durch nikotinarme Zigaretten nicht gesenkt wird.
Eine Doppelblindstudie von *Tuomisto* u. Mitarb. (1986) ließ keinen Einfluß der Zigaretten mit wenig Kondensat auf die mutagene Aktivität des Urins, des CO-Hb- und Serumthiozyanatspiegels erkennen.
Die Filterzigarette hatte 1955 einen Marktanteil von nur 17%, heute dagegen von 87%. Es bestehen aber kaum noch Zweifel, daß ein Raucher beim Übergang auf diese Zigarettenart dem gleichen Krebsrisiko unterliegt, wie ein Raucher von Zigaretten ohne Filter (*Knoth* u. Mitarb. 1983).
Beim Rauchen ist allerdings nicht nur die Qualität der Zigarette, sondern vor allem die Rauchgewohnheit entscheidend für die Gesundheitsschädlichkeit. Von besonderer Bedeutung dürfte die Inhalationstiefe sein.

Die Lungenkrebsprophylaxe sollte zunächst im Bereich der Gesundheitserziehung bei den Schulkindern ansetzen. Diejenigen Raucher, die das Rauchen aufgeben möchten (= ca. 23%), sind besser zu motivieren. Besonderer Hilfen medikamentöser Art bedarf es dabei nicht, aber wünschenwert ist eine psychologische Führung. Die sog. „Schlußpunktmethode“, d. h. aufhören von einem auf den anderen Tag, ist am günstigsten. Entziehungserscheinungen sind nur bei 3% zu erwarten, mit Nachwirkungen ist etwa für 3 Monate zu rechnen.

Die Krebsprävention im Bereich der *Ernährung* stößt auf 2 wesentliche Hemmnisse. Einerseits mangelt es z. Z. noch an eindeutig gesicherten Erkenntnissen zur Ätiologie der Tumoren im Gastrointestinaltrakt, andererseits lassen sich Empfehlungen in der Allgemeinheit, sobald es sich um Änderungen tradierter Verhaltensnormen handelt, nur schwer auf Dauer umsetzen.

Nach Meinung von Experten könnten Krebsinzidenzen (in der westlichen Welt), falls dies gelänge, um etwa ein Drittel gesenkt werden. Hierzu wurde der Öffentlichkeit empfohlen, *den Fettkonsum insgesamt zu reduzieren, ein optimales Körpergewicht anzustreben, bestimmte Früchte, Gemüse und komplexe Kohlenhydrate zu bevorzugen und Alkohol nur mäßig zu konsumieren.* Diese Richtlinien wurden vom Nationalen US-Krebsinstitut und der American Cancer Society, ebenso wie in Japan und einigen europäischen Staaten veröffentlicht (*Palmer* u. *Bakshi* 1983).

Gegen das *Nitrosaminrisiko*, dessen Größe bisher allerdings noch nicht geklärt werden konnte, empfehlen *Bartsch* u. *Montesano* (1984) die Anwendung von Askorbinsäure und verschiedener pflanzlicher Polyphenole. Freiwilligen wurde z. B. auf oralem Wege markiertes Nitrat und dazu Askorbinsäure gegeben. 60% des Nitrates erschienen innerhalb 48 Std. im Urin, weniger als 0,1% in den Fäzes. 3% fanden sich im Urin als Ammonium oder Harnstoff. Das Schicksal des restlichen Nitrates ist unbekannt. Ein Effekt von Askorbinsäure oder Natriumaskorbat auf die Nitrat- und Nitritspiegel in Plasma, Speichel, Urin oder Fäzes war nicht erkennbar, was natürlich keine Aussage über die Nitrosaminsynthese erlaubt. Hier scheint die Vitamin-C-Gabe einen Nutzen zu bringen, denn in einer kanadischen epidemiologischen Studie erhöhte die durchschnittliche Aufnahme von Nitrit und Kohlenhydraten das Krebsrisiko, während Zitrusfrüchte auf dem Speiseplan protektiv wirkten. Ein vermehrter Konsum an diätetischen Fasern reduzierte das Magenkrebsrisiko.
Es gibt Grund zu der Annahme, daß Vitamin D und Kalzium eine Rolle beim Schutz gegen die Entstehung des Kolorektalkrebses bieten.
Die orale Zufuhr von 1250 mg Kalzium an Personen mit einer hohen Disposition für Rektumkrebs unterdrückte die Proliferation in der Rektummukosa (*Garland* u. *Garland* 1986). Die Kalziumzufuhr kann z. B. über fettarme Milch erfolgen. *Für eine generelle Chemoprophylaxe des Krebses mit Vitaminen, Spurenelementen und Medikamenten fehlen z. Z. noch die wissenschaftlichen Grundlagen.*
Unter den Lebensmittelbestandteilen, von denen nach epidemiologischen Studien, Tierversuchen und Mutagenitätstests kanzerogene Wirkungen zu erwarten sind, stehen die *peroxidierten Fette* und *Bräunungsprodukte* an erster Stelle. Ihr nahezu ubiquitäres Vorkommen erklärt am besten die große Verbreitung der Karzinome des Gastrointestinaltraktes. Die Bevölkerung richtet ihr Augenmerk leider in der Hauptsache auf definierte Chemikalien wie Nitrite als Vorstufen von Nitrosaminen oder Schädlingsbekämpfungsmittel, also auf Stoffe, die Risikofaktoren zweiter Ordnung darstellen. Niemand denkt daran, auf scharf gebratene oder gebackene Proteine oder Kohlenhydrate zu verzichten.
In der Öffentlichkeit besteht zudem meist der Eindruck, daß die Anwesenheit von Spuren eines chemischen Karzinogens zwangsläufig eine Gefährdung beinhaltet. Es sei aber auf die Arbeit von *Weinberg* u. *Storer* (1985) verwiesen, wonach bestimmte Schadstoffe zwar die Häufigkeit einzelner Krebsformen erhöhen, diejenige anderer dagegen erniedrigen. Die Autoren sind der Ansicht, daß manche Empfehlungen bezüglich der Änderung der Diät oder des Lebensstils durchaus negative Auswirkungen nach sich ziehen könnten. Auf der Basis solcher Schlußfolgerungen verbieten sich vorerst noch extreme und vor allem einseitig ausgerichtete Diätvorschriften.

Es ist außerdem zu beachten, daß dem Organismus wirksame *Abwehrmechanismen* zur Verfügung stehen. Zahlreiche Enzyme besitzen eine protektive Funktion gegenüber den Peroxiden und Epoxiden aus dem Stoffwechsel (Superoxiddismutase, Glutathionperoxidase, DT-Diaphorase, Glutathiontransferase). Sie werden noch unterstützt durch die Antioxidanzien Vitamin E (Tokopherol), β-Karotin, durch Selen, Glutathion, Askorbin- und Harnsäure, was die Diskrepanz zwischen Laborbefunden und epidemiologischen Studien erklärt. Die vermutete 80%ige Beteiligung der exogenen Krebsnoxen an der Kanzerogenese kann daher auch mit einem Mangel an optimalen Konzentrationen der antikanzerogenen Substanzen interpretiert werden.

Trinkwasser steht ebenfalls im Verdacht kanzerogen zu wirken. Es gibt aber keinen Hinweis, daß – wie von Laien immer wieder hartnäckig zitiert – das Zusammenwirken von 10 000 unbekannten Stoffen im Wasser die Tumorentstehung fördert. Bis heute liegen keine tierexperimentellen oder epidemiologischen Resultate vor, wonach Trinkwasser aus einwandfreiem Grundwasser tatsächlich kanzerogen wirkt. Auch aus Oberflächenwasser hergestelltes Trinkwasser ist unbedenklich, wenn die (unerläßliche) Aufbereitung nach den anerkannten Regeln der Technik und der Hygiene erfolgt. Werden diese Regeln nicht berücksichtigt, ist freilich mit einem Risiko für Rektumkrebs und (geringer) für Nieren- und Brustkrebs zu rechnen (*Gottlieb* u. Mitarb. 1982). Die in den letzten Jahren durchgeführten epidemiologischen Studien und Laboruntersuchungen (*Douglas* u. Mitarb. 1986, *Morin* u. Mitarb. 1985, *Young* u. Mitarb. 1981, *Bean* u. Mitarb. 1982) verstärken den Verdacht, daß Trihalogenmethane ein Kolon- und Blasenkrebsrisiko beinhalten. Chlorgas und Natriumhypochlorit sollten daher durch andere Desinfektionsmittel (z. B. Chlordioxid) ersetzt werden.
Die Reduktion des Nitratgehaltes im Trinkwasser wird vielfach als der Weisheit letzter Schluß bei der Prophylaxe des Magenkrebses gefordert. *Poch* (1987) fand bei seinen Untersuchungen in Erfurt keinen Beweis für solche Zusammenhänge. Gleiches gilt für *Vincent* u. Mitarb. (1983) sowie *Beresford* (1985). Lediglich *Jensen* (1982) glaubt aus den dänischen Nitrat-Magenkrebs-Studien ein leichtes, aber statistisch signifikantes Risiko in Aarborg gegenüber anderen Provinzstädten annehmen zum dürfen.
Dringende Veranlassung besteht von ärztlicher Seite, auf das Risiko einer zu intensiven *UV-Belastung* hinzuweisen. Das vernünftige Mittelmaß, das einerseits die wünschenswerte Dosis zur Stabilisierung des vegetativen Nervensystems und zur Vitamin-D-Bildung garantiert, andererseits aber kanzerogene Energiemengen vermeidet, ist sicherlich auch für den Laien abzuschätzen. Dies gilt nicht nur innerhalb der Freizeitgestaltung, sondern auch für den Gebrauch der sog. Solarien.
Der Vorstellung, daß Maßnahmen auf sozialer Ebene ausreichen, um dem Krebs zu entgehen, muß jedoch nachhaltig widersprochen werden. Es wäre

unsinnig und sogar eine Vergeudung öffentlicher Mittel, den Forderungen zu folgen, das letzte Nanogramm von Kanzerogenen aus Luft, Wasser oder Lebensmitteln zu entfernen. Solange der Bürger nicht bereit ist, seine Lebensweise zu ändern, wird die Krebsinzidenz auch bei völlig sanierter Umwelt nur unbedeutend sinken.

Literatur

Ahland, E., J. Borneff, H. Brune u. Mitarb.: Luftverschmutzung und Krebs. Münch. med. Wschr. 127 (1985) 218

Albert, R. E.: Comparative carcinogenic potencies of particulates from diesel engine exhausts, coke oven emissions, roofing tar aerosols and cigarette smoke. Environ. Hlth Persp. 47 (1983) 339

Albert, R. E., A. R. Sellakumar, S. Laskin et al.: Gaseous formaldehyde and hydrogen chloride induction of nasal cancer in the rat. J. nat. Cancer Inst. 68 (1982) 597

Ames, B. N.: Dietary carcinogens and anticarcinogens. Science 221 (1982) 1256

Ames, B. N., J. McCann, E. Yamasaki: Methods for detecting carcinogens and mutagens with the Salmonella microsome mutagenicity test. Mutation Res. 31 (1975) 347

Anderson, M. W., M. Boroujerdi, A. G. E. Wilson: Inhibition in vivo of the formation of adducts between metabolites of benzo(a)pyrene and DNA by butylated hydroxyanisole. Cancer Res. 41 (1981) 4309

Arai, M., Y. Aoki, K. Nakanishi et al.: Long term experiment of maximal non-carcinogenic dose of dimethyl-nitrosamin for carcinogenesis in rats. Gann 70 (1979) 549

Ariza, R. R., G. Doradi, M. Barbancho, C. Pueyo: Study of the causes of direct-acting mutagenicity in coffee and tea using the Ara-test in Salmonella typhimurium. Mutation Res. 201 (1988) 89

Armstrong, R. W., M. J. Armstrong, M. C. Yu, B. E. Henderson: Salted fish and inhalants as risk factors for nasopharyngeal carcinoma in Malaysian Chinese. Cancer Res. 43 (1983) 2967

Arnott, M. F., J. van Eys, Y. M. Wang: Proceedings of Symposium on Molecular Interactions of Nutrition and Cancer. Raven, New York 1981

Assembly of Life Sciences. Nat. Res. Council, Washington/DC: Diet, nutrition, and cancer. Cancer Res. 43 (1983) 3018

Baker, R., A. Arlauskas, A. Bonin, D. Augus: Cancer Lett. 16 (1982) 81

Balda, B. R.: Epidemiologie kutaner maligner Melanome. Münch. med. Wschr. 123 (1981) 1923

Baron, J. A.: Cancer mortality in small areas around nuclear facilities in England and Wales. Brit. J. Cancer 50 (1984) 815

Bartsch, H., R. Montesano: Commentary: Relevance of nitrosamine to human cancer. Carcinogenesis 5 (1984) 1381

Bean, J. A., P. Isacson, W. J. Hausler jr., J. Kohler: Drinking water and cancer incidence in Iowas Amer. J. Epidemiol. 116 (1982) 912

Bentley, P., F. Oesch: Enzymes Involved in Activation and Inactivation of Carcinogens and Mutagens. Proc. 25th Falk Symp., Oct. 3–5 1977

Berenblum, I.: Challenging problems in cocarcinogenesis. Cancer Res. 45 (1985) 1917

Beresford, S. A. A.: Cancer incidence and reuse of drinking water. Amer. J. Epidemiol. 117 (1983) 258

Beresford, S. A. A.: Is nitrate in the drinking water associated with the risk of cancer in the urban UK? Int. J. Epidemiol. 14 (1985) 57

Bertazzi, P. A., A. C. Pesatori, L. Radice et al.: Exposure to formaldehyde and cancer mortality in a cohort of workers producing resins. Scand. J. Work Environ. Hlth 12 (1986) 461

Bishop, J. M.: Viruses, genes, and cancer. Cancer 55 (1985) 2329

Block, B. J.: Angiosarcoma of the liver following vinyl chloride exposure. J. Amer. med. Ass. 229 (1974) 53

Boyland, E.: The causes of cancer. In Lettré, H., G. Wagner: Aktuelle Probleme aus dem Gebiet der Cancerologie, Bd. II. Springer, Berlin 1968 (S. 3–14)

Brown, M. M., J. S. Wassom, H. V. Malling, M. D. Schelby, E. S. v. Halle: Literature survey of bacterial, fungal and drosophila assay systems used in the evaluation of selected chemical compounds for mutagenic activity. J. nat. Cancer Inst. 62 (1979) 841

Brune, H., M. Habs, D. Schmähl: The tumor-producing effect of automobile exhaust condensate and fractions thereof. Part II. Animal studies. J. environ. Pathol. Toxicol. 1 (1978) 737

Buser, K., E. Wolf, B.-P. Robra: Stadt-Land-Unterschiede bei der Sterblichkeit an Karzinomen der Atmungsorgane in Niedersachsen. Öff. Gesundh.-Wes. 48 (1986) 87

Byers, T., S. Graham: The epidemiology of diet and cancer. Advanc. Cancer Res. 41 (1984) 1

Caldwell, M. J., W. R. Brewer: Plants with potential to enhance significant tumor growth. Cancer Res. 43 (1983) 5775

Carr, B. I.: Chemical carcinogens and inhibitors of carcinogenesis in the human diet. Cancer 55 (1985) 218

Carroll, K. K.: Experimental evidence of dietary factors and hormone-dependent cancer. Cancer Res. 35 (1975) 3374

Carroll, K. K., L. M. Braden, J. A. Bell, R. Kalamegham: Fat and cancer. Cancer 58, Suppl. (1986) 1818

Castro, P. C., J. Meyers, J. A. DiPaolo: Enhancement of viral transformation for evaluation of the carcinogenic or mutagenic potential of inorganic metal salts. Cancer Res. 39 (1979) 193

Chan, P., K. A. Ferguson, Th. L. Dao: Effects of different dietary fats on mammary carcinogenesis. Cancer Res.43 (1983) 1079

Chen, L. H., G. A. Boissonneault, H. P. Glauert: Vitamin C, vitamin E and cancer (review). Anticancer Res. 8 (1988) 739

Cheng, S. J., M. Sala, M. H. Li et al.: Mutagenic, transforming and promoting effect of pickled vegetables from Linxian County, China. Carcinogenesis 1 (1980) 685

Cohen, L. A.: Ernährung und Krebs. Spektr. Wiss. 1 (1988) 108

Colditz, G. A., L. G. Branch, R. J. Lipnick et al.: Increased green and yellow vegetable intake and lowered cancer deaths in an elderly population. Amer. J. clin. Nutr. 41 (1985) 32

Correa, P.: Epidemiological correlation between diet and cancer frequency. Cancer Res. 41 (1981) 3685

Correa, P., L. W. Pickle, E. Fontham, Y. Lin, W. Haenszel: Passive smoking and lung cancer. Lancet 1983/II, 595

Correa, P., C. Cuello, L. F. Fajardo, W. Haenszel, O. Bolaños, B. de Ramirez: Diet and gastric cancer: nutrition survey in a high-risk area. J. nat. Cancer Inst. 70 (1983) 673

Dalager, N. A., L. W. Pickle, T. J. Mason et al.: The relation of passive smoking to lung cancer. Cancer Res. 46 (1986) 4808

Dalbey, W. E.: Formaldehyde and tumors in hamster respiratory tract. Toxicology 24 (1982) 9

Dixit, R., R. W. Teel, F. B. Daniel, G. D. Stoner: Inhibition of benzo(a)pyrene and benzo(a)pyrene-trans-7,8-diol metabolism and DNA binding in mouse lung explants by ellagic acid. Cancer Res. 45 (1985) 2951

Doll, R., R. Peto: Mortality in relation to smoking 20 years observations on male British doctors. Brit. med. J. 1976/II, 1525

Doll, R.: The epidemiology of cancer. Cancer 45 (1980) 2475

Douglas, G. R., E. R. Nestmann, G. Lebel: Contribution of chlorination to the mutagenic activity of drinking water extracts in salmonella and Chinese hamster ovary cells. Environ. Hlth Persp. 69 (1986) 81

Dulbecco, R.: Biologie der Krebserkrankung. Umschau 80 (1980) 74

Dunkelberg, H.: Zur Problematik der Anwendung alkylierender Substanzen bei der Lebensmittelbegasung hinsichtlich der Bildung von Vorstufen der N-Nitrosoverbindungen. Zbl. Bakt. Hyg. I. Abt. Orig. B 171 (1980) 42

Dunkelberg, H.: Kanzerogene Aktivität von Ethylenoxid und seinen Reaktionsprodukten 2-Chlorethanol, 2-Bromethanol, Ethylenglykol und Diethylenglykol, I. Mitt. Zbl. Bakt. Hyg. I. Abt. Orig. B 174 (1981) 383

Dunkelberg, H.: Kanzerogene Aktivität von Ethylenoxid und seinen Reaktionsprodukten 2-Chlorethanol, 2-Bromethanol, Ethylenglykol und Diethylenglykol, II. Mitt. Zbl. Bakt. Hyg. I. Abt. Orig. B 177 (1983) 269

Dunkelberg, H.: Kanzerogene Aktivität von Ethylenoxid und seinen Reaktionsprodukten 2-Chlorethanol, 2-Bromethanol, Ethylenglykol und Diethylenglykol, III. Mitt. Zbl. Bakt. Hyg. I. Abt. Orig. B 183 (1987) 358

Ebina, Y., Sh. Okada, S. Hamazaki, F. Ogino, J. Li, O. Midorikawa: Nephrotoxicity and renal cell carcinoma after use of iron- and aluminum-nitrilotriacetat complexes in rats. J. nat. Cancer Inst. 76 (1986) 107

Edenharder, R.: Ernährung und Krebsätiologie: Von der deskriptiven Epidemiologie zur diätetischen Prävention. Z. Ernähr.-Wiss. 26 (1987) 143

Elinder, C. G., K. Millqvist, B. Floderus-Myrhed, G. Pershagen: Swedish studies do not support the hypothesis about a connection between coffee and cancer of the pancreas. Läkartidningen 78 (1981) 3676

Ellen, G., P. L. Schuller, E. Bruijins, P. Froeling, H. Baadenhuijsen: Volatile N-nitrosamines, nitrate and nitrite in urine and saliva of healthy volunteers after administration of large amounts of nitrate. IARC sci. Publ. 41 (1982) 365

Enstrom, J. E.: Cancer and total mortality among active Mormons. Cancer 42 (1978) 1943

Enstrom, J. E.: Rising lung cancer mortality among nonsmokers. J. nat. Cancer Inst. 62 (1979) 755

Fears, Th. R., J. Scotto: Changes in skin cancer morbidity between 1971–72 and 1977–78. J. nat. Cancer Inst. 69 (1982) 365

Fears, Th. R., J. Scotto: Estimating increases in skin cancer morbidity due to increases in ultraviolet radiation exposure. Cancer Invest. 1 (1983) 119

Felton, J. S., M. G. Knize, N. H. Shen et al.: Identification of the mutagens in cooked beef. Environ. Hlth Persp. 67 (1986) 17

Feron, V. J.: Respiratory tract tumors in hamsters after intratracheal instillations of benzo(a)pyrene alone and with furfural. Cancer Res. 32 (1972) 28

Feron, V. J., A. Kruysse, R. A. Woutersen: Respiratory tract tumours in hamsters exposed to acetaldehyde vapour alone or simultaneously to benzo(a)pyrene or diethylnitrosamine. Europ. J. Cancer clin. Oncol. 18 (1982) 13

Fine, D. H.: In: Environmental Aspects of N-Nitroso-Compounds. JARC Sci. Publ. No 19, p. 267 (1977) zit. n. Schmähl, D. (Hrsg.): Maligne Tumoren. Editio Cantor, Aulendorf, 3. Aufl. 1981

Fukushima, S., K. Imaida, T. Sakata et al.: Promoting effects of sodium L-ascorbate on two-stage urinary bladder carcinogenesis in rats. Cancer Res. 43 (1983) 4454

Garabrant, D. H., J. M. Peters, Th. M. Mack, L. Bernstein: Job activity and colon cancer risk. Amer. J. Epidemiol. 119 (1984) 1005

Garbe, C., J. Bertz, C. E. Orfanos: Malignes Melanom: Zunahme von Inzidenz und Mortalität in der Bundesrepublik Deutschland. Z. Hautkr. 61 (1986) 1751

Garfinkel, L.: Time trends in lung cancer mortality among non-smokers and a note on passive smoking. J. nat. Cancer Inst. 66 (1981) 1061

Garfinkel, L., O. Auerbach, L. Joubert: Involuntary smoking and lung cancer. A case-control study. J. nat. Cancer Inst. 75 (1985) 463

Garland, C., F. C. Garland: Calcium and colon cancer. Clin. Nutr. 5 (1986) 161

Garland, C., R. B. Shekelle, E. Barrett-Connor et al.: Dietary vitamin D and calcium and risk of colorectal cancer: a 19-year prospective study in men. Lancet 1985/I, 307

Garland, C., E. Barrett-Connor, L. Suarez, M. H. Criqui, D. L. Wingard: Effects of passive smoking on ischemic heart disease mortality of nonsmokers. Amer. J. Epidemiol. 121 (1985) 645

Gillis, C. R., D. J. Hole, V. M. Hawthorne, P. Boyle: Europ. J. resp. Dis. 65, Suppl. 133 (1984) 121

Goslin, R. H., A. T. Skarin, N. Zamcheck: Das karzinoembryonale Antigen – Eine brauchbare Überwachung der Therapie des kleinzelligen Lungenkarzinoms. J. Amer. med. Ass. (Berl.) 1 (1982) 359

Gottlieb, M. S., J. K. Carr, J. R. Clarkson: Drinking water and cancer in Louisiana. Amer. J. Epidemiol. 116 (1982) 652

Gough, T. A., K. S. Webb, R. F. Coleman: Nature 272 (1978) 161 (zit. n. Preussmann, in Schmähl, D. (Hrsg.): Maligne Tumoren. Editio Cantor, Aulendorf, 3. Aufl. 1981

Graham, S.: Results of case-control studies of diet and cancer in Buffalo, New York. Cancer Res. 43 (1983) 2409

Hakulinen, T., A. A. Andersen, B. Malker et al.: Trends in cancer incidence in the Nordic countries. A collaborative study of the five Nordic cancer registries. Acta pathol. microbiol. scand., Sect. A 94, Suppl. (1986) 288

Halperin, W. E., M. Goodman, L. Stayner, L. J. Elliott, R. A. Keenlyside, Ph. J. Landrigan: Nasal cancer in a worker exposed to formaldehyde. J. Amer. med. Ass. 249 (1983) 510

Hammond, E. C., H. Seidman: Smoking and cancer in the United States. Prev. Med. 9 (1980) 169

Harpers, E.: Onkogene – Kontrollelemente bei Wachstum und Differenzierung. Dtsch. med. Wschr. 110 (1985) 427

Hayatsu, H., T. Hayatsu, Y. Wataya: Use of blue cotton for detection of mutagenicity in human feces excreted after ingestion of cooked meat. Environ. Hlth Persp. 67 (1986) 31

Hayes, R. B., J. W. Raatgever, A. DeBruyn, M. Gerin: Cancer of the nasal cavity and paranasal sinuses, and formaldehyde exposure. Int. J. Cancer 37 (1986) 487

Hecht, S. S., J. B. Morrison: A sensitive method for detecting in vivo formation of N-nitrosomorpholine and its application to rats given low doses of morpholine and sodium nitrite. Cancer Res. 44 (1984) 2873

Hecker, E.: Aktuelle Probleme der Krebsentstehung. Z. Krebsforsch. 78 (1972) 99

Heil, J., E. Hantge, G. Lindemann, R. K. Zahn: Die Erfassung genotoxischer Wirkungen mit dem DNA-Synthese-Inhibitionstest (DIT). Gas- u. Wasserfach 129 (1988) 398

Henschler, D.: Study on the carcinogenic potential of trichloroethylene by inhalation and mechanism of the metabolic bioactivation. Forschungsbericht-BMFT: Humanes Arbeitsleben 1982, BMFT–FB–HA 82–007

Henschler, D.: Passivrauchen am Arbeitsplatz. VCH Verlagsges., Weinheim 1985

Higginson, J.: Epidemiology and Environmental Carcinogenesis. IARC-Symp., Lyon 30.11.–2.12.1977

Hinds, M. W., L. N. Kolonel, J. H. Hankin, J. Lee: Dietary vitamin A, carotene, vitamin C and risk of lung cancer in Hawaii. Amer. J. Epidemiol. 119 (1984) 227

Hirayama, T.: Non-smoking wives of heavy smokers have a higher risk of lung cancer. A study from Japan. Brit. med. J. 282 (1981) 183

Holman, J. D. J., B. K. Armstrong, P. J. Heenan: Relationship of cutaneous malignant melanoma to individual sunlight-exposure habits. J. nat. Cancer Inst. 76 (1986) 403

Hopkins, G. J., T. G. Kennedy, K. K. Carroll: Polyunsaturated fatty acids as promotors of mammary carcinogenesis induced in Sprague-Dawley rats by 7,12-dimethylbenz(a)anthracene. J. nat. Cancer Inst. 66 (1981) 517

Huebner, R. J., G. J. Todaro: Oncogenes of RNA tumor viruses as determinants of cancer. Proc. nat. Acad. Sci. 64 (1969) 1087

Husemann, B., M. G. Neubauer, C. Duhme: Oncologie 4 (1980) 168

Ioannou, Y. M., A. G. E. Wilson, M. W. Anderson: Effect of butylated hydroxyanisole, α-angelicalactone, and β-naphthoflavone on benzo(a)pyrene:DNA adduct formation in vivo in forestomach, lung, and liver of mice. Cancer Res. 42 (1982) 1199

Ito, N., H. Nagasaki et al.: Histologic and ultrastructural studies on the hepatocarcinogenicity of benzene hexachloride in mice. J. nat. Cancer Inst. 51 (1973) 817

Itri, L.: Womens's health: Cancer introductory remarks. Publ. Hlth Rep. 102, Suppl. July/Aug. (1987) 92

Jacobs, L. R.: Relationship between dietary fiber and cancer: Metabolic, physiologic, and cellular mechanisms. Proc. Soc. exp. Biol. 183 (1986) 299

Jensen, O. M.: Nitrat im Trinkwasser und Krebs in Nord-Jütland, Dänemark, mit besonderer Bezugnahme auf Magenkrebs. Ecotoxicol. environ. Safety 6 (1982) 258

Johnson, F. M., M. L. Snell: Short-term tests are unable to distinguish between human carcinogens and noncarcinogens. Cancer Invest. 4 (1986) 271

Keast, D., N. Tam, N. Sheppard, J. M. Papadimitriou: The role of tobacco smoke, iron ore mine dust, viruses, and chemicals in experimental cancer. Arch. environ. Hlth 40 (1985) 296

Kerns, W. D., K. L. Pavkov, D. J. Donofrio et al.: Carcinogenicity of formaldehyde in rats and mice after long-term inhalation exposure. Cancer Res. 43 (1983) 4382

Kessler, I.: Krebs-Epidemiologie. Umschau 69 (1969) 151

Kinlen, L. J.: Meat and fat consumption and cancer mortality: a study of strict religious orders in Britain. Lancet 1982/I, 946

Kinlen, L. J., E. Rogot: Leukaemia and smoking habits among United States veterans. Brit. med. J. 297 (1988) 657

Klaunig, J. E., R. J. Ruch, M. A. Pereira: Carcinogenicity of chlorinated methane and ethane compounds administered in drinking water to mice. Environ. Hlth Persp. 69 (1986) 89

Klus, H., H. Kuhn: Beitr. Tabakforsch. 11 (1982) 229

Knoth, A., H. Bohn, F. Schmidt: Filterzigaretten als Lungenkrebsursache. Med. Klin. 78 (1983) 25

Kotin, P.: Carcinogenesis: Problems and Paradoxes. The 1981 George II. Gehrmann lecture. J. occup. Med. 24 (1982) 290

Krone, C. A., S. M. J. Yeh, W. T. Iwaoka: Mutagen formation during commercial processing of foods. Environ. Hlth Persp. 67 (1986) 75

Kumisaki, N., M. Hayashi: Formation of N-nitrosamines from secondary amines and nitrite by resting cells of E. coli B. Appl. environ. Microbiol. 37 (1979) 279

Künstler, K.: Failure to induce tumors by intratracheal instillation of automobile exhaust condensate and fractions thereof in syrian golden hamsters. Cancer Lett. 18 (1983) 105

Lamerz, R.: Die karzinofetalen Antigene. Ärztl. Praxis 29 (1977) 953

Land, H., L. F. Parada, R. A. Weinberg: Tumorigenic conversion of primary embryo fibroblasts requires at least two cooperating oncogenes. Nature (Lond.) 304 (1983) 596

Larsen, P. M., M. Vetner, K. Hansen, St. J. Fey: Future trends in cervical cancer. Cancer Lett. 41 (1988) 123

LaVecchia, C., P. Liati, A. Decarli et al.: Coffee consumption and risk of pancreatic Cancer. Int. J. Cancer 40 (1987) 309

LaVecchia, C., F. Negri, A. Decarli et al.: A case-control study of diet and gastric cancer in northern Italy. Int. J. Cancer 40 (1987) 484

LaVecchia, C., F. Negri, A. Decarli et al.: A case-control study of diet and colo-rectal cancer in northern Italy. Int. J. Cancer 41 (1988) 492

Lehmann, M.: Entwicklung und Erprobung eines aquatischen in vivo-Mutagenitätstests mit Xenopus laevis. WaBoLu-H. 1 (1989), ISBN 3-89254-062-4

Lejeune, F. J.: Epidemiology and etiology of malignant melanoma. Biomed. Pharmacother. 40 (1986) 91

Lener, J., B. Bibr: Effects of molybdenum on the organism (a review). J. Hyg. Epidemiol. 28 (1984) 405

Lesca, P.: Protective effects of ellagic acid and other plant phenols on benzo(a)pyrene-induced neoplasia in mice. Carcinogenesis (Lond.) 4 (1983) 1651

Lijinsky, W.: Significance of in vivo formation of N-nitroso compounds. Oncology 37 (1980) 223

Lindackers, K. H.: Technische Risiken und ihre Akzeptanz durch die Gesellschaft. Zbl. Arbeitsmed. 33 (1983) 2

Loeb, L. A., V. L. Ernster, K. E. Warner, J. Abbotts, J. Laszlo: Smoking and lung cancer: an overview. Cancer Res. 44 (1984) 5940

Loskant, H.: Krebs in der chemischen Industrie. Umschau 76 (1976) 22

Luo, X.-M., H.-J. Wei, Sh. P. Yang: Inhibitory effects of molybdenum on esophageal and forestomach carcinogenesis in rats. J. nat. Cancer Inst. 71 (1983) 75

Lynch, D. H.: Oncogenes and cancer. Amer. J. reprod. Immunol. Microbiol. 15 (1987) 24

MacKie, R. M., T. Aitchinson: Severe sunburn and subsequent risk of primary cutaneous malignant melanoma in Scotland. Brit. J. Cancer 46 (1982) 955

Magee, P. N., J. M. Barnes: The production of malignant primary hepatic tumors in the rat by feeding dimethylnitrosamine. Brit. J. Cancer 10 (1956) 114

Marks, R., T. S. Selwood: Solar keratoses. The association with erythemal ultraviolet radiation. Cancer 56 (1985) 2332

Marsh, G. M.: Proportional Mortality Among Chemical Workers Exposed to Formaldehyde. Vortr. Formaldehyde Toxicity, Raleigh/NC, Nov. 21, 1980

Martinez-Vea, A., J. M. Gatell, F. Segura et al.: Diagnostic value of tumoral markers in serous effusions. Cancer 50 (1982) 1783

McCann, J., E. Choi, E. Yamasaki, B. N. Ames: Detection of carcinogens as mutagens in the Salmonella microsome test: assay of 300 chemicals. Proc. nat. Acad. Sci. 72 (1975) 5135

Melikian, A. A., E. J. LaVoie, D. Hoffmann, E. L. Wynder: Volatile nitrosamines: analysis in breast fluid and blood of non-lactating women. Food Cosmet. Toxicol. 19 (1981) 757

Mettlin, C.: Diet and the epidemiology of human breast cancer. Cancer 53 (1984) 605

Mirvish, S. S., S. Salmasi, S. M. Cohen, K. Patil, E. Mahboubi: Liver and forestomach tumors and other forestomach lesions in rats treated with morpholine and sodium nitrite, with and without sodium ascorbate. J. nat. Cancer Inst. 71 (1983) 81

Modan, B., H. Cuckle, F. Lubin: A note on the role of dietary retinol and carotene in human gastro-intestinal cancer. Int. J. Cancer 28 (1981) 421

Moertel, Ch. G., Th. R. Fleming et al.: New Engl. J. Med. 312 (1985) 137, 178

Moller Jensen, O., J. Wahrendorf, M. Blettner et al.: The Copenhagen case-control study of bladder cancer: Role of smoking in invasive and non-invasive bladder tumours. J. Epidemiol. Community Hlth 41 (1987) 30

Morin, M. M., A. R. Sharrett, K. R. Bailey, R. R. Fabsitz: Drinking water source and mortality in US cities. Int. J. Epidemiol. 14 (1985) 254

Morrison, A. S., J. E. Buring, W. G. Verhoek, K. Aoki, I. Leck, Y. Ohno, K. Obata: Coffee drinking and cancer of the lower urinary tract. J. nat. Cancer Inst. 68 (1982) 91

Muñoz, N., C. G. Victora, M. Crespi, C. Saul, N. M. Braga, P. Correa: Hot maté drinking and precancerous lesions of the oesophagus: an endoscopic survey in southern Brazil. Int. J. Cancer 39 (1987) 708

Nagasaki, H., S. Tomii, T. Mega et al.: Carcinogenicity of benzene hexachloride (HCB). In: Topics in Chemical Carcinogenesis. Univ. Tokyo Press, Tokyo 1972 (p. 343)

Namiki, M., T. Osawa: Antioxidants/antimutagens in food. Bas. Life Sci. 39 (1986) 131

N. N.: Report of Committee on Diet, Nutrition, and Cancer. National Academy Press, Washington/DC 1982

Nordberg, G. F., O. Andersen: Metal interactions in carcinogenesis. Environ. Hlth Persp. 40 (1981) 65

Oesch, F.: Bedeutung verschiedener Enzyme in der Kontrolle mutagener und kanzerogener polyzyklischer Kohlenwasserstoffe. Hautarzt 28 (1977) 563

Oesch, F., T. Friedberg, M. Herbst et al.: Effects of lindane treatment on drug metabolizing enzymes and liver weight of CF1 mice in which it evoked hepatomas and in non-susceptible rodents. Chem.-biol. Interact. 40 (1982) 1

Ohgaki, H., H. Hasegawa, T. Kato et al.: Carcinogenicity in mice and rats of heterocyclic amines in cooked foods. Environ. Hlth Persp. 67 (1986) 129

Oppenheimer, B. S., E. T. Oppenheimer, A. P. Stout, J. Danishefsky: Malignant tumors resulting from imbedding plastics in rodents. Science (Lanc./Pa) 118 (1953) 305

Orthoefer, J. G., W. Moore, D. Kraemer et al.: Carcinogenicity of diesel exhaust as tested in strain A mice. Environ. Int. 5 (1981) 461

Painter, R. B.: DNA synthesis inhibition in HeLa cells as a simple test for agents that damage human DNA. J. environ. Pathol. Toxicol. 2 (1978) 65

Painter, R. B., R. Howard: A comparison of the HeLa DNA synthesis inhibition test and the Ames test for screening of mutagenic carcinogenesis. Mutation Res. 54 (1978) 113

Palmer, S., K. Bakshi: Diet, nutrition, and cancer: interim dietary guidelines. J. nat. Cancer Inst. 70 (1983) 1151

Pershagen, G., Z. Hrubec, C. Svensson: Passive smoking and lung cancer in Swedish women. Amer. J. Epidemiol. 125 (1987) 17

Poch, M.: Mögliche Zusammenhänge zwischen der Nitratbelastung des Trinkwassers und neoplastischen Erkrankungen des Magen-Darm-Kanals. Z. ges. Hyg. 33 (1987) 528

Poirier, L. A., F. J. de Serres: Initial National Cancer Institute studies on mutagenesis as a prescreen for chemical carcinogens. An appraisal. J. nat. Cancer Inst. 62 (1979) 919

Pott, F., W. Stöber: Carcinogenicity of airborne combustion products observed in subcutaneous tissue and lungs of laboratory rodents. Environ. Hlth Persp. 47 (1983) 293

Pötzsch, J., T. Schramm: Passivrauchen – ein Gesundheitsrisiko? Z. ges. Hyg. 32 (1986) 405

Powrie, W. D., H. Wu Chiu, V. P. Molund: Browning reaction systems as sources of mutagens and antimutagens. Environ. Hlth Persp. 67 (1986) 47

Preussmann, R.: Vorkommen und Bedeutung chemischer Carcinogene in der menschlichen Umwelt. In Schmähl, D.: Maligne Tumoren, 3. Aufl. Editio Cantor, Aulendorf 1981

Preussmann, R., G. Eisenbrand, B. Spiegelhalder: Occurence and formation of N-nitroso compounds in the environment and in vivo. In Emmelot, P., E. Kriek: Environmental Carcinogenesis. Elsevier, Amsterdam 1979

Prue, D. M., R. R. Scott, J. E. Martin, B. D. Lomax: Carbon monoxide levels and rates of consumption alter changing to low-tar and nicotine cigarettes. Behav. Res. Ther. 21 (1983) 201

Remmer, H.: Formaldehyd: krebsverdächtig? Dtsch. Ärztebl. 82 (1985) 185

Remmer, H.: Tabakrauch: der für den Menschen gefährlichste Schadstoff in der Luft unserer Umwelt. Dtsch. med. Wschr. 112 (1987) 1054

Rivlin, R. S.: Nutrition and cancer: state of the art relationship of several nutrients to the development of cancer. J. Amer. Coll. Nutr. 1 (1982) 75

Roebuck, B. D., D. S. Longnecker, K. J. Baumgartner, C. D. Thron: Carcinogen-induced lesions in the rat pancreas: effects of varying levels of essential fatty acid. Cancer Res. 45 (1985) 5252

Rose, D. P., A. P. Boyar, E. L. Wynder: International comparisons of mortality rates for cancer of the breast, ovary, prostate, and colon, and per capita food consumption. Cancer 58 (1986) 2363

Rosenkranz, H. S., L. A. Poirier: Evaluation of the mutagenicity and DNA-modifying activity of carcinogens and noncarcinogens in microbial systems. J. nat. Cancer Inst. 62 (1979) 873

Rous, P.: A sarcoma of the fowl transmissible by an agent separable from the tumor cells. J. exp. Med. 13 (1911) 397

Rühl, Chr., J. D. Adams, D. Hoffmann: Chemical studies on tobacco smoke. LXVI. Mitt. J. anal. Toxicol. 4 (1980) 255

Saito, K., T. Saito, T. Hosokawa, K. Ito: Blood selenium level and the interaction of copper, zinc and manganese in stomach cancer. Trace Elem. Med. 1 (1984) 148

Samet, J. M., B. J. Skipper, C. G. Humble, D. R. Pathak: Lung cancer risk and vitamin A consumption in New Mexico. Amer. Rev. resp. Dis. 131 (1985) 198

Sandler, D. P., R. B. Everson, A. J. Wilcox: Passive smoking in adulthood and cancer risk. Amer. J. Epidemiol. 121 (1985) 37

Sandler, D. P., A. J. Wilcox, R. B. Everson: Cumulative effects of lifetime passive smoking on cancer risk. Lancet 1985/I, 312

Saxena, D. K., R. C. Murthy, S. V. Chandra: Embryotoxic and teratogenic effects of interaction of cadmium and lindane in rats. Acta pharmacol. toxicol. 59 (1986) 175

Schmähl, D.: Kanzerogene Substanzen. Dtsch. Ärztebl. 74 (1977) 91

Schmähl, D.: Maligne Tumoren, 3. Aufl. Editio Cantor, Aulendorf 1981

Schmähl, D., M. Habs: Carcinogenicity of N-nitroso compounds. Oncology 37 (1980) 237

Schrire, S. R.: Ultraviolet radiation and skin carcinoma: the Dead Sea paradox. Practitioner 226 (1982) 1303

Selikoff, I. J., H. Seidman, E. C. Hammond: Mortality effects of cigarette smoking among amosite asbestos factory workers. J. nat. Cancer Inst. 65 (1980) 507

Shannon, H. S., C. Hertzman, J. A. Julian et al.: Lung cancer and air pollution in an industrial city – a geographical analysis. Canad. J. publ. Hlth 79 (1988) 255

Shao, Y. M., S. Poirier, H. Ohshima et al.: Epstein-Barr virus activation in Raji cells by extracts of preserved food from high risk areas for nasopharyngeal carcinoma. Carcinogenesis 9 (1988) 1455

Shaughnessy, A. F., R. E. Davis, C. E. Reeder: Nicotine chewing gum: effectiveness and the influence of patient education in a family practice. J. Fam. Pract. 25 (1987) 266

Silverman, D. T., R. N. Hoover, T. J. Mason, M. G. Swanson: Motor exhaust-related occupations and bladder cancer. Cancer Res. 46 (1986) 2113

Simmon, V. F.: In vitro mutagenicity assays of chemical carcinogens and related compounds with Salmonella typhimurium. J. nat. Cancer Inst. 62 (1979) 893

Smith, G. H., O. L. Lloyd, F. H. Hubbard: Soil arsenic in Armadale, Scotland. Arch. environ. Hlth 41 (1986) 120

Speizer, F. E.: Assessment of the epidemiological data relating lung cancer to air pollution. Environ. Hlth Persp. 47 (1983) 33

Spingarn, N. E., C. Garvie-Gould, L. L. Vuolo, J. H. Weisburger: Formation of mutagens in cooked foods. IV. Effect of fat content in fried beef patties. Cancer Lett. 12 (1981) 93

Stayner, L., A. B. Smith, G. Reeve et al.: Proportionate mortality study of workers in the garment industry exposed to formaldehyde. Amer. J. industr. Med. 7 (1985) 229

Stehelin, D., H. E. Varmus, J. M. Bishop, P. K. Vogt: DNA related to the transforming gene(s) of avian sarcoma virus is present in normal avian DNA. Nature (Lond.) 260 (1976) 170

Stephany, R. W., J. Freudenthal, P. L. Schuller: N-nitroso-5-methyl-1,3-oxazolidine identified as an impurity in a commercial cutting fluid. Rec., J. roy. Neth. chem. Soc. 97 (1978) 177

Storzer, I.: Untersuchungen über den Einfluß von Kupfer- und Zinksulfat auf die 3,4-Benzpyren-induzierte Kanzerogenese bei NMRI-Mäusen. Inaug.-Diss., Mainz 1975

Sugimura, T.: Past, present, and future of mutagens in cooked foods. Environ. Hlth Persp. 67 (1986) 5

Sugimura, T., S. Sato: Mutagens – carcinogens in food. Cancer Res., Suppl. 43 (1983) 2415

Svabova, K., M. Mencik: Changes in the health of workers after long-term exposure to halogenated hydrocarbons. Pracov. Lék. 35 (1983) 105

Swenberg, J. A., W. D. Kerns, R. I. Mitchell, E. J. Gralla, K. L. Pavkov: Induction of squamous cell carcinomas of the rat nasal cavity by inhalation exposure to formaldehyde vapor. Cancer Res. 40 (1980) 3398

Terada, M., M. Nagao, M. Nakayasu et al.: Mutagenic activities of heterocyclic amines in Chinese hamster lung cells in culture. Environ. Hlth Persp. 67 (1986) 117

Thurston, V., E. D. Williams: Experimental induction of C cell tumours in thyroid by increased dietary content of vitamin D_3. Acta endocrinol. (Kbh.) 100 (1982) 41

Tiollais, P., C. Pourcel, A. Dejean: The hepatitis B virus. Nature 317 (1985) 489

Triano, E. A., J. B. Simpson, M. Kratky, W. R. Lang, A. J. Triolo: Protective effects of trifluralin on benzo(a)pyrene-induced tumors in A/J mice. Cancer Res. 45 (1985) 601

Trichopoulos, D., A. Kalandidi, L. Sparros, B. MacMahon: Lung cancer and passive smoking. Int. J. Cancer 27 (1981) 1

Tsung-Hsien, Ch., L. Yu-Chung, L. Kwang-Yung, S. Cheng-Hsien, Ch. Yee-Ping: Cocarcinogenic action of aspirin on gastric tumors induced by N-nitroso-N-methylnitroguanidin in rats. J. nat. Cancer Inst. 70 (1983) 1067

Tuominen, J., S. Salomaa, H. Pyysalo et al.: Polynuclear aromatic compounds and genotoxicity in particulate and vapor phases of ambient air: effect of traffic, season and meteorological conditions. Environ. Sci. Technol. 22 (1988) 1228

Tuomisto, J., S. Kolonen, M. Sorsa, P. Einisto: No difference between urinary mutagenicity in smokers of low-tar and medium-tar cigarets: a double-blind crossover study. Arch. Toxicol., Suppl. 9 (1986) 115

Turner, F. C.: Sarcomas at sites of subcutaneously implanted bakelite disks in rats. J. nat. Cancer Inst. 2 (1941) 81

Ulmer, W. T.: Bronchialkarzinom in Stadt und Land unter besonderer Beachtung des Tabakrauchens. Inn. Med. 9 (1982) 410

Van Duuren, B. L., B. M. Goldschmidt, G. Loewengart, A. C. Smith, S. Meichonne, I. Seidman, D. Roth: Carcinogenicity of halogenated olefinic and aliphatic hydrocarbons in mice. J. nat. Cancer Inst. 63 (1979) 1433

Vena, J. E.: Air pollution as a risk factor in lung cancer. Amer. J. Epidemiol. 116 (1982) 42

Victora, C. G., N. Muñoz, N. E. Day, L. B. Barcelos, D. A. Peccin,, N. M. Braga: Hot beverages and oesophageal cancer in southern Brazil: a case-control study. Int. J. Cancer 39 (1987) 710

Vincent, P., G. Dubois, H. Leclerc: Nitrates dans l'eau de boisson et mortalité par cancer. Rev. Epidemiol. Santé publ. 31 (1983) 199

Wagner, G., N. Becker: Vergleichender Überblick über die Krebssituation in Mitteleuropa. Öff. Gesundh.-Wes. 44 (1982) 702

Walker, E. A., M. Castegnaro, L. Garren, G. Toussaint, B. Kowalski: Intake of volatile nitrosamines from consumption of alcohols. J. nat. Cancer Inst. 63 (1979) 947

Waller, R. E.: Trends in lung cancer in London in relation to exposure to diesel fumes. Environ. Int. 5 (1981) 479

Walrath, J., J. R. Fraumeni: Proportionate Mortality Among New York Embalmers. Vortr. Formaldehyde Toxicity, Raleigh/NC, Nov. 21, 1980

Wattenberg, L. W., J. L. Leong: Inhibition of carcinogenic action of benzo(a)pyrene by flavones. Cancer Res. 30 (1970) 1922

Wattenberg, L. W., J. B. Coccia, L. K. T. Lam: Inhibitory effects of phenolic compounds on benzo(a)pyrene-induced neoplasia. Cancer Res. 40 (1980) 2820

Weinberg, A. M., J. B. Storer: Ambiguous carcinogens and their regulations. Risk Anal. 5 (1985) 151

Weinhouse, S.: The role of diet and nutrition in cancer. Cancer 58, Suppl. (1986) 1791

Weisburger, E. K.: Carcinogenicity studies on halogenated hydrocarbons. Environ. Hlth Persp. 21 (1977) 7

Weisburger, J. H., E. L. Wynder, C. L. Horn: Nutritional factors and etiologic mechanisms in the causation of gastrointestinal cancers. Cancer 50 (1982) 2541

Weisburger, J. H., W. S. Barnes, C. A. Lovelette et al.: Genotoxicity, carcinogenicity, and mode of action on the fried food mutagen 2-amino-3-methylimidazol(4,5-f) quinoline. Environ. Hlth Persp. 67 (1986) 121

Weisburger, J. H., B. S. Reddy, P. Hill et al.: Nutrition and cancer – on the mechanisms bearing on causes of cancer of the colon, breast, prostate, and stomach. Bull. N. Y. Acad. Med. 56 (1980) 673

Wheatley, D. N.: Enhancement and inhibition of the induction of increased benzo-(a)pyrene hydroxylase activity by flavones and related compounds. Cancer Res. 28 (1968) 934

WHO: Tobacco or health. Wkly epidemiol. Rec. 64 (1989) 257

Wilkins, J. R., G. W. Comstock: Source of drinking water at home and site-specific cancer incidence in Washington County, Maryland. Amer. J. Epidemiol. 114 (1981) 178

Willett, W. C., B. F. Polk, B. A. Underwood, M. J. Stampfer et al.: Relation of serum vitamins A and E and carotenoids to the risk of cancer. New Engl. J. Med. 310 (1984) 430

Wilson, A. G. E., H. C. Kung, M. Boroujerdi, M. W. Anderson: Inhibition in vivo of the formation of adducts between metabolites of benzo(a)pyrene and DNA by aryl hydrocarbon hydroxylase inducers. Cancer Res. 41 (1981) 3453

Winn, D. M.: Smokeless tobacco and cancer: the epidemiologic evidence. CA, Cancer J. Clin. 38 (1988) 236

Wong, L. C. K., J. M. Winston, C. B. Hong, H. Plotnick: Carcinogenicity and toxicity of 1,2-dibromoethane in the rat. Toxicol. appl. Pharmacol. 63 (1982) 155

Wong, O.: An epidemiologic mortality study of a cohort of chemical workers potentially exposed to formaldehyde.

Vortr. Formaldehyde Toxicity, Raleigh/NC, Nov. 21, 1980

Wullenweber, M., G. Ketseridis, L. Xander, H. Rüden: Jahreszeitliche Schwankungen der Mutagenität des Berliner Stadtaerosols im Ames-Test mit Salmonella typhimurium TA 98. Staub Reinhalt. Luft 42 (1982) 411

Wynder, E. L.: Reflections on diet, nutrition, and cancer. Cancer Res. 43 (1983) 3024

Wynder, E. L.: Diet and breast cancer in causation and therapy. Cancer 58 (1986) 1804

Wynder, E. L., G. B. Gori: Contribution of the environment to cancer incidence of. J. nat. Cancer Inst. 58 (1977) 825

Wynder, E. L., G. S. Dieck, N. E. L. Hall: Case-control study of decaffeinated coffee consumption and pancreatic cancer. Cancer Res. 46 (1986) 5360

Wynder, E. L., J. R. Hebert, G. C. Kabat: Association of dietary fat and lung cancer. J. nat. Cancer Inst. 79 (1987) 631

Wynder, E. L., D. P. Rose, L. A. Cohen: Diet and breast cancer in causation and therapy. Cancer 58 (1986) 1804

Wynder, E. L., A. Augustine, G. C. Kabat, J. R. Hebert: Effect of the type of cigarette smoked on bladder cancer risk. Cancer 61 (1988) 622

Young, Th. B., M. S. Kanarek, A. A. Tsiatis: Epidemiologic study of drinking water chlorination and Wisconsin female cancer mortality. J. nat. Cancer Inst. 67 (1981) 1191

Yu, M. C., D. H. Garabrant, J. M. Peters, T. M. Mack: Tobacco, alcohol, diet, occupation, and carcinomas of the oesophagus. Cancer Res. 48 (1988) 3843

Zhang, X.-M., K. Wakabayashi, Z.-C. Liu et al.: Mutagenic and carcinogenic heterocyclic amines in Chinese cooked foods. Mutation Res. 201 (1988) 181

Zur Hausen, H.: Vortrag am 1. Symposium der R. Schülke-Stiftung, Hamburg 1986.

3 Verhütung und Bekämpfung von Infektionen und Kontaminationen

3.1 Verfahren und Maßnahmen

3.1.1 Begriffsdefinitionen und allgemeine Grundlagen

Sterilisieren ist das Abtöten bzw. das irreversible Inaktivieren aller vermehrungsfähigen Mikroorganismen (DIN 58900/1).

Sterilisation ist das Sterilisieren von Sterilisiergut einschließlich der vor und/oder nach dem Sterilisieren erforderlichen Verfahrensschritte, ohne eine evtl. erforderliche Vorbehandlung des Sterilisiergutes oder Nachbehandlung des Sterilgutes (DIN 58900).
Sterilisiergut ist der Sammelbegriff für die zu sterilisierenden Objekte (DIN 58900).
Sterilisiercharge ist die Menge des gemeinsam und gleichzeitig im Nutzraum zu sterilisierenden oder sterilisierten Sterilisiergutes (DIN 58900).
Chargenzeit ist die sich aus der Betriebszeit und dem für das Be- und Entladen der Sterilisierkammer benötigten Zeitaufwand ergebende Zeitspanne (DIN 58900).
Sporenerde ist getrocknete und gesiebte (< 0,8 mm) Erde, die Dauerformen von Erdbazillen bestimmter Dampfresistenz enthält.
Bioindikatoren sind bestimmte Zubereitungen von Mikroorganismen, die so beschaffen sein sollen, daß bei deren Abtötung durch das Sterilisationsverfahren angenommen werden kann, daß es wirksam war.

Desinfizieren ist das Abtöten bzw. irreversible Inaktivieren aller Erreger übertragbarer Infektionskrankheiten. (Die Forderung „aller pathogener Erreger" ist im Hinblick auf Tetanus- und Gasbrandsporen unrealistisch und unter Berücksichtigung ihrer speziellen Epidemiologie auch unnötig.)

Desinfektion ist nach einer Definition des Internationalen Colloquiums die gezielte Entkeimung mit dem Zweck, die Übertragung bestimmter, unerwünschter Mikroorganismen durch Eingriff in deren Struktur oder Stoffwechsel unabhängig von ihrem Funktionszustand zu verhindern.
Entkeimung ist der Oberbegriff im Sinne des Freimachens von Mikroorganismen mittels der verschiedenen zur Verfügung stehenden Verfahren. Da hierzu – der Keimbeseitigung – auch Verfahren wie die keimfreie Filtration rechnen, bei der die abgetrennten Erreger nicht inaktiviert werden, sollte dieser Begriff keinesfalls als Synonym für Desinfektion verwendet werden.

Pasteurisieren (nach *Pasteur* 1868) ist die Erhitzung auf Temperaturen unter 100 °C (meist 65–80 °C). Pasteurisierte Produkte sind nur haltbar, wenn sie nachfolgend gekühlt werden oder sonstige Prozeßfaktoren (a_w, pH) einwirken.
Tyndallisieren (= fraktionierte Sterilisation) ist die Abtötung aller Mikroorganismen in Flüssigkeiten durch deren Erhitzung auf 65–110 °C während 30–60 Min. an 3 aufeinanderfolgenden Tagen mit Zwischenbebrütung zur Auskeimung der Sporen (Voraussetzung: die Flüssigkeit muß ein Nährmedium darstellen).
Zur *Kennzeichnung des Wirkungsgrades* von Chemikalien versieht man einige Begriffe mit der Endung „-zid“ (so germizid, fungizid, bakterizid, viruzid usw.), wenn ein abtötender bzw. inaktivierender Effekt einer Substanz oder eines Verfahrens gemeint ist; mit „-statisch“ (bakteriostatisch, fungistatisch usw.) wird die wachstumshemmende Wirkung charakterisiert.
Resistenz bedeutet Unempfindlichkeit gegen einen Wirkstoff oder ein Keimschädigungsverfahren. Sie kann durch Kontakt mit dem schädigenden Stoff bei der ersten Exposition oder aber in einer Reihe von Passagen mit steigenden Konzentrationen erworben werden. In der Regel handelt es sich um Mutationen, Rekombinationen durch temperente Phagen, Transformationen (DNS) oder episomale Resistenzübertragungen.
Als *Kenngrößen* für den Wirkungsgrad eines Sterilisationsverfahrens werden die keim- und verfahrensspezifischen *D- und z-Werte* verwendet. Der D-Wert (= Abkürzung für Dezimalreduktionszeit) ist diejenige Zeit in Minuten, die benötigt wird, um die Ausgangskeimzahl (N_o) für einen definierten Mikroorganismus in einem bestimmten Funktionszustand unter bestimmten Bedingungen um eine Zehnerpotenz (= 90%) zu reduzieren.

Beispiele:

Bacillus-stearothermophilus-Sporen	bei 121 °C D = 1,5 min,
Bacillus-subtilis-Sporen	bei 121 °C D = 0,4 min,
Clostridium-botulinum-Sporen	bei 121 °C D = 0,2 min,
Bacillus-megaterium-Sporen	bei 121 °C D = 0,04 min.

Der z-Wert gibt die Temperatursteigerung (in °C) an, bei der D auf ein Zehntel verringert wird.

Beispiele:

Bacillus-stearothermophilus-Sporen	z = 6– 7 °C,
Bacillus-subtilis-Sporen	z = 8–13 °C,
Bacillus-megaterium-Sporen	z = 7 °C.

Sterilisiert man also Bacillus stearothermophilus anstelle von 121 °C bei 128 °C, dann genügen bereits 9 s gegenüber 1,5 min zur vollständigen Abtötung.
Die *Gesamtletalität eines Sterilisationsprozesses* wird mit dem F-Wert charakterisiert, der die Behandlungszeit in Minuten angibt, die erforderlich ist, die gegebene Keimzahl mit dem spezifischen D-Wert um die gewünschte Anzahl Zehnerpotenzen auf einen akzeptablen Restwert zu vermindern.

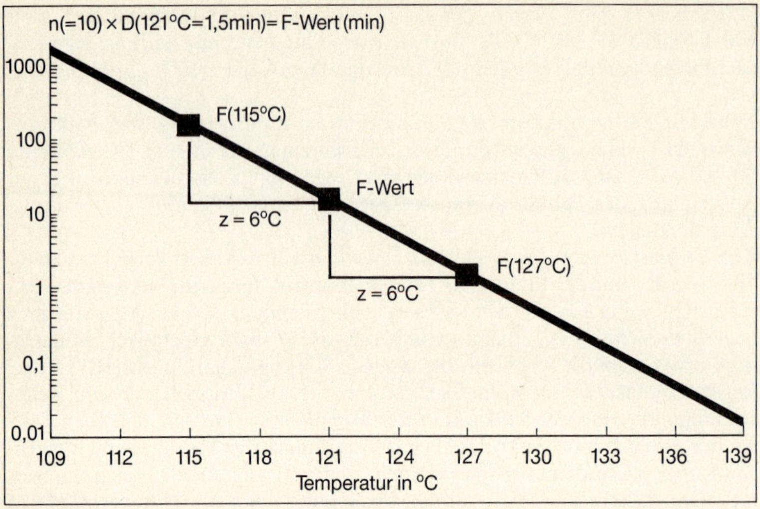

Abb. **80** Thermische Inaktivierung für Sporen von Bacillus stearothermophilus (nach Wallhäuser).

Die Pharmakopöen sehen nicht nur eine Abtötung aller vorhandenen Sporen vor, zur Risikoabsicherung wird darüber hinaus erwartet, daß maximal ein Keim in 10^6 sterilisierten Einheiten überlebt.
Der Forderung wird dadurch entsprochen, daß z. B. bei einer Ausgangskeimzahl von 10^4/ml eine Verminderung um 10 Zehnerpotenzen einkalkuliert wird.
Bei Bacillus stearothermophilus mit D_{121} °C = 1,5 min ergibt sich eine „Haltezeit" von $F = 10 \times 1{,}5 = 15$ min.

Aus der Abb. 80 lassen sich neben dem F-Wert verschiedene Äquivalenzverfahren, d. h. gleichwirksame andere Zeit-Temperatur-Kombinationen ermitteln.

Ausschaltung von Mikroorganismen

Thermische Inaktivierung

Die lebende Substanz kann mit verschiedenen physikalischen Einwirkungen geschädigt werden.
Trocknung bewirkt zwar bei bestimmten Keimarten eine Inaktivierung – sehr rasch sterben Gonokokken, Influenzabakterien, Choleravibrionen ab – , doch überdauern andere, wie Staphylokokken oder Tuberkelbakterien, in Abhängigkeit von Schutzkolloiden und Restfeuchte Wochen bis Monate. Für die thermischen Sterilisationsmethoden stehen folgende Verfahren zur Verfügung:

Tabelle **91** D- und z-Werte für Bazillensporen bei Einwirkung trockener Hitze (nach *Wallhäuser*).

Sporen von	D-Wert in Minuten					z-Wert in °C
	120 °	140 °	150 °	160 °	180 °C	
Bacillus subtilis	30	3–5	2	1	0,21	18–23,2
Bacillus stearothermophilus	15	–	–	0,4	0,05	14–24
Bacillus globigii	53	–	–	1,8	–	–
Clostridium sporogenes	–	–	6	2	0,25	18–33

a) feuchte Hitze (Heißwasser, Dampf, Dampf-Luft-Gemische),
b) trockene Hitze (Heißluft).

Heißes Wasser oder Wasserdampf ist wesentlich wirksamer als trockene Wärme gleicher Temperatur, weil ihr Wärmeinhalt größer ist und die Keime, insbesondere die wasserarmen Sporen, aufquellen und damit hitzeempfindlicher werden.

Zur Verdampfung von 100 °C heißem Wasser benötigt man 2252 J/g, die umgekehrt bei einer Kondensation des Wasserdampfes wieder frei werden. Luft gibt dagegen bei der Abkühlung von 100 auf 99 °C nur 0,992 J/g ab. Wasser besitzt von allen Substanzen die größte spezifische Wärme (= 1), Wasserdampf hat nur einen Wert von 0,38 und Luft von 0,23.

Bei der Anwendung von *warmer Luft* spielt deren Feuchtigkeit eine ausschlaggebende Rolle. Bei der modernen Heißluftsterilisation mit Temperaturen weit über 100 °C ist die Luftfeuchte jedoch kein Kriterium. Die Tab. **91** demonstriert die Abhängigkeit der Sporentötung von der Lufttemperatur (zu erwähnen ist, daß sich Mineralöle in ihrer germiziden Wirkung nicht etwa wie Wasser, sondern wie Heißluft verhalten).
Aus der Tab. **91** ist ersichtlich, daß Stearothermophilussporen gegen trokkene Hitze empfindlicher reagieren als Subtilis- und Globigiisporen. Bei 200 °C verwischen sich allerdings die Unterschiede. *Wallhäuser* (1988) schlägt vor, wegen der sehr geringen D-Werte über 200 °C bei der Validierung von modernen Heißluftsterilisatoren die quantitative Inaktivierung von speziellen Endotoxinen zu verwenden.
Für die thermische Desinfektion mit *Wasser bzw. Dampf* sind, wie die Tab. **92** ausweist, Temperaturen von 100 °C ausreichend, eine Sterilisation läßt sich damit in der Praxis jedoch nicht erreichen.

Die ursprünglich von *Konrich* u. *Stutz* aufgestellten 4 Resistenzstufen sind von *Wallhäuser* neu geordnet worden (I–VI, s. Tab. 92); eingefügt wurde vor allem die Pasteurisierung, bei der die Langzeitbehandlung von Blutderivaten zur Viruseliminierung besonders hervorzuheben ist.

Tabelle **92** Hitzeresistenzstufen für feuchte Hitze (nach *Wallhäuser*).

Resistenzstufe	Verfahren	Verfahrensbedingungen Temp. °C	Zeit	Erfaßte Keimarten und Viren	D-Wert
I	Niederpasteurisierung	61,5	30 min	Mycobacterium tuberculosis Brucellen Listerien Polioviren	$D_{61,5}$ 2–3 min
	Hochpasteurisierung	72	15 s	Mycobacterium tuberculosis Rickettsien Coxiellen Polioviren	D_{72} 1–2 s
	Langzeitpasteurisierung	60	10 h	Hepatitisviren (HAV, Non-A-non-B) Epstein-Barr-Viren HIV	
II	gelindes Erhitzen	80	30 min	vegetative Keime Phagen, Plasmide Hefen, Schimmelpilze, Viren (außer HBV)	
III	Kochen	100	10 min 15–30 min	Hepatitisviren Anthraxsporen Pilzsporen	
	Kochen mit 0,5% Soda	100	15 min	Anthraxsporen ABC*	
			3 min	AB*	
	Dampfströmungsverfahren	100	5 min 15 min	AB* ABC*	
IV	gespannter Dampf	105	5 min	Anthraxsporen	
V	gespannter Dampf	121	15 min	Stearoth ermophilus-Sporen andere Sporen	$D_{121} = 1\frac{1}{2}$–2 min
	UHT**-Verfahren	134	3 min	Stearoth ermophilus-Sporen	D_{134} = 10–15 s
		140		Subtilis-Sporen	D_{140} = 1 s
VI	gespannter Dampf	132	60 min	Jakob-Creutzfeldt-Erreger, hochresistente Sporen von Fadenagar	

* Wirkungsbereiche nach der BGA-Liste für Desinfektionsmittel s. dort

** Ultrahochtemperaturverfahren

Die Daten der Tab. 92 setzen voraus, daß es sich um gesättigten Dampf handelt, d. h., es muß immer Wasser vorhanden sein, das noch verdampfen kann. Fehlt dieses Wasser und verteilt sich der Dampf auf einen zu großen Raum, ist er ungesättigt und wirkt weniger keimtötend. Wird dann weiter Energie zugeführt, entsteht überhitzter Wasserdampf, dessen Druck im Gegensatz zum gesättigten Dampf von Temperatur und Volumen abhängig ist. Leitet man Dampf in ein luftgefülltes Gefäß ein, so ist die Spannkraft des Gasgemisches nach dem Daltonschen Gesetz gleich der Summe der Einzeldrücke. Gesättigter Dampf besitzt folglich im lufthaltigen Raum den gleichen Druck, aber eine geringere Temperatur als reiner, luftfreier Dampf. Es besteht also die Möglichkeit, den Ablauf des Sterilisationsprozesses am Manometer und Thermometer zu kontrollieren. Wie wichtig es ist, die Luft aus dem Dampfraum zu entfernen, geht aus der folgenden Aufstellung hervor.

Luftgehalt des gespannten Dampfes in %	0	10	15	35	50	75	100
Abtötungszeit für vegetative Keime in Min.	5	5	9	23	36	42	55

Energiereiche Strahlen

Mikroorganismen lassen sich des weiteren durch Strahlen inaktivieren. In Betracht kommen energiereiche oder ionisierende Strahlen, d. h., Kathodenstrahlen, β-Strahlen, Röntgen- und γ-Strahlen, die in die Materie mehr oder weniger tief eindringen können, wobei sie Energie abgeben und Elektronen freisetzen. Elektronenstrahlen werden in Beschleunigern erzeugt, für γ-Strahlen benutzt man vor allem ^{60}Co-Quellen. Elektronen von 1 MeV werden von einer Wasserschicht von 0,5 cm absorbiert, γ-Strahlen von 1 MeV dagegen von 30 cm Wasser nur zu 50%.

Ein besonders strahlenresistenter Mikroorganismus ist der aus Hackfleisch isolierte Micrococcus radiodurans (heute: Deinococcus radiodurans), der gelegentlich 6 000 Gy übersteht.
Die Dosisangaben sind z. T. unterschiedlich, da die Ausgangskeimzahl die Wirksamkeit der Strahlen stark beeinflußt (Tab. 93).

Ultraviolette Strahlen

UV-Strahlen besitzen nur eine äußerst geringe Eindringtiefe und sind nicht in der Lage, in Poren oder Kavernen gelegene Keime abzutöten. Eine UV-Behandlung bewirkt daher lediglich eine Sterilisation glatter Oberflächen (z. B. Verpackungsfolien). Keine Pharmakopöe erkennt die UV-Bestrahlung als Sterilisationsmethode an (Tab. 94). (Bezüglich Wasserdesinfektion s. S. 158 f.)
Bei den *Mikrowellen* handelt es sich um elektromagnetische Strahlen mit ei-

Tabelle **93** Letaldosis für verschiedene Mikroorganismen und Viren (nach *Wallhäuser*).

	D-Wert in Gray		D-Wert in Gray
Gramnegative Bakterien		*Grampositive Bakterien*	
Escherichia coli	90	Staphylococcus aureus	200
Salmonella sp.	200	Streptococcus faecium	2800
Flavobacterium sp.	60	Deinococcus radiodurans	2200
Pseudomonas aeruginosa	160	Lactobacillus brevis	1200
Pseudomonas fluorescens	120	Lactobacillus plantarum	80
Hefen		*Sporenbildner (Sporen)*	
Saccharomyces cerevisiae	500	Bacillus subtilis	600
Torula cremoris	470	Clostridium tetani	2400
Hansenula sp.	470	Clostridium botulinum A	1200
Candida krusei	1160	Clostridium perfringens	1200
Schimmelpilze		*Viren*	
Penicillium sp.	140	Vakzinevirus	2000
Aspergillus sp.	250	Poliovirus	3500
Rhizopus sp.	1000	Enzephalitisvirus	4000
Fusarium sp.	250	Rabiesvirus	2000

Umrechnungsfaktoren

	SI-Einheit	alte Bezeichnung
Energiedosis	0,01 Gray (Gy) = 10^{-2} J/kg	1 rd
	1 Gray = 1 J/kg	100 rd
	10 Gray = 10 J/kg	1 Krd
	10^4 Gray = 10^4 J/kg	1 Mrd
	1 J = 10^7 erg bzw. $6{,}24196 \cdot 10^{18}$ eV	

ner Frequenz von 2,45 GHz/6 KW und einer Wellenlänge von 12,2 cm. Wassermoleküle werden zum Schwingen gebracht, durch die Reibungsverluste entsteht Wärme. Unpolare Stoffe erwärmen sich nur unwesentlich. Im medizinischen Bereich sind daher Sterilisationen durch Mikrowellen nicht mit ausreichender Sicherheit möglich, wenngleich *Mahnel* u. Mitarb. (1981) im wäßrigen Milieu eine weitreichende Virusinaktivierung erreicht haben.
Seit Ende der 60er Jahre laufen Versuche zur Sterilisation hitzelabiler Materialien im Niederdruckplasma. Mit Plasma bezeichnet man Gase, die zu 100% ionisiert sind. Die Anregung kann z. B. mit Mikrowellen erfolgen. Anwendungsreif dürfte das Verfahren noch nicht sein, experimentelle Resultate sind von *Rosenbauer* (1989) publiziert worden.

Filtration

Die *Sterilfiltration* ist ein in der pharmazeutischen, kosmetischen und Lebensmittelindustrie viel gebrauchtes Verfahren, das aber nicht zu den Sterili-

Tabelle **94** UV-Letaldosis für verschiedene Mikroorganismen (nach *Wallhäuser*).

Mikroorganismus	Letaldosisbereich in µW · s/cm² (= SI: J/m²)
Staphylokokken	2500 – 5000
Streptokokken	2200 – 9000
Escherichia coli	2000 – 6000
Pseudomonas aeruginosa	10000
Salmonellen	2000
Candida albicans	6000 – 12000
Aspergillus	90000 – 360000
Bacillus-Sporen	8700 – 160000
Poliomyelitisviren	20000 – 28000
Hepatitisviren	34000

Tabelle **95** Der Keimdurchbruch in Abhängigkeit von der Ausgangskeimzahl (nach *Wallhäuser*, K.H. Pharm. Ind. 38 [1976] 107).

Ausgangs-Keimzahl*)	10^3/ml		10^4/ml		10^5/ml	
Filtrat	Anzahl der Keime nach der Filtration durch					
	0,2	0,45 µm	0,2	0,45 µm	0,2	0,45 µm
100 ml	0	0	0	1	1	> 1000
200 ml	0	0	2	4	4	∞
1000 ml	0	0	9	25	17	∞ (> 10^4)
Filtrationszeit für 1000 ml	6′ 52″	2′ 27″	2h 12′	2′ 30″	3h 15′	8′

*) Pseudomonas diminuta, ATCC 19 146

sationsmethoden, sondern zu den aseptischen Prozessen gehört. Die meisten der zur Verfügung stehenden Filtermaterialien halten lediglich Bakterien und Pilze zurück, nur einzelne, wie z. B. Adsorptionsfilter, eignen sich für Virusarten. Für deren Abtrennung werden Ultrafeinfilter benötigt. Die Rückhaltefähigkeit hängt bei den meisten Filtern von der Porenweite, ferner von der Keimart und -größe, der Ausgangskeimzahl und der Betriebsdauer ab. Eine Information vermittelt Tab. 95.

Eine vollständige Keimabscheidung ist bei der Entkeimungsfiltration nicht zu erreichen. In der Praxis begnügt man sich mit einer Reduktion um 7 Zehnerpotenzen (unter Einsatz von Pseudomonas diminuta ATCC 19146) bei 0,2 µm Membranfiltern.

Tabelle **96** Mikrobizide Wirkung von frei verfügbarem Chlor (nach *Wallhäuser*).

Mikroorganismus	Verfügbares Cl_2 mg/l	pH-Wert	Temp. °C	Einwirkungszeit in min.	Abtötungsquote %
Staphylococcus aureus	0,8	7,2	25	0,5	100
Streptococcus faecalis	0,5	7,5	20	2	100
Mycobacterium tuberculosis	50,0	8,4	50–60	1–3	100
Salmonella typhi	0,1	8,5	20–25	1	100
Aspergillus niger	100,0	10,0	20	30–60	100
Polioviren	0,2–0,3	7,0	25	2–10	99,9
Bacillus anthracis	2,5	7,2	22	120	100
Adenoviren	0,2	9,0	25	1	99,8

Chemische Inaktivierung

Der Wirkungsgrad von *chemischen Substanzen* ist wesentlich schwieriger zu beschreiben als derjenige von physikalischen Einwirkungen, weil nicht nur die verschiedenen Chemikalien unterschiedliche Effekte bewirken, sondern auch Keimart, Temperatur, pH, Begleitstoffe usw. den Vorgang der Inaktivierung beeinflussen. Als ein Beispiel sei in der Tab. 96 die mikrobizide Wirksamkeit von Chlor angeführt.
Tab. 96 zeigt, daß Chlor zwar ein breites Wirkungsspektrum besitzt, daß aber je nach Keimart erheblich differente Konzentrationen erforderlich sind (0,1 mg/l bei 1 min bis 100,0 mg/l bei 60 min), um eine vollständige Inaktivierung zu bekommen.

Wirkungsmechanismen

Der Wirkungsmechanismus der thermischen Inaktivierung von Mikroorganismen besteht in einer *Eiweißdenaturierung*, die eine irreversible Veränderung darstellt. Bei den ionisierenden Strahlen ist der Vorgang noch umstritten. Eine Theorie besagt, daß es sich um einen direkten Einfluß handelt, bei dem lebenswichtige Zentren der Bakterienzelle getroffen werden und diese in der Folge zugrunde geht (Eintreffertheorie), die andere besagt, daß ein Teil des Wassers innerhalb der Zelle in Peroxide und Radikale überführt wird und diese Substanzen den Tod verursachen. Für beide Annahmen gibt es experimentelle Beweise. Von der UV-Strahlung ist erwiesen, daß unter deren Einfluß strukturelle Veränderungen an der DNA entstehen. Es kommt z. B. zu einer Zusammenlagerung zweier benachbarter Thyminmoleküle, wodurch die DNA-Replikation verhindert und die Proteinsynthese gehemmt wird; als Folge tritt der Zelltod ein. Eine Belichtung derart geschädigter Zellen vermag teilweise die Thymindimere zu zerlegen und die Zellen wieder teilungsfähig zu machen. Das Phänomen wird als Photoreaktivierung bezeichnet.

Antibakteriell wirksame Stoffe können Mikroorganismen auf verschiedene Weise schädigen.
Die *Proteinkoagulation* tritt nicht nur nach einer ausreichend hohen thermischen Einwirkung ein, auch chemische Verbindungen wie Phenole und Alkohole zerstören den feindispersen, kolloidalen Zustand der Proteine. In der Regel sind diese Vorgänge irreversibel.
Die *Zellmembran* wirkt als selektive Schranke, die einigen ungelösten Stoffen den Durchtritt gewährt und andere ausschließt.
Manche Verbindungen werden sogar aktiv durch die Membran transportiert und in der Zelle angereichert. Voraussetzung ist aber auf jeden Fall eine intakte Membran. Aus diesen Gründen können Substanzen, die an der Oberfläche der Zelle absorbiert werden, die physikalische und chemische Beschaffenheit der Membran verändern und ihre normale Funktion stören. Membranschädigende Stoffe töten daher die Zelle ab oder behindern sie zumindest in ihrem Wachstum. Ein weiterer Angriffspunkt ist auch die *Zellwand*, die das Innere gegen osmotische Effekte schützt.
Bei ihrer Zerstörung kann es zur Lyse der gesamten Zelle kommen.
Enzymproteine, die Zystein enthalten, besitzen Seitenketten, die in *Sulfhydril-(SH-) Gruppen* enden. Die Aktivität solcher Fermente und Kofermente setzt voraus, daß die SH-Gruppen frei, also in reduziertem Zustand, vorliegen. Werden Wasserstoffionen abgespalten, was durch oxidativ wirksame Desinfektionsmittel zu erreichen ist, so entstehen unwirksame Disulfidverbindungen.
Die Ionen einer Reihe von Metallen (Quecksilber, Silber, Kupfer) haben gleichfalls eine hemmende Wirkung, indem sie sich mit den SH-Gruppen verbinden.

Wirkungsgrad keimtötender Eingriffe

Bei der Messung eines Absterbevorganges bestimmt man gewöhnlich nicht den Tod einer einzelnen Zelle, sondern den Tod einer Population. Unter einer bestimmten Bedingung, gleich welcher Art, ist die Wahrscheinlichkeit, daß eine bestimmte Zelle abstirbt pro Zeiteinheit konstant. Sterben also unter der gegebenen Einwirkung einer Schädigung in den ersten 10 Min. 90% der Zellen ab, so ist zu erwarten, daß auch in jedem folgenden Zeitintervall von 10 Min. jeweils 90% der überlebenden Zellen inaktiviert werden. Auch die Inaktivierung von Viren folgt den gleichen Gesetzen. Man erhält deshalb eine Absterbekurve (Abb. **81**).
Die Zahl der Zellen, die in jedem Zeitintervall abstirbt, ist eine Funktion der Zahl der vorhandenen überlebenden Zellen. Das Absterben einer Population folgt somit einem exponentiellen (logarithmischen) Vorgang. Wir müssen daraus folgern, daß es bei keiner Sterilisation oder Desinfektion zu einem schlagartigen Absterben der Mikroorganismen kommt. Wichtig ist ferner, daß die Zahl der überlebenden Keime von der Ausgangszahl abhängt. Nimmt man z. B. an, daß zum Zeitpunkt 0 Min. eine Suspension 10^5 Keime/ml enthält, und daß unter der gegebenen Einwirkung des Desinfektionsmittels nach 50 Min. noch 1 Keim am Leben bliebe (s. Abb. **81**), dann würden bei einem höheren Verunreinigungsgrad, also bei einer höheren Einsaat (z. B. 10^8/ml) bei gleicher Desinfektionsmittelkonzentration, nach 50 Min. noch 10^3 Keime überleben.

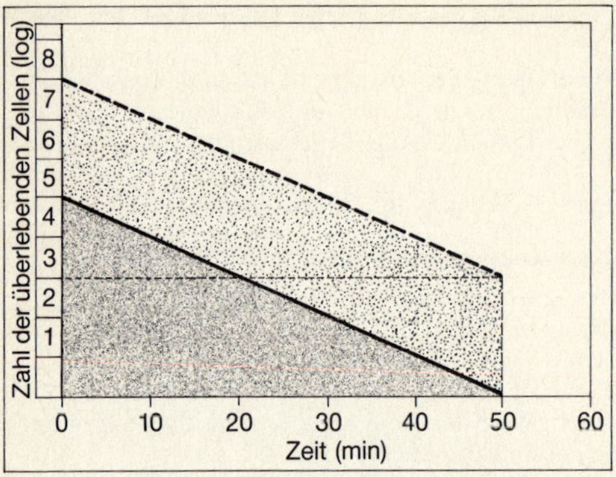

Abb. **81** Absterbekurve von Mikroorganismen.

Voraussetzung für solche Berechnungen ist jedoch, daß der Kurvenverlauf in dem gesamten Zeitraum unverändert bleibt. Es kommt aber in vielen Fällen nach einer bestimmten Zeit zu einer Abflachung der Kurve, die meist der Ausdruck einer heterogenen Zusammensetzung der Population bezüglich ihrer Empfindlichkeit für ein bestimmtes Inaktivierungsmittel ist. Extrapolationen sind also nicht ohne weiteres erlaubt. Die *Konzentration* eines Desinfektionsmittels entscheidet über das jeweilige Zeitintervall in der Absterbeordnung, d. h. über die Steilheit der Kurve in der Grafik. Dabei gilt die Beziehung $C^n \cdot t = K$, wobei C die Konzentration des Mittels, t die Zeit, die für die Abtötung eines bestimmten Anteils der Zellen erforderlich ist, und n und K Konstanten darstellen. Für Phenol ist $n = 5$, d. h., eine Verdoppelung der Konzentration reduziert die Zeit der Abtötung um das 32fache (*Jawetz* u. Mitarb. 1973).

Umkehr der antibakteriellen Wirkung

Unter „bakteriostatischer Wirksamkeit" versteht man die Verhinderung des Keimwachstums. Wird das Mittel entfernt, so kann bei Vorliegen entsprechender Nährstoffe die Vermehrung wieder einsetzen. Im einfachsten Falle würde dies mit einer Filtration oder Abzentrifugierung der Keime mit nachfolgender Resuspension in frischem Nährmedium zu erreichen sein. Im Falle der „kompetitiven" Hemmung, also bei Vorliegen eines dissoziierbaren Komplexes Hemmstoff-Enzym, braucht der chemische Antagonist nicht einmal entfernt zu werden, es genügt, das normale Substrat in ausreichender Konzentration anzubieten. Manche Desinfektionsmittel können auch durch Zufügen von gewissen Substanzen zum Nährmedium ausgeschaltet werden. Beispielsweise gelingt es, Quecksilber- oder Silbersalze durch Schwefelverbindungen in eine unwirksame Stufe zu überführen. Diese Vorgänge sind vor allem bei der Desinfektionsmittelprüfung von Bedeutung. Wurden z. B. Bakterien einem sehr stark bakteriostatisch wirksamen Mittel ausgesetzt und zur

Prüfung ihrer Überlebensfähigkeit anschließend in Nährbouillon überimpft, so können die dabei mitübertragenen Spuren des Desinfektionsmittels evtl. das Wachstum der Keime verhindern und so eine reguläre Abtötung vortäuschen. Erforderlich ist also die *Ausschaltung der Nachwirkung* bakteriostatisch hochwirksamer Substanzen.
Ein weiteres Problem ist die *Reaktivierung* inaktivierter Mikroorganismen. Es handelt sich um die Erscheinung, daß Bakterien nach der Einwirkung mancher Desinfektionsmittel unter normalen Nährbodenbedingungen nicht mehr zum Wachstum angeregt werden können, daß dies aber mit bestimmten Zusätzen doch zu erreichen ist. Ein für die Praxis wichtiges Reaktivierungsmittel ist das Serum. Werden z. B. die Hände präoperativ mit einem der Reaktivierung zugänglichen Mittel desinfiziert und gelangen dann Keime während der Operation infolge defekter Gummihandschuhe in die Wunde, so können sie unter der Serumeinwirkung ihre Vermehrungsfähigkeit zurückerhalten.

3.1.2 Sterilisation mittels thermischer Verfahren

Anwendungsbereiche

Die Anwendung von *heißer Luft* ist insofern eingeschränkt, als organische Substanzen wie Textilien, Gummi, Kunststoffe durch die erforderlichen Temperaturen geschädigt oder zerstört werden. Zur Sterilisation sind nämlich Erhitzungen bis zur unteren Grenze der Verkohlung erforderlich. Papiere und Stoffe werden folglich braun und brüchig, alle thermoplastischen Kunststoffe schmelzen.
Selbstverständlich können wäßrige Flüssigkeiten gleichfalls nicht mit Heißluft behandelt werden. Diese Form der Sterilisation ist also vor allem dort am Platze, wo es gilt, lediglich Geräte aus unverbrennbarem Material wie Metall, Glas und Porzellan keimfrei zu machen. Daneben können auch pulverförmige Rohstoffe wie z. B.Talkum, Bolus alba oder wasserfreie Öle, Fette, Wachse, Paraffin und Glyzerin mit Heißluft sterilisiert werden.

Die *Autoklavierung* ist ebenfalls für Geräte aus Metall, Glas und Porzellan geeignet, darüber hinaus aber auch für organisches Material, wie Gummi und Textilien sowie Lösungen, insbesondere für die thermostabilen Arzneimittel. Ein Teil der Kunststoffe – vor allem Teflon – läßt sich gleichfalls autoklavieren, nicht jedoch Polyethylen und PVC. Empfindliche optische Geräte werden in gespanntem Dampf geschädigt. Wichtig ist die Feststellung, daß Sterilität nur dann erreicht werden kann, wenn der Dampf an alle Stellen des Sterilisiergutes gelangt. Talkum läßt sich daher im Autoklaven praktisch nicht sterilisieren.

Durchführung der Sterilisation mittels Heißluft

Nach ihrer Konstruktion handelt es sich bei den *Heißluftsterilisatoren* um modifizierte Trockenschränke, die eine Innentemperatur von 200 °C garantieren. Einfache Heißluftschränke ohne künstliche Luftumwälzung dürfen nicht zu groß gebaut sein, weil sonst kein optimaler Wärmegang zu erreichen ist.
Wir empfehlen als Richtmaß für den Sterilisationsraum maximal 50×50×50 cm. Aber auch dann können bei voll beladenem Gerät noch starke Temperaturunterschiede auftreten, weshalb zu den normalen Einwirkungszeiten unter solchen Bedingungen erhebliche Sicherheitszuschläge gegeben werden müssen. Dies gilt vor allem für die Sterilisation von Pulvern, Ölen und Fetten. Laboratorien und Krankenstationen, die ihre Geräte in kurzer Zeit sterilisiert haben möchten, sollten Apparate mit künstlicher Luftumwälzung bevorzugen, in denen der thermische Ausgleich wesentlich weniger Zeit benötigt. Grundsätzlich ist aber – wenn irgend möglich – eine Autoklavierung der Heißluftbehandlung vorzuziehen.
Das Erreichen der 200- °C-Marke am Thermometer eines Heißluftsterilisators beweist in keinem Falle, daß diese Temperatur in allen Teilen des Sterilisiergutes einwirkt.

Die nach DAB 9/1986 (u. Ph. Eur. 2) empfohlenen Richtwerte sind: 160 °C Temperatur, 120 min Einwirkungszeit oder 180 °C, 30 min. Es ist auch möglich, bei 200 °C innerhalb von 10 min zu sterilisieren. Dabei ist in jedem Falle die Verzögerung der Aufheizung in kompakten Medien zu beachten. Es empfiehlt sich, in der Praxis der Heißluftsterilisation keine niedrigeren Temperaturen als 180 °C und keine höheren als 200 °C zu verwenden. In den Sterilisiertunneln der Pharmaindustrie werden allerdings 240–320 °C eingesetzt.

Wird ein noch heißer Sterilisator sofort wieder benutzt, kann die Lufttemperatur im Inneren (und damit am Thermometer) schnell wieder auf 180 °C steigen, während das Sterilisiergut an verschiedenen Stellen noch erheblich kälter ist. Bei heißem Gerät sind also Sicherheitszuschläge bei der Ausgleichszeit notwendig.
Besteht das Sterilisiergut aus schlechten Wärmeleitern, sind ebenfalls Sicherheitszuschläge erforderlich. Nur wenn stets das gleiche Material im gleichen Ausmaß und im gleichen Gerät behandelt wird, darf der Betrieb des Apparates über eine Schaltuhr nach dem Erfahrungswert gesteuert werden.
Grundsätzlich muß das Sterilisiergut in einen Heißluftsterilisator in trockenem Zustand eingelegt werden.

Durchführung der Sterilisation mittels Autoklav

Um die Temperatur von Wasserdampf auf die für eine Sterilisation erforderlichen Werte von 120 bzw. 134 °C zu erhöhen, bedarf es eines Druckkessels, eines Autoklaven. Die Herstellung und der Betrieb solcher Geräte unterliegt der Kontrolle des Technischen Überwachungsvereines (TÜV).

Zur Gewährleistung einer einwandfreien Sterilisation sind bestimmte Bedingungen einzuhalten. Es muß sich stets um *gesättigten, gespannten Dampf* handeln, der nur eine geringe Menge von Restluft enthalten darf (< 10%). Als Standardverfahren (engl. „overkill") gelten 15 min bei 121 °C. Als Äquivalente kommen bei verringerten Temperaturen verlängerte Zeiten in Betracht (Ermittlung s. Abb. 80). Der rechnerische Äquivalenzwert für 134 °C im Bereich von 10 s hat selbstverständlich nur theoretische Bedeutung.
Nach DIN 58 946 Teil 2 ist ein Sicherheitszuschlag zu berücksichtigen, der bei 134 °C 50% der Ausgleichszeit + 2 min und bei 121 °C 5 min betragen soll. Über den Zusammenhang zwischen Dampfdruck und -temperatur informiert die Tab. 97.
Ferner spielt bei der Sterilisation von porösem Material noch der Gasgehalt des Dampfes (bzw. des Speisewassers) eine große Rolle. Damit ist eines der wichtigsten Probleme der Dampfsterilisation die *Beseitigung der Luft* aus dem Sterilisator und vor allem aus dem Sterilisiergut, sofern es sich um poröses Material oder große Behälter handelt. Die Gerätekonstruktion (Abb. 82–85) ist diesbezüglich von entscheidender Bedeutung. Im einfachsten (und billigsten) Falle handelt es sich um einen Druckkessel, in dem das Sterilisiergut auf einem Lochblech direkt über dem Wasser steht. Der Wasserdampf steigt nach oben, die schwere Luft kann teilweise im Gerät oder in den zu sterilisierenden Gegenständen unten liegen bleiben. Die Forderung nach möglichst luftfreiem Dampf ist infolgedessen nicht immer erfüllt.
Einwandige Geräte sollten deshalb nur als Kleinautoklaven zum Einsatz kommen. Beim Betrieb ist darauf zu achten, daß das Dampfabsperrventil nicht sofort geschlossen wird. Der beim Sieden sich entwickelnde Dampf muß für einige Minuten strömen, um die Luft mitzureißen.
Größere Sicherheit bietet der doppelwandige Autoklav, weil der Dampf durch den inneren Mantel gezwungen wird, den Sterilisierraum von oben nach unten zu durchsetzen und hierbei die Luft vor sich her nach außen zu schieben. Auch für dieses Gerät gilt die Vorschrift, daß der Dampfraum erst dann abgesperrt werden darf, wenn Dampf am Auslaßventil erscheint und das dort angebrachte Thermometer 100 °C anzeigt.
Das Prinzip des Schnellautoklaven besteht darin, daß vorrätig gehaltener Dampf (aus der Hausdampfleitung oder aus dem im Gerät eingebauten Dampfkessel) bei Bedarf in den Sterilisationsraum geleitet wird. Dabei gilt die Vorschrift: Dampfzufuhr an der höchsten, Dampfaustritt an der tief-

Tabelle **97** Temperatur und Dampfdruck von gesättigtem Wasserdampf.

Temperatur						
in	°C	100,0	109,7	120,6	133,9	144,0
	°F	212,0	230,0	249,0	273,0	292,0
Dampfdruck						
in	atü	0,000	0,400	1,000	2,000	3,000
	bar	0,981	1,373	1,961	2,942	3,923

sten Stelle des Gerätes. Bei der Sterilisation von porösem Material (z. B. Wäsche, Verbandsstoffe) erfordert die Entlüftung beim Standardverfahren längere Zeit. Verkürzen läßt sie sich mittels des Vorvakuumverfahrens, des Dampfinjektionsverfahrens oder des fraktionierten Vakuumverfahrens (= wiederholtes Evakuieren mit wiederholtem Dampfeinlaß). Der letzte Typ eignet sich besonders für den klinischen Betrieb.
Die Bedienung von Schnellautoklaven kann schließlich durch entsprechende Steuerorgane so weit automatisiert werden, daß die Gesamtbetriebszeit pro Sterilisation auf ca. 10 Minuten reduziert wird.

Für die Pharma- und die Lebensmittelindustrie wurde der Hydrostat (Autoklaventurm) entwickelt. Er stellt eine 11–14 m hohe Konstruktion dar, die kontinuierlich im Paternostersystem beschickt wird. Die Temperatur läßt sich von 105–130 °C regulieren, wobei der Druck durch die Höhe der Wassersäule eingestellt wird (14 m = 121 °C).

Der *zeitliche Ablauf* der Sterilisation ist aus Abb. **86** ersichtlich.
Bei einem normalen Gerät wird das Wasser zum Kochen gebracht, der Dampf von 100 °C strömt in den Sterilisationsraum, erwärmt das Gut und treibt die Luft aus. Bei einem Schnellautoklaven tritt der Dampf bereits mit der Sterilisationstemperatur ein, es erfolgt eine raschere Aufheizung und ein schnelleres Austreiben der Luft. In jedem Falle aber gilt es, die *Ausgleichszeit* zu beachten. Sie umfaßt die Zeitspanne bis zum Angleich der Temperatur im Bereich der ungünstigsten Stelle des Sterilisiergutes an die des Dampfraumes.
Bei der Sterilisation von großvolumigen, massiven Materialien oder von Flüssigkeiten müssen empirisch ermittelte Verlängerungsfaktoren eingesetzt werden (Tab. **98**).
Nicht zuletzt wird die Ausgleichszeit durch die *Verpackung* des Sterilisiergutes beeinflußt, ihr ist auf jeden Fall besondere Aufmerksamkeit zu widmen. Eine Sterilisation offen gelagerter Instrumente ist grundsätzlich abzulehnen. Während bei der Heißluftsterilisation die Behälter dicht verschlossen werden können, erfordert die Autoklavierung gelochte Trommeln oder Kassetten mit dichten Einlagen, die fest einzuspannen und regelmäßig zu erneuern sind. Trommeln und Kassetten mit eingebauten Ventilen müssen

Abb. **82** Einwandiger Autoklav (Manometer und Sicherheitsventil sind zur Vereinfachung nicht eingezeichnet).

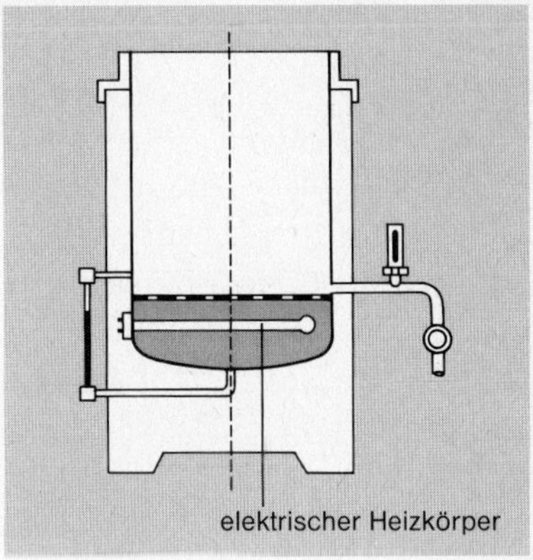

Abb. **83**
Doppelwandiger Autoklav.

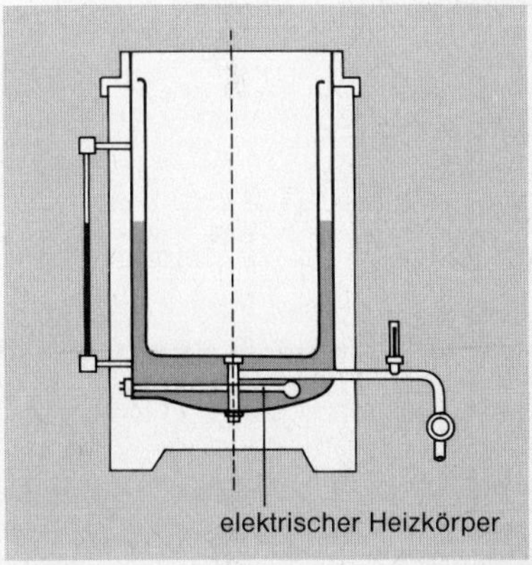

Abb. **84**
Vorratsdampfautoklav.

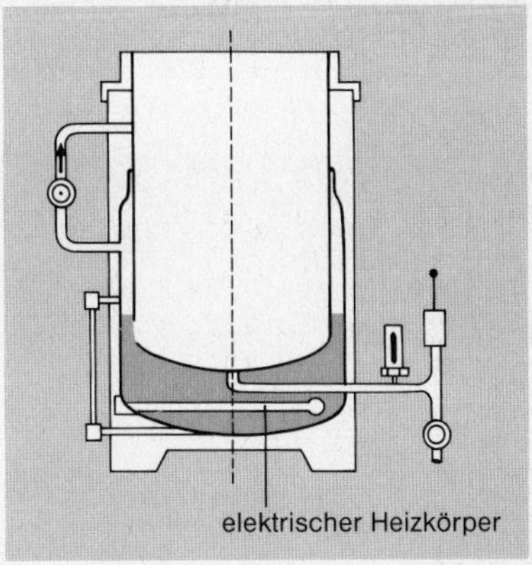

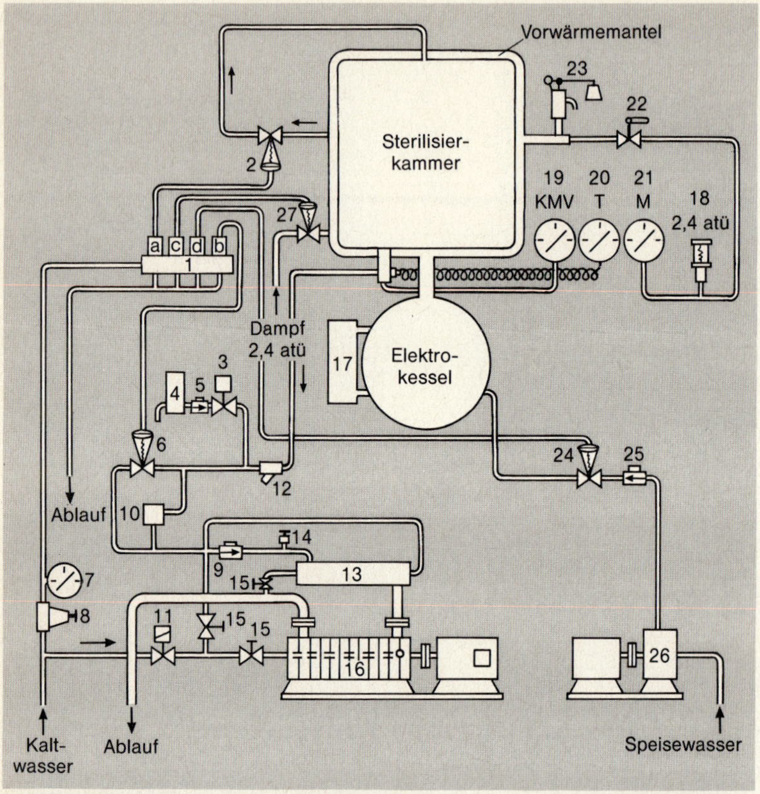

1 Steuerventilblock
a = Ventil Sterilisation
b = Ventil Entlüftung
c = Ventil Vorwärmung
d = Ventil Füllung
2 Ventil Sterilisation
3 Magnetventil Belüftung
4 Belüftungsfilter
5 Rückschlagventil
6 Ventil Entlüftung
7 Manometer für Steuerwasser
8 Wasserdruckminderer
9 Rückschlagventil
10 Stauer
11 Kühlwasser Magnetventil
12 Schmutzfänger
13 Kühler
14 Schnüffelventil
15 Drosselventile
16 Vakuumpumpe
17 Niveauregler
18 Druckregler
19 Manovakuummeter
4 Kontakte
20 Fernthermometer
21 Kesselmanometer
22 Manometer Prüfhahn
23 Sicherheitsventil
24 Ventil Füllung
25 Rückschlagventil
26 Speisepumpe
27 Ventil Vorwärmung

Abb. **85** Automatisch arbeitender Klinikautoklav (System Stiefenhofer, München).

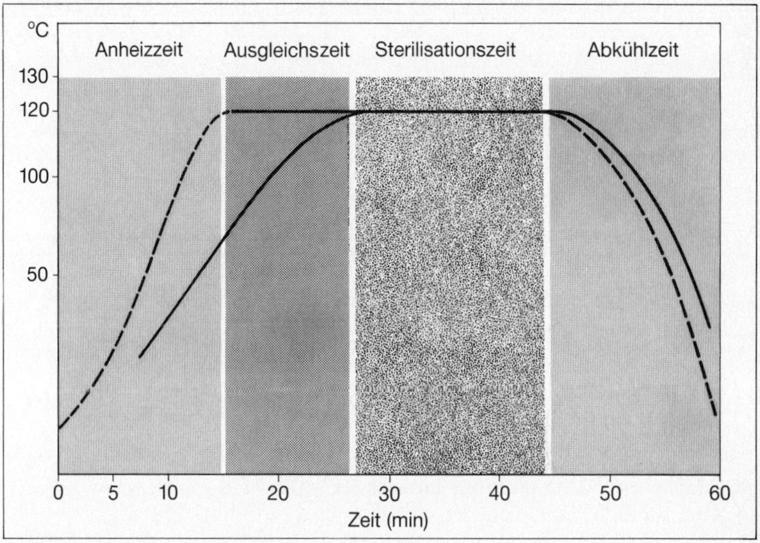

Abb. **86** Zeitlicher Ablauf der Sterilisation.

nicht so häufig kontrolliert werden, sie sind jedoch nur in Autoklaven mit Vorvakuum einsetzbar.
Von den zahlreichen Verpackungsmaterialien des Handels sollten nur Papiere oder Papier-Kunststoff-Kombinationen benutzt werden. Nach *Rosenfeld* (1980) sind an solche Sterilisationspapiere folgende Anforderungen zu stellen:
- Porosität gegen Dampf und Gas;
- Filterwirkung gegen mikrobielle Kontaminationen;
- Festigkeit, trocken und naß;
- Physiologische Unbedenklichkeit nach LMBG und BGA-Empfehlungen;
- Resistenz gegen Durchfeuchtung;
- Heißsiegelbarkeit und Peelbarkeit der Siegelnaht;
- Beständigkeit gegen Sterilisationsverfahren;
- Bedruck- und Beschreibbarkeit.

Bei Kunststoffschläuchen ist für jedes Fabrikat zu prüfen, ob sie auch in mehreren Lagen eine sichere Sterilisation ermöglichen.
Tücher sollten nur im Operationsbereich und lediglich als zweite Umhüllung gebraucht werden. Instrumente zum sterilen Einsatz sind in 2 Lagen zu verpacken, bei Anästhesieinstrumentarium genügt meist eine Umhüllung. Für den Ambulanzbereich sind größere Verpackungseinheiten geeig-

Tabelle **98** Richtwerte für die Verlängerung der Ausgleichszeit.

Gefäß	Inhalt in ml	Ausgleichszeit in Minuten
Dünnwandige Ampullen	bis 10	0
Dickwandige Arzneiflaschen	100	10
	250	15
	500	20
	1000	22

net, im Stationsbereich ist die Einzelverpackung, ggf. als Instrumentenset, sicherer.
Auf die Ausgleichszeit folgt die eigentliche Sterilisationszeit, die bei 120 °C Dampftemperatur etwa 15 und bei 134 °C ca. 5 min betragen muß.
Die Abb. 86 zeigt, daß in der *Abkühlungszeit* die Kurven wieder auseinanderlaufen. Der Dampfraum, der sich bei der Aufheizung schneller erwärmt, kühlt sich auch wieder schneller als das Sterilisiergut ab.

Nimmt man bei der Behandlung von Flüssigkeiten am Ende der Sterilisierzeit den Druck durch Öffnen des Ablaßventils plötzlich weg, kommt es zum Siedeverzug, weil das 120 °C heiße Wasser unter Normaldruck sofort in Dampf übergeht. Geschlossene Flaschen können explodieren, mit Stopfen verschlossene Behälter kochen über. Bei der Sterilisation von Flüssigkeiten darf der Druck nicht schlagartig abgelassen werden, vielmehr wird am Ende der Sterilisationszeit die Heizung ausgeschaltet und das Gerät erst geöffnet, wenn die Temperatur unter 100 °C gesunken ist. Bei automatischen Autoklaven ist auf Handbedienung umzuschalten. (Für Serienproduktionen gibt es Gegendruckautoklaven.)
Durch Wasserdampfkondensation evtl. durchfeuchtete Materialien (Watte, Wäsche usw.) können durch ein Nachvakuum getrocknet werden.

Kontrolle des Sterilisationseffektes

Nach DAB müssen die Geräte zur Heißluft- und Dampfsterilisation mindestens alle 2 Jahre sowie nach größeren Reparaturen überprüft werden. Dabei sind vor allem das Temperatur/Druck-Verhältnis bei Autoklaven sowie die Registriereinrichtungen zu kontrollieren.
Für die Pharmaproduktion gelten verschiedene Inprozeßkontrollen und Endproduktenüberprüfungen, im medizinischen Bereich ist die Verfahrenskontrolle entscheidend. Hierfür stehen zur Verfügung: *Bioindikatoren, Thermoindikatoren, Sichtkontrollstreifen.*
DIN 58946 Teil 3 unterscheidet zwischen der Typprüfung beim Hersteller, der Prüfung nach Aufstellung beim Betreiber sowie den periodischen und au-

ßerordentlichen Prüfungen. Zur Durchführung der periodischen Prüfung macht die DIN-Vorschrift Angaben über die Zahl und die optimale Verteilung von Bioindikatoren und Thermoelementen.
Das Prinzip der Funktionsprüfung beruht entweder darauf, daß wir die biologische Wirkung auf Sporen kontrollieren oder physikalisch die Daten ermitteln, die erfahrungsgemäß zur Abtötung dieser Sporen ausreichen. Das biologische Verfahren erscheint zunächst als das zweckmäßigste, doch ist zu beachten, daß das Resultat einer solchen Überprüfung erst nach 10–14 Tagen Bebrütungszeit vorliegt. Zuverlässig ist das Ergebnis zudem nur dann, wenn vorher die Resistenz der verwendeten Sporen experimentell kontrolliert und eine entsprechende Auswahl getroffen wurde. Sie müssen bei 120 ± 1 °C im Autoklaven eine Resistenz von mindestens 5 min besitzen. Zur Beurteilung der Brauchbarkeit kann davon ausgegangen werden, daß noch bei etwa der Hälfte, jedoch bei mindestens 1/3 von 30 behandelten Sporenerdepäckchen in der Kultur Wachstum auftritt. Zeigt sich bei der Autoklavenprüfung in einer mit solchen Sporenpäckchen beimpften Bouillon nach 10tägiger Bebrütung kein Wachstum, so besteht Sicherheit, daß kein Erreger von Infektionskrankheiten, einschließlich Tetanus und Gasbrand, überlebte.
Von den physikalischen Meßmethoden erlaubt das Einlegen eines Maximalthermometers keine sichere Beurteilung, weil nicht zu erkennen ist, wie lange die Temperatur eingewirkt hat. Brauchbare Daten, allerdings nur für die Typprüfung des Gerätes, nicht für den laufenden Betrieb, liefert die parallel an verschiedenen Stellen des Gerätes bzw. des Sterilisiergutes durchgeführte thermoelektrische Messung. Geeignet für die laufende Kontrolle der Sterilisation sind Farbindikatoren, während Schmelzpunktröhrchen oder Kolorstifte bzw. -streifen weniger brauchbar sind, da auch sie lediglich die erreichte Temperatur anzeigen, aber keine Aussage über die Dauer von deren Einwirkung erlauben. Immerhin kann mit diesen einer Verwechslung von sterilisiertem und unbehandeltem Material vorgebeugt werden.

Test bei Inbetriebnahme eines Heißluftsterilisators

Einlegen von Erdsporenpäckchen an verschiedenen Stellen des Gerätes, wobei man die Hälfte in die zu sterilisierenden Geräte gibt.
Erster Versuch mit 180 °C, 30 min. Zeigt sich nach der Bebrütung bei 37 °C noch Wachstum von Sporen, wird bei der Wiederholung des Tests die Temperatur erhöht oder die Zeit verlängert.
(Erdsporenpäckchen mit ca. 1,0 g auf ihre Resistenz nach DIN 58 947 geprüfter Gartenerde sind bei den Hygienelaboratorien anzufordern und nach durchgeführter Sterilisation zur Bebrütung an diese wieder zurückzusenden.)
Von verschiedenen Firmen werden heute auch mit Testsporen (Bacillus subtilis var. niger ATCC 9 372) imprägnierte Teststreifen (z. B. Spordi-Streifen, Hersteller: American Sterilizer Company, Erie, Pennsylvania 16 512, USA; GKE Vertriebsges. Postfach 47, D-4 172 Straelen 1) für Temperaturen bis 180 °C angeboten. Die Handhabung ist einfacher, die thermische Resistenz jedoch etwas geringer als die der Erdsporenpäckchen.

Tests zur Betriebskontrolle eines Heißluftsterilisators

Einsatz von Browne-Tubes Type 3 (Farbumschlag von Rot nach Grün), zu beziehen über Münchener Medizin-Mechanik, München, Implerstraße. Außerdem können bei jedem Sterilisationsgang Klebebänder zur Sichtkontrolle (z. B. 3-M-Kontrolle) eingesetzt werden. Die auf die Behälter außen aufgeklebten Indikatorstreifen zeigen aber nur an, daß ein Erhitzungsvorgang stattgefunden hat. Die Sterilität ist damit nicht bewiesen. Mindestens einmal jährlich ist ein Test mit Sporenpäckchen oder Spordi-Streifen durchzuführen. Voraussetzung für den jährlichen Abstand bei der biologischen Prüfung ist aber der Einsatz von Farbindikatoren (Browne-Tubes) alle 14 Tage.
Bacillus stearothermophilus-Sporen eignen sich wegen ihres geringeren D-Wertes weniger gut für die Kontrolle von Heißluftsterilisatoren. Teststreifen, die sowohl mit Subtilis- als auch Stearothermophilussporen imprägniert sind, sollen daher bei 37 °C bebrütet werden.

Test bei Inbetriebnahme eines Autoklaven

Einlegen von Erdsporenpäckchen oder Sporenstreifen an verschiedenen Stellen des Gerätes, vor allem aber zwischen und in die zu sterilisierenden Gegenstände. Der erste Versuch erfolgt mit 121 (134) °C und 30 (5) min (die Einwirkungszeit rechnet ab Erreichen dieser Temperatur am Autoklaventhermometer). Zeigt sich bei der Bebrütung der Testpäckchen Wachstum von Sporenbildnern (Nichtsporenbildner bleiben unberücksichtigt, es sei denn, es liegt der Verdacht auf Fehlen jeder Dampfeinwirkung vor), dann ist beim folgenden Versuch die Einwirkungszeit zu verlängern.

Tests zur periodischen Kontrolle eines Autoklaven

Farbindikatoren zur Sofortablesung bei jeder Charge

Zuverlässige Resultate liefern „Timecard"-Indikatoren für 121-°C-Geräte und „Hi-Speed-Timecard"-Indikatoren für Schnellautoklaven mit 134 °C Betriebstemperatur. (Die Indikatoren liefert z. B. die Biologische Arbeitsgemeinschaft GmbH, 6302 Lich/Hessen, Amtsgerichtsstr. 1.) Zu beachten ist, daß die Papierstreifen nicht mit Wasser in Berührung kommen, weil dann die Umschlagszeit erheblich verkürzt wird.

Biologische Tests bei etwa jeder 30. Sterilisation

Standardtestkeim für die Kontrolle von Autoklaven ist Bacillus stearothermophilus ATCC 7953, käuflich z. B. als Spore-O-Chex-Streifen. Es handelt sich um eine Kombination mit Bacillus subtilis var. globigii, nach DIN 58948 geeignet zur Kontrolle von Dampf-, Heißluft- und Ethylenoxidsterilisatoren (Bezug über BAG, Lich).

Für die Funktionskontrolle der Autoklavierung ampullierter Arzneimittel werden Testampullen mit Sporen des Bacillus stearothermophilus angeboten (z. B. Sterikon-Ampullen, Fa. Merck, Darmstadt). Diese Ampullen werden nach der Sterilisation ebenso wie die Streifen 48 Std. bei 55 °C bebrütet; Trübung und Farbumschlag zeigen Unsterilität an.
Das Verfahren ist aber für die Instrumentensterilisation usw. keinesfalls brauchbar, da in den Ampullen die Sporen in Flüssigkeit suspendiert sind, während das Sterilisiergut u. U. mit gashaltigem Wasserdampf behandelt wird.

Bei dem Attestindikator (Hersteller: Minnesota Mining and Manufacturing Company St. Paul, Minnesota 55 101, USA) befindet sich in einer Polypropylenhülse eine Glasphiole, gefüllt mit Kaseinpepton-Sojabohnenmehlpepton-Lösung (CSL) und weiteren (nicht deklarierten) Zusätzen sowie Bromkresolpurpur als Farbindikator, daneben ein mit Sporen von Bacillus stearothermophilus kontaminierter Papierstreifen. Die Hülse ist mit einem Plastikdeckel, in den ein Papierfilter eingelassen ist, verschlossen. Nach der Sterilisation wird die nährmediumhaltige Glasphiole durch Druck mit den Fingern auf die Kunststoffhülse zerbrochen, so daß die Nährflüssigkeit zu den auf dem Papierstreifen befindlichen Sporen gelangt. Die Indikatoren werden bei 56 °C während 24–48 h bebrütet. Ein Wachstum der Bakterien und damit eine ungenügende Sterilisation ist am Umschlag des Farbindikators von Violett nach Gelb erkennbar. Über die periodischen biologischen Testungen ist Buch zu führen.

3.1.3 Sterilisation mit energiereichen Strahlen

In der Praxis werden hauptsächlich Kathodenstrahlen und ^{60}Co-Quellen verwendet, dagegen hat die Sterilisation mit Röntgenstrahlen kaum eine Bedeutung. Wegen der sehr aufwendigen Apparatur kommt die Strahlensterilisation für die ärztliche Praxis nicht in Betracht. Bei einem Einsatz als überregionale Sterilisationsanlage lassen sich jedoch verschiedene ärztliche Materialien und Geräte zuverlässig entkeimen (nach § 7 Abs. 1 des deutschen Arzneimittelgesetzes dürfen allerdings alle Arzneimittel im engeren Sinne nicht mit ionisierenden Strahlen behandelt werden). Wie bei der Ethylenoxidbehandlung wird das zu sterilisierende Gut in bakteriendichte Folien verpackt. Zur Sterilisation führt man es auf einem Fließband unter der Strahlenquelle vorbei.
Die Strahlensterilisation läßt sich für medizinische Produkte, insbesondere Einwegartikel (Kunststoffinjektionsspritzen, Katheter aus PVC, Latex, PE, Bluttransfusionsgeräte, Infusionsbestecke, Gummihandschuhe, Plastikschalen) verwenden. Seit dem 8. 8. 1967 (BGBl. I 1967, S. 891) ist die Behandlung auch von chirurgischem Nahtmaterial, Kollagenmembranen, Erzeugnissen aus Fibrinschaum und Verbandsstoffen erlaubt. Durch die AMRadV von 1987 sind weitere Anwendungen zugelassen worden.
Gut strahlenbelastbar ist Hoch- und Niederdruckpolyethylen, natürlicher Gummi und Butadienstyren; schwach belastbar sind dagegen PVC, Azetal-Kopolymere, Silikongummi, Neoprengummi; Polypropylen wird unterschiedlich eingestuft.
Zur physikalischen Überwachung des kontinuierlichen Sterilisationsprozesses (Inprozeßkontrolle) wird die Dosimetrie verwendet.

Tabelle **99** EO-Sterilisiergasgemische (DIN 58948 Teil 1).

Markenname	Anteil in % EO	Inertgas	Hersteller	Behandlungs-druck
Etox	90	10 CO_2	London Fumigation	55 mbar
T-Gas	90	10 CO_2	Degesch	55 mbar
Etoxitat	50	50 Methylformiat	Degesch	55 mbar
Oxyfume	20	80 CO_2	Union Carbide	Normaldruck
Aeto	12–15	88–85 CO_2	DMB-Appartebau	4–7 bar
Cryoxid	11	89 Freon	American Steril.	1,35–2,2 bar
Cartox	10	90 CO_2	Degesch	0–3,9 bar
Carboxide	10	90 CO_2	Union Carbide	0–3,9 bar

Für die periodische Routinekontrolle oder bei Änderungen im Verfahren benutzt man Bioindikatoren mit 10^7-10^8 Sporen von Bacillus pumilus ATCC 14884 (für den Dosisbereich 2,5 Mrad) bzw. von Bacillus sphaericus SSI C_1A oder Bacillus cereus var. mycoides NCTC 2603 (für den Dosisbereich 2,5–6,0 Mrad), die in 1 g Bolus alba oder Stärke getrocknet und in PE-Folienbeutel eingesiegelt werden. Zur Sichtkontrolle stehen Chemoindikatoren zur Verfügung. Bioindikatoren sind im Handel erhältlich als Sportrol-Teststreifen mit 10^6 Sporen von Bacillus pumilus (D = 0,15 Mrad) bei Mecconti GmbH, 6232 Bad Soden.

3.1.4 Sterilisation mittels Chemikalien

Ethylenoxid

Dampf- und Heißluftsterilisation sind bewährte Methoden, um Keime auf Gegenständen und in Substraten abzutöten, doch lassen sich mit diesem Verfahren *thermolabile* Materialien wie Kunststoffe, nicht sterilisieren. Hier bildet der Einsatz von Ethylenoxid die Möglichkeit, Keimfreiheit zu erzielen (Tab. 99).

Ethylenoxid (EO) ist ein sehr reaktionsfähiges Gas mit einem Siedepunkt von 10,7 °C. Da es mit Luft explosive Gemische bildet, ist beim Umgang äußerste Vorsicht geboten. Die untere Explosionsgrenze liegt bei 3%, die obere bei 80% EO. Auch reines gasförmiges EO zerfällt bei genügender Erwärmung explosionsartig. Aus Sicherheitsgründen wird es in verflüssigter Form mit Schutzgaszusatz in Druckflaschen oder in sog. Gaskartuschen (ohne Verschlußventil zur einmaligen Verwendung) in den Handel gebracht.

Ethylenoxid reizt die Atemwege und stellt außerdem ein starkes Protoplasmagift dar. 100–200 mg EO/l Atemluft gefährden den Menschen in wenigen Minuten. Der frühere MAK-Wert wurde ersetzt durch einen TRK-Wert von 5 mg/m³. In wäßriger Lösung, selbst bei Konzentrationen unter 1%, erzeugt EO Hautreizungen mit Blasenbildung.

Die Toleranzgrenze liegt bei einer einstündigen Inhalation im Bereich von 0,5–6 mg EO/l. Der Geruchsschwellenwert wird mit 700 ppm angegeben. LD_{50} Ratte: 230 mg/kg. Zum Nachweis von bedenklichen Konzentrationen am Arbeitsplatz eignet sich das Dräger-Gasspürgerät mit Kohlenwasserstoffprüfröhrchen 0,1%.

Das medizinische Problem besteht aber weniger in der akuten Toxizität als mehr in chronischen Schädigungen bei dem damit ständig in Berührung kommenden Personal. *Hogstedt* u. Mitarb. (1979) berichteten über 3 Leukämiefälle zwischen 1972 und 1977 bei einer relativ kleinen Gruppe von schwedischen, seit 1968 EO-exponierten Arbeitern (nach der nationalen Statistik waren statistisch nur 0,2 Fälle zu erwarten). Die durchschnittliche Luftkontamination betrug 20 ± 10 ppm. Die Zahl der Beobachtungen ist selbstverständlich sehr gering, die Fallbeschreibung gewinnt aber an Bedeutung, wenn man berücksichtigt, daß es *Dunkelberg* (1981, 1983, 1987) gelungen ist, im Tierexperiment mit parenteraler sowie oraler Verabfolgung von EO bösartige Tumoren zu erzeugen. EO erhöht die Sister-chromatid-exchange-Rate (*Laurent* u. Mitarb. 1982). In einem ECETOC-Report (Nr. 11/1984) wird über die Toxizität von EO anhand von zahlreichen Literaturangaben zusammenfassend berichtet: Langzeittierversuche führen zu dem Schluß, daß EO ein vermutliches Kanzerogen für den Menschen ist. Epidemiologische Studien, welche diese Annahme beweisen, liegen allerdings nicht vor. Untersuchungen – in vitro und am Menschen – bestätigten immerhin ein hohes mutagenes Potential. EO wirkt embryotoxisch, aber nicht teratogen.
Das antimikrobielle Wirkungsspektrum ist sehr breit, es erstreckt sich nicht nur auf vegetative Keime, sondern auch auf Sporen und Viren. Der Effekt beruht wahrscheinlich auf der Reaktion des EO mit funktionellen Gruppen in Seitenketten von Proteinen. Ferner kommt eine Alkylierungsreaktion mit der Folge einer Inaktivierung von DNA und RNA in Betracht. Die Abtötung von Mikroorganismen hängt jedoch von einer Reihe von Faktoren ab:

EO-Konzentration: Die Verdoppelung führt zu einer Halbierung der erforderlichen Sterilisationszeit, jedoch verringert sich mit steigender Temperatur der Konzentrationseinfluß.
Temperatur: Bei einer Steigerung um 10 °C erhöht sich die Wirkung um das 1,8- bis 2,74fache. Bei Temperaturen unter 12 °C ist der Effekt des EO nur gering, das Optimum liegt bei 55 °C.
Feuchte: Die Sterilisation mittels EO setzt die Anwesenheit von Wasser voraus, allerdings finden sich keine einheitlichen Angaben über die optimalen Werte im Sterilisiergut. Als Bereich werden 20–40% angegeben, bei gespanntem EO sind höhere Werte erforderlich (55–85%). In der Industrie wird das Gut daher vor der Sterilisation „konditioniert".

Im medizinischen Bereich wird das Gut dagegen durch Zuführung von Wasserdampf in der Sterilisierkammer vor dem Einlassen des Sterilisiergases befeuchtet.

Getrocknete Sporen und an Glas, Plastik oder Porzellan angetrocknete Keime sind sehr resistent gegen EO-Behandlung, in Kristalle (z. B. Kochsalz) eingeschlossene Bakterien werden überhaupt nicht inaktiviert. Auch mit wäßrigen Erdextrakten lassen sich Sporen, besonders bei nachfolgender intensiver Trocknung, gegen die Einwirkung von EO weitgehend schützen.
Druck: Die Gassterilisationsverfahren unterscheiden sich insbesondere durch den Betriebsdruck. Das Unterdruckverfahren ist dadurch gekennzeichnet, daß der absolute Druck während der Sterilisierzeit in der Kammer kleiner als der Atmosphärendruck bleibt. Bei dem Gleichdruckverfahren entspricht der absolute Druck zu jeder Zeit annähernd dem Atmosphärendruck. Für das Überdruckverfahren ist charakteristisch, daß der absolute Druck während der Sterilisierzeit über dem Atmosphärendruck liegt. Gasgemische mit niedrigem EO-Gehalt benötigen einen ausreichenden Überdruck, reines EO- oder T-Gas wird bei ca. 55 mbar eingesetzt.
Verpackung: Ein großer Vorteil der EO-Sterilisation besteht darin, daß man das Sterilisiergut vor der Behandlung in Kunststoffbeutel einsiegeln kann, so daß es bis zur späteren Verwendung gegen Reinfektionen sicher geschützt bleibt. Wegen der erforderlichen Feuchte muß das Verpackungsmaterial sowohl für EO als auch für Wasserdampf durchlässig sein. In dieser Hinsicht bestehen beträchtliche Unterschiede. Mit PVC beschichtete Papiere weisen die günstigsten Eigenschaften auf. In der Praxis wird meist Niederdruckpolyethylen (Suprathen) verwendet.

Durchführung der EO-Sterilisation

Es ist zwar möglich, im Labormaßstab unter Einsatz eines Exsikkators Sterilisationen mit EO durchzuführen, doch ist wegen der Risiken davon abzuraten, zumal in den Kliniken und Instituten heute fast überall entsprechende Geräte stehen, die den DIN-Vorschriften entsprechen. Keinesfalls sollten „offene“ Sterilisationstechniken (Sterilisationsgut + EO-Ampullen in Plastiksäcken) Verwendung finden (*Norpoth* u. Mitarb. 1975).
In Krankenhäusern ist die dezentrale Installation von kleineren EO-Einheiten zugunsten einer größeren Zentraleinheit zu vermeiden. Es sollen möglichst wenig Personen dem Risiko einer EO-Exposition ausgesetzt werden. Überdies lassen sich an Zentraleinheiten die technischen Schutzvorrichtungen leichter perfektionieren.

a) Einsatz von Kartuschengassterilisatoren (DIN 58948/6).

Der automatisch gesteuerte Funktionsablauf in den 20- bis 60-Liter-Geräten ist wie folgt zu gliedern:

Evakuierung auf ≤55 mbar,
Befeuchten 55–85% rel. Feuchte,
Öffnen der Kartusche,
Sterilisation bei leichtem Unterdruck, 90 min, 50–60 °C,
wiederholtes Nachevakuieren und Spülen mit Luft.

b) Einsatz von Überdruckgeräten (DIN 58 948/2/4/7).
Das konventionelle Druckkammerverfahren ist für größere Volumen geeignet, es arbeitet nach folgendem Prinzip:

Vorwärmung des Gerätes,
Anwärmung des Sterilisiergutes,
Entlüftung,
Befeuchtung,
Druckaufbau mit Sterilisiergas,
Sterilisation bei 6–7 bar und ca. 55 °C für 30–60 min,
Druckentlastung und Spülen mit Luft.

Als Hauptanwendungsbereiche für die EO-Sterilisation sind zu nennen: verschiedene Drogen, pharmazeutische Ausgangsstoffe und Antibiotika, medizinische Hilfsmittel und Geräte, Krankenhausgebrauchsmittel und hitzelabile Instrumente.

(Bei Polypropylenspritzen und PVC-Geräten, die mit γ-Strahlen sterilisiert wurden, soll keine EO-Nachsterilisation erfolgen, weil sich toxische Nebenprodukte im Material bilden können. *Star* (1980) hält das Vorgehen allerdings für unbedenklich.)

Voraussetzung für eine einwandfreie Sterilisation ist, wie bei allen Methoden, eine sorgfältige Reinigung der jeweiligen Geräte und Materialien. Allerdings kann, auch bei genauer Befolgung dieser Vorschriften, ein genereller Ersatz der Hitzesterilisation durch EO nicht befürwortet werden; er verbietet sich nicht zuletzt wegen der geringeren Wirtschaftlichkeit.

Desorption

Der Arzt muß wissen, daß die Sterilisation mit Ethylenoxid für den Patienten Risiken beinhaltet. Durch Reste von EO in den behandelten Materialien entstehen z. B. Verbrennungen von Haut und Schleimhäuten. Schwere Hämolysen resultierten z. T. bei Operationen durch Einsatz von EO-sterilisierten Herz-Lungen-Maschinen.
Die Desorptionszeit hängt sehr stark von der Art des Materials ab (PVC, PA und PE erwiesen sich als relativ günstig, Gummi ist wesentlich ungünstiger), entscheidend sind ferner die Lagerungsbedingungen. Nach DIN 58 948/7 muß ein Sterilgutlager vorhanden sein, in dem der Luftwechsel stündlich mindestens 6fach raumdiagonal von oben nach unten erfolgt. Die Abluft ist ins Freie zu führen.
Als Anhalt für die Größenordnung der Ausgasungszeit wird angegeben:

Das EO-behandelte Material hat:	Ausgasungszeit:	
Kurzzeitkontakt mit Haut und Schleimhaut	für Metalle	4 h
(< 30 min)	für Gummi usw.	24 h
Langzeitkontakt mit Haut und Schleimhaut (> 30 min)	1–2 Wochen	

Höhere Lagertemperaturen beschleunigen den Vorgang, die Anwendung von Vakuumzyklen brachte dagegen weniger Nutzen. EO ist aber nicht der einzige in Betracht kommende Rückstand. Toxischer ist noch das Ethylenchlorhydrin (LD_{50} Ratte: 75 mg/kg), das in Gegenwart chlorhaltiger Produkte, z. B. PVC, entsteht.

Verfahrenskontrolle

Neben der allgemeinen Inprozeßkontrolle durch Überwachung von Druck, Temperatur, Gaskonzentration und Zeit soll eine Chargenkontrolle mit Bioindikatoren lt. DAB 9 durchgeführt werden. Außerdem wird eine Sichtkontrolle mit Chemoindikatoren empfohlen. Hierfür kommen ATI (unbegast orange, begast blaßviolette Farbe) der Aseptic-Thermo Indicator Comp., North Hollywood, California in Betracht.
Bioindikatoren (Bacillus subtilis var. globigii, NCTC 10 073) sind im Handel als Spordi-Teststreifen (GKE Vertriebsges., 4 172 Straelen 1) zu kaufen.

Aldehyde

Formaldehyd (HCHO) ist ein wasserlösliches, farbloses Gas, das auf die Schleimhäute sehr stark reizend wirkt. Der MAK-Wert ist mit 0,5 ml/m^3 = 0,6 mg/m^3 festgelegt. Bei Hautkontakt reagieren empfindliche Personen mit Entzündungen und Ekzemen allergischer Natur. Formalin ist eine 35- bis 37%ige Lösung von Formaldehyd und 10% Methanol in Wasser.

Formaldehyd besitzt ein breites antimikrobielles Wirkungsspektrum, das grampositive und -negative Bakterien sowie Mykobakterien einschließt. Selbst Bacillus- und Clostridium-Sporen werden abgetötet, und es gelingt, damit zahlreiche Virusarten zu inaktivieren. Hefen und Schimmelpilze sind etwas resistenter. Die Wirkung beruht auf Reaktionen mit Amino-, Karboxyl- und/oder Sulfhydrilgruppen der Zellproteine. Neben der Beeinflussung der Virusproteine reagiert HCHO auch mit den Nukleinsäuren.
Die Aldehyde besitzen einen „Eiweißfehler", d. h., bei Anwesenheit von Blut, Eiter, Serum und dergleichen müssen die Konzentrationen bzw. Einwirkungszeiten erhöht werden.

Eine Alkohol-Aldehyd-Mischung (Methylethylketon, Formaldehyd, Azeton, Ethanol, Methanol, Isopropylalkohol, tert. Butylalkohol) wird in dem Harvey-Chemiclave 4 000 bzw. 5 000 zur Sterilisation eingesetzt. Die Betriebsdaten sind 127 °C, 1,4 atü, 20 Min.

Vorteil dieses Verfahrens soll die fehlende Korrosion von Metall sein, weshalb es für die Sterilisation von zahnärztlichem Gerät (z. B. Hand- und Winkelstücke) empfohlen wird. Die Abtötung von vegetativen Keimen ist selbst bei Anwesenheit von Blut und Eiter gewährleistet, über die Sporeninaktivierung liegen unterschiedliche Berichte vor. *Müller-Hirth* (1974) hält sie für ausreichend, *Grün* (1979) erklärt den Effekt im Sinne einer Sterilisation für ungenügend. Der Grund für die Differenz ist in der Versuchsbewertung zu sehen, *Grün* verlangt die restlose Abtötung einer hohen Sporenzahl, es ist aber zu bedenken, daß bei Hand- und Winkelstücken massive Sporeninfektionen selten sind.
Als Bioindikatoren sind Spordi-Streifen zu empfehlen.

3.1.5 Keimentfernung mittels Filtration

Keimentfernung aus Flüssigkeiten

In der Praxis stehen Oberflächen- und Tiefenfilter zur Verfügung. Große Bedeutung haben aus der ersten Gruppe Filterscheiben, die aus Zelluloseestern, PVC, Polyamid, Polykarbonaten u. a. Polymeren hergestellt werden. Für die Produktion der Pharma- und der Getränkeindustrie sind heute nur noch *Membranfilter* (Schichtdicke bis etwa 200 µm) und Tiefenfilter auf Zellulosebasis von Interesse. Bei hochasymmetrischen Membranfiltern wirken die oberen zwei Drittel als Vorfilter, dem letzten Drittel fällt die eigentliche Keimrückhaltung zu. Die Filtrationsleistung wird damit erheblich verbessert. Bei den Membranfilterkerzen kommen noch Stützmaterialien aus verschiedenen Kunststoffen sowie harzverfestigte anorganische Fasern hinzu. Die Membranen wirken wie ein mehrschichtiges Sieb mit gleichmäßigen Poren. Sie können mit wenigen Ausnahmen bei 121 °C dampfsterilisiert werden. Teilweise kommen sie sterilisiert (EO- oder strahlenbehandelt) zum Vertrieb. Für die Keimfiltration sind nur Nennporenweiten von $\leq 0{,}45$ µm brauchbar, hauptsächlich werden 0,2 µm-Filter eingesetzt, zur Verfügung stehen auch 0,1 µm-Filter.
Tiefenfilter sind aus dickeren Faserschichten gefertigt. Sie bestehen aus Zellulose oder Zellulose-Asbest in 4–5 mm starken Schichten, die auf der Abströmseite mit einem durchlässigen Kunststoffilm überzogen sind. Die Sterilisation ist mit 134-°C-Dampf oder 160-°C-Heißluft möglich. Diese Filter haben ein beträchtliches Sorptionsvermögen. Seitz-Supra-EK-1-P und Supra EKS-P bestehen aus reinster Zellulose + Kieselgur (also ohne Asbest).
Keramikfilter besitzen kaum noch Bedeutung, mit Ausnahme der Wasseraufbereitung trifft das auch für *Kieselgurfilter* zu. *Glassinterfilter* (Tiefenfilter ohne Adsorptionseffekt) werden kaum noch angeboten. Häufiger gelangen für bestimmte Zwecke Kombinationsfilter aus Zellulose- und Membranschichten zum Einsatz oder – besonders zur Entfernung von Pyrogenverunreinigungen – *Verbundfilter* aus A-Kohle mit Membranschichten (Beispiel: Seitz-AK S4 zur Entpyrogenisierung von Proteinlösungen oder Klärung von Emulsionen).

Keimentfernung aus Gasen

Unbehandelte Luft enthält immer Partikeln und Mikroorganismen, wobei das Verhältnis etwa 1 000 bis 5 000 : 1 beträgt. Der Keimgehalt der Außenluft liegt je nach Jahreszeit und Standort zwischen 100 und 500/m^3. In Wohn-

und Arbeitsräumen findet man bis zu 10fach höhere Konzentrationen. „Reine Räume", d. h., abgeschlossene Bereiche mit stark reduzierten, kontrollierten Luftverunreinigungen, werden anhand der Partikelzahl und -größe klassifiziert.
Nach VDI 2083 1983 Bl. 3 gelten folgende Reinheitsklassen:

Reinheitsklasse	max. Partikelzahl/m^3		max. Keimzahl/m^3
	>0,5 µm	>5 µm	-
3	3500	0	<4
4	35000	0	<50
5	350000	2000	<200
6	3500000	20000	<500

Besonders hohe Anforderungen an die Luftqualität werden an bestimmte Abfüllbereiche in der pharmazeutischen Industrie sowie an Operationsräume und Intensivpflegestationen gestellt. Für die Filterung der Zuluft stehen Schwebstoffilter aus Zellulose, Glas, Kunststoffen nach DIN 24184 in den Klassen Q, R und S zur Verfügung (Tab. 100).

Je höher die Abscheideleistung eines Filters ist, desto größer ist auch sein Luftwiderstand. Die Filter sind so auszulegen, daß ihr Widerstand bei der empfohlenen Anströmgeschwindigkeit (einige cm/s) ca. 10–40 mm WS (Wassersäule) beträgt. Ferner sind zur Vermeidung frühzeitiger Verlegung Vorfilter notwendig, z. B. in Form einer Grobabscheidung durch Band- oder Zellenluftfilter der Güteklasse B.
Für normal über Klimaanlagen belüftete Räume genügen in der Endstufe Filter der Güteklasse C, und nur für Räume mit erhöhten Anforderungen hinsichtlich des Keimgehaltes bedarf es des Einsatzes von R- oder S-Filtern. Die S-Filter sind am Ende des Kanalnetzes, möglichst nahe am Luftauslaß anzubringen.
Elektrostatische Filter haben zur Entstaubung der Luft in der Industrie Bedeutung, zur Versorgung von reinen Räumen mit mikrobiologisch einwandfreier Luft sollten sie nicht verwendet werden, auch sind sie nicht für die Filtration infektiöser Abluft brauchbar. Hierzu bedarf es Schwebstoffilter der Klasse S, bei deren Wartung und Wechsel besondere Schutzmaßnahmen zu beachten sind.

3.1.6 Desinfektion, thermische und chemothermische Verfahren

Desinfektion von kochfesten Materialien

Kochbeständige Wäschestücke aus Leinen oder Baumwolle lassen sich durch Auskochen über mindestens 15 min – am besten mit Zusatz von 0,5% Soda – auch unter einfachen Bedingungen sicher desinfizieren. In gleicher Weise können alle thermostabilen Materialien behandelt werden. Im modernen Klinikbetrieb werden Instrumente, Zubehör von Anästhesiegeräten, Laborglas

Tabelle **100** Charakteristische Daten für verschiedene Filterklassen.

Filterklasse DIN 24185/2	Typ/Aufgabe	% Durchlaß für Prüfaerosol a	b	c*	Abscheidegrade in % synth./atmosph. Staub	
EU 1 (A)**	Grobstaubfilter/Vorfilter		–		<65	–
EU 2 (B1)	Feinstaubfilter		–		<80	–
EU 3 (B2)	Feinstaubfilter		–		<90	–
EU 4 (B2)	Feinstaubfilter		–		90	–
EU 5 (C1)	hochwertige Feinstaubfilter		–		–	<60
EU 6 (C1/C2)	hochwertige Feinstaubfilter		–		–	<80
EU 7 (C2)	hochwertige Feinstaubfilter		–		–	<90
EU 8 (C3)	hochwertige Feinstaubfilter		–		–	<95
EU 9 –	hochwertige Feinstaubfilter		–		–	<95
Q	Schwebstoffilter	15	30	5		96,7
R	Schwebstoffilter	2	2	1		99–>99,4
S	Schwebstoffilter	0,08	0,08	1		>99,97–99,999

* a Paraffinnebel
b radioaktives natürliches Aerosol
c frisch gebrochener Quarzstaub
** nach DIN 24185/100
Anwendungsbeispiele: EU 3/4: für geringe Ansprüche; EU 5: Schulen, Kaufhäuser; EU 7: Büros, Krankenpflegeräume, EU 8/9: Arzneimittelherstellung, Vorfilter für Schwebstoffilter; Q: erhöhte Anforderungen an die Keimzahl; R: keimarme Räume; S: Sterilräume

und Geschirr einschließlich Babyflaschen aber besser in desinfizierend wirkenden *Reinigungsautomaten* behandelt. Zugelassen vom BGA sind 5 Systeme, die Spülautomaten darstellen, welche mit 93 °C, 10 min Einwirkungszeit betrieben werden. Der Vorteil dieser Geräte besteht darin, daß sich thermolabiles Material bei herabgesetzter Temperatur auch chemothermisch desinfizieren läßt.

Soll Wäsche – z. B. von einer Infektionsstation – gleichzeitig gewaschen und desinfiziert werden, kommen nur die vom Bundesgesundheitsamt geprüften und anerkannten Verfahren in Betracht. Die zulässigen Waschverfahren sind aus der „Liste der vom Bundesgesundheitsamt geprüften und anerkannten Desinfektionsmittel und -verfahren" zu entnehmen (Bundesgesundheitsblatt 30 [1987] 279).

Die gleiche Liste enthält ferner die Verfahren zur *Dampfdesinfektion* z. B. von Betten, Matratzen usw. Sie muß in Geräten bzw. Kammern erfolgen, die eine Dampfzufuhr am höchsten und eine Entlüftung am tiefsten Punkt gewährleisten. Die Apparate arbeiten teils nach dem Dampfströmungsverfahren (100 °C, 15 min), meist aber nach dem fraktionierten Vakuumverfahren (VDV-Verfahren). Dieses ist gekennzeichnet durch Entlüftung der Kammer mittels mehrmaligem Evakuieren im Wechsel mit Sattdampf, durch Desinfek-

tion mit Sattdampf (75 °C, 20 min für vegetative Keime und Viren, ausschließlich Hepatitis A; 105 °C, 5 min einschließlich Milzbrandsporen), Trocknen des Desinfektionsgutes durch Evakuieren. Die thermische Inaktivierung von Hepatitis-A-Viren (aus Affennierenzellkulturen) erwies sich nach *Flehmig* u. Mitarb. (1985) mit 30 min, 70 °C als unproblematisch; in praxi muß allerdings die protektive Wirkung von verschiedenen Schutzkolloiden beachtet werden.
Zu berücksichtigen sind die Anforderungen der DIN 58 949.

Chemothermische Desinfektion

Alle Materialien, welche bei den Temperaturen des VDV-Verfahrens von 75 bzw. 105 °C geschädigt werden, sind unter Zuhilfenahme von bakteriziden Chemikalien zu desinfizieren. Solche chemothermischen Desinfektionsverfahren sind aber grundsätzlich anspruchsvoller bzw. weniger sicher als die thermischen Methoden, was nicht zuletzt aus den Einschränkungen in der 10. Liste des BGA hervorgeht. (Formaldehyd: „durch ausreichendes Spülen ist dafür Sorge zu tragen, daß auf der Wäsche keine gesundheitlich bedenklichen Rückstände verbleiben"; Persäuren: „Verfahren sind nicht für stark mit Blut verschmutzte Wäsche geeignet"; Chlor: „Verfahren sind nicht für stark verschmutzte Wäsche geeignet".)

Bei der *Wäschedesinfektion* (z. B. der Mischgewebe von Baumwolle und Synthesefasern aus Polyester) in Waschmaschinen müssen diese gewährleisten, daß die für jedes Verfahren vorgeschriebene Konzentration des Desinfektions- und des Waschmittels, das Flottenverhältnis und die Temperatur während der Einwirkungszeit eingehalten werden. Geeignet sind hierfür diskontinuierlich betriebene Trommelwaschmaschinen und einzelne Kontinua-Anlagen (z. B. Badwechsel Waschstraße Archimedes, BW Waschstraße Senking P 18/P 19).
Zulässig sind Waschverfahren mit Formaldehyd, Persäuren, Phenolderivaten, Chlor bzw. anorganische oder organische Substanzen mit aktivem Chlor als Wirkstoff bei Temperaturen von 40–65 °C und Waschzeiten von 10–20 min. Die Flottenverhältnisse liegen bei 1 : 5 bis 1 : 6.
Lederbekleidung, Schuhe, Pelze, Daunendecken u. a. ähnlich empfindliches Material kann im Vakuum-Formaldehyd-Apparat desinfiziert werden. Heute empfiehlt sich allerdings dafür eine Behandlung mit Ethylenoxid.

3.1.7 Desinfektion mit Chemikalien

Die Praxis der chemischen Desinfektion erfordert in weit größerem Ausmaß Detailkenntnisse als die Sterilisation. Es ist deshalb nicht verwunderlich, daß auch heute noch anstelle von sachgerechten Maßnahmen häufig nur „symbolische Handlungen" durchgeführt werden. Die Bemühungen der Industrie, konzentriert anzuwendende Präparate z. B. für die Händedesinfektion herzustellen oder die für einen 10-l-Eimer erforderliche Menge Desinfektionsmittel einzeln abgepackt zu liefern, sind daher zu begrüßen. Eine Lösung schien

auch die Installation von automatischen Dosieranlagen zu sein, die Praxis hat aber gezeigt, daß alle Systeme Nachteile aufweisen, die dem nachgeordneten Personal erhebliche Schwierigkeiten bereiten.
Außerdem haben *Grün* u. Mitarb. bereits 1979, 1980, 1981 festgestellt, daß die Desinfektionsmittel (Aldehyde und Amphotenside) aus Einzeldosier- und Zentralanlagen zu 57% Mikroorganismen mit Keimzahlen bis zu 1 Mill./ml enthielten. Der Fehler lag in Wasserresten, die durch Rückfluß oder Hineintropfen mit Spuren des Desinfektionsmittels versetzt waren und in denen sich resistente Keime entwickelten. Die Desinfektionsmittelresistenz läßt sich auch experimentell anzüchten (*Wigert* u. Mitarb. 1979). In der Zwischenzeit sind technisch verbesserte Dosieranlagen eingeführt worden. *Borneff* (1978) und *Heinzel* (1984) berichteten über weitere Fehlermöglichkeiten.

Bakteriostatische und bakterizide Substanzen

Seifen, Invertseifen

Die gewöhnliche Seife ist eine anionische Verbindung, deren Wascheffekt auf einer Hauptvalenzkette von mindestens 10 C-Atomen mit einem hydrophoben sowie einem hydrophilen Ende (hier COOH) beruht. Der Waschvorgang selbst besteht aus einer orientierten Adsorption, einer elektrischen Umladung und einer mechanischen Mitwirkung. Der „fettige" Schmutz bindet dabei die hydrophoben Gruppen und wird so von einer dichtbepackten Schicht von Seifenmolekülen umgeben, die sich mit ihren hydrophilen Gruppen nach dem Lösungsmittel orientieren.
Die Waschlauge reagiert durch den vorhandenen OH-Ionenüberschuß alkalisch, was bei gehäufter Anwendung eine Quellung der Haut und ein vermehrtes Keimwachstum bedingt.

Die handelsüblichen Seifen besitzen keine oder nur sehr geringe Bakterizidie. Eine Desinfektion kann damit nicht bewirkt werden.
Kabara u. *Brady* (1984) untersuchten die mikrobielle Belastung von Seifen in öffentlichen Gebäuden. Auf den Stückseifen ließen sich bis zu 6000 Keime/ml nachweisen, Flüssigseifen waren dagegen keimarm.
Bei den in Gebrauch befindlichen Seifenstücken hielten sich die Kontaminationen bis über 48 Std., bei künstlichen Belastungen starben die Keime in weniger als 6 Std. ab. Da sich bis zu 16 Keimspezies ermitteln ließen, sehen die Autoren Stückseifen als ein potentielles Infektionsreservoir an.
Die keimschädigende Aktivität durch den hohen pH-Wert reicht also nicht aus, um eine eventuelle Keimausbreitung an Gemeinschaftswaschplätzen zu verhindern.

Invertseifen (sog. Quats): Die kationischen Verbindungen weisen im Gegensatz zu den anionischen Seifen ein positiv geladenes, hydrophiles Molekülende in Form einer Ammonium-, Sulfonium- oder Phosphoniumgruppe auf.

Bei Zusammentreffen mit Seife oder anionischen Tensiden werden die Invertseifen neutralisiert und unwirksam.

Die quartären Ammoniumverbindungen haben zwar ein breites Wirkungsspektrum, doch ist der Effekt grundsätzlich besser auf grampositive als auf gramnegative Keime. Im Extremfall können sich Pseudomonaden und Enterobakterien selbst in konzentrierten Lösungen vermehren. Sporen werden nicht beeinflußt, Didecylverbindungen wirken gegen Mykobakterien etwas besser als Dodecylpräparate. Gegen Viren findet sich eine unterschiedliche Wirksamkeit, kein Effekt ist bei Picornaviren feststellbar, dagegen können Myxoviren, die Psittakosegruppe und Adenoviren inaktiviert werden. Blut, Serum und Eiweiß, aber auch Eisenionen beeinträchtigen die Bakterizidie (s. auch *Gelinas* u. *Goulet* 1983). Die Hautverträglichkeit ist im allgemeinen sehr gut. Wegen ihrer grenzflächenaktiven Eigenschaften (Lösungsvermittler) werden die Verbindungen in nahezu allen Flächendesinfektionsmitteln eingesetzt.
Die quartären Verbindungen werden von den Bakterien stark adsorbiert, was bei der Wirksamkeitsprüfung berücksichtigt werden muß.
Die Enthemmung (= Neutralisierung oder Inaktivierung des Desinfektionsmittels) ist bei derartigen Substanzen besonders zu berücksichtigen.
Die Eigenschaft der quartären Ammoniumsalze auch auf Flächen aufzuziehen, kann unerwünschte Folgen haben, z. B. in der Lebensmittelverarbeitung. *Wildbrett* (1985) fand, daß Quats aus desinfizierten Milchleitungen mit Wasser nur schwer zu entfernen sind, mit Milch aber (über die anionischen Gruppen der Proteine) leicht abgelöst werden und die Milch unerwünscht belasten.

Amphotere Verbindungen

Von der Firma Th. Goldschmidt wurden die sog. Tego-Tenside entwickelt. Es handelt sich um Aminosäuren, die sowohl Kationen als auch Anionen sowie Zwitterionen bilden. Die Präparate wirken mit wenigen Ausnahmen gegen vegetative Keime einschließlich Tbc-Bakterien, Pilze und Viren. Kurzzeitdesinfektionen sind mit reinen Amphotensiden aber nicht zu erreichen, es bedarf der Kombination mit anderen Wirkstoffen. Die Verträglichkeit ist zufriedenstellend, die Toxizität außerordentlich gering. Wichtig ist, daß die Bakterizidie durch Eiweiß, Serum und Fett kaum beeinträchtigt wird. Wegen ihrer Geruchlosigkeit und der geringen Toxizität können Amphotenside in der Lebensmittelhygiene mit Vorteil eingesetzt werden.

Aldehyde

Formaldehyd (HCHO) wird teils als Sterilisiermittel eingesetzt (s. S. 454f), sein Hauptanwendungsgebiet ist aber heute neben der Konservierung im technischen Bereich die Desinfektion.
Das Gas polymerisiert zu einem weißen Pulver (Paraformaldehyd), das durch Erhitzen auf 150–200 °C wieder depolymerisiert. (Die Depolymerisation bei Zimmertemperatur ist zu gering, um einen Desinfektionseffekt zu bewirken. Paraformaldehydtabletten können Instrumente in Glaskästchen nicht desinfizieren.) Die Wirkung des Gases auf die funktionellen Gruppen der Zellproteine hängt von der Konzentration, der relativen Feuchte (optimal 80–90%) und der Temperatur (keinesfalls unter 18 °C) ab.

Besonders zu erwähnen ist, daß Formaldehyd eines der häufigsten Kontaktallergene darstellt. Das toxikologische Problem wurde auf S. 316 f angesprochen. An dieser Stelle ist noch zu erwähnen, daß bei der Verwendung formaldehydhaltiger Desinfektionsmittel es sich nicht vermeiden läßt, daß HCHO auch in die Raum- und damit in die Atemluft gelangt. Die Messungen von *Disch* u. *Glasmacher* (1988) haben gezeigt, daß bei fehlender Belüftung nach Anwendung eines handelsüblichen Flächendesinfektionsmittels der MAK-Wert von 0,5 ppm erst nach 2 Std. wieder unterschritten wurde (s. auch *Binding* u. *Witting* 1989). Die befristete Überschreitung ist zwar formal nicht zu beanstanden, aber in einem Krankenhaus nicht zu akzeptieren.
Wesentlich günstigere Resultate ließen sich erreichen, wenn der Raum über einen Ventilator oder über ein geöffnetes Fenster belüftet wurde. In beiden Fällen blieb die Konzentration weit unterhalb des MAK-Wertes. Der sachgerechte Einsatz eines formaldehydhaltigen Flächendesinfektionsmittels schließt also ein, daß keine Überdosierung erfolgt, möglichst die Konzentration für den 4-Std.-Wert verwendet wird, nicht mit warmem Wasser verdünnt und für eine optimale Lüftung gesorgt wird. Nach einer BGA-Empfehlung soll Formaldehyd zur Desinfektion von Inkubatoren auf den Frühgeborenenstationen nicht verwendet werden.
Von besonderer Wichtigkeit ist die Feststellung, daß sich Formaldehyd nur zur Oberflächendesinfektion eignet, weil sein Diffusionsvermögen in poröses Material sehr gering ist.
Die Formaldehydlösung läßt sich also wegen ihres breiten Wirkungsspektrums für die Geräte-, Flächen- und Wäschedesinfektion einsetzen. In jedem Falle ist aber zu beachten, daß Formaldehydpräparate einen „Eiweißfehler" besitzen.

Von den übrigen Aldehyden ist der *Glutaraldehyd* zu nennen (OHC-CH_2-CH_2-CH_2-CHO). In dem relativ schmalen pH-Bereich von 7,5–8,5 besitzt die Verbindung ein breites Wirkungsspektrum. Der Einsatzbereich erstreckt sich auf die Flächen- und besonders die Instrumentendesinfektion. Glutaraldehyd ist wirksamer als Formaldehyd.
LD_{50} Ratte: 60 mg/kg, es besteht keine Mutagenität. Glutaraldehyd ist in vielen „FF-Präparaten" (FF = formaldehydfrei) als Wirkstoff nach der „Verdammung" von HCHO eingearbeitet worden. Die metallkorrodierende Wirkung ist allerdings zu beachten.
Außerdem gelangt *Glyoxal* (OHC-CHO, Ethandial, Diformyl, Oxalaldehyd) zur Verwendung, das in hohen Konzentrationen im alkalischen Bereich bakterizid, viruzid und sporizid wirkt. Glyoxal wird derzeit in Kombination mit Formaldehyd und Glutaraldehyd in Flächendesinfektionsmittel eingearbeitet.
LD_{50} Ratte: 2,02 g/kg; Mutagenität im Ames-Test (falsch) positiv, Zelltransformationstest: negativ.

Alkohole

N-primäre Alkohole wirken stärker bakterizid als isoprimäre Alkohole und diese wieder besser als sekundäre und tertiäre. Der Wirkungsmechanismus beruht auf der Fähigkeit, Proteine zu koagulieren und Lipoide zu lösen. Voraussetzung ist dafür die Einhaltung bestimmter Konzentrationen. Wasserfreie Alkohole erzeugen undurchlässige Membranen, die eine weitere Desinfektionswirkung be- oder verhindern.
Die konservierende Wirkung setzt erst im Neutralbereich bei 18% ein. Die für die Desinfektion optimalen Konzentrationen liegen im Bereich von 60–80%. Ob verdünnt oder unverdünnt, Alkohole besitzen keine Sporizidie, sie können im Gegenteil als Konservierungsmittel für Sporen verwendet werden (z. B. 95% Ethanol).

Methanol als einfachster einwertiger Alkohol (CH_3OH) hat die schwächste bakterizide Wirkung, ist toxisch und wird durch die Haut resorbiert.
Ethylalkohol (C_2H_5OH) wird 70%ig zur Desinfektion von trockenen und 80%ig bei feuchten Gegenständen verwendet.

Herstellen von 70%igem Alkohol:
100 ml Ethanol + 25 ml Wasser, dann Einstellen bei 25 °C auf ein spez. Gewicht von 0,8658.

Außer der bekannten berauschenden Wirkung, die auf dem Desinfektionssektor aber ohne Bedeutung ist, gibt es keine toxikologisch begründeten Argumente gegen die Verwendung. MAK-Wert: 1 000 ml/m^3 = 1 900 mg/m^3. Vorsicht ist bei großflächiger Anwendung alkoholischer Sprays wegen der Explosivität (3,3 Vol.-%) geboten. Als Einsatzbereich sind die Konservierung im Lebensmittel- und Kosmetiksektor sowie die Desinfektion von Händen, Haut und kleinflächigem Inventar zu nennen.

Neben Ethanol kommen *n-Propanol* (CH_3-CH_2-CH_2OH) und *Isopropanol* $(CH_3)_2$-CHOH in Betracht. Der Flammpunkt liegt bei 29,4 bzw. 22,2 °C, Explosionsgefahr besteht bei 2,6 bzw. 2,5 Vol.-% im Luftgemisch.
MAK-Wert: 400 ml/m^3 = 980 mg/m^3. In Verdünnungen übertrifft Propanol sogar die Bakterizidie von Ethanol. Für die Händedesinfektion wird deshalb n-Propanol 50- bis 60%ig und Isopropanol 60- bis 70%ig eingesetzt. Alkohole sind grundsätzlich für diese Zwecke keimfrei zu filtrieren (Membranfilter 0,2 µm) oder mit 2,5 Mrad in Aluverbundfolie zu sterilisieren.
Propanol darf aber nur äußerlich angewendet werden. Bedenken gegen den Einsatz von Isopropylalkohol im Hinblick auf die kanzerogenen Eigenschaften des Isopropylöls (dem Rohstoff für Isopropanol) sind nicht gerechtfertigt.

Halogene

Als Desinfektionsmittel kommen Chlor, Jod und Brom bzw. deren Verbindungen zur Anwendung. Fluor wird wegen seiner hohen Toxizität nur zur

technischen Konservierung, nicht jedoch zu Desinfektionszwecken eingesetzt. Der Wirkungsmechanismus von Chlor ist noch nicht eindeutig geklärt, am wahrscheinlichsten ist eine Proteindenaturierung und Blockierung der Eiweißsynthese. Auf jeden Fall hat es in wäßrigen Lösungen eine ausgesprochen bakterizide, schnell ablaufende Wirkung, die durch Verbindung mit Aminogruppen unter Chloraminentstehung bedingt ist. Einen weiteren Reaktionsmechanismus stellt die Bildung von unterchloriger Säure (HOCl) als Oxidans ($HOCl \rightarrow HCl + O$) dar. Mit steigendem pH-Wert nimmt die Hydrolyse von HOCl und damit die bakterizide Wirkung ab, optimal ist schwach saure bis neutrale Reaktion. Auch die Wirkung des Chlorkalks und der chlorabspaltenden organischen Chlorverbindungen beruht auf der Bildung von unterchloriger Säure, außerdem entwickelt sich bei Chloramin T naszierender Sauerstoff.
Für den Menschen ist Chlorgas hochtoxisch, der MAK-Wert beträgt 0,5 ml/m^3 = 1,5 mg/m^3, selbst 0,001% wirken noch schädigend auf die Atemwege. In Gasform wird Chlor und Chlordioxid lediglich zur Desinfektion von Trinkwasser, Badewasser und Abwasser eingesetzt (s. S. 154 ff). Für die allgemeine Desinfektionspraxis kommt Natriumhypochloritlösung als Mund- und Gurgelwasser, zur Desinfektion von Säuglingsflaschen und Saugern und als Flächendesinfektionsmittel in Betracht. Problematisch wird diese Anwendung bei hohen Verschmutzungen wegen der dann beträchtlichen „Chlorzehrung".

Chlorkalk, (CaCl[OCl]), das von *Semmelweis* als erstem benutzte Chlorpräparat, enthält etwa 30–39% verfügbares Chlor und ist in der Regel eine Mischung als Kalziumhypochlorit ($Ca[OCl]_2$), Kalziumchlorit, Kalziumhydroxid und Wasser. Chlorkalk kann behelfsmäßig zur Trinkwasserbehandlung eingesetzt werden (0,3 g/l), ferner zur Grobdesinfektion von Fäkalien usw. (Chlorkalkmilch = 1 kg + 5 l H_2O). Die Anwendbarkeit ist wegen der Zerstörung vieler Metalle und der Hautschädigung eingeschränkt.
Chloramine stellen organische Substanzen dar, die Chlor abspalten und als Desinfektionsmittel gut brauchbar sind. Eingesetzt wird besonders Chloramin T (p-Toluolsulfonchloramid-Na).
Handelspräparat ist z. B. Chloramin 80 mit 20% aktivem Chlor. Der Einsatzbereich erstreckt sich von der Scheuerdesinfektion über die Wäschedesinfektion bis zur Sputumbehandlung. Der Effekt ist zuverlässig und irreversibel.
Di- und Trichlorisozyanursäure verfügen beide über einen sehr hohen Anteil an freiem Chlor. Ihre Empfindlichkeit gegenüber pH-Einflüssen ist relativ gering. Sie werden bevorzugt als Wäschedesinfektionsmittel verwendet. Es ist zu beachten, daß ihre Lagerfähigkeit bei Mischung mit organischem Material begrenzt ist.

Das *Jod* besitzt eine ähnliche Reaktionsfähigkeit wie Chlor, es jodiert direkt die Zellproteine. Im alkalischen Bereich bilden sich vermehrt Jodite, Hypojodite und Jodate, wodurch der Desinfektionseffekt beeinträchtigt wird. Unter optimalen Anwendungsbedingungen hat Jod sehr gute mikrobizide Eigenschaften, sie erstrecken sich auch auf Protozoen und Grünalgen, und selbst Sporen lassen sich im Minutenbereich abtöten. Der Effekt ist (bei niedrigen Konzentrationen) pH-abhängig, im alkalischen Bereich verlängern sich die

Einwirkungszeiten. Zusatz von Blut oder Serum erfordert erheblich höhere Konzentrationen. Die wichtigsten Präparate stellen Lösungen von Jod in Alkohol (Jodtinktur) oder Wasser dar, denen zur Verbesserung der Löslichkeit Kaliumjodid beigegeben ist (Lugolsche Lösung). Die Präparate werden zur Desinfektion der Haut und kleiner Wunden eingesetzt. Die Toxizität ist – abgesehen von der gelegentlich auftretenden Jodallergie – gering.

Bei den Jodophoren wird das Jod in Wasser durch Zusatz grenzflächenaktiver Verbindungen gelöst. Am bekanntesten ist der Polyvinyl-Pyrrolidon-Jod-Komplex (PVP-Jod). Sein Wirkungsoptimum liegt bei pH 2,5–4,0. Die Haut wird weniger gereizt als durch Jod selbst; vorteilhaft ist auch, daß sich die Verfärbungen in Grenzen halten und leicht wieder auszuwaschen sind. Die Korrosivität ist weitaus geringer. Jodophore werden häufig in der Lebensmittelindustrie verwendet. Eine Trink- und Badewasserdesinfektion ist möglich, bietet aber keine überzeugenden Vorteile.

Seit einiger Zeit wird die Anwendung zur hygienischen und chirurgischen Händedesinfektion sowie zur Schleimhautbehandlung propagiert. Hierzu teilte – auszugsweise – der wissenschaftliche Beirat der Bundesärztekammer (Dtsch. Ärztebl. 82 [1985] 1434) mit:
Beim Einsatz von PVP-Jod kann besonders bei intraperitonealer Anwendung Jodid in die Blutbahn übertreten. Nicht empfehlenswert ist daher die Verwendung dieser Mittel zur chirurgischen Händedesinfektion, zur Spülung von Wund- und Körperhöhlen, zur vaginalen Anwendung bei Entzündungen und grundsätzlich nicht in der Geburtshilfe und bei Säuglingen. PVP-Jod zeigt keinen therapeutischen Nutzen als Mundantiseptikum. Der Einsatz sollte sich beschränken auf die Behandlung von oberflächlichen Wunden und Verbrennungen und zur Hautdesinfektion vor Inzisionen, Punktionen, bei intravenösen und arteriellen Verweilkathetern und zur Prophylaxe iatrogener Gasbrandinfektionen (hier aber 15 min Einwirkungszeit) (*Hierholzer* u. *Hierholzer* 1985, *Grün* 1982, *Herrmann* 1982). *Rotter* u. Mitarb. kamen bereits 1980 zu dem Schluß, daß PVP-Jod-Seifen zur Händedesinfektion unbrauchbar sind. Wäßrige PVP-Jod-Lösungen verfehlten die Wirkung des Alkoholreferenzverfahrens, während alkoholische PVP-Jod-Lösungen lediglich wie der verwendete Alkohol wirkten.
PVP-Jod-Seifen können unbeschadet der genannten Vorbehalte zur Händedesinfektion verwendet werden, wenn z. B. ein Arzt ein Alkoholpräparat nicht verträgt; er muß dann nur die doppelte Einwirkungszeit (bei der hygienischen Händedesinfektion) in Kauf nehmen.
Am Patienten haben vereinzelt PVP-Jod-Lösungen infolge Kontamination mit Pseudomonaden zu schweren Infektionen geführt (*Berkelman* u. Mitarb. 1981, *Craven* u. Mitarb. 1981, *Siegel* u. Mitarb. 1989).

Brom, eine braunrote, stark ätzend und reizend wirkende Flüssigkeit (MAK-Wert: 0,1 ml/m^3 = 0,7 mg/m^3), löst sich im Wasser 1 : 30 und kann in Form von Brom-Chlordimethylhydantoin für Desinfektionszwecke, z. B. von Badewasser, eingesetzt werden. Es wirkt dabei weniger gut als Chlor, aber besser als Jod.

Oxidationsmittel

Peressigsäure (PES) ist ein sehr starkes Oxidationsmittel, dessen Handhabung wegen der Explosivität besondere Vorsicht erfordert. Transportabel ist eine 15% PES enthaltende, mit ca. 20% H_2O_2 stabilisierte Lösung, die für etwa 12 Monate bei 20 °C lagerfähig bleibt. Das mikrobizide Wirkungsspektrum ist außerordentlich breit und schließt die Virusinaktivierung ein (0,2%ige Lösungen töten in Sekunden bis Minuten ab). Der Effekt ist irreversibel.

Greenspan u. *MacKellar* führten sie 1951 als 2%ige wäßrige Lösung mit Zusatz von 0,1% Natriumalkylarylsulfonat zur Sterilisation von Kunststoffkäfigen für die Aufzucht keimfreier Laboratoriumstiere ein.
Das eigentliche Anwendungsgebiet liegt im Bereich der Lebensmitteltechnologie (Desinfektion von Behältern, Leitungen, Maschinen; DIN 11480) und in der chemischen Industrie als Bleich- und Oxidationsmittel. Wichtig zu wissen ist, daß die Anwendung in Form von Aerosolen innerhalb von Räumen, in denen sich Personen aufhalten, wegen der hohen Toxizität nicht erfolgen darf. Außerdem schränkt die Korrosivität die Verwendbarkeit stark ein. Verdünnte Lösungen sind trotz des Zusatzes von Stabilisatoren nur etwa 24 Std. haltbar. Der intensive Geruch nach Essigsäure ist ein weiterer limitierender Faktor.

Die Persäuren schädigen das enzymatische System der Zelle und rufen an der DNS Veränderungen hervor. Der Mechanismus ist wahrscheinlich identisch mit dem des Wasserstoffperoxids, das für medizinische und pharmazeutische Zwecke als 30%ige wäßrige Lösung zur Verfügung steht. Bei der Berührung mit Geweben wird Sauerstoff freigesetzt.

Wasserstoffperoxid (H_2O_2) kann in 0,5- bis 3%iger Konzentration zur Wundbehandlung verwendet werden. Die mikrobizide Wirkung ist auf Katalasebildner (z. B. Candida) weniger gut. Als Hände-, Flächen- oder Instrumentendesinfektionsmittel ist H_2O_2 nicht zugelassen. H_2O_2 kann bei der aseptischen Abfüllung von Lebensmitteln (z. B. Kondensmilch) und pharmazeutischen Produkten eingesetzt werden.
Kontaktlinsen lassen sich mit 3%igem H_2O_2 in 10 min desinfizieren, die Rückstände sind aber sorgfältig abzuspülen (mindestens 5 min). Ferner können Kunststoffimplantate in der Chirurgie keimfrei gemacht werden.

Als weiteres Oxidationsmittel kommt *Kaliumpermanganat* in Betracht (0,1%ige Lösung zum Gurgeln und Wundspülen, zum Waschen von Salat, Gemüse und Obst). Staphylococcus aureus wird in 5 min durch 10 mg/ml (1%) im Suspensionstest inaktiviert.

Phenol und -derivate

Das von *Lister* eingeführte *Phenol* (C_6H_5OH) wird z. T. noch als Konservierungsmittel für Impfstoffe und Seren, dagegen nicht mehr als Desinfektionsmittel eingesetzt. Phenol bewirkt nach Diffusion in das Zellinnere eine Proteindenaturierung. Als Protoplasmagift blockiert es wichtige Enzyme und es zerstört die Zellwand der Bakterien.

Die Einführung von Alkylketten und Halogenen steigert die Bakterizidie. Die Derivate wirken zuverlässig und vor allem irreversibel auf vegetative Keime, es fehlt allerdings ein Effekt gegen Sporen. Pilze werden von verschiedenen Substanzen abgetötet, Viren lassen sich nur z. T. inaktivieren. Mit der Erhöhung der Temperatur steigt die Wirksamkeit der Phenole, sie sind im sauren Bereich effektiver als bei pH 7. Seifen, Blut, Serum, Eiweiß usw. setzen die Wirkung mehr oder weniger herab, der Zusatz von Elektrolyten, z. B. Kochsalz, verstärkt sie.

Von den Alkylphenolen ist das *Kresol* (Methylphenol) zu erwähnen. Wegen des intensiven Teergeruches und der hohen Toxizität (analog der des Phenols – 15 g wirken im allgemeinen letal) wurden andere Verbindungen eingeführt.
Pentachlorphenol (PCP) ist z. B. eine dieser, früher vorwiegend zur technischen Konservierung benutzten Substanzen. Seit 1987 ist der Einsatz in der Bundesrepublik Deutschland verboten. Wegen seiner geringen Giftigkeit (LD_{50} Ratte: 1,8 g/kg, keine Mutagenität) und seines relativ schwachen Geruches hat *p-Chlor-m-Kresol* die größte praktische Bedeutung. Es ist in vielen Desinfektionsmitteln, ebenso in technischen Konservierungspräparaten enthalten.
Ferner seien die *Diphenylderivate* erwähnt. Zur Konservierung von Zitrusfrüchten verwendet man Biphenyl (Phenylbenzol, höchstzulässige Restmenge 70 mg/kg), o-Phenylphenol wird außer in Desinfektionsmitteln auch in Reinigungspräparaten und zur Konservierung technischer Produkte (z. B. Klebstoffe, Bohröle) eingesetzt. Vorteilhaft ist die geringe Toxizität (LD_{50} Ratte: 2,5 g/kg).
Hexachlorophen (G 11) ist ein hochwirksames Bakteriostatikum, das in verschiedenen Seifen, Salben und Sprays Verwendung findet.
Tierexperimentelle Studien zeigten aber bei Verfütterungen an Ratten Hirnschädigungen und eine Reihe von klinischen Vergiftungsfällen, bei denen Hexachlorophenpräparate auf Verbrennungswunden gebracht worden waren, ergaben Hinweise, daß ZNS-Symptome auch beim Menschen auftreten können. Nach langandauernder, vorschriftsmäßiger Hexachlorophenanwendung wiesen Blutspiegelbestimmungen aus, daß der Stoff sogar durch die intakte Haut resorbiert wird. (Bekannt ist das auch vom reinen Phenol. *Baranowska-Dutkiewicz* [1981] berechnete nach topischer Applikation von Phenollösungen [2,5–10 g/l] auf Hautareale von 4×4 cm die absorbierten Mengen mit 0,4–2,5 mg; bis über 60 mg wurden bei Auftrag auf die gesamte Hand erreicht. Etwa 80% des Phenols erschienen im Urin.) Nach Auffassung der Hygieniker können Hexachlorophenpräparate nicht als Desinfektionsmittel gelten.

Metallsalze

Quecksilber, Kadmium, Silber, Messing, Kupfer und Zinn wirken in abnehmender Reihenfolge in geringen Konzentrationen bakteriostatisch und in höheren bakterizid. Ihre Ionen reagieren dabei mit SH-Gruppen-haltigen Fermenten – z. B. Oxidasen, Dehydrogenasen – und erzeugen eine Enzymblokkierung. Die Problematik bei der praktischen Anwendung besteht in der Reversibilität solcher Bindungen und damit der Wiederherstellung der Vermehrungsfähigkeit scheintoter Erreger. Zudem sind die Metallverbindungen gegenüber Mykobakterien und Sporen unwirksam. Hefen und Schimmelpilze werden erst bei erheblich höheren Konzentrationen beeinflußt.

Anorganische *Quecksilbersalze* (z. B. Sublimat) werden nicht mehr verwendet, dagegen sind noch vereinzelt organische Quecksilber- und Zinnverbindungen in Gebrauch (z. B. Phenylquecksilberborat zur Hautdesinfektion, Tributylzinnbenzoat zur Flächendesinfektion sowie Tributylzinnoxid als Antifouling-Schiffsanstrich).
Zinkoxid wird medizinisch auch heute noch wegen seiner – wenn auch geringen – bakteriostatischen Wirksamkeit und des adstringierenden Effektes benutzt. In Ziram und Zinknaphthenat wirken andere Stoffe als Zink antimikrobiell.

Guanidine

Bei den *Guanidinen* handelt es sich um Verbindungen mit einem breiten antibakteriellen Wirkungsspektrum, allerdings werden Mykobakterien, Pilze und Viren unterschiedlich beeinflußt.
Diguanidine (Biguanide) sind in neuerer Zeit bevorzugte Zusätze zu Flächendesinfektionsmitteln. Im alkalischen Bereich ist der antibakterielle Effekt etwas schwächer als bei pH 6,0. Polyhexamethylendiguanid ist ein wenig toxisches Produkt (LD_{50} Ratte: 5 000 mg/kg, keine chronische Toxizität, keine Haut- und Augenreizung). Das Mittel ist für Desinfektionsreinigung in der Lebensmittelhygiene ebenso wie in der Medizin gut geeignet.

In die gleiche Gruppe rechnet *Chlorhexidin*. Der bakteriostatische Effekt ist in niedrigen Konzentrationen, ebenso wie der bakterizide in 10- bis 20fach höheren, sehr gut. Allerdings werden Mykobakterien sowie Pilze weniger sicher und Sporen überhaupt nicht erfaßt. Der Wirkungsmechanismus beruht auf einer Schädigung der Zytoplasmamembran und einer Enzymhemmung. Einzelne Pseudomonaden haben offenbar eine Zellmembran, die dem Chlorhexidin keine Adsorption gestatten. Folge kann ein Wachstum dieser Keime in wäßrigen Lösungen dieses Desinfektionsmittels sein, was durch Zusatz von Konservierungsmitteln verhindert werden kann. Eine Zugabe von Ethanol erhöht gleichzeitig den antimikrobiellen Effekt.
Chlorhexidin wird häufig selbst als Konservierungsmittel verwendet. Bei Augentropfen kam es allerdings zu schweren Pseudomonas-aeruginosa-Infektionen, offenbar waren die Adsorptionsverluste (z. B. an Gummistopfen) nicht genügend beachtet worden.
Vorteilhaft ist die geringe Toxizität (LD_{50} Maus: 2 000 mg/kg). Ein Verdacht auf Kanzerogenität des Spaltproduktes p-Chloranilin wurde in der Praxis nicht bestätigt.

Prüfung und Listung der Desinfektionsmittel

§ 10c des Bundesseuchengesetzes schreibt vor: „Bei behördlich angeordneten Entseuchungen und Entwesungen dürfen nur Mittel und Verfahren verwendet werden, die vom Bundesgesundheitsamt, bei behördlich angeordneten Entrattungen, nur solche verwendet werden, die von der Biologischen Bundesanstalt für Land- und Forstwirtschaft auf Brauchbarkeit geprüft und in eine zu veröffentlichende Liste aufgenommen sind". Für alle übrigen Desinfektionen bleibt die Wahl aus dem reichlichen Angebot der Präparate dem Verantwortlichen überlassen. Es ist jedoch zu empfehlen, nur nachweislich gutachterlich getestete Mittel einzusetzen, denn es gibt keine Sicherheit, daß die ohne Prüfung vertriebenen Substanzen in den angegebenen Konzentrationen und Zeiten zuverlässig wirken.

Die *Prüfung* chemischer Desinfektionsmittel erfolgt auf der Basis von „Richtlinien der Deutschen Gesellschaft für Hygiene und Mikrobiologie". Erschienen ist der erste Teilabschnitt über die In-vitro-Tests und die Händedesinfektion (Zbl. Bakt. Hyg. I. Abt. Orig. B 172 [1981] Sonderdruck), ergänzt durch die Veröffentlichung „Prüfung und Bewertung chemischer Desinfektionsverfahren, Anforderungen für die Aufnahme in die VII. Liste, Stand 1.2.1984", mhp-Verlag, Wiesbaden.

Die als geeignet ermittelten Präparate sind in der „VII. Liste der geprüften und von der DGHM als wirksam befundenen Desinfektionsverfahren einschließlich eines Nachtrages (Stand 30.4.1989)" aufgeführt. Die Liste enthält Abschnitte über die Händedesinfektion (Hyg. u. Chir.), Flächendesinfektion, Instrumenten- und Wäschedesinfektion. Als gravierender Mangel der DGHM-Liste wird das Fehlen jeglicher Angaben über die Viruzidie empfunden. In der VII. Ausgabe heißt es: „Zur Desinfektion bei Viruskrankheiten wird in dieser Liste noch nicht Stellung genommen." Zumindest bei der Instrumenten- und der Händedesinfektion will aber die zuständige Kommission die Lücke durch entsprechende Prüfungsvorschriften demnächst ausfüllen.

Die „10. Liste der vom Bundesgesundheitsamt geprüften und anerkannten Desinfektionsmittel und -verfahren (Stand vom 1.6.1987)" veröffentlicht im Bundesgesundheitsblatt 30 (1987) 279, ist untergliedert in Verfahren zur thermischen Desinfektion, zur hygienischen Hände-, Wäsche- und Scheuerdesinfektion sowie zur Desinfektion von Auswurf, Stuhl und Harn. Ein Anhang befaßt sich mit der Desinfektion von Abwasser und mit Desinfektionsmitteldosiergeräten. Zur Instrumentendesinfektion wird nicht Stellung genommen.

Das mikrobiologische Wirkungsspektrum der in der BGA-Liste aufgeführten Mittel und Verfahren ist durch Buchstaben gekennzeichnet:

A: zur Abtötung von vegetativen bakteriellen Keimen einschl. Mykobakterien sowie von Pilzen einschl. pilzlicher Sporen geeignet;
B: zur Inaktivierung von Viren geeignet;
C: zur Abtötung von Sporen des Erregers des Milzbrandes geeignet;
D: zur Abtötung von Sporen der Erreger von Gasbrand, Gasödem und Wundstarrkrampf geeignet.

In der BGA-Liste sind die Anwendungskonzentrationen und Einwirkungszeiten nicht immer identisch mit denen der Liste der DGHM. Die Ursache für diese Differenz liegt in den unterschiedlichen Anforderungen. Bei behördlich angeordneten Desinfektionen laut § 10c BSeuchG muß das Wirkungsspektrum des Präparates auch Tuberkelbakterien einschließen, bei den Angaben der DGHM-Liste für die Flächendesinfektion zur Hospitalismusprophylaxe und in der allgemeinen Praxis werden die Tuberkelbakterien dagegen nicht berücksichtigt. Daraus resultieren geringere Konzentrationen, die aber andererseits den Gesichtspunkten der Korrosion, Gefährdung des Personals und nicht zuletzt auch der Wirtschaftlichkeit besser gerecht werden.

Die amtliche Seuchendesinfektion nimmt also nur bedingt Rücksicht auf Verträglichkeit und Kosten, die allgemeine Desinfektion, besonders zur Verhütung von Krankenhausinfektionen, verzichtet dagegen auf den Einschluß der (vollständigen) Tuberkelbakterien- und Viruswirksamkeit.

Der letzte Gesichtspunkt beansprucht im Hinblick auf die Verhinderung der Übertragung von Hepatitis- und AIDS-Erregern besonderes Interesse. Bei den Händedesinfektionsverfahren (der BGA-Liste) werden nur Chloramin und Clorina (2- bzw. 1%ig) als viruswirksam geführt, nicht dagegen die alkoholischen Mittel. Die geforderten Einwirkungszeiten von 1–2 min sind aber wenig praxisgerecht. Außerdem setzt eine effektive Desinfektion mit Chlor voraus, daß keine Blutverschmutzung besteht.
Hinsichtlich der Desinfektion von HIV besteht Übereinstimmung, daß der Erreger gegenüber Desinfektionsmitteln und -verfahren keine besonders hohe Resistenz besitzt. *Peters* u. *Spicher* (1987) weisen darauf hin, daß in der Anwendungspraxis vor allem darauf zu achten ist, daß die ausgewählten Präparate auch in Gegenwart von Blut hinreichend wirksam sind. In diesem Falle ist also Alkoholen gegenüber Chlor der Vorzug zu geben. Desinfektionsmittel und -verfahren, die sich bei Virushepatitis bewährt haben, werden auch zur Desinfektion bei AIDS brauchbar sein. 1986 empfahl die WHO bei 10- bis 30minütiger Einwirkzeit (abhängig von dem Grad der Verunreinigung) bei Raumtemperatur zur chemischen Desinfektion HIV-kontaminierter Materialien: 0,5% Natriumhypochlorit, alternativ 1,8% Formaldehyd oder 70% Ethanol oder 2% Glutaraldehyd (*Zeichhardt* u. Mitarb. 1987).

Kuwert u. Mitarb. (1981) haben mit dem morphologischen Alterations- und Desintegrations-Test (MADT) zwar eine Reihe von Chemikalien (für die Flächen- und Instrumentendesinfektion) als HBV-wirksam erkannt, Ethanol und Gemische aus Ethanol mit Propanol waren aber ebenso unwirksam wie Polyvinyl-Pyrrolidon-Jod. (Die Hepatitis-B-Wirksamkeit kann außer mit dem MADT noch durch Veränderung der Hepatitis-B-surface-Antigenität und durch biochemisch-immunologische Testungen, z. B. Veränderungen an Hepatitis-B-Markern wie HBcAg und DNA-Polymerase beurteilt werden. Die Feststellung von Veränderungen an der Virushülle erfolgt durch Prüfung ihrer Antigenität, allerdings ist von einigen Virusarten bekannt, daß ihre Infektiosität auch nach solchen Schäden erhalten bleibt.)

Die experimentellen Unterlagen erlauben zumindest die Aussage, daß die Inaktivierung von HIV mit aldehydhaltigen Instrumentenmitteln und alkoholischen Händedesinfektionspräparaten unproblematisch ist und empfohlen werden kann.
Zur Instrumentendesinfektion sollten nach dem gegenwärtigen Wissensstand keine phenolischen, sondern ausschließlich aldehydhaltige Präparate verwendet werden. Sicherer sind auf jeden Fall thermische oder chemothermische Methoden.

HD-Präparate (= Händedekontaminationspräparate) werden nach der Richtlinie der DGHM (Zbl. Bakt. Hyg. I. Abt. Orig. B 182 [1986] 562) geprüft. Mit ihrer Anwendung sollen bakterielle Belastungen der Hände im Lebensmittelbetrieb weitgehend ausgeschaltet werden, ohne daß die dort Beschäftigten Desinfektionsverfahren zu lernen haben. Die HD-Präparate sind lediglich vor der Wasserzugabe ca. 30 s einzureiben. Der Wirkungsgrad ist so gewählt, daß die in entsprechenden Untersuchungen gefundenen Maximalzahlen pathogener Keime inaktiviert werden. Die HD-Mittel sind vor Arbeitsbeginn und nach jeder längeren Arbeitsunterbrechung sowie nach jedem Toilettenbesuch anzuwenden. Normale Seife darf nicht alternativ angeboten werden. Die zu empfehlenden Präparate sind der entsprechenden HD-Liste, erschienen im mhp-Verlag, Wilhelmstr. 42, 6200 Wiesbaden zu entnehmen. *Heeg* u. *Merz* (1988) überprüften in einer Krankenhausküche den Erfolg der Einführung eines HD-Präparates im Vergleich mit einer normalen Flüssigseife. Es resultierte eine Verminderung der fakultativpathogenen Keime, wenn gleichzeitig eine Schulung des Personals vorgenommen wurde.

3.1.8 Spezielle Anwendungsbereiche und Verfahren der Desinfektion

Händedesinfektion

Bei der Händedesinfektion ist grundsätzlich zwischen der *chirurgischen* und der *hygienischen* Anwendung zu unterscheiden.
Als *Vorbereitung zur Operation* werden die Hände zunächst mit Seife und Bürste gereinigt (nur bei waschaktiven Desinfektionsmitteln kann diese Maßnahme entfallen). Es soll sich dabei zwar um eine sorgfältige Waschung handeln, doch ist es nicht erforderlich, die Zeit über mehr als 2–3 Minuten auszudehnen. Auch bei längerem Waschen gelingt es nämlich nicht, die sog. Haftkeime (residente Flora) zu erschöpfen, denn aus den Tiefen der Hautdrüsen erfolgt ein ständiger Keimnachschub.
Die Handbürste dient ausschließlich der Nagelreinigung. Die eigentliche Desinfektion muß sich über 5 Minuten erstrecken und durch Einreiben der

Hände mit 2mal 5 ml des Mittels über jeweils 2½ Minuten erfolgen. Die Präparate sollen in Spendern zur Verfügung gestellt werden. Die Mehrzahl der zugelassenen Händedesinfektionsmittel enthält Alkohol als Grundwirkstoff. Eine Hautschädigung durch Entfettung ist nach Verlassen der „Schüsseldesinfektionen" zugunsten der Einreibeverfahren nicht mehr zu befürchten, auch wurden fast alle Präparate mit „rückfettenden" Substanzen versehen, die selbstverständlich nur wirksam werden können, wenn die Mittel auf der Haut verdunsten und nicht abgewischt werden. Bei sachgemäßer Durchführung erreicht man eine weitgehende Abnahme der Anflugkeime (transiente Flora) und eine Reduzierung der residenten Keime um etwa 99,9%. Eine Sterilisation der Hände ist in keinem Falle zu erzielen. Bei der *hygienischen Händedesinfektion* (im bakteriologischen Labor, nach der Untersuchung von Patienten usw.) behandelt man die Hände je nach Vorschrift mit der vom Hersteller empfohlenen Desinfektionsmittelmenge (in der Regel 3 ml) über 30 Sekunden bis eine Minute. Falls Verschmutzungen vorliegen, wird anschließend eine Seifenwaschung durchgeführt. Bei massiven Verunreinigungen (z. B. mit Stuhl) ist zu empfehlen, diese zuerst mit Papier zu entfernen, anschließend sofort die Desinfektion vorzunehmen und dann zu waschen. Alle Handgriffe müssen derart durchgeführt werden, daß keine Keime verbreitet werden (z. B. durch Anfassen des Wasserhahns, der Seife, eines Handtuches usw.).

Grundsatz:	
Chirurgische Händedesinfektion:	erst waschen, dann desinfizieren.
Hygienische Händedesinfektion:	erst desinfizieren, dann (gegebenenfalls) waschen.

Im Handel befanden sich auch Waschdesinfektionsmittel für die hygienische Händedesinfektion (z. B. auf Phenolbasis), die 2 min Einwirkungszeit und ein anschließendes Abtrocknen der Hände erforderten. *Kanz* u. *Kanz* setzten sich schon 1969 für die Verwendung solcher desinfizierender Seifen ein. Publikationen (*Quraishi* u. Mitarb. 1984) beweisen aber, daß die Hände im Durchschnitt nicht mehr als 8,6 s (nichtmedizinisches Personal 4,1 s) gewaschen werden.
Zu empfehlen sind daher im Krankenhaus- und Praxisbetrieb alkoholische, in 30 s wirksame Präparate. Selbst 30 oder 40 derartiger Desinfektionen (ohne Nachwaschen) werden pro Tag ausgezeichnet vertragen.
Bei Einhaltung der vorgeschriebenen Konzentration und Zeit lassen sich vegetative, pathogene Anflug- und Kontaktkeime mit einer für die Praxis hinreichenden Sicherheit inaktivieren. Die Reduktionsquote beträgt etwa $10^5 : 10^0$ Keime. Sind die Bakterien allerdings in 100% Plasma suspendiert, so ist eine Verdoppelung der Desinfektionsmittelmenge (2×3 ml) und der Einwirkungszeit (2×30 s) erforderlich (*Grün* 1980).

In verschiedenen Ländern, z. T. auch in der Bundesrepublik Deutschland, wird behauptet, daß im Krankenhausbetrieb eine einfache Händewaschung die Desinfektion ersetzen kann. (Nach *Zimakoff* [1985] waschen sich 66% der Ärzte und des medizinischen Personals nach einem Patientenkontakt die Hände weder mit Seife und Wasser, noch wird eine Alkoholbehandlung durchgeführt!) Nun haben experimentelle Nachprüfungen ergeben, daß die durchschnittliche Keimzahlreduktion nach einer üblichen Seifenwaschung nur etwa 2 Zehnerpotenzen beträgt. *Schürmann* u. *Eggers* (1985) erhielten mit Wasser und Seife eine Verminderung von Polioviren auf den Händen um 2–4 log-Stufen, allerdings nach 5 min Waschzeit. Eine alkoholische Desinfektion bewirkt dagegen eine bis 5 log-Stufen reichende Reduktion. Die Sicherheit ist damit erheblich größer, zumal die Menge der aufgebrachten Keime im Praxisbetrieb nicht beurteilt werden kann.
Es soll damit nicht bestritten werden, daß eine Händewaschung mit Wasser und Seife von Nutzen wäre. *Black* u. Mitarb. (1981) haben z. B. durch konsequente Durchführung eines Waschprogrammes in Kindertagesstätten die Diarrhoehäufigkeit auf die Hälfte reduzieren können.
Aung u. Mitarb. (1986) erreichten in einem Gebiet mit niedrigem Hygienestandard (Burma) befriedigende Händedekontaminationen bei den Müttern von Kleinkindern, als diese zum Händewaschen mit Wasser und Seife nach der Analtoilette der Babys angehalten wurden.
Im Krankenhaus ist die Einfachheit der Anwendung alkoholischer Präparate und die bessere Verträglichkeit sowie die Vermeidung der Keimverstreuung beim Waschen entscheidend.
Überdies geben die In-vitro-Tests vielfach ein zu günstiges Bild, insbesondere sind unbehüllte Viren auf den Händen schwierig zu inaktivieren (*Schürmann* u. *Eggers* 1983). Das Desinfektionsverfahren kann also gar nicht gut genug sein.
Besonderer Beachtung bedarf die Händedesinfektion bei der Infektion mit *tuberkulösem Sputum*. Hier lautet die Empfehlung des BGA, die Desinfektion 2mal durchzuführen (Wasserzusatz erst nach Ablauf der vorgesehenen Einwirkungszeit).

Händedesinfektionen werden ferner bei der *Lebensmittelherstellung* und -verarbeitung, also sowohl im Industrie- als auch im Küchenbereich gefordert. Das Produkt muß vor den Keimen des Menschen (z. B. pathogene Darmbakterien, enterotoxinbildende Staphylokokken) und der Mensch vor den Keimen des Produktes (z. B. Salmonellen im Schlachthof) geschützt werden.
Entsprechende Hinweise finden sich in der Arbeitsstätten-Verordnung. In der Praxis besteht die Schwierigkeit, daß das Personal über keine Fachkenntnisse in der Desinfektion verfügt und Händewaschen mit Desinfektion gleichsetzt.
Es gelingt deshalb nur in denjenigen Betrieben eine zusätzliche Händedesinfektion einzuführen, in denen eine laufende fachhygienische Beratung stattfindet. Da in der Regel dem Schutz des Produktes die größere Bedeutung zukommt, sollen die Hände – z. B. nach dem Toilettenbesuch – erst gewaschen und dann desinfiziert werden. Alkoholpräparaten ist hierbei der Vorzug zu geben.

Inzwischen wurde die Entwicklung von *HD-Präparaten* vorangetrieben, um an den vielen Stellen, an denen keine zweizeitigen Händebehandlungen zu erreichen sind, wenigstens eine Verbesserung der einfachen Seifenwaschung zu ermöglichen (s. S. 470).
Die – außer bei Alkoholdesinfektionen – erforderliche *Händetrocknung* kann mit Warmluftgebläsen oder mit Papier erfolgen. Wir und andere Autoren haben in der Bundesrepublik Deutschland schon vor Jahren festgestellt, daß die befürchtete Entstehung von Bakterienaerosolen bei den Gebläsen nicht zustande kommt. *Matthews* u. *Newsom* konnten dies 1987 nochmals bestätigen. Für den medizinischen Bereich möchten wir aber – allein wegen des geringeren Zeitbedarfs – dem Papier den Vorzug geben.

Allgemeine Haut- und Schleimhautdesinfektion

Vor Injektionen, Schutzimpfungen, Blutentnahmen und zur Vorbereitung des Operationsfeldes ist es erforderlich, diese Hautstellen zu desinfizieren. Dabei ist zu beachten, daß das in der Praxis meist übliche kurze Abwischen mit einem Alkoholtupfer zu keiner ausreichenden Desinfektion führt. Es bedarf hier einer längeren Einwirkungszeit. Der benutzte Alkohol muß *steril* sein, d. h., er darf keine Gasbrand- und anderen Sporen enthalten. Einzelne Injektionszwischenfälle der letzten Zeit unterstreichen ebenso wie die Erfahrung, daß Gasbrand bei Heroinsüchtigen relativ häufig beobachtet wurde, die Notwendigkeit der sachgerechten Desinfektion.
Ferner ist zu betonen, daß Benzin und Äther nur Reinigungs-, aber keine Desinfektionsmittel darstellen.
Bei der Hautdesinfektion ist zu beachten, daß die an den Händen ermittelten Werte nicht ohne weiteres auf andere Stellen übertragbar sind; aus diesem Grunde schreibt das BGA auch 1 min Einwirkungszeit anstelle der 30 s bei der Händedesinfektion vor.
Schwieriger noch ist die Keimreduktion auf den *Schleimhäuten* zu erreichen. *Heeg* (1988) spricht deshalb auch von Schleimhautantiseptik und nicht von -desinfektion. Für diese Zwecke werden am häufigsten PVP-Jod, Tenside, Oxidanzien und organische Quecksilberverbindungen eingesetzt.
Die erreichbaren Wirkungsgrade sind im Vergleich zu anderen Einsatzgebieten bescheiden, die Keimzahlreduktion überschreitet nur selten 90%. *Heeg* kommt zu dem Schluß, daß die Anwendung eines Schleimhautantiseptikums zwar eine sinnvolle prophylaktische und therapeutische Maßnahme darstellt, daß diese jedoch derzeit wissenschaftlich noch nicht ausreichend abgeklärt ist.

Desinfektionen von Stuhl, Urin und Auswurf

Stuhl wird mit der doppelten Menge eines der zugelassenen Mittel in der vorgeschriebenen Konzentration versetzt. Die Einwirkungszeit beträgt 6 Stunden. Über die in Betracht kommenden Mittel (Phenolderivate und Kalkmilch) informiert die 10. Liste des BGA.

Harn wird mit der gleichen Menge einer 5- bzw. 6%igen Lösung der zugelassenen Substanzen 2 Stunden aufbewahrt.
Sputumgefäße werden entweder sofort oder am Abend nach Gebrauch zu 2/3 mit 5- z. T. 6%iger Desinfektionslösung gefüllt und nach mindestens 4 Stunden Einwirkung in die Toilette entleert. Die Gefäße selbst sollen entweder ausgekocht werden oder weitere 4 Stunden in der Desinfektionslösung liegen. In Tbc-Heilanstalten ist die Desinfektion in strömendem Dampf vorzuziehen.

Raum- und Flächendesinfektion

Die in früheren Jahren sehr häufig praktizierte Formaldehydraumdesinfektion kann bei strenger Beachtung der Vorschriften der „laufenden" Desinfektion heute wesentlich eingeschränkt und durch eine vereinfachte Schlußdesinfektion, nämlich eine Scheuerdesinfektion, ersetzt werden. Eine reguläre Formaldehydraumdesinfektion ist nur bei Aussatz, Milzbrand, Ornithose, Pest und offener Tuberkulose der Atmungsorgane erforderlich (*Albrecht* u. *Rheinfurth* 1964). Die Entscheidung obliegt in jedem Falle dem Amtsarzt.

Zur Durchführung der Raumdesinfektion verdampft man Formalin in einer Konzentration von etwa 10–20 ml/m^3 (= 5 g Formaldehyd/m^3).
Die Einwirkungszeit soll 6 Stunden betragen. Anschließend kann eine Neutralisierung mit NH_3-Dampf erfolgen, wobei man das Gas von einem Ammoniakkocher mit einem Schlauch durch ein Schlüsselloch in den zu behandelnden Raum einströmen läßt.
Fehler können bei der Formaldehydanwendung durch das schlechte Eindringungsvermögen (z. B. in Matratzen) entstehen, ferner benötigen blut-, eiter- und eiweißgeschützte Keime und Sporen bis zu 24 Stunden Einwirkungszeit, um sicher inaktiviert zu werden.
Formaldehyd wirkt nur bei hoher Luftfeuchtigkeit. Der keimtötende Effekt verschlechtert sich bei Raumtemperaturen von weniger als 18 °C (zu beachten bei der Desinfektion von Kühlräumen).

Sofern es sich nicht um die angeführten Krankheitserreger handelt, bedarf es lediglich eines Besprühens der Wände, Böden und Gegenstände im Raum mit einem zugelassenen Scheuerdesinfektionsmittel (s. BGA-Liste). Besprühen ist aber in jedem Falle weniger wirksam als Wischen oder Scheuern.
Bei der *Fußbodendesinfektion* soll man sich nach *Grün* (1965) der „Zweieimermethode" bedienen. Mit einem selbstaufnehmenden Sooger verteilt man die in einem Eimer befindliche Desinfektionslösung gleichmäßig über den Fußboden, danach wird sie mit Hilfe des Soogers wieder aufgenommen und in den Schmutzeimer ausgepreßt.
Die Sooger bleiben anschließend 4 Stunden in der Desinfektionslösung stehen. Die Reste der Lösung sollen auf dem Boden eintrocknen. Für großflächige Räume sind entsprechende Reinigungsmaschinen vorzuziehen.
Die zweckmäßigste Lösung dürfte die Verwendung von Präparaten sein, die sowohl Reinigungs- und Pflegeeigenschaften besitzen als auch gleichzeitig

eine desinfizierende Wirkung aufweisen. Solche Desinfektionsreiniger für ein einzeitiges Behandeln der Flächen sind in der VII. Liste nicht mehr getrennt aufgeführt. Der Anwender soll sich nach den Gebrauchsanweisungen der Hersteller richten. Keinesfalls ist es gestattet, in eigener Entscheidung die Desinfektionsmittellösungen mit Reinigungspräparaten zu versetzen, da mit Sicherheit Wirkungseinbußen resultieren.
Die BGA-Liste enthält die Konzentrationen für 2, 4 oder 6 Stunden Einwirkungszeiten, die DGHM-Liste gibt 1/4-, 1/2-, 1- und 4-Std.-Werte an. Überall dort, wo ausreichend Zeit zur Verfügung steht – z. B. bei der täglichen Schlußdesinfektion im OP – können unbedenklich die geringeren Konzentrationen für die 4-Std.-Werte verwendet werden. Zwischen 2 Operationen sind dagegen Kurzzeitdesinfektionen mit 15 min Einwirkungszeit notwendig.

Über den Wert der Fußbodendesinfektion bestehen unterschiedliche Auffassungen. Es wird bezweifelt, ob Mikroorganismen vom Fußboden überhaupt Infektionen beim Krankenhauspatienten auslösen; der Einsatz von keimtötenden Chemikalien würde nur ein Gesundheitsrisiko beim Personal und eine Kostensteigerung bedeuten. Es ist in der Tat keinesfalls erforderlich, Bereiche, von denen keine Gefahr für eine Krankenhausinfektion ausgeht, täglich zu desinfizieren. Andererseits hieße es die Realität im Arbeitsalltag zu mißachten, wenn im Bereich einer Putzkolonne allzu verschiedene Anforderungen gestellt würden. Auf infektionsgefährdeten Stationen sollten deshalb *alle* Flächen mit identischen Verfahren in einem Arbeitsgang gereinigt und desinfiziert werden.
Die Richtlinie zur Verhütung von Krankenhausinfektionen schreibt eine tägliche Reinigung und Desinfektion vor:

1. in Bereichen, die in besonderem Maße vor Infektionen geschützt werden müssen, z. B. Einheiten zur Pflege von Transplantations- oder Verbrennungsfällen, für Intensivmedizin, ferner Sterilzellen, OP-Abteilungen, Entbindungseinheiten, Frühgeborenenstationen, Zentralsterilisation, Diagnostikeinheiten mit operativen Eingriffen;
2. in Bereichen, von denen bevorzugt Infektionen ausgehen können, z. B. Infektionseinheiten, „septische" OP-Einheiten, Dialyseeinheiten, Kinderpolikliniken, die unreine Seite von Wäschereien, der Bettenzentrale und der Abfallbeseitigungseinrichtungen;
3. in Bereichen mit mittlerem Infektionsrisiko, wie Polikliniken, Ambulanzen, Patientenaufnahme, Labors, radiologische Einrichtungen, physikalische Therapie, Küchen, Wäschereien, Sanitärräume.
4. In allen Bereichen mit geringen Infektionsmöglichkeiten (Verwaltung, Unterricht, Werkstätten usw.) braucht nur feucht gereinigt zu werden.

Es ist zu betonen, daß die „Richtlinie" kein Gesetz darstellt, sondern allenfalls den Charakter eines vorweggenommenen Gutachtens besitzt. Die Hygienekommission hat infolgedessen einen Ermessensspielraum bei der Aufstellung der Hygienepläne und kann im Einzelfalle anders entscheiden.
Über den Einsatz von *Teppichböden* im Krankenhaus werden ebenfalls unterschiedliche Auffassungen vertreten. Die Desinfektion wurde noch keinesfalls optimiert. Die Mehrzahl der Hygieniker lehnt daher mit Recht Teppichböden im Krankenhaus ab (s. S. 314).

Die Notwendigkeit der *Desinfektion von Flächen* an Geräten und Einrichtungsgegenständen wird nicht bezweifelt. Es sei aber ausdrücklich erwähnt, daß Decken und Wände sowie andere senkrechte Flächen weitaus geringer als Fußböden kontaminiert sind (ca. 1/100) und einer Desinfektion nur bei direkter Anschmutzung bedürfen. Im Gegensatz hierzu sind dauernd benutzte Geräte wie Babywaagen oder Arbeitsflächen im Labor häufig zu behandeln. Für diese Bereiche bieten konzentriert anzuwendende Sprays Vorteile. Bei der Auswahl soll überlegt werden, welche Mikroorganismen auszuschalten sind. Sofern kein Virusrisiko besteht, kommen vor allem Alkohole in Betracht, um die Personalgefährdung z. B. durch Formaldehydallergisierung zu vermeiden. Allerdings darf Alkohol wegen der Explosionsgefahr nur maximal mit 50 ml Gebrauchslösung von nicht mehr als 10 Gew.-% Alkohol pro m^2 ausgebracht werden (s. auch „Sicherheitsregeln zur Vermeidung von Brand- und Explosionsgefahren durch alkoholische Desinfektionsmittel" des Hauptverbandes der gewerblichen Berufsgenossenschaften, Langwartweg 103, 5300 Bonn 1).
Bei der Desinfektion von Flächen, die wahrscheinlich mit Tuberkelbakterien kontaminiert sind, dürfen nur Präparate aus der BGA-Liste verwendet werden. Die Anerkennung der dort aufgeführten Desinfektionsmittel und -verfahren setzt eine entsprechende Testung nach der Richtlinie des BGA zur Prüfung von Flächendesinfektionsmitteln auf Wirksamkeit gegenüber Tuberkulosebakterien voraus (Bundesgesundheitsblatt 22 [1979] 99, Fassung vom 1. 8. 1979).

Im Küchenbereich stellt die Flächendesinfektion immer nur eine Ergänzungsmaßnahme zur Reinigung dar (*Tebbutt* 1984), wichtiger ist die einwandfreie Beschaffenheit der *Wisch- und Scheuertücher*, die erfahrungsgemäß schwer zu desinfizieren sind. Vor allem trifft das zu, wenn die Tücher eine Belastung mit eiweißhaltigem Material (z. B. Milch) aufweisen. In solchen Fällen empfiehlt sich das Auskochen.
Eine optimale Lösung stellt die Verwendung von Einmalwischtüchern dar, die preiswert im Handel zu haben sind.
Ferner ist bezüglich der Flächendesinfektion hervorzuheben, daß in der Lebensmittelindustrie die Reinigung immer vor der Desinfektion durchzuführen ist. Die Eiweißbelastung würde sonst die Wirksamkeit in Frage stellen.

Instrumentendesinfektion

Zur Vermeidung der Infektionsübertragung im Krankenhaus und in der ärztlichen Praxis ist die zuverlässige Ausschaltung pathogener Keime auf Geräten (Rektoskopen usw.) und vielen anderen Bedarfsgegenständen erforderlich. Am sichersten ist natürlich eine Autoklavierung (Sterilisation) oder bei empfindlichen Geräten eine Behandlung mit Ethylenoxid. Glasgeräte (Pipetten usw.) stellt man in Desinfektionslösungen. Bei allen gebrauchten Instrumenten aus dem Operationssaal ist die Gefährdung des Personals vor allem durch

Hepatitisvirusinfektionen zu berücksichtigen. Die Instrumente sind deshalb vor der Reinigung in eine Desinfektionslösung zu legen.

Gebrauchtes Operationsinstrumentarium ist vor jeder weiteren Behandlung in thermischen Desinfektionsreinigungsmaschinen oder in einem aldehydischen Instrumentendesinfektionsmittel zu desinfizieren.

Die Kontamination von Fiberendoskopen und englumigen Schläuchen mit vegetativen pathogenen Bakterien – nach *Burkhardt* (1979) beträgt die Häufigkeit bis 85% – und evtl. Hepatitisviren wirft besondere Probleme auf. Das Einlegen in Lösungen mikrobizider Substanzen bewirkt nur eine äußerliche Desinfektion, und auch das einfache Durchspritzen gibt keine Gewähr für einwandfreie Beschaffenheit.
Eine hinreichende Sicherheit der Desinfektion ist nur zu erwarten, wenn das Gerät während der erforderlichen Einwirkungszeit von der Lösung durchflossen wird, etwa von einem erhöht angebrachten Behälter aus. Kontinuierliche Durchströmung läßt sich natürlich durch automatisch arbeitende Apparate am sichersten erreichen. Die Lösungen sollen je nach Belastung wöchentlich einmal erneuert werden.

Ein Sonderbereich ist die Desinfektion *dentaler Abformmaterialien*, weil hier einerseits Kurzzeitdesinfektionen mit 5–10 min Einwirkungszeit erforderlich sind und andererseits die Erhaltung der Präzision einer Abformung absolut gewährleistet sein muß.
Aufgrund dieser Anforderungen stellt sich die Desinfektion von Abformmaterialien nicht nur als ein hygienisch-mikrobiologisches, sondern in gleicher Weise als ein werkstoffkundliches Problem dar. Es liegt noch keine endgültige Empfehlung vor, vor allem gibt es noch keine „Liste", doch lassen die kürzlich publizierten Resultate von *M. Borneff* u. *Pichl* (1989) das Impresept-Tauchbad-Verfahren als geeignet erscheinen (Einlegen der Abformung direkt nach der Abdrucknahme für 10 min in eine (gebrauchsfertige) Lösung, Abspülen unter fließendem Wasser).

Desinfektion von Textilien

Alle aus Krankenanstalten und Heilstätten stammende Wäsche muß in besonderen Wäschereien desinfiziert und gewaschen werden. Die Unfallverhütungsvorschrift „Wäscherei" unterscheidet in § 28 dabei

1. hochinfektiöse Wäsche (die von den Wäschereien, die Krankenhauswäsche behandeln, nicht angenommen werden darf),
2. infektiöse Wäsche, die desinfiziert werden muß,
3. infektionsverdächtige Wäsche, die desinfizierend zu waschen ist.

(„Hochinfektiöse" Wäsche stammt aus Sonderseuchenstationen und von Patienten, die an hämorrhagischem Fieber erkrankt sind. Sie ist an der Stelle des Anfalles zu desinfi-

zieren. „Infektiöse" Wäsche ist z. B. Wäsche aus Infektionsstationen, mikrobiologischen Laboratorien und der Pathologie. Sie muß mit Verfahren und Produkten nach der Liste des BGA behandelt werden. „Infektionsverdächtigte" Wäsche ist die sonstige Krankenhauswäsche.)
In der Praxis stehen krankenhauseigene Wäschereien, Zentralwäschereien und gewerbliche Vertragswäschereien zur Verfügung. Voraussetzungen sind Mindestanforderungen an die Anlagen und Gebäude. Hierzu gehört auf jeden Fall eine Trennung in eine „reine" und in eine „unreine" Seite mit jeweils eigenen Zugängen. (Die Trennung ist nicht notwendig für betriebseigene Wäschereien in Heimen, die nicht überwiegend der Pflege von Menschen dienen.)

Wichtig ist vor allem, daß zum Transport der Wäsche keimdichte, verschlossene Säcke verwendet werden. Die Container sind nach jeder Benutzung zu desinfizieren. Plastiksäcke müssen nach einmaliger Verwendung vernichtet werden. Die Auslieferung der sauberen Wäsche ist kontaminationsgeschützt durchzuführen. In modernen Krankenhäusern arbeitet man nach dem Prinzip, alle Wäsche grundsätzlich als infektionsverdächtig zu betrachten und entsprechend zu behandeln. In Betracht kommt hierfür aus Rationalisierungsgründen nur die chemothermische Desinfektion.
Bei der *chemischen Desinfektion* sind Einwirkungszeiten von 12 Stunden erforderlich, die Konzentrationen der Lösungen liegen je nach Mittel im Bereich von 0,5–5%. Das Bundesgesundheitsamt prüft die Präparate auf Brauchbarkeit und gibt sie in seinen Veröffentlichungen bekannt. Chemisch handelt es sich um Phenolderivate, Formaldehydpräparate, Ampholytseifen oder chlorabspaltende Verbindungen. Die Verfahren kommen in praxi aber nur noch selten zum Einsatz.
Zur *thermischen Wäschedesinfektion* müssen in der Waschmaschine Temperaturen von 85–90 °C über mindestens 15 Minuten eingehalten werden, so daß Wolle und Chemiefasern diesem Prozeß nicht unterworfen werden können. Es sind auch Verfahren zugelassen, die mit nur 10 Minuten Einwirkungszeit auskommen, doch handelt es sich hierbei bereits um kombinierte Methoden. Bei diesen sog. *chemothermischen Desinfektionen* sind spezielle Waschmaschinenkonstruktionen erforderlich. Für die Entseuchung zugelassene Waschstraßen müssen den vom BGA erlassenen Auflagen entsprechen. Die einfache Übernahme der Daten für Kontinuamaschinen zum Einsatz in Durchlaufwaschmaschinen (Beispiele s. Abb. 87) ist unzulässig. Es bedarf der Kontrolle eines jeden Maschinentyps, weil der unterschiedliche Wirkungsgrad der Vorwäsche, die Art des Waschmittels, die Sauberkeit der Maschine und eine Reihe weiterer Faktoren die chemischen Substanzen beeinflussen, besonders wenn es sich bei diesen um chlorabspaltende Präparate handelt.
In der Arztpraxis und ebenso im Privathaushalt werden in den gebräuchlichen Waschmaschinen, die bis 90 °C arbeiten, alle vegetativen Keime abgetötet. Es wurden bereits auch Haushaltwaschmittel entwickelt, die bei 40 °C Waschtemperatur auf chemothermischem Wege desinfizieren.

Partiell verunreinigte Kleider können mit 3%iger Formalinlösung durchfeuchtet werden; besser ist es aber, sie in einen Foliensack zu verpacken und in eine Desinfektions-

Arbeitsfluß	Ausführung	schematische Darstellung
stetig	Doppeltrommel-ausführung	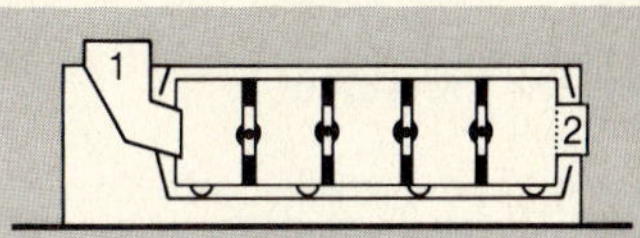
stetig	Eintrommel-ausführung	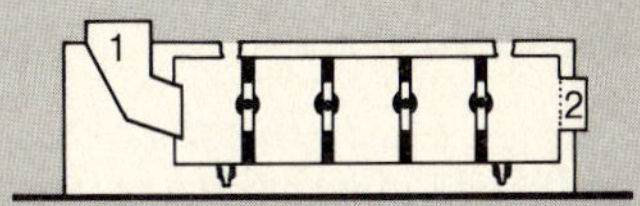
taktweise	Reihen-ausführung	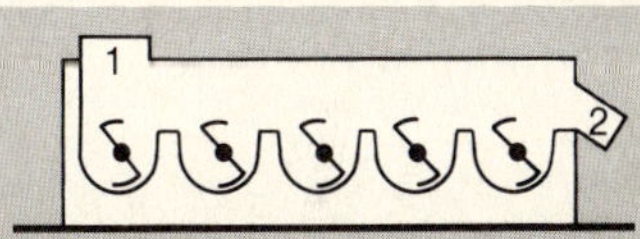

1=Beladestelle 2=Entladestelle

Abb. **87** Beispiel von Durchlaufwaschmaschinen (Durchlaufwaschmaschinen arbeiten vorwiegend nach dem Gegenstromverfahren in vollautomatischer Arbeitsweise einschließlich Beladen und Entladen des Waschgutes (nach DIN 11905).

anstalt zu bringen. Man behandelt sie dort in einem Dampfdesinfektionsapparat oder im Falle empfindlicher Materialien mit einem Vakuumformaldehydverfahren.
Auch Leder- und Gummikleidung kann auf diese Weise entseucht werden. Wenn ein Ethylenoxidsterilisator zur Verfügung steht, ist sein Einsatz zu solchen Desinfektionen durchaus zu empfehlen.

Im Hinblick auf den Hospitalismus sollen *Krankenhausbetten* etwa alle 14 Tage und bei jedem Patientenwechsel desinfiziert werden. Sofern keine besondere Infektion vorliegt, genügt es, die Gestelle und Matratzen mit einem Desinfektionsspray zu behandeln. Im Falle des Auftretens von Infektionen sollen dagegen möglichst thermische Verfahren angewendet werden (fraktioniertes Vakuumverfahren [VDV] 20 min bei 75 °C oder 1–5 min bei 105 °C). Das Problem der Bettdeckenreinigung und -desinfektion ist bei Verwendung von Kunststoffasermaterial, das in Klinikwaschmaschinen behandelt werden kann, gelöst. Die Wolldecke sollte deshalb im Krankenhaus nicht mehr verwendet werden.

Desinfektion von Abwasser

Hinweise gibt DIN 19520 und das vom Bundesgesundheitsamt herausgegebene Merkblatt: „Einleitung von Krankenhausabwasser in die Kanalisation", veröffentlicht im Bundesgesundheitsblatt 21 (1978) 34. Ist eine Desinfektion notwendig, wird die Anwendung folgender Verfahren empfohlen (Anhang zur 10. Liste der vom BGA geprüften und anerkannten Desinfektionsmittel und -verfahren):

Thermische Verfahren

Erhitzen des homogenisierten Abwassers in Geräten, die sicherstellen, daß eine Temperatur von mindestens 100 °C erreicht wird und 15 min lang einwirkt. Wirkungsbereich: ABC.

Chlorungsverfahren

Das Verfahren ist nur für biologisch gereinigtes Abwasser geeignet. Chlorkonzentrationen, pH-Werte und Einwirkungszeiten sind der Tab. 54 zu entnehmen.

3.1.9 Schutzimpfungen

Impfvorschriften und -empfehlungen

Die im internationalen Reiseverkehr vorgeschriebenen Schutzimpfungen sind den von der Weltgesundheitsorganisation (WHO) herausgegebenen und durch Nachträge laufend ergänzten *„Vaccination Certificate Requirements for International Travel and Health Advice for Travellers"* zu entnehmen (zu beziehen über Fa. Alexander Horn, Postfach 3 340, 6 200 Wiesbaden). Nach diesen Vorschriften können für die Einreise in bestimmte Länder Gelbfieberimpfungen gefordert werden. Die Choleraimpfung wird zwar nicht mehr von der WHO, jedoch von den Gesundheitsbehörden einiger Länder bei der Ein- bzw. Ausreise verlangt. Darüber hinaus ist, je nach Zielland und voraussichtlicher Exposition, eine zusätzliche Schutzimpfung gegen Typhus, Tetanus und Poliomyelitis sowie eine Immunisierung gegen Hepatitis-A- und ggf. gegen Hepatitis-B-Infektion zu empfehlen.

Die Impfungen müssen im *Internationalen Impfausweis* (Herausgeber in der Bundesrepublik Deutschland: Deutsches Grünes Kreuz, 3 500 Marburg/Lahn) auf den dafür vorgesehenen Seiten in Englisch und/oder Französisch eingetragen werden.
Im einzelnen beinhaltet die Dokumentation Datum, Chargennummer des Impfstoffes, Stempel und eigenhändige Unterschrift des Arztes. Das bei Gelbfieberimpfung erforderliche zusätzliche Dienstsiegel besagt, daß der Impfarzt zur Ausübung und Dokumentation der Impfung berechtigt ist. Bei sonstigen amtlich geforderten Impfungen muß die Eintragung eines praktizierenden Arztes vom Gesundheitsamt bestätigt werden.

Ein Entschädigungsanspruch des Patienten bei Impfschäden besteht bei *gesetzlich vorgeschriebenen Impfungen* – die es derzeit in der Bundesrepublik Deutschland nicht gibt – gegenüber dem Land, in welchem der Schaden verursacht wurde (§§ 51 ff BSeuchG). Die Entschädigungspflicht besteht auch bei *Impfungen, die öffentlich empfohlen sind.*

Für Rheinland-Pfalz gilt z. B. die Verwaltungsvorschrift vom 14. 6. 1989 (Min.-Bl. 41 [1989] 244).
Als öffentlich empfohlen sind dort genannt:

1. die Schutzimpfung gegen *Diphtherie* ab dem 3. Lebensmonat, ab dem 8. Lebensjahr mit gering dosiertem Impfstoff;
2. die Schutzimpfung gegen *Keuchhusten* ab dem 3. Lebensmonat für Kinder in Gemeinschaftseinrichtungen, bei ungünstigen sozialen Verhältnissen, z. B. in kinderreichen Familien mit engem Wohnraum oder für Kinder, die durch eine Keuchhustenerkrankung erhöht gefährdet sind, z. B. Kinder mit chronischen Herz- und Lungenerkrankungen oder angeborenen Herzfehlern. Die Grundimmunisierung ist nur innerhalb des 1. Lebensjahres zu beginnen;
3. die Schutzimpfung gegen *Wundstarrkrampf* ab dem 3. Lebensmonat;
4. die Schutzimpfung gegen *Masern* mit Lebendimpfstoff ab dem 15. Lebensmonat;
5. die Schutzimpfung gegen übertragbare *Kinderlähmung* mit Lebendimpfstoff oder mit inaktiviertem Impfstoff ab dem 3. Lebensmonat;
6. die Schutzimpfung gegen *Tuberkulose* mit BCG-Impfstoff für alle tuberkuloseansteckungsgefährdeten tuberkulinnegativen Personen einschließlich Neugeborenen;
7. die Schutzimpfung gegen *Grippe* für Personen über 60 Jahre und Personen, die wegen bestimmter Grundleiden durch eine Influenza-Erkrankung gefährdet sind;
8. die Schutzimpfung gegen *Röteln* für Kinder ab dem 15. Lebensmonat, als Auffrischimpfung im 13.–16. Lebensjahr, für geschlechtsreife Mädchen und Frauen bei fehlendem Rötelnschutz nach Ausschluß einer Schwangerschaft und unter Anwendung schwangerschaftsverhütender Maßnahmen innerhalb von 3 Menstruationszyklen nach der Impfung;
9. die Schutzimpfung gegen *Mumps* für Kinder ab Beginn des 2. Lebensjahres;
10. die Schutzimpfung gegen *Tollwut* für Personen, die aufgrund ihrer Tätigkeit besonders infektionsgefährdet sind sowie für Ansteckungsverdächtige.

Einzelne der öffentlich empfohlenen Impfungen (z. B.Polioimpfung) werden von den Bundesländern finanziert. Grundsätzlich gehören Schutzimpfungen (einschließlich der Malariaprophylaxe) zu den Leistungen der Ersatz-, Privat- und gesetzlichen Krankenkassen, geregelt durch deren Satzungen.

3.2 Anwendungsgebiete mit besonderen Anforderungen

3.2.1 Seuchenbekämpfung

Begriffsbestimmungen

Der Begriff Seuche hat erst in den letzten 100 Jahren seine endgültige Präzisierung erfahren. Seuche, aber auch Pest oder Pestilenz, bedeutete in früheren Zeiten nur das massenhafte Auftreten einer Krankheit. Zum Beispiel war die „Pest des Thukydides“ mit Sicherheit keine Pest im mikrobiologischen Sinne gewesen. Infolge der Unfähigkeit zwischen mikrobiell bedingten Erkrankungen, Intoxikationen, Mangelerscheinungen oder auch „ansteckenden“ Psychosen unterscheiden zu können, ordneten die alten Ärzte alle Massenerkrankungen unter dem Begriff „Seuche“ ein.

Von einer Seuche wird heute gesprochen, wenn die Ursache ein lebender, vermehrungsfähiger Erreger ist und die resultierende Krankheit die Tendenz zur Massenausbreitung besitzt.

Nicht alle Infektionskrankheiten rechnen folglich zu den Seuchen, denn eine Reihe von ihnen wird zwar durch pathogene Mikroorganismen erzeugt, aber ihre Ausbreitung ist infolge dispositioneller oder übertragungstechnischer Faktoren limitiert. Beispielsweise führt der Wundstarrkrampf oder der Gasbrand zu keiner Seuche, und auch die staphylokokkenbedingten Infektionen haben nur unter bestimmten Bedingungen die Neigung zu begrenzter Ausbreitung (Furunkulose am Ende und nach dem Zweiten Weltkrieg, Staphylokokkenhospitalismus).

Unter einer *Epidemie* versteht man das gehäufte, aber zeitlich und räumlich begrenzte Auftreten einer Infektionskrankheit in einer bestimmten Bevölkerungsgruppe.

Wenn dabei viele Menschen gleichzeitig oder in einer verhältnismäßig kurzen Zeitspanne erkranken, spricht man von einer *Explosivepidemie.* Kommt es dagegen zu einem langsamen An- und Abstieg der Erkrankungszahlen, wird der Begriff *Tardivepidemie* benutzt.
Für beide Formen der Epidemie ist also charakteristisch, daß die Zahl der Fälle einer übertragbaren Krankheit die in dem betreffenden Gebiet normalerweise vorkommende Häufigkeit für eine gewisse Zeit übersteigt. Bei einer Seuche im Tierreich würde man entsprechend die Bezeichnung Epizootie verwenden.

Breitet sich eine Epidemie über Länder und Kontinente aus, so verwendet man für diese Erscheinung den Begriff *Pandemie.*

Die bekanntesten Beispiele sind die „asiatische Grippe“ 1957 oder die „spanische Grippe“ 1918. Klassische Pandemien waren ferner die Cholerazüge des 19. Jahrhunderts oder die Pest des Mittelalters.

Bei einer *Endemie* tritt die Krankheit in einem umschriebenen Gebiet zeitlich unbegrenzt auf.

Als Beispiel seien die bei uns und auch in anderen Ländern endemisch verbreiteten Kinderkrankheiten Masern, Scharlach, Pertussis und Varizellen genannt. Subtropische und tropische Regionen sind meist endemisch mit einer Reihe von Wurminfektionen (den häufigsten Krankheiten der Erde überhaupt) oder der Malaria verseucht, die trotz aller Anstrengungen der WHO noch nicht ausgerottet werden konnte.

Infektiöse Erkrankungen können ferner in sporadischer Form auftreten. Es handelt sich hierbei um einzelne Fälle, ggf. auch mehrere, untereinander aber nicht zusammenhängende Erkrankungen.
Das Eindringen eines Erregers in einen menschlichen (tierischen oder pflanzlichen) Organismus, ggf. auch die Besiedlung von Haut und Schleimhäuten bezeichnet man als *Infektion*.

Je nach Resistenz- und Immunitätslage kommt es zur Erkrankung, eben der *Infektionskrankheit* oder aber der Körper reagiert nicht, die Infektion bleibt latent. Voraussetzung für eine Erkrankung ist dabei, daß sich der eingedrungene Erreger vermehrt und durch seine Anwesenheit (Beispiel: Sporenbildner im Glaskörper), meist aber durch die Produktion von toxischen Substanzen den Organismus schädigt.

Vom Eintritt der Infektion bis zum Ausbruch der Krankheit, d. h. bis zum Auftreten der ersten Zeichen, vergeht eine gewisse Zeit, die *Inkubationszeit*.

Sie ist für die meisten Infektionskrankheiten gesetzmäßig konstant, nur einzelne besitzen eine beträchtliche Variabilität. Eine gewisse Schwankungsbreite ist allerdings immer anzutreffen. Beispiele sind in der Tab. **101** aufgeführt.
Selbst wenn die Infektion bei einer größeren Zahl von Menschen oder Tieren gleichzeitig in gleicher Dosis erfolgt, kommt es infolge der dispositionellen Differenz der Individuen zu unterschiedlichen Terminen des Krankheitsausbruches, die sich meist in Form einer Normalverteilung anordnen lassen. Die größte Häufung wäre als „normierte Inkubationszeit" zu bezeichnen.
Auf die Inkubationszeit folgt bei den empfänglichen Individuen die eigentliche Krankheitsperiode, wobei der Verlauf typisch oder atypisch sein kann. Bei anderen Personen machen sich äußerlich keine Symptome bemerkbar, wir sprechen dann von einer *latenten* (= stummen oder inapparenten) Erkrankung. Es ist also nicht erlaubt, Infektion mit Erkrankung schlechthin gleichzusetzen.
Latente Verlaufsformen sind epidemiologisch insofern von besonderer Bedeutung, als die betreffenden Personen Erreger ausscheiden können und in Unkenntnis ihres Zustandes zur Ausbreitung der Krankheit stärker beitragen als die manifest erkrankten Patienten.

Für die verschiedenen Infektionskrankheiten ist die Relation der Zahl der manifest Erkrankten zur Zahl der Infizierten charakteristisch. Man bezeichnet dieses Verhältnis als *Kontagionsindex*.

Tabelle **101** Inkubationszeiten wichtiger Infektionskrankheiten.

Krankheit		Bereich der Inkubationszeit
Sehr kurze Inkubation		
	Enteritis infectiosa	Stunden bis 3 Tage
Kurze Inkubation		
	Meningitis epidemica	2– 3 Tage
	Cholera	3– 5 Tage
	Bakterienruhr	2– 7 Tage
	Poliomyelitis	2–12 Tage
	Encephalitis epidemica	3–15 Tage
Mittlere Inkubation		
	Masern	8–11 Tage
	Malaria	6–27 Tage
	Röteln	14–21 Tage
	Amöbenruhr	1–90 Tage
Lange Inkubation		
	Hepatitis A	4– 8 Wochen
	Hepatitis Non-A-non-B	> 4 Wochen
	Hepatitis B	8–32 Wochen
Sehr lange Inkubation		
	AIDS	4 Monate – >10 Jahre

Zu den Seuchen mit hohem Index gehören Pest, Tularämie, Influenza, Fleckfieber, Cholera, besonders aber Masern (95%), während Scharlach, Diphtherie und vor allem Poliomyelitis einen niedrigen Kontagionsindex besitzen (auf 1–2 manifeste Poliofälle kommen etwa 5 nichtparalytische Verlaufsformen und mehrere hundert latente Infektionen). Auch bei Typhus rechnet man mit 2–3 infizierten Gesunden auf einen Krankheitsfall.

Grundsätzlich kann man *kontagiöse* und *nichtkontagiöse Infektionskrankheiten* unterscheiden. Zu dem ersten Typ gehören die akuten Exantheme (Scharlach, Masern usw.), Poliomyelitis, Typhus, Paratyphus, Ruhr, Cholera u. a., also Krankheiten, bei denen die Erreger im Laufe des eigentlichen Krankheitsprozesses, z. T. aber auch schon in der Inkubationszeit und noch in der Rekonvaleszenz ausgeschieden und direkt oder indirekt auf andere Individuen übertragen werden. Nichtkontagiös ist dagegen eine Erkrankung, wenn der Erreger im Körper verbleibt, wie das bei Sepsis, akutem Gelenkrheumatismus oder Tetanus der Fall ist. Auch Malaria, Schlafkrankheit, Fleckfieber, Gelbfieber zählen zu den nichtkontagiösen Formen, denn sie werden ausschließlich durch blutsaugende Insekten weitergegeben; fehlen diese (z. B. Malariakranker im anophelenfreien Gebiet, entlauster Fleckfieberkranker), kann es nicht zur seuchenhaften Ausbreitung kommen.

Infektiosität ist die Eigenschaft des Erregers, in den Organismus eindringen und sich dort vermehren zu können.
Pathogenität liegt vor, wenn der Erreger die Zelle durch seine toxischen Produkte oder, wie bei Viren, durch die Beeinflussung ihres Stoffwechsels schädigt.

Man kann hinsichtlich der pathogenen Wirkung *invasive und nichtinvasive* Krankheitserreger unterscheiden. Invasive Keime dringen in den Organismus ein und verbreiten sich darin (beispielsweise Typhus, Pest), nichtinvasive bleiben an der Infektionsstelle liegen, erzeugen dort lokale Schädigungen (z. B. Streptokokken) oder aber Allgemeinschädigungen durch Ektotoxine (Diphtherie, Tetanus).

Die *Virulenz* eines Krankheitserregers wird sowohl durch die Eigenschaft der Infektiosität als auch der Pathogenität bestimmt. Sie beinhaltet ferner quantitative Aspekte.

Zum Beispiel können Streptokokkenstämme grundsätzlich pathogen sein, aber gleichwohl eine unterschiedliche Virulenz aufweisen, d. h., von den schwachvirulenten Stämmen sind gegebenenfalls sehr hohe Keimdosen zur Auslösung einer Erkrankung erforderlich.
Apathogene Keime können also keinesfalls virulent sein, aber avirulente durchaus pathogen (z. B. Tuberkuloseimpfstamm BCG).
Vielfach werden in den Begriff Virulenz nicht nur die Eigenschaften der Keime, sondern auch die Reaktionen der betroffenen Organismen integriert. Zum Beispiel ist das Tuberkelbakterium nicht für alle Altersklassen gleich virulent. Andererseits beschränkt man den Begriff auf Bakterien und spricht bei Viren nur von Pathogenität, weil diese z. T. in kristalliner Struktur vorliegen können, also nicht ohne weiteres als lebende Substanz gelten. „Virulenz“ schließt aber diese Eigenschaft in jedem Falle ein.

Unter der *Mortalitätsziffer* versteht man die Zahl der Gestorbenen (allgemein oder an einer bestimmten Krankheit), bezogen auf 10 000 oder 100 000 Einwohner.

Nicht zu verwechseln ist mit der Mortalität der Begriff der *Letalität*, d. h. der Zahl der Gestorbenen in Prozent der Erkrankten, z. B. an Typhus, an Cholera usw.

Die *Mortalitätsstatistik* gibt Hinweise auf das Vorkommen und die Verbreitung der schwer verlaufenden Krankheiten.
Bei den Vergleichen von Sterbeziffern verschiedener Jahre darf nicht von den rohen Werten (Gestorbene pro 100 000 der Bevölkerung) ausgegangen werden. Infolge der ständigen Veränderung des Altersaufbaues würden sich Fehler einschleichen. Es bedarf

Tabelle **102** Mortalität im Jahre 1978 und 1987 (nach Statistischen Jahrbüchern).

	Fallzahl		je 100 000 Einwohner	
	1978	1987	1978	1987
Meldepflichtige Infektionskrankheiten	5 290	5 117	8,7	6,8
Tuberkulose	2 533	802	4,2	1,1
Grippe	1 298	281	2,1	0,3
Bösartige Neubildungen	145 419	166 526	237,1	223,9
Ischämische Herzkrankheiten	141 528	136 889	230,8	168,6
Hirngefäßkrankheiten	101 832	87 066	166,0	94,1
Kraftfahrzeugunfälle	14 138	7 612	23,1	11,1
Gesamtmortalität	723 218	687 419	1179,3	842,6

also der Berechnung von „standardisierten" Sterbeziffern, d. h., man legt für die zu vergleichenden Jahre einen einheitlichen Altersaufbau zugrunde.
Bei der Altersstandardisierung werden durch Bildung gewogener Durchschnitte die vielen altersspezifischen Raten in einer Zahl zusammengefaßt. Grundlage ist hierfür eine sog. Standardpopulation. In Betracht kommt das direkte und indirekte Verfahren. Im ersten Falle wird versucht, die Sterblichkeitsrate zu berechnen, welche diese besitzen würde, falls die Altersverteilung die der Standardpopulation hätte.
Stehen die altersspezifischen Raten der Vergleichspopulation nicht zur Verfügung, benutzt man die indirekte Methode (Einzelheiten sind den entsprechenden Lehrbüchern zu entnehmen).

Die Aufstellung der häufigsten Todesursachen zeigt, daß heute der Anteil von Infektionskrankheiten verhältnismäßig gering ist (Tab. **102**).

Die *Morbiditätsziffer* kennzeichnet die Zahl der an einer bestimmten Krankheit erkrankten Personen, bezogen auf 10 000 oder 100 000 Einwohner.
Unter *Inzidenz* versteht man die Erkrankungshäufigkeit, also die Zahl der im Berichtszeitraum an einer bestimmten Krankheit erstmals erkrankten Personen, bezogen auf 1 000, 10 000 oder 100 000 der Bevölkerung. Die Inzidenz einer Krankheit kann dabei nach Altersklassen, Geschlecht, Beruf usw. aufgeschlüsselt werden.
Unter *Prävalenz* versteht man die Bestandszahlen einer Krankheit an einem Stichtag. Auch hier bezieht man auf 10 000 oder 100 000 bzw. auf die untersuchte Bevölkerungszahl (Beispiel s. Tab. **103**).

Eine Übersicht über die meldepflichtigen Infektionskrankheiten in der Bundesrepublik Deutschland 1986 und 1987 – Morbidität und Letalität – ist von *Pöhn* u. *Großmann* (1989) erstellt worden. Von einer Registrierung der allgemeinen Krankheitsverhältnisse kann jedoch bislang nicht die Rede sein. In

Tabelle **103** Tuberkulosemorbidität.

	Zugänge der an aktiver Tbc Erkankten (Inzidenz)	Bestand der an aktiver Tbc Erkankten (Prävalenz)	Anzahl auf 100000 Einwohner (Prävalenz)
1967	54671	221090	368,8
1971	45325	172093	279,8
1978	29536	67687	121,4
1985	16973	–*	–*
1987	14178	–*	–*

* ab 1985 wird keine Prävalenzstatistik mehr geführt

vielen Fällen ist die Diagnose überhaupt nicht oder nur mit erheblichem Aufwand zu stellen; Schätzungen besagen, daß höchstens zwei Drittel der Krankheiten durch ärztliche Bemühungen erkannt werden. Häufig ist auch die Abgrenzung der Krankheit vom Normalzustand schwierig.

Merkmale von Seuchen

Mit Hilfe der *induktiven Epidemiologie* wurde – schon vor der Entwicklung der Bakteriologie – der Grundstein für eine Datenanalyse des räumlichen und zeitlichen Auftretens von Infektionskrankheiten gelegt. Man stellte z. B. fest, daß ein Teil der Seuchen die ganze Welt heimsuchte, während andere wie Gelbfieber, Schlafkrankheit und Bilharziose nur in umschriebenen Gebieten auftraten. Manche Infektionen, die früher in den gemäßigten Zonen überall beobachtet wurden, verschwanden in der neuesten Zeit (Lepra, Malaria, Fleckfieber). Die zur Erklärung herangezogenen *örtlichen Dispositionen* (= Änderung der Ernährungsgewohnheiten, der Viehhaltung, des Verlausungsgrades, der Wasserversorgung und Abwasserbeseitigung u. a. m.) haben besonders auch bei der Lehre von der Entstehung der Cholera und des Typhus eine Rolle gespielt. *v. Pettenkofer* fand heraus, daß z. B. verschiedene Städte von der Cholera verschont wurden, obgleich an der Einschleppung von Infektionen nicht zu zweifeln war. In anderen Städten breitete sich die Krankheit nur in ganz bestimmten Stadtteilen aus, woraus er schließlich die Theorie vom „siechhaften", d. h., des mit Ausscheidungen überlasteten Bodens, entwickelte. Obwohl die Schlußfolgerungen teilweise in die Irre führten (wie z. B. die Ablehnung der Möglichkeit von Trinkwasserepidemien), so zeigte sich später andererseits, daß mit den Deduktionen aus den bakteriologischen Forschungsresultaten keinesfalls alle induktiv ermittelten Phänomene des Seuchengeschehens erklärbar sind.
Eine bedeutende Rolle bei der Erforschung der örtlichen Disposition spielt das Vorkommen der Krankheitserreger in Tieren, besonders in Warmblütern und Arthropoden.

Wesentlich ist aber auch noch das Wissen um die *Seuchenwanderungen*. Viele Infektionskrankheiten sind nicht örtlich fixiert, sondern überziehen mehr oder weniger schnell das Land. Beispiele stellen die Pest (der „Schwarze Tod") 1346–1348, die 7 Cholerazüge von 1817–1892, die Influenza 1889, 1919 und 1957 dar.
Die Schnelligkeit, mit der sich die Wanderung vollzieht, ist sehr verschieden. Am raschesten breitet sich die Virusgrippe aus. Die bisher bösartigste Pandemie 1918/19 brauchte nicht mehr als 3 Monate, um Europa, Amerika und Asien heimzusuchen.
Die von der Seuche eingeschlagenen Wege sind dabei zum größten Teil mit den Verkehrswegen (Land, Wasser, Luft) identisch. Ausnahmen machen hiervon die Tollwut und vielleicht die Pest. Die modernen Verkehrsgeschwindigkeiten erhöhen die Gefahr, da die Reisezeiten fast ausnahmslos kürzer als die Inkubationszeiten sind.

Zu den sog. *quarantänepflichtigen Krankheiten* im Sinne der Internationalen Gesundheitsvorschriften rechnen Cholera (Vorkommen in Asien und Afrika), Gelbfieber (Vorkommen in Afrika und Südamerika) und Pest (Vorkommen in Asien, Afrika, Nord- und Südamerika).
Die Ausbreitung nach Einschleppung ist allerdings an bestimmte Voraussetzungen gebunden (hygienische Bedingungen, übertragende Insekten). In praxi haben wir es daher meist mit eingeschleppten Einzelerkrankungen zu tun. Dies trifft nicht nur für Cholera, sondern vor allem für Malaria (1985: 527 Fälle, 1988: 877), Leishmaniasen, Amöbenruhr, Bilharziose, Filariasen zu. Daneben ist noch das erhöhte Infektionsrisiko in tropischen Gebieten mit kosmopolitischen Krankheiten wie Virushepatitis, Poliomyelitis, Typhus abdominalis, Salmonellosen, Pilzkrankheiten, Geschlechtskrankheiten zu erwähnen.
Nicht nur der Mensch selbst, auch tote Gegenstände können zur Ausbreitung der Seuchen beitragen. Einerseits ist dies aus den bakteriologischen Analysen über die Lebensdauer der Mikroorganismen in oder an Gegenständen, andererseits aus epidemiologischen Beobachtungen bekannt. Von besonderer Bedeutung sind hier die *Lebensmittel*. Kann bei einer Typhusepidemie eine Übereinstimmung der Wasserversorgung einer Gemeinde mit dem örtlichen Auftreten der Krankheitsfälle ermittelt werden, so ist die Übertragung der Seuche auf dem Weg über das Trinkwasser mit großer Wahrscheinlichkeit anzunehmen. Sollte sie – wie etwa bei der Choleraepidemie 1892 in Hamburg – nur in einem Stadtteil ausbrechen, dessen Versorgung sich von der der anderen Stadtteile allein durch die Herkunft des Trinkwassers unterscheidet, so muß nach den Regeln der Logik dieses Wasser als Ursache der Epidemie bzw. als Verbreitungsweg des Erregers angenommen werden.
Freilich gilt dies nur im Falle einer Explosivepidemie, z. B. als Folge einer einmaligen Infektion der Milch in einer Molkerei. Die Verbraucher erkranken dann nach dem praktisch gleichzeitigen Genuß der Milch innerhalb der

Streuung der Inkubationszeit mit deutlicher Häufung im Sinne einer statistischen Normalverteilung. Allerdings ist bei der Feststellung der Kurven darauf zu achten, ob nicht Fehler dadurch vorkommen, daß infolge des späten Erkennens einer Epidemie zahlreiche Fälle an einem Tage gemeldet werden, die schon länger vorlagen. Man muß gegebenenfalls zwischen Melde- und Erkrankungstagen trennen (*Knorr* 1927).
Vielfach stellt man den Explosivepidemien die Kontaktepidemien gegenüber. Da aber auch durch Kontakt, z. B. bei Masern, Explosivepidemien entstehen können, bezeichnet man solche Seuchenausbrüche mit langsamem An- und Abstieg der Fallzahl, also mit breiten Kurven, besser als Tardivepidemien.

Gegenstand der induktiven Epidemiologie ist ferner die *jahreszeitliche Verteilung* der Erkrankungen. Es wurde u. a. ermittelt, daß sich im Spätsommer Ruhr, Cholera, Typhus und Poliomyelitis häufen. Im Winter und Vorfrühling steigen Influenza, Diphtherie, Scharlach, Mumps, Bronchitis, Pneumonie und später noch die Masern an. Als Ursache dieser Erscheinungen zieht man in Betracht: direkte oder indirekte Witterungseinflüsse (z. B. schneller Verderb der Nahrungsmittel im Sommer), saisonbedingtes Vorherrschen bestimmter Tiere als Überträger (Fliegen, Mücken, Läuse, Zekken), Badeinfektionen; meist werden jedoch Änderungen der Disposition angeführt. So soll z. B. die Empfänglichkeit für eine Reihe von Erkrankungen durch ungenügende Vitaminversorgung während der Frühjahrsmonate begünstigt werden (Mangel an Sonnenlicht, jahreszeitlich bedingte Ernährungsänderungen, die aber heute in hochzivilisierten Ländern kaum noch in Betracht kommen).
Grundsätzlich ist festzustellen, daß über die Ursachen der regelmäßigen saisonalen Schwankungen der Infektionskrankheiten kein gesichertes Wissen vorliegt.
Außer den jahreszeitlichen Häufungen bestimmter Infektionskrankheiten kennen wir noch *säkulare Schwankungen*.
Beispiel: *Diphtherie*. Es ist bekannt, daß die Zahl der Erkrankungen von 1840 bis etwa 1918 stark zunahm und dann bis heute, unterbrochen durch eine epidemische Verdichtungswelle in den 40er Jahren dieses Jahrhunderts, so stark abfiel, daß die meisten jüngeren Ärzte das Krankheitsbild gar nicht mehr zu Gesicht bekommen haben.

145 000 Diphtherieerkrankungen im Jahre 1946 standen 1973 37 Fälle gegenüber. 1976 wurden 3 Kinder und 4 Erwachsene mit toxischer Diphtherie in Krankenhäuser eingeliefert, davon starben 5 Patienten. Von 1976–1986 fiel die Diphtherieinzidenz von 0,1 auf 0,01 Fälle pro 100 000 der Bevölkerung weiter ab. Für die Zukunft ist ein erneuter Erregerwandel mit nachfolgender Pandemie natürlich nicht auszuschließen. *Gottstein* (1903) versuchte die Erscheinung mit dem Durchseuchungsgrad der Bevölkerung zu erklären. Danach entstünde der Gipfel der Seuchenkurve durch die Zunahme empfänglicher Generationen und das Tal durch den Mangel an empfänglichen Individuen. Es ist andererseits erwiesen, daß auch ein Erregerwechsel den Charakter der Epidemie beeinflussen kann.

Auch bei der Influenza wird von wellenförmig auftretenden Häufungen gesprochen, was aber nur mit Einschränkungen Gültigkeit hat.
Immerhin darf als gesichert gelten, daß sich regelrechte Pandemien in Abständen von 20–50 Jahren ereignen (1743, 1782, 1830, 1847, 1889, 1918, 1957).Influenzaepidemien zeigen dagegen eine weit größere Häufigkeit. Typ-A-Epidemien entstehen etwa jedes 2.–3. Jahr, Ausbrüche mit Typ B etwas seltener. Vom Typ C kennt man keine zyklische Regelmäßigkeit.
In diesem Zusammenhang ist zu betonen, daß hier nicht die akuten, fieberhaften Atemwegserkrankungen gemeint sind, welche durch mehr als 200 immunologisch verschiedene Virusarten aus insgesamt 10–20 Virusgruppen verursacht werden. Die eigentliche, schwer verlaufende Influenza wird nur durch die genannten Typen ausgelöst, die sich durch große Variabilität der Hüllantigene (Hämagglutinin und Neuraminidase) auszeichnen. Diese Änderungen können sprunghaft als Antigenshift oder kontinuierlich als Antigendrift auftreten.

Ein Antigen*shift* ließ sich bisher nur bei dem A-Typ beobachten, es entstehen neue Subtypen, die bei Befall der völlig ungeschützten Bevölkerung Infektionsraten bis zu 100% erreichen können und zu Pandemien führen (1918/19 Influenzavirus A/swine Antigenformel H_{sw} 1/N 1, 500 Mill. Erkrankte mit 20 Mill. Toten). Bei Antigen*drift* spielt wahrscheinlich der Selektionsdruck von Antikörpern die Hauptrolle. Die Erdbevölkerung kann teilimmun sein, so daß lediglich Epidemien entstehen. Es bestehen jedoch zahlreiche ungeklärte Phänomene, wie etwa das Ausbleiben einer großen Epidemie in einem Lande bei massivem Auftreten in benachbarten Staaten trotz intensiven Reiseverkehrs.

Nach *Kisskalt* (1930) kann zwischen *Extensität und Intensität* einer Seuche unterschieden werden. Die Extensität ist groß, wenn viele Menschen befallen werden, die Intensität, wenn ein hoher Prozentsatz stirbt. Betrachtet man das Seuchengeschehen nicht epidemiologisch, sondern aus der Sicht des Erregers, dann sind die korrespondierenden Begriffe zu Extensität und Intensität mit Infektiosität und Pathogenität zu bezeichnen.
Nicht immer sind aber die Kriterien Ex- und Intensität bei einer Seuche stabil.
Für die Beurteilung der Effektivität präventivmedizinischer Maßnahmen ist die Kenntnis von einem derartigen Wandel der Seuchencharakteristik von großer Bedeutung, nicht zuletzt auch um irrtümliche Erfolgsberichte zu vermeiden. Der Rückgang der Diphtherieletalität wurde z. B. vor einigen Jahrzehnten als eine Folge der Einführung des Diphtherieheilserums interpretiert; tatsächlich aber fiel die Letalität schon zu einem Zeitpunkt (ca. 1895), als Heilserum nur für einen Teil der Diphtheriefälle beim Militär, jedoch für die Zivilbevölkerung praktisch überhaupt nicht zur Verfügung stand. Zur gleichen Zeit ging auch die Scharlachletalität zurück, ohne daß ein spezifisch wirksames Mittel eingesetzt werden konnte.

Beispiel für genetische Veränderungen: *Cholera.* Es gibt Hinweise, daß diese Krankheit jahrhundertelang in Indien endemisch war. Der erste Seuchenzug begann aber erst 1817. Nachdem die folgenden 6 Pandemien Millionen Tote gefordert hatten, verlor die

Cholera nach 1892 wieder weitgehend ihren Charakter als Wanderseuche. 1905 wurde der Vibrio El-Tor aus dem Darminhalt verstorbener Mekkapilger isoliert. Die Pilger waren damals nicht choleraverdächtig gewesen, sondern an dysenterischen Darmerkrankungen gestorben. Die Vibrionen zeigten eine Reihe differenter Merkmale gegenüber dem Vibrio comma und galten lange Zeit als nichtpathogen. Später wurde festgestellt, daß der Vibrio El-Tor auf Südcelebes endemisch verbreitet ist. Er verursachte aber hier und anderwärts bis 1960 nur gelegentlich choleraähnliche Krankheitsbilder. Seit 1961 traten jedoch in Indonesien und anderen Ländern (Taiwan, asiatisches Rußland, Philippinen, 1977 auch Japan) El-Tor-Infektionen in epidemischer Ausbreitung auf, die klinisch nicht von echter Cholera zu unterscheiden waren. Die Seuche ist z. Z. bis Afrika vorgedrungen. Selbst Südeuropa (1973 Süd- und Mittelitalien, 1974/75 Portugal) war zeitweilig betroffen. Mehrere nach Deutschland eingeschleppte Fälle führten nicht zur Verbreitung der Cholera. Die Zahl der Erkrankungen betrug 1989 weltweit 53 970 Fälle.

Die deutliche Virulenzsteigerung, sowohl 1817 beim Vibrio comma als auch 1961 bei der El-Tor-Variante, ist auf keinen Fall mit einer Resistenzschwäche der Menschen zu erklären; es handelt sich zweifellos um eine genetische Änderung des Erregers selbst. Damit soll allerdings nicht bestritten werden, daß die Widerstandsfähigkeit des Menschen durch exogene Einflüsse variiert werden kann.

> Die Extensität und Intensität vieler Seuchen unterliegt einem Wandel: als Hauptursache sind genetische Veränderungen des Erregers, spezifisch prophylaktische und therapeutische Eingriffe am Menschen sowie allgemeinhygienische Maßnahmen gegen den Keim in der Außenwelt oder gegen seine Überträger zu nennen.

Übertragungsmechanismen

Ausscheidung der Erreger

Von den manifest oder abortiv Erkrankten und den latent Infizierten gelangen die Mikroorganismen mit den Exkreten sowie den Sekreten in die Außenwelt. Bei den Infektionskrankheiten vom Typ Malaria, Rickettsiosen werden die Erreger dagegen nicht ausgeschieden, sondern durch die Zwischenwirte (Mücken, Fliegen, Läuse, Zecken, Milben) aus den Hautkapillaren aufgenommen und kutan weitergegeben. Die anderen Krankheitserreger haben je nach ihrer typischen Lokalisation (Haut, Respirationstrakt, Darm, Harnwege) ihre entsprechenden Austrittspforten.
Die Ausscheidung ist teils auf wenige Tage limitiert (wie z. B. Masern), teils erstreckt sie sich über die gesamte Krankheitsperiode, wieder andere stellen wochen- oder monatelang, je nach pathologisch-anatomischer Situation, eine Gefahr für die Umgebung dar (z. B. Tuberkulose).

> Nach dem Bundesseuchengesetz handelt es sich bei einem *Dauerausscheider* um eine Person, die Krankheitserreger ausscheidet, ohne krank oder krankheitsverdächtig zu sein.

Außerhalb dieser amtlichen Definition kann man eine weitere Differenzierung treffen in

1. Dauerausscheider (= Personen, die nach überstandener Krankheit die Erreger – oft lebenslang – ausscheiden; Beispiel: Typhus, Paratyphus).
2. Rekonvaleszenzausscheider (= klinisch geheilte, aber noch keimstreuende Personen, bei denen jedoch die Ausscheidung mit zunehmendem Abstand von der Krankheit geringer wird und schließlich aufhört; Beispiel: Diphtherie, Salmonellenenteritiden, Ruhr).
3. Keimträger.
   a) Kontaktkeimträger (= Personen, die ohne vorhergehende eigene Erkrankung Erreger abgeben; Beispiel: Typhus, Paratyphus, Enteritis, Ruhr, Diphtherie, Scharlach, Poliomyelitis, Staphylokokken, Streptokokken, Influenza, Adeno- und ECHO-Viren).
   b) Inkubationskeimträger (= Personen, bei denen vor dem Auftreten typischer Krankheitserscheinungen schon Erreger abgegeben werden; Beispiel: Diphtherie).
   c) Immunisierte Keimträger (= Personen, die nach einer Schutzimpfung eine aktive Immunität besitzen, aber durch erneute Infektion zu Keimträgern werden; Beispiel: Poliovirusvermehrung im Darm von Salkvakzinierten).

Art der Übertragung

Die Krankheitserreger werden von den genannten Austrittspforten in die Außenwelt oder an einen belebten Überträger abgegeben; sie persistieren dort über kürzere oder längere Zeit und penetrieren bei gegebener Gelegenheit in einen neuen Organismus. Entsprechend ihrer Widerstandsfähigkeit, besonders gegen Austrockung und Belichtung, ist die Überlebensfähigkeit in der Außenwelt begrenzt (hochempfindlich sind z. B. Gonokokken, hochresistent z. B. Milzbrandsporen). Logischerweise erfolgt die Übertragung bei wenig widerstandsfähigen Mikroorganismen vorzugsweise durch Kontakt, während bei den übrigen der Transport auf Gegenständen, in Lebensmitteln usw. hinzukommt.

Direkte Übertragung von Person zu Person bzw. vom Tier auf den Menschen

Alle kontagiösen Erkrankungen können auf diesem Wege verbreitet werden. Man rechnet hierzu die Transmission durch Kontakt, d. h., Berührung des Individuums (z. B. Hautinfektion durch Streptokokken oder Tollwutübertragung durch Aufbringen des virushaltigen Speichels auf die verletzte Haut), doch ist auch das Aushusten keimhaltiger Tröpfchen aus den Atemwegen und die nachfolgende Inhalation ein direkter Übertragungsmechanismus.
Die in der Außenwelt nicht lebensfähigen Erreger werden ausschließlich auf diesem Wege weitergegeben; dies trifft für die Luesspirochäte, die Gono- und Meningokokken, das Masernvirus und die Pertussiserreger zu.

Tabelle **104** AIDS-Fallzahlen im internationalen Vergleich (Wkly epidemiol. Rec. 64 [1989], 66 [1991]).

	31.12.1988	30.9.1989	30.12.1990
Afrika	20905	31512	81019
– Kenia	2732	6004	9139
Amerika	93723	123343	188211
– USA	80538	104210	154791
Asien	285	435	872
Europa	16883	25589	41589
– Frankreich	4874	7149	9718
– BRD	2580	3739	5500
Ozeanien	1180	1584	2562
– Australien	1079	1414	2295
Total	132976	182463	314611

Von Bedeutung ist u. a. die direkte Infektion bei der Hepatitis-A-Übertragung. Der Mensch (vielleicht auch der Primat) ist die alleinige Infektionsquelle der Hepatitis A. Der Erreger (RNS-Virus von 27 nm Größe; relativ widerstandsfähig gegen Hitze, Säure und Desinfektionsmittel), wird vorwiegend auf fäkal-oralem Wege weitergegeben (eine parenterale Infektion ist nicht nachgewiesen worden). Die Ausscheidung des Hepatitis-A-Virus beginnt bereits 1–2 Wochen vor Erkrankungsbeginn, sie nimmt in den ersten beiden Erkrankungswochen ab und dauert selten länger als 3 Wochen.
Wahrscheinlich entsteht aber die Mehrzahl der Infektionen auf indirektem Wege durch fäkale Verunreinigung von Wasser und Lebensmitteln oder durch Abwasser (s. S. 5 ff, 176 ff, 242).

Beispiel: *AIDS*. Der Erreger von AIDS (=*a*cquired *i*mmune *d*eficiency *s*yndrome) ist das Retrovirus HIV-1 (=*h*uman *i*mmunodeficiency *v*irus, früher HTLV III oder LAV genannt). AIDS ist folglich eine klinische Diagnose, wobei ein negatives serologisches Testresultat sie nicht eindeutig ausschließt. Im Juni 1981 wurde über die ersten Fälle von AIDS aus Los Angeles bei 5 jungen Homosexuellen berichtet. Die Diagnosen lauteten damals Pneumocystis-carinii-Pneumonie und opportunistische Infektionen (*CDC*: Morbid. Mort. wkly Rep. 30 [1981] 250). Bis Ende 1990 folgten 150000 Fälle in den USA und weltweit weitere 150000 (Tab. **104**). Die ersten 50000 Fälle ereigneten sich in den USA im Zeitraum von 1981–1987, die zweiten von Dezember 1987 bis Juli 1989. Mehr als 59000 Todesfälle sind den CDC gemeldet worden, Mortalitätsstudien lassen vermuten, daß 70–90% der AIDS-bedingten Todesfälle in den USA behördlich erfaßt werden (Publ. Hlth Rep. 103, Suppl. [1988] 3).
Die Infektionsrate wird für HIV in den USA auf 1–1,5 Mill. geschätzt, wobei nach serologischen Studien 1 Mill. wahrscheinlicher ist, als die obere Grenze. 54% der Infizierten werden in den nächsten 10 Jahren AIDS bekommen (*Lifson* u. Mitarb. 1989) und 99% werden vermutlich erkranken (*Lui* u. Mitarb. 1988).
Die Zahlen in der Tab. **104** stimmen nicht völlig mit den nationalen Statistiken überein, z. B. wies das AIDS-Fallregister des Bundesgesundheitsamtes zum 31.12.1988

2779 Fälle aus. Wichtiger als die ohnehin in einigen Wochen überholten Zahlen ist der Trend.

Bis Ende 1988 betrug die Verdoppelungszeit 15 Monate, jetzt dürfte sie auf 20 Monate angestiegen sein. Die Verlangsamung der Zunahme ist ein Zeichen des Wirksamwerdens von Bekämpfungsmaßnahmen, aber nicht für eine „Entwarnung" der Seuchengefährdung. Die Morbiditätsziffer beträgt derzeit in der Bundesrepublik Deutschland etwa 6,1 auf 100000 Einwohner; zum Vergleich Lues: 2, Gonorrhoe: 16,3 und Tbc: 23,2.

Neben dem HIV-1 wurde 1985 bei einer symptomlosen westafrikanischen Prostituierten HIV-2 isoliert, desgleichen 1986 bei 2 Westafrikanern mit manifestem AIDS; 1987 konnte ferner in den USA ein Fall bestätigt werden, bis August 1989 kamen weitere 6 hinzu.

Auch aus anderen Staaten liegen entsprechende Berichte vor, z. B. aus Zentralafrika, Westeuropa, Kanada, Brasilien (Morbid. Mort. wkly Rep. 38 [1989] 572).

HIV-1 und -2 zählen zu der 2. Unterfamilie der Retroviren, den Lentivirinae, mit besonders langen Inkubationszeiten. Generell zeigen Lentiviren auch eine geringe Antigenität, d. h., die Infektion erfolgt in der Regel unbemerkt. Hinzu kommt noch – analog den Influenzaviren – ein deutlicher Antigendrift, der sich in dem Vorkommen verschiedener HIV-Varianten ausdrückt, die sich teils als apathogen, teils auch als hochpathogen erwiesen haben.

Lentiviren wurden schon vor längerer Zeit bei Schafen, Pferden und Ziegen sowie neuerdings auch bei Kühen, Katzen und Affen entdeckt (SIV_{mac}, SIV_{sm}, SIV_{agm}, SIV_{stm} u. a.).

HIV-1 und -2 besitzen eine hohe Affinität zu den T_4-Helferzellen des lymphatischen Systems. Die Verschiebung von T_4 zu den Suppressorzellen T_8 (unter 1 : 1 anstelle 2 : 1) stellt ein frühes Zeichen der Infektion dar, das aber nicht spezifisch für AIDS ist.

Die Aufnahme in die T_4-Zellen erfolgt durch Endozytose, das Virus legt dann durch Uncoating seine RNA frei, die durch die reverse Transkriptase in DNA umgeschrieben wird. Es kommt zur Spaltung der Wirts-DNA und zur Aufnahme der Virus-DNA. Aber nur jeder 10000ste bis 100000ste T_4-Lymphozyt wird infiziert und nur ein Teil davon exprimiert immunogen effektive Proteine, welche die Erzeugung von Antikörpern veranlassen. Allerdings ist die dafür notwendige Produktion von Botensubstanzen reduziert, so daß der Abwehrmechanismus unzulänglich funktioniert.

Winkler u. Mitarb. (1989) untergliedern die Übertragungswege in

a) gesicherte Transmissionen:
   sexuelle Übertragung und Schleimhautkontakt mit infiziertem Blut,
   parenterale Übertragung, Transplantationen, Transfusionen*
   intrauterine/konnatale Übertragung;
b) bisher nicht nachgewiesene Transmissionen:
   Tränenflüssigkeit, Schweiß, Urin, Darminhalt,
   Insekten;
c) auszuschließende Transmissionen:
   Tröpfcheninfektion, normale Körperkontakte,
   Zusammenleben mit Infizierten,
   Schwimmbad- oder Saunabesuche,
   gemeinsame Benutzung von Toilette, Bad und Dusche,
   Haustiere,
   Nahrungsmittel.

*Nach einer Richtlinie des BGA müssen seit 1. 10. 1985 (freiwillig bereits ab Frühjahr 1985 durchgeführt) sämtliche Blut- und Plasmaspenden serologisch untersucht werden (*Beske* u. *Hanpft* 1986); seit 1. 11. 1985 gilt dies auch für die Schweiz. Das Risiko fiel umgehend auf 1 : 500000 (*Frey-Wettstein* u. Mitarb. 1988).

Zu der Gruppe b bemerken *Winkler* u. Mitarb., daß Tränen usw. nachweislich HIV enthalten können. Da aber dessen minimale Infektionsdosis noch unbekannt sei und ebenso unklar wäre, ob in jedem Falle Haut- und Schleimhautverletzungen Voraussetzung für die Infektion seien, könne man die genannten Sekrete nicht einfach als ungefährlich darstellen, auch wenn bisher keine Infektionsfälle beschrieben worden sind. Die Übertragung durch blutsaugende Insekten sei gleichfalls nicht nachgewiesen. *Maass* (1987) ist der Ansicht, daß in Industrieländern diese Insekten als Vektoren tatsächlich nicht in Betracht kommen, er schließt aber eine solche Übertragung in tropischen Gebieten zumindest nicht aus.

Die wichtigsten Risikogruppen wurden vom Bundesgesundheitsamt (nach dem Stande vom 31. 12. 1988) entsprechend der Abb. 88 ermittelt. Aus ihr geht hervor, daß die Verhinderung der HIV-Infektion einerseits Maßnahmen gegen die sexuelle Übertragung und für den Schutz Drogenabhängiger erfordert und andererseits medizinische Prävention voraussetzt, die gleichzeitig auch die berufliche Infektion verhüten soll.
Im Bereich des täglichen Lebens haben ergänzende Anweisungen – wie z. B. Hygieneverordnungen für das Friseurhandwerk, für das Tätowieren, Akupunktieren usw. – die Aufgabe, Infektionen weitestgehend auszuschließen.
Da es in absehbarer Zeit keinen Impfstoff geben wird, besteht für die Öffentlichkeit als einzige Möglichkeit zur Begrenzung des Infektionsrisikos die Aufklärung, Information und Erziehung.
Realistische Handlungsanweisungen sind vor allem für Homo- und Bisexuelle sowie Heterosexuelle notwendig.
Entsprechende Empfehlungen sind von verschiedenen Autoren herausgegeben worden. Die meisten sind aber im Streben nach Perfektion so weitschweifig formuliert, daß diejenigen, welche sich danach richten sollen, nur schwer einen Überblick bekommen. Eine hinreichend kurze Darstellung wird dagegen von *Winkler* u. Mitarb. 1989 gegeben, die nochmals gekürzt im folgenden aufgeführt wird.

Bei genitalen oder analen Kontakten verwende man Präservative; auf sonstige sexuelle Schleimhautkontakte ist zu verzichten.
I. v.-Drogenabhängige sollen Injektionsbestecke keinesfalls gemeinsam verwenden; selbst im täglichen Leben ist von einem gemeinsamen Gebrauch von Gegenständen abzuraten, mit denen man sich verletzen kann. Blut eines HIV-Infizierten darf jedenfalls nicht in den Kreislauf eines anderen Menschen gelangen. Dies gilt auch bei Erste-Hilfe-Maßnahmen.

Jede Akupunktur, Tätowierung usw. setzt einwandfrei sterilisiertes Instrumentarium voraus. Aus dem eigentlichen medizinischen Bereich sind weltweit nur wenige HIV-Infektionen bekannt geworden. Das Hauptrisiko besteht dabei in Kanülenstichverletzungen (< 1%), weshalb die Entsorgung gebrauchter Kanülen ohne Zurückstecken in die Schutzhülle zu erfolgen hat.

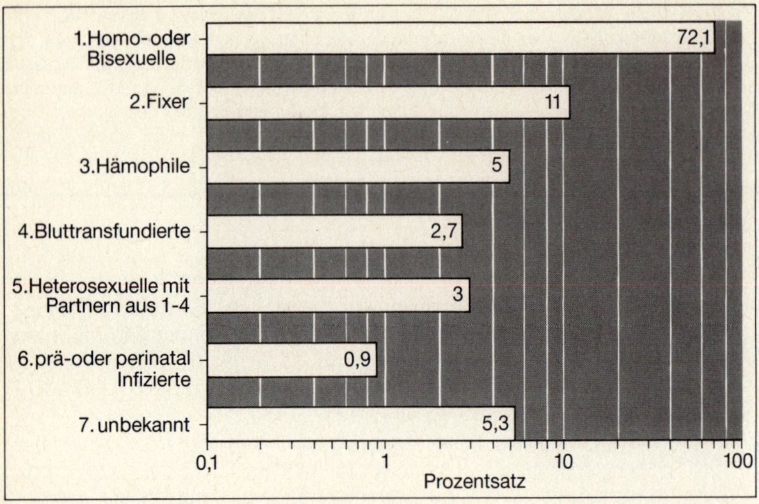

Abb. **88** Aufteilung der AIDS-Risikogruppen.

AIDS-Patienten (oder HIV-Infizierte) müssen im Krankenhaus nicht isoliert werden, zu ihrem eigenen Schutz kann dies aber notwendig sein.
Unbeschadet der geringen Zahl Infizierter unter dem Pflegepersonal ist dieses in der Technik der Non-Infektion zu schulen, also dem Tragen von flüssigkeitsdichter Operationskleidung, Schutzmasken und Handschuhen, dem Transport und der Verarbeitung sowie Entsorgung potentiell infektiöser Materialien.

Die physikalische und chemische Desinfektion von HIV stellt uns im Grunde vor keine Probleme, da seine Resistenz deutlich geringer als diejenige von Hepatitisviren ist. Die thermischen Verfahren wirken sicher, und chemisch läßt sich HIV mit den „B"-gekennzeichneten Mitteln aus der Liste des Bundesgesundheitsamtes inaktivieren. Aus den – grundsätzlich nicht viruzid markierten – Präparaten der DGHM-Liste sind die Aldehydformulierungen brauchbar.
Wirksame Mittel stehen also zur Verfügung; ob sie korrekt eingesetzt werden, bleibt aber offen, wenn man die Resultate von *Katner* u. Mitarb. (1988) berücksichtigt. Von 1060 interviewten Hausärzten wendete etwa ein Drittel die empfohlenen Desinfektionsverfahren für potentiell HIV-kontaminierte Instrumente an, bei über 50% waren die Verfahren nicht geprüft oder empfohlen und 13% benutzten zwar brauchbare Präparate, jedoch mit ungenügender Einwirkungszeit oder unzureichender Konzentration.

Indirekte Übertragung

Der in die Außenwelt gelangte Mikroorganismus kann mit den verschiedensten Gegenständen den Weg auf ein neues Individuum finden. Der Typhuskranke scheidet z. B. Erreger mit dem Stuhl aus, dadurch wird Abwasser kontaminiert, die Keime überstehen den Klärprozeß und gelangen in den Fluß. Aus diesem wird Trinkwasser aufbereitet, das bei mangelhafter Entkeimung infektiös wäre und beim Verbraucher wieder Typhus auslösen würde. Den gleichen Weg kann das Hepatitis-A-Virus nehmen. Ein anderes Beispiel wäre der in einer Großküche arbeitende Ausscheider von Enteritiserregern, der auf der Toilette seine Hände infiziert; einige Erreger verbleiben nach dem Waschen auf der Haut und werden bei nachfolgender Tätigkeit in eine Speiseeismasse eingebracht, die bis zum Ausfrieren noch einige Stunden ungekühlt stehenbleibt. Die Erreger vermehren sich und lösen bei den Essensteilnehmern eine Massenerkrankung aus. Die Beispiele ließen sich beliebig fortsetzen. Man erkennt aber bereits, daß für alle enteralen Infektionen die verschiedenen Lebensmittel die Hauptrolle spielen.

Indirekte Übertragungen sind auch durch erregerhaltigen Staub möglich. Der Lungentuberkulöse hustet z. B. die Bakterien mit Tröpfchen aus, die im Raum sedimentieren, antrocknen und Tage bis Wochen überleben. Durch Kehren der Böden oder Klopfen der Teppiche wird keimhaltiges Material in feinster Form abgeschilfert, das dann bei Inhalation evtl. wieder zur Erkrankung führt.

Neuerdings wird jedoch bezweifelt, ob in der Praxis auf diesem Wege eine Tuberkulose entstehen kann. Die direkte Tröpfcheninfektion dürfte hier eindeutig dominieren.

Zur indirekten Übertragung gehört ferner noch die Verschleppung von Infektionserregern durch *Insekten.* Läuse übertragen z. B. Fleckfieber und Rückfallfieber, Zecken die Lyme-Disease, die Frühsommer-Meningoenzephalitis (FSME) und verschiedene Rickettsiosen, Raubwanzen die Chagas-Krankheit und bestimmte Mücken Malaria, Gelbfieber, Dengue- und Pappataci-Fieber sowie Leishmaniasen. In diesen Fällen ist der Erreger an die jeweilige Art angepaßt und wird nur von ihr weitergegeben (nichtkontagiöse Erkrankungen). Selbstverständlich können aber Insekten, besonders Fliegen, mit ihren Extremitäten und der Körperoberfläche keimhaltige Partikeln (Fäkalien, Eiter usw.) übertragen. In diese Gruppe fallen Typhus-, Paratyphus-, Enteritisbakterien, Ruhrerreger, Choleravibrionen, Polio- und Hepatitisviren, Streptokokken, Staphylokokken u. a.

Beispiel: *Lyme-Erkrankung.* Zecken (Europa: Ixodes ricinus, Amerika: Ixodes dammini und pacificus) und ihre Nymphen, möglicherweise auch Stechmücken, übertragen nach entsprechenden epidemiologischen Untersuchungen die *Borrelia burgdorferi.* Sie ruft beim Menschen nach einer Inkubationszeit von 7 Tagen bis zu 3 Monaten das *Erythema chronicum migrans* hervor, dem nach Monaten bis Jahren weitere neurologische und kardiale Erscheinungen sowie Arthritis folgen.

Die Krankheit wurde 1976 zunächst als Lyme-Arthritis bezeichnet, nach der kleinen Gemeinde Lyme im US-Bundesstaat Connecticut. Dort stellte man fest, daß der Arthri-

tis meist eine Hauterkrankung vorausgegangen war, die dem 1909 in Europa beschriebenen Erythema chronicum migrans glich. Es erschienen bald Fallbeschreibungen aus Europa und Australien. Bezüglich der klinischen Charakterisierung sei auf die Übersichten von *Herzer* u. *Zöllner* (1984), *Ackermann* (1986) und *Schönberg* u. Mitarb. (1989) verwiesen.
Die Primärerkrankungen treten im Sommer (Mai–November) auf und sind an bestimmte Endemiegebiete gebunden. Die Durchseuchung des Vektors beträgt 5–36%, sein Stich führt in der Hälfte der Fälle beim Menschen zur Infektion. Der Kreislauf der Borrelien im Wirt ist noch nicht bekannt, offensichtlich sind Nager, Wild, Hunde und Vögel beteiligt, allerdings fanden *Telford* u. Mitarb. (1988) bei Zecken von 19 Weißwedelhirschen nur in einem sehr geringen Prozentsatz Borrelien. *Falco* u. *Fish* (1988) kamen aufgrund ihrer Untersuchungen zu dem Schluß, daß die Zecken meist vom Rasen vor dem Eigenheim stammen.
In Deutschland tritt die Krankheit häufig und weit verbreitet auf.
Nach Antikörperuntersuchungen sind etwa 10% der Bevölkerung durchseucht. Die Endemiegebiete der FSME sind aber nicht mit denen der Lyme-Disease identisch. Ein Impfstoff konnte bisher nicht entwickelt werden. Es ist auch fraglich, ob dies jemals gelingt, da ein Lyme-infizierter Organismus keine Antikörper produziert. Serologische Diagnosen sind daher vielfach unsicher und auch die Borrelien lassen sich im allgemeinen nicht direkt im infizierten Patienten nachweisen. Zecken sind nach dem Biß möglichst bald aus der Haut zu entfernen, die Borrelien werden frühestens am 2. Tage übertragen.
Die Zecken sollten aus der Haut vorsichtig mit einer Pinzette herausgezogen werden, die zusätzliche bzw. vorherige Anwendung von Klebstoff, Nagellack, Lösemittel usw. ist überflüssig und evtl. sogar riskant.

Schließlich gelangen auch verschiedene Infektionserreger auf indirektem Wege vom Tier auf den Menschen. Nicht selten aber endet die Infektionskette in solchen Fällen beim Menschen blind.

Im Vergleich zu der direkten und indirekten Übertragung von Erregern spielen die *diaplazentaren* und die *iatrogenen* Transmissionen eine untergeordnete Rolle. Immerhin kann der Fetus mit Luesspirochäten, Toxoplasmen, Listerien und Viren (bes. dem Rötelnvirus) infiziert werden. Eine Übertragung der übrigen Mikroorganismen ist offenbar nicht möglich oder stellt, wie bei der Tuberkulose, eine große Seltenheit dar. Die iatrogene Übertragung verdient, obwohl sie nicht häufig vorkommt, ebenfalls Beachtung, da diese Infektionen zumeist die Folge von Fehlern und Unaufmerksamkeiten sind.
Die *Hepatitis B* ist z. T. – keinesfalls ausschließlich, aber vor allem jenseits des 20. Lebensjahres – iatrogenen Ursprunges.
Potentiell infektiös sind Blut, Plasma, Serum und Blutprodukte, in geringerem Umfang Speichel, Sperma und seröse Exsudate (nicht infektiös sind Lebensmittel und Trinkwasser). Die Übertragung erfolgt durch absichtliche (z. B. Transfusionen, Akupunktur, Tätowierungen) oder unabsichtliche Inokulationen (über Hautverletzungen, Schleimhautkontakte). Die Transmission durch Arthropoden in warmen Ländern ist noch nicht belegbar. Eine Ansteckungsgefahr geht aber nicht nur von akut infizierten Per-

sonen aus, sondern auch von Fällen persistierender Infektionen, bei denen das HBsAg in >40 μg/ml vorliegt und HBeAg vorhanden ist. Epidemiologisch ist die *Non-A-non-B-Hepatitis* in gleicher Weise wie Hepatitis B zu bewerten, eine fäkal-orale Transmission steht zur Diskussion.

Tetanus- und Gasbranderkrankungen gelten als eine Sondergruppe. Es handelt sich um Infektionen mit pathogenen Erregern, aber nicht um kontagiöse, von Mensch zu Mensch oder von Tier zu Tier übertragbare Krankheiten. Die Erreger kommen zwar im Darm von Mensch und Tier vor, sie werden aber in der Praxis nicht mit den Ausscheidungen übertragen, sie lösen nur beim Einbringen von Schmutz, Staub und Erde in Wunden die Krankheit aus.

Beispiel: *Legionellose.* Zu den Sonderformen ist ferner die Legionellose zu rechnen, bei der die Infektion aerogen entsteht, die aber weder direkt noch indirekt von Mensch zu Mensch oder von Tier zu Mensch übertragen wird. Legionellen sind gramnegative Süßwasserkeime, von denen 33 Spezies mit insgesamt 50 immunologisch differenten Typen existieren (*Ehret* 1989). Meerschweinchen erwiesen sich als sehr empfindlich, festgestellt wurden Antikörper gegen die Erreger auch in Kälbern, Schafen, Antilopen, Pferden und Wasserbüffeln (*Cohen* u. Mitarb. 1986).
Die Krankheit tritt beim Menschen in 2 Formen auf; als klassische *Legionnaires' disease* (LD) und als *Pontiac-Fieber*. Die LD hat eine Inkubationszeit von 2–10 Tagen und stellt eine primär atypische Pneumonie mit schwerem Verlauf unter gleichzeitiger Beeinträchtigung der Leber- und Nierenfunktion dar. Verwirrtheitszustände und Diarrhoen können entstehen. Letalität: 15–20%, Therapie: Erythromycin, in lebensbedrohenden Fällen: Rifampicin. Das Pontiac-Fieber hat eine kurze Inkubationszeit von 1–2 Tagen und verläuft meist leicht als grippeähnlicher, fieberhafter Infekt ohne Beteiligung anderer Organe mit einer Letalität von 0%.
Warum im einen Falle eine LD und im anderen ein Pontiac-Fieber entsteht, ist noch unklar.
Der Name der Krankheit geht auf die Jahresversammlung der American Legion vom 21.–24. Juli 1976 in Philadelphia zurück. 4400 Mitglieder hatten sich im Bellevue-Stratfort-Hotel getroffen, im Juli und August waren 221 Personen erkrankt, von denen 34 starben. Nach den retrospektiven Ermittlungen von *Osterholm* u. Mitarb. (1983) lief der erste Legionellenausbruch (78 Fälle) aber bereits 1957 in Austin, Minnesota, in einem fleischverarbeitenden Betrieb ab.
Im Juni/Juli 1978 waren von Angestellten und Besuchern des Country Health-Department in Pontiac, Michigan, 144 fieberhaft erkrankt. Aus der Lunge eines der Meerschweinchen, die in einem der Lüftungskanäle des Gebäudes exponiert waren, konnte Legionella pneumophila isoliert werden.
Nach Bekanntwerden der Epidemien in Philadelphia und Pontiac folgten zahlreiche Berichte aus verschiedenen Ländern (z. B. Puerto Rico (*Negrón-Alvira* u. Mitarb. 1988), Südafrika (*Strebel* u. Mitarb. 1988), Italien (*Castellani-Pastoris* u. Mitarb. 1988, *Rosmini* u. Mitarb. 1984), besonders aber aus England und Wales (1979–1982 32 Ausbrüche, s. Wkly epidemiol. Rec. 58 [1983] 338). Das Maximum trat in Großbritannien 1980 auf, die Zahlen fielen dann wieder ab (*Woodhead* u. Mitarb. 1986). Es ist an dieser Stelle nicht möglich und auch nicht nötig, alle Epidemien aufzulisten, weil grundsätzlich keine neuen Erkenntnisse davon zu gewinnen sind. Über die *Verbreitung des Erregers* stellten *Fliermans* u. Mitarb. (1981) bei der Untersuchung von

67 Flüssen und Seen der USA fest, daß Legionella-Bakterien natürliche Wasserkeime sind, denn alle 793 Proben (zu 20 l) waren positiv. Die höchste Kontamination wurde während der Sommermonate ermittelt (*Braun-Howland* u. *Pope* 1983), was mit dem Befund eines Sommer-Herbst-Gipfels bei den Erkrankungen übereinstimmt. Sie betreffen dabei alle Altersklassen, aber Männer 3,2mal häufiger als Frauen. Rauchen, Alkoholabusus, schwere Krankheiten, Abwehrschwäche, Verabfolgung von Immunsuppressiva begünstigen die Manifestation, nicht zuletzt auch das Auftreten als nosokomiale Infektion (*Gump* u. Mitarb. 1979, *Haley* u. Mitarb. 1979, *Saravolatz* u. Mitarb. 1979). Es gibt einen erheblichen Anteil an inapparenten Infektionen (Kontagionsindex LD etwa 1%, Pontiac-Fieber 100%).

Als *Infektionsquelle* der Legionellose galten frühzeitig Lüftungs- und Klimaanlagen, aber auch der bei Erdarbeiten anfallende Staub.

Der Mensch infiziert sich nach den vorliegenden Erkenntnissen mit Bakterienaerosolen, nicht dagegen auf oralem Wege. Die minimale Infektionsdosis ist nicht bekannt, immerhin weisen *Arnow* u. Mitarb. (1985) darauf hin, daß bis zu Konzentrationen von 10^4 Legionellen pro Liter kein erhöhtes Risiko besteht. *Seidel* u. Mitarb. (1986) ziehen die Grenze zum Risiko ebenfalls bei „0,1 ml legionellenpositiv".

Da die im Grundwasser und (kaltem) Trinkwasser vorkommenden Legionellenzahlen für eine Infektion nicht ausreichen, bedarf es der Vermehrung der Erreger im Warmwasser. Wahrscheinlich wirken aber nicht nur erhöhte Temperaturen wachstumsfördernd, sondern auch die Leitungsmaterialien (*Schoenen* u. Mitarb. 1988). Mit Sicherheit spielt noch die Wasserqualität eine Rolle (Trübung, organischer Kohlenstoff, bestimmte Metalle (*States* u. Mitarb. 1987). Nachgewiesen wurde auch ein Zusammenhang des Wachstums von Legionellen mit dem Vorkommen von Algen und Amöben, offenbar werden durch deren Stoffwechselprodukte für die Legionellen verwertbare Substanzen bereitgestellt (*Henke* u. *Seidel* 1986). Vor allem das unter Lichteinfall zu beobachtende Algenwachstum ist als indirekter Wachstumsfaktor zu betrachten. Möglicherweise sind auch die periodischen Schwankungen des Legionellennachweises in Oberflächenwässern mit dem Zerfall von Algen zu erklären, doch ist deren Anwesenheit keine Grundvoraussetzung für das Legionellenwachstum.

Die eine Legionellenvermehrung begünstigenden Faktoren kommen in Hotels, öffentlichen Gebäuden, besonders Krankenhäusern, häufiger zusammen als im privaten Bereich. Bei Vergleichsuntersuchungen fanden wir jedenfalls hier seltener Legionellen und vor allem in geringeren Konzentrationen. Im Krankenhaus ist die Situation deshalb kritisch, weil stagnierendes Warmwasser als Aerosol bei resistenzgeminderten Personen einwirken kann (*Arnow* u. Mitarb. 1982).

Als ein weiterer Ausgangspunkt für Epidemien werden in der Literatur häufig „cooling towers" genannt, womit aber in der Regel Kühlanlagen von Klimasystemen gemeint sind und nicht wie im deutschen Sprachraum Kühltürme von Kraftwerken und andere industrielle Rückkühlwerke. Zum Beispiel trat 1978 in einem US-Hospital in Memphis eine Epidemie auf. Von den 44 Fällen hatten sich nur 5 nicht im Krankenhaus oder in dessen Umgebung aufgehalten. Als Infektionsquelle wurde ein für 4 Wochen in Betrieb genommener Kühlturm der Klimaanlage ermittelt, in dessen Kühlwasser mehrfach Legionella pneumophila Serotyp 1 nachgewiesen werden konnte. Das Wasser hatte zwar keinen direkten Kontakt mit der Zuluft, doch wurde zeitweilig Dampf in die Atmosphäre in einen Bereich abgelassen, aus dem die Außenluft angesaugt worden ist. (*Dondero* u. Mitarb. 1980). Eine ähnliche Situation beschrieben *Garbe* u. Mitarb. 1983 in einem Krankenhaus auf Rhode Island.

Man kann aber Kühltürme nicht generell als Infektionsquelle ansehen, denn die serologischen Untersuchungen von *Goldman* u. *Marr* (1980) haben ergeben, daß Arbeiter, die mit der Reinigung und Inspektion von 3000 Kühltürmen und Verdampfungskühlern beschäftigt waren, keine höheren Titer als die Vergleichsgruppe aufwiesen (*Snowman* u. Mitarb. 1982). Allerdings haben später *Buehler* u. Mitarb. (1985) in einem größeren Kollektiv höhere Antikörpertiter bei verstärkter Exposition (aber keine Legionellosen) bei Kühlturmarbeitern feststellen können. Die WHO berichtete in den Wkly epidemiol. Rec. 17 (1981) über 20 Ausbrüche, von denen bei vieren ein Zusammenhang mit Kühltürmen oder Verdampfungskühlern von Klimaanlagen ermittelt worden sei, während weitere 4 keinesfalls damit in Verbindung zu bringen waren. Es wird betont, daß das Vorkommen von Legionella pneumophila keinen Beweis für eine ursächliche Beteiligung von Kühltürmen darstellt.

Entsprechende Untersuchungen (*Grace* u. Mitarb. 1981) haben gezeigt, daß mit verschiedenen Desinfektionsmitteln eine ausreichende Aufbereitung von Kühlturmwasser möglich ist; ob damit aber der Ausbruch von Legionellosen tatsächlich verhindert werden kann, ist noch unklar.

Maßnahmen zur *Herabsetzung des Legionelloserisikos* werden von vielen Autoren und Behörden gefordert. Dem – wenn auch nur vereinzelten – Vorkommen der Erreger im Grundwasser könnte theoretisch durch eine generelle Desinfektion des Trinkwassers begegnet werden. Nach *Kuchta* u. Mitarb. (1983) werden unter den Bedingungen 21 °C, pH 7,6 und 0,1 mg freies Chlor pro Liter, 99% von Legionella pneumophila in 40 min inaktiviert. Im Vergleich wurde für Escherichia coli weniger als eine Minute benötigt. Bei 4 °C mußte die Einwirkungszeit verdoppelt werden. Mit den gesetzlich zulässigen Chlordosen läßt sich daher das Legionellenproblem nicht lösen. Die Feststellung von *Merö* (1984), wonach Instrumenten-, Flächen- und Händedesinfektionsverfahren bei den in den „Listen" angegebenen Konzentrationen und Einwirkungszeiten effektiv waren, hilft bei dem Wasserproblem nicht weiter. Organische Chloramine erwiesen sich nach *Swango* u. Mitarb. (1987) bei der Konservierung von geschlossenen Kühlwasserkreisläufen als brauchbar, sie sind aber für die Trinkwasserdesinfektion in der Bundesrepublik Deutschland nicht zugelassen. Die Verhinderung der Legionellenvermehrung basiert auf experimentellen Grundlagen. *Stout* u. Mitarb. (1986) testeten die Hitzeresistenz von 75 verschiedenen Legionellen. Keiner der Erreger überlebte 60, 70 bzw. 80 °C nach 1,3–10,6 min, 0,7–2,6 min bzw. 0,3–0,7 min. Nach den Erfahrungen von *Seidel* (1989) sinkt in der Praxis oberhalb von 55 °C die Nachweishäufigkeit von Legionellen deutlich ab und thermische Desinfektionen mit etwa 70 °C im Intervallbetrieb ergaben zufriedenstellende Resultate. Unsere eigenen Erfahrungen mit diesen Betriebsbedingungen in der Praxis waren aber weitaus ungünstiger. Temperaturen von 70 °C in den Ringleitungen von öffentlichen Bädern garantierten keinesfalls die Abwesenheit von Legionellen an den Wasserauslässen und in den Duschköpfen. Eine zusätzliche Chlordosierung im Bereich von 5 mg/l (nachweisbar an den Wasserauslässen) mag zusammen mit der Erhitzung auf 55 °C zu einer Dekontamination führen (*Bornstein* u. Mitarb. 1986), ist aber als Dauerlösung nicht zulässig. Die amtlichen Empfehlungen (z. B. Bundesgesundheitsblatt 30 [1987] 252) sollten nach unserer Auffassung etwas realistischer gefaßt werden.

Im *Haushalt* kann eine zur Infektion ausreichende Dosis an Legionellen allenfalls über den Duschkopf im Bad zugeführt werden. Es genügt hier, sich selbsttätig entleerende Duschschläuche und -köpfe anzubringen. Die Warmwassertemperatur sollte nicht auf 60 °C und mehr erhöht werden, der Energieverbrauch würde erheblich steigen und die Verbrühungsgefahr läge über dem Legionelloserisiko. In *öffentlichen Gebäuden* ist die Luftbefeuchtung – sofern Klimaanlagen existieren – mittels Dampfinjektion vorzunehmen, die Duschschläuche müssen sich auch hier selbsttätig entleeren. Da sich Legionellen bevorzugt in Sedimenten vermehren, müssen alle Behältnisse in denen sich solche

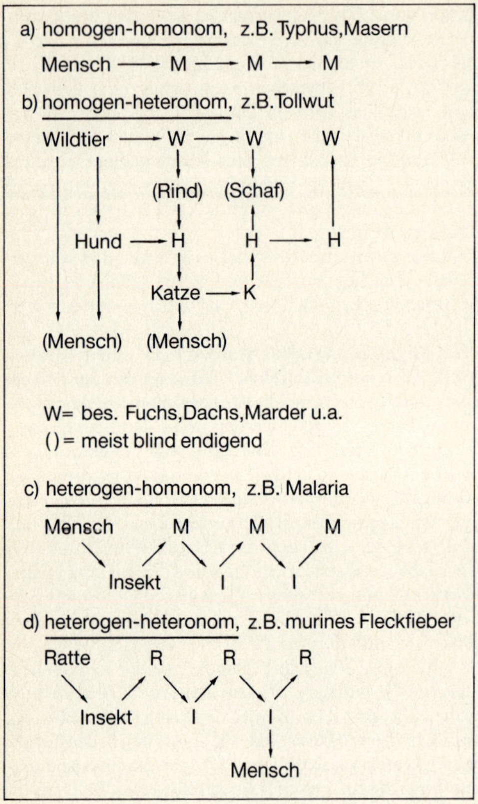

Abb. **89** Schemata der Infektketten (nach Gotschlich u. Habs).

Sedimente bilden können, problemlos zu reinigen sein. In Krankenhäusern sind Aerosolgeräte ausschließlich mit sterilem Aqua destillata bzw. sterilem, entionisiertem Wasser zu betreiben.

Infektketten

Eine Infekt- oder Seuchenkette entsteht bei reihenweiser Übertragung eines Infektionserregers von Mensch zu Mensch, Tier zu Tier bzw. Tier zu Mensch (Abb. 89). Sind dabei ausschließlich Individuen einer Art von Wirbeltieren betroffen, benutzt man den Ausdruck *homogene* Infektkette. Wechselt dagegen der Erreger vom Wirbeltier zum Insekt, um dann erst wieder auf das Wirbeltier zurückzukommen, handelt es sich um eine *heterogene* Kette. Eine weitere Unterteilung kann in *homonome und heteronome* Ketten vorgenommen werden, je nachdem, ob die Infektionen in einer oder in verschiedenen Spezies ablaufen. Zu den Erkrankungen mit homogen-homonomen Infektketten gehören Masern, Diphtherie, Scharlach, Typhus und Paratyphus, Cholera, Lepra, Poliomyelitis, Influenza und Geschlechtskrankheiten. Bei den homogen-heteronomen

Ketten handelt es sich meist um Zoonosen, wie etwa Tollwut. Auch die Tuberkulose und die Brucellose treten in dieser Form auf, und nicht zuletzt sind manche Wurmkrankheiten homogen-heteronom.
Eine typische heterogen-homonome Infektkette finden wir bei der Malaria, die vom Wirbeltier zum Insekt wechselt, aber im Wirbeltier ausschließlich in der Spezies Mensch auftritt. Ein Beispiel für eine heterogen-heteronome Seuchenkette bietet die Pest, bei der ein Wechsel zwischen Nagetier und Insekt stattfindet, bei der die Übertragung aber auch über das Insekt auf den Menschen und weiter von Mensch zu Mensch erfolgen kann.

Das Zustandekommen einer Infektkette hängt jedoch nicht nur von den äußeren Bedingungen ab, entscheidend sind auch die 3 Zustände der Krankheitsbereitschaft der einzelnen Individuen, nämlich *resistent, empfänglich, immun,* und schließlich wirken sich auch die quantitativen Beziehungen von Seuchenquelle zu seuchenfähiger Masse, die Kontakthäufigkeit sowie die Erregerdosis und ggf. therapeutische Maßnahmen aus.

Praxis der Seuchenbekämpfung

Verhütung und Bekämpfung von Infektionskrankheiten sind ein wichtiges Teilgebiet der Hygiene. Zwar sind Morbidität und Mortalität seit der Identifizierung der Erreger und der Entwicklung wirksamer Medikamente sehr stark zurückgegangen, doch ist zu bedenken, daß bei Nachlassen der hygienischen Bemühungen ein erneuter Anstieg der Erkrankungszahlen zu erwarten ist (Beispiele: Erhöhung der Tbc-Mortalität während beider Weltkriege, Wiederanstieg der Poliofälle als Folge nachlassender Impfbeteiligung).

Zu beachten ist, daß in den vergangenen 20 Jahren über 20 *neue Infektionskrankheiten* erkannt worden sind. Abgesehen von den heute geläufigen Infektionen AIDS, Lyme-Erkrankung, Non-A-non-B-Hepatitis, Legionellose handelt es sich um Babesiosis, Lassa-Fieber, toxisches Schocksyndrom, Säuglingsbotulismus, Kryptosporidiosis, Kawasaki-Syndrom, Rotavirus-Diarrhoen, Deltavirus-Hepatitis, Chlamydienpneumonien, invasive externe Otitis, Campylobacter-Enteritis und -Gastritis, Pseudomonasfollikulitis, Amöben-Meningoenzephalitis, Vibrio-parahaemolyticus-Enteritis, pseudomembranöse Kolitis durch Clostridium difficile. Außerdem zeigte sich, daß schon längere Zeit bekannte Erreger durch den veränderten Lebensstil der Bevölkerung, durch neue Therapien usw. in anderer Form, an anderen Prädilektionsstellen, in anderen Altersklassen auftreten. Die weitverbreitete Meinung, daß mit der Ausrottung der Pocken, dem Rückgang der Diphtherie- und Poliomorbidität die Probleme der Infektionskrankheiten der Vergangenheit angehören würden, ist daher grundfalsch. Immer noch sterben an Infektionen mehr Menschen als an Vergiftungen (1987: 5117 zu 3399).

In der praktischen Arbeit kann man zwischen den Maßnahmen des *Massen-* und des *Einzelschutzes* unterscheiden. Zu dem Massenschutz rechnen alle

Vorkehrungen, die der Abwehr von Infektionserregern dienen, also die Maßnahmen, die unter dem Oberbegriff Sauberkeit laufen, ferner die Sicherung der bakteriologisch einwandfreien Qualität der Lebensmittel, die Bekämpfung der Überträger nichtkontagiöser Krankheiten usw. Der Einzelne ist zu schützen, indem seine Abwehrkräfte durch spezifische und unspezifische Maßnahmen erhöht werden, und er durch sachgerechte Information und Schulung die Infektion vermeidet. Um nun die vorhandenen Kräfte und Möglichkeiten sinn- und planvoll einsetzen zu können, bedarf es der Kenntnis der drohenden Gefahren. Voraussetzung ist der Aufbau einer Gesundheitsstatistik, die ihrerseits nur erstellt werden kann, wenn dem öffentlichen Gesundheitsdienst die Krankheitsfälle angezeigt werden.

Die frühzeitige Erkennung und Erfassung der ersten Erkrankungsfälle sowie die Ermittlung und Ausschaltung der Infektionsquellen sind also ein Kernstück der Seuchenbekämpfung.

Meldepflicht

Die Anzeige übertragbarer Infektionskrankheiten ist in Deutschland durch das *Bundesseuchengesetz* (BSeuchG) vom 18.12.1979 (BGBl. I 1979, S. 2262), ber. am 5.2.1980 (BGBl. I, S. 151) geregelt. Das BSeuchG definiert in § 1 „übertragbare Krankheiten“ als „durch Krankheitserreger verursachte Krankheiten, die unmittelbar oder mittelbar auf den Menschen übertragen werden können“. Im Sinne des Gesetzes (§ 2) ist

1. *krank* eine Person, die an einer übertragbaren Krankheit erkrankt ist,
2. *krankheitsverdächtig* eine Person, bei der Erscheinungen bestehen, welche das Vorliegen einer bestimmten übertragbaren Krankheit vermuten lassen,
3. *ansteckungsverdächtig* eine Person, von der anzunehmen ist, daß sie Erreger einer übertragbaren Krankheit (Krankheitserreger) aufgenommen hat, ohne krank, krankheitsverdächtig oder Ausscheider zu sein,
4. *Ausscheider* eine Person, die Krankheitserreger ausscheidet, ohne krank oder krankheitsverdächtig zu sein,
5. *ausscheidungsverdächtig* eine Person, von der anzunehmen ist, daß sie Krankheitserreger ausscheidet, ohne krank oder krankheitsverdächtig zu sein.

(1) Zu melden ist der Krankheitsverdacht, die Erkrankung sowie der Tod an:

1. Botulismus,
2. Cholera,
3. Enteritis infectiosa,
   a) Salmonellose,
   b) übrige Formen einschl. mikrobiell bedingter Lebensmittelvergiftung,
4. Fleckfieber,
5. Lepra,

(2) Zu melden ist die Erkrankung sowie der Tod an:

1. angeborener
   a) Zytomegalie,
   b) Listeriose,
   c) Lues,
   d) Toxoplasmose,
   e) Rötelnembryopathie,
2. Brucellose,
3. Diphtherie,
4. Gelbfieber,

6. –
7. Ornithose,
8. Paratyphus A, B und C,
9. Pest,
10. Pocken,
11. Poliomyelitis,
12. Rückfallfieber,
13. Shigellenruhr,
14. Tollwut,
15. Tularämie,
16. Typhus abdominalis,
17. virusbedingtem hämorrhagischem Fieber.

5. Leptospirose,
   a) Weilsche Krankheit,
   b) übrige Formen,
6. Malaria,
7. Meningitis/Enzephalitis,
   a) Meningokokkenmeningitis,
   b) andere bakterielle Meningitiden,
   c) Virus-Meningoenzephalitis,
8. Q-Fieber,
9. Rotz,
10. Trachom,
11. Trichinose,
12. Tuberkulose (aktive Form),
    a) der Atmungsorgane,
    b) der übrigen Organe,
13. Virushepatitis,
    a) Hepatitis A,
    b) Hepatitis B,
    c) nicht bestimmbare und übrige Formen
14. anaerobe Wundinfektionen,
    a) Gasbrand/Gasödem,
    b) Tetanus.

(3) Zu melden ist der Tod an:
1. Influenza (Virusgrippe),
2. Keuchhusten,
3. Masern,
4. Puerperalsepsis,
5. Scharlach

(4) Zu melden ist jeder Ausscheider von:
1. Choleravibrionen,
2. Salmonellen,
   a) S. typhi,
   b) S. paratyphi A, B, C,
   c) übrige,
3. Shigellen.

(5) Zu melden ist die Verletzung eines Menschen durch ein tollwutkrankes oder -verdächtiges Tier sowie die Berührung eines solchen Tieres oder Tierkörpers.

§ 4 (1) Zur Meldung sind verpflichtet:

1. der behandelnde oder sonst hinzugezogene Arzt, im Falle des § 3 Abs. 5 auch der Tierarzt;
2. jede sonstige mit der Behandlung oder der Pflege des Betroffenen berufsmäßig beschäftigte Person;
3. die hinzugezogene Hebamme;
4. auf Seeschiffen der Kapitän;
5. die Leiter von Pflegeanstalten, Justizvollzugsanstalten, Heimen, Lagern, Sammelunterkünften und ähnlichen Einrichtungen.

(2) In Krankenhäusern oder Entbindungsheimen ist für die Einhaltung der Meldepflicht nach Absatz 1 Nr. 1 der leitende Arzt, in Krankenhäusern mit mehreren selbständigen Abteilungen der leitende Abteilungsarzt, in Krankenhäusern ohne leitenden Arzt der behandelnde Arzt verantwortlich.

§ 5 Die Meldung ist dem für den Aufenthalt des Betroffenen zuständigen Gesundheitsamt unverzüglich, spätestens innerhalb von 24 Stunden nach erlangter Kenntnis zu erstatten.

§ 8 Wenn durch Krankheitserreger verursachte Erkrankungen in Krankenhäusern, Entbindungsheimen, Säuglingsheimen, Säuglingstagesstätten oder Einrichtungen zur vorübergehenden Unterbringung von Säuglingen *nicht nur vereinzelt* auftreten (Ausbruch), so sind diese Erkrankungen unverzüglich als Ausbruch zu melden, es sei denn, daß die Erkrankten schon vor der Aufnahme an diesen Krankheiten erkrankt oder dessen verdächtig waren.

Ermittlungen

Erhält das Gesundheitsamt Kenntnis von einem meldepflichtigen Krankheitsfall, einem Krankheits- oder Ansteckungsverdacht, einer Ausscheidung oder einem Ausscheidungsverdacht, so hat es alsbald die erforderlichen Ermittlungen über Art, Ursache, Ansteckungsquelle und Ausbreitung der Krankheit anzustellen. Das Gesetz räumt hierzu den Beauftragten des Gesundheitsamtes ein Zutritts- und Entnahmerecht ein und schreibt die Duldungs- und Auskunftspflicht der Kranken ausdrücklich vor.

Schutzmaßnahmen

Werden Kranke, Krankheitsverdächtige, Ansteckungsverdächtige, Ausscheider oder Ausscheidungsverdächtige festgestellt oder ergibt sich, daß ein Verstorbener krank, krankheitsverdächtig oder Ausscheider war, so kann die zuständige Behörde die notwendigen Schutzmaßnahmen anordnen, soweit und solange es zur Verhinderung der Verbreitung übertragbarer Krankheiten erforderlich ist. Eine Heilbehandlung darf nicht angeordnet werden (§ 34 BSeuchG).

Kranke, Krankheitsverdächtige, Ansteckungsverdächtige, Ausscheider und Ausscheidungsverdächtige können in diesem Sinne einer Beobachtung unterworfen werden (§ 36 BSeuchG).

§ 37 (1) Die zuständige Behörde hat Personen, die an Cholera, Pest, Pocken oder an virusbedingtem hämorrhagischem Fieber erkrankt sind, unverzüglich in einem Krankenhaus oder einer für diese Krankheiten geeigneten Absonderungseinrichtung abzusondern.

Sonstige Kranke sowie Krankheitsverdächtige, Ansteckungsverdächtige und Ausscheider können in einem Krankenhaus oder in sonst geeigneter Weise abgesondert werden, Ausscheider jedoch nur, wenn sie andere Schutzmaßnahmen nicht befolgen, befolgen könnten oder befolgen würden und dadurch ihre Umgebung gefährden.

(2) Kommt der Betroffene den seine Absonderung betreffenden Anordnungen nicht nach oder ist nach seinem bisherigen Verhalten anzunehmen, daß er solchen Anordnungen nicht ausreichend Folge leisten wird, so ist er zwangs-

weise durch Unterbringung in einem geschlossenen Krankenhaus oder einem abgeschlossenen Teil eines Krankenhauses abzusondern. Ansteckungsverdächtige und Ausscheider können auch in einer anderen geeigneten abgeschlossenen Einrichtung abgesondert werden.

§ 38 Kranken, Krankheitsverdächtigen, Ansteckungsverdächtigen, Ausscheidern und Ausscheidungsverdächtigen kann die Ausübung bestimmter beruflicher Tätigkeiten ganz oder teilweise untersagt werden.

Über die Aufhebung der Absonderung informiert ein Merkblatt des Bundesgesundheitsamtes (Nr. 26 vom November 1980, Bundesgesundheitsblatt 24 [1981] 145) „Richtlinie für die Wiederzulassung in Schulen und sonstigen Gemeinschaftseinrichtungen". Auszugsweise sind in der Tab. **105** die wichtigsten Hinweise aufgeführt.

Die Aufhebung der Absonderung bei Typhus, Paratyphus und bakterieller Lebensmittelververgiftung kann erfolgen, wenn bei 3 im Abstand von je einer Woche getrennten bakteriologischen Untersuchungen in den Ausscheidungen keine Krankheitserreger mehr nachzuweisen sind. Zweckmäßiger ist 5 Tage nach Abschluß der antibiotischen Behandlung eine dreimalige Stuhluntersuchung im Abstand von je 2 Tagen. Die Isolierung ist ebenfalls aufzuheben, wenn die Ausscheidungen mehr als 10 Wochen andauern. In diesem Falle gelten dann die speziellen Bestimmungen über Dauerausscheider.

Neben der Beobachtung und Isolierung erstrecken sich die Schutzmaßnahmen gegebenenfalls auf eine Desinfektion.

Das BSeuchG (§ 10a) bestimmt:

(1) Wenn Gegenstände mit Erregern meldepflichtiger übertragbarer Krankheiten behaftet sind oder wenn das anzunehmen ist und dadurch eine Verbreitung der Krankheit zu befürchten ist, sind die notwendigen Maßnahmen zur Abwendung der hierdurch drohenden Gefahren zu treffen.

(2) Bei nicht meldepflichtigen übertragbaren Krankheiten können Maßnahmen nach Absatz 1 getroffen werden, wenn diese Krankheiten in epidemischer Form auftreten oder nicht nur vereinzelt bösartig verlaufen.

Bei der Seuchenprophylaxe ist zwischen der *laufenden* und der *Schlußdesinfektion* zu unterscheiden. Die laufende Desinfektion am Krankenbett betrifft vor allem Auswurf, Gurgelwasser, Erbrochenes, Taschen- und Handtücher, Leib- und Bettwäsche, Eß- und Trinkgeschirr, Waschbecken, Badewannen sowie jede Verschmutzung an der Kleidung, an Gebrauchsgegenständen, am Bettgestell, an Fußböden, Möbeln, Wänden. Bei strenger Beachtung dieser Vorschriften kann die Schlußdesinfektion in Form einer Raumvergasung eingeschränkt und durch eine Sprüh- und Scheuerdesinfektion ersetzt werden.

Allgemeine Prophylaxe nach BSeuchG

Zu den prophylaktischen Maßnahmen rechnen ferner die behördliche Überwachung der Wasserversorgungen, der Abfallbeseitigungen und die verschie-

Tabelle **105** Wiederzulassung in Schulen.

	Ansteckungsfähigkeit von Mensch zu Mensch	Zulassung
Diphtherie	bis zu Wochen (unter Antibiotika 3–4 Tage)	nach Abklingen der klinischen Symptome und negativem bakteriologischem Befund*
Enteritis infectiosa:		
– Salmonellose	solange Erreger nachweisbar	nach Abklingen der klinischen Symptome und negativem bakteriologischem Befund*
– Übrige Formen	keine	nach Abklingen der klinischen Symptome
Keuchhusten	1–2 Wochen vor Beginn des Krampfhustens, dann schnell abnehmend	nach Abklingen der klinischen Symptome, spätestens nach 3 Wochen
Masern	vom Beginn der katarrhalischen Erscheinungen bis zum Abblassen des Exanthems	nach Abklingen der klinischen Symptome
Mumps	2–6 Tage vor bis 1 Woche nach Krankheitsbeginn	nach Abklingen der klinischen Symptome, frühestens nach 10 Tagen
Röteln	etwa bis zum 7. Krankheitstag	nach Abklingen der klinischen Symptome
Scharlach	3 Wochen und länger	nach antibiotischer Behandlung und Abklingen der klinischen Symptome, ohne antibiotische Behandlung nach 3 Wochen
Typhus abdominalis	solange Erreger ausgeschieden werden	nach Abklingen der klinischen Symptome und negativem bakteriologischem Befund*
Virushepatitis:		
– Hepatitis A	1–2 vor, 1–4 Wochen nach Krankheitsbeginn	4 Wochen nach Krankheitsbeginn
– Hepatitis B	meist bis 4 Wochen nach Krankheitsbeginn (bei HBsAg Trägertum möglich)	4 Wochen nach Krankheitsbeginn bzw. nach Abklingen der klinischen Symptome
Windpocken	bis zum 6. Krankheitstag	nach Abklingen der klinischen Symptome

* Ausscheider können mit Zustimmung des Gesundheitsamtes und unter Beachtung der vorgeschriebenen Schutzmaßnahmen wieder zugelassen werden (§ 45 Abs. 2 BSeuchG). Die Zahl der erforderlichen Untersuchungen wird durch Länderregelungen bestimmt

denen Schutzimpfungen. Das BSeuchG enthält schließlich spezielle Vorschriften für das Lebensmittelgewerbe:

(§ 17) *Beschäftigungsverbote* für Personen, die an Cholera, Typhus abdominalis, Paratyphus, Enteritis, Virushepatitis oder Shigellenruhr erkrankt oder dessen verdächtig sind, die an ansteckungsfähiger Tuberkulose der Atmungsorgane, an Scharlach oder an Hautkrankheiten, deren Erreger mit Lebensmitteln übertragen werden können, erkrankt sind sowie solche, die Salmonellen, Shigellen oder Choleravibrionen ausscheiden. Bedingung ist, daß sie gewerbsmäßig bei der Herstellung, dem Behandeln oder Inverkehrbringen der Lebensmittel tätig sind und dabei mit diesen unmittelbar in Berührung kommen. Das Beschäftigungsverbot gilt besonders für Küchen in Gaststätten, Kantinen, Krankenhäusern, Säuglings- und Kinderheimen oder sonstigen Einrichtungen mit oder zur Gemeinschaftsverpflegung.

Zu den Lebensmitteln, deren Bearbeitung durch Erkrankte und Ausscheider nicht gestattet ist, gehören:

1. Backwaren mit nicht durchgebackener Füllung oder Auflage,
2. Eiprodukte,
3. Erzeugnisse aus Fischen, Krusten-, Schalen- oder Weichtieren,
4. Feinkostsalate, Kartoffelsalat, Marinaden, Mayonnaise, andere emulgierte Saucen, Nahrungshefen,
5. Fleisch und Erzeugnisse aus Fleisch,
6. Milch und Erzeugnisse aus Milch,
7. Säuglings- und Kleinkindernahrung,
8. Speiseeis und -halberzeugnisse.

§ 18 BSeuchG schreibt vor, daß Personen die in § 17 bezeichneten Tätigkeiten nur dann ausüben dürfen, wenn durch eine *Untersuchung vor Aufnahme der Arbeit* nachgewiesen ist, daß sie nicht krank, erkrankungsverdächtig oder Ausscheider im Sinne des § 17 sind. Durch Untersuchung einer Stuhlprobe ist außerdem innerhalb von 4 Wochen nach Aufnahme der Tätigkeit zu überprüfen, ob die untersuchte Person Ausscheider ist.
Der Ausschluß einer Tuberkulose der Atmungsorgane stützt sich auf eine intrakutane Tuberkulinprobe oder auf eine Röntgenaufnahme.
Bei positivem Mendel-Mantoux-Test ist auf jeden Fall eine Röntgenaufnahme erforderlich.

Merkblätter

Das Bundesgesundheitsamt hat zum Bundesseuchengesetz eine Reihe amtlicher Veröffentlichungen in Form von Merkblättern im Bundesgesundheitsblatt publiziert, die auch vom Deutschen Ärzte-Verlag GmbH, 5 000 Köln 40, Dieselstraße 2, Postfach 40 02 65, bezogen werden können.

3.2.2 Verhütung und Bekämpfung von Krankenhausinfektionen

Eine Krankenhausinfektion (= nosokomiale Infektion) ist jede durch Mikroorganismen hervorgerufene Infektion, die im kausalen Zusammenhang mit einem Krankenhausaufenthalt steht, unabhängig davon, ob Krankheitssymptome bestehen oder nicht. Ein Hospitalismusausbruch (= epidemische Krankenhausinfektion) liegt dann vor, wenn Infektionen mit einheitlichem Erregertyp in zeitlichem, örtlichem und kausalem Zusammenhang mit einem Krankenhausaufenthalt nicht nur vereinzelt auftreten.

Nicht jede Krankenhausinfektion ist iatrogenen und pflegerischen Ursprunges, *Daschner* (1977) nimmt an, daß 30–50% endogen verursacht werden.

Häufigkeit von Krankenhausinfektionen

Die Angaben über das Vorkommen der Krankenhausinfektionen bei stationär behandelten Patienten schwanken zwischen 2,9 und 17% (*Bennett* u. *Brachmann* 1979, *Bernander* u. Mitarb. 1978, *CDC* 1981). Über die Situation in Deutschland informierte u. a. eine Studie von *Daschner* (1981) an 39 802 Patienten einer Universitätsklinik. Die Tab. **106** vergleicht diese Resultate mit weiteren und neueren Untersuchungen.Erhebliche Unterschiede sind nicht erkennbar, es liegt daher weltweit das gleiche Problem vor.

Für 1975–1976 ergab in den USA SENIC (= Study on the Efficacy of Nosocomial Infection Control), eine retrospektive Untersuchung, daß hospitalisierte Patienten in 5–6% der Fälle eine solche Infektion entwickelten. Aus einer Studie von 1984 im NNIS (= National Nosocomial Surveillance System) resultierte eine Rate von 3,4%, die identisch mit derjenigen von 1980–1982 und von 1983 war. Die 51 Krankenhäuser, welche 1984 an der Studie teilnahmen, wurden eingeteilt in Nicht-Lehrkrankenhäuser (39%), kleine Lehrkrankenhäuser mit ≤500 Betten (35%) und große Lehrkrankenhäuser mit mehr als 500 Betten (26%). In der gleichen Rangfolge stieg die durchschnittliche Infektionsrate an (22,2 auf 41,4 pro 1 000 entlassene Patienten), was auf den Schweregrad der Krankheiten und das Ausmaß der invasiven diagnostischen und therapeutischen Eingriffe in den Lehrkrankenhäusern zurückgeführt wird (Wkly epidemiol. Rec. 63 [1988] 205). Nach einer Studie von *Staszewski* u. Mitarb. (1985) erwiesen sich 28% der gezogenen Venenkatheter und Dialyse-Shunts als kontamniniert (vorzugsweise mit Staphylococcus epidermidis und Staphylococcus aureus).

Aufschlußreich ist bei NNIS die Aufgliederung der Infektionsrate pro 1 000 Entlassungen nach den verschiedenen Disziplinen:

Chirurgie	Inn. Med.	Gynäkol.	Geburtsh.	Neugeborene	Kinderklin.
46,6	36,5	28,1	15,3	14,4	13,3

In allen 3 Hospitalkategorien war die *Harnwegsinfektion* am häufigsten (12,9), gefolgt von Infektionen der unteren *Atemwege* (6,0) und *Wundinfek-*

Tabelle **106** Relative Häufigkeit von Krankenhausinfektionen.

	Universitäts-klinikum Freiburg (1976–1979)	Pilotstudie der Paul-Ehrlich-Gesellschaft (1976–1978)	Nat. Nosocomial Infections USA (1976)	NNIS USA (1984)
Zahl der Patienten	39802	51540	1316232	804684
Zahl nosokomialer Infektionen	1739 (4,37%)	5065 (9,82%)	46821 (3,55%)	26965 (3,35%)
Relative Häufigkeit in %				
Harnwegsinfektionen	30,0	50,5	41,8	38,5
Wundinfektionen	15,5	11,8	22,7	16,7
Pneumonie	8,3	10,7	15,7	17,9
Infektionen der Haut und Schleimhaut	18,3	9,5	5,6	5,7
Andere	27,9	17,5	14,2	13,7

tionen (5,6). Zusammen machten diese 3 Krankenhausinfektionen drei Viertel des Kollektives aus. Zwei Drittel wurden durch einen einzelnen Erreger verursacht, 20% durch Mehrfachinfektionen. Escherichia coli war am häufigsten an den Harnwegsinfektionen beteiligt, gefolgt von Enterokokken und Pseudomonas aeruginosa. Aus den infizierten Wunden ließ sich vorzugsweise Staphylococcus aureus isolieren und Pseudomonas aeruginosa aus den unteren Atemwegen. Von 1983 auf 1984 stieg die Inzidenz von Methicillin-resistenten Staphylococcus-aureus-Infektionen im Durchschnitt um 25% an. Die Differenz zwischen den beiden deutschen Kliniken erklärt *Daschner* mit dem unterschiedlichen Anteil an Spezialabteilungen. Ob das bessere Abschneiden der ausgewählten US-Krankenhäuser auf einen höheren Standard oder auf unterschiedliche Registriermethoden zurückzuführen ist, bleibt offen.

Allgemein treten Krankenhausinfektionen in Intensivpflegestationen etwa dreimal häufiger als im Durchschnitt des Klinikums auf.

Allerdings sind auch die Intensivpflegestationen unterschiedlich betroffen. Chirurgische Abteilungen (mit Ausnahme der Herzchirurgie) sowie Kinderkliniken liegen an der Spitze. Diese Differenzen beruhen nach *Daschner* (1981) weniger auf verschiedenen hygienischen Verhaltensweisen als auf der jeweiligen Infektionsanfälligkeit der Patienten und der Verweildauer auf den Stationen. Schließlich ist zu betonen, daß die Gefährlichkeit der 500000–800000 pro Jahr in Deutschland auftretenden Krankenhausinfektionen relativ groß ist. Die CDC in Atlanta errechneten für 1977 zwar nur 0,6% Letalität, bei weiteren 2,3% sei die Krankenhausinfektion eine Mitursache für den Tod der Patienten gewesen. *Bennett* u. *Brachmann* gaben 1979 allerdings als Letalität bei Patienten mit Krankenhausinfektionen in Akutkrankenhäusern der USA 6,4% an. *Daschner* u. Mitarb. (1978) kamen für die Bundesrepublik Deutschland auf 7,4%.

Ursachen der Krankenhausinfektionen

Es hat schon früher bestimmte Hospitalinfektionen gegeben, doch datiert der eigentliche Beginn des modernen Hospitalismus auf die Zeit nach dem 2. Weltkrieg. Als Ursache für diese steigende Inzidenz können folgende Faktoren gelten:

1. Die Entstehung und Selektion resistenter Erreger hat sich mit dem häufig ungezielten Einsatz antibiotischer Substanzen vermehrt.
2. Disposition und Exposition der Patienten haben zugenommen. Zum Beispiel wirkt sich die modifizierte Altersverteilung aus. Vielfach werden Medikamente eingesetzt, welche die Resistenz des Organismus herabsetzen bzw. die Zusammensetzung der Standortflora (bes. im Darm) verändern. Vor allem hat uns aber die Medizintechnik Verfahren wie Blasen- und Venenkatheter, Intubation, Endoskopie usw. gebracht, welche das Eindringen von Erregern in den Körper begünstigen.
3. Mit der Einführung der Antibiotika kam es im Vertrauen auf deren umfassende Wirksamkeit zu einer Vernachlässigung der bis dahin geübten Sterilisations und Desinfektionsmaßnahmen.
4. In manchen Fällen dürften auch bautechnische Fehler zu der Verbreitung der Infektionen im Krankenhaus beigetragen haben.

Zahlreiche Erregerarten sind in der Zwischenzeit bei Ausbrüchen von Krankenhausinfektionen isoliert worden. Eine Übersicht gibt die Tab. **107**. *Rotter* u. Mitarb. (1978) weisen darauf hin, daß das Risiko des Patienten aber weniger durch die Art des ihn treffenden Mikroorganismus als vielmehr durch den Grad seiner Abwehrschwäche bestimmt wird. Prinzipiell kommt daher jede Keimart, die sich im menschlichen Körper vermehren kann, beim resistenzgeschwächten Patienten als potentieller Krankheitserreger in Betracht.
Als Erreger nosokomialer Erkrankungen wird zunehmend Clostridium difficile genannt (*Dahn* u. Mitarb. 1984, *Haralambie* u. Mitarb. 1984, *Lyerly* u. Mitarb. 1988, *Weber* u. Mitarb. 1988). Klinisch entstehen pseudomembranöse Kolitiden, Diarrhöen und antibiotikaassoziierte Darmentzündungen.
Erschwerend für die Therapie ist die Tatsache, daß die Resistenz gegen Chemotherapeutika besonders von gramnegativen Stäbchen sehr schnell erworben wird. Ursache ist die Ausbreitung von Resistenzplasmiden, die als Träger derartiger Eigenschaften Resistenzmechanismen gegen bis zu 12 Chemotherapeutika gleichzeitig übertragen können (*Lebeck* 1969).
Obwohl entsprechend der Tab. **107** grundsätzlich viele Keimarten als Hospitalismuserreger in Erscheinung treten können, überwiegen einige wenige eindeutig. Die Abb. **90** zeigt, daß es sich hauptsächlich um Staphylokokken und bestimmte gramnegative Keime handelt, jedoch sind auch derartige Vertei-

Tabelle **107** Häufigste Erreger von Krankenhausinfektionen (nach Meers u. Mitarb.).

Erreger	Anteil an allen Erregern in %
Escherichia coli	26,1
Staphylococcus aureus	17,6
Proteus-Providencia spp.	11,2
Klebsiella spp.	7,2
Pseudomonas aeruginosa	7,0
Enterokokken	4,0
Streptokokken (ohne Enterokokken)	3,4
Staphylokokken (ohne S. aureus)	3,0
anaerobe Bakterien	2,9
Candida spp.	4,1
Viren	0,8

lungen standortspezifisch (Antibiotikatherapie, Pflegefehler, räumliche Gegebenheiten, Spezialabteilungen, technische Ausstattung).
Kanz verwies schon 1966 auf das Risiko einer Übertragung von Staphylokokken mit den *Händen*, sowohl von denen des Pflegepersonals und – infolge der noch größeren Besiedlung – von den Händen der Patienten.

Escherichia coli hat seinen normalen Standort im *Darm*, Prädilektionspunkte für Infektionen stellen die ableitenden *Harnwege* dar (*Linzenmeier* 1977). Weitere Gattungen innerhalb der Familie Enterobacteriaceae, die uncharakteristische Infektionen erzeugen, sind Klebsiella, Enterobacter und Serratia. Klebsiella pneumoniae gilt als Typstamm der unbeweglichen kapsel- und schleimbildenden, gramnegativen Stäbchen, deren gelegentlicher Nachweis in den oberen Luftwegen meist eine Normalbesiedlung aufzeigt. Unter den beweglichen, gramnegativen, meist gelatineverflüssigenden Enterobacter-Keimen wird Enterobacter cloacae als typischer Vertreter angesehen. Hospitalbedingte Verbreitung und Neigung zur Mehrfachresistenz unterstreichen die Gefährlichkeit dieser Erreger. *Linzenmeier* beschrieb einen weiteren „Feuchtkeim" – Pseudomonas aeruginosa – als Erreger mit außerordentlicher Anspruchslosigkeit. Seine Resistenz gegen zahlreiche Antibiotika und gegen einige Desinfektionsmittel machen ihn unter den Gramnegativen zum eigentlichen Problemkeim. Nicht nur in Blumenvasen, Waschbecken, Ionenaustauschern usw., sondern auch in verschiedenen medizinischtechnischen Geräten wurden Pseudomonaden festgestellt.
Enteritis, Meningitis, Otitis media und externa, Pneumonie, Harnwegsinfektionen und neuerdings Follikulitiden (*Schlech* u. Mitarb. 1986) sind bekannte Lokalisationen. Verbrennungswunden stellen Prädilektionsstellen dar, und eine Sepsis durch Pseudomonaden verläuft besonders schwer.

Nosokomiale Infektionen durch *Viren* sind möglicherweise häufiger als in der von *Meers* u. Mitarb. (1981) aufgestellten Tabelle. Da sie sich meist erst viel später auswirken, wird der Zusammenhang mit dem Krankenhausaufenthalt oft nicht erkennbar. Nach *Mayr* (1976) unterscheidet sich die Gefährdung des Menschen durch nosokomiale Virusinfektionen weitgehend

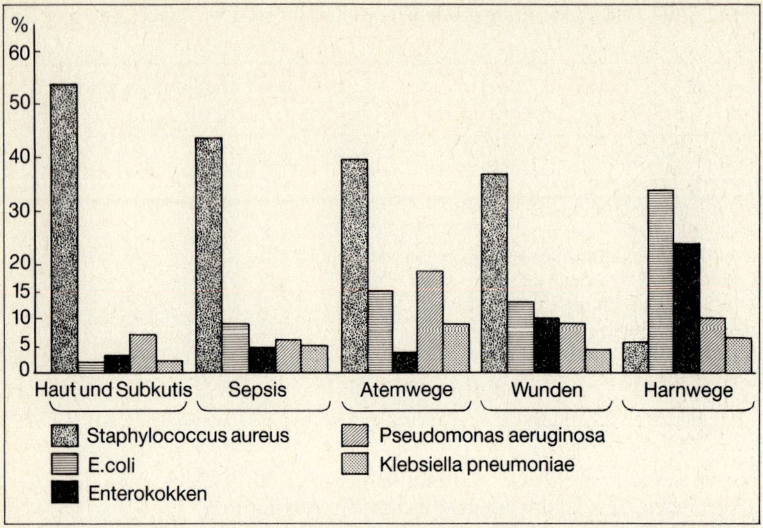

Abb. **90** Erregerspektrum krankenhauserworbener Infektionen (nach Daschner).

von der durch Bakterien oder Pilzen, da sich die viralen Erreger in der Außenwelt nicht vermehren können. Auch die Relationen bezüglich des prozentualen Auftretens von Virusinfektionen gleichen nicht denen beim bakteriellen Hospitalismus. *Mayr* gibt folgende Reihung mit abnehmendem Risiko an:

1. Säuglings- und Kinderstationen,
2. Pflegestationen für chronisch kranke und alte Menschen,
3. Intensivstationen,
4. Frauenkliniken,
5. Stationen, in denen immunsuppressiv behandelt wird,
6. Dialysestationen,
7. Hals-Nasen-Ohren-Kliniken, Augenkliniken,
8. Innere Kliniken, Chirurgie (Ausnahme: Transplantationschirurgie).

Das zentrale Problem des viralen Hospitalismus betrifft weniger die obligat menschenpathogenen Viren mit ihren bekannten Übertragungswegen, als mehr die große Gruppe von fakultativ pathogenen Arten, die nach Transmission beim Menschen nur dann zu Erkrankungen führen, wenn sie synergistisch mit anderen mikrobiellen oder nichtmikrobiellen Faktoren zusammenwirken, wie Streß, Immunsuppression, Erkältungen usw. bzw. Bakterien, Pilzen, Protozoen, anderen Virusarten.
Die Ausschaltung der genannten bakteriellen und viralen Erreger außerhalb des menschlichen (und ggf. tierischen) Organismus erfordert besondere Sorg-

falt. Zwar handelt es sich überwiegend um verhältnismäßig empfindliche Erreger, so daß thermische Desinfektionen voll wirksam sind, doch müssen, wegen der unterschiedlichen Resistenz gegen chemische Desinfektionsmittel (Tbb, Hepatitisviren, Milzbrandsporen), die entsprechenden Maßnahmen laufend durch das verantwortliche Personal kontrolliert werden. Die Verfahren sind auf S. 439 ff. eingehend dargestellt.

Verbreitungswege der Infektionen

Krankenhausinfektionen entstehen z. T. endogen, d. h. durch Keime der patienteneigenen Flora, mehr als die Hälfte resultiert jedoch durch Keime aus der Umwelt des Kranken. Es liegt auf der Hand, daß hier die Hauptgefahr von *Keimträgern* unter dem Arzt- und Pflegepersonal ausgeht. Jahrelang wurden dabei die Sprech- und Hustentröpfchen in den Vordergrund gestellt, doch neigt man heute mehr zu der Auffassung, daß die Übertragung von Infektionserregern in der Hauptsache durch *Kontakt* erfolgt.
Besonders die Hände haben beim Verbandswechsel oder bei den sonstigen pflegerischen Tätigkeiten zwangsläufig mit Erregern Berührung. Eine Weitergabe ist bei jedem folgenden Kontakt möglich. Verreibt sich eine Versuchsperson z. B. einige Tropfen einer Serratia-Kultur auf den Händen und „begrüßt" mit Handschlag die folgende, so läßt sich durch einfachen Abdruck der Fingerbeeren auf einem Nähragar nachweisen, daß die Infektkette in Abhängigkeit von der Keimdosis und der Kontaktintensität erst nach 5–6 Personen abreißt.
Mit den kontaminierten Händen werden die Keime direkt auf die folgenden Patienten oder auf die verschiedenen Gegenstände übertragen, an denen sich wieder andere Personen infizieren können.
Die Gefahr ist um so größer, je häufiger ein solcher Gegenstand gemeinsam benutzt wird. Psychologische Schwierigkeiten in der Bekämpfung derartiger bakterieller Verunreinigungen der Hände entstehen vor allem dadurch, daß diese im Gegensatz zu den Verschmutzungen des täglichen Lebens in der Regel unsichtbar bleiben, obwohl es sich gerade bei Eiterungen um recht beträchtliche Keimmengen handeln kann.

Von den Textilien gehört das *Gemeinschaftshandtuch* mit zu den gefährlichsten Keimquellen, aber auch die Kleidungsstücke sind nicht zu vernachlässigen. Zwar unterliegt die Berufskleidung nicht der gleichen Kontamination wie das Gemeinschaftshandtuch, doch erwiesen Abklatschuntersuchungen, daß weiße Kittel, Mäntel, Hosen und Schuhe pathogene Mikroorganismen schon kurze Zeit nach dem ersten Anlegen enthalten können.
Eine Keimübertragung ist ferner noch durch diejenigen Textilien in Rechnung zu stellen, die mit dem Patienten Berührung haben, also durch *Bettwäsche und Matratzen* sowie *Decken*. Gerade die beiden letzten Gegenstände sind sehr häufig kontaminiert, obwohl sie mit dem Körper nicht direkt in Kontakt kommen. Außerdem ist zu beachten, daß beim Bettenmachen und

bei unsachgemäßem Transport der Schmutzwäsche Keime abgelöst und mit der Luft verfrachtet werden. Die Wäschehygiene beginnt folglich bereits auf der Station. Sofort am Ort ihres Anfalles ist die Wäsche in keimdichte und ausreichend widerstandsfähige Säcke zu geben (Polyethylensäcke mit einer Foliendicke von mindestens 0,08 mm bzw. Textilsäcke mit mindestens 220 g/m^2 Faden). Beim Einsammeln der Schmutzwäsche müssen Staubaufwirbelungen unbedingt vermieden werden, aus dem gleichen Grunde sind *Wäscheabwurfschächte nicht akzeptabel.* Auch in der Wäscherei ist ein Sortieren nicht zulässig, die Aufteilung hat deshalb bereits beim Einsammeln zu geschehen. Verbindliche Vorschriften sind der „Unfallverhütungsvorschrift Wäscherei" (VBG 7y) der Textil- und Bekleidungsberufsgenossenschaft zu entnehmen sowie der Veröffentlichung von *Junghannß* (1988). (Bezüglich der Wäschedesinfektion s. S. 456 ff, 477 ff.)
Cross-infections können ferner durch alle *Geräte* auf den Stationen bzw. in den Operationsbereichen übertragen werden. Die Liste reicht von den Gegenständen des täglichen Bedarfs, wie Haarbürsten, Rasierapparaten, Zahnputzgläsern, Blumenvasen, Steckbecken, bis zu speziellen Apparaten, wie Luftbefeuchtern, Sauerstoffflaschen, Narkosegeräten. An trockenen Stellen lassen sich in der Regel Staphylokokken und Klebsiellen, in Feuchtbereichen die Enterobakterien und Pseudomonaden feststellen. Bei unsachgemäßer Sterilisation ist eine Keimübertragung auch durch Spritzen, Kanülen, Katheter usw. möglich. Nicht zuletzt sind Salben und Flüssigkeiten (z. B. Augentropfen) bei Abfüllung in größere Behälter zur Mehrfachanwendung zu nennen. Das Transmissionsrisiko ist aber hinsichtlich der aufgeführten Kontaminationsstellen außerordentlich different.

Zu den Geräten, die potentielle Quellen für Krankenhausinfektionen darstellen, rechnen schließlich *Endoskope. Beecham* u. Mitarb. (1979) sowie *O'Connor* u. Mitarb. (1982) beschrieben Salmonelloseausbrüche nach Gastroskopien. Die Übertragung von Hepatitisviren wird vermutet. Die erforderlichen Desinfektionsmaßnahmen sind auf S. 477 beschrieben.

Erreger können auf verschiedenen Wegen in die *Raumluft* gelangen. Diese enthält immer Mikroorganismen, sog. „Luftkeime", die in erster Linie vom Erdboden stammen (Aktinomyzeten, Sporenbildner, Kokken, Mikrokokken, Korynebakterien), allerdings kommen noch die von der Haut und den Haaren abgeschilferten staphylokokkenhaltigen Partikeln, die eingetrockneten Sprech- und Hustentröpfchen sowie die von Textilien und Fußböden (bei verbotenem Kehren!) abgeriebenen, bakterienhaltigen Teilchen hinzu.
Das normale Keimspektrum schließt bereits pathogene Arten wie Tetanus- und Gasbrandsporen ein, doch entstehen dadurch höchstens gelegentlich Krankenhausinfektionen, aber keine Hospitalismusausbrüche. Im Hinblick auf die Luftinfektion sind verschiedene Viren, Klebsiella pneumoniae, Staphylococcus aureus und Tuberkelbakterien, zu beachten.
Bei dem Bestreben, die Infektkette im Krankenhaus zu unterbrechen, werden

häufig ungezielte Maßnahmen durchgeführt, die nur bedingt effektiv sind. Zu den Verfahren, deren Wirksamkeit belegt werden kann, rechnen:

Sterilisationen von Instrumentarium, Verbandsmaterial, Operationswäsche, Handschuhen;
Händedesinfektionen nach jedem Kontakt mit potentiell infizierten Patienten oder kontaminiertem Material;
Desinfektion von Beatmungs- und Inhalationszubehör;
Optimierung der Pflegetechniken, bes. Kathetertechnik;
„Non-touch"-Verbandstechnik.

Zu den wirksamen Maßnahmen gegen die Übertragung von Infektionserregern rechnet nicht zuletzt die *Isolierung.* Je nachdem, ob verhindert werden soll, daß sich an dem Patienten andere infizieren oder der Kranke vor Erregern geschützt werden soll, spricht man von „Quellenisolierung" bzw. „Schutzisolierung". Auf den Intensivpflegepatienten treffen meist beide Tatbestände zu. Die Intensivpflegestation muß daher eine von den übrigen Stationen räumlich eindeutig getrennte Einheit sein. Hauptaufgabe der Trennung ist dabei die Fernhaltung stationsfremder Personen. Unter Isolierung sind jedoch nicht nur die baulichen Voraussetzungen zu verstehen, gleichzeitig müssen personelle, apparative und lüftungstechnische Maßnahmen getroffen werden:

Rotter u. Mitarb. (1978) führten hierzu im Detail an:
baulich: Isolierzimmer oder Trennung der Patienten in einem Raum durch Vorhänge, Trennwände oder Isolatoren; Vorraum eines Zimmers mit Schleusenfunktion;
personell: eigenes Pflegepersonal pro Bett;
apparativ: je ein frisch aufbereiteter Apparat für jeden Patienten;
organisatorisch: Händehygiene, Kleiderwechsel, kontrollierte Ver- und Entsorgung des Patienten, Schaffung von reinen und unreinen Zonen beim Patienten;
lüftungstechnisch: Belüftung mit Überdruck (Schutzisolierung) oder Unterdruck (Quellenisolierung), turbulenzarme Verdrängungsströmung, aktive Schleusen.

Statistisch *nicht bewiesene Methoden* zur Verhütung von Krankenhausinfektionen sind: Desinfektionen von Fußböden, Wänden, Waschbecken usw., Einsatz von UV-Strahlern, Laminar-air-flow-Systeme, Desinfektionsmatten, Plastiküberschuhe. Es soll damit nicht gesagt sein, daß derartige Maßnahmen völlig überflüssig sind, ihr Einsatz als unterstützende Verfahren ist jedoch nur sinnvoll, wenn die genannten Maßnahmen mit bewiesenem Effekt lückenlos durchgeführt werden.

Bekämpfung der Krankenhausinfektionen und des Hospitalismus

Werden in einem Krankenhaus Infektionen durch die genannten Infektionserreger – sei es in Form von Wundheilungsstörungen, Harnwegsinfektionen oder Sepsisfällen usw. – beobachtet, müssen Maßnahmen nach den allgemeinen Regeln der Seuchenbekämpfung ergriffen werden.

1. Sammeln von Informationen unter Berücksichtigung der Art der Infektionen, der Anzahl, Ausbreitung und Schwere;
2. Sicherung von Infektionsmaterial;
3. Einberufung der Fachkonferenz;
4. Sofortmaßnahmen, um weitere Infektionen zu verhindern;
5. Suche nach weiteren Infektionsfällen;
6. Aufstellung und Überprüfung von Hypothesen;
7. Gegenmaßnahmen und kritische Bewertung von deren Auswirkungen.

Die Erstellung eines Informationssystems ist ohne Zweifel die wichtigste Maßnahme, ihrer Realisierung stehen aber bedauerlicherweise zahlreiche Schwierigkeiten, nicht zuletzt psychologischer Art, entgegen.
Selbstverständlich hat sich die Krankenhaushygiene nicht nur die Bekämpfung aufgetretener Infektionen zur Aufgabe gemacht, im Vordergrund steht deren Verhütung. Dabei stützt sie sich nicht nur auf Abklatsch- und Abstrich- sowie Luftkeimzahlbestimmungen. Der Krankenhaushygieniker hat seine Arbeit nicht erst dort aufzunehmen, wo Infektionen und Infektketten nachgewiesen wurden, er muß bereits die potentiellen Wege der Erreger unter Kontrolle bringen.

Umgebungsuntersuchungen können dazu Informationen liefern. Hier ist zu unterscheiden zwischen „ungezielten" und „gezielten" Kontrollen. Ungezielte Umgebungsuntersuchungen sollten am Anfang jeder krankenhaushygienischen Betreuung stehen. Dabei werden die Kontaminationen des Personals, der verschiedenen Oberflächen sowie der Keimgehalt von Luft und Flüssigkeiten bestimmt. Gleichzeitig sind alle Sterilisationsgeräte zu überprüfen. Die mikrobiologische Bestandsaufnahme ist durch eine Befragung des Personals und durch eingehende Besichtigung der Anlage zu ergänzen.
Gezielte Untersuchungen sind bei bestimmten Fragestellungen, wie der Überprüfung von Desinfektionsverfahren oder bei Änderung krankenhaushygienischer Vorgänge, angezeigt (z. B. Betriebssicherheit einer Klimaanlage). Sie sollen ferner im Falle von epidemischen Krankenhausinfektionen durchgeführt werden, um die Ausbreitungswege des betreffenden Krankheitserregers zu erkennen.
Mikrobiologische Kontrollen sind auch an denjenigen Gefahrenquellen angezeigt, von denen Infektionen wiederholt ausgegangen sind. Unerläßlich ist in diesem Zusammenhang die Kontrolle der Sterilisatoren und eine regelmäßige Überprüfung von Flüssigkeiten aus Inhalatoren, Inkubatoren, Beatmungsge-

räten, Sauerstoffsprudelflaschen und Narkoseapparaten (*Spielmann* u. *Werner* 1984) und allgemein des demineralisierten Wassers, von Aqua destillata, Trinkwasser und Dialyseflüssigkeiten.

Empfehlung vordringlicher Maßnahmen zur Verhütung von Krankenhausinfektionen

Händedesinfektion

Die wichtigste Maßnahme der Verhinderung einer Keimverbreitung über das Personal stellt eine sichere Händedesinfektion nach Kontamination dar (hygienische Händedesinfektion). Für diesen Zweck sind in erster Linie *alkoholische Präparate* geeignet, die ohne Wasser eingerieben werden. Sinnvoll ist eine solche Händedesinfektion jedoch nur, wenn jeweils in nächster Nähe des Arbeitsplatzes ein Händedesinfektionsmittelspender montiert ist, der möglichst mit dem Ellenbogen bedient werden kann. Die Anbringung von Spendern ist daher in allen Arbeitsräumen, Toiletten und Patientenzimmern (in der Nähe der Türe) zu empfehlen. In Intensivpflegeeinheiten wäre es sinnvoll, sie am Fußende des Bettes zu befestigen. Auch ist die Montage auf Narkosewagen zu begrüßen, damit sich der Anästhesist nach unreinen Manipulationen die Hände desinfizieren kann. Eine hygienische Händedesinfektion hat prinzipiell vor einer Reinigung zu erfolgen. Erst nach der Desinfektion dürfen die Hände, falls notwendig, zusätzlich mit Seife gewaschen werden.

Ampullen und Infusionen

Es sollen grundsätzlich nur solche Ampullengrößen verwendet werden, deren Inhalt *sofort verbraucht* wird. Glasampullen dürfen keinesfalls zur weiteren sterilen Verwendung aufbewahrt werden; sie sind nach der ersten Entnahme ggf. zu verwerfen.
Bei Ampullen mit Durchstichstopfen ist – sofern nicht ein eindeutiger Hinweis auf einen Konservierungsmittelzusatz gegeben wird – eine Weiterverwendung nach der ersten Entnahme bis höchstens 24 Std. erlaubt, jedoch nur im Falle nährstoffarmer Lösungen. Durchstichfläschchen mit nährstoffreichen Lösungen dürfen dagegen nicht 2mal angestochen werden! Auf jeden Fall ist bei Mehrfachverwendung von Durchstichampullen der Zeitpunkt (Datum und Uhrzeit) der ersten Entnahme auf dem Fläschchen zu vermerken.
Sie sind im Kühlschrank bei 4 °C aufzubewahren, wobei die Temperatur in dem Kühlschrank mittels eines Thermometers kontrolliert werden muß. Infusionen dürfen ausschließlich nur *direkt vor der Anwendung* zubereitet werden, und auch Narkosemittel sind erst vor der Verwendung am Patienten aufzuziehen. Alle Ampullen mit sterilem Inhalt sowie Infusionsbehälter sollen auf Risse des Behälters sowie normalerweise klare Lösungen auf Trübung des Inhaltes kontrolliert werden.

Harnkatheter

Die sterile Harndrainage stellt eine der wichtigen Maßnahmen zur Verhütung von Krankenhausinfektionen dar.

Einsatz von *geschlossenen Drainagen* sowie die Verwendung von Setsystemen gilt als Minimalforderung. Ein Abstöpseln des Katheters muß unbedingt unterbleiben, in Betracht kommt das Abklemmen mit einer Kornzange unter Beibehaltung des geschlossenen Systems.
Besondere Aufmerksamkeit ist auch der täglichen Katheterpflege zu widmen. Selbstverständlich sind ausschließlich sterile Harnkathetersysteme inklusive der Harnbeutel zu verwenden. (Zur Qualitätsbeurteilung von Harnableitungssystemen s. *Exner* u. Mitarb. 1980.) Hand in Hand mit dem Einsatz von geschlossenen Harnableitungssystemen muß die Verbesserung der pflegerischen Maßnahmen gehen (*Merdian* 1981, 1982).

Drainagen und Redon-Flaschen

Besondere Beachtung ist der Asepsis bei der Drainagepflege zu widmen.
Wegen des hohen Risikos einer Infektion ist zu empfehlen, die Glasflaschen unter aseptischen Bedingungen in der Zentralsterilisation komplett aufzubereiten (also auch mit Unterdruck). In manchen Krankenhäusern kann es aber sinnvoller sein, sterile Einmal-Redon-Flaschen zu verwenden. In jedem Fall müssen die Redon-Flaschen in geeigneter Weise einzeln verpackt sein.
Die zu den Redon-Flaschen ableitenden Schlauchstücke dürfen nicht durchhängen; auf diese Weise könnte der Abfluß behindert werden.
Um eine Kontamination des Personals zu vermeiden, muß das Entleeren der Redon-Flaschen besonders sorgfältig erfolgen (Anleitungen s. *Römer* u. Mitarb. 1987).

Absaugen von Patienten

Beim Absaugen von tracheotomierten Patienten sowie während der Narkose sind Schleimhautverletzungen der Trachea zu vermeiden und durch Verwendung geeigneter Arbeitshilfen auch eine Kontamination des Personals zu verhindern. Die Spülflüssigkeit sollte direkt aus kleinvolumigen, sterilen Aqua-destillata-Flaschen entnommen werden. Auf diese Weise entfällt das Füllen der U-förmigen Behälter, die meist bei derartigen Einheiten mitgeliefert werden. Der Absaugkatheter und die zugehörigen Schlauchteile sind regelmäßig zu sterilisieren. Es ist zu empfehlen, für jeden Patienten (pro Narkose) ein neu aufbereitetes Gerät zur Verfügung zu stellen.

Sterile Kornzangen und sterile Pinzetten

Sterile Kornzangen und sterile Pinzetten, die zur Entnahme steriler Materialien bestimmt sind, sollten in Dosen mit Deckel *trocken* gelagert werden. Die Instrumente sind in diesen Behältnissen regelmäßig (etwa 2mal pro Tag) im Autoklav oder in trockener heißer Luft zu sterilisieren.
In derartige Behälter dürfen keine desinfizierenden Lösungen oder andere Flüssigkeiten eingefüllt werden.

Reinigung kontaminierter Geräte oder Geräteteile

Eine der wichtigsten Maßnahmen zur Verhinderung von Krankenhausinfektionen stellt die Verhütung der Kontamination des Pflegepersonals dar. Aus diesem Grunde ist durch geeignete Organisation eine Kontamination der

Hände und der Kleidung des Personals beim Reinigen von Geräten, Schläuchen usw. nach Möglichkeit zu unterbinden. Es ist anzustreben, alle kontaminierten Materialien in geeigneten Maschinen in einem Arbeitsgang zu reinigen und zu desinfizieren. In den meisten Fällen wird die zentrale Aufbereitung derartiger Geräte wirtschaftlich am günstigsten sein.

Sterilisation

Geräte, Verfahren und deren Kontrollen s. S. 439 ff.

Einmalartikel

Es dürfen nur einzelverpackte, sterile Einmalartikel verwendet werden. Von den Herstellern sollten Auskünfte über die Methode der Sterilisation sowie die Überprüfung der Sterilität der Einmalartikel eingeholt werden. Selbstverständlich sind Einmalartikel ausschließlich nur einmal zu verwenden. Die Resterilisation von Einmalartikeln zur wiederholten Verwendung ist für den Regelfall abzulehnen.

Instrumentendesinfektion

Die Desinfektion von Instrumenten, Schlauchteilen usw. ist eingehend auf S. 476 f beschrieben.

Inhalationsgeräte

Es sollten ausschließlich Inhalationsgeräte verwendet werden, deren kontaminierte Teile (Wasserbehälter, Schläuche) autoklavierbar sind. Wir empfehlen, pro Gerät 2–3 derartige Schlauchsysteme sowie Wasserbehälter anzuschaffen. Die Oberflächen des Maschinenteiles werden mit einem Flächendesinfektionsmittel desinfiziert, während die Schläuche sowie der Wasserbehälter mindestens alle 8–12 Stunden durch neu aufbereitete zu ersetzen sind. Die Wasserstelle ist mit *sterilem Aqua destillata* (demineralisata) aufzufüllen. Sinnvollerweise sollten nur sterile Infusionsflaschen direkt angeschlossen werden. Das Umfüllen in Großbehälter (die häufig mit dem Gerät geliefert werden) ist abzulehnen. Selbstverständlich sind die kontaminierten Teile vor jeder Anwendung an einem anderen Patienten zu erneuern.

Flüssigkeitsstellen

Zum Auffüllen der Flüssigkeitsbehälter verschiedener medizinischer Geräte (z. B. Sauerstoffsprudelflaschen, Inhalationsgeräte, Inkubatoren) ist ausschließlich steriles Aqua destillata zu verwenden, das aus den Originalflaschen zu entnehmen ist. Keinesfalls darf Aqua destillata oder demineralisiertes Wasser aus Plastikkanistern, die wiederholte Male nachgefüllt werden, eingesetzt werden, weil selbst demineralisiertes Wasser häufig stark kontaminiert ist. Leitungswasser ist für diesen Zweck auch in gechlortem Zustand nicht geeignet.

Steckbecken und Harnflaschen

Die meisten Steckbeckenreinigungsanlagen sind nicht zur Desinfektion geeignet. Bei vielen solcher Anlagen ist sogar mit einer starken Kontamination des Personals sowie (direkt oder indirekt) auch der Patienten zu rechnen. Dies gilt selbst für jene Reinigungsanlagen, die nach dem Spülgang ein Desinfektionsmittel auf die Steckbecken aufsprühen. Als provisorische Lösung ist zu empfehlen, die Steckbecken nach dem Spülvorgang mit Einmalhandschuhen zu entnehmen und in einen Behälter mit Grobdesinfektionsmittel einzulegen.

Milchflaschen und Sauger

Im Krankenhausbereich ist von der Eintauchdesinfektion in Natriumhypochloritlösungen abzuraten. Sauger können autoklaviert oder nach der alten Methode durch Aufkochen in Aqua destillata sicher desinfiziert werden. Für die Flaschen ist eine Heißluftsterilisation oder, unter entsprechender Kontrolle, eine Behandlung in geeigneten Desinfektionsreinigungsmaschinen empfehlenswert.

Salben und Öle

Salben und Öle sollten nur in kleinsten Abpackungen im Stationsbereich gelagert werden. Die leeren Behälter sind an die Apotheke zurückzugeben, wo sie nach Reinigung und Desinfektion erneut mit kleinen Mengen gefüllt werden.

Raumdesinfektion bzw. Schlußdesinfektion

Eine sog. Schlußdesinfektion ist im normalen Krankenhausbetrieb *nur ausnahmsweise* notwendig; lediglich in Sonderfällen muß auf Anweisung des Amtsarztes eine Formalinverdampfung vorgenommen werden. Besser als Verdampfung und ungezielte Versprühung von Desinfektionsmitteln mittels Mikrojet-Anlagen ist eine exakte Naßwischdesinfektion (mit sicher wirksamen Konzentrationen). Durch dieses Vorgehen sind die betreffenden Räume rascher wieder benutzbar. Wird dennoch die Formaldehydverdampfung oder die Versprühung von Desinfektionsmitteln beibehalten, so muß zusätzlich eine Naßwischdesinfektion durchgeführt werden.

Chemoprophylaxe

Linzenmeier u. Mitarb. (1979) untersuchten die aeroben und anaeroben Stuhlkeime quantitativ nach kurzfristiger Chemoprophylaxe mit Bacitracin-Neomycin, die sich klinisch zur Verringerung der Zahl der Wundinfektionen einschließlich Sepsis bewährt hatte. Die Patienten schieden daraufhin häufiger neomycinresistente Kolibakterien, Klebsiellen und Sproßpilze aus. Es zeigten sich also selbst bei befristeter Anwendung der Antibiotika sehr deutliche Veränderungen. *Rotter* u. Mitarb. (1978) stellten auf einer Intensivpflegestation trotz prophylaktischer Anwendung von Chemotherapeutika in hohen Dosen Septikämien fest. Aufgrund einer nachfolgenden prospektiven Studie kamen die Autoren zu der Schlußfolgerung, daß eine ungezielte Anwendung von Antibiotika selbst in der Intensivpflege nicht nur nutzlos, sondern sogar gefährlich ist. Die Aufnahme eines Patienten in einer Intensivpflegestation stelle keine Indikation zur Chemoprophylaxe dar.
Nur wenige Indikationen sind gesichert: offene Herzchirurgie, extrakorporaler Kreislauf, knochenchirurgische Operationen an Extremitäten mit gestör-

ter Blutversorgung, stark verschmutzte Wunden, Organtransplantationen. In diesen Fällen ist eine sog. perioperative Kurzzeitprophylaxe angezeigt (1–3 Std. vor der Operation beginnen und spätestens nach 24 Std. beenden; auch eine einzige Applikation reicht aus).

Die perioperative Kurzzeitprophylaxe sollte abhängig von der Operationsregion und der Wahrscheinlichkeit einer Kontamination entsprechend der Definition von *Cruse* u. *Foord* (1980) erfolgen. In Zweifelsfällen ist auf eine Anwendung zu verzichten (*Geyer* u. *M. Borneff* 1986, *Geyer* u. *Groß* 1987).

Grundzüge der Richtlinien des Bundesgesundheitsamtes

1976 wurde vom BGA die „Richtlinie für die Erkennung, Verhütung und Bekämpfung von Krankenhausinfektionen" veröffentlicht (Bundesgesundheitsblatt 19 [1976] 1). Sie fordert, daß jede Krankenhausinfektion und jeder Verdacht so früh wie möglich einer Klärung durch Einsatz der entsprechenden mikrobiologischen Verfahren zugeführt wird. Zur Verhütung und Bekämpfung sind bei der Planung und Durchführung von Neu- und Umbauten vorrangig die Grundlagen der Krankenhaushygiene im Sinne dieser Richtlinie zu berücksichtigen. Außerdem werden betrieblich-organisatorische Maßnahmen empfohlen. Hierzu rechnet vor allem die Einteilung der Krankenhausbereiche in solche, die in besonderem Maße vor Infektionen geschützt werden müssen, in Bereiche von denen bevorzugt Infektionen ausgehen können und in Bereiche mit mittlerem bzw. geringem Infektionsrisiko. Die Richtlinie legt ferner die Aufgaben und Verantwortlichkeiten von ärztlichem und Hilfspersonal sowie die Beteiligung der Verwaltung fest. Ein Kernstück der Richtlinien ist die Aufforderung zur Bildung von Hygienekommissionen. Außerdem sollen hauptamtliche Hygienefachkräfte und Krankenhaushygieniker (Ärzte für Hygiene) beschäftigt werden.

Die BGA-Kommission, neuerdings „Kommission für Krankenhaushygiene und Infektionsprävention", ergänzt die grundsätzlichen Ausführungen der Richtlinie durch laufende Detailbeschreibungen für die Planung und den Betrieb von Krankenhäusern. Dazu gehören die Einheiten für die Notfallaufnahme, Einrichtungen für die Versorgung ambulanter Patienten, Einrichtungen der Urologie, der Endoskopie, Einheiten für Prosektur und Pathologie, radiologische und nuklearmedizinische Einrichtungen, Operationsabteilungen, Entbindungsabteilungen, Einrichtungen der Physiotherapie, Pflegeeinheiten, Einheiten für Intensivmedizin, Dialyseeinheiten, Infektionseinheiten, Krankenhausapotheken, Sterilisationseinheiten, Einrichtungen zur Bettenaufbereitung, Krankenhausküchen, Krankenhauswäschereien, Einrichtungen zur Abfallentsorgung, Aufenthalts- und Umkleideräume, Sanitärräume, Schleusen, Kanal- und Schachtverbindungen, Transportanlagen, raumlufttechnische Anlagen, Baustoffe und Ausstattungsmaterialien. Die Empfehlungen wurden im Bundesgesundheitsblatt publiziert.

Die Richtlinien sind zu Anfang verschiedentlich kritisiert worden. Sie seien viel zu perfektionistisch, die beauftragten Persönlichkeiten im Krankenhaus verständen nichts von Hygiene und der Arbeitsaufwand führe über eine unnötige Vermehrung des Personals zu einer Erhöhung der Pflegesätze (*Kahnt* 1977). Diese Vorwürfe wären berechtigt, wenn man die Richtlinien als Gesetze interpretieren würde. In der Zwischenzeit wurde von der zuständigen Kommission des Bundesgesundheitsamtes eine Erläuterung veröffentlicht (Hyg. u. Med. 6 [1981] 188), wonach die Richtlinie in ihrem Rechtscharakter eine Empfehlung aufgrund des gegenwärtigen Standes der Wissenschaft darstelle, welche die Anwendung des BSeuchG und anderer einschlägiger Rechtsvorschriften für den konkreten Fall der Krankenhausinfektionen verdeutlichen soll. Auf jeden Fall wird ein Weg gezeigt, der – wenn auch erst nach jahrelanger Kleinarbeit – zum Ziel führen dürfte. Änderungen in der Beurteilung verschiedener krankenhaushygienischer Forderungen werden dabei mit Wahrscheinlichkeit nicht ausbleiben. Wichtig erscheint uns, daß zunächst einmal die auf S. 519 ff genannten dringlichen Maßnahmen Beachtung finden.

Die Hygienekommission und ihre Aufgaben

Die Krankenpflege kann nur dann risikoarm erfolgen, wenn die erforderlichen Arbeiten streng normiert ablaufen. Die ordnungsgemäße Durchführung bedarf einer laufenden Überwachung, was natürlich in gleicher Weise für alle anderen hygienischen Maßnahmen zutrifft. Zuständig ist die Hygienekommission, die das Beratungsorgan des verantwortlichen ärztlichen Leiters des Krankenhauses darstellt. Der Kommission sollen in der Regel angehören:

der ärztliche Leiter des Krankenhauses,
der Verwaltungsleiter,
der Krankenhaushygieniker,
der oder die Hygienebeauftragten,
die leitende Pflegekraft,
die Hygienefachschwestern bzw. -pfleger,
der Krankenhausdesinfektor,
der technische Leiter.

Zu den vordringlichen Aufgaben dieser Arbeitsgruppe gehören nach *Rotter* u. Mitarb. (1978) u. a.:

a) Führung einer laufenden Infektionsstatistik,
b) Festlegung der Richtlinien für Chemotherapie und -prophylaxe,
c) Normierung und Kontrolle der Desinfektions- und Sterilisationsverfahren,
d) Normierung der pflegerischen Maßnahmen,
e) Aufstellung von Regeln für das Verhalten von Personal und Besuchern im Patientenzimmer,
f) Überwachung der Durchführung von Hygienemaßnahmen,
g) Aus- und Fortbildung des ärztlichen, pflegerischen und Reinigungspersonals.

Eine wichtige Aufgabe der Hygienekommission besteht ferner in der Aufstellung von *Hygieneplänen*. In der Unfallverhütungsvorschrift „Gesundheitsdienst" (1.10.1982) schreibt § 9 vor: „Der Unternehmer hat für die einzelnen Arbeitsbereiche entsprechend der Infektionsgefährdung Maßnahmen zur Desinfektion, Reinigung und Sterilisation sowie zur Ver- und Entsorgung schriftlich festzulegen und ihre Durchführung zu überwachen." Eine Anleitung zur Aufstellung derartiger Hygienepläne ist z. B. bei *Langmaack* u. *Ußkereit* (1988) nachzulesen. In übersichtlicher und möglichst kurzer Form ist in den Plänen das Tragen von Dienst- und Schutzkleidung einschl. Handschuhen, Mundschutz usw., ihr Wechsel und ihre Entsorgung aufzuführen. In einem weiteren Plan sind die Desinfektionsmaßnahmen festzuschreiben und in einem gesonderten Abschnitt die Pflegemaßnahmen.

Der *Krankenhaushygieniker* ist eine der zentralen Personen, deren Qualifikation vor kurzem vom Bundesgesundheitsamt neu gefaßt wurde. Er soll die Maßnahmen zur Erkennung, Verhütung und Bekämpfung von Krankenhausinfektionen vorschlagen. Ihm obliegt ferner die Aus- und Fortbildung des Personals in der Krankenhaushygiene. Die Krankenhäuser, denen kein Krankenhaushygieniker zur Verfügung steht, sollen sich der fachlichen Beratung leistungsfähiger externer Hygieneinstitute unter qualifizierter ärztlich-fachlicher Leitung oder ihres zuständigen Medizinaluntersuchungsamtes versichern. Voraussetzung für eine Tätigkeit als Krankenhaushygieniker ist der Erwerb der Gebietsbezeichnung „Arzt für Hygiene". Er benötigt neben mikrobiologischen und immunologischen Kenntnissen ein spezielles Wissen in physikalisch-technischen, toxikologischen und chemisch-analytischen Bereichen. Das Ziel der Arbeit des Krankenhaushygienikers besteht in der Durchführung der ärztlichen und pflegerischen Tätigkeiten unter infektionspräventiven Gesichtspunkten. Zusammen mit den betrieblich-organisatorischen Maßnahmen und den funktionell-baulichen Voraussetzungen soll damit die Wahrscheinlichkeit des Entstehens von Infektionen im Krankenhaus minimiert werden.

Ein *Hygienebeauftragter* muß für jedes Krankenhaus und in größeren Einheiten für die einzelnen Fachabteilungen ernannt werden. In Betracht kommt ein erfahrener Arzt, der über Kenntnisse in Hygiene und Mikrobiologie verfügt, die er in einem speziellen Kurs und durch Teilnahme an weiteren Fortbildungsveranstaltungen zu festigen hat. Er ist in dem ihm zugewiesenen Bereich für die praktische Arbeit verantwortlich, die im Einvernehmen mit dem Hygieniker und in Zusammenarbeit mit der Hygienefachkraft erfolgen soll.

Die *Hygienefachkraft* (weitergebildete Krankenschwester, Krankenpfleger oder Kinderkrankenschwester) ist eine besonders wichtige Person in der Arbeitsgruppe. Je nach Infektionsgefährdung des Bereiches soll für 300–1 000 Betten eine hauptamtliche Hygienefachkraft zur Verfügung stehen. Für kleinere Krankenhäuser kommen teilzeitbeschäftigte Fachkräfte, die Anstellung einer Fachkraft für mehrere Krankenhäuser oder integrierte Hygienefachkräfte (= Krankenhaushygiene als Teil der regulären Arbeit) in Betracht.

Das Arbeitsgebiet der Hygienefachkraft (s. Bundesgesundheitsblatt 24 [1981] 392) umfaßt:

a) Mitwirkung bei der Einhaltung der Regeln der Krankenhaushygiene durch
   - regelmäßige Begehung aller Bereiche des Krankenhauses, insbesondere der Krankenstationen,
   - Überwachung der Pflegetechniken und der Arbeitsabläufe z. B. bei Desinfektions- und Sterilisationsmaßnahmen, bei der Reinigung, der Speisen- und Wäscheversorgung sowie bei der sonstigen Ver- und Entsorgung.
b) Mitwirkung bei der Aufdeckung von Krankenhausinfektionen durch
   - Erfassung der Krankenhausinfektionen nach Häufigkeit, Erreger, Resistenz,
   - Auswertung der anzulegenden Statistiken nach epidemiologischen Grundsätzen,
   - Mitwirkung bei epidemiologischen Untersuchungen.
c) Information der Ärzte und des Pflegepersonals über Verdachtsfälle.
d) Mitwirkung bei Bekämpfungsmaßnahmen.
e) Mitwirkung bei Schulungen.
f) Mitwirkung bei der Beurteilung von Geräten.
g) Mitwirkung bei der Bau- und Betriebsplanung.

Die Hygienefachkraft ist dem Krankenhaushygieniker bzw. – sofern ein solcher nicht hauptamtlich tätig ist – dem ärztlichen Leiter zu unterstellen.
Die Frage der *strafrechtlichen Haftung* für Krankenhausinfektionen ist noch nicht eindeutig geklärt. *Spann* (41. Jahrestagung der Deutschen Gesellschaft für Unfallheilkunde 1978) war der Ansicht, daß zur Hospitalismusbekämpfung besondere Organisationsformen notwendig sind, für die der ärztliche Direktor zuständig ist.
Diese Zuständigkeit erstrecke sich auch auf die Fortbildung des gesamten Personals. Selbst wenn er seine Verantwortung teilweise an seine Mitarbeiter delegiere, sei er seiner Haftung nicht enthoben. Diese trete jedoch nur ein, wenn der betreffende Fehler auf eine mangelhafte Organisation, Leitung oder Aufsicht zurückzuführen wäre. Der Hygieniker hafte für fahrlässiges Verhalten sowohl bei der Beratung als auch bei der Durchführung von Verhütungs- und Bekämpfungsmaßnahmen. Er hafte auch insoweit, als seine Anweisungen von Ärzten oder Hilfspersonal durchgeführt werden. Der leitende Arzt hafte für Fehler des Hygienikers nur bei Verletzung seiner Organisations-, Aufsichts- oder Überwachungspflicht. Die Auffassung von *Spann* ist im Lehrbuch von *Thofern* u. *Botzenhart* (1983) ausführlicher formuliert.

Bauliche Maßnahmen zur Verhütung von Krankenhausinfektionen

Die Übertragung von Infektionserregern auf den Krankenhauspatienten kann durch geeignete bauliche Gestaltung zwar nicht verhindert, aber zumindest erschwert werden. Zum Beispiel begünstigen große Krankensäle die Keimübertragung sowohl durch direkten und indirekten Kontakt als auch durch Luftinfektion; man strebt deshalb den Bau kleiner Einheiten und eine geringe Belegzahl an.
Erforderlich ist die strikte Absonderung resistenzgeschwächter Personen, d. h., es müssen Überwachungsbereiche und Intensivpflegestationen gebaut werden.

Besondere Sorgfalt ist der Konzeption von Operationsräumen zu widmen. Das Bundesgesundheitsamt geht dabei von der *Trennung in septische und aseptische Operationsabteilungen* aus, was den höchsten Grad der Sicherheit für Patienten und Personal biete. (Verschiedene Krankenhaushygieniker lehnen allerdings eine solche Trennung mit der Begründung ab, daß auch aseptische Bereiche nach einer Operation optimal vor der nächsten aufzubereiten seien.) Ferner wird von den Berufsgenossenschaften die strikte Trennung von aseptischen und septischen Operationseinheiten gefordert.
Eine solche absolute Trennung führt in kleineren Krankenhäusern zu organisatorischen Problemen. Liegt aber eine Teilverbindung zwischen aseptischen und septischen Einheiten vor, muß sie mit besonders hoher Personaldisziplin im Sinne der Infektionsprophylaxe sowie einer gezielten Programmierung der Operationen verbunden sein. Die entsprechende Resolution einer Expertengruppe zum 4. Krankenhaus-Hygiene-Fachgespräch am 20.3.1987 in Marburg lautete: Jeder operative Eingriff muß in einem eigens hierfür ordnungsgemäß vorbereiteten Raum vorgenommen werden. Bei einer aus Gründen der Aufrechterhaltung des Versorgungssystems notwendigen Integration septischer Operationen in eine allgemeine Operationsabteilung sollten stets bestimmte Räume für gegebenenfalls notwendige septische Eingriffe festgelegt werden. Septische Operationen sind auch funktionell von aseptischen zu trennen. Dies bedeutet z. B., daß das bei einer septischen Operation eingesetzte Personal fest an den jeweiligen Operationsbereich gebunden ist und nicht in andere Operationsbereiche überwechseln darf. Im selben Operationsraum sollten nicht septische und aseptische Patienten abwechselnd behandelt werden. Grundsätzlich ist ein Austausch von Personal innerhalb einer Gesamtoperationsabteilung auf den absolut notwendigen Umfang zu reduzieren. Im septischen Operationsbereich müssen gleiche Bedingungen hinsichtlich der Asepsis gegeben sein, wie im aseptischen.

Eine Operationsabteilung sollte wegen der sich aus einer größeren Anzahl von Personen ergebenden hygienischen Nachteile nicht zu viele Funktionseinheiten (= Operationsraum mit Nebenräumen) aufweisen (max. 4 Einheiten). Die Wegeführung ist so zu gestalten, daß Sterilgut in einem Versorgungsflur angeliefert wird. Der Abtransport der in geschlossenen Behältern gesammelten gebrauchten Güter erfolgt über einen Entsorgungsflur. Hier ist also das *Einbahnstraßenprinzip* einzuhalten. Die Wegeführungen sind dabei so zu markieren, daß die Trennung des reinen und unreinen Bereiches sowie die Ein- und Ausschleusung leicht erkennbar ist. Der Zugang zum Operationsraum erfolgt für den Patienten über den Narkoseeinleitungsraum, für das Personal über den Waschraum. Patienten werden über den Ausleitungsraum wieder aus dem Operationssaal gebracht, und auch das Personal verläßt ihn auf gleichem Wege und legt hier den Operationskittel ab. Die in der Funk-

tionseinheit verbleibenden Geräte sind in einem eigenen Aufbereitungsraum zu desinfizieren.
Vorrats- und Abstellräume für Ver- und Entsorgung müssen in ausreichender Zahl vorhanden sein.
Die bauliche Gestaltung von *Infektionseinheiten* soll eine Übertragung von Krankheitserregern sowohl innerhalb der Einheit als auch nach außen verhindern. Grundsätzlich ist deshalb eine solche Einheit so entfernt wie möglich von Bereichen, die eines erhöhten Infektionsschutzes bedürfen, einzurichten. Das Personal hat die Infektionseinheit durch eine einkammerige Schleuse mit getrennten Schränken für Straßen- und Schutzkleidung, mit Einrichtungen zur Händedesinfektion und Sammelbehältern für Schmutzwäsche zu betreten. Der Patient soll dagegen unter Umgehung der allgemeinen Aufnahme direkt von außen in das Zimmer gebracht werden. Besucher dürfen nur unter Sichtkontakt über Wechselsprechanlagen mit dem Patienten Gespräche führen, sofern das Risiko einer aerogenen Infektionsübertragung besteht.
Infektionseinheiten sollten nur Ein- und Zweibettzimmer haben, die mit Personal-, Material- und Geräteschleusen sowie eigenen Sanitärzellen ausgestattet sind. Alle Flächen müssen leicht zu reinigen und zu desinfizieren sein, textile Fußbodenbeläge erfüllen diese Forderung nicht. Die Ausbreitung von Krankheitserregern ist vor allem bei der Entsorgung zu verhindern. Es sind daher entsprechende Desinfektionseinrichtungen vorzusehen; alles andere Material, das das Krankenzimmer verläßt, muß entsprechend sicher verpackt sein. Auf das Merkblatt zur Beseitigung von infektiösen Krankenhausabfällen (Bundesgesundheitsblatt 17 [1974] 355) und dasjenige zur Einleitung von Krankenhausabwasser in die Kanalisation oder in Gewässer (Bundesgesundheitsblatt 21 [1978]) sei verwiesen.
Intensivpflegestationen müssen von den übrigen Krankenhausbereichen abgegrenzte Einheiten darstellen. In Krankenhäusern mit mehr als 300 Betten für Akutkranke sollte mindestens je eine Einheit für die konservativen und operativen Fächer vorgesehen sein. In kleineren Häusern können die beiden Einheiten zusammengefaßt werden. Eine derartige Station soll 16 Betten nicht überschreiten. Es sind vorzugsweise Einbetträume einzurichten, da Mehrbettzimmer eine Keimübertragung begünstigen (*Grün* 1980). Etwa ein Drittel der Räume ist mit Kontakt- und Luftschleusen auszustatten. Da die intensivmedizinischen Einheiten aus krankenhaushygienischen Gründen selbständig zu führen sind und der Personalverkehr mit anderen Bereichen auf das Notwendigste beschränkt bleiben muß, sind ausreichend Nebenräume erforderlich (z. B. Fäkalienspülräume, Laborarbeitsplatz, reine und unreine Abstellräume, Vorratsräume, Teeküche, Putzraum, Personalaufenthaltsraum, Personaltoilette, Raum für Bettenaufbereitung usw.). Nach *Rauber* u. Mitarb. (1972) sollten 40% der Grundfläche den Bettenfunktionsräumen, 40% den Nebenräumen und 20% den Verkehrsflächen gewidmet werden. Bei kleineren Stationen wird der relative Bedarf an Nebenräumen größer. Im Vergleich zur Normalstation ist der 2- bis 3fache Flächenbedarf für

eine Intensivpflegestation anzusetzen. *Rotter* u. Mitarb. (1978) betonten, daß dem Verhalten des Personals für die Übertragung von Infektionen zwar ein höherer Stellenwert zukommt als den räumlichen Bedingungen, daß aber bei nicht optimalen Voraussetzungen (gefordert wurden von *Grün* 16–18 m^2 pro Einbettzimmer) eine hygienisch einwandfreie Durchführung dieser pflegerischen Tätigkeiten nicht möglich ist.
Die Flächen von Räumen und Einrichtungsgegenständen müssen glatt, fugendicht, abwaschbar und desinfizierbar sein. Textile Fußbodenbeläge dürfen keinesfalls verlegt werden. Waschbecken sind ohne Überlauf und Stöpsel zu installieren, der Wasserstrahl darf nicht direkt in den Siphon gerichtet sein und die Armaturen müssen ohne Handkontakt bedient werden können.
Für Intensivpflegestationen sind (auch in Mitteleuropa) lüftungstechnische Anlagen zweckmäßig.
Mehrfach wurden bei den Funktionseinheiten *Schleusen* erwähnt, welche die Keimübertragung zwischen verschiedenen Krankenhausbereichen einschränken sollen. Nach ihrer hygienischen Funktion unterscheidet man Kontakt- und Luftschleusen bzw. deren Kombination. Bei der Luftschleuse ist zu sichern, daß die Luftströmung vom Schutzbereich in den Schleusenbereich stets aufrechterhalten bleibt. Sie werden benötigt als Patientenschleusen zur Umlagerung (auf ein anderes Bett, eine Operationsplatte usw.) mit Markierung der reinen und unreinen Seite sowie als Personalschleusen. Hier müssen Kleiderwechsel und Händedesinfektion erfolgen, Duschräume sind dagegen nicht notwendig (*Grün* 1980).

Je nach den Erfordernissen der Hygiene werden Einraum- oder Mehrraumschleusen eingebaut. Bei der Einkammerschleuse dürfen sich die Türen nicht gleichzeitig öffnen lassen. In der Zweiraumschleuse wird im äußeren unreinen Raum die Klinikkleidung ab- und im reinen inneren Raum die Schutzkleidung angelegt. Beim Übergang werden die Hände desinfiziert. Dreikammerschleusen haben zusätzlich einen inneren unreinen Raum, über den der Schutzbereich verlassen wird. Von „passiven" Schleusen spricht man, wenn diese nicht an eine raumlufttechnische (RLT) Anlage angeschlossen sind und das Druckgefälle durch die Anlage des abgetrennten Bereiches erzeugt wird. Eine „aktive" Schleuse ist mit eigener RLT-Anlage versehen.

Betriebliche Maßnahmen

Raumlufttechnische Anlagen (RLT-Anlagen)

Gundermann (1976) schrieb, daß die Luft als Überträger für Infektionserreger in Betracht kommt, weshalb Maßnahmen zur Reduktion des Luftkeimgehaltes notwendig seien. Er räumt allerdings ein, daß sich der Anteil der Lufttransmission gegenüber den übrigen Übertragungsmöglichkeiten nicht quantifizieren läßt. Die Mehrzahl der Hygieniker schätzt die Bedeutung der Luftinfektion sogar für sehr gering, zumindest für nicht bewiesen, ein. Nicht in allen Krankenhausbereichen müssen aus mikrobiologischen Gründen RLT-Anlagen installiert werden, unbestreitbar besteht diese Notwendigkeit jedoch vielfach aus raumklimatischen Gründen (z. B. medizinische Baderäume, Zen-

tralsterilisation, Bettenzentrale). *Daschner* (1977) ist der Ansicht, daß Operationsräume klimatisiert werden müssen, während in Räumen, in denen lediglich Angiographien durchgeführt oder externe Herzschrittmacher eingesetzt werden, auf eine Klimatisierung zu verzichten ist. Gleiches gelte für Neugeborenen- bzw. Frühgeborenenstationen. RLT-Anlagen erfordern einen beträchtlichen finanziellen Aufwand.
Daschner zitiert hierzu eine schwedische Formulierung: „Für Klimaanlagen Millionen – für Seife nur wenige Kronen". Die Befürwortung des Einbaues von extrem teuren Klimaanlagen ist nicht zuletzt unter der Wunschvorstellung vorangetrieben worden, daß die technischen Einrichtungen bei der Erregerübertragung eine weitaus größere Rolle spielen als die menschlichen Fehler. Sofern RLT-Anlagen tatsächlich erforderlich sind, haben sie neben der Aufrechterhaltung eines optimales Raumklimas (Temperatur, Feuchte, Lufterneuerung) die weitgehende Herabsetzung des Gehaltes an Mikroorganismen, Narkosegasen, Gerüchen, Staub u. a. in der Raumluft zur Aufgabe.

Die DIN 1946 Teil 4 „Raumlufttechnische Anlagen in Krankenhäusern" fordert eine mehrstufige Filterung der Zuluft. Die erste Filterstufe (Klasse EU5) dient zur Reinhaltung der Luftaufbereitungselemente. Sie ist saugseitig anzuordnen, während alle anderen Filterstufen druckseitig einzubauen sind. Die 2. Filterstufe (Klasse EU9) dient gleichzeitig zum Schutze des Leitungsnetzes, sie muß daher an dessen Anfang liegen. Die 3. Stufe (R- bzw. S-Filter) hat möglichst nahe an dem zu versorgenden Raum zu liegen. Während des Betriebes ist neben der Reinhaltung aller Maschinen besonderer Wert auf die Wartung der Filter zu legen.
Meßgröße für die Staubaufnahme ist die Druckdifferenz vor und nach dem Filter (s. S. 456).
In Operationsräumen ist eine weitgehend keimarme Zuluft erforderlich. Die Richtlinien des Schweizerischen Krankenhausinstitutes verlangen maximal 10 Keime pro m^3 ($<5/m^3$ in der Zuluft), ein Wert, der nur durch Einbau von hochwertigen Endfiltern garantiert werden kann. Die Abluft soll zu etwa 25% in Deckennähe und zu 75% in Fußbodennähe abgeführt werden. Zu dieser Raumgruppe (Klasse I) rechnen Operationsräume für Transplantationen, Herzoperationen, Gelenkprothetik u. ä., einschließlich der übrigen Räume in der Funktionseinheit. Zu der Raumklasse II mit Keimpegeln bis $200/m^3$ gehören aseptische und septische Operationsräume (sofern sie nicht zur Raumklasse I rechnen), Unfall-OP, Aufwachräume, Frühgeburten- und Intensivstationen. In der Raumklasse III (Entbindungsräume, Säuglingsstation, Bettenzimmer, Untersuchungsräume, Sterillager, Labors, Küche, Wäscherei u. a.) werden normale Keimpegel ($=200-500/m^3$) toleriert. Zur Raumklasse IV nach DIN 1946/4 gehören die Infektionsabteilung und Isotopenbehandlungsräume, zu V die Fäkalienräume.

Die Kommission für Krankenhaus- und Praxishygiene der Sektion III der DGHM empfahl 1988 die in der Tab. **108** aufgeführten Richt- und Grenzwerte bei dreistufiger Filtration.
Die DIN 1946/4 Ausgabe 1978 schrieb für OP-Räume einschließlich Nebenräume, Intensivpflege- und Entbindungsräume 100% Außenluftbetrieb vor. Für OP-Räume galt ein 20facher Luftwechsel. Diese Regelung wird nicht mehr in allen Punkten als absolut verbindlich angesehen. In verschiedenen Bundesländern hat man im Interesse einer größeren Wirtschaftlichkeit die

Tabelle **108** Richt- und Grenzwerte für Luftkeim- und Luftpartikelkonzentrationen in der Zuluft von RLT-Anlagen bei dreistufiger Filtration (EU 5, EU 9, R oder S), gemessen an den Auslaßgittern.

3. Filterstufe	Luftpartikel (≥0,5 µm/m³)		Luftkeimkonzentration (KBE/m³)	
	Richtwert	Grenzwert	Richtwert	Grenzwert
S-Filter	4000	10000	4	10
R-Filter*	40000	100000	4	10
R-Filter**	400000	1000000	4	10

* Durchlaßgrad 0,1% nach DIN 1946 Teil 4
** Durchlaßgrad 2% nach DIN 24184

Anforderungen reduziert (z. B. R- anstelle von S-Filtern in der Raumklasse II, Einschränkung der RLT-mäßigen Luftbehandlung auf Infektionsabteilungen und Isotopenbehandlungsräumen, Umstellung von 100%igem Außenluftbetrieb auf Umluftbetrieb mit 30% Außenluftanteil, was bei den heute vorgeschriebenen 3stufigen Filtersystemen mit endständigen Schwebstoffiltern ohne Erhöhung des Infektionsrisikos möglich ist. Es genügt auch ein 15facher anstelle eines 20fachen Luftwechsels in OP-Räumen (*Renger* 1984).

Abfallbeseitigung

Aus dem Konsenspapier zur seuchenhygienisch sachgerechten Entsorgung von Abfällen aus dem medizinischen Bereich (Münch. med. Wschr. 129 [1987] 19) geht hervor, daß diese Abfälle in verschiedene Gruppen einzuteilen sind, weil bei ihrer Entsorgung nicht nur die gesetzlichen Regelungen zur Beseitigung von Sondermüll, sondern auch Fragen der seuchenhygienischen Infektionsverhütung und der Ethik zu berücksichtigen sind.

1. Abfälle, die grundsätzlich jeder Beseitigungsmethode zugänglich sind.
   - 1.1 Abfälle die dem Hausmüll entsprechen.
   - 1.2 Mit Blut, Sekreten oder Exkreten kontaminierte Wundverbände, Gipsverbände, Einwegwäsche, Einwegartikel, unbenutzbar gemachte Einwegspritzen und -kanülen u. ä., soweit nicht zu 2.6 gehörig.
   - 1.3 Abfälle aus Arzt- und Tierarztpraxen, soweit sie nicht zu den Abfällen nach 2.1–2.6 gehören.
   - 1.4 Streu und Exkremente aus Tierhaltungen, durch die eine Übertragung von Erregern nicht zu besorgen ist.
   - 1.5 Desinfizierte Abfälle aus Infektionskliniken, -stationen, mikrobiologischen Laboratorien u. a. medizinischen Einrichtungen, in denen mikrobiologisch gearbeitet wird.
2. Abfälle, die einer besonderen Behandlung bedürfen.
   - 2.1 Speise- und Küchenabfälle, soweit sie wegen zu großer Mengen nicht zu 1.1 gehören.
   - 2.2 Arzneimittel und Chemikalien, soweit sie wegen zu großer Mengen nicht zu 1.1 gehören.

2.3 Besondere Abfälle, z. B. explosible Stoffe, brennbare Flüssigkeiten oder radioaktive Substanzen.
2.4 Körperteile und Organabfälle aus dem Bereich der Pathologie, Chirurgie, Gynäkologie, Geburtshilfe u. a.
2.5 Versuchstiere, deren Beseitigung nicht durch das Tierkörperbeseitigungsgesetz geregelt ist, sowie Streu und Exkremente aus Versuchstieranlagen soweit hiervon die Verbreitung einer Krankheit nach § 10a BSeuchG zu befürchten ist.
2.6 Infektiöse Abfälle, wenn dadurch die Verbreitung einer Krankheit nach § 10a BSeuchG zu befürchten ist und nicht nach 1.5 desinfiziert wurde.

Eine Gefährdung der Mülltransportarbeiter muß ausgeschlossen sein. Die Anforderungen der Straßen-Gefahrgutausnahmeverordnung gelten für Abfälle nach 2.5 und 2.6. Alle Abfälle nach 2.4 sind zu verbrennen; Blut, Gewebematerial oder Sekrete gehören zu 1.2.
Bezüglich der Infektiosität von Abfällen aus Krankenhäusern, Arztpraxen usw. sind tatsächliche Gefahren nur bei Erregern meldepflichtiger übertragbarer Krankheiten und in Einzelfällen bei epidemiehaftem oder bösartigem Auftreten nicht meldepflichtiger übertragbarer Krankheiten zu erwarten. Abfälle aus dem Bereich von Patienten mit Botulismus, Toxoplasmose, Gelbfieber, Malaria, Trichinose, Gasbrand und Tetanus beinhalten keinerlei Risiko. Zu desinfizieren (Autoklavieren oder Verbrennen) sind dagegen Abfälle der Erkrankten an Cholera, Fleckfieber, Lepra, Milzbrand, Pest, Rückfallfieber, viralem hämorrhagischem Fieber, Rotz, Blastomykose, Kokzidiomykose, Histoplasmose und Melioidose.
Die Ausscheidungen der an sonstigen nach § 3 BSeuchG meldepflichtigen Infektionskrankheiten leidenden Patienten werden zumeist über die kommunale Kanalisation entsorgt. Sofern sie als Abfall beseitigt werden müssen, sind sie getrennt einzusammeln und entweder zu verbrennen oder nach einem anerkannten Verfahren zu desinfizieren. Danach fallen sie unter die Abfälle nach 1.5.

3.2.3 Infektionsrisiken in Gemeinschaftseinrichtungen

Die Übertragung von Infektionskrankheiten in Gemeinschaftseinrichtungen wie Altersheimen, Schulen, Kasernen, Kindergärten usw. unterscheidet sich insofern von dem Hospitalismusgeschehen im Krankenhaus, als die betroffenen Personen in der Regel nicht resistenzgemindert sind. Wir haben es also – von einigen Ausnahmen abgesehen – in der Hauptsache mit Erregern der klassischen Infektionskrankheiten und weniger mit den fakultativ Pathogenen oder sog. Opportunisten zu tun. Das Bundesseuchengesetz berücksichtigt in seinem 6. Abschnitt (§ 44–47) außer „sonstigen Gemeinschaftseinrichtungen“ besonders die Schulen, weil hier die Kinder aus den verschiedenen Häusern zusammenkommen und aufgrund ihrer hohen Empfänglichkeit für Infektionen die Erreger leicht von Familie zu Familie weitergeben. Unter Schulen sind hierbei alle öffentlichen und privaten, dem allgemein- und berufsbildenden Unterricht dienenden Schulen zu verstehen. Um die Einschleppungsgefahr zu vermindern, darf keine im Bereich der Schule tätige oder dort wohnende Person die dem Schulbetrieb dienenden Räume betreten, wenn eine der folgenden Erkrankungen vorliegt oder ein entsprechender Krankheitsverdacht besteht:

Cholera,
Diphtherie,
Enteritis infectiosa,
Impetigo contagiosa,
Keuchhusten,
Krätze,
Masern,
Meningitis/Enzephalitis,
Milzbrand,
Mumps,
Ornithose,
Pest,
Poliomyelitis,
Q-Fieber,
Röteln,
Scharlach,
Shigellenruhr,
ansteckende Tuberkulose der Atmungsorgane,
Tularämie,
Typhus/Paratyphus,
virusbedingtes hämmorrhagisches Fieber,
Virushepatitis,
Windpocken.

Auch eine Verlausung fällt unter diese Bestimmung.
Für Ausscheider ist die Zustimmung des Gesundheitsamtes zum Betreten der Schule erforderlich. Im Falle des Auftretens von übertragbaren Krankheiten kann die zuständige Behörde die Schließung einer Schule anordnen.
Lehrer und Schulbedienstete sind vor der Einstellung und später laufend auf *Tuberkulose* zu untersuchen. Die Schüler dürfen mit einem perkutanen oder intrakutanen Tuberkulintest kontrolliert werden.

Die Bestimmungen für Schulen gelten gleichfalls für Schülerheime, Schullandheime, Säuglingsheime, Kinderheime, Kindergärten, Kindertagesstätten, Lehrlingsheime, Jugendwohnheime, Ferienlager und ähnliche Einrichtungen. Tritt eine der genannten übertragbaren Krankheiten oder ein entsprechender Verdacht auf, so obliegt – unbeschadet der Meldepflicht anderer Personen – dem Leiter die Benachrichtigung des Gesundheitsamtes.
Das BSeuchG schreibt ferner die seuchenhygienische Überwachung von weiteren Gemeinschaftseinrichtungen (Krankenhäusern, Entbindungsheimen, Kurheimen, Altenheimen, Altenwohnheimen und Pflegeheimen, sonstigen Einrichtungen zur heimmäßigen Unterbringung und Massenunterkünften) durch das Gesundheitsamt vor.
Personen, die in ein Altenheim, Altenwohnheim, Pflegeheim oder eine gleichartige Einrichtung nach dem Heimgesetz vom 7. 8. 1974 aufgenommen werden sollen, haben vor oder unverzüglich nach ihrer Aufnahme der zuständigen Behörde durch Vorlage eines ärztlichen Zeugnisses nachzuweisen, daß bei ihnen keine ansteckungsfähige Tuberkulose der Atmungsorgane vorliegt.

Auf die frühzeitige Erfassung von übertragbaren Infektionskrankheiten wird also in Gemeinschaftseinrichtungen großer Wert gelegt, insbesondere ist die Bedeutung der Meldepflicht in Verdachtsfällen hervorzuheben.
Die erforderlichen Maßnahmen wie Ermittlungen, Umgebungsuntersuchungen, Absonderungen, Wiederzulassung (Merkblatt Nr. 26 des BGA) sind an anderer Stelle dieses Buches beschrieben (s. S. 504 ff).
Die Bemühungen der Hygieniker haben sich aber nicht nur auf die Bekämpfung, sondern auch auf die Verhütung von Infektionskrankheiten einschließlich der nichtmeldepflichtigen Formen zu richten. Die Möglichkeiten der Ex-

positions- und der Dispositionsprophylaxe sind auszuschöpfen. Die Widerstandsfähigkeit des Einzelnen läßt sich auf unspezifischem Wege vor allem durch optimale Versorgung mit Nahrungsmitteln, Vitaminen und Spurenstoffen sowie durch Vermeidung resistenzmindernder Einflüsse (Genußgifte, Medikamente usw.) erhalten und verbessern. Die wichtigsten Maßnahmen stellen Schutzimpfungen dar. Die *aerogene Übertragung* von Infektionserregern in Gemeinschaftseinrichtungen ist mit Hilfe allgemeinhygienischer Bemühungen kaum zu verhindern. Der Einsatz von Chemikalien oder UV-Strahlern zur Luftdesinfektion ist abzulehnen, von derartigen Maßnahmen ist höchstens ein Schaden, aber keinerlei Erfolg zu erwarten. Gleiches trifft für das Tragen eines Mundschutzes zu (der Nutzen bei Verwendung im Operationsraum läßt sich nicht bestreiten, bei ungeschulten Personen ist er aber mehr als fraglich). Da bei einem Teil der Krankheiten die Erreger bereits am Ende der Inkubationszeit ausgeschieden werden, müßten zudem z. Z. einer Epidemie alle einen derartigen Mundschutz tragen; soviel Einsicht kann jedoch nicht erwartet werden. Auch normale Lüftung der Räume reicht zur Verhütung einer Erregerübertragung nicht aus, die erforderlichen Luftwechselzahlen lassen sich nicht realisieren. Andererseits sind Keime aus den Atemwegen, selbst Tuberkelbakterien, in Staubform nicht extrem gefährlich.
In vielen Fällen werden die aerogenen Infektionen durch keimbeladene Tröpfchen von *Mensch zu Mensch* übertragen. Die Ergebnisse von Laboruntersuchungen für die Ablösung der Tröpfchen von Flüssigkeitsoberflächen haben auch für die Atemwege Geltung. Da erst Luftströme von mehr als 4 m/s wirksam sind, ist die Exspirationsluft bei ruhigem Atmen frei von Keimen. Nur beim Sprechen, Husten und Niesen oder bei Krankheitszuständen in den unteren Atemwegen werden Teilchen von dem Flüssigkeitsfilm auf der Schleimhautoberfläche abgerissen.

Nach dem Herkunftsort unterscheiden wir Mund-, Rachen- und Kehlkopftröpfchen, Nasentröpfchen sowie Bronchialtröpfchen. Besondere Bedeutung für die Übertragung von Lungenkrankheiten, vor allem der Influenza, der Pneumonie und der Tuberkulose, besitzen die Bronchialtröpfchen, die bereits beim Auftreten von Rasselgeräuschen entstehen, die aber in beträchtlichem Umfang dann bei jedem Hustenstoß ausgeschleudert werden. Damit die Tröpfchen Infektionserreger übertragen können, müssen sie die gleichen Bedingungen wie die Stäubchen erfüllen, d. h., ihre Größe muß so gering sein, daß eine gewisse Schwebedauer gewährleistet ist. Tröpfchen sind daher erst im Größenbereich von weniger als 50 µm Durchmesser gefährlich, es sei denn, es kommt zu einer Schleuderinfektion, wie gelegentlich beim Kehlkopfspiegeln. Sonst fallen diese Teilchen relativ rasch zu Boden, wo sie antrocknen und zu Staub werden. Enthalten sie z. B. Tuberkuloseerreger, dann ist deren Überlebensfähigkeit im Dunkeln für etwa 3 Wochen, bei Belichtung für höchstens 3 Tage zu erwarten.
Die großen Tröpfchen, die wegen der höheren Zahl von Mikroorganismen auch gefährlicher sind, haben eine Reichweite von 1–2 m.
Flügge prägte hierfür den Begriff *Unterhaltungsdistanz.*
In Untersuchungen von *Favorova* u. Mitarb. (1976) wurde das Infektionsrisiko bei Meningokokkenexposition ermittelt. Die epidemiologischen Analysen zeigten, daß die Ansteckung zumeist in einem Abstand von 0,5 m erfolgt, außerdem führte ein nur kurzfristiger Kontakt mit dem Infektionsherd bei Meningitis nicht zur Ansteckung, wie

das bei anderen Tröpfcheninfektionen der Fall ist. Bei Diphtherie kann die Ansteckung dagegen auch in 1 m Entfernung stattfinden.
Die Überlebensfähigkeit in der Außenwelt entscheidet demnach ganz wesentlich über die Ausbreitung der jeweiligen Infektionskrankheiten.

Die Infektionskrankheiten der Atemwege werden aber nicht etwa ausschließlich durch Tröpfchen übertragen. Mit eingehenden Experimenten wurde z. B. nachgewiesen, daß vor allem die Erreger des banalen Schnupfens meist durch Kontakte, dagegen weniger über die Raumluft (bei Abständen von mehr als einem Meter) weitergegeben werden und die entsprechende Krankheit auslösen (*Hendley* u. Mitarb. 1973, *Gwaltney* u. Mitarb. 1978, *Gwaltney* 1980). Weitere Untersuchungen von *Gwaltney* u. *Hendley* (1982) ließen erkennen, daß „Erkältungen" auch durch kontaminierte Flächen und Gegenstände (z. B. Henkel von Kaffeetassen) weitergegeben werden können. Durch Einsatz von konventionellen Flächendesinfektionsmitteln wurde das Erkrankungsrisiko deutlich reduziert.

Aus diesen Erkenntnissen resultiert die Empfehlung, zu Epidemiezeiten in Gemeinschaftseinrichtungen die direkten Kontakte auf ein Mindestmaß zu beschränken und die Hände häufig zu waschen; Unterhaltungen auf kurze Distanz sollten vermieden werden. (Der hypothetische Charakter dieser Forderung ist unverkennbar.)

Das Risiko einer *indirekten Übertragung* von Erregern in Gemeinschaftseinrichtungen ist schwer abzuschätzen. Um einen Anhalt zu bekommen, haben wir die Ergebnisse unserer Kontrolluntersuchungen der letzten Jahre zusammengestellt. Mit Hilfe von Rodac-Platten waren in verschiedenen Einrichtungen 15500 Flächen abgedrückt worden. Nach Auszählung der Kulturen wurde für jede einzelne Einheit aus der Summe der Rodac-Abdrücke der Mittelwert der Keimzahl errechnet. Danach ergab sich eine klare Abstufung: Die Einzelwohnungen waren am stärksten, die Gemeinschaftseinrichtungen am geringsten kontaminiert. Die Beurteilung darf sich aber nicht allein auf die Keimzahlen pro Flächeneinheit stützen, wichtiger sind die Keimarten.
Aus den Ermittlungen ging insgesamt hervor, daß die Gemeinschaftseinrichtungen quantitativ weniger belastet sind als die Privatwohnungen. Berücksichtigt man aber das Vorkommen von pathogenen Bakterien, so kehrt sich das Verhältnis um, die Kinder- und Altenheime erwiesen sich als stärker kontaminiert. Erhöhte Erkrankungsraten durch die an den Flächen nachgewiesenen Erreger wurden von uns aber in den untersuchten Gemeinschaftseinrichtungen nicht ermittelt. Allgemeine Flächendesinfektionen dürften dort daher wenig zur Infektionsprophylaxe beitragen. Als Ausnahme sehen wir die Fußböden von Kindergärten an, hier ist eine desinfizierende Reinigung am Platze. Um so größere Bedeutung kommt in Gemeinschaftseinrichtungen der Prophylaxe von Lebensmittelinfektionen und -intoxikationen zu (s. auch

Tabelle **109** Malariaeinschleppungen in die Bundesrepublik Deutschland (nach *Pöhn* u. *Großmann* und Statistischem Jahrbuch 1989).

	Gesamtzahl der Fälle	davon gestorben	Malaria-tropica-Fälle	davon gestorben
1980	573	7	166	5
1981	393	5	142	5
1982	514	10	226	10
1983	447	8	186	7
1984	481	8	265	6
1985	530	17	280	16
1986	1099	15	578	14
1987	741	–	–	–
1988	877	–	–	–

Tabelle **110** Malariavorkommen 1987 (Wkly epidemiol. Rec. 64 [1989] 241).

	Malariafälle	
	absolute Zahl	pro 1000 der Bevölkerung
Afrika nördlich der Sahara	1 459	0,14
Zentralamerika	220 715	1,84
Südamerika	783 040	2,97
Asien westlich Indien	537 617	2,42
Mittel-Süd-Asien	2 363 441	2,57
Ostasien und Ozeanien	1 232 340	0,85
Europa (Türkei und UdSSR)	27 000	0,39
Europa (eingeschleppte Fälle)	7 300	–

S. 109 ff). Im Küchenbereich sind Desinfektionsmaßnahmen dringend zu empfehlen.

Zu behandeln sind besonders: Spüle und Arbeitsflächen, Kühlschränke und Küchenmaschinen. Das Spülen des Geschirrs in Maschinen ist mikrobiologisch weitaus zuverlässiger als das Spülen von Hand.

3.2.4 Infektionsrisiken beim Reiseverkehr

In zahlreichen Ländern, vor allem in den Tropen, kommt noch *Malaria* vor; die Zahl der nach Deutschland eingeschleppten Fälle geht aus der Tab. **109** hervor.

Die derzeit wichtigsten Malariagebiete der Erde gehen als Basisinformation aus der Abb. **91** hervor, die Häufigkeiten der der WHO gemeldeten Fälle sind der Tab. **110** zu entnehmen.

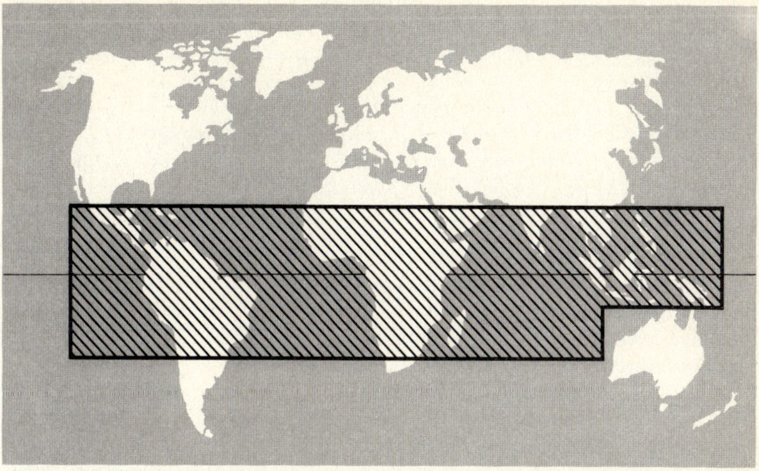

Abb. **91** Malariagebiete der Erde.

Die 5 Länder mit dem häufigsten Malariavorkommen sind *Indien, Sri-Lanka, Brasilien, Afghanistan und Thailand.* Das höchste Pro-Kopf-Vorkommen (50 auf 1000 Einwohner) wurde in Sri Lanka und Afghanistan ermittelt. Als Gesamtzahl auf der Erde gibt die WHO 5125000 Fälle für 1987 an. Es ist aber zu berücksichtigen, daß hierin die Erkrankungen südlich der Sahara nicht enthalten sind. Es gibt darüber keine zuverlässigen Statistiken. Verschiedene Experten nehmen insgesamt 200–300 Mill. Malariakranke mit 2 Mill. Todesfällen für jedes Jahr an.
Da die Letalität der Malaria tropica (fast 50% der importierten Fälle!) unter unseren Therapie- und Pflegebedingungen nach der Tab. **109** immerhin 3,4% beträgt, ist Reisenden in Endemiegebiete dringend eine *Malariaprophylaxe* zu empfehlen. Die Erfahrungen in der Impfsprechstunde zeigten, daß sich ein Teil der Patienten völlig verwirrt nach der „richtigen" Maßnahme erkundigte, nachdem sie von verschiedenen Ärzten grundverschiedene Informationen erhalten hatten. Wir stellten fest, daß es sich dabei einerseits um Empfehlungen gehandelt hat, denen der Stand des Wissens von vor 10 Jahren zugrundelag, daß aber andererseits Patienten verschiedene, jedoch nahezu gleichwertige Maßnahmen als ärztliche Unkenntnis interpretierten. Die Verunsicherung setzte ein, nachdem sich die Chloroquinprophylaxe in vielen Fällen als wirkungslos herausgestellt hatte. Der Resistenzentwicklung, die offensichtlich darauf beruht, daß in diesen Fällen Plasmodium falciparum signifikant weniger Chloroquin akkumuliert als sensible Stämme, versuchte man mit der Entwicklung neuer Malariamittel

zu begegnen. Als Beispiele seien Pyrimethamin, Sulfadoxin und Mefloquin genannt, gegen die nach breiter Anwendung sich aber auch Resistenzen entwickelten.
Eine weitere Möglichkeit besteht darin, den Efflux von Chloroquin aus den Plasmodien durch begleitende Medikationen zu vermindern.
Als wirksam erwiesen sich Kalziumantagonisten und einige Zytostatika (*Krogstad* u. Mitarb. 1987). Eine Anwendung in der Praxis kommt jedoch derzeit noch nicht in Betracht.

Bei dem Einsatz neuer Malariamittel stellte sich aber bald heraus, daß mit einer nicht unerheblichen Zahl von *Nebenwirkungen* zu rechnen ist, womit jetzt eine neue, aber letztlich schon alte Strategie der Malariavorbeugung in den Vordergrund gerückt ist.
Prinzip ist die Vermeidung von Mückenstichen, d. h. ein mechanischer Mückenschutz. *Piekarski* (1989) zählt auf: geeignete Kleidung (ab der Dämmerung Strümpfe, lange Hosen, lange Ärmel), mückensicherer Schlafraum bzw. Moskitonetz, Versprühen eines Insektenvertilgungsmittels, Einreiben unbedeckter Hautstellen mit einem Repellent. (Vitamin B_1 ist auch in hohen Dosen als Mückenschutz wirkungslos.) *Die Einhaltung einer Chemoprophylaxe ersetzt diese Maßnahmen nicht.*
Die Verschreibung von *Chloroquin* (Resochin) setzt voraus, daß in dem Reiseziel über keine Resistenzen gegen dieses Medikament von der WHO berichtet worden ist. Der Arzt muß sich über die jeweilige Situation informieren. In denjenigen Ländern in denen chloroquinresistente Falciparum-Stämme erkannt wurden, ist ein anderes Präparat oder eine Kombination erforderlich.
Sulfadoxin/Pyrimethamin (Fansidar) wurde lange Zeit als Mittel der Wahl angesehen, doch hat *Wernsdörfer* schon 1985 das Präparat als unsicher und bisweilen mit gefährlichen Störwirkungen belastet charakterisiert (allergischer Schock bei Sulfonamidüberempfindlichkeit). Als relativ sicher (allerdings Agranulozytosen) gelten Amodiaquin (Camoquin) plus Proguanil (Paludrine). Beide Mittel sind in Deutschland nicht im Handel. Als relativ sicher und gut verträglich gelten *Chloroquin* (Resochin) *plus Proguanil* (Paludrine).
Mefloquin (Lariam) ist in der Zwischenzeit ein häufig verordnetes Malariamittel bei Chloroquinresistenz. Heftige Einsprüche von seiten einiger Tropenärzte, die das Präparat für die Malariatherapie reserviert sehen wollten, führten zu einer erneuten Verunsicherung. Von der WHO erschien 1989 eine Stellungnahme (Wkly epidemiol. Rec.64 [1989] 247): Mefloquinhydrochlorid ist ein wichtiges Malariamittel, das nunmehr in verschiedenen Ländern, teils als Einzelsubstanz, teils als Kombination mit Fansidar (Fansimef) zugelassen wurde. Es hat sich bei der Therapie und Prophylaxe von Malaria tropica und bei Chloroquin- und Fansidarresistenz als wirksam erwiesen und sollte für diejenigen Fälle reserviert werden, in denen Chloroquin nicht wirkt. Neben den schon länger bekannten Nebenwirkungen wie Schwindel, Übel-

keit und Erbrechen sind auch schwere neurologische Erscheinungen (Depressionen, psychotische Episoden, Krampfanfälle) nicht nur bei der Therapie, sondern auch bei prophylaktischer Anwendung beschrieben worden. Die Packungsbeilagen sind daher sorgfältig zu beachten (s. auch Bundesgesundheitsblatt 63 [1989] 469). Die Deutsche Tropenmedizinische Gesellschaft empfiehlt Lariam zur Prophylaxe *nur bei kurzzeitigem Aufenthalt* (Dauer 1–3 Wochen) in Gebieten mit hohem Malariarisiko und hochgradiger Resistenz gegen Chloroquin und/oder Fansidar einzusetzen. Eine längerdauernde Prophylaxe mit Mefloquin kann mit Rücksicht auf die zu befürchtende Resistenzentwicklung und die Nebenwirkungen nicht empfohlen werden. Wir würden unter solchen Bedingungen in erster Linie die Kombination Chloroquin mit Paludrine in Betracht ziehen. Bei der Chloroquinmedikation ist der Patient unbedingt über die möglichen *Augenschäden* bei Langzeiteinnahme zu informieren (Beschreibung der Schäden z. B. bei *Stadler* [1983]).
Schwangerschaft ist keine Kontraindikation für eine Malariaprophylaxe, Fansidar und Lariam sollten in diesen Fällen jedoch vermieden werden.

Die Dosierungen der Medikamente ist nach den Beipackzetteln vorzunehmen. Bei Resochin empfiehlt der Hersteller allerdings 2×2 Tabletten zu 150 mg Base, während die WHO und die Tropenmedizinische Gesellschaft 2×1 Tablette pro Woche vorsieht. Es ist dringend anzuraten, sich an die WHO-Dosierung zu halten.

Insektenstichen ist in warmen und tropischen Gebieten unbedingt vorzubeugen, weil dabei nicht nur die Malaria, sondern auch einige weitere Tropenkrankheiten übertragen werden können. (Gelbfieber, Leishmaniasen, Trypanosomiasen, Filariasen und verschiedene Viruskrankheiten sowie Rickettsiosen). Geeignete Bekleidung, Schuhe und die Anwendung von insektenabweisenden Hautmitteln (Repellents) sind anzuraten. In tropischen Gegenden ist die Benutzung von Moskitonetzen des nachts insofern wichtig, als die Anophelen hauptsächlich zur Dämmerung ausschwärmen.

Ferner sei noch das erhohte Risiko venerischer Infektionen herausgestellt. Auch Mykosen sind zu erwähnen, gegen die vor allem eine einwandfreie Körperhygiene schützt. In vielen Ländern finden sich im Vergleich zu Mitteleuropa häufiger Tuberkuloseinfektionen. Bezüglich deren Vermeidung sei auf den Abschnitt Infektionsrisiken in Gemeinschaftseinrichtungen verwiesen (s. S. 534). Persönliche Vorsicht ist schließlich zur Verhütung von Tollwutinfektionen durch streuende Hunde geboten.
Durchfallserkrankungen stellen die häufigsten Gesundheitsstörungen bei Reisen in warme Länder dar. *Cossar* u. Mitarb. (1985) befragten 4127 Reisende und fanden eine Gesamterkrankungsrate von 47%. *Steffen* (1985) ermittelte bei 10555 Tropenreisenden und 1579 USA-Touristen insgesamt 75% bzw. 48% Erkrankte, wobei die Aufgliederung 34% Durchfallserkrankungen, 14% Verstopfungen und 11% Schlaflosigkeit ergab. *Dupont* u. *Pikkering* (1980) geben 30–80% Diarrhöehäufigkeit an, bei 80% der Patienten ließen sich pathogene Mikroorganismen isolieren. Untersuchungen des Hy-

giene-Institutes Mainz betrafen eine Shigellenepidemie mit 180 Fällen auf einem Kreuzfahrtschiff als Folge der Kontamination des Trinkwassers. Epidemien entstanden aber auch durch die Verpflegung bei Landausflügen (*Berkelman* u. Mitarb. 1983), 386 Fälle in Port-au-Prince, Haiti, und 98 in Cozumel, Mexiko. Als Ursache wurden kontaminierte Meeresfrüchte festgestellt. Schließlich existiert bei Luftreisen ein Risiko für Reisediarrhöe. *Tauxe* u. Mitarb. (1987) schätzen, daß über 2700 Fälle seit 1947 bei Transatlantikflügen entstanden sind.

Nach allen Berichten stehen enterotoxinbildende Escherichia coli als Erreger an der Spitze. *Taylor* u. Mitarb. (1988) fanden beim amerikanischen Friedenscorps in Thailand 37%, in Nepal 24% und *Dupont* u. *Pickering* (1980) 40–70% dieser Keime. Salmonellen, Shigellen, Campylobacter, Rotaviren und Vibriostämme folgten in der Häufigkeit.
Nicht alle Reisende, bei denen derartige Erreger im Stuhl auftraten, waren tatsächlich erkrankt, bei etwa 40% konnten nur Antikörper nachgewiesen werden. Als weitere Erreger wurden Kryptosporidien, Entamoeba histolytica, Blastocystis hominis beschrieben. Patienten mit Krankheitserscheinungen über mehr als 2 Wochen waren in 27% der Fälle mit Giardia und in 5% mit Shigella infiziert (*Taylor* u. Mitarb. 1985).

Der Genuß von ungewohnten Fetten und Ölen, scharf gewürzten Speisen und kalten Getränken dürfte demnach, wenn überhaupt, nur als unterstützender Faktor in Betracht kommen.
Viele Reisediarrhöen klingen ohne weitere *Therapie* ab, eingreifende Maßnahmen, vor allem in Form massiver Antibiotikagaben, sind nur selten (z. B. bei Salmonellensepsis) angezeigt. Am wichtigsten ist in schweren Fällen der Ersatz von Wasser und Elektrolyten. In Betracht kommen kohlensäurehaltige Colagetränke oder besser eine Lösung aus 1/2 Teelöffel NaCl, 1/4 Teelöffel KCl, 1/4 Teelöffel $NaHCO_3$ und 2 Eßlöffel Glukose auf 1 Liter Wasser. Ein entsprechendes Präparat für die Reiseapotheke ist Elotrans-Neu.
Bei starken Durchfällen sollte auf jeden Fall eine frühzeitige Therapie mit Cotrimoxazol (Bactrim, Eusaprim) für max. 5 Tage erfolgen, anstelle von Opiaten kommt heute Loperamid (Imodium) in Betracht. Halogenierte Hydroxychinoline sind wegen des Risikos einer Polyneuropathie und Optikusatrophie nicht zu empfehlen.
Während Doxycyclin und Neomycin zur Therapie eingesetzt werden können, wird ihre Verwendung zur *Prophylaxe* wegen der epidemiologischen Risiken (Resistenzübertragung durch R-Faktoren) abgelehnt. (Da die Gene für die Enterotoxinbildung an solche R-Faktoren gekoppelt sein können, würden resistente enterotoxinbildende Stämme u. U. selektiert. Auch die Photosensibilisierung durch Tetrazykline kann den Reisenden stark beeinträchtigen.)
Nach *Dupont* u. Mitarb. (1982) u. a. läßt sich die Reisediarrhöe durch prophylaktische Einnahme von Trimethoprim oder Trimethoprim-Sulfamethoxazol weitgehend verhindern. Jedenfalls zeigte sich der Erfolg bei einer Stu-

die an 145 amerikanischen Studenten während eines Mexikoaufenthaltes. Die Diarrhöehäufigkeit bei einem Plazebo betrug 33%, bei Trimethoprim 14% und bei Trimethoprim-Sulfamethoxazol 2%. Nach Absetzen des Antibiotikums kam es in allen 3 Gruppen in gleicher Häufigkeit zu Neuerkrankungen, d. h., eine längere Einnahme ist ratsam. Die Gabe von 160 mg TMP/800 mg SMX wurde gut toleriert, allerdings zeigten sich allergische Hautreaktionen in 3% der Fälle.
Zur Therapie werden außerdem Aktivkohle, Kaolinpräparate und Mittel zur Normalisierung der gestörten Darmflora empfohlen. Der wissenschaftliche Beweis für deren Wirksamkeit wurde nicht erbracht, viele Patienten empfinden sie aber als angenehm.
Die Einnahme von Medikamenten zur Prophylaxe von enteralen Infektionen in warmen Ländern darf kein Grund sein, die allgemeinen hygienischen Grundregeln zu mißachten:

kein Leitungswasser trinken,
keine Eiswürfel,
kein Speiseeis,
kein ungeschältes Obst, rohes Gemüse und Salate,
keine Mayonnaisen und Remouladensoßen,
keine ungenügend erhitzten Fisch- und Krebsgerichte essen.

Literatur

Ackermann, R.: Erythema-migrans-Borreliose und Frühsommer-Meningoencephalitis. Dtsch. Ärztebl. 83 (1986) 1765

Albrecht, J., H. Rheinfurth: Die behördlich angeordnete Entseuchung. Gesundh.-Wes. u. Desinfekt. 56 (1964) 52

Arnow, P. M., D. Weil, M. F. Para: Prevalence and significance of Legionella pneumophila contamination of residential hot-tap water systems. J. infect. Dis. 152 (1985) 145

Arnow, P. M., T. Chou, D. Weil et al.: Nosocomial legionnaires' disease caused by aerosolized tap water from respiratory devices. J. infect. Dis. 146 (1982) 460

Aung Myo Han, Khin Nwe Oo, Tin Aye, Thein Hlaing: Personal toilet after defaecation and the degree of hand contamination according to different methods used. J. trop. Med. Hyg. 89 (1986) 237

Baranowska-Dutkiewicz, B.: Skin absorption of phenol from aqueous solutions in men. Int. Arch. occup. environ. Hlth 49 (1981) 99

Beecham, H. J., M. L. Cohen, W. Parkin: Salmonella typhimurium transmission by fiberoptic upper gastrointestinal endoscopy. J. Amer. med. Ass. 241 (1979) 1013

Bennett, J. V., S. Brachmann: Hospital Infections. Little, Brown, Boston 1979

Berkelman, R. L., M. L. Cohen, J. Yashuk et al.: Traveller's diarrhea at sea: two multi-pathogen outbreaks caused by food eaten on shore visits. Amer. J. publ. Hlth 73 (1983) 770

Berkelman, R. L., S. Lewin, J. R. Allen et al.: Pseudobacteremia attributed to contamination of povidone-iodine with Pseudomonas cepacia. Ann. intern. Med. 95 (1981) 32

Bernander, S., A. Hambraeus, K. E. Mürbeck, B. Nyström, B. Sudelöf: Relevance of hospital-associated infections in five Swedish hospitals in November 1975. Scand. J. infect. Dis. 10 (1978) 66

Beske, F., R. Hanpft: Gesundheitsökonomische Aspekte zum erworbenen Immundefektsyndrom (AIDS). Schmidt & Klaunig, Kiel 1986

Binding, N., U. Witting: Exposure to formaldehyde during disinfection of operating theatres. Zbl. Hyg. 188 (1989) 490

Black, R. E., A. C. Dykes, K. E. Anderson, J. G. Wells, S. P. Sinclair, G. W. Gary jr., M. H. Hatch, E. J. Gangarosa: Handwashing to prevent diarrhea in day-care centers. Amer. J. Epidemiol. 113 (1981) 445

Borneff, J.: Fehlanwendungen von Desinfektionsmitteln und -verfahren. Hyg. u. Med. 3 (1978) 348

Borneff, M., G. Geyer: Das Auftreten von Otitis externa nach Schwimmbadbesuchen. Zbl. Bakt. Hyg. I. Abt. Orig B 176 (1982) 383

Borneff, M., R. Pichl: Desinfektion in der zahnärztlichen Praxis. Dtsch. Zahnärztebl. 98 (1989) Sonderdruck

Bornstein, N., C. Vieilly, M. Nowicki et al.: Epidemiological evidence of legionellosis transmission through domestic hot water supply systems and possibilities of control. Israel J. med. Sci. 22 (1986) 655

Braun-Howland, E., D. H. Pope: Distribution and seasonality of Legionella pneumophila in cooling towers. Curr. Microbiol. 9 (1983) 319

Buehler, J. W., R. K. Sikes, J. N. Kuritsky, G. W. Gorman, A. W. Hightower, C. V. Broome: Prevalence of antibodies to Legionella pneumophila among workers exposed to a contaminated cooling tower. Arch. environ. Hlth 40 (1985) 207

Burkhardt, F.: Desinfektionen von Fiberendoskopen. Tips gastroenterol. Prax. 6 (1979) 7

Castellani-Pastoris, M., E. F. Vigano, C. Passi: A family cluster of Legionella pneumophila infections. Scand. J. infect. Dis. 20 (1988) 489

CDC: National Nosocomial Infections Study Report 1977. Atlanta 1979

Cohen, A., I. Boldur, R. Tamarin-Landau, D. Sompolinsky: Legionellosis in animals in Israel. Israel J. med. Sci. 22 (1986) 674

Cossar, J. H., D. Reid, N. R. Grist et al.: Illness associated with travel. A ten year review. Travel Med. int. 3 (1985) 13

Craven, D. E., B. Moody, M. G. Connolly, N. R. Kollisch, K. D. Stottmeier, W. R. McCabe: Pseudobacteremia caused by povidone-iodine solution contaminated with Pseudomonas cepacia. New Engl. J. Med. 305 (1981) 621

Cruse, P. I. E., R. Foord: The Epidemiology of wound infection. A 10 year prospective study of 62939 wounds. Surg. Clin. N. Amer. 60 (1980) 27

Dahn, R., U. Dickgiesser, D. Fritsche, M. Kist: Epidemisches Auftreten von Clostridium difficile im Krankenhaus. Hyg. u. Med. 9 (1984) 159

Daschner, F.: Proven and Unproven Methods in Hospital Infection Control. Fischer, Stuttgart 1977

Daschner, F.: Krankenhausinfektionen in einem Universitätsklinikum. Dtsch. med. Wschr. 106 (1981) 101

Daschner, F., H. Nadjem, H. Langmaack, W. Sandritter: Surveillance, prevention and control of hospital acquired infections III. Infection 6 (1978) 261

Disch, K.-H., R. Glasmacher: Formaldehyd in der Raumluft während der Desinfektion. Hyg. u. Med. 13 (1988) 61

Dondero, T. J., R. C. Rendtorff, G. F. Mallison et al.: An outbreak of legionnaires' disease associated with a contaminated air-conditioning cooling tower. New Engl. J. Med. 302 (1980) 365

Dunkelberg, H.: Kanzerogene Aktivität von Ethylenoxid und seinen Reaktionsprodukten 2-Chlorethanol, 2-Bromethanol, Ethylenglykol und Diethylenglykol, I. Mitt. Zbl. Bakt. Hyg. I. Abt. Orig. B 174 (1981) 383

Dunkelberg, H.: Kanzerogene Aktivität von Ethylenoxid und seinen Reaktionsprodukten 2-Chlorethanol, 2-Bromethanol, Ethylenglykol und Diethylenglykol, II. Mitt. Zbl. Bakt. Hyg. I. Abt. Orig. B 177 (1983) 269

Dunkelberg, H.: Kanzerogene Aktivität von Ethylenoxid und seinen Reaktionsprodukten 2-Chlorethanol, 2-Bromethanol, Ethylenglykol und Diethylenglykol, III. Mitt. Zbl. Bakt. Hyg. I. Abt. Orig. B 183 (1987) 358

Dupont, H. L., L. K. Pickering: Infections of

the Gastrointestinal Tract. Plenum, New York 1980

Dupont, H. L., E. Galindo, D. G. Evans et al.: Prevention of travellers' diarrhea with trimethoprim-sulfamethoxazole and trimethoprim alone. Gastroenterology 84 (1982) 75

Ehret, W.: Methoden und Probleme der Legionellendiagnostik. Immun. u. Infekt. 17 (1989) 4

Exner, M., U. Glaß, W. Brands, P. Brühl: Hygienische und klinische Aspekte zur Qualitätsbeurteilung geschlossener Harnableitungs systeme. Krankenhaus 72 (1980) Sonderdruck

Falco, R. C., D. Fish: Prevalence of Ixodes dammini near the homes of Lyme disease patients in Westchester County, New York. Amer. J. Epidemiol. 127 (1988) 826

Favorova, L. A. u. Mitarb.: Zh. Mikrobiol. epidemiol. 8 (1975) 20; zit. nach Münch. med. Wschr. 118 (1976) 76

Fliermans, C. B., W. B. Cherry, L. H. Orrison, S. J. Smith, D. H. Pope: Ecological distribution of legionella pneumophila. Appl. environ. Microbiol. 41 (1981) 9

Frey-Wettstein, M., A. Leder, M. Schutze: HIV-Übertragung durch Bluttransfusionen: eine Studie des Blutspendedienstes SRK. Schweiz. med. Wschr. 118 (1988) 149

Garbe, P. L., B. J. Davis, J. S. Weisfeld et al.: Nosocomial legionnaires' disease: epidemiologic demonstration of cooling towers as a source. J. Amer. med. Ass. 254 (1985) 521

Gelinas, P., J. Goulet: Neutralization of the activity of eight disinfectants by organic matter. J. appl. Bacteriol. 54 (1983) 243

Geyer, G., M. Borneff: Perioperative Prophylaxe mit Mezlocillin und Metronidazol bei Patienten mit Oropharynx-, Hypopharynx und Larynxtumoren. FAC, Bd. V/3. 1986 (S. 587)

Geyer, G., M. Groß: Klinische und mikrobiologische Untersuchungen zur lokalen und systemischen Antibiotika-Anwendung bei Mittelohroperationen. Hyg. u. Med. 12 (1987) 395

Goldman, W. D., J. S. Marr: Are air-conditioning maintenance personnel an increased risk of legionellosis? Appl. environ. Microbiol. 40 (1980) 114

Grace, R. D., N. E. Dewar, W. G. Barnes, G. R. Hodges: Susceptibility of L. pneumophila to three cooling tower microbicides. Appl. environ. Microbiol. 41 (1981) 233

Grün, L.: Desinfektion und Sterilisation in der Praxis. Dtsch. med. Wschr. 90 (1965) 566

Grün, L.: Die Bedeutung hygienisch-bakteriologischer Untersuchungen zur Ermittlung des „Hygiene-Status" in Krankenhäusern. Zbl. Bakt. Hyg. I. Abt. Orig. B 168 (1979) 37

Grün, L.: Untersuchung von Geräten, die zur Sterilisation in der zahnärztlichen Praxis angeboten werden. Dtsch. zahnärztl. Z. 34 (1979) 59

Grün, L.: Hygienische Aspekte beim Bau von Intensivpflegeeinheiten. Hyg. u. Med. 5 (1980) 455

Grün, L.: Unzulängliche Keimabtötung durch wäßrige Jodophor-Präparate im Hinblick auf die hygienische und chirurgische Händedesinfektion. Hyg. u. Med. 7 (1982) 167

Grün, L., U. Heyn: Künstliche Steigerung der Formaldehydresistenz gramnegativer Bakterien, II. Mitt. Hyg. u. Med. 5 (1980) 55

Grün, L., U. Heyn: Experimentelle Untersuchungen zur Erzielung einer Desinfektionsmittelresistenz gramnegativer Bakterien in Wasser, III. Mitt. Hyg. u. Med. 5 (1980) 530

Grün, L., U. Heyn, N. Pitz: Weitere Untersuchungen zur Desinfektionsmittelresistenz gramnegativer Bakterien und ihre Bedeutung für automatische Dosiergeräte, IV. Mitt. Hyg. u. Med. 6 (1981) 401

Grün, L., N. Pitz, U. Heyn: Untersuchungen von Flächendesinfektionsmitteln aus Krankenhäusern und erworbene Resistenz gegen Desinfektionsmittel, I. Mitt. Hyg. u. Med. 4 (1979) 271

Gump, D. W., R. O. Frank, W. C. Winn et al.: Legionnaires' disease in patients with associated serious disease. Ann. intern. Med. 90 (1979) 538

Gundermann, K.-O.: Hygienelücken und Infektionsquellen. Eine Bestandsaufnahme. In: Die Hygiene im Krankenhaus. Henkel GV, Düsseldorf 1976

Gwaltney jr., J. M.: Epidemiology of the

common cold. Ann. N. Y. Acad. Sci. 353 (1980) 54

Gwaltney jr., J. M., J. O. Hendley: Transmission of experimental rhinovirus infection by contaminated surfaces. Amer. J. Epidemiol. 116 (1982) 828

Gwaltney jr., J. M., P. B. Moskalski, J. O. Hendley: Hand-to-hand transmission of rhinovirus colds. Ann. intern. Med. 88 (1978) 463

Haley, C. E., M. L. Cohen, J. Halter, R. D. Meyer: Nosocomial legionnaires' disease. A continuing common-source epidemic at Wadsworth medical center. Ann. intern. Med. 90 (1979) 583

Haralambie, E., W. Lucanus, W. Rossegger, G. Linzenmeier, K. F. Schlegel: Clostridium difficile. Gehäuftes Auftreten auf einer Station. Münch. med. Wschr. 126 (1984) 156

Heeg, P.: Hände-, Haut- und Schleimhautdesinfektion. Hyg.-Prax. (S & M) 4 (1988) 2

Heeg, P., E. Merz: Erfahrungen mit dem Einsatz eines HD-Präparates in einer Krankenhaus-Großküche. Hyg. u. Med. 13 (1988) 451

Heinzel, M.: Fehlermöglichkeiten bei der Anwendung von Desinfektionsmitteln. Öff. Gesundh.-Wes. 46 (1984) 622

Hendley, J. O., R. P. Wenzel, J. M. Gwaltney jr.: Transmission of rhinovirus colds by self-inoculation. New Engl. J. Med. 288 (1973) 1361

Henke, M., K. M. Seidel: Association between Legionella pneumophila and amoebae in water. Israel J. med. Sci. 22 (1986) 690

Herrmann, J.: Gefahren von Povidon-Jod bei Schilddrüsenkranken und Neugeborenen. Dtsch. Ärztebl. 79 (1982) 39

Herzer, P., N. Zöllner: Durch Zecken übertragen: die Lyme-Krankheit. Dtsch. Ärztebl. 81 (1984) 1859

Hierholzer, S., G. Hierholzer: Polyvinylpyrrolidon-Jod in der Unfallchirurgie. Unfallchirurgie 11 (1985) 309

Hogstedt, Chr., N. Malmquist, B. Wadman: Leukemia in workers exposed to ethylene oxide. J. Amer. med. Ass. 241 (1979) 1132

Jawetz, E., J. L. Melnick, E. A. Adelberg: Medizinische Mikrobiologie. Springer, Berlin 1973

Junghannß, U.: Hygienische Aspekte der Krankenhauswäsche. Bundesgesundheitsblatt 31 (1988) 385

Kabara, J. J., M. B. Brady: Contamination of bar soaps under „in-use" conditions. J. environ. Pathol. Toxicol. 5 (1984) 1

Kahnt, R.: Gedanken zur Bekämpfung des Hospitalismus. Öff. Gesundh.-Wes. 39 (1977) 331

Kanz, E.: Hospitalismus-Fibel, 2. Aufl. Kohlhammer, Stuttgart 1966

Kanz, E.: Hospitalismus auf Intensivpflegeeinheiten – ein schwieriges Problem. Chirurg 40 (1969) 80

Kanz, E., C. Kanz: Zur Prüfung und Beurteilung „desinfizierender Seifen". Gesundh.-Wes. u. Desinfekt. 61 (1969) 1

Katner, H. P., R. L. Buckley, M. U. Smith, A. M. Henderson: Endoscopic cleaning and disinfection procedures for preventing iatrogenic spread of human immunodeficiency virus. J. Fam. Pract. 27 (1988) 271

Kisskalt, K.: Allgemeine Epidemiologie. In: Handb. der pathogenen Mikroorganismen, 3. Aufl., Bd. III/1. Fischer, Jena u. Urban u. Schwarzenberg, Berlin 1930 (S. 731–768)

Knorr, M.: Explosiv- und Tardivepidemien. Münch. med. Wschr. 74 (1927) 1945

Krogstad, D. J., I. Y. Gluzman, D. E. Kyle et al.: Efflux of chloroquine from Plasmodium falciparum: mechanism of chloroquine resistance. Science 238 (1987) 1283

Kuchta, J. M., St. J. States, A. M. McNamara, R. W. Wadowsky, R. B. Yee: Susceptibility of Legionella pneumophila to chlorine in tap water. Appl. environ. Microbiol. 46 (1983) 1134

Langmaack, H., G. Ußkereit: Hygienepläne im Krankenhaus. Bundesgesundheitsblatt 31 (1988) 303

Laurent, Ch., J. Frederic, F. Marechal: Étude des effets cytogenetiques d'intoxication a l'oxyde d'ethylene. C. R. Soc. Biol. (1982) 733

Lebeck, G.: Die infektiöse bakterielle Antibiotikaresistenz. Huber, Bern 1969

Lifson, A., N. Hessol, G. W. Rutherford et al.: The natural history of HIV infection in a cohort of homosexual and bisexual men: clinical manifestations,

1978–1989. Morbid. Mort. wkly Rep. 38 (1989) 561
Linzenmeier, G.: Infektionen durch Escherichia coli. Infektionen durch Keime der Klebsiella-Enterobacter-Serratia Gruppe. Infektionen durch Proteusbakterien. Infektionen durch Pseudomonaden. In Hornbostel, H., W. Kaufmann, W. Siegenthaler: Innere Medizin in Praxis und Klinik, Bd. III. Thieme, Stuttgart 1977; 3. Aufl. 1985
Linzenmeier, G., E. Haralambie: Kurzfristige orale Chemoprophylaxe vor Operationen am Darm. Zbl. Bakt. Hyg. I. Abt. Orig. A 243 (1979) 326
Lui, K.-J., W. W. Darrow, G. W. Rutherford: A model-based estimate of the mean incubation period for AIDS in homosexual men. Science 240 (1988) 1333
Lyerly, D. M., H. C. Krivana, T. D. Wilkins: Clostridium difficile. Its disease and toxins. Clin. Microbiol. Rev. 1 (1988) 1
Maass, G.: HIV-Übertragung durch blutsaugende Insekten? Dtsch. med. Wschr. 112 (1987) 363
Mahnel, H., H. Steltmund von Brodorotti: Thermoinaktivierung von Viren durch Mikrowellen. Zbl. Vet.-Med. 28 (1981) 509
Matthews, J. A., S. W. B. Newsom: Hot electric hand driers compared with paper towels for potential spread of airborne bacteria. J. Hosp. Infect. 9 (1987) 85
Mayr, A.: Neue Schwerpunkte in der Infektionsmedizin. Zbl. Bakt. Hyg. I. Abt. Orig. B 163 (1976) 81
Meers, P. D., G. A. J. Ayliffe, A. M. Emmerson et al.: Report on the national survey of infection in hospitals, 1980. J. Hosp. Infect. 2 (1981) 1
Merdian, K.: Änderung der nosokomialen Infektionshäufigkeit des Harntraktes katheterisierter Intensivpflegepatienten durch Verbesserung der pflegerischen Maßnahmen. Hyg. u. Med. 6 (1981) 533; 7 (1982) 21
Merö, E.: Bakterizide Wirkung gängiger Desinfektionsmittel auf Legionella pneumophila. Öff. Gesundh.-Wes. 46 (1984) 99
Müller-Hirth, R.: Möglichkeiten und Grenzen der Sterilisation mit einem Alkohol-Aldehyd-Gasgemisch. Inaug.-Diss., Mainz 1974
Negrón-Alvira, A., I. Pérez-Suarez, T. C. Hazen: Legionella spp. in Puerto Rico cooling towers. Appl. environ. Microbiol. 54 (1988) 2331
Norpoth, K., H. Bösenberg, V. Witting: Raumluftüberwachungen bei Ethylenoxid-Sterilisationen. 14. Jahrestag. Dtsch. Ges. Arbeitsmed., Hamburg, Okt. 1974. Gentner, Stuttgart 1975
O'Connor, B. H., J. R. Bennett, J. G. Alexander, D. R. Sutton, J. Leighton, S. L. Mawer, J. M. Dunlop: Salmonellosis infection transmitted by fibreoptic endoscopes. Lancet 1982/II, 864
Osterholm, M. T., T. D. Chin, D. O. Osborne, H. B. Dull, A. G. Dean, D. W. Fraser, P. S. Hayes, W. N. Hall: A 1957 Outbreak of legionnaires' disease associated with a meat packing plant. Amer. J. Epidemiol. 117 (1983) 60
Peters, J., G. Spicher: Zur Auswahl der Desinfektionsmittel bei AIDS. Bundesgesundheitsblatt 30 (1987) 1
Piekarski, G.: Reiseprophylaxe (Malaria). Immun. u. Infekt. 17 (1989) 91
Pöhn, H.-Ph., R. Großmann: Infektionskrankheiten: Epidemiologische Situation 1986 und 1987 in der Bundesrepublik Deutschland. Bundesgesundheitsblatt 32 (1989) 3
Provost, P. J., P. A. Conti, P. A. Giesa et al.: Studies in chimpanzees of live, attenuated hepatitis A vaccine candidates. Proc. Soc. exp. Biol. 172 (1983) 357
Quraishi, Z. A., M. McGuckin, F. X. Blais: Duration of handwashing in intensive care units: a descriptive study. Amer. J. Infect. Control 12 (1984) 83
Rauber, H., R. Kucher, K. Steinbereithner: Bauliche Gestaltung und ortsfeste Einrichtung. In Kucher, R., K. Steinbereithner: Intensivstation, -pflege, -therapie. Thieme, Stuttgart 1972 (S. 30); 2. Aufl.: Steinbereithner, K., H. Bergmann 1984
Renger, P.: Alternativen der Klimatechnik im Krankenhaus. Forum Städtehyg. 35 (1984) 67
Römer, H., P. Kirschner, H.-P. Werner: Sichere Drainage – Voraussetzung der Wundheilung. mhp-Verlag, Wiesbaden 1987
Rosenbauer, K. A.: Sterilisation hitzeempfindlicher Materialien im Niederdruckplasma. Forum Mikrobiol. 12 (1989) 358

Rosenfeld, K.: Sterilisationspapier – Werkstoff für verfahrensgerechte Verpackung von Sterilgut. Hitzesterilisationsverfahren – Symp. Concept Heidelberg 1980 in Frankfurt; memo script 3'81 (S. 85)

Rosmini, F., M. Castellani-Pastoris, M. F. Mazzotti et al.: Febrile illness in successive cohorts of tourists at a hotel on the Italian Adriatic coast: evidence for a persistent focus of legionella infection. Amer. J. Epidemiol. 119 (1984) 124

Rotter, M.: Epidemiologie von Krankenhausinfektionen. Ärztebl. Rheinl.-Pfalz (1982) 945

Rotter, M., W. Koller, G. Wewalka: Eignung von Chlorhexidinglukonat und PVP-Jod-haltigen Präparationen zur Händedesinfektion. mhp-Verlag, Wiesbaden 1981

Rotter, M., H.-P. Werner, H. Benzer: Allgemeine Forderungen der Hygiene bei der Pflege des Intensivpatienten. In Just, O. H.: Praxis der klinischen Hygiene in Anästhesie und Intensivpflege. Thieme, Stuttgart 1977

Saravolatz, L. D., K. H. Burch, E. Fisher et al.: The compromised host and legionnaires' disease. Ann. intern. Med. 90 (1979) 533

Schlech III, W. F., N. Simonsen, R. Sumarah, R. S. Martin: Nosocomial outbreak of Pseudomonas aeruginosa folliculitis associated with a physiotherapy pool. Canad. med. Ass. J. 134 (1986) 909

Schoenen, D., R. Schulze-Röbbecke, N. Schirdewahn: Mikrobielle Kontamination von Wasser durch Rohr- und Schlauchmaterialien. 2. Mitt.: Wachstum von Legionella pneumophila. Zbl. Bakt. Hyg. I. Abt. Orig. B 186 (1988) 326

Schönberg, A., K. Schmidt, A. Käsbohrer: Eine durch Zecken übertragene Zoonose: Lyme-Borreliose. Bundesgesundheitsblatt 32 (1989) 190

Schürmann, W., H. J. Eggers: Antiviral activity of an alcoholic hand disinfectant. Antiviral Res. 3 (1983) 25

Schürmann, W., H. J. Eggers: An experimental study on the epidemiology of enteroviruses: water and soap washing of poliovirus 1 contaminated hands, its effectiviness and kinetics. Med. Microbiol. Immunol. 174 (1985) 221

Seidel, K.: Vorkommen und Bedeutung von Legionellen. Gas- u. Wasserfach 129 (1988) 105

Seidel, K.: Zur Strategie der Verminderung eines Legionella-Infektionsrisikos. Bundesgesundheitsblatt 32 (1989) 145

Seidel, K., G. Bäz, W. Bartocha, W. Börnert: Zum Vorkommen und zur Bewertung von Legionellen in der Umwelt unter besonderer Berücksichtigung von Legionella pneumophila. Bundesgesundheitsblatt 29 (1986) 399

Siegel, J. D., P. N. Duer, C. E. Haley et al.: Contaminated povidone-iodine solution – Texas. Morbid. Mort. wkly Rep. 38 (1989) 133

Snowman, W. R., F. J. Holtzhauer, T. J. Halpin: The role of indoor and outdoor occupations in the seroepidemiology of Legionella pneumophila. J. infect. Dis. 145 (1982) 275

Spann, W.: Rechtliche Situationen bei Infektionen. In Thofern, E., K. Botzenhart: Hygiene und Infektionen im Krankenhaus. Fischer, Stuttgart 1983

Spielmann, M., H.-P. Werner: Mikrobiologische Sanierung von Wasserstellen in Beatmungs- und Inhalationsgeräten. Hyg. u. Med. 9 (1984) 479

Stadler, G.: Augenschäden durch Allgemeintherapie mit Chloroquin. Dtsch. Ärztebl. 80 (1983) 25

Star, E. G.: Gamma-Strahlen und Äthylenoxid-Sterilisation. Zbl. Bakt. Hyg. I. Abt. Orig. B 171 (1980) 33

Staszewski, S., K. Dimas, W. Stille: Infektionen durch intravasale Katheter. Dtsch. med. Wschr. 110 (1985) 43

States, St. J., L. F. Conley, J. M. Kuchta, B. M. Oleck et al.: Survival and multiplication of Legionella pneumophila in municipal drinking water systems. Appl. environ. Microbiol. 53 (1987) 979

Steffen, R.: Epidemiology of health impairments during intercontinal travel. Travel Med. int. 3 (1985) 76

Stout, J. E., M. G. Best, V. L. Yu: Susceptibility of members of the family Legionellaceae to thermal stress: implications for heat eradication methods in water distribution systems. Appl. environ. Microbiol. 52 (1986) 396

Stout, J., V. L. Yu, R. M. Vickers, J. Shonnard: Potable water supply as the hospital reservoir for Pittsburgh pneumonia agent. Lancet 1982/I, 471

Stout, J., V. R. Yu, R. M. Vickers et al.: Ubiquitousness of Legionella pneumophila in the water supply of a hospital with endemic legionnaires' disease. New Engl. J. Med. 306 (1982) 466

Strebel, P. M., J. M. Ramos, I. J. Eidelman et al.: Legionnaires' disease in a Johannesburg teaching hospital: investigation and control of an outbreak. S. Afr. med. J. 73 (1988) 329

Swango, L. J., G. R. Wilt, A. D. Killen, D. E. Williams, S. D. Worley: Inactivation of Legionella pneumophila by hypochlorite and an organic chloramine. Appl. environ. Microbiol. 53 (1987) 2983

Tauxe, R. V., M. P. Tormey, L. Mascola, N. T. Hargrett-Bean, P. A. Blake: Salmonellosis outbreak on transatlantic flights; foodborne illness on aircraft: 1947–1984. Amer. J. Epidemiol. 125 (1987) 150

Taylor, D. N. et al.: Polymicrobial aetiology of travellers' diarrhoea. Lancet 1985/I, 381

Taylor, D. N., R. Houston, D. R. Shlim et al.: Etiology of diarrhea among travelers and foreign residents in Nepal. J. Amer. med. Ass. 260 (1988) 1245

Tebbutt, G. M.: A microbiological study of various food premises with an assessment of cleaning and disinfection practices. J. Hyg. (Cambridge) 92 (1984) 365

Telford, S. R., T. N. Mather, S. I. Moore et al.: Incompetence of deer as reservoirs of the Lyme disease spirochete. Amer. J. trop. Med. Hyg. 39 (1988) 105

Thofern, E., K. Botzenhart: Hygiene und Infektionen im Krankenhaus. Fischer, Stuttgart 1983

Thraenhart, O., R. Dermietzel, E. Kuwert, N. Scheiermann: Morphologische Veränderungen und Desintegration von Dane-Partikeln nach „Gigasept"-Behandlung. Zbl. Bakt. Hyg. I. Abt. Orig. B 164 (1977) 1

Wallhäußer, K. H.: Praxis der Sterilisation, Desinfektion – Konservierung, 4. Aufl. Thieme, Stuttgart 1988

Weber, A., P. Kroth, G. Heil: Heimtiere als Ausscheider von Clostridium difficile. Dtsch. med. Wschr. 113 (1988) 1617

Weiland, O., J. V. R. Berg, E. Bäck, P. Lundbergh: Immunoglobulin prophylaxis against hepatitis A among Swedish UN soldiers in an epidemic region. Infection 7 (1979) 223

Wernsdörfer, W. H.: Ther. Umsch. 42 (1985) 28; zit. nach Chemother.-Telegr. 1 (1986) 3

WHO: Guidelines for the Prevention and Control of Infection with LAV/HTLV III, Mai 1986

Wigert, H., H. Schwotzer, J. Feuerpfeil: Zur Resistenzentwicklung von Staphylokokken gegen Desinfektionsmittel. Z. ges. Hyg. 25 (1979) 401

Wildbrett, G.: Zur Abspülbarkeit keimtötender quarternärer Ammoniumverbindungen durch Wasser und Milch und daraus resultierende Folgen. Arch. Lebensmittelhyg. 36 (1985) 12

Winkler, Ch., M. E. Cornely, M. Johann: AIDS – Eine aktuelle Übersicht. ISBN 3-89314-056-5, Köln 1989

Woodhead, M. A., J. T. Macfarlane, A. D. Macrae, S. F. Pugh: The rise and fall of legionnaires' disease in Nottingham. J. Infect. 13 (1986) 293

Zeichhardt, H., N. Scheiermann, G. Spicher, F. Deinhardt: Stabilität und Inaktivierung des Human Immunodeficiency Virus (HIV). Bundesgesundheitsblatt 30 (1987) 172

Zimakoff, J. D. A.: The hand hygienic behaviour of the staff in intensive care units. Ugeskr. Læg. 147 (1985) 3946

Sachverzeichnis

B

C

F

G

I

N

O

Q

R

T

U

Y

Z